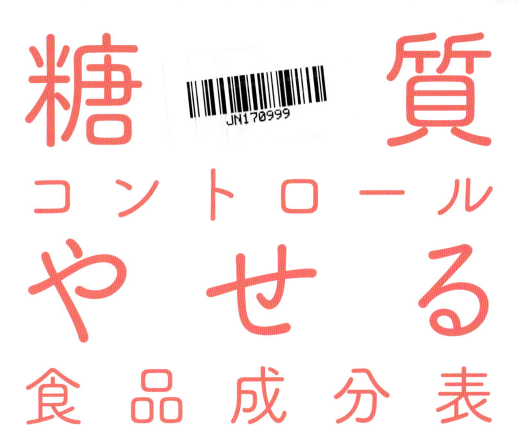

# 糖質コントロール やせる 食品成分表

日本食品標準成分表2015年版（七訂）準拠

監修
坂根直樹
京都医療センター 臨床研究センター
予防医学研究室長

| | |
|---|---|
| 糖質コントロールで健康なカラダを手に入れよう！ | 002 |
| 糖質ってなに？　糖質の基礎知識 | 004 |
| 糖質量を食事でコントロールしよう | 006 |
| 糖質コントロールを始めてみよう | 008 |
| 実践！　ケース別糖質コントロールの食事内容 | 010 |
| 実践！　糖質コントロールにおすすめの食品 | 012 |
| 食事記録シートをつけてみよう | 014 |
| 糖質コントロールやせる食品成分表 | 017 |
| 索引 | 244 |

# 糖質コントロールで健康なカラダを手に入れよう！

これまで糖尿病の人のための食事療法だった糖質コントロール。ここ最近、健康志向の高い一般の人にも広く知られるようになり、健康維持やダイエットに効果を発揮しています。ただし、無理な糖質制限は長く続かなかったり、栄養が偏ってしまったりと、効果がありません。ここでは、糖質についての基礎的な情報を紹介していきます。後半の成分表を使って、毎日の食事の糖質をコントロールし、健康的なカラダづくりをしていきましょう！

### POINT 1
糖質のチェックは糖尿病やメタボ予防、ダイエットにもなる

### POINT 2
炭水化物の重ね食いが糖質量オーバーを招いている

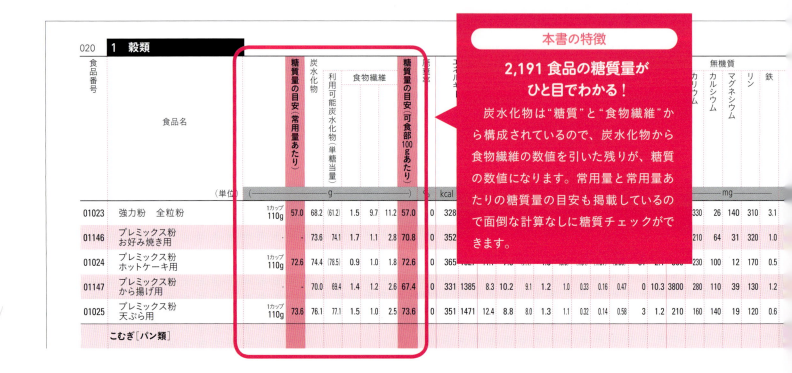

**本書の特徴**

**2,191食品の糖質量がひと目でわかる！**

炭水化物は"糖質"と"食物繊維"から構成されているので、炭水化物から食物繊維の数値を引いた残りが、糖質の数値になります。常用量と常用量あたりの糖質量の目安も掲載しているので面倒な計算なしに糖質チェックができます。

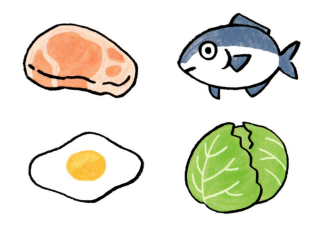

### あなたは糖質をとりすぎていない!?

下のチェックシートを使って、あなたの食生活をチェックしてみましょう。チェックがたくさんつくほど、糖質のとりすぎに気をつけたほうがよさそう。朝・昼・夕・間食のとり方のコツは9ページ以降を参考にしてください。

#### 糖質摂取チェックシート

- ☐ 朝は菓子パンと缶コーヒー（加糖）が定番
- ☐ 昼は炭水化物の重ね食いをよくする
- ☐ ご飯は大盛りかおかわりすることが多い
- ☐ うどんやパスタなどめん類や粉ものが好き
- ☐ 間食がない1日はない
- ☐ 果物よりジュースを飲むことが多い
- ☐ 外食や食べ放題のバイキングによく行く
- ☐ 酒のなかでは甘い缶チューハイが好き
- ☐ 飲んだあとの締めはラーメンかスイーツ
- ☐ とにかく炭水化物が大好き

**POINT 3**

ジュースや健康飲料など、カラダによさそうなものにも注意！

| | | 無機質 | | | | | | | A | | | | D | | E | | | | K | B₁ | B₂ | ナイアシン | B₆ | B₁₂ | 葉酸 | パントテン酸 | ビオチン | C | 食塩相当量 | 備考 |
|---|---|---|---|---|---|---|---|---|---|---|---|---|---|---|---|---|---|---|---|---|---|---|---|---|---|---|---|---|---|---|
| 亜鉛 | 銅 | マンガン | ヨウ素 | セレン | クロム | モリブデン | | レチノール | カロテン α | カロテン β | β-クリプトキサンチン | β-カロテン当量 | レチノール活性当量 | | トコフェロール α | β | γ | δ | | | | | | | | | | | | |
| mg | | | μg | | | | | | | | μg | | | | mg | | | | μg | mg | | | | | μg | mg | μg | mg | g | |
| 3.0 | 0.42 | 4.02 | 0 | 47 | 3 | 44 | | (0) | - | - | (0) | (0) | (0) | | 1.0 | 0.5 | 0 | 0 | (0) | 0.34 | 0.09 | 5.7 | 0.33 | (0) | 48 | 1.27 | 10.8 | (0) | 0 | |
| 0.7 | 0.13 | 0.92 | 1400 | 8 | 3 | 15 | | 0 | Tr | 7 | 1 | 8 | 1 | | 0.1 | 0.6 | 0.3 | 0.2 | Tr | 1 | 0.21 | 0.03 | 1.5 | 0.07 | 0.1 | 17 | 0.41 | 2.4 | Tr | 3.7 | 加熱によりベーキングパウダーから発生する二酸化炭素等：0.6g |
| 0.3 | 0.07 | - | 0 | 3 | 5 | 11 | | 9 | - | - | - | 3 | 9 | | 0.1 | 0.5 | 0.1 | 0.3 | 0.1 | 1 | 0.10 | 0.08 | 0.5 | 0.04 | 0.1 | 10 | 0.48 | 1.5 | Tr | 1.0 | 加熱によりベーキングパウダーから発生する二酸化炭素等：0.6g |
| 0.7 | 0.10 | 0.96 | 1 | 6 | 6 | 23 | | 0 | 2 | 39 | 31 | 56 | 5 | | 0 | 0.3 | 0.2 | 0.1 | 0 | 2 | 0.15 | 0.07 | 1.3 | 0.12 | Tr | 26 | 0.33 | 4.3 | 0 | 9.7 | 加熱によりベーキングパウダーから発生する二酸化炭素等：0.1g<br>β-カロテン：着色料として添加 |
| 0.5 | 0.12 | 0.62 | 1 | 3 | 2 | 10 | | Tr | Tr | 3 | 2 | 4 | 0 | | 0 | 0.12 | 0.99 | 0.9 | 0.06 | 0 | | | | | | 12 | 0.35 | 1.3 | 0 | 0.5 | 加熱によりベーキングパウダーから発生する二酸化炭素等：0.2g<br>β-カロテン及びビタミンB2 無添加のもの |

**1 穀類**

# 糖質ってなに？　糖質の基礎知識

## 糖質の働きとは？

　糖質の役割はカラダが動くためのエネルギーになることです。糖質はカラダにとり込まれると、ブドウ糖になり、生命を維持したり、活動をするためのエネルギー源として使われます。血液中のブドウ糖の濃度を血糖値といいます。

　カラダは体内のブドウ糖の量を常に一定に保つような仕組みになっているため、糖質をとって血糖値が上がる（ブドウ糖の量が増える）と、すい臓からインスリンというホルモンを分泌し、血糖値を下げてくれます。そのため、糖質を過剰に摂取していると、血糖値を一定に保つためにインスリンを常に分泌しつづけなければならなくなります。やがて、すい臓が疲れきってインスリンの分泌が悪くなり、血糖値が下がらなくなってしまいます。

　これが糖尿病の原因のひとつです。インスリンの分泌が悪く、血液中のブドウ糖の濃度が高い（血糖値が高い）と血管を傷めてしまい、脳梗塞や心筋梗塞などを併発するリスクが高まるうえに、糖尿病網膜症や糖尿病腎症などの三大合併症を起こすこともあります。

　エネルギー源となる炭水化物、たんぱく質、脂質の三大栄養素のなかで血糖値を上げるのは、おもに糖質。毎日の糖質の量をチェックすれば、糖尿病や血糖値が高めの人の血糖値をコントロールできます。

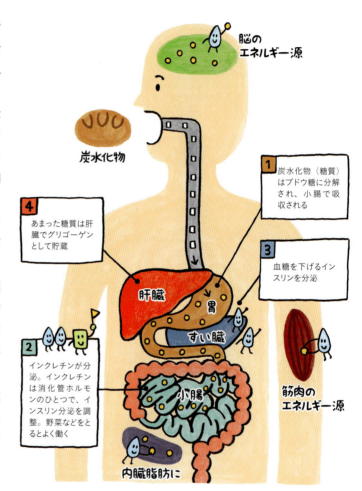

## ダイエットや健康管理にも有効！

　血糖値は食後30〜90分に上がります。食後に眠くなったり、だるくなったりすることはありませんか。過剰な糖質によって急激に上がった血糖値を下げるために、大量のインスリンが分泌されます。この高低差がカラダの不調の原因になっていることも。血糖を一定に保てば、インスリンの分泌量も抑えられます。「最近カラダがだるいな、重いな」と思ったら、食生活の糖質量を見直してみてはいかがでしょう。

　また、インスリンにはエネルギーとして使われなかった糖質を脂肪として体内に蓄える働きがあります。まず筋肉と肝臓に蓄えられ、それでもあまった糖質は脂肪として貯蔵されます。ですから分泌量を抑えることで、脂肪をため込まなくなり、肥満予防やダイエット効果も期待できます。

## 糖質は炭水化物に含まれている

炭水化物は"糖質"と"食物繊維"で構成されています。さまざまな栄養計算の基準になる「日本食品標準成分表」（文部科学省）に記載されている炭水化物の数値から食物繊維の数値を引いて、糖質量の目安を知ることができます。

2015年版からは直接分析した成分（でん粉、ブドウ糖、果糖、ショ糖、麦芽糖、乳糖、トレハロース）の合計値のみが、利用可能炭水化物（単糖当量）として掲載されています。本書の糖質量の算出方法とは異なり、若干、数値に齟齬があります。

**糖質 = 炭水化物 − 食物繊維** ※小数点以下は誤差範囲と考えてOK

例：いちごジャム（高糖度）
可食部100gあたりの炭水化物量63.3g、食物繊維総量1.3g

⇒ 63.3g（炭水化物量）− 1.3g（食物繊維総量）= 62g（可食部100gあたりの糖質量の目安）

常用量（大さじ1 約20g）の場合

⇒ 62g × 20/100 ≒ 12g（常用量あたりの糖質量の目安）

## 市販食品のラベルをチェック

市販食品の糖質量を確認するには、ラベルの栄養成分表を見ます。糖質量が記載されていなくても、炭水化物と食物繊維の量から糖質量がわかります。食物繊維の数値が記載されていない場合は、あまり含まれていないと考え、炭水化物量 ≒ 糖質量と考えてよいでしょう。

**栄養成分表示の例** 標準栄養成分表1食（73g）あたり

| | |
|---|---|
| エネルギー | 314kcal |
| たんぱく質 | 8.8g |
| 脂質 | 12.4g |
| 炭水化物 | 41.8g |
| ナトリウム | 1.7g （めん・かやく0.6g）（スープ1.1g） |
| ビタミンB₁ | 0.21mg |
| ビタミンB₂ | 0.23mg |
| カルシウム | 101mg |

### Column

**血糖値の目安**

| 正常 |
|---|
| 空腹時70前後～110mg/dl未満<br>食後140mg/dl未満 |

| 糖尿病 |
|---|
| 空腹時126mg/dl以上<br>食後200mg/dl以上 |

**血糖値コントロールの目安**

| 糖尿病の人 | 空腹時80～130mg/dl<br>食後180mg/dl未満 |
|---|---|

血糖値は空腹時と食事の2時間後に測ります。空腹時に血糖値が126mg/dl以上、食事の2時間後に200mg/dl以上の状態が、糖尿病です。糖尿病の人は、空腹時80-130mg/dl、食事の2時間後に180mg/dlになるよう血糖値をコントロールしていきましょう。

# 糖質量を食事でコントロールしよう

## 1日でどのくらいの糖質が必要?

**A子さん**
40歳の女性。デスクワーク中心の会社員。スポーツなどカラダを動かすことはほとんどしない。

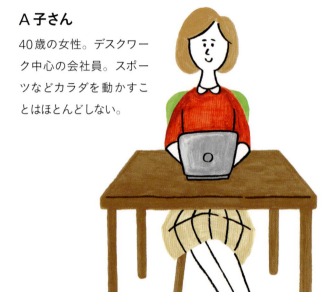

私たちが食事で摂取している栄養素は、炭水化物（糖質＋食物繊維）、たんぱく質、脂質、ビタミン、ミネラル、水分などです。このうち、炭水化物、たんぱく質、脂質の3つは私たちのカラダの構成成分となり、生命を維持し、活動するための大切なエネルギー源となります。

日本人は1日に必要なエネルギーの50〜65％を炭水化物でとることが推奨されており、そこに含まれる糖質は、ほかの栄養素と違って、ほぼ100％がブドウ糖に変換されるので、糖質量のとりすぎに注意することで、肥満予防やダイエットになります。

では、1日どのくらいの糖質をとるのがよいのでしょう。これは年齢や身長、体重、1日の行動、運動の有無、健康状態などによって異なりますが、だいたいの目安は、1日あたりの推定エネルギー必要量（7ページの表を参照）から求められます。

---

炭水化物の目標量は、推定エネルギー必要量の50〜65％で算出。4calを糖質1gとして換算する。

### 糖質の目標量 = 推定エネルギー必要量 × 0.5 〜 0.65 ÷ 4

例：A子さんの場合
　　推定エネルギー必要量 1750kcal／日

**エネルギー対比 50％の場合**
⇒ 1750kcal（推定エネルギー必要量）× 0.5 ÷ 4 ＝ **219g**

**エネルギー対比 65％の場合**
⇒ 1750kcal（推定エネルギー必要量）× 0.65 ÷ 4 ＝ **284g**

---

これを1日3食で割ると、糖質量を50％とした場合は、1食73g。糖質量を65％とした場合は、95gになります。この数値を目安に1回の食事で摂取する糖質量を決めてみましょう。血糖値の急激な上昇をさけるために、1回の食事で1日分の糖質のほとんどをとるようなドカ食いはさけて。朝食を抜くなどして絶食時間が長くなると、遊離脂肪酸がたくさん出てインスリンの効きを悪くし、肥満を助長します。毎食で均等量の糖質をとることが大事です。

**推定エネルギー必要量** （kcal/日）

| 性別 | 男性 | | | 女性 | | |
|---|---|---|---|---|---|---|
| 身体活動レベル[1] | 低い | ふつう | 高い | 低い | ふつう | 高い |
| 0～5（月） | − | 550 | − | − | 500 | − |
| 6～8（月） | − | 650 | − | − | 600 | − |
| 9～11（月） | − | 700 | − | − | 650 | − |
| 1～2（歳） | − | 950 | − | − | 900 | − |
| 3～5（歳） | − | 1300 | − | − | 1250 | − |
| 6～7（歳） | 1350 | 1550 | 1750 | 1250 | 1450 | 1650 |
| 8～9（歳） | 1600 | 1850 | 2100 | 1500 | 1700 | 1900 |
| 10～11（歳） | 1950 | 2250 | 2500 | 1850 | 2100 | 2350 |
| 12～14（歳） | 2300 | 2600 | 2900 | 2150 | 2400 | 2700 |
| 15～17（歳） | 2500 | 2850 | 3150 | 2050 | 2300 | 2550 |
| 18～29（歳） | 2300 | 2650 | 3050 | 1650 | 1950 | 2200 |
| 30～49（歳） | 2300 | 2650 | 3050 | 1750 | 2000 | 2300 |
| 50～69（歳） | 2100 | 2450 | 2800 | 1650 | 1900 | 2200 |
| 70以上（歳）[2] | 1850 | 2200 | 2500 | 1500 | 1750 | 2000 |
| 妊婦（付加量）[3] 初期 | | | | +50 | +50 | +50 |
| 中期 | | | | +250 | +250 | +250 |
| 後期 | | | | +450 | +450 | +450 |
| 授乳婦（付加量） | | | | +350 | +350 | +350 |

[1] 身体活動レベルは、低い（生活の大部分が座位中心）、ふつう（座位・立位静的活動中心、通勤・買い物・軽い運動含む）、高い（移動・立位仕事・余暇に活発な運動習慣あり）の3つのレベルで示した。
[2] 主として70～75歳ならびに自由な生活を営んでいる対象者に基づく報告から算定した。
[3] 妊婦個々の体格や妊娠中の体重増加量、胎児の発育状況の評価を行うことが必要である。

注1: 活用に当たっては、食事摂取状況のアセスメント、体重及びBMIの把握を行い、エネルギーの過不足は、体重の変化またはBMIを用いて評価すること。
注2: 身体活動レベルが低い場合、少ないエネルギー消費量に見合った少ないエネルギー摂取量を維持することになるため、健康の保持・増進の観点からは、身体活動量を増加させる必要があること。

## Column

### 日本人の1日あたりの炭水化物の摂取量は……

厚生労働省の「平成25年国民健康・栄養調査報告」によると、男性の1日の平均炭水化物摂取量は287g、食物繊維が14.6g。女性の1日の平均炭水化物摂取量は233g、食物繊維が13.8gという結果が出ています。

「日本人の食事摂取基準」では食物繊維の目標量を1日19g以上としているので、炭水化物をとらないことで、食物繊維の摂取量が足りなくなるのは問題です。

健康な人の炭水化物の割合は50～65％。胚芽米、豆類、乳製品、野菜などから健康的な炭水化物をとりましょう。砂糖がたっぷり入っているお菓子の食べすぎには注意を。

# 糖質コントロールを始めてみよう

## ふだんの食生活をチェックしてみることからスタート

　最近話題の糖質コントロール。糖尿病の人だけにではなく、ダイエットや肥満予防など健康に敏感な一般の人にも浸透してきました。ここでは、具体的にどのような食事をすればよいのかを見ていきましょう。

　糖質がもっとも多く含まれるのは、ご飯、パン、めんなどの主食です。まずは、自分が毎食の主食でどのくらいの糖質をとっているかをチェックしてみてください。日本人は1日のエネルギー摂取量に占める炭水化物の割合が6割近くになるため、油断するとすぐ糖質量がオーバーしてしまいます。

　例えば、6ページのA子さんがエネルギーの必要量に対し糖質量を50％以下に目標とするなら、ご飯をおかわりしただけで目標値を超える可能性があります。

　また女性なら、糖類を多く含んだ菓子を食べることも多いでしょう。そういう人は、ご飯のおかわりをやめる、茶碗半分にするなど、今までの食事より主食を少なめにするのがベターです。

　また、主食の内容によっても糖質量は変わります。カレーやめん類は糖質量が高めです。外食の場合、めんとご飯などのセットがありますが、主食を重ねると糖質量が一気にはね上がります。

　外食が多い人は、よく行く店、よく食べるメニューの糖質量を把握しておくとよいでしょう。

## 糖質コントロールの基本

　外食時には「ライスを少なめに」「ご飯は半分で」を習慣に。ファミリーレストランやスーパーの総菜コーナーなどでは、おかずだけのメニューも充実しています。糖質量はおかずではなく主食で調整しましょう。

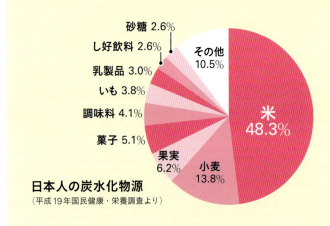

**日本人の炭水化物源**
（平成19年国民健康・栄養調査より）

- 米 48.3%
- 小麦 13.8%
- 果実 6.2%
- 菓子 5.1%
- 調味料 4.1%
- いも 3.8%
- 乳製品 3.0%
- し好飲料 2.6%
- 砂糖 2.6%
- その他 10.5%

　ダイエットや健康目的なら、あまり厳しい制限はせず、5g以下の糖質は無視します。どの食品の糖質量が多い・少ないではなく、自分が何から糖質をたくさんとっているかを知ることが大切です。

　私たちが食べる炭水化物源の約半分（48.3％）は米です。1食で自分がどれくらいご飯（糖質）を食べているかわかるでしょうか。ご飯100gの糖質量は37gですが、産地や製品により差もあるので、だいたい「ご飯の糖質は40％」と考えればよいでしょう。つまり、ご飯100gなら $100 \times 0.4 = 40g$、ご飯160gなら $160 \times 0.4 ≒ 60g$、ご飯200gなら約75gです。ご飯のg数は、回転寿司なら5皿で200gくらい、外食のカレーなら普通盛りで300gあります。

　ご飯の次に、パンやめん類などの小麦がおもな炭水化物源になります（13.8％）。その後、果実、菓子、調味料、いも、乳製品、し好飲料、砂糖の順になります。

## 朝食のコツ

### 菓子パンや缶コーヒーに注意

1日のスタートである朝食は炭水化物をしっかりとっておきたいものです。糖質は脳のエネルギー源。朝食を抜くと、学業や仕事の能率が下がるかもしれません。

肥満が気になる人は、朝食にたんぱく質を含む食品を上手に加えると代謝を高めることができます（食事誘発性熱産生）。和食なら、ご飯に焼き魚や豆腐。洋食なら、食パンにソーセージや卵焼きなどがおすすめです。栄養価が低く、糖質量の多い菓子パンや缶コーヒー（加糖）だけの朝食はあまりおすすめできません。

## 昼食・間食のコツ

### 炭水化物の重ね食いはダメ！

気をつけたいのが炭水化物の重ね食い。お得だから、お腹いっぱいになるからと頼んでしまう、外食での「ラーメン＋半チャーハン＋餃子」「うどん＋丼物、いなり、おはぎ」「パスタ＋バゲット＋デザート」のセット、コンビニでの「菓子パン＋おにぎり」などの選択は、まさに炭水化物のダブルパンチ状態です。

昼にお金をかけたくなくて、ついお得なセットものを選んでしまうという人でも、本書の栄養成分表示を見てみると、ベストセレクションが見つかるでしょう。

お菓子は糖と脂肪でできていて、高カロリー。毎日食べるのではなく、よく働いたときのごほうびにしてみては。

## 夕食のコツ

### 夕食の主食が一番減らしやすい

空腹で帰宅すると、つい食べすぎてしまうことがあります。食べる量や質だけでなく、食べるタイミングもダイエットや糖尿病予防には大切です。

いちばんのポイントは、夕食は軽めにすること。もし夕食が遅くなるようなら、夕方にいったんおにぎりで糖質を補給しておきます。そして遅い夕食は主食を減らして軽めにすますと、血糖が安定します。

アルコールは糖質量より、アルコール適正量を考えましょう。

### Column

**低血糖症状に注意！**

極端に糖質を制限すると、疲れやすくなったり、頭の働きが鈍くなったりすることがあります。これは血液中にケトン体が異常に増えたために起こる現象です。なかには甘酸っぱいアセトン臭のする人もいます。低血糖の症状は、空腹感、冷や汗、ふるえ、動悸、意識消失です。

次ページのケース別の食事内容を参考に自分の食事を見直してみましょう。

# ケース別糖質コントロールの食事内容

**実践！**

糖質に気をつけるといっても、個人個人の体格や健康状態はもちろん、生活環境によっても工夫のしどころが変わってきます。ここでは3つのケースを想定して、どんな食事内容にすればよいかを見ていきましょう。

## CASE 1

### 55歳・会社員（男性）

昼は腹持ちを考えて、チャーハンセットにしていた。夜の接待で酒を飲むことが多い。最近メタボが気になる。

| 推定エネルギー必要量 | 2100kcal |
|---|---|
| 糖質の目標量 | 263g |

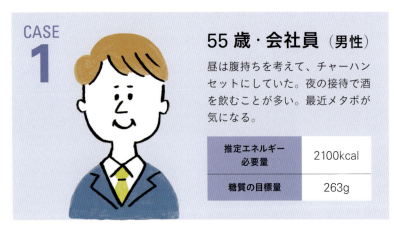

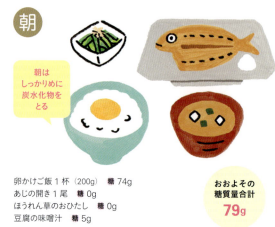

朝はしっかりめに炭水化物をとる

- 卵かけご飯1杯（200g）　糖 74g
- あじの開き1尾　糖 0g
- ほうれん草のおひたし　糖 0g
- 豆腐の味噌汁　糖 5g

おおよその糖質量合計 **79g**

## CASE 2

### 45歳・主婦（女性）

家にいるとつい間食をしてしまうのが悩み。食事の最後にはデザートもかかせない。運動はほとんどしていない。

| 推定エネルギー必要量 | 1750kcal |
|---|---|
| 糖質の目標量 | 219g |

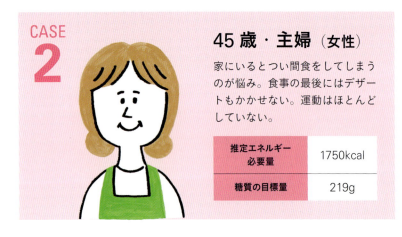

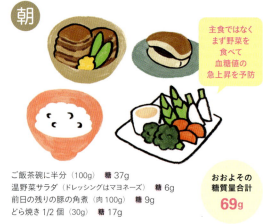

主食ではなくまず野菜を食べて血糖値の急上昇を予防

- ご飯茶碗に半分（100g）　糖 37g
- 温野菜サラダ（ドレッシングはマヨネーズ）　糖 6g
- 前日の残りの豚の角煮（肉100g）　糖 9g
- どら焼き1/2個（30g）　糖 17g

おおよその糖質量合計 **69g**

## CASE 3

### 29歳・会社員（女性）

ダイエット目的で糖質を抑えたいけれど、一人暮らしなので食事に手間をかけたくない。無理なくダイエットしたい。

| 推定エネルギー必要量 | 1650kcal |
|---|---|
| 糖質の目標量 | 206g |

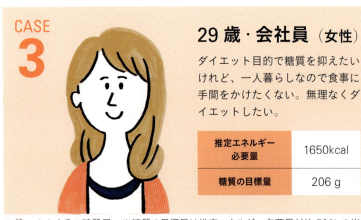

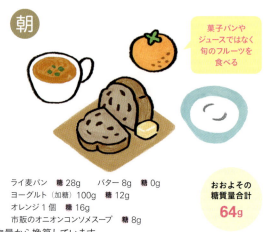

菓子パンやジュースではなく旬のフルーツを食べる

- ライ麦パン　糖 28g　　バター 8g　糖 0g
- ヨーグルト（加糖）100g　糖 12g
- オレンジ1個　糖 16g
- 市販のオニオンコンソメスープ　糖 8g

おおよその糖質量合計 **64g**

※糖＝おおよその糖質量　※糖質の目標量は推定エネルギー必要量対比50％の炭水化物量から換算しています

## 昼

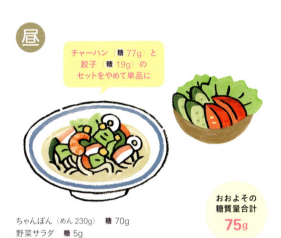

チャーハン（糖77g）と餃子（糖19g）のセットをやめて単品に

ちゃんぽん（めん230g）　糖70g
野菜サラダ　糖5g

おおよその糖質量合計 **75g**

## 夜（接待時）

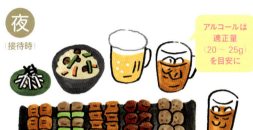

アルコールは適正量（20〜25g）を目安に

焼き鳥10本（1本肉20g〜30g、すべてたれ）　糖20g
大根サラダ　糖8g　　山菜おこわ（100g）　糖44g
生ビール1杯（500ml）　糖16g
ウーロンハイ1杯（200ml）　糖0g
ウーロン茶1杯（200ml）　糖0g

おおよその糖質量合計 **88g**

### 1日の糖質量合計 242g
コントロール成功！

主食の重ね食いに注意した。サラダを食べるときは、糖質量の多いポテトサラダは選ばないようにした。

---

## 昼

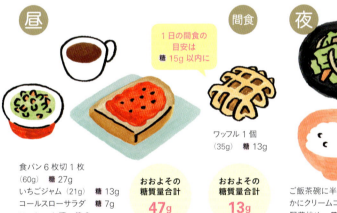

## 間食

1日の間食の目安は糖15g以内に

ワッフル1個（35g）　糖13g

食パン6枚切1枚（60g）　糖27g
いちごジャム（21g）　糖13g
コールスローサラダ　糖7g
コーヒー1杯　糖0g

おおよその糖質量合計 **47g**

おおよその糖質量合計 **13g**

## 夜

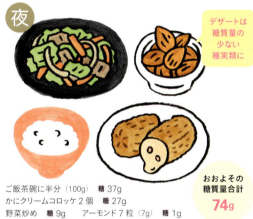

デザートは糖質量の少ない種実類に

ご飯茶碗に半分（100g）　糖37g
かにクリームコロッケ2個　糖27g
野菜炒め　糖9g　　アーモンド7粒（7g）　糖1g

おおよその糖質量合計 **74g**

### 1日の糖質量合計 203g
コントロール成功！

和菓子は糖質が高めなものが多いのに驚いた。デザートを食べたときには主食は半分に減らした。

---

## 昼（コンビニ）

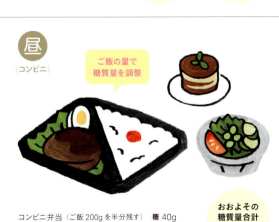

ご飯の量で糖質量を調整

コンビニ弁当（ご飯200gを半分残す）　糖40g
野菜サラダ　糖7g
ティラミス（1個90g）　糖7g

おおよその糖質量合計 **54g**

## 夜（コンビニ）

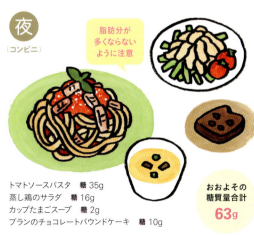

脂肪分が多くならないように注意

トマトソースパスタ　糖35g
蒸し鶏のサラダ　糖16g
カップたまごスープ　糖2g
ブランのチョコレートパウンドケーキ　糖10g

おおよその糖質量合計 **63g**

### 1日の糖質量合計 181g
コントロール成功！

主食を減らしすぎると、つい間食が多くなるので注意した。コンビニの低糖質食品を賢く利用したい。

実践！

# 糖質コントロールにおすすめの食品

代表的な食品の糖質の多い少ないを把握しておくと食事をする際に便利です。
昼に糖質の多い食事をしてしまったら、夕食では少なめを心がけるなど
なるべく1日の糖質量を目標値以内にできるように心がけましょう。ただし、血糖値の乱高下を防止するためには
なるべく毎食一定の糖質量にすることが理想。ドカ食い、炭水化物の重ね食いは禁物です。

## 積極的にとりたい食品

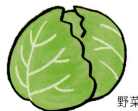 野菜類
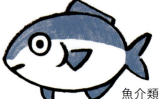 魚介類
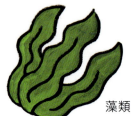 藻類
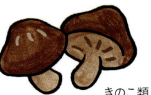 きのこ類
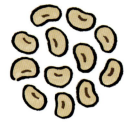 大豆製品
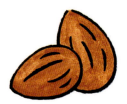 種実類
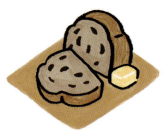 玄米、全粒粉・ライ麦・雑穀パン

### 長く続けるために……

極端な糖質制限をしてみたけれど、長続きしなかったという人も多いようです。「主食を抜くと満腹感がない」「外食で食べられるものがない」「おかずをたくさん食べるので食費がかさむ」などの理由が考えられます。

ご飯好きな人には、主食を抜くのはつらいかもしれません。主食をどうしても食べたいのなら、GI値の低い玄米やブランパンを選ぶのも手。炊き込みご飯や赤飯などのように具を混ぜてご飯の量を減らすのもおすすめです。

主食を減らした分は、野菜のおかずを充実させましょう。野菜の多い食事は血糖をゆるやかに上昇させる効果があります。ご飯を食べるときも、まず野菜から手をつけましょう。ただし、たんぱく質や脂肪も大切な栄養。カロリーを気にして脂肪をさけがちですが、脂肪はビタミンの吸収に役立ち、血糖の上昇を遅らせる役割があります。バランスのよい食生活を心がけましょう。無理なく、できる範囲で糖質コントロールをするのが、長続きするコツです。

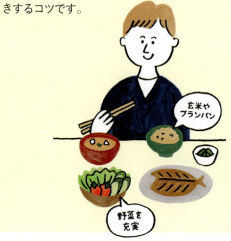

## 量に気をつけたい食品

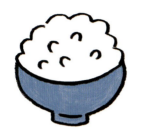
白米

めん類

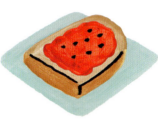
菓子パン

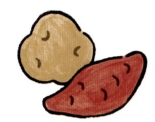
いも及びでん粉類

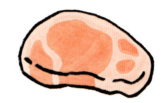
肉類

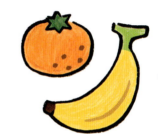
果実類

卵類

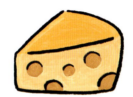
乳製品

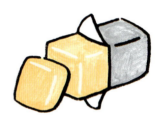
油脂類

## 摂取を控えたい食品

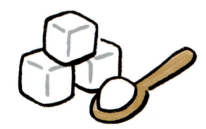
砂糖及び甘味類、ファストフードなど

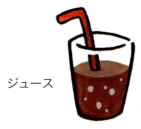
ジュース

### Column

**低GI値食品に注目！**

　GI（グリセミックインデックス）値とは、食べたあとにどのくらい血糖値が上がるかの指標です。GI値の低い食品のほうが食後の血糖値の上昇もゆるやかになり、インスリンの分泌を抑えることができます。たとえば、米やパンは糖質が多めですが、精白されていない玄米や全粒粉・ライ麦・雑穀パンはGI値が低め。果糖を多く含むジュースはGI値が高いので要注意です。ご飯やパンなどの主食を抜くのが苦痛な人は、玄米や全粒粉・ライ麦・雑穀パンを取り入れてみてはいかがでしょう。上手に組み合せて、無理のない食生活をしていきましょう。

# 食事記録シートをつけてみよう

① 食べたものと量を記録
② 糖質の多い食品をチェック
③ 糖質量とエネルギー量を記入

日付 [ 4 月 1 日 ( 金 ) ]

| | メニュー | 量 | チェック | 糖質量（g） | エネルギー（kcal） | 血糖値（食前／食後） |
|---|---|---|---|---|---|---|
| 朝食 [7:30] | 食パン（トースト） | 6枚切1枚（60g） | ✓ | 27 | 158 | 135/142 |
| | いちごジャム高糖度 | 大さじ1（21g） | ✓ | 13 | 54 | |
| | 無糖ヨーグルト | 100g | ✓ | 5 | 62 | |
| | バナナ | 1本 | ✓ | 28 | 112 | |
| | ブラックコーヒー | 150ml | ☐ | 1 | 6 | |
| | 朝食合計 | | | 74 | 392 | |

| | メニュー | 量 | チェック | 糖質量（g） | エネルギー（kcal） | 血糖値（食前／食後） |
|---|---|---|---|---|---|---|
| 昼食 [12:30] | かけうどん | うどん（ゆでめん300g） | ✓ | 64 | 321 | 125/156 |
| | コンビニのおにぎり | ごはん（100g） | ✓ | 39 | 179 | |
| | ポテトサラダ | じゃがいも（70g） | ✓ | 13 | 160 | |
| | 昼食合計 | | | 116 | 660 | |

| | メニュー | 量 | チェック | 糖質量（g） | エネルギー（kcal） | 血糖値（食前／食後） |
|---|---|---|---|---|---|---|
| 夕食 [19:30] | ピラフ | 1人前 | ✓ | 60 | 322 | 140/167 |
| | 温野菜（蒸） | じゃがいも（100g） | ✓ | 18 | 84 | |
| | 温野菜（蒸） | 西洋かぼちゃ（50g） | ✓ | 9 | 47 | |
| | 温野菜（蒸） | ブロッコリー（20g） | ☐ | 0 | 6 | |
| | 温野菜（蒸） | 和風ノンオイルドレッシング大さじ1 | ☐ | 2 | 12 | |
| | ビール | グラス1杯（350ml） | ✓ | 11 | 140 | |
| | 夕食合計 | | | 100 | 611 | |

| | メニュー | 量 | チェック | 糖質量（g） | エネルギー（kcal） | 血糖値（食前／食後） |
|---|---|---|---|---|---|---|
| し好品 [17:30] | せんべい | 1枚（20g） | ✓ | 17 | 75 | |
| | し好品合計 | | | 17 | 75 | |

糖質によるエネルギーの目標量比率

1日の合計　307 g　1,738 kcal　　％

④ 必要に応じて食前・食後の血糖値を測定し、比較

⑤ 1日の糖質量・総エネルギー量を合計

⑥ 糖質量が総エネルギーの何％にあたるかを計算。65％以上なら改善が必要

※コピーしてお使いください（100％A4 タテ）

| 朝食 [ : ] | メニュー | 量 | 糖質量（g） | エネルギー（kcal） | 血糖値（食前／食後） |
|---|---|---|---|---|---|
| | | | ☐ | | |
| | | | ☐ | | |
| | | | ☐ | | |
| | | | ☐ | | |
| | | | ☐ | | |
| | | | ☐ | | |
| | | | ☐ | | |
| | | | ☐ | | |
| | | | ☐ | | |
| | | 朝食合計 | | | |

| 昼食 [ : ] | メニュー | 量 | 糖質量（g） | エネルギー（kcal） | 血糖値（食前／食後） |
|---|---|---|---|---|---|
| | | | ☐ | | |
| | | | ☐ | | |
| | | | ☐ | | |
| | | | ☐ | | |
| | | | ☐ | | |
| | | | ☐ | | |
| | | | ☐ | | |
| | | | ☐ | | |
| | | | ☐ | | |
| | | 昼食合計 | | | |

| 夕食 [ : ] | メニュー | 量 | 糖質量（g） | エネルギー（kcal） | 血糖値（食前／食後） |
|---|---|---|---|---|---|
| | | | ☐ | | |
| | | | ☐ | | |
| | | | ☐ | | |
| | | | ☐ | | |
| | | | ☐ | | |
| | | | ☐ | | |
| | | | ☐ | | |
| | | | ☐ | | |
| | | | ☐ | | |
| | | 夕食合計 | | | |

| し好品 [ : ] | メニュー | 量 | 糖質量（g） | エネルギー（kcal） | 血糖値（食前／食後） |
|---|---|---|---|---|---|
| | | | ☐ | | |
| | | | ☐ | | |
| | | | ☐ | | |
| | | | ☐ | | |
| | | し好品合計 | | | |

糖質によるエネルギーの目標量比率

| 1日の合計 | g | kcal | ％ |
|---|---|---|---|

（2〜15ページの食品について）
各数値は『日本食品標準成分表2015年版（七訂）』をもとに算出しています。ただし、わかりやすさを考慮し、料理の糖質量は小数第一位を四捨五入しました。同様に、エネルギー量については小数第一位を四捨五入し、かつ一の位の数値が0ないし5になるように数値を換算して表示しています。また、各成分において、含まれているが最小記載量に達していない場合はTrとしました。
例：食パンの糖質量の目安は100gあたり44gです。したがって、6枚切り食パン1枚（60g）相当の糖質量は、44×60/100＝26.4gですが、小数第一位を四捨五入し、26gとして示しています。（11ページ参照）

表紙デザイン／セキネシンイチ制作室
本文デザイン／chicols
データ提供／株式会社マッシュルームソフト
編集協力／円谷直子
DTP／伊藤知広（美創）
イラスト／ヤマムラユウイチ
校正／夢の本棚社

# 糖質コントロール やせる食品成分表

『日本食品標準成分表2015年版（七訂）』に基づく
食品の成分値を示すとともに、これらのデータから
糖質量の目安を算出し、掲載しました。
自分のカラダと相談しながら糖質量をコントロールして
健康と豊かな食生活を目ざしましょう！

| | |
|---|---|
| 1 | 穀類 |
| 2 | いも及びでん粉類 |
| 3 | 砂糖及び甘味類 |
| 4 | 豆類 |
| 5 | 種実類 |
| 6 | 野菜類 |
| 7 | 果実類 |
| 8 | きのこ類 |
| 9 | 藻類 |
| 10 | 魚介類 |
| 11 | 肉類 |
| 12 | 卵類 |
| 13 | 乳類 |
| 14 | 油脂類 |
| 15 | 菓子類 |
| 16 | し好飲料類 |
| 17 | 調味料及び香辛料類 |
| 18 | 調理加工食品類 |

※食品成分表には、食品にどのような栄養素がどれくらい含まれているか、その成分値が収載されています。それぞれの数値は可食部（食べることができる）100gあたりの栄養素量（食品から廃棄部位を除して計算される）です。なお、微量な成分の表示法は以下のとおりです。

 0 ：最小記載量の1/10未満、または検出されなかったもの。
　　　　ヨウ素・セレン・クロム・モリブデンは3/10、ビオチンは4/10、食塩相当量は5/10
 (0)：未測定であるが、含まれないと推定されるもの
 Tr ：微量。最小記載量の1/10以上5/10未満のもの
 (Tr)：未測定であるが、微量と推定されるもの

※炭水化物は糖質と食物繊維から構成されています。本書では、『日本食品標準成分表2015年版（七訂）』に掲載されている炭水化物の数値から食物繊維総量の数値を引いたものを「糖質量の目安」として示しました。
※各食品の糖質量など、内容についての個別のお問い合わせは受け付けておりません。ご了承ください。
※本書に掲載した食品成分値は、文部科学省科学技術・学術審議会資源調査分科会報告『日本食品標準成分表2015年版（七訂）』によるものです。
食品成分値を複製又は転載する場合には文部科学省の許諾が必要です。
連絡先：文部科学省科学技術・学術政策局政策課資源室
E-mail：kagseis@mext.go.jp

# 1 穀類

| 食品番号 | 食品名 | 常用量 | 糖質量の目安（常用量あたり） | 炭水化物 | 利用可能炭水化物（単糖当量） | 食物繊維 水溶性 | 食物繊維 不溶性 | 食物繊維 総量 | 糖質量の目安（可食部100gあたり） | 廃棄率 | エネルギー kcal | エネルギー kJ | 水分 | たんぱく質 | アミノ酸組成によるたんぱく質 | 脂質 | トリアシルグリセロール当量 | 脂肪酸 飽和 | 脂肪酸 一価不飽和 | 脂肪酸 多価不飽和 | コレステロール mg | 灰分 g | 無機質 ナトリウム | 無機質 カリウム | 無機質 カルシウム | 無機質 マグネシウム | 無機質 リン | 無機質 鉄 |
|---|---|---|---|---|---|---|---|---|---|---|---|---|---|---|---|---|---|---|---|---|---|---|---|---|---|---|---|---|
| | (単位) | | g | g | g | g | g | g | g | % | kcal | kJ | g | g | g | g | g | g | g | g | mg | g | mg | mg | mg | mg | mg | mg |
| | **アマランサス** | | | | | | | | | | | | | | | | | | | | | | | | | | | |
| 01001 | 玄穀 | - | - | 64.9 | 63.5 | 1.1 | 6.3 | 7.4 | 57.5 | 0 | 358 | 1498 | 13.5 | 12.7 | (12.5) | 6.0 | 5.0 | 1.18 | 1.48 | 2.10 | (0) | 2.9 | 1 | 600 | 160 | 270 | 540 | 9.4 |
| | **あわ** | | | | | | | | | | | | | | | | | | | | | | | | | | | |
| 01002 | 精白粒 | 大さじ1 12g | 8.0 | 69.7 | 69.6 | 0.4 | 2.9 | 3.3 | 66.4 | 0 | 367 | 1538 | 13.3 | 11.2 | 10.0 | 4.4 | 4.1 | 0.67 | 0.52 | 2.75 | (0) | 1.4 | 1 | 300 | 14 | 110 | 280 | 4.8 |
| 01003 | あわもち | | | 45.3 | - | 0 | 1.5 | 1.5 | 43.8 | 0 | 214 | 893 | 48.0 | 5.1 | (4.5) | 1.3 | (1.2) | (0.22) | (0.19) | (0.73) | 0 | 0.3 | 0 | 62 | 5 | 12 | 39 | 0.7 |
| | **えんばく** | | | | | | | | | | | | | | | | | | | | | | | | | | | |
| 01004 | オートミール | - | - | 69.1 | 63.1 | 3.2 | 6.2 | 9.4 | 59.7 | 0 | 380 | 1590 | 10.0 | 13.7 | 12.0 | 5.7 | (5.1) | (0.94) | (1.80) | (2.09) | (0) | 1.5 | 3 | 260 | 47 | 100 | 370 | 3.9 |
| | **おおむぎ** | | | | | | | | | | | | | | | | | | | | | | | | | | | |
| 01005 | 七分つき押麦 | - | - | 72.1 | (71.2) | 6.3 | 4.0 | 10.3 | 61.8 | 0 | 341 | 1427 | 14.0 | 10.9 | (9.5) | 2.1 | 1.8 | 0.58 | 0.20 | 0.91 | (0) | 0.9 | 2 | 220 | 23 | 46 | 180 | 1.3 |
| 01006 | 押麦 | 大さじ1 10g | 6.8 | 77.8 | 71.2 | 6.0 | 3.6 | 9.6 | 68.2 | 0 | 340 | 1423 | 14.0 | 6.2 | (1.1) | 1.3 | (1.1) | (0.36) | (0.12) | (0.56) | (0) | 0.7 | 2 | 170 | 17 | 25 | 110 | 1.0 |
| 01007 | 米粒麦 | - | - | 76.2 | 68.8 | 6.0 | 2.7 | 8.7 | 67.5 | 0 | 343 | 1435 | 14.0 | 7.0 | (6.1) | 2.1 | (1.8) | (0.58) | (0.20) | (0.91) | (0) | 0.7 | 2 | 170 | 17 | 25 | 140 | 1.2 |
| 01008 | 大麦めん 乾 | 1人分 100g | 61.7 | 68.0 | (72.2) | 3.6 | 2.7 | 6.3 | 61.7 | 0 | 339 | 1418 | 14.0 | 12.9 | (11.4) | 1.7 | (1.5) | (0.42) | (0.16) | (0.82) | (0) | 3.4 | 1100 | 240 | 27 | 63 | 200 | 2.1 |
| 01009 | 大麦めん ゆで | 1人分 260g | 56.7 | 24.3 | (25.2) | 1.2 | 1.3 | 2.5 | 21.8 | 0 | 122 | 510 | 70.0 | 4.8 | (4.3) | 0.6 | (0.5) | (0.15) | (0.05) | (0.29) | (0) | 0.3 | 64 | 10 | 12 | 18 | 61 | 0.9 |
| 01010 | 麦こがし | - | - | 77.1 | (79.9) | 5.2 | 10.3 | 15.5 | 61.6 | 0 | 391 | 1636 | 3.5 | 12.5 | (10.8) | 5.0 | (4.2) | (1.39) | (0.47) | (2.17) | (0) | 1.9 | 2 | 490 | 43 | 130 | 340 | 3.1 |
| (01004) | オートミール→えんばく | | | | | | | | | | | | | | | | | | | | | | | | | | | |
| | **きび** | | | | | | | | | | | | | | | | | | | | | | | | | | | |
| 01011 | 精白粒 | 大さじ1 12g | 8.3 | 70.9 | 71.5 | Tr | 1.6 | 1.6 | 69.3 | 0 | 363 | 1520 | 13.8 | 11.3 | 9.7 | 3.3 | 2.9 | 0.44 | 0.56 | 1.78 | (0) | 0.7 | 2 | 200 | 9 | 84 | 160 | 2.1 |
| | **こむぎ［玄穀］** | | | | | | | | | | | | | | | | | | | | | | | | | | | |
| 01012 | 国産 普通 | - | - | 72.2 | - | 0.7 | 10.1 | 10.8 | 61.4 | 0 | 337 | 1410 | 12.5 | 10.6 | - | 3.1 | 2.6 | 0.56 | 0.35 | 1.53 | (0) | 1.6 | 2 | 470 | 26 | 80 | 350 | 3.2 |
| 01013 | 輸入 軟質 | - | - | 75.2 | 68.4 | 1.4 | 9.8 | 11.2 | 64.0 | 0 | 348 | 1456 | 10.0 | 10.1 | - | 3.3 | 2.7 | 0.60 | 0.38 | 1.63 | (0) | 1.4 | 2 | 390 | 36 | 110 | 290 | 2.9 |
| 01014 | 輸入 硬質 | - | - | 69.4 | 62.6 | 1.5 | 9.9 | 11.4 | 58.0 | 0 | 334 | 1397 | 13.0 | 13.0 | - | 3.0 | 2.5 | 0.54 | 0.34 | 1.49 | (0) | 1.6 | 2 | 340 | 26 | 140 | 320 | 3.2 |
| | **こむぎ［小麦粉］** | | | | | | | | | | | | | | | | | | | | | | | | | | | |
| 01015 | 薄力粉 1等 | 1カップ 110g | 73.3 | 75.8 | 80.3 | 1.2 | 1.3 | 2.5 | 73.3 | 0 | 367 | 1535 | 14.0 | 8.3 | 7.6 | 1.5 | 1.3 | 0.34 | 0.13 | 0.75 | (0) | 0.4 | Tr | 110 | 20 | 12 | 60 | 0.5 |
| 01016 | 薄力粉 2等 | 1カップ 110g | 71.7 | 74.3 | 77.7 | 1.1 | 1.5 | 2.6 | 71.7 | 0 | 368 | 1540 | 14.0 | 9.3 | 8.2 | 1.9 | (1.6) | (0.43) | (0.17) | (0.96) | (0) | 0.5 | Tr | 130 | 23 | 30 | 77 | 0.9 |
| 01018 | 中力粉 1等 | 1カップ 110g | 72.3 | 75.1 | 76.4 | 1.2 | 1.6 | 2.8 | 72.3 | 0 | 367 | 1537 | 14.0 | 9.0 | 8.1 | 1.6 | 1.4 | 0.36 | 0.14 | 0.80 | (0) | 0.4 | 1 | 100 | 17 | 18 | 64 | 0.5 |
| 01019 | 中力粉 2等 | 1カップ 110g | 71.9 | 74.0 | 73.1 | 0.9 | 1.2 | 2.1 | 71.9 | 0 | 368 | 1539 | 14.0 | 9.7 | 8.7 | 1.8 | (1.6) | (0.41) | (0.16) | (0.91) | (0) | 0.5 | 1 | 110 | 24 | 26 | 80 | 1.1 |
| 01020 | 強力粉 1等 | 1カップ 110g | 69.0 | 71.7 | 73.5 | 1.2 | 1.5 | 2.7 | 69.0 | 0 | 365 | 1528 | 14.5 | 11.8 | 10.8 | 1.5 | 1.3 | 0.35 | 0.14 | 0.77 | (0) | 0.4 | Tr | 89 | 17 | 23 | 64 | 0.9 |
| 01021 | 強力粉 2等 | 1カップ 110g | 68.5 | 70.6 | 70.0 | 0.9 | 1.2 | 2.1 | 68.5 | 0 | 366 | 1530 | 14.5 | 12.6 | 11.6 | 1.7 | (1.5) | (0.39) | (0.15) | (0.87) | (0) | 0.5 | Tr | 86 | 21 | 36 | 86 | 1.0 |

| 無機質 | | | | | | ビタミン | | | | | | | | | | | | | | | | | 食塩相当量 | 備考 |
|---|---|---|---|---|---|---|---|---|---|---|---|---|---|---|---|---|---|---|---|---|---|---|---|---|
| 亜鉛 | 銅 | マンガン | ヨウ素 | セレン | クロム | モリブデン | A | | | | | D | E | | | | K | B₁ | B₂ | ナイアシン | B₆ | B₁₂ | 葉酸 | パントテン酸 | ビオチン | C | | |
| | | | | | | | レチノール | カロテン | | β-クリプトキサンチン | β-カロテン当量 | レチノール活性当量 | | トコフェロール | | | | | | | | | | | | | | |
| | | | | | | | | α | β | | | | | α | β | γ | δ | | | | | | | | | | | | |
| ←mg→ | | | ←μg→ | | | | ←μg→ | | | | | | ←mg→ | | | | μg | ←mg→ | | | | ←μg→ | | mg | μg | mg | g | | |
| 5.8 | 0.92 | 6.14 | 1 | 13 | 7 | 59 | (0) | 0 | 2 | 0 | 2 | Tr | (0) | 1.3 | 2.3 | 0.2 | 0.7 | (0) | 0.04 | 0.14 | 1.0 | 0.58 | (0) | 130 | 1.69 | 16.3 | (0) | 0 | |
| 2.5 | 0.49 | 0.88 | 0 | 2 | 1 | 22 | (0) | (0) | (0) | (0) | (0) | (0) | (0) | 0.6 | 0 | 2.2 | 0 | (0) | 0.56 | 0.07 | 2.9 | 0.18 | (0) | 29 | 1.83 | 14.4 | 0 | 0 | うるち、もちを含む 歩留り:70〜80% |
| 1.1 | 0.20 | 0.46 | 0 | 1 | 0 | 40 | 0 | 0 | 0 | 0 | 0 | 0 | 0 | 0.1 | 0 | 1.2 | 0 | 0 | 0.08 | 0.01 | 0.3 | 0.03 | 0 | 7 | 0.61 | 3.4 | 0 | 0 | 原材料配合割合:もちあわ50、もち米50 |
| | | | | | | | | | | | | | | | | | | | | | | | | | | | | | 別名:オート、オーツ |
| 2.1 | 0.28 | - | 0 | 18 | 0 | 110 | (0) | - | - | - | (0) | - | (0) | 0.6 | 0.1 | 0 | 0 | (0) | 0.20 | 0.08 | 1.1 | 0.11 | (0) | 30 | 1.29 | 21.7 | (0) | 0 | |
| 1.4 | 0.32 | 0.85 | - | - | - | - | (0) | - | - | - | (0) | - | (0) | 0.2 | Tr | 0.1 | 0 | (0) | 0.22 | 0.07 | 3.2 | 0.14 | (0) | 17 | 0.43 | - | (0) | 0 | 歩留り:玄皮麦60〜65%、玄裸麦65〜70% |
| 1.2 | 0.40 | - | 0 | 1 | 0 | 8 | (0) | - | - | - | (0) | - | (0) | 0.1 | 0 | 0 | 0 | (0) | 0.06 | 0.04 | 1.6 | 0.14 | (0) | 9 | 0.46 | 2.6 | (0) | 0 | 歩留り:玄皮麦45〜55%、玄裸麦55〜65% |
| 1.2 | 0.37 | - | Tr | 1 | Tr | 9 | (0) | - | - | - | (0) | - | (0) | 0.1 | 0 | 0 | 0 | (0) | 0.19 | 0.05 | 2.3 | 0.19 | (0) | 10 | 0.64 | 3.5 | (0) | 0 | 別名:切断麦 白麦を含む 歩留り:玄皮麦40〜50%、玄裸麦50〜60% |
| 1.5 | 0.33 | 0.90 | - | - | - | - | (0) | - | - | - | (0) | - | (0) | Tr | Tr | 0 | 0 | (0) | 0.21 | 0.04 | 3.5 | 0.09 | (0) | 19 | 0.64 | - | (0) | 2.8 | 原材料配合割合:大麦粉50、小麦粉50 |
| 0.6 | 0.13 | 0.27 | - | - | - | - | (0) | - | - | - | (0) | - | (0) | Tr | Tr | 0 | 0 | (0) | 0.04 | 0.01 | 1.0 | 0.01 | (0) | 5 | 0.26 | - | (0) | 0.2 | 原材料配合割合:大麦粉50、小麦粉50 |
| 3.8 | 0.41 | 1.81 | - | - | - | - | (0) | - | - | - | (0) | - | (0) | 0.5 | 0.1 | 0.2 | 0 | (0) | 0.09 | 0.10 | 7.6 | 0.09 | (0) | 24 | 0.28 | - | (0) | 0 | 別名:こうせん、はったい粉 |
| 2.7 | 0.38 | - | 0 | 2 | 1 | 16 | (0) | (0) | (0) | (0) | (0) | (0) | (0) | Tr | Tr | 0.5 | 0.3 | (0) | 0.34 | 0.09 | 3.7 | 0.20 | (0) | 13 | 0.95 | 7.9 | 0 | 0 | うるち、もちを含む 歩留り:70〜80% |
| 2.6 | 0.35 | 3.90 | - | - | - | - | (0) | - | - | - | (0) | - | (0) | 1.2 | 0.6 | 0 | 0 | 0 | 0.41 | 0.09 | 6.3 | 0.35 | (0) | 38 | 1.03 | - | (0) | 0 | |
| 1.7 | 0.32 | 3.79 | 0 | 5 | 1 | 19 | (0) | - | - | - | (0) | - | (0) | 1.2 | 0.6 | 0 | 0 | 0 | 0.49 | 0.09 | 5.0 | 0.34 | (0) | 40 | 1.07 | 9.6 | (0) | 0 | |
| 3.1 | 0.43 | 4.09 | 0 | 54 | 1 | 47 | (0) | - | - | - | (0) | - | (0) | 1.2 | 0.6 | 0 | 0 | 0 | 0.35 | 0.09 | 5.8 | 0.34 | (0) | 49 | 1.29 | 10.7 | (0) | 0 | |
| 0.3 | 0.08 | 0.43 | Tr | 4 | 2 | 12 | - | - | - | - | - | - | (0) | 0.3 | 0.2 | 0 | 0 | 0 | 0.11 | 0.03 | 0.6 | 0.03 | 0 | 9 | 0.53 | 1.2 | (0) | 0 | |
| 0.7 | 0.18 | 0.77 | 0 | 3 | 2 | 14 | (0) | - | - | - | (0) | - | 0 | 1.0 | 0.1 | 0 | 0 | 0 | 0.21 | 0.04 | 1.0 | 0.09 | 0 | 14 | 0.62 | 2.5 | (0) | 0 | |
| 0.5 | 0.11 | 0.43 | 0 | 7 | Tr | 9 | 0 | - | - | - | (0) | - | 0 | 0.3 | 0 | 0 | 0 | 0 | 0.10 | 0.03 | 0.6 | 0.05 | 0 | 8 | 0.47 | 1.5 | 0 | 0 | |
| 0.6 | 0.14 | 0.77 | 0 | 7 | 2 | 10 | 0 | - | - | - | (0) | - | 0 | 0.3 | 0 | 0 | 0 | 0 | 0.22 | 0.04 | 1.2 | 0.07 | 0 | 12 | 0.66 | 2.6 | (0) | 0 | |
| 0.8 | 0.15 | 0.32 | 0 | 39 | 1 | 26 | 0 | - | - | - | (0) | - | 0 | 0.3 | 0.2 | 0 | 0 | 0 | 0.09 | 0.04 | 0.8 | 0.06 | 0 | 16 | 0.77 | 1.7 | (0) | 0 | |
| 1.0 | 0.19 | 0.58 | 0 | 49 | 1 | 30 | 0 | - | - | - | (0) | - | 0 | 0.5 | 0.2 | 0 | 0 | 0 | 0.13 | 0.04 | 1.1 | 0.08 | 0 | 18 | 0.93 | 2.6 | (0) | 0 | |

1 穀類

## 1 穀類

| 食品番号 | 食品名 | 常用量 | 糖質量の目安(常用量あたり) | 炭水化物 | 利用可能炭水化物(単糖当量) | 食物繊維 水溶性 | 食物繊維 不溶性 | 食物繊維 総量 | 糖質量の目安(可食部100gあたり) | 廃棄率 % | エネルギー kcal | エネルギー kJ | 水分 | たんぱく質 | アミノ酸組成によるたんぱく質 | 脂質 | トリアシルグリセロール当量 | 脂肪酸 飽和 | 脂肪酸 一価不飽和 | 脂肪酸 多価不飽和 | コレステロール mg | 灰分 g | ナトリウム | カリウム | カルシウム | マグネシウム | リン | 鉄 |
|---|---|---|---|---|---|---|---|---|---|---|---|---|---|---|---|---|---|---|---|---|---|---|---|---|---|---|---|---|
| 01023 | 強力粉 全粒粉 | 1カップ 110g | 57.0 | 68.2 | (61.2) | 1.5 | 9.7 | 11.2 | 57.0 | 0 | 328 | 1372 | 14.5 | 12.8 | (11.7) | 2.9 | (2.4) | (0.53) | (0.33) | (1.44) | (0) | 1.6 | 2 | 330 | 26 | 140 | 310 | 3.1 |
| 01146 | プレミックス粉 お好み焼き用 | - | - | 73.6 | 74.1 | 1.7 | 1.1 | 2.8 | 70.8 | 0 | 352 | 1473 | 9.8 | 10.1 | 8.8 | 1.9 | 1.8 | 0.42 | 0.32 | 0.93 | 1 | 3.9 | 1400 | 210 | 64 | 31 | 320 | 1.0 |
| 01024 | プレミックス粉 ホットケーキ用 | 1カップ 110g | 72.6 | 74.4 | (78.5) | 0.9 | 1.0 | 1.8 | 72.6 | 0 | 365 | 1527 | 11.1 | 7.8 | (7.1) | 4.0 | (3.6) | (1.54) | (1.07) | (0.86) | 31 | 2.1 | 390 | 230 | 100 | 12 | 170 | 0.5 |
| 01147 | プレミックス粉 から揚げ用 | - | - | 70.0 | 69.4 | 1.4 | 1.2 | 2.6 | 67.4 | 0 | 331 | 1385 | 8.3 | 10.2 | | 1.2 | | 0.33 | 0.16 | 0.47 | 0 | 10.3 | 3800 | 280 | 110 | 39 | 130 | 1.2 |
| 01025 | プレミックス粉 天ぷら用 | 1カップ 110g | 73.6 | 76.1 | 77.1 | 1.1 | 1.4 | 2.5 | 73.6 | 0 | 351 | 1471 | 12.4 | 8.8 | | 1.3 | | 0.32 | 0.14 | 0.58 | 3 | 1.2 | 210 | 160 | 140 | 19 | 120 | 0.6 |

### こむぎ[パン類]

| 食品番号 | 食品名 | 常用量 | 糖質量の目安(常用量あたり) | 炭水化物 | 利用可能炭水化物 | 水溶性 | 不溶性 | 総量 | 糖質量の目安(可食部100gあたり) | 廃棄率 | エネルギー kcal | エネルギー kJ | 水分 | たんぱく質 | アミノ酸組成 | 脂質 | トリアシル | 飽和 | 一価 | 多価 | コレステロール | 灰分 | ナトリウム | カリウム | カルシウム | マグネシウム | リン | 鉄 |
|---|---|---|---|---|---|---|---|---|---|---|---|---|---|---|---|---|---|---|---|---|---|---|---|---|---|---|---|---|
| 01026 | 食パン | 6枚切り1枚 60g | 26.6 | 46.7 | 49.1 | 0.4 | 1.9 | 2.3 | 44.4 | 0 | 264 | 1105 | 38.0 | 9.3 | 7.5 | 4.4 | (4.1) | (1.90) | (1.15) | (0.87) | (0) | 1.6 | 500 | 97 | 29 | 20 | 83 | 0.6 |
| 01028 | コッペパン | 1個 90g | 42.4 | 49.1 | - | 1.0 | 1.0 | 2.0 | 47.1 | 0 | 265 | 1109 | 37.0 | 8.5 | 7.1 | 3.8 | (3.6) | (1.64) | (1.00) | (0.75) | (Tr) | 1.6 | 520 | 95 | 37 | 24 | 75 | 1.0 |
| 01030 | 乾パン | 5個 10g | 7.6 | 78.8 | (81.1) | 1.8 | 1.3 | 3.1 | 75.7 | 0 | 393 | 1644 | 5.5 | 9.5 | (7.9) | 4.4 | (4.0) | (1.70) | (1.01) | (1.15) | (Tr) | 1.8 | 490 | 160 | 30 | 27 | 95 | 1.2 |
| 01031 | フランスパン | 2cmスライス1枚 30g | 16.4 | 57.5 | 63.9 | 1.2 | 1.5 | 2.7 | 54.8 | 0 | 279 | 1167 | 30.0 | 9.4 | 8.4 | 1.3 | (1.1) | (0.29) | (0.14) | (0.63) | (0) | 1.9 | 620 | 110 | 16 | 22 | 72 | 0.9 |
| 01032 | ライ麦パン | 6枚切り1枚 60g | 28.3 | 52.7 | - | 2.0 | 3.6 | 5.6 | 47.1 | 0 | 264 | 1105 | 35.0 | 8.4 | 6.6 | 2.2 | (2.0) | (0.90) | (0.57) | (0.44) | (0) | 1.7 | 470 | 190 | 16 | 40 | 130 | 1.4 |
| 01033 | ぶどうパン | 1個 30g | 14.7 | 51.1 | - | 0.9 | 1.3 | 2.2 | 48.9 | 0 | 269 | 1125 | 35.7 | 8.2 | (6.7) | 3.5 | (3.3) | (1.57) | (0.97) | (0.58) | (Tr) | 1.5 | 400 | 210 | 32 | 23 | 86 | 0.9 |
| 01034 | ロールパン | 1個 30g | 14.0 | 48.6 | 49.7 | 1.0 | 1.0 | 2.0 | 46.6 | 0 | 316 | 1322 | 30.7 | 10.1 | 8.5 | 9.0 | 8.5 | 4.02 | 2.86 | 1.26 | (Tr) | 1.6 | 490 | 110 | 44 | 22 | 97 | 0.7 |
| 01035 | クロワッサン | 1個 45g | 18.9 | 43.9 | - | 0.9 | 0.9 | 1.8 | 42.1 | 0 | 448 | 1874 | 20.0 | 7.9 | (6.6) | 26.8 | (25.4) | (12.16) | (8.94) | (3.15) | (Tr) | 1.4 | 470 | 90 | 21 | 17 | 67 | 0.6 |
| 01036 | イングリッシュマフィン | 1個 60g | 23.8 | 40.8 | (40.1) | 0.2 | 1.0 | 1.2 | 39.6 | 0 | 228 | 954 | 46.0 | 8.1 | (6.7) | 3.6 | (3.2) | (1.21) | (0.70) | (1.19) | (Tr) | 1.5 | 480 | 84 | 53 | 19 | 96 | 0.9 |
| 01037 | ナン | 1枚 80g | 36.5 | 47.6 | (45.6) | 0.8 | 1.2 | 2.0 | 45.6 | 0 | 262 | 1096 | 37.2 | 10.3 | (8.5) | 3.4 | 3.1 | 0.53 | 1.45 | 1.00 | (0) | 1.5 | 530 | 97 | 11 | 22 | 77 | 0.8 |
| 01148 | ベーグル | 1個 100g | 52.1 | 54.6 | 50.3 | 1.2 | 1.3 | 2.5 | 52.1 | 0 | 275 | 1151 | 32.3 | 9.6 | 8.1 | 2.0 | 1.9 | 0.71 | 0.48 | 0.63 | - | 1.4 | 460 | 97 | 24 | 24 | 81 | 1.3 |
| 15069 ~072 | [菓子パン類]→ 菓子類・〈菓子・パン類〉 | | | | | | | | | | | | | | | | | | | | | | | | | | | |

### こむぎ[うどん・そうめん類]

| 食品番号 | 食品名 | 常用量 | 糖質量の目安(常用量あたり) | 炭水化物 | 利用可能炭水化物 | 水溶性 | 不溶性 | 総量 | 糖質量の目安(可食部100gあたり) | 廃棄率 | エネルギー kcal | エネルギー kJ | 水分 | たんぱく質 | アミノ酸 | 脂質 | トリアシル | 飽和 | 一価 | 多価 | コレステロール | 灰分 | ナトリウム | カリウム | カルシウム | マグネシウム | リン | 鉄 |
|---|---|---|---|---|---|---|---|---|---|---|---|---|---|---|---|---|---|---|---|---|---|---|---|---|---|---|---|---|
| 01038 | うどん 生 | 1人分 170g | 94.5 | 56.8 | 55.0 | 0.5 | 0.7 | 1.2 | 55.6 | 0 | 270 | 1130 | 33.5 | 6.1 | 5.1 | 0.6 | (0.5) | (0.14) | (0.05) | (0.31) | (0) | 3.0 | 1000 | 90 | 18 | 13 | 49 | 0.3 |
| 01039 | うどん ゆで | 1人分 300g | 63.6 | 21.6 | 21.4 | 0.2 | 0.6 | 0.8 | 20.8 | 0 | 105 | 439 | 75.0 | 2.6 | 2.4 | 0.4 | (0.3) | (0.09) | (0.04) | (0.20) | (0) | 0.4 | 120 | 9 | 6 | 6 | 18 | 0.2 |
| 01041 | 干しうどん 乾 | 1人分 100g | 69.5 | 71.9 | (71.6) | 0.6 | 1.8 | 2.4 | 69.5 | 0 | 348 | 1456 | 13.5 | 8.5 | 7.8 | 1.1 | | (0.25) | (0.10) | (0.56) | (0) | 5.0 | 1700 | 130 | 17 | 19 | 70 | 0.6 |
| 01042 | 干しうどん ゆで | 1人分 240g | 60.2 | 25.8 | (25.7) | 0.2 | 0.5 | 0.7 | 25.1 | 0 | 126 | 527 | 70.0 | 3.1 | (2.9) | 0.5 | | (0.11) | (0.04) | (0.25) | (0) | 0.6 | 210 | 14 | 7 | 4 | 24 | 0.2 |
| 01043 | そうめん・ひやむぎ 乾 | 1人分 100g | 70.2 | 72.7 | 71.5 | 0.7 | 1.8 | 2.5 | 70.2 | 0 | 356 | 1490 | 12.5 | 9.5 | 8.8 | 1.1 | | (0.25) | (0.10) | (0.56) | (0) | 4.2 | 1500 | 120 | 17 | 22 | 70 | 0.6 |
| 01044 | そうめん・ひやむぎ ゆで | 1人分 270g | 67.2 | 25.8 | 25.6 | 0.3 | 0.6 | 0.9 | 24.9 | 0 | 127 | 531 | 70.0 | 3.5 | 3.3 | 0.4 | | (0.09) | (0.04) | (0.20) | (0) | 0.2 | 85 | 5 | 6 | 5 | 24 | 0.2 |
| 01045 | 手延そうめん・手延ひやむぎ 乾 | 1人分 100g | 67.1 | 68.9 | 69.7 | 1.2 | 0.6 | 1.8 | 67.1 | 0 | 342 | 1431 | 14.0 | 9.3 | 8.4 | 1.5 | 1.4 | 0.38 | 0.23 | 0.75 | (0) | 6.3 | 2300 | 110 | 20 | 23 | 70 | 0.6 |
| 01046 | 手延そうめん・手延ひやむぎ ゆで | 1人分 290g | 71.1 | 25.5 | (24.3) | 0.5 | 0.5 | 1.0 | 24.5 | 0 | 127 | 531 | 70.0 | 3.5 | (3.2) | 0.6 | (0.6) | (0.15) | (0.09) | (0.30) | (0) | 0.4 | 130 | 5 | 6 | 4 | 23 | 0.2 |

### こむぎ[中華めん類]

| 無機質 | | | | | | ビタミン | | | | | | | | | | | | | | | | | 食塩相当量 | 備考 |
|---|---|---|---|---|---|---|---|---|---|---|---|---|---|---|---|---|---|---|---|---|---|---|---|---|
| 亜鉛 | 銅 | マンガン | ヨウ素 | セレン | クロム | モリブデン | レチノール | カロテン α | カロテン β | β-クリプトキサンチン | β-カロテン当量 | レチノール活性当量 | D | トコフェロール α | トコフェロール β | トコフェロール γ | トコフェロール δ | K | B₁ | B₂ | ナイアシン | B₆ | B₁₂ | 葉酸 | パントテン酸 | ビオチン | C | | |
| ←mg→ | | | (←μg→) | | | | (←μg→) | | | | | | μg | (←mg→) | | | | μg | (←mg→) | | | | (←μg→) | mg | μg | mg | g | | |
| 3.0 | 0.42 | 4.02 | 0 | 47 | 3 | 44 | (0) | - | - | - | (0) | (0) | (0) | 1.0 | 0.5 | 0 | 0 | (0) | 0.34 | 0.09 | 5.7 | 0.33 | (0) | 48 | 1.27 | 10.8 | (0) | 0 | |
| 0.7 | 0.13 | 0.92 | 1400 | 8 | 3 | 15 | 0 | Tr | 7 | 1 | 8 | 1 | 0.1 | 0.6 | 0.3 | 0.2 | Tr | 1 | 0.21 | 0.03 | 1.5 | 0.07 | 0.1 | 17 | 0.41 | 2.4 | Tr | 3.7 | 加熱によりベーキングパウダーから発生する二酸化炭素等: 0.6g |
| 0.3 | 0.07 | - | 0 | 3 | 5 | 11 | 9 | - | - | - | 3 | 9 | 0.1 | 0.5 | 0.1 | 0.1 | 0.1 | 1 | 0.10 | 0.08 | 0.5 | 0.04 | 0.1 | 10 | 0.48 | 1.5 | Tr | 1.0 | 加熱によりベーキングパウダーから発生する二酸化炭素等: 0.6g |
| 0.7 | 0.10 | 0.96 | 1 | 6 | 6 | 23 | 0 | 2 | 39 | 31 | 56 | 5 | 0.3 | 0.3 | 0.2 | 0.1 | 0 | 2 | 0.15 | 0.07 | 1.3 | 0.12 | Tr | 26 | 0.33 | 4.3 | 0 | 9.7 | 加熱によりベーキングパウダーから発生する二酸化炭素等: 0.1g / β-カロテン: 着色料として添加 |
| 0.5 | 0.12 | 0.62 | 1 | 3 | 2 | 10 | Tr | Tr | 3 | 2 | 4 | 1 | 0 | 0.3 | 0.2 | 0.1 | 0 | 0 | 0.12 | 0.99 | 0.9 | 0.06 | 0 | 12 | 0.35 | 1.3 | 0 | 0.5 | 加熱によりベーキングパウダーから発生する二酸化炭素等: 0.2g / β-カロテン及びビタミンB2無添加のもの |
| 0.8 | 0.11 | 0.24 | 1 | 24 | 1 | 18 | (0) | 0 | 2 | 0 | 2 | Tr | 0.5 | 0.1 | 0.7 | Tr | (0) | 0.07 | 0.04 | 1.2 | 0.03 | (Tr) | 32 | 0.47 | 2.4 | (0) | 1.3 | |
| 0.7 | 0.12 | 0.39 | - | - | - | - | (0) | - | - | - | (0) | (0) | (0) | 0.4 | 0.1 | 0.8 | 0.2 | (Tr) | 0.08 | 0.08 | 0.7 | 0.04 | (Tr) | 45 | 0.63 | - | (0) | 1.3 | |
| 0.6 | 0.18 | 0.82 | - | - | - | - | (0) | - | - | - | (0) | (0) | (0) | 1.1 | 0.3 | 0.7 | 0.1 | (Tr) | 0.14 | 0.06 | 0.9 | 0.06 | (0) | 20 | 0.41 | - | (0) | 1.2 | |
| 0.8 | 0.14 | 0.39 | Tr | 29 | 1 | 20 | (0) | 0 | 0 | 0 | 0 | (0) | 0 | 0.1 | 0.1 | 0.1 | Tr | (0) | 0.08 | 0.05 | 1.1 | 0.04 | (0) | 33 | 0.45 | 1.9 | (0) | 1.6 | |
| 1.3 | 0.18 | 0.87 | - | - | - | - | (0) | 0 | 0 | 0 | 0 | Tr | 0.3 | 0.1 | 0.2 | 0.1 | 0 | 0.16 | 0.06 | 1.3 | 0.09 | (0) | 34 | 0.46 | - | (0) | 1.2 | 主原料配合: ライ麦粉50% |
| 0.6 | 0.15 | 0.32 | - | - | - | - | Tr | 0 | 1 | 0 | 1 | Tr | Tr | 0.4 | 0.1 | 0.4 | 0.2 | (Tr) | 0.11 | 0.05 | 1.2 | 0.07 | (Tr) | 33 | 0.42 | - | (Tr) | 1.0 | |
| 0.8 | 0.12 | 0.29 | - | - | - | - | (0) | 0 | 15 | 0 | 15 | 1 | 0.1 | 0.5 | 0.1 | 0.7 | 0 | 4 | 0.10 | 0.06 | 1.3 | 0.03 | (Tr) | 38 | 0.61 | - | (0) | 1.2 | |
| 0.6 | 0.10 | 0.29 | - | - | - | - | (0) | 5 | 66 | 0 | 69 | 6 | 0.1 | 1.9 | 0.1 | 5.3 | 1.2 | (Tr) | 0.08 | 0.03 | 1.0 | 0.03 | (Tr) | 33 | 0.44 | - | (0) | 1.2 | |
| 0.8 | 0.12 | 0.28 | - | - | - | - | (0) | Tr | 1 | 0 | 1 | Tr | 0 | 0.3 | 0.1 | 0.3 | 0.1 | (Tr) | 0.15 | 0.08 | 1.2 | 0.05 | (0) | 23 | 0.32 | - | (0) | 1.2 | |
| 0.7 | 0.11 | 0.30 | - | - | - | - | (0) | 0 | 0 | 0 | 0 | (0) | 0 | 0.6 | 0.1 | 0.7 | 0 | (0) | 0.13 | 0.06 | 1.3 | 0.05 | (0) | 36 | 0.55 | - | (0) | 1.3 | |
| 0.7 | 0.11 | 0.45 | - | - | - | - | - | - | - | - | - | - | - | 0.2 | 0.1 | Tr | 0 | - | 0.19 | 0.08 | 2.0 | 0.06 | - | 47 | 0.28 | - | - | 1.2 | |
| 0.3 | 0.08 | 0.39 | 2 | 6 | 2 | 7 | (0) | 0 | 0 | 0 | 0 | (0) | 0 | 0.2 | 0.2 | 0 | 0 | (0) | 0.09 | 0.03 | 0.6 | 0.03 | (0) | 5 | 0.36 | 0.8 | (0) | 2.5 | きしめん、ひもかわを含む |
| 0.1 | 0.04 | 0.12 | Tr | 2 | 1 | 2 | (0) | 0 | 0 | 0 | 0 | (0) | 0 | 0.1 | 0.1 | 0 | 0 | (0) | 0.02 | 0.01 | 0.2 | 0.01 | (0) | 2 | 0.13 | 0.3 | (0) | 0.3 | きしめん、ひもかわを含む |
| 0.4 | 0.11 | 0.50 | - | 10 | 1 | 12 | (0) | 0 | 0 | 0 | 0 | (0) | 0 | 0.3 | 0.2 | 0 | 0 | (0) | 0.08 | 0.02 | 0.9 | 0.04 | (0) | 9 | 0.45 | 1.3 | (0) | 4.3 | |
| 0.1 | 0.04 | 0.14 | - | - | - | - | (0) | 0 | 0 | 0 | 0 | (0) | 0 | 0.1 | 0.1 | 0 | 0 | (0) | 0.02 | 0.01 | 0.2 | 0.01 | (0) | 2 | 0.14 | - | (0) | 0.5 | |
| 0.4 | 0.12 | 0.44 | - | 16 | 1 | 14 | (0) | 0 | 0 | 0 | 0 | (0) | 0 | 0.3 | 0.2 | 0 | 0 | (0) | 0.08 | 0.02 | 0.9 | 0.03 | (0) | 8 | 0.70 | 1.3 | (0) | 3.8 | |
| 0.2 | 0.05 | 0.12 | 0 | 6 | 1 | 3 | (0) | 0 | 0 | 0 | 0 | (0) | 0 | 0.1 | 0.1 | 0 | 0 | (0) | 0.02 | 0.01 | 0.2 | 0.01 | Tr | 2 | 0.25 | 0.4 | (0) | 0.2 | |
| 0.4 | 0.14 | 0.43 | 1 | 22 | 1 | 16 | (0) | 0 | 0 | 0 | 0 | (0) | 0 | 0.1 | 0.1 | 0.1 | 0 | (0) | 0.06 | 0.02 | 0.6 | 0.03 | (0) | 10 | 0.52 | 1.1 | (0) | 5.8 | |
| 0.1 | 0.05 | 0.12 | - | - | - | - | (0) | 0 | 0 | 0 | 0 | (0) | 0 | Tr | Tr | 0 | 0 | (0) | 0.03 | 0.01 | 0.2 | 0 | (0) | 2 | 0.16 | - | (0) | 0.3 | |

1 穀類

## 1 穀類

| 食品番号 | 食品名 | 常用量 | 糖質量の目安(常用量あたり) | 炭水化物 | 利用可能炭水化物(単糖当量) | 食物繊維 水溶性 | 食物繊維 不溶性 | 食物繊維 総量 | 糖質量の目安(可食部100gあたり) | 廃棄率 | エネルギー kcal | エネルギー kJ | 水分 | たんぱく質 | アミノ酸組成によるたんぱく質 | 脂質 | トリアシルグリセロール当量 | 脂肪酸 飽和 | 脂肪酸 一価不飽和 | 脂肪酸 多価不飽和 | コレステロール mg | 灰分 g | ナトリウム | カリウム | カルシウム | マグネシウム | リン | 鉄 |
|---|---|---|---|---|---|---|---|---|---|---|---|---|---|---|---|---|---|---|---|---|---|---|---|---|---|---|---|---|
| | | | (単位) | (———————— g ————————) | | | | | | % | kcal | kJ | (———————— g ————————) | | | | | | | | mg | g | (———————— mg ————————) | | | | | |
| 01047 | 中華めん 生 | 1玉 100g | 53.6 | 55.7 | 52.2 | 0.7 | 1.4 | 2.1 | 53.6 | 0 | 281 | 1176 | 33.0 | 8.6 | 8.3 | 1.2 | (1.0) | (0.28) | (0.11) | (0.61) | (0) | 1.5 | 410 | 350 | 21 | 13 | 66 | 0.5 |
| 01048 | 中華めん ゆで | 1玉 190g | 53.0 | 29.2 | 27.7 | 0.5 | 0.8 | 1.3 | 27.9 | 0 | 149 | 623 | 65.0 | 4.9 | 4.6 | 0.6 | (0.5) | (0.14) | (0.05) | (0.31) | (0) | 0.3 | 70 | 60 | 20 | 7 | 29 | 0.3 |
| 01049 | 蒸し中華めん | 1玉 170g | 62.1 | 38.4 | (35.9) | 0.7 | 1.2 | 1.9 | 36.5 | 0 | 198 | 828 | 54.0 | 5.3 | 4.6 | 1.7 | (1.5) | (0.39) | (0.15) | (0.86) | (0) | 0.6 | 170 | 86 | 9 | 10 | 100 | 0.3 |
| 01050 | 干し中華めん 乾 | 1玉 75g | 52.6 | 73.0 | (67.8) | 1.6 | 1.3 | 2.9 | 70.1 | 0 | 365 | 1527 | 13.0 | 10.5 | (9.1) | 1.6 | (1.4) | (0.37) | (0.14) | (0.81) | (0) | 1.9 | 500 | 310 | 18 | 24 | 120 | 0.7 |
| 01051 | 干し中華めん ゆで | 1玉 190g | 50.5 | 28.1 | (26.1) | 0.8 | 0.8 | 1.5 | 26.6 | 0 | 140 | 586 | 67.0 | 4.1 | (3.5) | 0.5 | (0.4) | (0.11) | (0.04) | (0.25) | (0) | 0.3 | 75 | 40 | 10 | 9 | 39 | 0.3 |
| 01052 | 沖縄そば 生 | 1玉 100g | 52.1 | 54.2 | (52.8) | 1.3 | 0.8 | 2.1 | 52.1 | 0 | 284 | 1188 | 32.3 | 9.2 | (7.9) | 2.0 | (1.7) | (0.46) | (0.18) | (1.02) | (0) | 2.3 | 810 | 340 | 11 | 50 | 65 | 0.7 |
| 01053 | 沖縄そば ゆで | 1玉 170g | 45.1 | 28.0 | (27.3) | 0.8 | 0.7 | 1.5 | 26.5 | 0 | 147 | 615 | 65.5 | 5.2 | (4.5) | 0.8 | (0.7) | (0.18) | (0.07) | (0.41) | (0) | 0.5 | 170 | 80 | 9 | 28 | 28 | 0.4 |
| 01054 | 干し沖縄そば 乾 | 1人分 90g | 59.1 | 67.8 | (67.3) | 1.3 | 0.8 | 2.1 | 65.7 | 0 | 351 | 1469 | 13.7 | 12.0 | (10.4) | 1.7 | (1.5) | (0.39) | (0.15) | (0.86) | (0) | 4.8 | 1700 | 130 | 23 | 22 | 100 | 1.5 |
| 01055 | 干し沖縄そば ゆで | 1人分 205g | 55.6 | 28.6 | (27.7) | 0.6 | 0.9 | 1.5 | 27.1 | 0 | 148 | 619 | 65.0 | 5.2 | (4.5) | 0.6 | (0.5) | (0.14) | (0.05) | (0.31) | (0) | 0.6 | 200 | 10 | 11 | 8 | 36 | 0.5 |
| | こむぎ[即席めん類] | | | | | | | | | | | | | | | | | | | | | | | | | | | |
| 01056 | 即席中華めん 油揚げ味付け | 1人分 90g | 54.9 | 63.5 | 63.0 | 1.6 | 0.9 | 2.5 | 61.0 | 0 | 445 | 1862 | 2.0 | 10.1 | 8.8 | 16.7 | 16.3 | 7.31 | 6.02 | 2.25 | 7 | 7.7 | 2500 | 260 | 430 | 29 | 110 | 1.0 |
| 01057 | 即席中華めん 油揚げ | 1人分 90g | 53.1 | 61.4 | (60.4) | 1.4 | 1.0 | 2.4 | 59.0 | 0 | 458 | 1916 | 3.0 | 10.1 | - | 19.1 | 18.6 | 8.46 | 7.15 | 2.20 | 3 | 6.4 | 2200 | 150 | 230 | 25 | 110 | 0.9 |
| 01058 | 即席中華めん 非油揚げ | 1人分 90g | 58.3 | 67.1 | (65.7) | 1.4 | 0.9 | 2.3 | 64.8 | 0 | 356 | 1490 | 10.0 | 10.3 | - | 5.2 | 4.9 | 1.26 | 1.86 | 1.5 | 2 | 7.4 | 2700 | 260 | 110 | 25 | 110 | 0.8 |
| 01059 | 中華スタイル即席カップめん 油揚げ | 1人分 80g | 43.7 | 56.9 | - | 1.3 | 1.0 | 2.3 | 54.6 | 0 | 448 | 1874 | 5.0 | 10.7 | - | 19.7 | 19.3 | 8.72 | 7.42 | 2.28 | 34 | 7.7 | 2700 | 210 | 190 | 27 | 120 | 1.1 |
| 01060 | 中華スタイル即席カップめん 油揚げ、焼きそば | 1人分 130g | 72.4 | 58.1 | - | 0.9 | 1.5 | 2.4 | 55.7 | 0 | 436 | 1824 | 5.0 | 8.4 | - | 18.9 | 15.8 | 5.36 | 6.92 | 2.86 | 1 | 4.6 | 1500 | 190 | 190 | 27 | 74 | 1.1 |
| 01061 | 中華スタイル即席カップめん 非油揚げ | 1人分 100g | 59.3 | 62.2 | - | 1.6 | 1.3 | 2.9 | 59.3 | 0 | 342 | 1431 | 15.0 | 9.0 | - | 6.4 | 6.0 | 1.66 | 2.68 | 1.38 | 5 | 7.4 | 2700 | 270 | 95 | 29 | 110 | 1.0 |
| 01062 | 和風スタイル即席カップめん 油揚げ | 1人分 85g | 46.5 | 56.6 | - | 1.3 | 0.6 | 1.9 | 54.7 | 0 | 451 | 1887 | 5.0 | 10.9 | - | 20.1 | 19.4 | 9.08 | 7.15 | 2.27 | 6 | 7.4 | 2700 | 180 | 180 | 32 | 230 | 1.1 |
| | こむぎ[マカロニ・スパゲッティ類] | | | | | | | | | | | | | | | | | | | | | | | | | | | |
| 01063 | マカロニ・スパゲッティ 乾 | 1人分 100g | 71.2 | 73.9 | 73.5 | 0.7 | 2.0 | 2.7 | 71.2 | 0 | 379 | 1586 | 11.2 | 12.2 | 11.1 | 1.9 | (1.7) | (0.45) | (0.17) | (0.99) | (0) | 0.8 | 1 | 200 | 18 | 55 | 130 | 1.4 |
| 01064 | マカロニ・スパゲッティ ゆで | 1人分 220g | 66.7 | 32.0 | 31.2 | 0.5 | 1.2 | 1.7 | 30.3 | 0 | 165 | 692 | 60.5 | 5.4 | 4.9 | 0.9 | (0.8) | (0.21) | (0.08) | (0.47) | (0) | 1.2 | 460 | 14 | 8 | 20 | 52 | 0.7 |
| 01149 | 生パスタ 生 | 1人分 120g | 54.5 | 46.9 | 46.1 | 0.8 | 0.7 | 1.5 | 45.4 | 0 | 247 | 1032 | 42.0 | 7.8 | 7.3 | 1.9 | 1.7 | 0.40 | 0.44 | 0.76 | (0) | 1.4 | 470 | 76 | 12 | 18 | 73 | 0.5 |
| | こむぎ[ふ類] | | | | | | | | | | | | | | | | | | | | | | | | | | | |
| 01065 | 生ふ | 1切れ 15g | 3.9 | 26.2 | - | 0.2 | 0.3 | 0.5 | 25.7 | 0 | 163 | 682 | 60.0 | 12.7 | (11.7) | 0.8 | (0.7) | (0.18) | (0.07) | (0.41) | (0) | 0.3 | 7 | 30 | 13 | 18 | 60 | 1.3 |
| 01066 | 焼きふ 釜焼きふ | 1食分 5g | 1.6 | 56.9 | - | 1.1 | 2.6 | 3.7 | 53.2 | 0 | 385 | 1611 | 11.3 | 28.5 | 26.3 | 2.7 | (2.2) | (0.62) | (0.24) | (1.37) | (0) | 0.6 | 6 | 120 | 33 | 43 | 130 | 3.3 |
| 01067 | 焼きふ 板ふ | 1食分 5g | 8.0 | 57.3 | - | 1.5 | 2.3 | 3.8 | 53.5 | 0 | 379 | 1586 | 12.5 | 25.6 | (23.6) | 3.3 | (2.9) | (0.76) | (0.29) | (1.68) | (0) | 1.3 | 190 | 220 | 31 | 90 | 220 | 4.9 |
| 01068 | 焼きふ 車ふ | 1個 10g | 5.2 | 54.2 | - | 1.1 | 1.5 | 2.6 | 51.6 | 0 | 387 | 1619 | 11.4 | 30.2 | (27.8) | 3.4 | (2.9) | (0.78) | (0.30) | (1.73) | (0) | 0.8 | 110 | 130 | 25 | 53 | 130 | 4.2 |
| (01069) | 竹輪ふ→[その他]ちくわぶ | | | | | | | | | | | | | | | | | | | | | | | | | | | |
| | こむぎ[その他] | | | | | | | | | | | | | | | | | | | | | | | | | | | |

| 無機質 | | | | | | | ビタミン | | | | | | | | | | | | | | | | | | 食塩相当量 | 備考 |
|---|---|---|---|---|---|---|---|---|---|---|---|---|---|---|---|---|---|---|---|---|---|---|---|---|---|---|
| 亜鉛 | 銅 | マンガン | ヨウ素 | セレン | クロム | モリブデン | A レチノール | A カロテン α | A カロテン β | A β-クリプトキサンチン | A β-カロテン当量 | A レチノール活性当量 | D | E トコフェロール α | E トコフェロール β | E トコフェロール γ | E トコフェロール δ | K | B₁ | B₂ | ナイアシン | B₆ | B₁₂ | 葉酸 | パントテン酸 | ビオチン | C | | |
| mg | mg | mg | μg | μg | μg | μg | μg | μg | μg | μg | μg | μg | μg | mg | mg | mg | mg | μg | mg | mg | mg | mg | μg | μg | mg | μg | mg | g | |
| 0.4 | 0.09 | 0.35 | Tr | 33 | 1 | 20 | (0) | 0 | 0 | 0 | 0 | (0) | (0) | 0.2 | 0.1 | 0 | 0 | (0) | 0.02 | 0.02 | 0.6 | 0.02 | (0) | 8 | 0.55 | 1.0 | (0) | 1.0 | |
| 0.2 | 0.05 | 0.18 | 0 | 17 | Tr | 5 | (0) | 0 | 0 | 0 | 0 | (0) | (0) | 0.1 | 0.1 | 0 | 0 | (0) | 0.01 | 0.01 | 0.2 | 0 | Tr | 3 | 0.25 | 0.5 | (0) | 0.2 | |
| 0.2 | 0.07 | 0.29 | - | - | - | - | (0) | 0 | 0 | 0 | 0 | (0) | (0) | 0.1 | 0.1 | 0 | 0 | (0) | 0.01 | 0.01 | 0.4 | 0.02 | - | 4 | 0.27 | - | (0) | 0.4 | |
| 0.6 | 0.16 | 0.45 | - | - | - | - | (0) | 0 | 0 | 0 | 0 | (0) | (0) | 0.2 | 0.1 | 0 | 0 | (0) | 0.03 | 0.03 | 1.0 | 0.05 | - | 11 | 0.78 | - | (0) | 1.3 | |
| 0.2 | 0.05 | 0.17 | - | - | - | - | (0) | 0 | 0 | 0 | 0 | (0) | (0) | Tr | Tr | 0 | 0 | (0) | 0.01 | 0.01 | 0.2 | 0 | Tr | 2 | 0.24 | - | (0) | 0.2 | |
| 1.1 | 0.18 | 0.69 | - | - | - | - | (0) | - | - | - | - | (0) | (0) | 0.3 | 0.2 | 0 | 0 | (0) | 0.02 | 0.04 | 0.8 | 0.11 | - | 15 | 0.63 | - | (0) | 2.1 | |
| 0.6 | 0.10 | 0.37 | - | - | - | - | (0) | - | - | - | - | (0) | (0) | 0.2 | 0.1 | 0 | 0 | (0) | 0.01 | 0.02 | 0.2 | 0.03 | - | 6 | 0.23 | - | (0) | 0.4 | |
| 0.4 | 0.11 | 0.38 | - | - | - | - | (0) | - | - | - | - | (0) | (0) | 0.1 | 0.1 | 0 | 0 | (0) | 0.12 | 0.05 | 1.1 | 0.05 | - | 8 | 0.49 | - | (0) | 4.3 | |
| 0.1 | 0.05 | 0.16 | - | - | - | - | (0) | - | - | - | - | (0) | (0) | Tr | Tr | 0 | 0 | (0) | 0.02 | 0.02 | 0.2 | 0.01 | - | 3 | 0.18 | - | (0) | 0.5 | |
| | | | | | | | | | | | | | | | | | | | | | | | | | | | | | |
| 0.5 | 0.13 | 0.82 | - | - | - | - | 0 | 0 | 0 | 0 | 0 | 0 | 0 | 3.1 | 0.3 | 3.1 | 2.5 | 1 | 1.46 | 1.67 | 1.0 | 0.06 | 0 | 12 | 0.41 | - | 0 | 6.4 | 別名：インスタントラーメン 添付調味料等を含む |
| 0.5 | 0.16 | 0.53 | 2 | 16 | 7 | 16 | 0 | 0 | 13 | 1 | 14 | 1 | 0 | 2.2 | 0.3 | 2.3 | 2.5 | 3 | 0.55 | 0.83 | 0.9 | 0.05 | Tr | 10 | 0.44 | 1.8 | Tr | 5.6 | 別名：インスタントラーメン 添付調味料等を含む |
| 0.4 | 0.11 | 0.66 | 13 | 8 | 3 | 16 | Tr | 0 | 5 | 0 | 5 | 1 | 0 | 1.3 | 0.3 | 3.8 | 2.2 | 3 | 0.21 | 0.04 | 1.0 | 0.05 | Tr | 14 | 0.37 | 2.2 | 0 | 6.9 | 別名：インスタントラーメン 添付調味料等を含む |
| 0.6 | 0.15 | 0.57 | - | - | - | - | 3 | 61 | 270 | 6 | 300 | 28 | Tr | 2.4 | 0.4 | 3.5 | 3.6 | 7 | 0.68 | 0.53 | 1.0 | 0.07 | 0.2 | 21 | 0.52 | - | 1 | 6.9 | 別名：カップラーメン 添付調味料等を含む |
| 0.4 | 0.13 | 0.69 | - | - | - | - | 0 | 6 | 75 | 0 | 78 | 7 | 0 | 2.2 | 0.4 | 2.4 | 2.0 | 14 | 0.56 | 0.72 | 0.8 | 0.04 | Tr | 13 | 0.40 | - | 1 | 3.8 | 別名：カップラーメン 添付調味料等を含む |
| 0.5 | 0.13 | 0.80 | - | - | - | - | 1 | 24 | 100 | 2 | 110 | 10 | 0 | 0.9 | 0.1 | 2.5 | 1.6 | 8 | 0.22 | 0.24 | 1.5 | 0.07 | 0.1 | 23 | 0.41 | - | 1 | 6.9 | 別名：カップラーメン 添付調味料等を含む |
| 0.6 | 0.12 | 0.66 | - | - | - | - | 0 | 0 | 56 | 0 | 56 | 5 | 0.2 | 2.2 | 0.3 | 3.1 | 2.4 | 7 | 0.24 | 0.30 | 1.1 | 0.05 | 0.1 | 15 | 0.41 | - | 1 | 6.9 | 別名：カップうどん 添付調味料等を含む |
| | | | | | | | | | | | | | | | | | | | | | | | | | | | | | |
| 1.5 | 0.28 | 0.82 | 0 | 63 | 1 | 53 | (0) | - | - | - | 9 | 1 | (0) | 0.3 | 0.2 | 0 | 0 | (0) | 0.19 | 0.06 | 2.3 | 0.11 | (0) | 13 | 0.66 | 4.0 | (0) | 0 | |
| 0.7 | 0.14 | 0.35 | 0 | 32 | 1 | 12 | (0) | - | - | - | (0) | (0) | (0) | 0.1 | 0.1 | 0 | 0 | (0) | 0.06 | 0.03 | 0.6 | 0.02 | (0) | 5 | 0.28 | 1.6 | (0) | 1.2 | 1.5%食塩水でゆでた場合 |
| 0.5 | 0.12 | 0.32 | - | - | - | - | (0) | (0) | (0) | (0) | (0) | (0) | (0) | 0.1 | Tr | 0.2 | Tr | 0 | 0.05 | 0.04 | 1.1 | 0.05 | (0) | 9 | 0.27 | - | (0) | 1.2 | デュラム小麦100%以外のものも含む ビタミンB₂無添加のもの |
| | | | | | | | | | | | | | | | | | | | | | | | | | | | | | |
| 1.8 | 0.25 | 1.04 | - | - | - | - | (0) | - | - | - | (0) | (0) | (0) | Tr | 0.1 | Tr | Tr | 0 | 0.08 | 0.03 | 0.5 | 0.02 | (0) | 7 | 0.12 | - | (0) | 0 | |
| 2.2 | 0.32 | - | - | - | - | - | (0) | - | - | - | (0) | (0) | (0) | 0.5 | 0.4 | 2.6 | 2.3 | 8 | 0.16 | 0.07 | 3.5 | 0.08 | - | 16 | 0.58 | - | (0) | 0 | 平釜焼きふ(小町ふ、切りふ、おつゆふ等)及び型釜焼きふ(花ふ等) |
| 2.9 | 0.49 | 1.54 | - | - | - | - | (0) | - | - | - | (0) | (0) | (0) | 0.6 | 0.5 | 0.6 | 0.6 | 0 | 0.20 | 0.08 | 3.6 | 0.16 | - | 22 | 0.79 | - | (0) | 0.5 | |
| 2.7 | 0.42 | 1.23 | - | - | - | - | (0) | - | - | - | (0) | (0) | (0) | 0.4 | 0.4 | 0 | 0 | (0) | 0.12 | 0.07 | 2.9 | 0.07 | - | 11 | 0.47 | - | (0) | 0.3 | |

1 穀類

# 1 穀類

| 食品番号 | 食品名 | 常用量 | 糖質量の目安(常用量あたり) | 炭水化物 | 利用可能炭水化物(単糖当量) | 食物繊維 水溶性 | 食物繊維 不溶性 | 食物繊維 総量 | 糖質量の目安(可食部100gあたり) | 廃棄率 | エネルギー kcal | エネルギー kJ | 水分 | たんぱく質 | アミノ酸組成によるたんぱく質 | 脂質 | トリアシルグリセロール当量 | 脂肪酸 飽和 | 脂肪酸 一価不飽和 | 脂肪酸 多価不飽和 | コレステロール mg | 灰分 g | ナトリウム | カリウム | カルシウム | マグネシウム | リン | 鉄 |
|---|---|---|---|---|---|---|---|---|---|---|---|---|---|---|---|---|---|---|---|---|---|---|---|---|---|---|---|---|
| | | | (単位) | g | | | | | | % | kcal | kJ | g | | | | | | | | mg | g | mg | | | | | |
| 01070 | 小麦はいが | - | - | 48.3 | 29.6 | 0.7 | 13.6 | 14.3 | 34.0 | 0 | 426 | 1782 | 3.6 | 32.0 | 25.9 | 11.6 | 10.4 | 1.84 | 1.65 | 6.50 | (0) | 4.5 | 3 | 1100 | 42 | 310 | 1100 | 9.4 |
| 01071 | 小麦たんぱく 粉末状 | - | - | 10.6 | - | 0.5 | 1.9 | 2.4 | 8.2 | 0 | 437 | 1828 | 6.5 | 72.0 | 69.7 | 9.7 | (6.7) | (1.34) | (0.82) | (4.25) | (0) | 1.2 | 60 | 90 | 75 | 75 | 180 | 6.6 |
| 01072 | 小麦たんぱく 粒状 | - | - | 1.8 | - | 0 | 0.4 | 0.4 | 1.4 | 0 | 111 | 464 | 76.0 | 20.0 | (19.4) | 2.0 | (1.4) | (0.28) | (0.17) | (0.88) | (0) | 0.2 | 36 | 3 | 14 | 16 | 54 | 1.8 |
| 01073 | 小麦たんぱく ペースト状 | - | - | 3.9 | - | 0 | 0.5 | 0.5 | 3.4 | 0 | 159 | 665 | 66.0 | 25.0 | (24.2) | 4.1 | (2.8) | (0.57) | (0.35) | (1.80) | - | 1.0 | 230 | 39 | 30 | 54 | 160 | 3.0 |
| 01074 | ぎょうざの皮 | 5枚 20g | 11.0 | 57.0 | (60.4) | 1.0 | 1.2 | 2.2 | 54.8 | 0 | 291 | 1218 | 32.0 | 9.3 | (8.4) | 1.4 | (1.2) | (0.32) | (0.13) | (0.71) | 0 | 0.3 | 2 | 64 | 16 | 18 | 60 | 0.8 |
| 01075 | しゅうまいの皮 | 5枚 15g | 8.5 | 58.9 | (61.2) | 1.0 | 1.2 | 2.2 | 56.7 | 0 | 295 | 1234 | 31.1 | 8.3 | (7.5) | 1.4 | (1.2) | (0.32) | (0.13) | (0.71) | 0 | 0.3 | 2 | 72 | 16 | 17 | 60 | 0.6 |
| 01076 | ピザ生地 | 1枚 100g | 48.8 | 51.1 | (53.2) | 0.8 | 1.5 | 2.3 | 48.8 | 0 | 268 | 1121 | 35.3 | 9.1 | - | 3.0 | 2.7 | 0.49 | 0.70 | 1.37 | (0) | 1.5 | 510 | 91 | 13 | 22 | 77 | 0.8 |
| 01069 | ちくわぶ | 1本 100g | 29.6 | 31.1 | - | 0.6 | 0.9 | 1.5 | 29.6 | 0 | 171 | 715 | 60.4 | 7.1 | (6.5) | 1.2 | (1.0) | (0.28) | (0.11) | (0.61) | (0) | 0.2 | 1 | 3 | 8 | 6 | 31 | 0.5 |
| 01077 | パン粉 生 | 大さじ1 3 | 1.3 | 47.6 | (51.5) | 1.2 | 1.8 | 3.0 | 44.6 | 0 | 280 | 1172 | 35.0 | 11.0 | (8.9) | 5.1 | (4.8) | (2.20) | (1.34) | (1.01) | (0) | 1.3 | 350 | 110 | 25 | 29 | 97 | 1.1 |
| 01078 | パン粉 半生 | 大さじ1 3 | 1.5 | 54.3 | (58.7) | 1.4 | 2.1 | 3.5 | 50.8 | 0 | 319 | 1335 | 26.0 | 12.5 | (10.1) | 5.8 | (5.4) | (2.51) | (1.52) | (1.14) | (0) | 1.4 | 400 | 130 | 28 | 34 | 110 | 1.2 |
| 01079 | パン粉 乾燥 | 大さじ1 3 | 1.8 | 63.4 | (68.6) | 1.6 | 2.4 | 4.0 | 59.4 | 0 | 373 | 1561 | 13.5 | 14.6 | (11.8) | 6.8 | (6.4) | (2.94) | (1.78) | (1.34) | (0) | 1.7 | 460 | 150 | 33 | 39 | 130 | 1.4 |
| 01150 | 冷めん 生 | 1人分 160g | 90.4 | 57.6 | 57.6 | 0.6 | 0.6 | 1.1 | 56.5 | 0 | 252 | 1055 | 36.4 | 3.9 | 3.3 | 0.7 | 0.6 | 0.18 | 0.09 | 0.25 | (0) | 1.4 | 530 | 59 | 11 | 12 | 57 | 0.3 |
| | こめ[水稲穀粒] | | | | | | | | | | | | | | | | | | | | | | | | | | | |
| 01080 | 玄米 | 1合 150g | 107.0 | 74.3 | 78.4 | 0.7 | 2.3 | 3.0 | 71.3 | 0 | 353 | 1476 | 14.9 | 6.8 | 5.9 | 2.7 | 2.5 | 0.62 | 0.83 | 0.90 | (0) | 1.2 | 1 | 230 | 9 | 110 | 290 | 2.1 |
| 01081 | 半つき米 | 1合 150g | 111.8 | 75.9 | 81.5 | 0.4 | 1.0 | 1.4 | 74.5 | 0 | 356 | 1489 | 14.9 | 6.5 | (5.6) | 1.8 | (1.7) | (0.45) | (0.52) | (0.61) | (0) | 0.8 | 1 | 150 | 7 | 64 | 210 | 1.5 |
| 01082 | 七分つき米 | 1合 150g | 113.6 | 76.6 | 83.3 | 0.2 | 0.7 | 0.9 | 75.7 | 0 | 359 | 1502 | 14.9 | 6.3 | (5.4) | 1.5 | (1.4) | (0.40) | (0.41) | (0.51) | (0) | 0.6 | 1 | 120 | 6 | 45 | 180 | 1.3 |
| 01083 | 精白米 うるち米 | 1合 150g | 115.7 | 77.6 | 83.1 | Tr | 0.5 | 0.5 | 77.1 | 0 | 358 | 1498 | 14.9 | 6.1 | 5.2 | 0.9 | 0.8 | 0.29 | 0.21 | 0.31 | (0) | 0.4 | 1 | 89 | 5 | 23 | 95 | 0.8 |
| 01151 | 精白米 もち米 | 1合 150g | 115.1 | 77.2 | 77.6 | (Tr) | (0.5) | (0.5) | 76.7 | 0 | 359 | 1502 | 14.9 | 6.4 | 5.6 | 1.2 | 1.0 | 0.29 | 0.28 | 0.37 | (0) | 0.4 | Tr | 97 | 5 | 33 | 100 | 0.2 |
| 01152 | 精白米 インディカ米 | 1合 150g | 118.1 | 79.1 | - | 0 | 0.4 | 0.4 | 78.7 | 0 | 369 | 1543 | 12.2 | 7.5 | - | 0.8 | - | - | - | - | (0) | 0.4 | 1 | 69 | 5 | 19 | 90 | 0.6 |
| 01084 | はいが精米 | 1合 150g | 111.8 | 75.8 | 79.4 | 0.3 | 1.0 | 1.3 | 74.5 | 0 | 357 | 1493 | 14.9 | 6.5 | - | 2.0 | 1.9 | 0.55 | 0.52 | 0.70 | (0) | 0.7 | 1 | 150 | 7 | 51 | 150 | 0.9 |
| 01153 | 発芽玄米 | 1合 150g | 106.8 | 74.3 | 76.2 | 0.5 | 2.6 | 3.1 | 71.2 | 0 | 356 | 1488 | 14.9 | 6.5 | 5.4 | 3.3 | 2.8 | 0.70 | 1.01 | 0.95 | (0) | 1.1 | 3 | 160 | 13 | 120 | 280 | 1.0 |
| | こめ[水稲めし] | | | | | | | | | | | | | | | | | | | | | | | | | | | |
| 01085 | 玄米 | 茶碗1杯 150g | 51.3 | 35.6 | 35.1 | 0.2 | 1.2 | 1.4 | 34.2 | 0 | 165 | 690 | 60.0 | 2.8 | - | 1.0 | (0.9) | (0.23) | (0.30) | (0.33) | (0) | 0.6 | 1 | 95 | 7 | 49 | 130 | 0.6 |
| 01086 | 半つき米 | 茶碗1杯 150g | 53.4 | 36.4 | 36.8 | 0.2 | 0.6 | 0.8 | 35.6 | 0 | 167 | 699 | 60.0 | 2.7 | (2.2) | 0.6 | (0.5) | (0.15) | (0.17) | (0.20) | (0) | 0.3 | 1 | 43 | 4 | 22 | 53 | 0.2 |
| 01087 | 七分つき米 | 茶碗1杯 150g | 54.3 | 36.7 | 36.8 | 0.1 | 0.4 | 0.5 | 36.2 | 0 | 168 | 703 | 60.0 | 2.6 | (2.1) | 0.5 | (0.5) | (0.13) | (0.14) | (0.17) | (0) | 0.2 | 1 | 35 | 4 | 13 | 44 | 0.2 |
| 01088 | 精白米 うるち米 | 茶碗1杯 150g | 55.2 | 37.1 | 38.1 | 0 | 0.3 | 0.3 | 36.8 | 0 | 168 | 703 | 60.0 | 2.5 | 2.0 | 0.3 | (0.3) | (0.10) | (0.07) | (0.10) | (0) | 0.1 | 1 | 29 | 3 | 7 | 34 | 0.1 |
| 01154 | 精白米 もち米 | 茶碗1杯 150g | 65.3 | 43.9 | 45.6 | (0) | (0.4) | (0.4) | 43.5 | 0 | 202 | 846 | 52.1 | 3.5 | 3.0 | 0.5 | 0.4 | 0.15 | 0.09 | 0.15 | (0) | 0.1 | 0 | 28 | 2 | 5 | 19 | 0.1 |
| 01089 | はいが精米 | 茶碗1杯 150g | 53.4 | 36.4 | 37.9 | 0.2 | 0.6 | 0.8 | 35.6 | 0 | 167 | 699 | 60.0 | 2.7 | - | 0.6 | (0.6) | (0.16) | (0.15) | (0.21) | (0) | 0.3 | 1 | 51 | 5 | 24 | 68 | 0.2 |

| 無機質 | | | | | | | ビタミン | | | | | | | | | | | | | | | | 食塩相当量 | 備考 |
|---|---|---|---|---|---|---|---|---|---|---|---|---|---|---|---|---|---|---|---|---|---|---|---|---|
| 亜鉛 | 銅 | マンガン | ヨウ素 | セレン | クロム | モリブデン | レチノール | カロテン α | カロテン β | β-クリプトキサンチン | β-カロテン当量 | レチノール活性当量 | D | トコフェロール α | トコフェロール β | トコフェロール γ | トコフェロール δ | K | B₁ | B₂ | ナイアシン | B₆ | B₁₂ | 葉酸 | パントテン酸 | ビオチン | C | | |
| mg | | | μg | | | | μg | | | | | | | mg | | | | μg | mg | | | | μg | μg | mg | μg | mg | g | |
| 15.9 | 0.89 | - | - | - | - | - | (0) | 0 | 61 | 4 | 63 | 5 | (0) | 28.3 | 10.8 | 0 | 0 | 2 | 1.82 | 0.71 | 4.2 | 1.24 | (0) | 390 | 1.34 | - | (0) | 0 | 試料:焙焼品 |
| 5.0 | 0.75 | 2.67 | - | - | - | - | (0) | - | - | - | 12 | 1 | (0) | 1.1 | 1.1 | 0 | 0 | (0) | 0.03 | 0.12 | 3.5 | 0.10 | (0) | 34 | 0.61 | - | 0 | 0.2 | |
| 1.4 | 0.22 | 0.62 | - | - | - | - | (0) | 0 | 0 | 0 | 0 | 0 | (0) | 0.5 | 0.5 | 0 | 0 | (0) | 0.02 | 0.01 | 1.2 | 0.01 | (0) | 5 | 0 | - | (0) | 0.1 | 試料:冷凍品 |
| 2.4 | 0.36 | 1.57 | - | - | - | - | (0) | 0 | 6 | 0 | 6 | 1 | (0) | 1.7 | 1.1 | 0.4 | 0.1 | (0) | 0.20 | 0.03 | 2.7 | 0.04 | (0) | 17 | 0.45 | - | (0) | 0.6 | 試料:冷凍品 |
| 0.6 | 0.12 | 0.28 | - | - | - | - | (0) | 0 | 0 | 0 | 0 | 0 | (0) | 0.2 | 0.2 | 0 | 0 | 0 | 0.08 | 0.04 | 0.7 | 0.06 | 0 | 12 | 0.61 | - | 0 | 0 | |
| 0.5 | 0.10 | 0.28 | - | - | - | - | (0) | 0 | 0 | 0 | 0 | 0 | (0) | 0.2 | 0.1 | 0 | 0 | 0 | 0.09 | 0.04 | 0.6 | 0.05 | 0 | 9 | 0.50 | - | 0 | 0 | |
| 0.6 | 0.09 | 0.50 | - | - | - | - | (0) | 0 | 0 | 0 | 0 | 0 | (0) | 0.3 | 0.2 | 0.4 | 0.2 | 0 | 0.15 | 0.11 | 1.0 | 0.05 | 0 | 20 | 0.54 | - | (0) | 1.3 | 別名:ピザクラスト |
| 0.2 | 0.07 | 0.08 | - | - | - | - | (0) | - | - | - | (0) | (0) | (0) | Tr | Tr | 0 | 0 | (0) | 0.01 | 0.02 | 0.3 | 0.01 | (0) | 4 | 0.25 | - | (0) | 0 | |
| 0.7 | 0.15 | 0.47 | - | - | - | - | (0) | 0 | 3 | 0 | 3 | Tr | (0) | 0.3 | 0.2 | 0.4 | 0.3 | (Tr) | 0.11 | 0.02 | 1.2 | 0.05 | (0) | 40 | 0.41 | - | (0) | 0.9 | |
| 0.8 | 0.17 | 0.53 | - | - | - | - | (0) | 0 | 4 | 0 | 4 | Tr | (0) | 0.4 | 0.2 | 0.4 | 0.3 | (Tr) | 0.13 | 0.03 | 1.4 | 0.06 | (0) | 46 | 0.47 | - | (0) | 1.0 | |
| 0.9 | 0.20 | 0.62 | - | - | - | - | (0) | 0 | 4 | 0 | 4 | Tr | (0) | 0.4 | 0.2 | 0.5 | 0.4 | 0 | 0.15 | 0.03 | 1.6 | 0.07 | (0) | 54 | 0.54 | - | (0) | 1.2 | |
| 0.2 | 0.05 | 0.21 | - | - | - | - | (0) | (0) | (0) | (0) | (0) | (0) | - | 0 | 0 | Tr | 0 | (0) | 0.04 | Tr | 0.4 | 0.02 | (0) | 4 | 0.11 | - | (0) | 1.3 | |
| 1.8 | 0.27 | 2.06 | Tr | 3 | 0 | 64 | (0) | 0 | 1 | 0 | 1 | Tr | (0) | 1.2 | 0.1 | 0.1 | 0 | 0 | 0.41 | 0.04 | 6.3 | 0.45 | (0) | 27 | 1.37 | 6.0 | (0) | 0 | うるち米 |
| 1.6 | 0.24 | 1.40 | Tr | 2 | 0 | 76 | (0) | 0 | 0 | 0 | 0 | 0 | (0) | 0.8 | Tr | 0 | 0 | 0 | 0.30 | 0.03 | 3.5 | 0.28 | (0) | 18 | 1.00 | 3.5 | (0) | 0 | うるち米<br>歩留り:95～96% |
| 1.5 | 0.23 | 1.05 | 0 | 2 | Tr | 73 | (0) | 0 | 0 | 0 | 0 | 0 | (0) | 0.4 | Tr | 0 | 0 | 0 | 0.24 | 0.03 | 1.7 | 0.20 | (0) | 15 | 0.84 | 2.9 | (0) | 0 | うるち米<br>歩留り:92～94% |
| 1.4 | 0.22 | 0.81 | 0 | 2 | 0 | 69 | (0) | 0 | 0 | 0 | 0 | 0 | (0) | 0.1 | Tr | 0 | 0 | 0 | 0.08 | 0.02 | 1.2 | 0.12 | (0) | 12 | 0.66 | 1.4 | (0) | 0 | うるち米<br>歩留り:90～91% |
| 1.5 | 0.22 | 1.30 | 0 | 2 | 16 | 39 | (0) | 0 | 0 | 0 | 0 | 0 | (0) | (0.2) | 0 | 0 | 0 | 0 | 0.12 | 0.02 | 1.6 | (0.12) | (0) | (12) | (0.66) | (1.4) | (0) | 0 | 歩留り:90～91% |
| 1.5 | 0.21 | 0.92 | - | - | - | - | (0) | 0 | 0 | 0 | 0 | 0 | (0) | 0.1 | 0 | 0 | 0 | 0 | 0.06 | 0.02 | 1.1 | 0.08 | (0) | 16 | 0.69 | - | (0) | 0 | 歩留り:90～91% |
| 1.6 | 0.22 | 1.54 | 0 | 2 | Tr | 57 | (0) | 0 | 0 | 0 | 0 | 0 | (0) | 0.9 | Tr | 0.1 | 0 | 0 | 0.23 | 0.03 | 3.1 | 0.22 | (0) | 18 | 1.00 | 3.3 | (0) | 0 | うるち米<br>歩留り:91～93% |
| 1.9 | 0.23 | 2.07 | - | - | - | - | (0) | 0 | 0 | 0 | 0 | 0 | (0) | 1.2 | 0.1 | 0.2 | 0 | 0 | 0.35 | 0.02 | 4.9 | 0.34 | (0) | 18 | 0.75 | - | (0) | 0 | うるち米<br>試料:ビタミンB1強化品含む |
| 0.8 | 0.12 | 1.04 | 0 | 1 | 0 | 34 | (0) | 0 | 0 | 0 | 0 | 0 | (0) | 0.5 | Tr | 0.1 | 0 | 0 | 0.16 | 0.02 | 2.9 | 0.21 | (0) | 10 | 0.65 | 2.5 | (0) | 0 | うるち米<br>玄米47g相当量を含む |
| 0.7 | 0.11 | 0.60 | 0 | 1 | 0 | 34 | (0) | (0) | (0) | (0) | (0) | (0) | (0) | 0.2 | Tr | 0 | 0 | 0 | 0.08 | 0.01 | 1.6 | 0.07 | (0) | 6 | 0.35 | 1.2 | (0) | 0 | うるち米<br>半つき米47g相当量を含む |
| 0.7 | 0.11 | 0.46 | 0 | 1 | 0 | 35 | (0) | (0) | (0) | (0) | (0) | (0) | (0) | 0.1 | 0 | 0 | 0 | 0 | 0.06 | 0.01 | 0.8 | 0.03 | (0) | 5 | 0.26 | 0.9 | (0) | 0 | うるち米<br>七分つき米47g相当量を含む |
| 0.6 | 0.10 | 0.35 | 0 | 1 | 0 | 30 | (0) | 0 | 0 | 0 | 0 | 0 | (0) | Tr | 0 | 0 | 0 | 0 | 0.02 | 0.01 | 0.2 | 0.02 | (0) | 3 | 0.25 | 0.5 | (0) | 0 | うるち米<br>精白米47g相当量を含む |
| 0.8 | 0.11 | 0.50 | 0 | 1 | 0 | 48 | (0) | (0) | (0) | (0) | (0) | (0) | (0) | (Tr) | (0) | (0) | (0) | 0 | 0.03 | 0.01 | 0.2 | (0.02) | (0) | (4) | (0.30) | (0.5) | (0) | 0 | 精白米55g相当量を含む |
| 0.7 | 0.10 | 0.68 | 0 | 1 | 1 | 28 | (0) | 0 | 0 | 0 | 0 | 0 | (0) | 0.4 | Tr | Tr | 0 | 0 | 0.08 | 0.01 | 0.8 | 0.09 | (0) | 6 | 0.44 | 1.0 | (0) | 0 | うるち米<br>はいが精白米47g相当量を含む |

1 穀類

## 1 穀類

| 食品番号 | 食品名 | 常用量 | 糖質量の目安（常用量あたり）(g) | 炭水化物 (g) | 利用可能炭水化物（単糖当量）(g) | 食物繊維 水溶性 (g) | 食物繊維 不溶性 (g) | 食物繊維 総量 (g) | 糖質量の目安（可食部100gあたり）(g) | 廃棄率 (%) | エネルギー (kcal) | エネルギー (kJ) | 水分 (g) | たんぱく質 (g) | アミノ酸組成によるたんぱく質 (g) | 脂質 (g) | トリアシルグリセロール当量 (g) | 脂肪酸 飽和 (g) | 脂肪酸 一価不飽和 (g) | 脂肪酸 多価不飽和 (g) | コレステロール (mg) | 灰分 (g) | ナトリウム (mg) | カリウム (mg) | カルシウム (mg) | マグネシウム (mg) | リン (mg) | 鉄 (mg) |
|---|---|---|---|---|---|---|---|---|---|---|---|---|---|---|---|---|---|---|---|---|---|---|---|---|---|---|---|---|
| 01155 | 発芽玄米 | 茶碗1杯 150g | 49.8 | 35.0 | 33.2 | 0.2 | 1.6 | 1.8 | 33.2 | 0 | 167 | 698 | 60.0 | 3.0 | 2.6 | 1.4 | 1.3 | 0.26 | 0.51 | 0.43 | (0) | 0.5 | 1 | 68 | 6 | 53 | 130 | 0.4 |
| | こめ［水稲全かゆ］ | | | | | | | | | | | | | | | | | | | | | | | | | | | |
| 01090 | 玄米 | 茶碗1杯 150g | 21.9 | 15.2 | (14.9) | 0.1 | 0.5 | 0.6 | 14.6 | 0 | 70 | 293 | 83.0 | 1.2 | (1.0) | 0.4 | (0.4) | (0.09) | (0.12) | (0.13) | (0) | 0.2 | 1 | 41 | 3 | 21 | 55 | 0.2 |
| 01091 | 半つき米 | 茶碗1杯 150g | 22.8 | 15.5 | (15.7) | Tr | 0.2 | 0.3 | 15.2 | 0 | 71 | 297 | 83.0 | 1.1 | | 0.3 | | (0.08) | (0.09) | (0.10) | (0) | 0.1 | Tr | 18 | 2 | 9 | 23 | 0.1 |
| 01092 | 七分つき米 | 茶碗1杯 150g | 23.1 | 15.6 | (15.6) | Tr | 0.2 | 0.2 | 15.4 | 0 | 71 | 297 | 83.0 | 1.1 | | 0.2 | | (0.05) | (0.05) | (0.07) | (0) | 0.1 | Tr | 15 | 2 | 6 | 19 | 0.1 |
| 01093 | 精白米 | 茶碗1杯 150g | 23.4 | 15.7 | (16.2) | 0 | 0.1 | 0.1 | 15.6 | 0 | 71 | 297 | 83.0 | 1.1 | | 0.1 | | (0.03) | (0.02) | (0.03) | (0) | 0.1 | Tr | 12 | 1 | 3 | 14 | Tr |
| | こめ［水稲五分かゆ］ | | | | | | | | | | | | | | | | | | | | | | | | | | | |
| 01094 | 玄米 | 茶碗1杯 150g | 11.0 | 7.6 | (7.5) | Tr | 0.3 | 0.3 | 7.3 | 0 | 35 | 146 | 91.5 | 0.6 | (0.5) | 0.2 | | (0.05) | (0.06) | (0.07) | (0) | 0.1 | Tr | 20 | 1 | 10 | 28 | 0.1 |
| 01095 | 半つき米 | 茶碗1杯 150g | 11.4 | 7.7 | (7.8) | Tr | 0.1 | 0.1 | 7.6 | 0 | 35 | 146 | 91.5 | 0.6 | | 0.1 | | (0.03) | (0.03) | (0.03) | (0) | 0.1 | Tr | 9 | 1 | 5 | 11 | Tr |
| 01096 | 七分つき米 | 茶碗1杯 150g | 11.4 | 7.7 | (7.8) | Tr | 0.1 | 0.1 | 7.6 | 0 | 35 | 146 | 91.5 | 0.6 | | 0.1 | | (0.03) | (0.03) | (0.03) | (0) | 0.1 | Tr | 8 | 1 | 3 | 9 | Tr |
| 01097 | 精白米 | 茶碗1杯 150g | 11.7 | 7.9 | (8.1) | 0 | 0.1 | 0.1 | 7.8 | 0 | 36 | 151 | 91.5 | 0.5 | | 0.1 | | (0.03) | (0.02) | (0.03) | (0) | 0 | Tr | 6 | 1 | 1 | 7 | Tr |
| | こめ［水稲おもゆ］ | | | | | | | | | | | | | | | | | | | | | | | | | | | |
| 01098 | 玄米 | 茶碗1杯 150g | 6.3 | 4.4 | (4.4) | Tr | 0.2 | 0.2 | 4.2 | 0 | 20 | 84 | 95.0 | 0.4 | (0.3) | 0.1 | | (0.02) | (0.03) | (0.03) | (0) | 0.1 | Tr | 12 | 1 | 6 | 16 | 0.1 |
| 01099 | 半つき米 | 茶碗1杯 150g | 6.8 | 4.6 | (4.6) | Tr | 0.1 | 0.1 | 4.5 | 0 | 20 | 85 | 95.0 | 0.4 | | 0.1 | | (0.03) | (0.03) | (0.03) | (0) | 0 | Tr | 5 | 1 | 3 | 7 | Tr |
| 01100 | 七分つき米 | 茶碗1杯 150g | 6.9 | 4.6 | (4.6) | Tr | Tr | Tr | 4.6 | 0 | 21 | 88 | 95.0 | 0.3 | | 0.1 | | (0.03) | (0.03) | (0.03) | (0) | 0 | Tr | 4 | 1 | 2 | 5 | Tr |
| 01101 | 精白米 | 茶碗1杯 150g | 7.1 | 4.7 | (4.8) | 0 | Tr | Tr | 4.7 | 0 | 21 | 88 | 95.0 | 0.3 | | 0.2 | | 0 | (0) | (0) | (0) | (0) | 0 | Tr | 4 | Tr | 1 | 4 | Tr |
| | こめ［陸稲穀粒］ | | | | | | | | | | | | | | | | | | | | | | | | | | | |
| 01102 | 玄米 | 1合 150g | 102.2 | 71.1 | (78.4) | 0.7 | 2.3 | 3.0 | 68.1 | 0 | 351 | 1467 | 14.9 | 10.1 | (8.7) | 2.7 | (2.5) | (0.62) | (0.83) | (0.90) | (0) | 1.2 | 1 | 230 | 9 | 110 | 290 | 2.1 |
| 01103 | 半つき米 | 1合 150g | 107.3 | 72.9 | (81.5) | 0.4 | 1.0 | 1.4 | 71.5 | 0 | 355 | 1484 | 14.9 | 9.6 | (8.1) | 1.8 | (1.7) | (0.45) | (0.52) | (0.61) | (0) | 0.8 | 1 | 150 | 7 | 64 | 210 | 1.5 |
| 01104 | 七分つき米 | 1合 150g | 108.8 | 73.4 | (83.3) | 0.2 | 0.7 | 0.9 | 72.5 | 0 | 358 | 1496 | 14.9 | 9.5 | (8.0) | 1.5 | (1.4) | (0.40) | (0.41) | (0.51) | (0) | 0.7 | 1 | 120 | 6 | 45 | 180 | 1.3 |
| 01105 | 精白米 | 1合 150g | 111.0 | 74.5 | (83.1) | Tr | 0.5 | 0.5 | 74.0 | 0 | 357 | 1495 | 14.9 | 9.3 | (7.8) | 0.9 | (0.8) | (0.29) | (0.21) | (0.31) | (0) | 0.4 | 1 | 89 | 5 | 23 | 95 | 0.8 |
| | こめ［陸稲めし］ | | | | | | | | | | | | | | | | | | | | | | | | | | | |
| 01106 | 玄米 | 茶碗1杯 150g | 49.4 | 34.3 | (35.1) | 0.2 | 1.2 | 1.4 | 32.9 | 0 | 164 | 686 | 60.0 | 4.1 | (3.5) | 1.0 | (0.9) | (0.20) | (0.30) | (0.33) | (0) | 0.6 | 1 | 95 | 7 | 49 | 130 | 0.6 |
| 01107 | 半つき米 | 茶碗1杯 150g | 51.8 | 35.3 | (36.8) | 0.2 | 0.6 | 0.8 | 34.5 | 0 | 166 | 695 | 60.0 | 3.8 | (3.1) | 0.6 | (0.5) | (0.15) | (0.17) | (0.20) | (0) | 0.3 | 1 | 43 | 4 | 22 | 53 | 0.2 |
| 01108 | 七分つき米 | 茶碗1杯 150g | 52.8 | 35.7 | (36.8) | 0.1 | 0.4 | 0.5 | 35.2 | 0 | 168 | 703 | 60.0 | 3.6 | (2.9) | 0.5 | (0.3) | (0.13) | (0.14) | (0.17) | (0) | 0.2 | 1 | 35 | 4 | 13 | 44 | 0.2 |
| 01109 | 精白米 | 茶碗1杯 150g | 53.7 | 36.1 | (38.1) | 0 | 0.3 | 0.3 | 35.8 | 0 | 168 | 703 | 60.0 | 3.5 | (2.8) | 0.3 | (0.3) | (0.10) | (0.07) | (0.10) | (0) | 0.1 | 1 | 29 | 3 | 7 | 34 | 0.1 |
| | こめ［うるち米製品］ | | | | | | | | | | | | | | | | | | | | | | | | | | | |
| 01110 | アルファ化米 一般用 | 茶碗1杯 150g | 125.4 | 84.8 | 87.6 | 0.2 | 1.0 | 1.2 | 83.6 | 0 | 388 | 1623 | 7.9 | 6.0 | 4.9 | 1.0 | 0.8 | 0.31 | 0.19 | 0.28 | (0) | 0.3 | 5 | 37 | 7 | 14 | 71 | 0.1 |

| 無機質 | | | | | | ビタミン | | | | | | | | | | | | | | | | 食塩相当量 | 備考 |
| --- | --- | --- | --- | --- | --- | --- | --- | --- | --- | --- | --- | --- | --- | --- | --- | --- | --- | --- | --- | --- | --- | --- | --- |
| 亜鉛 | 銅 | マンガン | ヨウ素 | セレン | クロム | モリブデン | レチノール | カロテン α | カロテン β | β-クリプトキサンチン | β-カロテン当量 | レチノール活性当量 | D | トコフェロール α | トコフェロール β | トコフェロール γ | トコフェロール δ | K | B₁ | B₂ | ナイアシン | B₆ | B₁₂ | 葉酸 | パントテン酸 | ビオチン | C | | |
| ──mg── | | | (──μg──) | | | | (──────────μg──────────) | | | | | | ──mg── | | | | | μg | (──mg──) | | | | | (──μg──) | mg | μg | mg | g | |
| 0.9 | 0.11 | 0.93 | - | - | - | - | (0) | (0) | (0) | (0) | (0) | (0) | (0) | 0.3 | 0 | 0.1 | 0 | 0 | 0.13 | 0.01 | 2.0 | 0.13 | (0) | 6 | 0.36 | - | (0) | | うるち米<br>発芽玄米47g相当量を含む<br>試料：ビタミンB₁強化品含む |
| | | | | | | | | | | | | | | | | | | | | | | | | | | | | | うるち米 |
| 0.3 | 0.05 | 0.44 | - | - | - | - | (0) | 0 | 0 | 0 | 0 | (0) | 0 | 0 | 0 | 0 | 0 | 0 | 0.07 | 0.01 | 1.2 | 0.09 | (0) | 4 | 0.28 | - | (0) | 0 | 5倍かゆ<br>玄米20g相当量を含む |
| 0.3 | 0.05 | 0.26 | - | - | - | - | (0) | 0 | 0 | 0 | 0 | (0) | 0 | 0 | 0 | 0 | 0 | 0 | 0.03 | Tr | 0.7 | 0.03 | (0) | 2 | 0.15 | - | (0) | 0 | 5倍かゆ<br>半つき米20g相当量を含む |
| 0.3 | 0.04 | 0.19 | - | - | - | - | (0) | 0 | 0 | 0 | 0 | (0) | 0 | Tr | Tr | Tr | 0 | 0 | 0.03 | Tr | 0.3 | 0.01 | (0) | 2 | 0.11 | - | (0) | 0 | 5倍かゆ<br>七分つき米20g相当量を含む |
| 0.3 | 0.04 | 0.15 | 0 | 0 | 0 | 13 | (0) | 0 | 0 | 0 | 0 | (0) | 0 | Tr | Tr | 0 | 0 | 0 | 0.01 | Tr | 0.1 | 0.01 | (0) | 1 | 0.11 | 0.3 | (0) | 0 | 5倍かゆ<br>精白米20g相当量を含む |
| | | | | | | | | | | | | | | | | | | | | | | | | | | | | | うるち米 |
| 0.2 | 0.03 | 0.22 | - | - | - | - | (0) | 0 | 0 | 0 | 0 | (0) | 0 | 0 | 0 | 0 | 0 | 0 | 0.03 | Tr | 0.6 | 0.05 | (0) | 2 | 0.14 | - | (0) | 0 | 10倍かゆ<br>玄米10g相当量を含む |
| 0.2 | 0.02 | 0.13 | - | - | - | - | (0) | 0 | 0 | 0 | 0 | (0) | 0 | Tr | Tr | Tr | 0 | 0 | 0.02 | Tr | 0.3 | 0.01 | (0) | 1 | 0.07 | - | (0) | 0 | 10倍かゆ<br>半つき米10g相当量を含む |
| 0.1 | 0.02 | 0.10 | - | - | - | - | (0) | 0 | 0 | 0 | 0 | (0) | 0 | Tr | 0 | 0 | 0 | 0 | 0.01 | Tr | 0.2 | 0.01 | (0) | 1 | 0.05 | - | (0) | 0 | 10倍かゆ<br>七分つき米10g相当量を含む |
| 0.1 | 0.02 | 0.08 | 0 | Tr | 0 | 7 | (0) | 0 | 0 | 0 | 0 | (0) | 0 | Tr | 0 | 0 | 0 | 0 | Tr | Tr | Tr | Tr | (0) | 1 | 0.05 | 0.1 | (0) | 0 | 10倍かゆ<br>精白米10g相当量を含む |
| | | | | | | | | | | | | | | | | | | | | | | | | | | | | | うるち米<br>弱火で加熱、ガーゼでこしたもの |
| 0.1 | 0.01 | 0.13 | - | - | - | - | (0) | 0 | 0 | 0 | 0 | (0) | 0 | 0 | 0 | 0 | 0 | 0 | 0.02 | Tr | 0.4 | 0.03 | (0) | 1 | 0.08 | - | (0) | 0 | 玄米6g相当量を含む |
| 0.1 | 0.01 | 0.08 | - | - | - | - | (0) | 0 | 0 | 0 | 0 | (0) | 0 | Tr | 0 | 0 | 0 | 0 | 0.01 | Tr | 0.2 | 0.01 | (0) | 1 | 0.04 | - | (0) | 0 | 半つき米6g相当量を含む |
| 0.1 | 0.01 | 0.06 | - | - | - | - | (0) | 0 | 0 | 0 | 0 | (0) | 0 | 0 | 0 | 0 | 0 | 0 | 0.01 | Tr | 0.1 | Tr | (0) | 1 | 0.03 | - | (0) | 0 | 七分つき米6g相当量を含む |
| 0.1 | 0.01 | 0.04 | 0 | 1 | 0 | 8 | (0) | 0 | 0 | 0 | 0 | (0) | 0 | Tr | 0 | 0 | 0 | 0 | Tr | Tr | Tr | Tr | (0) | Tr | 0.03 | 0.1 | (0) | 0 | 精白米6g相当量を含む |
| | | | | | | | | | | | | | | | | | | | | | | | | | | | | | うるち、もちを含む |
| 1.8 | 0.27 | 1.53 | - | - | - | - | (0) | 0 | 1 | 0 | 1 | Tr | (0) | 1.2 | 0.1 | 0.1 | 0 | (0) | 0.41 | 0.04 | 6.3 | 0.45 | (0) | 27 | 1.37 | - | (0) | 0 | |
| 1.6 | 0.24 | 1.04 | - | - | - | - | (0) | 0 | 0 | 0 | 0 | (0) | (0) | 0.8 | Tr | 0.1 | 0 | (0) | 0.30 | 0.03 | 4.9 | 0.28 | (0) | 18 | 1.00 | - | (0) | 0 | 歩留り：95〜96% |
| 1.5 | 0.23 | 0.78 | - | - | - | - | (0) | 0 | 0 | 0 | 0 | (0) | (0) | 0.4 | 0 | 0 | 0 | (0) | 0.24 | 0.03 | 3.4 | 0.20 | (0) | 15 | 0.84 | - | (0) | 0 | 歩留り：93〜94% |
| 1.4 | 0.22 | 0.59 | - | - | - | - | (0) | 0 | 0 | 0 | 0 | (0) | (0) | 0.1 | Tr | 0 | 0 | (0) | 0.08 | 0.02 | 1.2 | 0.12 | (0) | 12 | 0.66 | - | (0) | 0 | 歩留り：90〜92% |
| | | | | | | | | | | | | | | | | | | | | | | | | | | | | | うるち、もちを含む |
| 0.8 | 0.12 | 0.77 | - | - | - | - | (0) | 0 | 0 | 0 | 0 | (0) | 0 | 0.5 | Tr | 0 | 0 | 0 | 0.16 | 0.02 | 2.9 | 0.21 | (0) | 10 | 0.65 | - | (0) | 0 | 玄米47g相当量を含む |
| 0.7 | 0.11 | 0.45 | - | - | - | - | (0) | 0 | 0 | 0 | 0 | (0) | 0 | 0.2 | Tr | 0 | 0 | 0 | 0.08 | 0.01 | 1.6 | 0.07 | (0) | 6 | 0.35 | - | (0) | 0 | 半つき米47g相当量を含む |
| 0.7 | 0.11 | 0.34 | - | - | - | - | (0) | 0 | 0 | 0 | 0 | (0) | 0 | 0.1 | 0 | 0 | 0 | 0 | 0.06 | 0.01 | 0.8 | 0.03 | (0) | 5 | 0.26 | - | (0) | 0 | 七分つき米47g相当量を含む |
| 0.6 | 0.10 | 0.26 | - | - | - | - | (0) | 0 | 0 | 0 | 0 | (0) | 0 | Tr | 0 | 0 | 0 | 0 | 0.02 | 0.01 | 0.2 | 0.02 | (0) | 3 | 0.25 | - | (0) | 0 | 精白米47g相当量を含む |
| 1.6 | 0.22 | 0.60 | 0 | 2 | 1 | 69 | (0) | 0 | 0 | 0 | 0 | (0) | (0) | 0.1 | 0 | 0 | 0 | 0 | 0.04 | Tr | 0.5 | 0.04 | (0) | 7 | 0.19 | 1.0 | (0) | 0 | |

1 穀類

# 1 穀類

| 食品番号 | 食品名 | 常用量 | 糖質量の目安(常用量あたり) | 炭水化物 | 利用可能炭水化物(単糖当量) | 食物繊維 水溶性 | 食物繊維 不溶性 | 食物繊維 総量 | 糖質量の目安(可食部100gあたり) | 廃棄率 | エネルギー kcal | エネルギー kJ | 水分 | たんぱく質 | アミノ酸組成によるたんぱく質 | 脂質 | トリアシルグリセロール当量 | 飽和 | 一価不飽和 | 多価不飽和 | コレステロール | 灰分 | ナトリウム | カリウム | カルシウム | マグネシウム | リン | 鉄 |
|---|---|---|---|---|---|---|---|---|---|---|---|---|---|---|---|---|---|---|---|---|---|---|---|---|---|---|---|---|
| (単位) | | | | g | | | | | | % | kcal | kJ | | | | g | | | | | mg | g | | | mg | | | |
| 01156 | アルファ化米 学校給食用強化品 | 茶碗1杯 60g | 125.4 | 84.8 | - | 0.2 | 1.0 | 1.2 | 83.6 | 0 | 388 | 1623 | 7.9 | 6.0 | - | 1.0 | - | - | - | - | (0) | 0.3 | 5 | 37 | 7 | 14 | 71 | 0.1 |
| 01111 | おにぎり | 1個 100g | 39.0 | 39.4 | 39.7 | 0 | 0.4 | 0.4 | 39.0 | 0 | 179 | 749 | 57.0 | 2.7 | 2.3 | 0.3 | (0.3) | (0.10) | (0.07) | (0.10) | (0) | 0.6 | 200 | 31 | 3 | 7 | 37 | 0.1 |
| 01112 | 焼きおにぎり | 1個 100g | 39.1 | 39.5 | (40.6) | 0 | 0.4 | 0.4 | 39.1 | 0 | 181 | 757 | 56.0 | 3.1 | (2.7) | 0.3 | (0.3) | (0.10) | (0.07) | (0.10) | 0 | 1.1 | 380 | 56 | 5 | 11 | 46 | 0.2 |
| 01113 | きりたんぽ | 1本 45g | 20.6 | 46.2 | (46.1) | 0 | 0.4 | 0.4 | 45.8 | 0 | 210 | 879 | 50.0 | 3.2 | (2.8) | 0.4 | (0.4) | (0.13) | (0.09) | (0.14) | (0) | 0.2 | 1 | 36 | 4 | 9 | 43 | 0.1 |
| 01114 | 上新粉 | 1カップ 130g | 101.3 | 78.5 | 83.5 | Tr | 0.6 | 0.6 | 77.9 | 0 | 362 | 1515 | 14.0 | 6.2 | 5.3 | 0.9 | (0.8) | (0.29) | (0.21) | (0.31) | (0) | 0.4 | 2 | 89 | 5 | 23 | 96 | 0.8 |
| 01157 | 玄米粉 | - | - | 84.1 | 84.8 | 0.6 | 2.9 | 3.5 | 80.6 | 0 | 395 | 1655 | 4.6 | 7.1 | 5.3 | 2.9 | 2.5 | 0.67 | 0.91 | 0.85 | (0) | 1.3 | 3 | 230 | 12 | 110 | 290 | 1.4 |
| 01158 | 米粉 | - | - | 81.9 | 81.7 | Tr | 0.6 | 0.6 | 81.3 | 0 | 374 | 1564 | 11.1 | 6.0 | 5.0 | 0.7 | 0.6 | 0.25 | 0.12 | 0.20 | (0) | 0.3 | 1 | 45 | 6 | 11 | 62 | 0.1 |
| 01159 | 米粉パン | 1個 50g | 25.2 | 51.3 | 55.6 | 0.1 | 0.8 | 0.9 | 50.4 | 0 | 255 | 1065 | 41.2 | 3.4 | 2.7 | 3.1 | 2.8 | 0.43 | 1.71 | 0.57 | - | 1.0 | 340 | 92 | 4 | 11 | 46 | 0.2 |
| 01160 | 米粉めん | 1人分 100g | 57.5 | 58.4 | 56.6 | 0.3 | 0.6 | 0.9 | 57.5 | 0 | 265 | 1110 | 37.0 | 3.6 | 3.1 | 0.7 | 0.6 | 0.24 | 0.16 | 0.20 | (0) | 0.3 | 48 | 43 | 5 | 11 | 56 | 0.1 |
| 01115 | ビーフン | 1人分 75g | 59.3 | 79.9 | (79.9) | 0 | 0.9 | 0.9 | 79.0 | 0 | 377 | 1577 | 11.1 | 7.0 | 5.7 | 1.6 | (1.5) | (0.51) | (0.37) | (0.55) | (0) | 0.4 | 2 | 33 | 14 | 13 | 59 | 0.7 |
| 01116 | 米こうじ | - | - | 59.2 | - | 0.2 | 1.2 | 1.4 | 57.8 | 0 | 286 | 1197 | 33.0 | 5.8 | - | 1.7 | - | - | - | - | (0) | 0.3 | 3 | 61 | 5 | 16 | 83 | 0.3 |
| | こめ[もち米製品] | | | | | | | | | | | | | | | | | | | | | | | | | | | |
| 01117 | もち | 1個 50g | 25.2 | 50.8 | 50.0 | 0 | 0.5 | 0.5 | 50.3 | 0 | 234 | 979 | 44.5 | 4.0 | 3.6 | 0.6 | (0.5) | (0.17) | (0.11) | (0.18) | (0) | 0.1 | 0 | 32 | 3 | 6 | 22 | 0.1 |
| 01118 | 赤飯 | 茶碗1杯 150g | 60.5 | 41.9 | (43.4) | 0.1 | 1.5 | 1.6 | 40.3 | 0 | 190 | 794 | 53.0 | 4.3 | (3.6) | 0.6 | (0.5) | (0.14) | (0.12) | (0.18) | (0) | 0.2 | 0 | 71 | 6 | 11 | 34 | 0.4 |
| 01119 | あくまき | 1個 320g | 81.6 | 25.7 | (29.0) | 0 | 0.2 | 0.2 | 25.5 | 0 | 132 | 552 | 69.5 | 2.3 | (2.0) | 1.8 | (1.5) | (0.53) | (0.33) | (0.55) | (0) | 0.7 | 16 | 300 | 6 | 6 | 10 | 0.1 |
| 01120 | 白玉粉 | 1カップ 120g | 95.4 | 80.0 | 84.2 | Tr | 0.5 | 0.5 | 79.5 | 0 | 369 | 1544 | 12.5 | 6.3 | 5.4 | 1.0 | (0.8) | (0.25) | (0.24) | (0.32) | (0) | 0.2 | 2 | 3 | 5 | 6 | 45 | 1.1 |
| 01121 | 道明寺粉 | - | - | 80.4 | (85.1) | 0 | 0.7 | 0.7 | 79.7 | 0 | 372 | 1556 | 11.6 | 7.1 | (6.1) | 0.7 | - | 0.22 | 0.12 | 0.15 | (0) | 0.2 | 4 | 45 | 6 | 9 | 41 | 0.4 |
| | こめ[その他] | | | | | | | | | | | | | | | | | | | | | | | | | | | |
| 01161 | 米ぬか | - | - | 48.8 | 27.5 | 2.2 | 18.3 | 20.5 | 28.3 | 0 | 412 | 1723 | 10.3 | 13.4 | 10.7 | 19.6 | 17.5 | 3.45 | 7.37 | 5.90 | (0) | 7.9 | 7 | 1500 | 35 | 850 | 2000 | 7.6 |
| | そば | | | | | | | | | | | | | | | | | | | | | | | | | | | |
| 01122 | そば粉 全層粉 | 1カップ 120g | 78.4 | 69.6 | 70.2 | 0.8 | 3.5 | 4.3 | 65.3 | 0 | 361 | 1510 | 13.5 | 12.0 | 10.0 | 3.1 | 2.9 | 0.60 | 1.11 | 1.02 | (0) | 1.8 | 2 | 410 | 17 | 190 | 400 | 2.8 |
| 01123 | そば粉 内層粉 | 1カップ 120g | 91.0 | 77.6 | 81.2 | 0.5 | 1.3 | 1.8 | 75.8 | 0 | 359 | 1502 | 14.0 | 6.0 | - | 1.6 | (1.5) | (0.31) | (0.57) | (0.53) | (0) | 0.8 | 1 | 190 | 10 | 83 | 130 | 1.7 |
| 01124 | そば粉 中層粉 | 1カップ 120g | 80.6 | 71.6 | 71.3 | 0.5 | 3.1 | 4.4 | 67.2 | 0 | 360 | 1506 | 13.5 | 10.2 | - | 2.7 | (2.5) | (0.53) | (0.97) | (0.89) | (0) | 2.0 | 2 | 470 | 19 | 220 | 390 | 3.0 |
| 01125 | そば粉 表層粉 | 1カップ 120g | 69.6 | 65.1 | 45.5 | 1.1 | 6.0 | 7.1 | 58.0 | 0 | 358 | 1498 | 13.0 | 15.0 | - | 3.6 | (3.3) | (0.70) | (1.29) | (1.19) | (0) | 3.3 | 2 | 750 | 32 | 340 | 700 | 4.2 |
| 01126 | そば米 | - | - | 70.0 | 73.7 | (70.8) | 1.0 | 2.7 | 3.7 | 70.0 | 0 | 364 | 1523 | 12.8 | 9.6 | (8.0) | 2.5 | (2.3) | (0.49) | (0.89) | (0.82) | (0) | 1.4 | 1 | 390 | 12 | 150 | 260 | 1.6 |
| 01127 | そば 生 | 1人分 130g | 67.3 | 54.5 | (56.4) | 1.0 | 1.7 | 2.7 | 51.8 | 0 | 274 | 1146 | 33.0 | 9.8 | 8.0 | 1.9 | (1.7) | (0.40) | (0.42) | (0.80) | (0) | 0.8 | 1 | 160 | 18 | 65 | 170 | 1.4 |
| 01128 | そば ゆで | 1人分 245g | 58.8 | 26.0 | (27.0) | 0.5 | 1.5 | 2.0 | 24.0 | 0 | 132 | 552 | 68.0 | 4.8 | (3.9) | 1.0 | (0.9) | (0.21) | (0.22) | (0.42) | (0) | 0.2 | 2 | 34 | 9 | 27 | 80 | 0.8 |
| 01129 | 干しそば 乾 | 1人分 100g | 63.0 | 66.7 | (72.4) | 1.6 | 2.1 | 3.7 | 63.0 | 0 | 344 | 1439 | 14.0 | 14.0 | 11.4 | 2.3 | (2.1) | (0.49) | (0.50) | (0.97) | (0) | 3.0 | 850 | 260 | 24 | 100 | 230 | 2.6 |

| 無機質 | | | | | | | ビタミン | | | | | | | | | | | | | | | | | 食塩相当量 | 備考 |
|---|---|---|---|---|---|---|---|---|---|---|---|---|---|---|---|---|---|---|---|---|---|---|---|---|---|
| 亜鉛 | 銅 | マンガン | ヨウ素 | セレン | クロム | モリブデン | レチノール | カロテン α | カロテン β | β-クリプトキサンチン | β-カロテン当量 | レチノール活性当量 | D | トコフェロール α | トコフェロール β | トコフェロール γ | トコフェロール δ | K | B₁ | B₂ | ナイアシン | B₆ | B₁₂ | 葉酸 | パントテン酸 | ビオチン | C | | |
| mg | mg | mg | μg | μg | μg | μg | μg | μg | μg | μg | μg | μg | μg | mg | mg | mg | mg | μg | mg | mg | mg | mg | μg | μg | mg | μg | mg | g | |
| 1.6 | 0.22 | 0.60 | 0 | 2 | 1 | 69 | (0) | 0 | 0 | 0 | 0 | (0) | (0) | 0.1 | 0 | 0 | 0 | 0 | 0.41 | Tr | 0.5 | 0.04 | (0) | 7 | 0.19 | 1.0 | (0) | 0 | |
| 0.6 | 0.10 | 0.38 | - | - | - | - | (0) | 0 | 0 | 0 | 0 | (0) | (0) | Tr | Tr | 0 | 0 | 0 | 0.02 | 0.01 | 0.2 | 0.02 | (0) | 3 | 0.27 | - | 0 | 0.5 | 塩むすび(のり、具材なし) 食塩0.5gを含む |
| 0.7 | 0.10 | 0.37 | 25 | 4 | 1 | 43 | (0) | 0 | 0 | 0 | 0 | (0) | (0) | Tr | Tr | 0 | 0 | 0 | 0.03 | 0.02 | 0.3 | 0.03 | (0) | 5 | 0.29 | 1.1 | 0 | 1.0 | こいくちしょうゆ6.5gを含む |
| 0.7 | 0.12 | 0.40 | - | - | - | - | (0) | 0 | 0 | 0 | 0 | (0) | (0) | Tr | Tr | 0 | 0 | 0 | 0.03 | 0.01 | 0.3 | 0.02 | (0) | 4 | 0.31 | - | - | 0 | |
| 1.0 | 0.19 | 0.75 | 1 | 4 | 0 | 77 | (0) | 0 | 0 | 0 | 0 | (0) | (0) | 0.2 | 0 | 0 | 0 | 0 | 0.09 | 0.02 | 1.3 | 0.12 | (0) | 12 | 0.67 | 1.1 | (0) | 0 | |
| 2.4 | 0.30 | 2.49 | 1 | 2 | 6 | 120 | (0) | (0) | (0) | (0) | (0) | (0) | - | 1.2 | Tr | 0.1 | 0 | 0 | 0.03 | 4.6 | 0.08 | (0) | 9 | 0.12 | 5.1 | (0) | 0 | 焙煎あり | |
| 1.5 | 0.23 | 0.60 | - | - | - | - | (0) | (0) | (0) | (0) | (0) | (0) | (0) | 0 | 0 | 0 | 0 | 0 | 0.03 | 0.01 | 0.8 | 0.04 | (0) | 9 | 0.20 | - | (0) | 0 | |
| 0.9 | 0.12 | 0.38 | - | - | - | - | - | - | - | - | - | - | - | 0.5 | 0 | 0.5 | 0 | - | 0.05 | 0.03 | 0.7 | 0.04 | - | 30 | 0.23 | - | - | 0.9 | 試料：小麦アレルギー対応食品（米粉100%） |
| 1.1 | 0.15 | 0.48 | - | - | - | - | (0) | - | - | - | (0) | (0) | - | Tr | 0 | 0 | 0 | 0 | 0.03 | Tr | 0.5 | 0.05 | (0) | 4 | 0.31 | - | (0) | 0.1 | 試料：小麦アレルギー対応食品（米粉100%） |
| 0.6 | 0.06 | 0.33 | 5 | 3 | 4 | 25 | (0) | - | - | - | 0 | 0 | 0 | 0 | 0 | 0 | 0 | 0 | 0.06 | 0.02 | 0.6 | 0 | (0) | 4 | 0.09 | 0.6 | (0) | 0 | |
| 0.9 | 0.16 | 0.74 | 0 | 2 | 0 | 48 | (0) | - | - | - | 0 | 0 | 0 | 0.2 | 0 | 0 | 0 | 0 | 0.11 | 0.13 | 1.5 | 0.11 | (0) | 71 | 0.42 | 4.2 | (0) | 0 | |
| 0.9 | 0.13 | 0.58 | 0 | 2 | 0 | 56 | (0) | 0 | 0 | 0 | 0 | 0 | 0 | Tr | 0 | 0 | 0 | 0 | 0.03 | 0.01 | 0.2 | 0.03 | (0) | 4 | 0.34 | 0.6 | (0) | 0 | |
| 0.9 | 0.13 | 0.45 | 0 | 2 | 0 | 61 | (0) | 0 | 1 | 0 | Tr | (0) | Tr | Tr | 0 | 0.3 | 0.5 | 1 | 0.05 | 0.02 | 0.4 | 0.03 | (0) | 9 | 0.30 | 1.0 | (0) | 0 | 別名：おこわ、こわめし 原材料配合割合：もち米100、ささげ10 |
| 0.7 | 0.05 | 0.39 | - | - | - | - | (0) | - | - | - | (0) | (0) | 0 | Tr | 0 | 0 | 0 | 0 | Tr | Tr | Tr | 0.01 | (0) | 1 | 0 | - | (0) | 0 | |
| 1.2 | 0.17 | 0.55 | 3 | 3 | 1 | 56 | (0) | 0 | 0 | 0 | 0 | (0) | (0) | 0 | 0 | 0 | 0 | (0) | 0.03 | 0.01 | 0.4 | 0 | (0) | 14 | 0 | 1.0 | (0) | 0 | |
| 1.5 | 0.22 | 0.90 | - | - | - | - | (0) | 0 | 0 | 0 | 0 | (0) | (0) | Tr | 0 | 0 | 0 | 0 | 0.04 | 0.01 | 0.4 | 0.03 | (0) | 6 | 0.22 | - | (0) | 0 | |
| 5.9 | 0.48 | 14.97 | 3 | 5 | 5 | 65 | (0) | (0) | (0) | (0) | (0) | (0) | - | 10.4 | 0.5 | 1.2 | 0.1 | (0) | 3.12 | 0.21 | 34.6 | 3.27 | (0) | 180 | 4.43 | 38.2 | (0) | 0 | |
| 2.4 | 0.54 | 1.09 | 1 | 7 | 4 | 47 | (0) | - | - | (0) | (0) | (0) | - | 0.2 | 0 | 6.8 | 0.3 | 0 | 0.46 | 0.11 | 4.5 | 0.30 | (0) | 51 | 1.56 | 17.0 | (0) | 0 | 別名：挽きぐるみ 表層粉の一部を除いたもの |
| 0.9 | 0.37 | 0.49 | 0 | 7 | 2 | 12 | (0) | - | - | - | (0) | (0) | - | 0.1 | 0 | 2.7 | 0.2 | 0 | 0.16 | 0.07 | 2.2 | 0.20 | (0) | 30 | 0.72 | 4.7 | (0) | 0 | 別名：さらしな粉、ごぜん粉 |
| 2.2 | 0.58 | 1.17 | 0 | 13 | 3 | 43 | (0) | - | - | - | (0) | (0) | - | 0 | 0 | 7.2 | 0.4 | 0 | 0.35 | 0.10 | 4.1 | 0.44 | (0) | 44 | 1.54 | 18.4 | (0) | 0 | |
| 4.6 | 0.91 | 2.42 | 2 | 16 | 6 | 77 | (0) | - | - | - | (0) | (0) | - | 0.4 | Tr | 11.0 | 0.7 | 0 | 0.50 | 0.14 | 7.1 | 0.76 | (0) | 84 | 2.60 | 38.2 | (0) | 0 | |
| 1.4 | 0.38 | 0.76 | - | - | - | - | (0) | - | - | - | (0) | (0) | - | 0.1 | 0 | 1.9 | 0.1 | 0 | 0.42 | 0.10 | 4.3 | 0.35 | (0) | 23 | 1.53 | - | 0 | 0 | 別名：そばごめ、むきそば |
| 1.0 | 0.21 | 0.86 | 4 | 24 | 3 | 25 | (0) | - | - | - | (0) | (0) | - | 0.2 | 0.1 | 1.9 | 0.1 | (0) | 0.19 | 0.09 | 3.4 | 0.15 | (0) | 19 | 1.09 | 5.5 | (0) | 0 | 別名：そば切り 原材料配合割合：小麦粉65、そば粉35 |
| 0.4 | 0.10 | 0.38 | Tr | 12 | 2 | 11 | (0) | - | - | - | (0) | (0) | - | 0.1 | Tr | 0.8 | Tr | 0 | 0.05 | 0.02 | 0.5 | 0.04 | (0) | 8 | 0.33 | 2.7 | (0) | 0 | 別名：そば切り |
| 1.5 | 0.34 | 1.11 | - | - | - | - | (0) | - | - | - | (0) | (0) | - | 0.3 | 0.2 | 1.3 | 0.1 | (0) | 0.37 | 0.08 | 3.2 | 0.24 | (0) | 25 | 1.15 | - | (0) | 2.2 | 原材料配合割合：小麦粉65、そば粉35 |

1 穀類

# 1 穀類

| 食品番号 | 食品名 | 常用量 | 糖質量の目安（常用量あたり） | 炭水化物 | 利用可能炭水化物（単糖当量） | 食物繊維 水溶性 | 食物繊維 不溶性 | 食物繊維 総量 | 糖質量の目安（可食部100gあたり） | 廃棄率 | エネルギー kcal | エネルギー kJ | 水分 | たんぱく質 | アミノ酸組成によるたんぱく質 | 脂質 | トリアシルグリセロール当量 | 脂肪酸 飽和 | 脂肪酸 一価不飽和 | 脂肪酸 多価不飽和 | コレステロール mg | 灰分 g | 無機質 ナトリウム | 無機質 カリウム | 無機質 カルシウム | 無機質 マグネシウム | 無機質 リン | 無機質 鉄 |
|---|---|---|---|---|---|---|---|---|---|---|---|---|---|---|---|---|---|---|---|---|---|---|---|---|---|---|---|---|
| | | | (単位) | (g) | | | | | % | kcal | kJ | (g) | | | | | | | | mg | g | (mg) | | | | | |
| 01130 | 干しそば　ゆで | 1人分 260g | 53.6 | 22.1 | (23.6) | 0.5 | 1.0 | 1.5 | 20.6 | 0 | 114 | 477 | 72.0 | 4.8 | (3.9) | 0.7 | (0.6) | (0.15) | (0.15) | (0.30) | (0) | 0.4 | 50 | 13 | 12 | 33 | 72 | 0.9 |
| | **とうもろこし** | | | | | | | | | | | | | | | | | | | | | | | | | | | |
| 01131 | 玄穀　黄色種 | - | - | 70.6 | 71.2 | 0.6 | 8.4 | 9.0 | 61.6 | 0 | 350 | 1464 | 14.5 | 8.6 | (7.4) | 5.0 | (4.5) | (1.01) | (1.07) | (2.24) | (0) | 1.3 | 3 | 290 | 5 | 75 | 270 | 1.9 |
| 01162 | 玄穀　白色種 | - | - | 70.6 | - | 0.6 | 8.4 | 9.0 | 61.6 | 0 | 350 | 1464 | 14.5 | 8.6 | - | 5.0 | - | - | - | - | (0) | 1.3 | 3 | 290 | 5 | 75 | 270 | 1.9 |
| 01132 | コーンミール　黄色種 | - | - | 72.4 | (79.7) | 0.6 | 7.4 | 8.0 | 64.4 | 0 | 363 | 1519 | 14.0 | 8.3 | (7.0) | 4.0 | (3.6) | (0.80) | (0.85) | (1.79) | (0) | 1.3 | 2 | 220 | 5 | 99 | 130 | 1.5 |
| 01163 | コーンミール　白色種 | - | - | 72.4 | - | 0.6 | 7.4 | 8.0 | 64.4 | 0 | 363 | 1519 | 14.0 | 8.3 | - | 4.0 | - | - | - | - | (0) | 1.3 | 2 | 220 | 5 | 99 | 130 | 1.5 |
| 01133 | コーングリッツ　黄色種 | - | - | 76.4 | 82.3 | 0.1 | 2.3 | 2.4 | 74.0 | 0 | 355 | 1485 | 14.0 | 8.2 | 7.5 | 1.0 | 0.9 | (0.20) | (0.21) | (0.45) | (0) | 0.4 | 1 | 160 | 2 | 21 | 50 | 0.3 |
| 01164 | コーングリッツ　白色種 | - | - | 76.4 | - | 0.1 | 2.3 | 2.4 | 74.0 | 0 | 355 | 1485 | 14.0 | 8.2 | - | 1.0 | - | - | - | - | (0) | 0.4 | 1 | 160 | 2 | 21 | 50 | 0.3 |
| 01134 | コーンフラワー　黄色種 | - | - | 76.1 | (79.7) | 0.2 | 1.5 | 1.7 | 74.4 | 0 | 363 | 1519 | 14.0 | 6.6 | (5.7) | 2.8 | (2.5) | (0.56) | (0.60) | (1.26) | (0) | 0.5 | 1 | 200 | 5 | 31 | 90 | 0.6 |
| 01165 | コーンフラワー　白色種 | - | - | 76.1 | - | 0.2 | 1.5 | 1.7 | 74.4 | 0 | 363 | 1519 | 14.0 | 6.6 | - | 2.8 | - | - | - | - | (0) | 0.5 | 1 | 200 | 5 | 31 | 90 | 0.6 |
| 01135 | ジャイアントコーン フライ、味付け | 10粒 10g | 6.6 | 76.6 | - | 0.6 | 9.9 | 10.5 | 66.1 | 0 | 435 | 1820 | 4.3 | 5.7 | (5.2) | 11.8 | 10.6 | 3.37 | 3.74 | 3.05 | (0) | 1.6 | 430 | 110 | 8 | 88 | 180 | 1.3 |
| 01136 | ポップコーン | 1人分 10g | 5.0 | 59.6 | (59.5) | 0.2 | 9.1 | 9.3 | 50.3 | 0 | 484 | 2025 | 4.0 | 10.2 | (8.7) | 22.8 | (21.7) | (6.30) | (6.76) | (7.73) | (0) | 3.4 | 570 | 300 | 7 | 95 | 290 | 4.3 |
| 01137 | コーンフレーク | 1人分 30g | 24.4 | 83.6 | (89.9) | 0.3 | 2.1 | 2.4 | 81.2 | 0 | 381 | 1594 | 4.5 | 7.8 | 6.6 | 1.7 | (1.2) | (0.42) | (0.20) | (0.55) | (0) | 2.4 | 830 | 95 | 1 | 14 | 45 | 0.9 |
| 06175 ~180 | **スイートコーン→ 野菜類、とうもろこし** | | | | | | | | | | | | | | | | | | | | | | | | | | | |
| | **はとむぎ** | | | | | | | | | | | | | | | | | | | | | | | | | | | |
| 01138 | 精白粒 | - | - | 72.2 | - | 0 | 0.6 | 0.6 | 71.6 | 0 | 360 | 1506 | 13.0 | 13.3 | 12.3 | 1.3 | - | - | - | - | (0) | 0.2 | 1 | 85 | 6 | 12 | 20 | 0.4 |
| | **ひえ** | | | | | | | | | | | | | | | | | | | | | | | | | | | |
| 01139 | 精白粒 | 1カップ 160g | 110.2 | 73.2 | 77.9 | 0.4 | 3.9 | 4.3 | 68.9 | 0 | 366 | 1530 | 12.9 | 9.4 | 8.2 | 3.3 | 3.0 | 0.56 | 0.66 | 1.65 | (0) | 1.3 | 6 | 240 | 7 | 58 | 280 | 1.6 |
| | **もろこし** | | | | | | | | | | | | | | | | | | | | | | | | | | | |
| 01140 | 玄穀 | - | - | 71.1 | 65.6 | 0.7 | 9.0 | 9.7 | 61.4 | 0 | 352 | 1473 | 12.0 | 10.3 | (9.0) | 4.7 | (4.7) | (0.83) | (1.54) | (2.12) | (0) | 1.9 | 2 | 590 | 16 | 160 | 430 | 3.3 |
| 01141 | 精白粒 | - | - | 74.1 | 72.0 | 0.4 | 4.0 | 4.4 | 69.7 | 0 | 364 | 1523 | 12.5 | 9.5 | (8.0) | 2.6 | (2.3) | (0.41) | (0.73) | (1.09) | (0) | 1.3 | 2 | 410 | 14 | 110 | 290 | 2.4 |
| | **ライむぎ** | | | | | | | | | | | | | | | | | | | | | | | | | | | |
| 01142 | 全粒粉 | - | - | 70.7 | 61.2 | 3.2 | 10.1 | 13.3 | 57.4 | 0 | 334 | 1397 | 12.5 | 12.7 | 10.5 | 2.7 | (2.0) | (0.40) | (0.31) | (1.19) | (0) | 1.4 | 1 | 400 | 31 | 100 | 290 | 3.5 |
| 01143 | ライ麦粉 | - | - | 75.8 | 64.4 | 4.7 | 8.2 | 12.9 | 62.9 | 0 | 351 | 1469 | 13.5 | 8.5 | 7.7 | 1.6 | (1.2) | (0.24) | (0.19) | (0.70) | (0) | 0.6 | 1 | 140 | 25 | 30 | 140 | 1.5 |
| (01032) | ライ麦パン→こむぎ・[パン類] | | | | | | | | | | | | | | | | | | | | | | | | | | | |
| | **雑穀** | | | | | | | | | | | | | | | | | | | | | | | | | | | |
| 01166 | 五穀 | - | - | 70.2 | 65.2 | 1.0 | 4.2 | 5.1 | 65.1 | 0 | 357 | 1492 | 12.9 | 12.6 | 10.3 | 2.8 | 2.5 | 0.52 | 0.51 | 1.39 | 1 | 1.5 | 1 | 430 | 30 | 94 | 250 | 2.0 |

031

| 無機質 | | | | | | | ビタミン | | | | | | | | | | | | | | | | | 食塩相当量 | 備考 |
|---|---|---|---|---|---|---|---|---|---|---|---|---|---|---|---|---|---|---|---|---|---|---|---|---|---|
| 亜鉛 | 銅 | マンガン | ヨウ素 | セレン | クロム | モリブデン | レチノール | カロテン α | β | β-クリプトキサンチン | β-カロテン当量 | レチノール活性当量 | D | トコフェロール α | β | γ | δ | K | B₁ | B₂ | ナイアシン | B₆ | B₁₂ | 葉酸 | パントテン酸 | ビオチン | C | | |
| ←―mg―→ | | | ←―――μg―――→ | | | | ←―――――μg―――――→ | | | | | | | ←―――mg―――→ | | | | μg | ←――mg――→ | | | ←―mg―→ | | ←―μg―→ | mg | μg | mg | g | |
| 0.4 | 0.10 | 0.33 | - | - | - | - | (0) | - | - | - | (0) | (0) | (0) | 0.1 | 0.1 | 0.5 | 0 | (0) | 0.08 | 0.02 | 0.6 | 0.05 | (0) | 5 | 0.22 | - | (0) | 0.1 | |
| | | | | | | | | | | | | | | | | | | | | | | | | | | | | | 別名：とうきび |
| 1.7 | 0.18 | - | 0 | 6 | Tr | 20 | (0) | 11 | 99 | 100 | 150 | 13 | (0) | 1.0 | 0.1 | 3.9 | 0.1 | (0) | 0.30 | 0.10 | 2.0 | 0.39 | (0) | 28 | 0.57 | 8.3 | (0) | 0 | |
| 1.7 | 0.18 | - | 0 | 6 | Tr | 20 | (0) | - | - | - | Tr | (0) | (0) | 1.0 | 0.1 | 3.9 | 0.1 | (0) | 0.30 | 0.10 | 2.0 | 0.39 | (0) | 28 | 0.57 | 8.3 | (0) | 0 | |
| 1.4 | 0.16 | 0.38 | - | - | - | - | (0) | 11 | 100 | 100 | 160 | 13 | (0) | 1.1 | 0.1 | 4.1 | 0.2 | (0) | 0.15 | 0.08 | 0.9 | 0.43 | (0) | 28 | 0.57 | - | (0) | 0 | 歩留り：75〜80% |
| 1.4 | 0.16 | 0.38 | - | - | - | - | (0) | - | - | - | Tr | (0) | (0) | 1.1 | 0.1 | 4.1 | 0.2 | (0) | 0.15 | 0.08 | 0.9 | 0.43 | (0) | 28 | 0.57 | - | (0) | 0 | 歩留り：75〜80% |
| 0.4 | 0.07 | - | Tr | 6 | 0 | 10 | (0) | 15 | 110 | 130 | 180 | 15 | (0) | 0.2 | Tr | 0.5 | 0 | (0) | 0.06 | 0.05 | 0.7 | 0.11 | (0) | 8 | 0.32 | 3.1 | (0) | 0 | 歩留り：44〜55% |
| 0.4 | 0.07 | - | Tr | 6 | 0 | 10 | (0) | - | - | - | Tr | (0) | (0) | 0.2 | Tr | 0.5 | 0 | (0) | 0.06 | 0.05 | 0.7 | 0.11 | (0) | 8 | 0.32 | 3.1 | (0) | 0 | 歩留り：44〜55% |
| 0.6 | 0.08 | 0.13 | - | - | - | - | (0) | 14 | 69 | 100 | 130 | 11 | (0) | 0.2 | Tr | 0.8 | 0 | (0) | 0.14 | 0.06 | 1.3 | 0.20 | (0) | 9 | 0.37 | - | (0) | 0 | 歩留り：4〜12% |
| 0.6 | 0.08 | 0.13 | - | - | - | - | (0) | - | - | - | Tr | (0) | (0) | 0.2 | Tr | 0.8 | 0 | (0) | 0.14 | 0.06 | 1.3 | 0.20 | (0) | 9 | 0.37 | - | (0) | 0 | 歩留り：4〜12% |
| 1.6 | 0.07 | 0.30 | - | - | - | - | 0 | 0 | 0 | - | 0 | 0 | - | 1.4 | 0.1 | 2.4 | 0.3 | 1 | 0.08 | 0.02 | 1.9 | 0.11 | - | 12 | 0.12 | - | - | 1.1 | |
| 2.4 | 0.20 | - | - | - | - | - | - | 3 | 91 | 170 | 180 | 15 | - | 3.0 | 0.1 | 8.3 | 0.4 | - | 0.13 | 0.08 | 2.0 | 0.27 | - | 22 | 0.46 | - | (0) | 1.4 | |
| 0.2 | 0.07 | - | Tr | 5 | 3 | 15 | - | 10 | 72 | 80 | 120 | 10 | - | 0.3 | 0.1 | 3.1 | 2.0 | - | 0.03 | 0.02 | 0.3 | 0.04 | - | 6 | 0.22 | 1.6 | - | 2.1 | |
| | | | | | | | | | | | | | | | | | | | | | | | | | | | | | |
| 0.4 | 0.11 | 0.81 | - | - | - | - | (0) | - | - | - | 0 | (0) | (0) | 0 | 0 | 0.1 | 0 | (0) | 0.02 | 0.05 | 0.5 | 0.07 | (0) | 16 | 0.16 | - | (0) | 0 | 歩留り：42〜45% |
| 2.2 | 0.15 | 1.37 | 0 | 4 | 2 | 10 | (0) | (0) | (0) | (0) | (0) | (0) | (0) | 0.1 | 0 | 1.2 | 0 | (0) | 0.25 | 0.02 | 0.4 | 0.17 | (0) | 14 | 1.50 | 3.6 | 0 | 0 | 歩留り：55〜60% |
| | | | | | | | | | | | | | | | | | | | | | | | | | | | | | 別名：こうりゃん、ソルガム、たかきび、マイロ |
| 2.7 | 0.44 | 1.63 | 1 | 1 | 1 | 34 | (0) | - | - | - | (0) | (0) | (0) | 0.5 | 0 | 2.3 | 0 | (0) | 0.35 | 0.10 | 6.0 | 0.31 | (0) | 54 | 1.42 | 15.4 | (0) | 0 | |
| 1.3 | 0.21 | 1.12 | - | - | - | - | (0) | - | - | - | (0) | (0) | (0) | 0.2 | 0 | 1.5 | 0 | (0) | 0.10 | 0.03 | 3.0 | 0.24 | (0) | 29 | 0.66 | - | - | 0 | 歩留り：70〜80% |
| 3.5 | 0.44 | 2.15 | 0 | 2 | 0 | 65 | (0) | - | - | - | (0) | (0) | (0) | 1.0 | 0.3 | 0 | 0 | (0) | 0.47 | 0.20 | 1.7 | 0.22 | (0) | 65 | 0.87 | 9.5 | 0 | 0 | |
| 0.7 | 0.11 | - | - | - | - | - | (0) | - | - | - | (0) | (0) | (0) | 0.7 | 0.3 | 0 | 0 | (0) | 0.15 | 0.07 | 0.9 | 0.10 | (0) | 34 | 0.63 | - | (0) | 0 | 歩留り：65〜75% |
| | | | | | | | | | | | | | | | | | | | | | | | | | | | | | |
| 2.0 | 0.35 | 1.16 | Tr | 4 | 1 | 81 | 0 | Tr | 11 | 1 | 12 | 1 | (0) | 0.6 | 0.1 | 2.9 | 0.8 | 8 | 0.34 | 0.07 | 3.5 | 0.24 | Tr | 73 | 0.58 | 8.2 | Tr | 0 | あわ、きび、ひえ、大麦等を含むもの |

1 穀類

## 2 いも及びでん粉類

| 食品番号 | 食品名 | 常用量 | 糖質量の目安(常用量あたり) | 炭水化物 | 利用可能炭水化物(単糖当量) | 食物繊維 水溶性 | 食物繊維 不溶性 | 食物繊維 総量 | 糖質量の目安(可食部100gあたり) | 廃棄率 % | エネルギー kcal | エネルギー kJ | 水分 | たんぱく質 | アミノ酸組成によるたんぱく質 | 脂質 | トリアシルグリセロール当量 | 脂肪酸 飽和 | 脂肪酸 一価不飽和 | 脂肪酸 多価不飽和 | コレステロール mg | 灰分 g | ナトリウム | カリウム | カルシウム | マグネシウム | リン | 鉄 |
|---|---|---|---|---|---|---|---|---|---|---|---|---|---|---|---|---|---|---|---|---|---|---|---|---|---|---|---|---|
| | 〈いも類〉 | | | | | | | | | | | | | | | | | | | | | | | | | | | |
| | きくいも | | | | | | | | | | | | | | | | | | | | | | | | | | | |
| 02001 | 塊茎、生 | 1個 35g | 4.5 | 14.7 | (2.8) | 0.5 | 1.4 | 1.9 | 12.8 | 20 | 35 | 147 | 81.7 | 1.9 | - | 0.4 | - | - | - | - | (0) | 1.3 | 1 | 610 | 14 | 16 | 66 | 0.3 |
| 02041 | 塊茎、水煮 | 1個 30g | 2.8 | 11.3 | (2.2) | 0.5 | 1.6 | 2.1 | 9.2 | 0 | 28 | 117 | 85.4 | 1.6 | - | 0.5 | - | - | - | - | (0) | 1.2 | 1 | 470 | 13 | 13 | 56 | 0.3 |
| | こんにゃく | | | | | | | | | | | | | | | | | | | | | | | | | | | |
| 02002 | 精粉 | - | 5.4 | 85.3 | - | 73.3 | 6.6 | 79.9 | 5.4 | 0 | 177 | 741 | 6.0 | 3.0 | - | 0.1 | - | - | - | - | (0) | 5.6 | 18 | 3000 | 57 | 70 | 160 | 2.1 |
| 02003 | 板こんにゃく 精粉こんにゃく | 1枚 250g | 0.3 | 2.3 | - | 0.1 | 2.1 | 2.2 | 0.1 | 0 | 5 | 21 | 97.3 | 0.1 | - | Tr | - | - | - | - | (0) | 0.3 | 10 | 33 | 43 | 2 | 5 | 0.4 |
| 02004 | 板こんにゃく 生いもこんにゃく | 1枚 120g | 0.4 | 3.3 | - | Tr | 3.0 | 3.0 | 0.3 | 0 | 7 | 29 | 96.2 | 0.1 | - | 0.1 | - | - | - | - | (0) | 0.3 | 2 | 44 | 68 | 5 | 7 | 0.6 |
| 02042 | 赤こんにゃく | 1枚 330g | 0.7 | 2.5 | - | 0.1 | 2.3 | 2.3 | 0.2 | 0 | 5 | 22 | 97.1 | 0.1 | - | Tr | - | - | - | - | (0) | 0.3 | 11 | 48 | 46 | 3 | 5 | 78.5 |
| 02043 | 凍みこんにゃく 乾 | 1枚 2.5g | 0.1 | 77.1 | - | 0.9 | 70.4 | 71.3 | 5.8 | 0 | 167 | 699 | 12.0 | 3.3 | - | 1.4 | - | - | - | - | (0) | 6.2 | 52 | 950 | 1600 | 110 | 150 | 12.2 |
| 02044 | 凍みこんにゃく ゆで | 1枚 10g | 0.1 | 16.8 | - | 0.2 | 15.3 | 15.5 | 1.3 | 0 | 36 | 152 | 80.8 | 0.7 | - | 0.3 | - | - | - | - | (0) | 1.4 | 11 | 210 | 340 | 23 | 32 | 2.7 |
| 02005 | しらたき | 2個 45g | 0.0 | 3.0 | - | 0 | 2.9 | 2.9 | 0.1 | 0 | 6 | 25 | 96.5 | 0.2 | - | Tr | - | - | - | - | (0) | 0.3 | 10 | 12 | 75 | 4 | 10 | 0.5 |
| | (さつまいも類) | | | | | | | | | | | | | | | | | | | | | | | | | | | |
| 02006 | さつまいも 塊根、皮むき、生 | 1個 230g | 68.3 | 31.9 | 30.9 | 0.6 | 1.6 | 2.2 | 29.7 | 9 | 134 | 559 | 65.6 | 1.2 | 1.0 | 0.2 | 0.1 | 0.03 | Tr | 0.02 | (0) | 1.0 | 11 | 480 | 36 | 24 | 47 | 0.6 |
| 02007 | さつまいも 塊根、皮むき、蒸し | 1個 225g | 66.6 | 31.9 | 32.6 | 0.6 | 1.7 | 2.3 | 29.6 | 5 | 134 | 559 | 65.6 | 1.2 | 1.0 | 0.2 | (0.1) | (0.03) | (Tr) | (0.02) | (0) | 1.0 | 11 | 480 | 36 | 24 | 47 | 0.6 |
| 02008 | さつまいも 塊根、皮むき、焼き | 1個 225g | 79.9 | 39.0 | 36.7 | 1.1 | 2.4 | 3.5 | 35.5 | 10 | 163 | 682 | 58.1 | 1.4 | 1.2 | 0.2 | (0.1) | (0.03) | (Tr) | (0.03) | (0) | 1.3 | 13 | 540 | 34 | 23 | 55 | 0.7 |
| 02045 | さつまいも 塊根、皮つき、生 | 1個 245g | 74.2 | 33.1 | 31.0 | 0.9 | 1.8 | 2.8 | 30.3 | 2 | 140 | 586 | 64.6 | 0.9 | 0.8 | 0.5 | 0.1 | 0.06 | Tr | 0.05 | (0) | 0.9 | 23 | 380 | 40 | 24 | 46 | 0.5 |
| 02046 | さつまいも 塊根、皮つき、蒸し | 1個 240g | 71.8 | 33.7 | 31.1 | 1.0 | 2.8 | 3.8 | 29.9 | 4 | 140 | 586 | 64.2 | 0.9 | 0.7 | 0.2 | 0.1 | 0.03 | Tr | 0.05 | (0) | 1.0 | 22 | 390 | 40 | 23 | 47 | 0.5 |
| 02047 | さつまいも 塊根、皮つき、天ぷら | 1枚 10g | 3.5 | 38.4 | 36.3 | 0.9 | 2.2 | 3.1 | 35.3 | 0 | 221 | 923 | 52.4 | 1.4 | 1.2 | 6.8 | 6.3 | 0.48 | 3.92 | 1.68 | - | 1.0 | 36 | 380 | 51 | 25 | 57 | 0.5 |
| 02009 | さつまいも 蒸し切干 | 1枚 30g | 19.8 | 71.9 | 66.5 | 2.4 | 3.5 | 5.9 | 66.0 | 0 | 303 | 1268 | 22.2 | 3.1 | 2.6 | 0.6 | 0.2 | 0.06 | 0.01 | 0.12 | (0) | 2.2 | 18 | 980 | 53 | 45 | 93 | 2.1 |
| 02048 | むらさきいも 塊根、皮むき、生 | 1個 170g | 49.6 | 31.7 | 29.9 | 0.4 | 1.7 | 2.5 | 29.2 | 15 | 133 | 558 | 66.0 | 1.2 | 0.9 | 0.3 | 0.1 | 0.05 | Tr | 0.04 | (0) | 0.8 | 30 | 370 | 24 | 26 | 56 | 0.6 |
| 02049 | むらさきいも 塊根、皮むき、蒸し | 1個 170g | 48.3 | 31.4 | 29.2 | 0.9 | 2.1 | 3.0 | 28.4 | 0 | 132 | 554 | 66.2 | 1.2 | 0.9 | 0.3 | 0.1 | 0.06 | Tr | 0.08 | (0) | 0.8 | 24 | 420 | 34 | 26 | 55 | 0.6 |
| | (さといも類) | | | | | | | | | | | | | | | | | | | | | | | | | | | |
| 02010 | さといも 球茎、生 | 1個 65g | 7.0 | 13.1 | 11.2 | 0.8 | 1.5 | 2.3 | 10.8 | 15 | 58 | 243 | 84.1 | 1.5 | 1.1 | 0.1 | 0.1 | 0.01 | Tr | 0.03 | (0) | 1.2 | Tr | 640 | 10 | 19 | 55 | 0.5 |
| 02011 | さといも 球茎、水煮 | 1個 60g | 6.6 | 13.4 | 11.1 | 0.9 | 1.5 | 2.4 | 11.0 | 0 | 59 | 247 | 84.0 | 1.5 | 1.3 | 0.1 | (0.1) | (0.01) | (Tr) | (0.03) | (0) | 1.0 | 1 | 560 | 14 | 17 | 47 | 0.4 |
| 02012 | さといも 球茎、冷凍 | 1個 10g | 1.4 | 16.1 | 13.7 | 0.8 | 1.2 | 2.0 | 14.1 | 0 | 72 | 301 | 80.9 | 2.2 | 1.8 | 0.1 | 0.1 | 0.02 | 0.03 | 0.07 | (0) | 0.7 | 3 | 340 | 20 | 20 | 53 | 0.6 |
| 02050 | セレベス 球茎、生 | 1個 40g | 7.0 | 19.8 | 17.1 | 0.7 | 1.6 | 2.3 | 17.5 | 25 | 89 | 371 | 76.4 | 2.2 | 1.7 | 0.3 | 0.2 | 0.07 | 0.02 | 0.11 | (0) | 1.3 | 0 | 660 | 18 | 29 | 97 | 0.6 |
| 02051 | セレベス 球茎、水煮 | 1個 40g | 6.8 | 19.1 | 16.6 | 0.7 | 1.5 | 2.2 | 16.9 | 0 | 85 | 356 | 77.5 | 2.1 | 1.7 | 0.3 | 0.2 | 0.06 | 0.02 | 0.08 | (0) | 1.0 | 0 | 510 | 17 | 24 | 82 | 0.6 |

| 無機質 | | | | | | | ビタミン | | | | | | | | | | | | | | | | | 食塩相当量 | 備考 |
|---|---|---|---|---|---|---|---|---|---|---|---|---|---|---|---|---|---|---|---|---|---|---|---|---|---|
| 亜鉛 | 銅 | マンガン | ヨウ素 | セレン | クロム | モリブデン | A レチノール | A カロテン α | A カロテン β | A β-クリプトキサンチン | A β-カロテン当量 | A レチノール活性当量 | D | E トコフェロール α | E トコフェロール β | E トコフェロール γ | E トコフェロール δ | K | B₁ | B₂ | ナイアシン | B₆ | B₁₂ | 葉酸 | パントテン酸 | ビオチン | C | | |
| (——mg——) | | | (——μg——) | | | | (——————μg——————) | | | | | | μg | (——————mg——————) | | | | μg | (——————mg——————) | | | | (——μg——) | | mg | μg | mg | g | |
| 0.3 | 0.17 | 0.08 | 1 | Tr | Tr | 2 | (0) | 0 | Tr | 0 | Tr | 0 | (0) | 0.2 | Tr | 0 | 0 | (0) | 0.08 | 0.04 | 1.6 | 0.09 | (0) | 20 | 0.37 | 3.7 | 10 | 0 | 廃棄部位：表層<br>エネルギー：暫定値 |
| 0.3 | 0.14 | 0.07 | - | - | - | - | (0) | 0 | Tr | 0 | Tr | 0 | (0) | 0.2 | Tr | 0 | 0 | (0) | 0.06 | 0.03 | 1.2 | 0.06 | (0) | 19 | 0.29 | - | 6 | 0 | エネルギー：暫定値 |
| 2.2 | 0.27 | 0.41 | 4 | 1 | 5 | 44 | (0) | - | - | - | (0) | 0 | (0) | 0 | 0 | 0 | 0 | (0) | (0) | (0) | (0) | (0) | (0) | 1.20 | (0) | 65 | 1.52 | 4.5 | (0) | 0 | こんにゃく製品の原料<br>エネルギー：暫定値 |
| 0.1 | 0.02 | 0.02 | - | - | - | - | (0) | - | - | - | (0) | 0 | (0) | 0 | 0 | 0 | 0 | (0) | (0) | (0) | (0) | (0) | (0) | 0.02 | (0) | 1 | 0 | - | (0) | 0 | 突きこんにゃく、玉こんにゃくを含む<br>エネルギー：暫定値 |
| 0.2 | 0.04 | 0.05 | 93 | 0 | 1 | 1 | (0) | 0 | 0 | 0 | 0 | (0) | (0) | Tr | 0 | 0 | 0 | (0) | 0 | 0 | Tr | 0.02 | (0) | 2 | 0 | 0.1 | 0 | 0 | 突きこんにゃく、玉こんにゃくを含む<br>エネルギー：暫定値 |
| 0.1 | 0.03 | 0.02 | - | - | - | - | (0) | 0 | 0 | 0 | 0 | (0) | (0) | 0 | 0 | 0 | 0 | (0) | 0 | 0 | 0 | 0.02 | (0) | 1 | 0 | - | (0) | 0 | 三酸化二鉄を加え、赤色に着色したもの<br>エネルギー：暫定値 |
| 4.4 | 0.86 | 1.22 | - | (0) | - | - | 0 | 0 | 0 | 0 | 0 | 0 | (0) | 0.4 | 0 | 0 | 0 | 0 | 0 | 0 | 0.3 | 0.48 | (0) | 61 | 0 | - | 0 | 0.1 | エネルギー：暫定値 |
| 1.0 | 0.19 | 0.27 | - | (0) | - | - | 0 | 0 | 0 | 0 | 0 | 0 | (0) | 0.1 | 0 | 0 | 0 | 0 | 0 | 0 | 0.1 | 0.10 | (0) | 13 | 0 | - | 0 | 0 | 水戻し後、ゆでたもの<br>エネルギー：暫定値 |
| 0.1 | 0.02 | 0.03 | - | - | - | - | 0 | 0 | 0 | 0 | 0 | 0 | (0) | 0 | 0 | 0 | 0 | 0 | 0 | 0 | 0 | 0.01 | (0) | 0 | 0 | - | 0 | 0 | 別名：糸こんにゃく<br>エネルギー：暫定値 |
| | | | | | | | | | | | | | | | | | | | | | | | | | | | | | 別名：かんしょ（甘藷） |
| 0.2 | 0.17 | 0.41 | 1 | 0 | 0 | 4 | (0) | 0 | 28 | 0 | 28 | 2 | (0) | 1.5 | Tr | Tr | 0 | (0) | 0.11 | 0.04 | 0.8 | 0.26 | (0) | 49 | 0.90 | 4.1 | 29 | 0 | 廃棄部位：表層及び両端（表皮の割合：2%）<br>有機酸：0.4g |
| 0.2 | 0.17 | 0.41 | 1 | Tr | Tr | 4 | (0) | 0 | 29 | 1 | 29 | 2 | (0) | 1.5 | Tr | Tr | 0 | (0) | 0.11 | 0.04 | 0.8 | 0.27 | (0) | 50 | 0.90 | 5.0 | 29 | 0 | 廃棄部位：表皮及び両端 |
| 0.2 | 0.20 | 0.32 | - | - | - | - | (0) | - | - | - | 6 | 1 | (0) | 1.3 | Tr | Tr | 0 | (0) | 0.12 | 0.06 | 1.0 | 0.33 | (0) | 47 | 1.30 | - | 23 | 0 | 別名：石焼き芋<br>廃棄部位：表層<br>有機酸：0.5g |
| 0.2 | 0.13 | 0.37 | 1 | 0 | 0 | 5 | (0) | 0 | 40 | 0 | 40 | 3 | (0) | 1.0 | 0 | Tr | 0 | (0) | 0.10 | 0.02 | 0.6 | 0.20 | (0) | 49 | 0.48 | 4.8 | 25 | 0.1 | 廃棄部位：両端 |
| 0.2 | 0.13 | 0.39 | 1 | Tr | 0 | 4 | (0) | 0 | 45 | 0 | 45 | 4 | (0) | 1.4 | 0 | Tr | 0 | (0) | 0.10 | 0.02 | 0.7 | 0.20 | (0) | 54 | 0.56 | 4.9 | 20 | 0.1 | 廃棄部位：両端<br>有機酸：0.5g |
| 0.2 | 0.14 | 0.63 | 1 | Tr | 0 | 5 | (0) | 0 | 58 | 0 | 58 | 5 | (0) | 2.6 | Tr | 2.7 | 0 | 11 | 0.11 | 0.04 | 0.7 | 0.20 | 0 | 57 | 0.60 | 5.3 | 21 | 0.1 | 有機酸：0.5g |
| 0.5 | 0.30 | 0.40 | - | - | - | - | (0) | - | - | - | Tr | (0) | (0) | 1.3 | Tr | 0 | 0 | 0 | 0.19 | 0.08 | 1.6 | 0.41 | (0) | 13 | 1.35 | - | 9 | 0 | 別名：乾燥いも、干しいも<br>有機酸：1.0g |
| 0.2 | 0.21 | 0.50 | - | - | 0 | 2 | (0) | 0 | 4 | 0 | 4 | Tr | (0) | 1.3 | Tr | Tr | 0 | (0) | 0.12 | 0.02 | 1.3 | 0.18 | (0) | 22 | 0.54 | 6.1 | 29 | 0.1 | 廃棄部位：表層及び両端<br>有機酸：0.4g |
| 0.3 | 0.22 | 0.44 | Tr | - | 0 | 2 | (0) | 0 | 5 | 0 | 5 | Tr | (0) | 1.9 | Tr | Tr | 0 | (0) | 0.13 | 0.03 | 1.5 | 0.16 | (0) | 24 | 0.61 | 6.0 | 24 | 0.1 | 廃棄部位：表皮及び両端<br>有機酸：0.5g |
| 0.3 | 0.15 | 0.19 | Tr | 1 | 0 | 8 | (0) | 0 | 5 | 0 | 5 | Tr | (0) | 0.6 | 0 | 0 | (0) | 0.07 | 0.02 | 1.0 | 0.15 | (0) | 30 | 0.48 | 3.1 | 6 | 0 | 廃棄部位：表層<br>有機酸：0.6g | |
| 0.3 | 0.13 | 0.17 | 0 | Tr | 0 | 7 | (0) | 0 | 4 | 0 | 4 | Tr | (0) | 0.5 | 0 | 0 | 0 | (0) | 0.06 | 0.02 | 0.8 | 0.14 | (0) | 28 | 0.42 | 2.8 | 5 | 0 | |
| 0.4 | 0.13 | 0.57 | - | - | - | - | (0) | 0 | 5 | 0 | 5 | Tr | (0) | 0.5 | 0 | 0 | 0 | (0) | 0.07 | 0.01 | 0.7 | 0.14 | (0) | 22 | 0.32 | - | 5 | 0 | 有機酸：0.6g |
| 0.7 | 0.15 | 0.32 | 1 | 0 | Tr | 24 | (0) | 0 | 14 | 2 | 15 | 1 | (0) | 0.6 | 0 | 0 | 0 | (0) | 0.10 | 0.03 | 1.7 | 0.21 | (0) | 28 | 0.48 | 3.0 | 6 | 0 | 別名：あかめいも<br>廃棄部位：表層<br>有機酸：0.8g |
| 0.8 | 0.12 | 0.31 | Tr | 0 | 0 | 20 | (0) | 0 | 12 | 3 | 13 | 1 | (0) | 0.6 | 0 | 0 | 0 | (0) | 0.08 | 0.02 | 1.5 | 0.16 | (0) | 23 | 0.38 | 2.7 | 4 | 0 | 別名：あかめいも<br>有機酸：0.6g |

2 いも及びでん粉類

## 2 いも及びでん粉類

| 食品番号 | 食品名 | 常用量 | 糖質量の目安(常用量あたり) | 炭水化物 | 利用可能炭水化物(単糖当量) | 食物繊維 水溶性 | 食物繊維 不溶性 | 食物繊維 総量 | 糖質量の目安(可食部100gあたり) | 廃棄率 | エネルギー kcal | エネルギー kJ | 水分 | たんぱく質 | アミノ酸組成によるたんぱく質 | 脂質 | トリアシルグリセロール当量 | 脂肪酸 飽和 | 脂肪酸 一価不飽和 | 脂肪酸 多価不飽和 | コレステロール | 灰分 | ナトリウム | カリウム | カルシウム | マグネシウム | リン | 鉄 |
|---|---|---|---|---|---|---|---|---|---|---|---|---|---|---|---|---|---|---|---|---|---|---|---|---|---|---|---|---|
| | | | (単位) | (―――――g―――――) | | | | | | % | kcal | kJ | (―――g―――) | | | | | | | | mg | g | (―――――mg―――――) | | | | | |
| 02052 | たけのこいも　球茎、生 | 1個 325g | 67.3 | 23.5 | 20.4 | 0.6 | 2.2 | 2.8 | 20.7 | 10 | 103 | 429 | 73.4 | 1.7 | 1.3 | 0.4 | 0.2 | 0.08 | 0.03 | 0.10 | (0) | 1.0 | 1 | 520 | 39 | 32 | 70 | 0.5 |
| 02053 | たけのこいも　球茎、水煮 | 1個 325g | 63.1 | 21.8 | 19.2 | 0.8 | 1.7 | 2.4 | 19.4 | 0 | 96 | 400 | 75.4 | 1.6 | 1.2 | 0.4 | 0.2 | 0.08 | 0.03 | 0.12 | (0) | 0.8 | 1 | 410 | 37 | 28 | 63 | 0.5 |
| 02013 | みずいも　球茎、生 | 1個 55g | 14.0 | 27.6 | 25.3 | 0.6 | 1.6 | 2.2 | 25.4 | 15 | 117 | 490 | 70.5 | 0.7 | 0.5 | 0.4 | 0.2 | 0.08 | 0.05 | 0.10 | (0) | 0.8 | 6 | 290 | 46 | 23 | 35 | 1.0 |
| 02014 | みずいも　球茎、水煮 | 1個 55g | 13.0 | 26.1 | 24.1 | 0.7 | 1.8 | 2.5 | 23.6 | 0 | 110 | 460 | 72.0 | 0.7 | 0.5 | 0.4 | 0.2 | 0.07 | 0.04 | 0.10 | (0) | 0.8 | 5 | 270 | 79 | 23 | 35 | 1.0 |
| 02015 | やつがしら　球茎、生 | 1個 230g | 40.7 | 20.5 | 20.2 | 2.3 | 2.8 | 17.7 | 20 | 97 | 406 | 74.5 | 3.0 | 2.5 | 0.7 | 0.3 | 0.11 | 0.03 | 0.15 | (0) | 1.3 | 1 | 630 | 39 | 42 | 72 | 0.7 |
| 02016 | やつがしら　球茎、水煮 | 1個 255g | 43.9 | 20.0 | 19.9 | 0.9 | 1.9 | 2.8 | 17.2 | 0 | 93 | 389 | 75.6 | 2.7 | 2.2 | 0.6 | 0.3 | 0.10 | 0.04 | 0.19 | (0) | 1.1 | 1 | 520 | 34 | 39 | 56 | 0.6 |

じゃがいも

| 02017 | 塊茎、生 | 1個 100g | 16.3 | 17.6 | 16.9 | 0.6 | 0.7 | 1.3 | 16.3 | 10 | 76 | 318 | 79.8 | 1.6 | 1.2 | 0.1 | Tr | 0.01 | 0 | 0.02 | (0) | 0.9 | 1 | 410 | 3 | 20 | 40 | 0.4 |
| 02018 | 塊茎、蒸し | 1個 100g | 17.9 | 19.7 | 15.7 | 0.6 | 1.2 | 1.8 | 17.9 | 6 | 84 | 351 | 78.1 | 1.5 | 1.2 | 0.1 | (Tr) | (0.01) | (0) | (0.02) | (0) | 0.6 | 1 | 330 | 2 | 20 | 23 | 0.3 |
| 02019 | 塊茎、水煮 | 1個 100g | 15.2 | 16.8 | 15.8 | 0.5 | 1.1 | 1.6 | 15.2 | 0 | 73 | 305 | 81.0 | 1.5 | 1.2 | 0.1 | (Tr) | (0.01) | (0) | (0.02) | (0) | 0.6 | 1 | 340 | 2 | 18 | 25 | 0.4 |
| 02020 | フライドポテト | 1食分 100g | 29.3 | 32.4 | (27.5) | 1.0 | 2.1 | 3.1 | 29.3 | 0 | 237 | 992 | 52.9 | 2.9 | (2.3) | 10.6 | (10.3) | (0.83) | (6.28) | (2.74) | Tr | 1.2 | 2 | 660 | 4 | 35 | 48 | 0.8 |
| 02021 | 乾燥マッシュポテト | 1カップ 70g | 53.3 | 82.8 | 73.5 | 2.5 | 4.1 | 6.6 | 76.2 | 0 | 357 | 1494 | 7.5 | 6.6 | 0.6 | 0.5 | 0.30 | 0.10 | 0.07 | (0) | 2.5 | 75 | 1200 | 24 | 71 | 150 | 3.1 |
| (15103, 104) | ポテトチップス→菓子類・〈スナック類〉 | | | | | | | | | | | | | | | | | | | | | | | | | | | |

ヤーコン

| 02054 | 塊根、生 | 1個 75g | 8.5 | 12.4 | - | 0.3 | 0.8 | 1.1 | 11.3 | 15 | 54 | 225 | 86.3 | 0.6 | | 0.3 | | | | | 0 | 0.4 | 0 | 240 | 11 | 8 | 31 | 0.2 |
| 02055 | 塊根、水煮 | 1個 70g | 6.1 | 9.9 | - | 0.3 | 0.9 | 1.2 | 8.7 | 0 | 44 | 183 | 88.8 | 0.6 | | 0.3 | | | | | 0 | 0.4 | 0 | 190 | 11 | 7 | 26 | 0.2 |

(やまのいも類)

| 02022 | ながいも　いちょういも、塊根、生 | 1個 300g | 63.6 | 22.6 | 23.6 | 0.6 | 0.8 | 1.4 | 21.2 | 15 | 108 | 452 | 71.1 | 4.5 | 3.0 | 0.5 | 0.3 | 0.11 | 0.03 | 0.13 | (0) | 1.3 | 5 | 590 | 12 | 19 | 65 | 0.6 |
| 02023 | ながいも　ながいも、塊根、生 | 1/4個 225g | 29.0 | 13.9 | 14.1 | 0.2 | 0.8 | 1.0 | 12.9 | 10 | 65 | 272 | 82.6 | 2.2 | 1.4 | 0.3 | 0.1 | 0.04 | 0.02 | 0.08 | (0) | 1.0 | 3 | 430 | 17 | 17 | 27 | 0.4 |
| 02024 | ながいも　ながいも、塊根、水煮 | 1/4個 180g | 20.2 | 12.6 | 12.9 | 0.2 | 1.2 | 1.4 | 11.2 | 0 | 59 | 247 | 84.2 | 2.0 | 1.4 | 0.3 | (0.1) | (0.04) | (0.02) | (0.08) | (0) | 0.9 | 3 | 430 | 15 | 16 | 26 | 0.4 |
| 02025 | ながいも　やまといも、塊根、生 | 1/2個 180g | 44.3 | 27.1 | 26.9 | 0.7 | 1.8 | 2.5 | 24.6 | 10 | 123 | 515 | 66.7 | 4.5 | 2.9 | 0.2 | | 0.03 | 0.02 | 0.07 | (0) | 1.5 | 12 | 590 | 16 | 28 | 72 | 0.5 |
| (06282) | ながいも　むかご→野菜類 | | | | | | | | | | | | | | | | | | | | | | | | | | | |
| 02026 | じねんじょ　塊根、生 | 1/2個 185g | 45.7 | 26.7 | 25.7 | 0.6 | 1.4 | 2.0 | 24.7 | 20 | 121 | 506 | 68.8 | 2.8 | 1.8 | 0.7 | 0.3 | 0.11 | 0.04 | 0.16 | (0) | 1.0 | 6 | 550 | 10 | 21 | 31 | 0.8 |
| 02027 | だいじょ　塊根、生 | - | | 25.0 | 23.7 | 0.5 | 1.7 | 2.2 | 22.8 | 15 | 109 | 456 | 71.2 | 2.6 | 1.7 | 0.1 | Tr | 0.02 | Tr | 0.02 | | 1.1 | 20 | 490 | 14 | 18 | 57 | 0.7 |

〈でん粉・でん粉製品〉

(でん粉類)

| (02034) | かたくり粉→じゃがいもでん粉 | | | | | | | | | | | | | | | | | | | | | | | | | | | |
| 02028 | キャッサバでん粉 | 大さじ1 9g | 7.7 | 85.3 | (93.8) | (0) | (0) | (0) | 85.3 | 0 | 346 | 1448 | 14.2 | 0.1 | - | 0.2 | - | - | - | - | (0) | 0.2 | 1 | 48 | 28 | 5 | 6 | 0.3 |

| 無機質 | | | | | | ビタミン | | | | | | | | | | | | | | | | 食塩相当量 | 備考 |
|---|---|---|---|---|---|---|---|---|---|---|---|---|---|---|---|---|---|---|---|---|---|---|---|
| 亜鉛 | 銅 | マンガン | ヨウ素 | セレン | クロム | モリブデン | レチノール | カロテン α | カロテン β | β-クリプトキサンチン | β-カロテン当量 | レチノール活性当量 | D | トコフェロール α | β | γ | δ | K | $B_1$ | $B_2$ | ナイアシン | $B_6$ | $B_{12}$ | 葉酸 | パントテン酸 | ビオチン | C | | |
| (mg) | | | (μg) | | | | (μg) | | | | | | | (mg) | | | | μg | (mg) | | | | (μg) | (μg) | mg | μg | mg | g | |
| 1.5 | 0.11 | 0.55 | Tr | Tr | 0 | 10 | (0) | 0 | 12 | 3 | 13 | 1 | (0) | 0.8 | 0 | 0 | 0 | (0) | 0.05 | 0.03 | 0.7 | 0.21 | (0) | 41 | 0.31 | 3.3 | 6 | 0 | 別名:京いも<br>廃棄部位:表層<br>有機酸:0.6g |
| 1.5 | 0.09 | 0.53 | Tr | Tr | 0 | 10 | (0) | 0 | 11 | 3 | 12 | 1 | (0) | 0.7 | 0 | 0 | 0 | (0) | 0.05 | 0.02 | 0.6 | 0.14 | (0) | 39 | 0.23 | 2.8 | 4 | 0 | 別名:京いも<br>有機酸:0.5g |
| 0.2 | 0.05 | 0.56 | 9 | 1 | 0 | 1 | (0) | - | - | - | 9 | 1 | (0) | 0.6 | 0 | 0 | 0 | (0) | 0.16 | 0.02 | 0.6 | 0.21 | (0) | 27 | 0.20 | 2.4 | 7 | 0 | 別名:田芋<br>廃棄部位:表層及び両端<br>有機酸:0.5g |
| 0.2 | 0.05 | 0.47 | 6 | 1 | 0 | 1 | (0) | - | - | - | Tr | (0) | (0) | 0.6 | 0 | 0 | 0 | (0) | 0.16 | 0.02 | 0.6 | 0.17 | (0) | 27 | 0.14 | 2.1 | 4 | 0 | 別名:田芋<br>有機酸:0.4g |
| 1.4 | 0.23 | 1.30 | 1 | 0 | 1 | 1 | (0) | - | - | - | 7 | 1 | (0) | 1.0 | 0 | 0 | 0 | (0) | 0.13 | 0.06 | 0.7 | 0.22 | (0) | 39 | 0.50 | 3.1 | 7 | 0 | 廃棄部位:表層 |
| 1.3 | 0.21 | 1.25 | Tr | 0 | 0 | 1 | (0) | - | - | - | Tr | (0) | (0) | 1.1 | 0 | 0 | 0 | (0) | 0.11 | 0.04 | 0.5 | 0.17 | (0) | 30 | 0.49 | 2.6 | 5 | 0 | |
| | | | | | | | | | | | | | | | | | | | | | | | | | | | | | 別名:ばれいしょ(馬鈴薯) |
| 0.2 | 0.10 | 0.11 | Tr | 0 | 5 | 4 | (0) | Tr | Tr | - | Tr | (0) | (0) | Tr | 0 | 0 | 0 | Tr | 0.09 | 0.03 | 1.3 | 0.18 | (0) | 21 | 0.47 | 0.4 | 35 | 0 | 廃棄部位:表層<br>有機酸:0.5g |
| 0.2 | 0.08 | 0.13 | - | - | - | - | (0) | - | - | - | Tr | (0) | (0) | 0.1 | Tr | Tr | Tr | (0) | 0.05 | 0.02 | 0.8 | 0.18 | (0) | 22 | 0.52 | - | 15 | 0 | 廃棄部位:表皮<br>有機酸:0.5g |
| 0.2 | 0.08 | 0.10 | 0 | 0 | 2 | 3 | (0) | - | - | - | Tr | (0) | (0) | 0.1 | Tr | Tr | Tr | (0) | 0.06 | 0.03 | 0.8 | 0.18 | (0) | 18 | 0.37 | 0.3 | 21 | 0 | |
| 0.4 | 0.15 | 0.19 | - | - | - | - | (0) | - | - | - | Tr | (0) | (0) | 1.5 | 0.1 | 5.9 | 1.1 | 18 | 0.12 | 0.06 | 1.5 | 0.35 | (0) | 35 | 0.71 | - | 40 | 0 | |
| 0.9 | 0.35 | 0.51 | - | - | - | - | (0) | - | - | - | 0 | (0) | (0) | 0.2 | Tr | Tr | Tr | (0) | 0.25 | 0.05 | 2.0 | 1.01 | (0) | 100 | 0.47 | - | 5 | 0.2 | 酸化防止用としてビタミンC添加品あり<br>有機酸:1.5g |
| 0.1 | 0.07 | 0.07 | - | - | - | - | (0) | Tr | 22 | Tr | 22 | 2 | (0) | 0.2 | 0 | 0 | 0 | (0) | 0.04 | 0.01 | 1.0 | 0.08 | (0) | 25 | 0.02 | - | 3 | 0 | 廃棄部位:表層及び両端 |
| 0.1 | 0.06 | 0.07 | - | - | - | - | (0) | Tr | 27 | 1 | 27 | 2 | (0) | 0.2 | 0 | 0 | 0 | (0) | 0.03 | 0.01 | 0.7 | 0.06 | (0) | 28 | 0.01 | - | 2 | 0 | |
| | | | | | | | | | | | | | | | | | | | | | | | | | | | | | 別名:やまいも |
| 0.4 | 0.20 | 0.05 | 1 | 1 | 0 | 3 | (0) | - | - | - | 5 | Tr | (0) | 0.3 | 0 | 0 | 0 | (0) | 0.15 | 0.05 | 0.4 | 0.11 | (0) | 13 | 0.85 | 2.6 | 7 | 0 | 別名:手いも<br>廃棄部位:表層<br>有機酸:0.7g |
| 0.3 | 0.10 | 0.03 | 1 | 1 | Tr | 2 | (0) | - | - | - | Tr | (0) | (0) | 0.2 | 0 | 0 | 0 | (0) | 0.10 | 0.02 | 0.4 | 0.09 | (0) | 8 | 0.61 | 2.2 | 6 | 0 | 廃棄部位:表層、ひげ根及び切り口 |
| 0.3 | 0.09 | 0.03 | 1 | 0 | 0 | 1 | - | - | - | - | (0) | (0) | (0) | 0.2 | Tr | 0 | 0 | (0) | 0.08 | 0.02 | 0.3 | 0.08 | (0) | 6 | 0.50 | 1.6 | 4 | 0 | |
| 0.6 | 0.16 | 0.27 | 1 | 1 | 0 | 4 | (0) | Tr | 6 | - | 6 | 1 | (0) | 0.2 | 0.1 | Tr | 0 | (0) | 0.13 | 0.02 | 0.5 | 0.14 | (0) | 6 | 0.54 | 4.0 | 5 | 0 | 伊勢いも、丹波いもを含む<br>廃棄部位:表層及びひげ根<br>有機酸:0.4g |
| 0.7 | 0.21 | 0.12 | Tr | Tr | 0 | 1 | (0) | - | - | - | 5 | Tr | (0) | 4.1 | 0 | 0 | 0 | (0) | 0.11 | 0.04 | 0.6 | 0.18 | (0) | 29 | 0.67 | 2.4 | 15 | 0 | 廃棄部位:表層及びひげ根 |
| 0.3 | 0.24 | 0.03 | Tr | 1 | Tr | 4 | (0) | 0 | 3 | 0 | 3 | Tr | (0) | 0.4 | 0 | 0 | 0 | (0) | 0.10 | 0.02 | 0.4 | 0.28 | (0) | 24 | 0.45 | 3.0 | 17 | 0.1 | 別名:だいしょ<br>廃棄部位:表層<br>有機酸:0.5g |
| Tr | 0.03 | 0.09 | - | - | - | - | 0 | - | - | - | 0 | 0 | (0) | - | - | - | - | (0) | 0 | 0 | (0) | (0) | (0) | (0) | (0) | - | 0 | 0 | 別名:タピオカ |

## 2 いも及びでん粉類

| 食品番号 | 食品名 | 常用量 | 糖質量の目安(常用量あたり) | 炭水化物 利用可能炭水化物(単糖当量) | 食物繊維 水溶性 | 食物繊維 不溶性 | 食物繊維 総量 | 糖質量の目安(可食部100gあたり) | 廃棄率 | エネルギー kcal | エネルギー kJ | 水分 | たんぱく質 | アミノ酸組成によるたんぱく質 | 脂質 | トリアシルグリセロール当量 | 脂肪酸 飽和 | 脂肪酸 一価不飽和 | 脂肪酸 多価不飽和 | コレステロール mg | 灰分 g | 無機質 ナトリウム | 無機質 カリウム | 無機質 カルシウム | 無機質 マグネシウム | 無機質 リン | 無機質 鉄 |
|---|---|---|---|---|---|---|---|---|---|---|---|---|---|---|---|---|---|---|---|---|---|---|---|---|---|---|---|
| | | | (単位) | g | | | | | % | kcal | kJ | | | | g | | | | | mg | g | mg | | | | | |
| 02029 | くずでん粉 | 大さじ1 9g | 7.7 | 85.6 | (94.2) | (0) | (0) | (0) | 85.6 | 0 | 347 | 1452 | 13.9 | 0.2 | - | 0.2 | - | - | - | (0) | 0.1 | 2 | 2 | 18 | 3 | 12 | 2.0 |
| 02030 | 米でん粉 | 大さじ1 9g | 8.0 | 89.3 | (98.2) | (0) | (0) | (0) | 89.3 | 0 | 366 | 1531 | 9.7 | 0.2 | - | 0.7 | - | - | - | (0) | 0.1 | 11 | 2 | 29 | 8 | 20 | 1.5 |
| 02031 | 小麦でん粉 | 大さじ1 9g | 7.7 | 86.0 | (94.6) | (0) | (0) | (0) | 86.0 | 0 | 351 | 1469 | 13.1 | 0.2 | | 0.5 | | | | | | 3 | 8 | 14 | 5 | 33 | 0.6 |
| (02035) | コーンスターチ→とうもろこしでん粉 | | | | | | | | | | | | | | | | | | | | | | | | | | |
| 02032 | サゴでん粉 | 大さじ1 9g | 7.7 | 86.1 | (94.7) | (0) | (0) | (0) | 86.1 | 0 | 349 | 1460 | 13.4 | 0.1 | | 0.2 | | | | | | 7 | 1 | 7 | 3 | 9 | 1.8 |
| 02033 | さつまいもでん粉 | 大さじ1 9g | 7.4 | 82.0 | (90.2) | (0) | (0) | (0) | 82.0 | 0 | 332 | 1389 | 17.5 | 0.1 | | 0.2 | | | | | | 1 | 4 | 50 | 4 | 8 | 2.8 |
| 02034 | じゃがいもでん粉 | 大さじ1 9g | 7.3 | 81.6 | (89.8) | (0) | (0) | (0) | 81.6 | 0 | 330 | 1381 | 18.0 | 0.1 | | 0.1 | | | | | | 2 | 34 | 10 | 6 | 40 | 0.6 |
| (02028) | タピオカ→キャッサバでん粉 | | | | | | | | | | | | | | | | | | | | | | | | | | |
| 02035 | とうもろこしでん粉 | 大さじ1 9g | 7.8 | 86.3 | (94.9) | (0) | (0) | (0) | 86.3 | 0 | 354 | 1481 | 12.8 | 0.1 | | 0.7 | (0.7) | (0.14) | (0.22) | (0.35) | (0) | 0.1 | 1 | 5 | 3 | 4 | 13 | 0.3 |
| | (でん粉製品) | | | | | | | | | | | | | | | | | | | | | | | | | | |
| 02036 | くずきり 乾 | 1食分 30g | 26.0 | 87.7 | 89.6 | 0 | 0.9 | 0.9 | 86.8 | 0 | 356 | 1490 | 11.8 | 0.2 | | 0.2 | | | | | (0) | 0.1 | 4 | 3 | 19 | 4 | 18 | 1.4 |
| 02037 | くずきり ゆで | 1食分 75g | 24.4 | 33.3 | 32.4 | 0 | 0.8 | 0.8 | 32.5 | 0 | 135 | 565 | 66.5 | 0.1 | | 0.1 | | | | | (0) | Tr | 2 | Tr | 5 | 1 | 5 | 0.4 |
| (15121, 122) | くずもち→菓子類〈和生菓子・和洋生菓子〉 | | | | | | | | | | | | | | | | | | | | | | | | | | |
| 02056 | ごま豆腐 | 1食分 50g | 4.1 | 9.1 | (8.0) | Tr | 1.0 | 1.0 | 8.1 | 0 | 81 | 340 | 84.8 | 1.5 | (1.5) | 4.3 | (3.5) | (0.50) | (1.28) | (1.58) | 0 | 0.2 | Tr | 32 | 6 | 27 | 69 | 0.6 |
| 02038 | タピオカパール 乾 | 1食分 5g | 4.4 | 87.8 | (96.1) | 0.2 | 0.2 | 0.5 | 87.3 | 0 | 355 | 1486 | 11.9 | 0 | | 0.2 | | | | | (0) | 0 | 5 | 12 | 24 | 3 | 8 | 0.5 |
| 02057 | タピオカパール ゆで | 1食分 20g | 3.0 | 15.4 | (16.6) | 0 | 0.2 | 0.2 | 15.2 | 0 | 62 | 259 | 84.6 | 0 | - | Tr | | | | | (0) | Tr | Tr | 1 | 4 | 0 | 1 | 0.1 |
| 02058 | でん粉めん 生 | 1食分 50g | 15.7 | 32.2 | (34.5) | 0.2 | 0.6 | 0.8 | 31.4 | 0 | 131 | 550 | 67.4 | 0.1 | | 0.2 | | | | | (0) | 0.2 | 8 | 3 | 0 | 1 | 31 | 0.1 |
| 02059 | でん粉めん 乾 | 1食分 20g | 17.0 | 86.7 | (93.4) | 0.5 | 1.2 | 1.8 | 84.9 | 0 | 353 | 1476 | 12.6 | 0.2 | | 0.3 | | | | | (0) | 0.2 | 32 | 38 | 6 | 5 | 48 | 0.2 |
| 02060 | でん粉めん 乾、ゆで | 1食分 90g | 18.0 | 20.6 | (22.0) | Tr | 0.6 | 0.6 | 20.0 | 0 | 84 | 353 | 79.2 | 0 | | 0.2 | | | | | (0) | Tr | 5 | 7 | 1 | 1 | 11 | 0.1 |
| 02039 | はるさめ 緑豆はるさめ、乾 | 1食分 20g | 16.7 | 87.5 | 88.5 | Tr | 4.1 | 4.1 | 83.4 | 0 | 356 | 1491 | 11.8 | 0.2 | | 0.4 | | | | | (0) | 0.1 | 14 | 13 | 20 | 3 | 10 | 0.5 |
| 02061 | はるさめ 緑豆はるさめ、ゆで | 1食分 90g | 17.2 | 20.6 | 19.8 | 1.5 | 1.5 | 1.5 | 19.1 | 0 | 84 | 350 | 79.3 | Tr | | 0.1 | | | | | (0) | Tr | 0 | 3 | Tr | 3 | 0.1 | |
| 02040 | はるさめ 普通はるさめ、乾 | 1食分 20g | 17.1 | 86.6 | 86.1 | 0.3 | 0.9 | 1.2 | 85.4 | 0 | 350 | 1466 | 12.9 | 0 | | 0.2 | | | | | (0) | 0.1 | 7 | 14 | 41 | 5 | 46 | 0.4 |
| 02062 | はるさめ 普通はるさめ、ゆで | 1食分 80g | 15.3 | 19.9 | 19.7 | Tr | 0.7 | 0.8 | 19.1 | 0 | 80 | 337 | 80.0 | 0 | | Tr | | | | | (0) | 0 | 1 | 2 | 10 | 1 | 10 | 0.1 |

| 亜鉛 | 銅 | マンガン | ヨウ素 | セレン | クロム | モリブデン | レチノール | カロテンα | カロテンβ | β-クリプトキサンチン | β-カロテン当量 | レチノール活性当量 | D | トコフェロールα | β | γ | δ | K | B₁ | B₂ | ナイアシン | B₆ | B₁₂ | 葉酸 | パントテン酸 | ビオチン | C | 食塩相当量 | 備考 |
|---|---|---|---|---|---|---|---|---|---|---|---|---|---|---|---|---|---|---|---|---|---|---|---|---|---|---|---|---|---|
| mg | mg | mg | μg | μg | μg | μg | μg | μg | μg | μg | μg | μg | μg | mg | mg | mg | mg | μg | mg | mg | mg | mg | μg | μg | mg | μg | mg | g | |
| Tr | 0.02 | 0.02 | - | - | - | - | (0) | - | - | - | (0) | (0) | (0) | - | - | - | - | (0) | (0) | (0) | (0) | (0) | (0) | (0) | (0) | - | (0) | 0 | 別名:くず粉 |
| 0.1 | 0.06 | - | - | - | - | - | 0 | - | - | 0 | 0 | (0) | - | - | - | - | - | (0) | 0 | 0 | 0 | 0 | (0) | (0) | (0) | - | 0 | 0 | |
| 0.1 | 0.02 | 0.06 | - | - | - | - | 0 | - | - | 0 | 0 | 0 | - | - | - | - | - | 0 | 0 | 0 | 0 | 0 | 0 | 0 | 0 | - | 0 | 0 | |
| | | | | | | | | | | | | | | | | | | | | | | | | | | | | | |
| Tr | Tr | 0.37 | - | - | - | - | (0) | - | - | - | (0) | (0) | (0) | - | - | - | - | (0) | (0) | (0) | (0) | (0) | (0) | (0) | (0) | - | (0) | 0 | |
| 0.1 | 0.02 | - | - | - | - | - | 0 | - | - | 0 | 0 | 0 | - | - | - | - | - | 0 | 0 | 0 | 0 | 0 | 0 | 0 | 0 | - | 0 | 0 | 別名:かんしょ(甘藷)でん粉 |
| Tr | 0.03 | - | 0 | 0 | 6 | 0 | (0) | - | - | 0 | 0 | 0 | (0) | - | - | - | - | 0 | 0 | 0 | 0 | 0 | 0 | 0 | 0 | 0 | 0 | 0 | 別名:ばれいしょ(馬鈴薯)でん粉、かたくり粉 |
| | | | | | | | | | | | | | | | | | | | | | | | | | | | | | |
| 0.1 | 0.04 | - | 1 | Tr | 1 | 2 | 0 | - | - | 0 | 0 | 0 | - | - | - | - | - | 0 | 0 | 0 | 0 | 0 | 0 | 0 | 0 | 0.1 | 0 | 0 | 別名:コーンスターチ |
| | | | | | | | | | | | | | | | | | | | | | | | | | | | | | |
| 0.1 | 0.03 | 0.05 | - | - | - | - | (0) | - | - | - | (0) | (0) | (0) | - | - | - | - | (0) | (0) | (0) | (0) | (0) | (0) | (0) | (0) | - | (0) | 0 | |
| Tr | 0.01 | 0.01 | - | - | - | - | (0) | - | - | - | (0) | (0) | (0) | - | - | - | - | (0) | (0) | (0) | (0) | (0) | (0) | (0) | (0) | - | (0) | 0 | |
| | | | | | | | | | | | | | | | | | | | | | | | | | | | | | |
| 0.4 | 0.12 | 0.10 | - | - | - | - | 0 | 0 | Tr | 0 | Tr | 0 | 0 | 0 | 0 | 2.5 | Tr | 0 | 0.10 | 0.01 | 0.4 | 0.03 | 0 | 6 | 0.03 | - | 0 | 0 | |
| 0.1 | 0.01 | 0.13 | - | - | - | - | (0) | - | - | - | (0) | (0) | (0) | - | - | - | - | (0) | (0) | (0) | (0) | (0) | (0) | (0) | (0) | - | (0) | 0 | |
| 0 | 0 | 0.01 | - | - | - | - | (0) | - | - | - | (0) | (0) | (0) | - | - | - | - | (0) | (0) | (0) | (0) | (0) | (0) | (0) | (0) | - | (0) | 0 | |
| 0 | 0 | 0 | - | - | - | - | (0) | - | - | - | (0) | (0) | (0) | - | - | - | - | (0) | (0) | (0) | (0) | (0) | (0) | (0) | (0) | - | (0) | 0 | |
| Tr | 0 | 0.02 | - | - | - | - | (0) | - | - | - | (0) | (0) | (0) | - | - | - | - | (0) | (0) | (0) | (0) | (0) | (0) | (0) | (0) | - | (0) | 0.1 | |
| 0 | 0 | 0 | - | - | - | - | (0) | - | - | - | (0) | (0) | (0) | - | - | - | - | (0) | (0) | (0) | (0) | (0) | (0) | (0) | (0) | - | (0) | 0 | 主原料:緑豆でん粉 |
| 0.1 | 0.01 | 0.02 | 2 | 1 | 5 | 1 | (0) | - | - | - | (0) | (0) | (0) | - | - | - | - | (0) | (0) | (0) | (0) | (0) | (0) | (0) | (0) | - | (0) | 0 | |
| Tr | 0 | 0 | 0 | 0 | 1 | 0 | (0) | - | - | - | (0) | (0) | (0) | - | - | - | - | (0) | (0) | (0) | (0) | (0) | (0) | (0) | (0) | - | (0) | 0 | 主原材料:じゃがいもでん粉、さつまいもでん粉 |
| Tr | 0.01 | 0.05 | 0 | 0 | 4 | 0 | (0) | - | - | - | (0) | (0) | (0) | - | - | - | - | (0) | (0) | (0) | (0) | (0) | (0) | (0) | (0) | - | (0) | 0 | |
| 0 | 0 | 0.01 | 0 | 0 | 1 | - | (0) | - | - | - | (0) | (0) | (0) | - | - | - | - | (0) | (0) | (0) | (0) | (0) | (0) | (0) | (0) | - | (0) | 0 | |

2 いも及びでん粉類

# 3 砂糖及び甘味類

| 食品番号 | 食品名 | 常用量 | 糖質量の目安(常用量あたり) | 炭水化物 | 利用可能炭水化物(単糖当量) | 食物繊維 水溶性 | 食物繊維 不溶性 | 食物繊維 総量 | 糖質量の目安(可食部100gあたり) | 廃棄率 | エネルギー kcal | エネルギー kJ | 水分 | たんぱく質 | アミノ酸組成によるたんぱく質 | 脂質 | トリアシルグリセロール当量 | 脂肪酸 飽和 | 脂肪酸 一価不飽和 | 脂肪酸 多価不飽和 | コレステロール | 灰分 | ナトリウム | カリウム | カルシウム | マグネシウム | リン | 鉄 |
|---|---|---|---|---|---|---|---|---|---|---|---|---|---|---|---|---|---|---|---|---|---|---|---|---|---|---|---|---|
| (単位) | | | (―――――――g―――――――) | | | | | | | % | kcal | kJ | (―――――――g―――――――) | | | | | | | | mg | g | (―――mg―――) | | | | | |
| (砂糖類) | | | | | | | | | | | | | | | | | | | | | | | | | | | | |
| 03001 | 黒砂糖 | 大さじ1 9g | 8.1 | 89.7 | 92.7 | (0) | (0) | (0) | 89.7 | 0 | 354 | 1481 | 5.0 | 1.7 | - | Tr | - | - | - | - | (0) | 3.6 | 27 | 1100 | 240 | 31 | 31 | 4.7 |
| 03002 | 和三盆糖 | 大さじ1 9g | 8.9 | 98.8 | (105.2) | (0) | (0) | (0) | 98.8 | 0 | 383 | 1602 | 0.5 | 0.2 | - | Tr | - | - | - | - | (0) | 0.5 | 1 | 140 | 27 | 17 | 13 | 0.7 |
| 03003 | 車糖　上白糖 | 大さじ1 9g | 8.9 | 99.2 | 103.6 | (0) | (0) | (0) | 99.2 | 0 | 384 | 1607 | 0.8 | (0) | - | (0) | - | - | - | - | (0) | 0 | 1 | 2 | 1 | Tr | Tr | Tr |
| 03004 | 車糖　三温糖 | 大さじ1 9g | 8.9 | 98.7 | 104.8 | (0) | (0) | (0) | 98.7 | 0 | 382 | 1598 | 1.2 | Tr | - | (0) | - | - | - | - | (0) | 0.1 | 7 | 13 | 6 | 2 | Tr | 0.1 |
| 03005 | ざらめ糖　グラニュー糖 | 大さじ1 12g | 12.0 | 100.0 | (105.0) | (0) | (0) | (0) | 100.0 | 0 | 387 | 1619 | Tr | (0) | - | (0) | - | - | - | - | (0) | 0 | Tr | Tr | Tr | 0 | (0) | Tr |
| 03006 | ざらめ糖　白ざら糖 | 大さじ1 12g | 12.0 | 100.0 | (105.0) | (0) | (0) | (0) | 100.0 | 0 | 387 | 1619 | Tr | (0) | - | (0) | - | - | - | - | (0) | 0 | Tr | Tr | 0 | 0 | (0) | Tr |
| 03007 | ざらめ糖　中ざら糖 | 大さじ1 12g | 12.0 | 100.0 | (105.0) | (0) | (0) | (0) | 100.0 | 0 | 387 | 1619 | Tr | (0) | - | (0) | - | - | - | - | (0) | 0 | 2 | 1 | Tr | Tr | Tr | 0.1 |
| 03008 | 加工糖　角砂糖 | 1個 3g | 3.0 | 100.0 | (105.0) | (0) | (0) | (0) | 100.0 | 0 | 387 | 1619 | Tr | (0) | - | (0) | - | - | - | - | (0) | 0 | Tr | Tr | Tr | Tr | (0) | 0.1 |
| 03009 | 加工糖　氷砂糖 | 1個 3g | 3.0 | 100.0 | (105.0) | (0) | (0) | (0) | 100.0 | 0 | 387 | 1619 | Tr | (0) | - | (0) | - | - | - | - | (0) | 0 | Tr | Tr | Tr | Tr | (0) | 0.1 |
| 03010 | 加工糖　コーヒーシュガー | ティースプーン1 4g | 4.0 | 99.9 | 105.2 | (0) | (0) | (0) | 99.9 | 0 | 387 | 1619 | Tr | 0.1 | - | (0) | - | - | - | - | (0) | 0 | 2 | Tr | 1 | Tr | Tr | 0.2 |
| 03011 | 加工糖　粉糖 | 大さじ1 9g | 9.0 | 99.7 | (104.7) | (0) | (0) | (0) | 99.7 | 0 | 386 | 1615 | 0.3 | (0) | - | (0) | - | - | - | - | (0) | 0 | 1 | 1 | Tr | Tr | 0 | 0.2 |
| 03012 | 液糖　しょ糖型液糖 | - | - | 70.0 | (0) | (0) | (0) | (0) | 70.0 | 0 | 271 | 1134 | 30.0 | (0) | - | (0) | - | - | - | - | (0) | 0 | Tr | Tr | Tr | Tr | 0 | Tr |
| 03013 | 液糖　転化型液糖 | - | - | 79.3 | (0) | (0) | (0) | (0) | 79.3 | 0 | 307 | 1284 | 20.7 | (0) | - | (0) | - | - | - | - | (0) | 0 | 4 | Tr | Tr | Tr | Tr | Tr |
| 03014 | 氷糖みつ | - | - | 68.2 | (0) | (0) | (0) | (0) | 68.2 | 0 | 265 | 1109 | 31.5 | 0.2 | - | (0) | - | - | - | - | (0) | 0.1 | 10 | Tr | Tr | Tr | Tr | 0.7 |
| (でん粉糖類) | | | | | | | | | | | | | | | | | | | | | | | | | | | | |
| 03015 | 粉あめ | 大さじ1 9g | 8.7 | 97.0 | (0) | (0) | (0) | (0) | 97.0 | 0 | 381 | 1594 | 3.0 | (0) | - | (0) | - | - | - | - | (0) | 0 | Tr | Tr | Tr | 0 | 1 | 0.1 |
| 03024 | 水あめ　酵素糖化 | 大さじ1 21g | 17.9 | 85.0 | 91.3 | (0) | (0) | (0) | 85.0 | 0 | 328 | 1372 | 15.0 | (0) | - | (0) | - | - | - | - | (0) | Tr | Tr | 0 | Tr | 0 | 1 | 0.1 |
| 03025 | 水あめ　酸糖化 | 大さじ1 21g | 17.9 | 85.0 | 91.0 | (0) | (0) | (0) | 85.0 | 0 | 328 | 1372 | 15.0 | (0) | - | (0) | - | - | - | - | (0) | Tr | Tr | 0 | Tr | 0 | 1 | 0.1 |
| 03017 | ぶどう糖　全糖 | 1個 3g | 2.7 | 91.0 | (88.3) | (0) | (0) | (0) | 91.0 | 0 | 335 | 1402 | 9.0 | (0) | - | (0) | - | - | - | - | (0) | 0 | Tr | Tr | Tr | 0 | 1 | 0.1 |
| 03018 | ぶどう糖　含水結晶 | 1個 3g | 2.7 | 91.3 | (91.3) | (0) | (0) | (0) | 91.3 | 0 | 336 | 1406 | 8.7 | (0) | - | (0) | - | - | - | - | (0) | 0 | Tr | Tr | Tr | 0 | 1 | 0.1 |
| 03019 | ぶどう糖　無水結晶 | 1個 3g | 3.0 | 99.7 | (99.7) | (0) | (0) | (0) | 99.7 | 0 | 367 | 1536 | 0.3 | (0) | - | (0) | - | - | - | - | (0) | 0 | Tr | Tr | Tr | 0 | 1 | 0.1 |
| 03020 | 果糖 | 大さじ1 9g | 9.0 | 99.9 | (99.9) | (0) | (0) | (0) | 99.9 | 0 | 368 | 1540 | 0.1 | (0) | - | (0) | - | - | - | - | (0) | 0 | Tr | Tr | Tr | Tr | 0 | Tr |
| 03026 | 異性化液糖　ぶどう糖果糖液糖 | 大さじ1 21g | 15.8 | 75.0 | 75.5 | (0) | (0) | (0) | 75.0 | 0 | 276 | 1154 | 25.0 | 0 | - | 0 | - | - | - | - | (0) | 0 | Tr | Tr | Tr | Tr | 1 | 0.1 |
| 03027 | 異性化液糖　果糖ぶどう糖液糖 | 大さじ1 21g | 15.8 | 75.0 | 75.5 | (0) | (0) | (0) | 75.0 | 0 | 276 | 1154 | 25.0 | 0 | - | 0 | - | - | - | - | (0) | 0 | Tr | Tr | Tr | Tr | 1 | 0.1 |
| 03028 | 異性化液糖　高果糖液糖 | 大さじ1 21g | 15.8 | 75.0 | 75.3 | (0) | (0) | (0) | 75.0 | 0 | 276 | 1154 | 25.0 | 0 | - | 0 | - | - | - | - | (0) | 0 | Tr | Tr | Tr | Tr | 1 | 0.1 |
| (その他) | | | | | | | | | | | | | | | | | | | | | | | | | | | | |
| 03029 | 黒蜜 | 大さじ1 15g | 7.6 | 50.5 | (52.5) | 0 | 0 | 0 | 50.5 | 0 | 199 | 834 | 46.5 | 1.0 | - | 0 | - | - | - | - | 0 | 2.0 | 15 | 620 | 140 | 17 | 17 | 2.6 |

| 無機質 | | | | | | | ビタミン | | | | | | | | | | | | | | | | | 食塩相当量 | 備考 |
|---|---|---|---|---|---|---|---|---|---|---|---|---|---|---|---|---|---|---|---|---|---|---|---|---|---|
| 亜鉛 | 銅 | マンガン | ヨウ素 | セレン | クロム | モリブデン | レチノール | カロテン α | カロテン β | β-クリプトキサンチン | β-カロテン当量 | レチノール活性当量 | D | トコフェロール α | トコフェロール β | トコフェロール γ | トコフェロール δ | K | B₁ | B₂ | ナイアシン | B₆ | B₁₂ | 葉酸 | パントテン酸 | ビオチン | C | | |
| ←mg→ | | | ←μg→ | | | | ←μg→ | | | | | | μg | ←mg→ | | | | μg | ←mg→ | | | | ←μg→ | | mg | μg | mg | g | |
| 0.5 | 0.24 | - | 15 | 4 | 13 | 9 | (0) | - | - | - | (0) | (0) | (0) | (0) | (0) | (0) | (0) | (0) | 0.05 | 0.07 | 0.8 | 0.72 | (0) | 10 | 1.38 | 33.6 | (0) | 0.1 | |
| 0.2 | 0.07 | 0.30 | - | - | - | - | (0) | - | - | - | (0) | (0) | (0) | (0) | (0) | (0) | (0) | (0) | 0.01 | 0.03 | Tr | 0.08 | (0) | 2 | 0.37 | - | (0) | 0 | |
| 0 | 0.01 | - | - | - | - | - | (0) | - | - | - | (0) | (0) | (0) | (0) | (0) | (0) | (0) | (0) | (0) | (0) | (0) | (0) | (0) | (0) | (0) | - | (0) | 0 | |
| Tr | 0.07 | - | - | - | - | - | (0) | - | - | - | (0) | (0) | (0) | (0) | (0) | (0) | (0) | (0) | Tr | 0.01 | Tr | (0) | (0) | (0) | (0) | - | (0) | 0 | |
| Tr | 0 | - | 0 | 0 | 0 | 0 | (0) | - | - | - | (0) | (0) | (0) | (0) | (0) | (0) | (0) | (0) | (0) | (0) | (0) | (0) | (0) | (0) | (0) | 0.1 | (0) | 0 | |
| 0 | 0 | - | - | - | - | - | (0) | - | - | - | (0) | (0) | (0) | (0) | (0) | (0) | (0) | (0) | (0) | (0) | (0) | (0) | (0) | (0) | (0) | - | (0) | 0 | 別名：上ざら糖 |
| Tr | 0.02 | - | - | - | - | - | (0) | - | - | - | (0) | (0) | (0) | (0) | (0) | (0) | (0) | (0) | (0) | (0) | (0) | (0) | (0) | (0) | (0) | - | (0) | 0 | 別名：黄ざら糖 |
| 0 | 0.01 | - | - | - | - | - | (0) | - | - | - | (0) | (0) | (0) | (0) | (0) | (0) | (0) | (0) | (0) | (0) | (0) | (0) | (0) | (0) | (0) | - | (0) | 0 | |
| Tr | 0 | - | - | - | - | - | (0) | - | - | - | (0) | (0) | (0) | (0) | (0) | (0) | (0) | (0) | (0) | (0) | (0) | (0) | (0) | (0) | (0) | - | (0) | 0 | 別名：氷糖 |
| 1.2 | 0.01 | - | - | - | - | - | (0) | - | - | - | (0) | (0) | (0) | (0) | (0) | (0) | (0) | (0) | (0) | (0) | (0) | (0) | (0) | (0) | (0) | - | (0) | 0 | |
| 0 | 0 | - | - | - | - | - | (0) | - | - | - | (0) | (0) | (0) | (0) | (0) | (0) | (0) | (0) | (0) | (0) | (0) | (0) | (0) | (0) | (0) | - | (0) | 0 | 別名：粉砂糖 か（顆）粒糖を含む |
| 0 | 0.01 | - | - | - | - | - | (0) | - | - | - | (0) | (0) | (0) | (0) | (0) | (0) | (0) | (0) | (0) | (0) | (0) | (0) | (0) | (0) | (0) | - | (0) | 0 | しょ糖：67.7g |
| 0 | Tr | - | - | - | - | - | (0) | - | - | - | (0) | (0) | (0) | (0) | (0) | (0) | (0) | (0) | (0) | (0) | (0) | (0) | (0) | (0) | (0) | - | (0) | 0 | しょ糖：37.0g |
| 0.1 | 0 | - | - | - | - | - | (0) | - | - | - | (0) | (0) | (0) | (0) | (0) | (0) | (0) | (0) | 0.01 | 0.02 | 0.1 | (0) | (0) | (0) | (0) | - | (0) | 0 | しょ糖：63.3g |
| 0 | Tr | 0 | - | - | - | - | (0) | - | - | - | (0) | (0) | (0) | (0) | (0) | (0) | (0) | (0) | (0) | (0) | (0) | (0) | (0) | (0) | (0) | - | (0) | 0 | |
| 0 | Tr | 0.01 | 0 | 0 | 0 | 0 | (0) | (0) | (0) | (0) | (0) | (0) | (0) | (0) | (0) | (0) | (0) | (0) | (0) | (0) | (0) | (0) | (0) | (0) | (0) | 0 | (0) | 0 | |
| 0 | Tr | 0.01 | 0 | 0 | 0 | 0 | (0) | - | - | - | (0) | (0) | (0) | (0) | (0) | (0) | (0) | (0) | (0) | (0) | (0) | (0) | (0) | (0) | (0) | 0 | (0) | 0 | |
| 0 | Tr | 0 | - | - | - | - | (0) | - | - | - | (0) | (0) | (0) | (0) | (0) | (0) | (0) | (0) | (0) | (0) | (0) | (0) | (0) | (0) | (0) | - | (0) | 0 | |
| Tr | 0.01 | 0 | - | - | - | - | (0) | - | - | - | (0) | (0) | (0) | (0) | (0) | (0) | (0) | (0) | (0) | (0) | (0) | (0) | (0) | (0) | (0) | - | (0) | 0 | |
| 0 | Tr | 0 | - | - | - | - | (0) | - | - | - | (0) | (0) | (0) | (0) | (0) | (0) | (0) | (0) | (0) | (0) | (0) | (0) | (0) | (0) | (0) | - | (0) | 0 | |
| 0 | Tr | 0 | - | - | - | - | (0) | - | - | - | (0) | (0) | (0) | (0) | (0) | (0) | (0) | (0) | (0) | (0) | (0) | (0) | (0) | (0) | (0) | - | (0) | 0 | |
| 0 | Tr | 0 | 0 | 0 | 0 | 0 | 0 | (0) | (0) | (0) | (0) | (0) | (0) | (0) | (0) | (0) | (0) | (0) | 0 | 0 | 0 | (0) | (0) | 0 | 0 | 0 | 0 | 0 | 果糖含有率50%未満のもの |
| 0 | Tr | 0 | 0 | 0 | 0 | 0 | 0 | (0) | (0) | (0) | (0) | (0) | (0) | (0) | (0) | (0) | (0) | (0) | 0 | 0 | 0 | (0) | (0) | 0 | 0 | 0 | 0 | 0 | 果糖含有率50%以上90%未満のもの |
| 0 | Tr | 0 | 0 | 0 | 0 | 0 | 0 | (0) | (0) | (0) | (0) | (0) | (0) | (0) | (0) | (0) | (0) | (0) | 0 | 0 | 0 | (0) | (0) | 0 | 0 | 0 | 0 | 0 | 果糖含有率90%以上のもの |
| 0.3 | 0.14 | - | 8 | 2 | 7 | 5 | 0 | - | - | - | 0 | 0 | 0 | 0 | 0 | 0 | 0 | 0 | 0.03 | 0.04 | 0.5 | 0.41 | 0 | 6 | 0.78 | 18.9 | 0 | 0 | |

3 砂糖及び甘味類

## 3 砂糖及び甘味類

| 食品番号 | 食品名 | 常用量 | 糖質量の目安(常用量あたり) | 炭水化物 | 利用可能炭水化物(単糖当量) | 食物繊維 水溶性 | 食物繊維 不溶性 | 食物繊維 総量 | 糖質量の目安(可食部100gあたり) | 廃棄率 | エネルギー kcal | エネルギー kJ | 水分 | たんぱく質 | アミノ酸組成によるたんぱく質 | 脂質 | トリアシルグリセロール当量 | 脂肪酸 飽和 | 脂肪酸 一価不飽和 | 脂肪酸 多価不飽和 | コレステロール | 灰分 | ナトリウム | カリウム | カルシウム | マグネシウム | リン | 鉄 |
|---|---|---|---|---|---|---|---|---|---|---|---|---|---|---|---|---|---|---|---|---|---|---|---|---|---|---|---|---|
| (単位) | | | (g) | | | | | | (g) | % | kcal | kJ | (g) | | | | | | | | mg | g | (mg) | | | | | |
| 03022 | はちみつ | 大さじ1 21g | 16.7 | 79.7 | 73.2 | (0) | (0) | (0) | 79.7 | 0 | 294 | 1231 | 20.0 | 0.2 | (0.1) | 0 | - | - | - | - | (0) | 0.1 | 6 | 18 | 1 | 1 | 4 | 1.0 |
| 03023 | メープルシロップ | 大さじ1 21g | 13.9 | 66.3 | (62.1) | (0) | (0) | (0) | 66.3 | 0 | 257 | 1075 | 33.0 | 0.1 | - | 0 | - | - | - | - | (0) | 0.6 | 1 | 230 | 75 | 18 | 1 | 0.4 |

| 無機質 | | | | | | | ビタミン | | | | | | | | | | | | | | | | | | | | | 食塩相当量 | 備考 |
|---|---|---|---|---|---|---|---|---|---|---|---|---|---|---|---|---|---|---|---|---|---|---|---|---|---|---|---|---|---|
| | | | | | | | A | | | | | | D | E | | | | K | B₁ | B₂ | ナイアシン | B₆ | B₁₂ | 葉酸 | パントテン酸 | ビオチン | C | | |
| | | | | | | | レチノール | カロテン | | β-クリプトキサンチン | β-カロテン当量 | レチノール活性当量 | | トコフェロール | | | | | | | | | | | | | | | |
| 亜鉛 | 銅 | マンガン | ヨウ素 | セレン | クロム | モリブデン | | α | β | | | | | α | β | γ | δ | | | | | | | | | | | | |
| ——mg—— | | | (——μg——) | | | | (————μg————) | | | | | | | (——mg——) | | | | μg | (——mg——) | | | (——μg——) | | | mg | μg | mg | g | |
| 1.0 | 0.05 | - | 0 | 0 | 1 | 0 | 0 | - | - | - | 0 | 0 | (0) | (0) | (0) | (0) | (0) | (0) | Tr | 0.01 | 0.1 | - | (0) | 1 | 0.05 | 0.5 | 0 | 0 | |
| 1.5 | 0.01 | 2.01 | 4 | 0 | 5 | 2 | (0) | - | - | - | (0) | (0) | (0) | (0) | (0) | (0) | (0) | (0) | Tr | 0.02 | Tr | Tr | (0) | 1 | 0.13 | 0.1 | (0) | 0 | 別名：かえで糖 |

3 砂糖及び甘味類

# 4 豆類

| 食品番号 | 食品名 | 常用量 | 糖質量の目安(常用量あたり) | 炭水化物 | 利用可能炭水化物(単糖当量) | 食物繊維 水溶性 | 食物繊維 不溶性 | 食物繊維 総量 | 糖質量の目安(可食部100gあたり) | 廃棄率 | エネルギー kcal | エネルギー kJ | 水分 | たんぱく質 | アミノ酸組成によるたんぱく質 | 脂質 | トリアシルグリセロール当量 | 脂肪酸 飽和 | 脂肪酸 一価不飽和 | 脂肪酸 多価不飽和 | コレステロール mg | 灰分 g | ナトリウム | カリウム | カルシウム | マグネシウム | リン | 鉄 |
|---|---|---|---|---|---|---|---|---|---|---|---|---|---|---|---|---|---|---|---|---|---|---|---|---|---|---|---|---|
| (単位) | | | g | g | g | g | g | g | g | % | kcal | kJ | g | g | g | g | g | g | g | g | mg | g | mg | mg | mg | mg | mg | mg |
| **あずき** | | | | | | | | | | | | | | | | | | | | | | | | | | | | |
| 04001 | 全粒、乾 | 1カップ 170g | 69.5 | 58.7 | 46.7 | 1.2 | 16.6 | 17.8 | 40.9 | 0 | 339 | 1418 | 15.5 | 20.3 | 17.0 | 2.2 | 0.9 | 0.27 | 0.07 | 0.55 | 0 | 3.3 | 1 | 1500 | 75 | 120 | 350 | 5.4 |
| 04002 | 全粒、ゆで | 1カップ 150g | 18.6 | 24.2 | 19.8 | 0.8 | 11.0 | 11.8 | 12.4 | 0 | 143 | 598 | 64.8 | 8.9 | 7.5 | 1.0 | (0.4) | (0.12) | (0.03) | (0.25) | (0) | 1.1 | 1 | 460 | 30 | 43 | 100 | 1.7 |
| 04003 | ゆで小豆缶詰 | 1缶 200g | 91.6 | 49.2 | 47.7 | 0.5 | 2.9 | 3.4 | 45.8 | 0 | 218 | 912 | 45.3 | 4.4 | 3.5 | 0.4 | 0.2 | 0.07 | 0.01 | 0.14 | 0 | 0.7 | 90 | 160 | 13 | 36 | 80 | 1.3 |
| 04004 | あん こしあん | 大さじ1 18g | 3.7 | 27.1 | 26.0 | 0.3 | 6.5 | 6.8 | 20.3 | 0 | 155 | 649 | 62.0 | 9.8 | 8.3 | 0.6 | 0.3 | (0.07) | (0.02) | (0.15) | 0 | 0.5 | 3 | 60 | 25 | 30 | 85 | 2.8 |
| 04005 | あん さらしあん | 大さじ1 13g | 5.1 | 66.8 | 54.0 | 1.0 | 26.6 | 27.6 | 39.2 | 0 | 385 | 1611 | 5.0 | 26.2 | 22.0 | 1.0 | (0.4) | (0.12) | (0.03) | (0.23) | (0) | 1.0 | 11 | 180 | 60 | 85 | 220 | 7.4 |
| 04006 | あん つぶしあん | 大さじ1 18g | 8.7 | 54.0 | 54.7 | 0.5 | 5.2 | 5.7 | 48.3 | 0 | 244 | 1021 | 39.3 | 5.6 | 4.8 | 0.6 | 0.3 | 0.09 | 0.02 | 0.16 | 0 | 0.5 | 56 | 160 | 19 | 23 | 73 | 1.5 |
| **いんげんまめ** | | | | | | | | | | | | | | | | | | | | | | | | | | | | |
| 04007 | 全粒、乾 | 1カップ 160g | 61.6 | 57.8 | 41.2 | 3.3 | 16.0 | 19.3 | 38.5 | 0 | 333 | 1393 | 16.5 | 19.9 | 15.6 | 2.2 | 1.3 | 0.25 | 0.19 | 0.79 | (0) | 3.6 | 1 | 1500 | 130 | 150 | 400 | 6.0 |
| 04008 | 全粒、ゆで | 1カップ 150g | 17.3 | 24.8 | 16.9 | 1.5 | 11.8 | 13.3 | 11.5 | 0 | 143 | 598 | 64.3 | 8.5 | (6.7) | 1.0 | (0.6) | (0.11) | (0.08) | (0.36) | (0) | 1.4 | Tr | 470 | 60 | 47 | 150 | 2.0 |
| 04009 | うずら豆 | - | 43.7 | 49.6 | 45.9 | 1.3 | 4.6 | 5.9 | 43.7 | 0 | 237 | 992 | 41.4 | 6.7 | 5.9 | 1.3 | 0.6 | 0.11 | 0.06 | 0.40 | (0) | 1.0 | 110 | 230 | 41 | 25 | 100 | 2.3 |
| 04010 | こしあん | 大さじ1 18g | 3.3 | 27.0 | - | 0.5 | 8.0 | 8.5 | 18.5 | 0 | 155 | 649 | 62.3 | 9.4 | (7.4) | 0.9 | (0.5) | (0.10) | (0.08) | (0.32) | (0) | 0.4 | 9 | 55 | 60 | 45 | 75 | 2.7 |
| 04011 | 豆きんとん | 1食分 40g | 20.6 | 56.2 | - | 4.3 | 0.5 | 4.8 | 51.4 | 0 | 249 | 1042 | 37.8 | 4.9 | (3.8) | 0.5 | 0.3 | 0.06 | 0.04 | 0.18 | (0) | 0.6 | 100 | 120 | 28 | 23 | 83 | 1.0 |
| (06010, 011) | さやいんげん→野菜類・いんげんまめ | | | | | | | | | | | | | | | | | | | | | | | | | | | | |
| **えんどう** | | | | | | | | | | | | | | | | | | | | | | | | | | | | |
| 04012 | 全粒、青えんどう、乾 | 1カップ 170g | 73.1 | 60.4 | 42.7 | 1.2 | 16.2 | 17.4 | 43.0 | 0 | 352 | 1473 | 13.4 | 21.7 | 17.4 | 2.3 | 1.5 | 0.27 | 0.44 | 0.68 | (0) | 2.2 | 1 | 870 | 65 | 120 | 360 | 5.0 |
| 04074 | 全粒、赤えんどう、乾 | 1カップ 170g | 73.1 | 60.4 | - | 1.2 | 16.2 | 17.4 | 43.0 | 0 | 352 | 1473 | 13.4 | 21.7 | - | 2.3 | - | - | - | - | (0) | 2.2 | 1 | 870 | 65 | 120 | 360 | 5.0 |
| 04013 | 全粒、青えんどう、ゆで | 1カップ 150g | 26.3 | 25.2 | 18.8 | 0.5 | 7.2 | 7.7 | 17.5 | 0 | 148 | 619 | 63.8 | 9.2 | (7.4) | 1.0 | (0.6) | (0.12) | (0.19) | (0.30) | (0) | 0.8 | 1 | 260 | 28 | 40 | 65 | 2.2 |
| 04075 | 全粒、赤えんどう、ゆで | 1カップ 150g | 26.3 | 25.2 | - | 0.5 | 7.2 | 7.7 | 17.5 | 0 | 148 | 619 | 63.8 | 9.2 | - | 1.0 | - | - | - | - | (0) | 0.8 | 1 | 260 | 28 | 40 | 65 | 2.2 |
| 04014 | グリンピース(揚げ豆) | 20粒 10g | 3.9 | 58.8 | - | 0.9 | 18.7 | 19.6 | 39.2 | 0 | 423 | 1770 | 5.6 | 20.8 | (16.6) | 11.6 | 9.8 | 0.86 | 5.28 | 3.23 | (0) | 3.2 | 350 | 850 | 88 | 110 | 450 | 5.4 |
| 04015 | 塩豆 | - | - | 61.5 | - | 1.1 | 16.8 | 17.9 | 43.6 | 0 | 364 | 1523 | 6.3 | 23.3 | (18.6) | 2.4 | 1.7 | 0.30 | 0.55 | 0.78 | (0) | 6.5 | 610 | 970 | 1300 | 120 | 360 | 5.6 |
| 04016 | うぐいす豆 | 1食分 40g | 19.0 | 52.9 | - | 0.7 | 4.6 | 5.3 | 47.6 | 0 | 240 | 1004 | 39.7 | 5.6 | (4.5) | 0.7 | 0.3 | 0.06 | 0.11 | 0.15 | (0) | 1.1 | 150 | 100 | 18 | 26 | 130 | 2.5 |
| (06019〜026, 06329〜331) | えんどう類→野菜類・(えんどう類) | | | | | | | | | | | | | | | | | | | | | | | | | | | | |
| **ささげ** | | | | | | | | | | | | | | | | | | | | | | | | | | | | |
| 04017 | 全粒、乾 | 1カップ 160g | 58.6 | 55.0 | 40.7 | 1.3 | 17.1 | 18.4 | 36.6 | 0 | 336 | 1406 | 15.5 | 23.9 | 19.2 | 2.0 | 1.3 | 0.43 | 0.12 | 0.73 | (0) | 3.6 | 1 | 1400 | 75 | 170 | 400 | 5.6 |
| 04018 | 全粒、ゆで | 1カップ 130g | 17.0 | 23.8 | 18.7 | 0.8 | 9.9 | 10.7 | 13.1 | 0 | 145 | 607 | 63.9 | 10.2 | (8.2) | 0.9 | (0.6) | (0.19) | (0.05) | (0.33) | (0) | 1.2 | Tr | 400 | 32 | 55 | 150 | 2.6 |
| **そらまめ** | | | | | | | | | | | | | | | | | | | | | | | | | | | | |

| 無機質 | | | | | | | ビタミン | | | | | | | | | | | | | | | | | 食塩相当量 | 備考 |
|---|---|---|---|---|---|---|---|---|---|---|---|---|---|---|---|---|---|---|---|---|---|---|---|---|---|---|
| 亜鉛 | 銅 | マンガン | ヨウ素 | セレン | クロム | モリブデン | レチノール | カロテン α | カロテン β | β-クリプトキサンチン | β-カロテン当量 | レチノール活性当量 | D | トコフェロール α | トコフェロール β | トコフェロール γ | トコフェロール δ | K | B₁ | B₂ | ナイアシン | B₆ | B₁₂ | 葉酸 | パントテン酸 | ビオチン | C | | |
| ←mg→ | | | ←μg→ | | | | ←μg→ | | | | | | μg | ←mg→ | | | | μg | ←mg→ | | | | ←μg→ | | mg | μg | mg | g | |
| 2.3 | 0.67 | - | 0 | 1 | 2 | 210 | (0) | - | - | - | 7 | 1 | (0) | 0.1 | 0.2 | 3.0 | 10.7 | 8 | 0.45 | 0.16 | 2.2 | 0.39 | (0) | 130 | 1.00 | 9.6 | Tr | 0 | |
| 0.9 | 0.30 | - | 0 | Tr | 1 | 96 | (0) | - | - | - | Tr | (0) | (0) | 0.1 | 0.1 | 1.4 | 4.8 | 3 | 0.15 | 0.06 | Tr | 0.11 | (0) | 25 | 0.46 | 3.5 | Tr | 0 | |
| 0.4 | 0.12 | 0.28 | - | - | - | - | (0) | - | - | - | 0 | (0) | (0) | 0 | 0.8 | 2.0 | - | 4 | 0.02 | 0.04 | 0.3 | 0.05 | - | 13 | 0.14 | - | Tr | 0.2 | 液汁を含む |
| 1.1 | 0.23 | - | - | - | - | - | (0) | - | - | - | 0 | 0 | (0) | 0 | 1.4 | 3.8 | - | 7 | 0.02 | 0.05 | 0.1 | 0 | (0) | 2 | 0.07 | - | Tr | 0 | 生こしあん |
| 2.4 | 0.41 | - | 2 | 1 | 14 | 150 | - | - | - | - | (0) | (0) | - | 0.1 | 0 | 3.5 | 4.0 | 5 | 0.01 | 0.03 | 0.8 | 0.02 | - | 2 | 0.10 | 7.4 | Tr | 0 | 乾燥あん |
| 0.7 | 0.20 | 0.40 | - | - | - | - | (0) | 0 | 0 | 0 | 0 | (0) | (0) | 0.1 | Tr | 0.9 | 1.9 | 6 | 0.02 | 0.03 | 0.1 | 0.03 | - | 8 | 0.18 | - | Tr | 0.1 | 試料：しょ糖添加品 |
| 2.5 | 0.75 | 1.90 | 0 | 1 | 3 | 110 | (0) | - | - | - | 12 | 1 | (0) | 0.1 | 0 | 2.0 | 0.1 | 8 | 0.50 | 0.20 | 2.0 | 0.36 | (0) | 85 | 0.63 | 9.4 | Tr | 0 | 金時類、白金時類、手亡類、鶉類、大福、虎豆を含む |
| 1.1 | 0.32 | 0.84 | 0 | Tr | Tr | 27 | (0) | - | - | - | Tr | (0) | (0) | 0 | 0 | 1.3 | 0.1 | 3 | 0.18 | 0.08 | 0.6 | 0.09 | (0) | 33 | 0.14 | 3.8 | Tr | 0 | 金時類、白金時類、手亡類、鶉類、大福、虎豆を含む |
| 0.6 | 0.14 | - | - | - | - | - | (0) | - | - | - | (0) | (0) | (0) | 0 | 0 | 0.6 | 0 | 3 | 0.03 | 0.01 | 0.3 | 0.04 | - | 23 | 0.14 | - | Tr | 0.3 | 試料（原材料）：金時類煮豆 |
| 0.8 | 0.09 | - | - | - | - | - | - | - | - | - | - | - | - | 0 | 0 | 1.5 | 0.1 | 3 | 0.01 | 0.02 | 0 | 0 | - | 14 | 0.07 | - | Tr | 0 | 試料：生こしあん |
| 0.5 | 0.09 | 0.50 | - | - | - | - | (0) | Tr | Tr | - | Tr | 0 | - | Tr | 1.3 | 0.1 | - | 1 | 0.01 | 0.01 | 0.1 | 0.03 | - | 15 | 0.07 | - | Tr | 0.3 | |
| 4.1 | 0.49 | - | 1 | 11 | 2 | 280 | (0) | 0 | 89 | 6 | 92 | 8 | (0) | 0.1 | 0 | 6.7 | 0.2 | 16 | 0.72 | 0.15 | 2.5 | 0.29 | (0) | 24 | 1.74 | 16.0 | Tr | 0 | |
| 4.1 | 0.49 | - | 1 | 11 | 2 | 280 | (0) | 0 | 16 | 4 | 18 | 1 | (0) | 0 | 0 | 6.7 | 0.2 | 16 | 0.72 | 0.15 | 2.5 | 0.29 | (0) | 24 | 1.74 | 16.0 | Tr | 0 | |
| 1.4 | 0.21 | - | 0 | 5 | 1 | 63 | (0) | 0 | 43 | 2 | 44 | 4 | (0) | 0 | 0 | 2.3 | 0.1 | 7 | 0.27 | 0.06 | 0.8 | Tr | (0) | 5 | 0.39 | 5.7 | Tr | 0 | |
| 1.4 | 0.21 | - | 0 | 5 | 1 | 63 | (0) | 0 | 6 | 1 | 7 | 1 | (0) | 0 | 0 | 2.3 | 0.1 | 7 | 0.27 | 0.06 | 0.8 | Tr | (0) | 5 | 0.39 | 5.7 | Tr | 0 | |
| 3.5 | 0.62 | 0.90 | - | - | - | - | (0) | - | - | - | 26 | 2 | (0) | 1.1 | 0.5 | 5.2 | 0.4 | 24 | 0.52 | 0.16 | 1.9 | 0.17 | 0 | 8 | 0.44 | - | Tr | 0.9 | |
| 3.6 | 0.57 | 1.03 | - | - | - | - | (0) | - | - | 68 | 2 | 69 | 6 | (0) | 0.1 | 0 | 3.7 | 0.1 | 16 | 0.20 | 0.10 | 2.2 | 0.15 | (0) | 17 | 1.25 | - | Tr | 1.5 | 炭酸カルシウム使用 |
| 0.8 | 0.15 | - | - | - | - | - | (0) | - | - | - | 6 | Tr | (0) | 0 | 0 | 2.2 | 0.1 | 8 | 0.02 | 0.01 | 0.3 | 0.04 | - | 4 | 0.24 | - | Tr | 0.4 | 煮豆 |
| 4.9 | 0.71 | - | 0 | 6 | 6 | 380 | (0) | 0 | 18 | 1 | 19 | 2 | (0) | Tr | 0 | 6.2 | 9.7 | 14 | 0.50 | 0.10 | 2.5 | 0.24 | (0) | 300 | 1.30 | 11.1 | Tr | 0 | |
| 1.5 | 0.23 | - | 0 | 2 | 2 | 150 | (0) | 0 | 8 | 0 | 8 | 1 | (0) | 0 | 0 | 2.3 | 4.7 | 6 | 0.20 | 0.05 | 0.6 | 0.06 | (0) | 48 | 0.27 | 4.8 | Tr | 0 | |

4 豆類

## 4 豆類

| 食品番号 | 食品名 | 常用量 | 糖質量の目安(常用量あたり) | 炭水化物 | 利用可能炭水化物(単糖当量) | 食物繊維 水溶性 | 食物繊維 不溶性 | 食物繊維 総量 | 糖質量の目安(可食部100gあたり) | 廃棄率 | エネルギー kcal | エネルギー kJ | 水分 | たんぱく質 | アミノ酸組成によるたんぱく質 | 脂質 | トリアシルグリセロール当量 | 脂肪酸 飽和 | 脂肪酸 一価不飽和 | 脂肪酸 多価不飽和 | コレステロール mg | 灰分 g | ナトリウム | カリウム | カルシウム | マグネシウム | リン | 鉄 |
|---|---|---|---|---|---|---|---|---|---|---|---|---|---|---|---|---|---|---|---|---|---|---|---|---|---|---|---|---|
| 04019 | 全粒、乾 | - | - | 55.9 | 37.6 | 1.3 | 8.0 | 9.3 | 46.6 | 0 | 348 | 1456 | 13.3 | 26.0 | 20.0 | 2.0 | 1.3 | 0.24 | 0.33 | 0.65 | (0) | 2.8 | 1 | 1100 | 100 | 120 | 440 | 5.7 |
| 04020 | フライビーンズ | 10粒 15g | 4.7 | 46.4 | - | 0.9 | 14.0 | 14.9 | 31.5 | 0 | 472 | 1975 | 4.0 | 24.7 | (19.0) | 20.8 | (19.6) | (1.53) | (11.64) | (5.55) | - | 4.1 | 690 | 710 | 90 | 87 | 440 | 7.5 |
| 04021 | おたふく豆 | 1食分 40g | 18.5 | 52.2 | - | 1.4 | 4.5 | 5.9 | 46.3 | 0 | 251 | 1050 | 37.2 | 7.9 | (6.1) | 1.2 | 0.6 | 0.11 | 0.18 | 0.33 | (0) | 1.5 | 160 | 110 | 54 | 27 | 140 | 5.3 |
| 04022 | ふき豆 | 1食分 40g | 19.2 | 52.5 | - | 0.8 | 3.7 | 4.5 | 48.0 | 0 | 263 | 1100 | 34.5 | 9.6 | (7.4) | 1.6 | 1.1 | 0.18 | 0.33 | 0.56 | (0) | 1.8 | 320 | 110 | 39 | 20 | 150 | 2.7 |
| 04076 | しょうゆ豆 | 1食分 40g | 10.8 | 37.1 | - | 0.8 | 9.3 | 10.1 | 27.0 | 0 | 196 | 819 | 50.2 | 9.8 | - | 0.9 | - | (0) | (0) | (0) | - | 2.0 | 460 | 280 | 39 | 38 | 130 | 1.9 |
| (06124, 125) | 未熟豆→野菜類・そらまめ | | | | | | | | | | | | | | | | | | | | | | | | | | | |

### だいず[全粒・全粒製品]

| 食品番号 | 食品名 | 常用量 | 糖質量の目安(常用量) | 炭水化物 | 利用可能炭水化物 | 水溶性 | 不溶性 | 総量 | 糖質量の目安(100g) | 廃棄率 | kcal | kJ | 水分 | たんぱく質 | アミノ酸 | 脂質 | トリアシル | 飽和 | 一価 | 多価 | コレステ | 灰分 | ナトリウム | カリウム | カルシウム | マグネシウム | リン | 鉄 |
|---|---|---|---|---|---|---|---|---|---|---|---|---|---|---|---|---|---|---|---|---|---|---|---|---|---|---|---|---|
| 04023 | 全粒 国産黄、大豆、乾 | 1カップ 150g | 17.4 | 29.5 | 7.0 | 1.5 | 16.4 | 17.9 | 11.6 | 0 | 422 | 1765 | 12.4 | 33.8 | 32.1 | 19.7 | 18.6 | 2.59 | 4.80 | 10.39 | Tr | 4.7 | 1 | 1900 | 180 | 220 | 490 | 6.8 |
| 04077 | 全粒 国産黒、大豆、乾 | 1カップ 150g | 22.2 | 30.8 | 8.6 | 1.4 | 14.6 | 16.0 | 14.8 | 0 | 414 | 1731 | 12.7 | 33.9 | 31.4 | 18.1 | 16.4 | 2.42 | 3.71 | 9.57 | (Tr) | 4.6 | Tr | 1800 | 190 | 200 | 510 | 5.7 |
| 04024 | 全粒 国産黄、大豆、ゆで | 1カップ 135g | 2.4 | 8.4 | 1.6 | 0.9 | 5.8 | 6.6 | 1.8 | 0 | 176 | 738 | 65.4 | 14.8 | 13.8 | 9.8 | (9.2) | (1.28) | (2.38) | (5.15) | (Tr) | 1.6 | 1 | 530 | 79 | 100 | 190 | 2.2 |
| 04025 | 全粒 米国産黄、大豆、乾 | 1カップ 150g | 19.4 | 28.8 | 7.0 | 0.9 | 15.0 | 15.9 | 12.9 | 0 | 433 | 1812 | 11.7 | 33.0 | 30.3 | 21.7 | (19.9) | (3.13) | (4.19) | (11.71) | Tr | 4.8 | 1 | 1800 | 230 | 230 | 480 | 8.6 |
| 04026 | 全粒 中国産黄、大豆、乾 | 1カップ 150g | 22.8 | 30.8 | 7.7 | 0.9 | 14.7 | 15.6 | 15.2 | 0 | 422 | 1766 | 12.5 | 32.8 | 30.5 | 19.5 | (17.9) | (2.63) | (3.38) | (11.09) | Tr | 4.4 | 1 | 1800 | 170 | 220 | 460 | 8.9 |
| 04027 | 全粒 ブラジル産黄、大豆、乾 | 1カップ 150g | 20.1 | 30.7 | 5.2 | 1.0 | 16.3 | 17.3 | 13.4 | 0 | 451 | 1887 | 8.3 | 33.6 | (30.9) | 22.6 | 20.2 | 3.14 | 5.02 | 11.13 | (Tr) | 4.8 | 2 | 1800 | 250 | 250 | 580 | 9.0 |
| 04078 | いり大豆 黄大豆 | - | - | 33.3 | 7.5 | 2.4 | 17.1 | 19.4 | 13.9 | 0 | 439 | 1835 | 2.5 | 37.5 | 34.2 | 21.6 | 20.2 | 2.81 | 5.16 | 11.37 | (Tr) | 5.1 | 5 | 2000 | 160 | 240 | 710 | 7.6 |
| 04079 | いり大豆 黒大豆 | - | - | 34.3 | 8.8 | 2.6 | 16.6 | 19.2 | 15.1 | 0 | 442 | 1850 | 2.4 | 36.4 | 32.9 | 22.0 | 20.3 | 2.85 | 5.87 | 10.67 | (Tr) | 4.9 | 4 | 2100 | 120 | 220 | 640 | 7.2 |
| 04080 | いり大豆 青大豆 | - | - | 33.9 | 9.5 | 2.6 | 16.2 | 18.4 | 15.5 | 0 | 435 | 1820 | 2.7 | 37.7 | 34.2 | 20.7 | 19.1 | 2.84 | 4.02 | 11.39 | (Tr) | 5.1 | 4 | 2000 | 160 | 250 | 650 | 6.7 |
| 04028 | 水煮缶詰 黄大豆 | 1缶 300g | 2.7 | 7.7 | 0.9 | 0.4 | 6.4 | 6.8 | 0.9 | 0 | 140 | 586 | 71.7 | 12.9 | 12.2 | 6.7 | (6.3) | (0.88) | (1.63) | (3.53) | (Tr) | 1.0 | 210 | 250 | 100 | 55 | 170 | 1.8 |
| 04081 | 蒸し大豆 黄大豆 | 1袋 100g | 5.0 | 13.8 | - | 2.3 | 6.5 | 8.8 | 5.0 | 0 | 205 | 858 | 57.4 | 16.6 | (15.7) | 9.8 | (9.2) | (1.28) | (2.38) | (5.15) | 0 | 2.4 | 230 | 810 | 75 | 110 | 290 | 2.8 |
| 04029 | きな粉 全粒大豆、黄大豆 | 大さじ1 5g | 0.5 | 28.5 | 7.1 | 2.7 | 15.4 | 18.1 | 10.4 | 0 | 450 | 1883 | 4.0 | 36.7 | 33.6 | 25.7 | 24.7 | 3.59 | 5.92 | 14.08 | (Tr) | 5.1 | 1 | 2000 | 190 | 260 | 660 | 8.0 |
| 04082 | きな粉 全粒大豆、青大豆 | 大さじ1 5g | 0.6 | 29.3 | 8.7 | 1.9 | 15.0 | 16.9 | 12.4 | 0 | 431 | 1802 | 5.9 | 37.0 | 34.1 | 22.8 | 20.9 | 3.21 | 4.17 | 12.59 | (Tr) | 5.0 | 1 | 2000 | 160 | 240 | 690 | 7.9 |
| 04030 | きな粉 脱皮大豆、黄大豆 | 大さじ1 5g | 0.7 | 29.5 | 6.8 | 2.4 | 12.9 | 15.3 | 14.2 | 0 | 451 | 1889 | 2.6 | 37.5 | 33.9 | 25.1 | 23.7 | 3.43 | 5.61 | 13.61 | (Tr) | 5.4 | 2 | 2000 | 180 | 250 | 680 | 6.2 |
| 04083 | 大豆はいが | - | - | 39.5 | - | 2.8 | 16.0 | 18.8 | 20.7 | 0 | 442 | 1848 | 3.9 | 37.8 | - | 14.7 | - | - | - | - | (0) | 4.1 | 0 | 1400 | 100 | 200 | 720 | 11.7 |
| 04031 | ぶどう豆 | 1食分 40g | 12.3 | 37.0 | 31.5 | 1.3 | 5.0 | 6.3 | 30.7 | 0 | 289 | 1209 | 36.0 | 14.1 | 13.2 | 9.4 | (8.9) | (1.23) | (2.29) | (4.95) | (Tr) | 3.5 | 620 | 330 | 80 | 60 | 200 | 4.2 |
| (06015~017) | えだまめ→野菜類・えだまめ | | | | | | | | | | | | | | | | | | | | | | | | | | | |
| (06287, 288) | もやし→野菜類・(もやし類) | | | | | | | | | | | | | | | | | | | | | | | | | | | |

### だいず[豆腐・油揚げ類]

| 04032 | 木綿豆腐 | 1丁 400g | 4.8 | 1.6 | 0.7 | 0.1 | 0.3 | 0.4 | 1.2 | 0 | 72 | 301 | 86.8 | 6.6 | 6.2 | 4.2 | 3.8 | 0.68 | 0.78 | 2.21 | 0 | 0.8 | 59 | 140 | 86 | 130 | 110 | 0.9 |
| 04033 | 絹ごし豆腐 | 1丁 400g | 6.8 | 2.0 | 0.9 | 0.1 | 0.2 | 0.3 | 1.7 | 0 | 56 | 234 | 89.4 | 4.9 | 4.8 | 3.0 | (2.7) | (0.48) | (0.56) | (1.58) | (0) | 0.7 | 14 | 150 | 57 | 55 | 81 | 0.8 |

| 無機質 | | | | | | ビタミン | | | | | | | | | | | | | | | | | | 食塩相当量 | 備考 |
|---|---|---|---|---|---|---|---|---|---|---|---|---|---|---|---|---|---|---|---|---|---|---|---|---|---|
| 亜鉛 | 銅 | マンガン | ヨウ素 | セレン | クロム | モリブデン | レチノール | カロテン | | β-クリプトキサンチン | β-カロテン当量 | レチノール活性当量 | D | E トコフェロール | | | | K | B₁ | B₂ | ナイアシン | B₆ | B₁₂ | 葉酸 | パントテン酸 | ビオチン | C | | |
| | | | | | | | | α | β | | | | | α | β | γ | δ | | | | | | | | | | | | |
| (←mg→) | | | (←μg→) | | | | (←μg→) | | | | | | | (←mg→) | | | | μg | (←mg→) | | | | | (←μg→) | mg | μg | mg | g | |
| 4.6 | 1.20 | - | 0 | 3 | 1 | 260 | (0) | 0 | 5 | 0 | 5 | Tr | (0) | 0.7 | 0 | 5.0 | 0.1 | 13 | 0.50 | 0.20 | 2.5 | 0.41 | (0) | 260 | 0.48 | 12.5 | Tr | 0 | |
| 2.6 | 0.77 | - | - | - | - | - | (0) | - | - | - | 18 | 2 | (0) | 3.3 | 0 | 8.4 | 0.3 | 38 | 0.10 | 0.05 | 1.0 | 0.36 | (0) | 120 | 0.26 | - | Tr | 1.8 | 別名:いかり豆 種皮付き |
| 0.8 | 0.32 | - | - | - | - | - | (0) | - | - | - | Tr | (0) | (0) | 0.2 | 0 | 1.1 | 0 | 6 | 0.01 | 0.01 | 0.2 | 0.06 | (0) | 30 | 0.14 | - | Tr | 0.4 | 煮豆 |
| 0.9 | 0.38 | - | - | - | - | - | (0) | - | - | - | Tr | (0) | (0) | 0.3 | 0 | 1.4 | 0 | 3 | 0.02 | 0.01 | 0.2 | 0.07 | (0) | 36 | 0.20 | - | Tr | 0.8 | 煮豆 |
| 1.1 | 0.33 | 0.43 | - | - | - | - | (0) | - | - | 4 | (0) | 4 | (0) | 0.4 | - | 1.6 | - | 9 | 0.06 | 0.09 | 0.7 | 0.08 | - | 45 | 0.11 | - | 0 | 1.2 | 煮豆 調味液を除いたもの |
| | | | | | | | | | | | | | | | | | | | | | | | | | | | | | |
| 3.1 | 1.07 | 2.51 | 0 | 5 | 3 | 350 | (0) | Tr | 7 | 1 | 7 | 1 | (0) | 2.3 | 0.9 | 13.0 | 8.6 | 18 | 0.71 | 0.26 | 2.0 | 0.51 | (0) | 260 | 1.36 | 27.5 | 3 | 0 | |
| 3.6 | 1.01 | 2.12 | 0 | 3 | 1 | 350 | (0) | 1 | 30 | 4 | 33 | 3 | (0) | 3.1 | 1.8 | 14.0 | 10.1 | - | 0.72 | 0.28 | 2.2 | 0.50 | (0) | 380 | 0.99 | 29.7 | 4 | 0 | |
| 1.9 | 0.23 | - | 0 | 2 | Tr | 77 | (0) | 0 | 3 | 0 | 3 | Tr | (0) | 1.6 | 0.8 | 4.2 | 3.2 | 7 | 0.17 | 0.08 | 0.4 | 0.10 | (0) | 41 | 0.26 | 9.8 | Tr | 0 | |
| 4.5 | 0.97 | - | 2 | 28 | 1 | 300 | (0) | 0 | 7 | 0 | 7 | 1 | (0) | 1.7 | 0.4 | 15.1 | 5.6 | 34 | 0.88 | 0.30 | 2.1 | 0.46 | (0) | 220 | 1.49 | 33.6 | Tr | 0 | |
| 3.9 | 1.01 | - | 0 | 2 | 1 | 41 | (0) | 0 | 9 | 0 | 9 | 1 | (0) | 2.1 | 0.7 | 18.5 | 8.1 | 34 | 0.84 | 0.30 | 2.2 | 0.59 | (0) | 260 | 1.64 | 32.6 | Tr | 0 | |
| 3.5 | 1.11 | 2.54 | 0 | 1 | 1 | 660 | (0) | 0 | 15 | 0 | 15 | 1 | (0) | 4.8 | 0.7 | 20.3 | 6.4 | 36 | 0.77 | 0.29 | 2.2 | 0.45 | (0) | 220 | 1.68 | 32.9 | Tr | 0 | |
| 4.2 | 1.31 | 3.24 | 1 | 5 | 5 | 290 | (0) | 1 | 5 | 2 | 7 | 1 | (0) | 2.2 | 1.1 | 14.4 | 9.8 | 38 | 0.14 | 0.26 | 2.7 | 0.39 | (0) | 260 | 0.71 | 27.4 | 1 | 0 | |
| 3.7 | 1.06 | 2.37 | 1 | 3 | 12 | 240 | (0) | 2 | 12 | 3 | 14 | 1 | (0) | 3.1 | 1.3 | 16.3 | 10.6 | 32 | 0.12 | 0.27 | 2.5 | 0.41 | (0) | 280 | 0.68 | 26.7 | 1 | 0 | |
| 4.2 | 1.29 | 2.90 | 1 | 5 | 2 | 800 | (0) | 1 | 9 | 2 | 10 | 1 | (0) | 1.3 | 0.5 | 17.2 | 11.4 | 38 | 0.15 | 0.27 | 2.2 | 0.45 | (0) | 250 | 0.57 | 25.0 | 1 | 0 | 有機酸:1.8g |
| 1.1 | 0.28 | 0.84 | - | - | - | - | (0) | 0 | 0 | 0 | 0 | (0) | (0) | 0.5 | 0.3 | 6.2 | 5.6 | 5 | 0.01 | 0.02 | 0.1 | 0.01 | (0) | 11 | 0 | - | Tr | 0.5 | 液汁を除いたもの |
| 1.8 | 0.51 | 1.33 | - | - | - | - | 0 | 0 | 2 | 1 | 3 | Tr | 0 | 0.8 | 0.3 | 8.0 | 5.3 | 11 | 0.15 | 0.10 | 0.9 | 0.18 | 0 | 96 | 0.34 | - | 0 | 0.6 | 試料:レトルト製品 |
| 4.1 | 1.12 | 2.75 | Tr | 5 | 12 | 380 | (0) | 0 | 3 | 1 | 4 | Tr | (0) | 1.7 | 1.2 | 11.5 | 8.6 | 27 | 0.07 | 0.24 | 2.2 | 0.52 | (0) | 220 | 1.01 | 31.0 | 1 | 0 | |
| 4.5 | 1.32 | 2.76 | 1 | 3 | 5 | 450 | (0) | 4 | 50 | 3 | 53 | 4 | (0) | 2.4 | 0.7 | 15.4 | 9.0 | 57 | 0.29 | 0.29 | 2.2 | 0.51 | (0) | 250 | 0.91 | 28.9 | 1 | 0 | 有機酸:1.8g |
| 4.0 | 1.23 | 2.32 | Tr | 5 | 7 | 370 | (0) | Tr | 6 | 1 | 6 | 1 | (0) | 1.9 | 0.8 | 15.5 | 8.6 | 42 | 0.07 | 0.22 | 2.1 | 0.30 | (0) | 250 | 0.74 | 32.9 | 0 | 0 | |
| 6.0 | 1.13 | 2.86 | - | - | - | - | (0) | (0) | 19 | (0) | 19 | 2 | (0) | 18.5 | 1.3 | 10.3 | 1.6 | 190 | 0.03 | 0.73 | 3.4 | 0.56 | (0) | 460 | 0.59 | - | 0 | 0 | |
| 1.1 | 0.39 | - | - | - | - | - | (0) | - | - | 0 | (0) | 0 | (0) | 2.4 | 1.4 | 6.3 | 4.2 | 10 | 0.09 | 0.05 | 0.4 | 0.07 | (0) | 48 | 0.28 | - | Tr | 1.6 | 煮豆 |
| | | | | | | | | | | | | | | | | | | | | | | | | | | | | | |
| | | | | | | | | | | | | | | | | | | | | | | | | | | | | | |
| 0.6 | 0.15 | 0.38 | 5 | 4 | 2 | 41 | (0) | - | - | 0 | (0) | 0 | (0) | 0.2 | 0.1 | 3.1 | 1.3 | 13 | 0.07 | 0.03 | 0.1 | 0.05 | (0) | 12 | 0.02 | 3.8 | Tr | 0.1 | |
| 0.5 | 0.15 | 0.31 | - | - | - | - | (0) | - | - | 0 | (0) | 0 | (0) | 0.1 | Tr | 2.1 | 0.9 | 12 | 0.10 | 0.04 | 0.2 | 0.06 | (0) | 11 | 0.09 | - | Tr | 0 | |

4 豆類

# 4 豆類

| 食品番号 | 食品名 | 常用量 | 糖質量の目安（常用量あたり） | 炭水化物 | 利用可能炭水化物（単糖当量） | 食物繊維 水溶性 | 食物繊維 不溶性 | 食物繊維 総量 | 糖質量の目安（可食部100gあたり） | 廃棄率 | エネルギー kcal | エネルギー kJ | 水分 | たんぱく質 | アミノ酸組成によるたんぱく質 | 脂質 | トリアシルグリセロール当量 | 脂肪酸 飽和 | 脂肪酸 一価不飽和 | 脂肪酸 多価不飽和 | コレステロール mg | 灰分 | ナトリウム | カリウム | カルシウム | マグネシウム | リン | 鉄 |
|---|---|---|---|---|---|---|---|---|---|---|---|---|---|---|---|---|---|---|---|---|---|---|---|---|---|---|---|---|
| | | (単位) | | | | g | | | | % | kcal | kJ | | | | | g | | | | mg | g | | | mg | | | |
| 04034 | ソフト豆腐 | 1丁 400g | 6.4 | 2.0 | 0.4 | 0.2 | 0.2 | 0.4 | 1.6 | 0 | 59 | 247 | 88.9 | 5.1 | 4.9 | 3.3 | (3.0) | (0.53) | (0.61) | (1.74) | (0) | 0.7 | 7 | 150 | 91 | 32 | 82 | 0.7 |
| 04035 | 充てん豆腐 | 1丁 165g | 3.6 | 2.5 | 0.8 | 0.2 | 0.1 | 0.3 | 2.2 | 0 | 59 | 247 | 88.6 | 5.0 | 5.0 | 3.1 | (2.8) | (0.50) | (0.58) | (1.63) | (0) | 0.8 | 10 | 200 | 31 | 68 | 83 | 0.8 |
| 04036 | 沖縄豆腐 | 1丁 450g | 0.9 | 0.7 | (1.0) | 0.2 | 0.3 | 0.5 | 2.2 | 0 | 106 | 444 | 81.8 | 9.1 | (8.6) | 7.2 | (6.6) | (1.16) | (1.34) | (3.80) | (0) | 1.2 | 170 | 180 | 120 | 66 | 130 | 1.7 |
| 04037 | ゆし豆腐 | 1丁 180g | 2.5 | 1.7 | (0.6) | 0.2 | 0.1 | 0.3 | 1.4 | 0 | 50 | 209 | 90.0 | 4.3 | (4.1) | 2.8 | (2.6) | (0.45) | (0.52) | (1.48) | (0) | 1.2 | 240 | 210 | 36 | 43 | 71 | 0.7 |
| 04038 | 焼き豆腐 | 1丁 200g | 1.0 | 1.0 | 0.7 | 0.1 | 0.4 | 0.5 | 0.5 | 0 | 88 | 368 | 84.8 | 7.8 | 7.7 | 5.7 | (5.2) | (0.92) | (1.06) | (3.00) | (0) | 0.7 | 4 | 90 | 150 | 37 | 110 | 1.6 |
| 04039 | 生揚げ | 1枚 200g | 0.4 | 0.9 | 0.2 | 0.2 | 0.5 | 0.7 | 0.2 | 0 | 150 | 628 | 75.9 | 10.7 | 10.1 | 11.3 | (10.7) | (1.61) | (3.07) | (5.51) | Tr | 1.2 | 3 | 120 | 240 | 55 | 150 | 2.6 |
| 04040 | 油揚げ 生 | 1枚 20g | 0.0 | 0.4 | 0.5 | 0.5 | 0.8 | 1.3 | 0.0 | 0 | 410 | 1715 | 39.9 | 23.4 | 22.4 | 34.4 | 31.2 | 3.89 | 12.44 | 13.56 | (Tr) | 1.9 | 4 | 86 | 310 | 150 | 350 | 3.2 |
| 04084 | 油揚げ 油抜き、生 | 1枚 30g | 0.0 | Tr | 0.3 | 0.4 | 0.5 | 0.9 | 0.0 | 0 | 288 | 1203 | 56.9 | 18.2 | 17.5 | 23.4 | 21.3 | 2.74 | 8.07 | 9.60 | (Tr) | 1.4 | 2 | 51 | 230 | 110 | 280 | 2.5 |
| 04085 | 油揚げ 油抜き、焼き | 1枚 30g | 0.0 | 0.7 | 0.4 | 0.7 | 1.2 | 1.2 | 0.0 | 0 | 398 | 1664 | 40.2 | 24.9 | 24.1 | 32.2 | 28.8 | 3.73 | 10.77 | 13.01 | (Tr) | 2.0 | 4 | 74 | 320 | 150 | 380 | 3.4 |
| 04086 | 油揚げ 油抜き、ゆで | 1枚 65g | 0.0 | 0.3 | 0.1 | 0.2 | 0.4 | 0.6 | 0.0 | 0 | 177 | 742 | 72.6 | 12.4 | 12.0 | 13.8 | 12.5 | 1.68 | 4.34 | 5.98 | (Tr) | 0.9 | Tr | 12 | 140 | 59 | 180 | 1.6 |
| 04041 | がんもどき | 1個 95g | 0.2 | 1.6 | 2.2 | 0.6 | 0.8 | 1.4 | 0.2 | 0 | 228 | 954 | 63.5 | 15.3 | 14.9 | 17.8 | (16.8) | (2.49) | (5.02) | (8.52) | Tr | 1.8 | 190 | 80 | 270 | 98 | 200 | 3.6 |
| 04042 | 凍り豆腐 乾 | 1個 20g | 0.3 | 4.2 | 0.2 | 0.5 | 1.9 | 2.5 | 1.7 | 0 | 536 | 2241 | 7.2 | 50.5 | 48.6 | 34.1 | 32.3 | 5.22 | 7.38 | 18.32 | (0) | 4.0 | 440 | 34 | 630 | 140 | 820 | 7.5 |
| 04087 | 凍り豆腐 水煮 | 1個 85g | 0.5 | 1.1 | 0.1 | 0.2 | 0.3 | 0.5 | 0.6 | 0 | 115 | 480 | 79.6 | 10.7 | 10.5 | 7.3 | 6.7 | 1.07 | 1.53 | 3.76 | (0) | 1.3 | 260 | 3 | 150 | 29 | 180 | 1.7 |
| 04043 | 豆腐よう | 1個 20g | 3.7 | 19.1 | - | - | - | - | 18.3 | 0 | 189 | 791 | 60.6 | 9.5 | - | 8.3 | 7.5 | 1.17 | 1.59 | 4.39 | (0) | 2.5 | 760 | 38 | 160 | 52 | 190 | 1.7 |
| 04044 | 豆腐竹輪 蒸し | 1本 115g | 6.8 | 6.7 | - | 0.2 | 0.6 | 0.8 | 5.9 | 0 | 126 | 527 | 71.6 | 14.9 | - | 4.4 | 3.7 | 0.62 | 0.73 | 2.17 | 12 | 2.4 | 740 | 140 | 70 | 65 | 150 | 2.0 |
| 04045 | 豆腐竹輪 焼き | 1本 125g | 8.5 | 7.5 | - | 0.2 | 0.5 | 0.7 | 6.8 | 0 | 139 | 582 | 68.8 | 16.1 | - | 4.9 | 4.1 | 0.69 | 0.82 | 2.39 | 13 | 2.7 | 900 | 150 | 100 | 73 | 170 | 2.3 |
| 04088 | ろくじょう豆腐 | - | 0.6 | 3.8 | - | 0.9 | 2.3 | 3.2 | 0.6 | 0 | 347 | 1453 | 26.5 | 34.7 | (32.7) | 21.5 | (19.6) | (3.46) | (4.00) | (11.33) | (0) | 13.5 | 4300 | 430 | 660 | 110 | 590 | 6.1 |

## だいず［納豆類］

| 食品番号 | 食品名 | 常用量 | 糖質量の目安（常用量あたり） | 炭水化物 | 利用可能炭水化物 | 水溶性 | 不溶性 | 総量 | 糖質量の目安（可食部100gあたり） | 廃棄率 | kcal | kJ | 水分 | たんぱく質 | アミノ酸 | 脂質 | トリアシル | 飽和 | 一価 | 多価 | コレステロール | 灰分 | ナトリウム | カリウム | カルシウム | マグネシウム | リン | 鉄 |
|---|---|---|---|---|---|---|---|---|---|---|---|---|---|---|---|---|---|---|---|---|---|---|---|---|---|---|---|---|
| 04046 | 糸引き納豆 | 1パック 50g | 2.7 | 12.1 | 0.3 | 2.3 | 4.4 | 6.7 | 5.4 | 0 | 200 | 837 | 59.5 | 16.5 | 14.2 | 10.0 | (9.7) | (1.45) | (2.21) | (5.65) | Tr | 1.9 | 2 | 660 | 90 | 100 | 190 | 3.3 |
| 04047 | 挽きわり納豆 | 1パック 50g | 2.3 | 10.5 | 0.2 | 2.0 | 3.9 | 5.9 | 4.6 | 0 | 194 | 812 | 60.9 | 16.6 | 14.8 | 10.0 | (9.7) | (1.45) | (2.21) | (5.65) | (0) | 2.0 | 2 | 700 | 59 | 88 | 250 | 2.6 |
| 04048 | 五斗納豆 | 1袋 155g | 29.6 | 24.0 | - | 2.0 | 2.9 | 4.9 | 19.1 | 0 | 227 | 950 | 45.8 | 15.3 | - | 8.1 | 6.9 | 1.13 | 1.22 | 4.26 | (0) | 6.8 | 2300 | 430 | 49 | 61 | 190 | 2.2 |
| 04049 | 寺納豆 | 1袋 105g | 25.1 | 31.5 | - | 1.6 | 6.0 | 7.6 | 23.9 | 0 | 271 | 1134 | 24.4 | 18.6 | - | 8.1 | - | 1.01 | 1.10 | 3.70 | (0) | 17.4 | 5600 | 1000 | 110 | 140 | 330 | 5.9 |

(17044～050, 17119～124) ［みそ類］→調味料及び香辛料類・（みそ類）

## だいず［その他］

| 食品番号 | 食品名 | 常用量 | 糖質量の目安（常用量あたり） | 炭水化物 | 利用可能炭水化物 | 水溶性 | 不溶性 | 総量 | 糖質量の目安（可食部100gあたり） | 廃棄率 | kcal | kJ | 水分 | たんぱく質 | アミノ酸 | 脂質 | トリアシル | 飽和 | 一価 | 多価 | コレステロール | 灰分 | ナトリウム | カリウム | カルシウム | マグネシウム | リン | 鉄 |
|---|---|---|---|---|---|---|---|---|---|---|---|---|---|---|---|---|---|---|---|---|---|---|---|---|---|---|---|---|
| 04051 | おから 生 | 1カップ 70g | 1.6 | 13.8 | 0.6 | 0.4 | 11.1 | 11.5 | 2.3 | 0 | 111 | 464 | 75.5 | 6.1 | 5.3 | 3.6 | (3.4) | (0.51) | (0.67) | (2.03) | (0) | 1.0 | 5 | 350 | 81 | 40 | 99 | 1.3 |
| 04089 | おから 乾燥 | 1カップ 45g | 3.9 | 52.3 | (2.2) | 1.5 | 42.1 | 43.6 | 8.7 | 0 | 421 | 1761 | 7.1 | 23.1 | (20.2) | 13.6 | (12.7) | (1.94) | (2.55) | (7.68) | (0) | 3.8 | 19 | 1300 | 310 | 150 | 380 | 4.9 |
| 04052 | 豆乳 豆乳 | 1杯 200ml | 5.8 | 3.1 | 1.0 | 0.2 | 0 | 0.2 | 2.9 | 0 | 46 | 192 | 90.8 | 3.6 | 3.3 | 2.0 | (1.8) | (0.32) | (0.37) | (1.05) | (0) | 0.5 | 2 | 190 | 15 | 25 | 49 | 1.2 |

| 亜鉛 | 銅 | マンガン | ヨウ素 | セレン | クロム | モリブデン | レチノール | カロテン α | β | β-クリプトキサンチン | β-カロテン当量 | レチノール活性当量 | D | トコフェロール α | β | γ | δ | K | B₁ | B₂ | ナイアシン | B₆ | B₁₂ | 葉酸 | パントテン酸 | ビオチン | C | 食塩相当量 | 備考 |
|---|---|---|---|---|---|---|---|---|---|---|---|---|---|---|---|---|---|---|---|---|---|---|---|---|---|---|---|---|---|
| ——mg—— | | | (———————μg———————) | | | | (———————————μg———————————) | | | | | | μg | (————mg————) | | | | μg | (————mg————) | | | (——μg——) | | mg | μg | mg | g | | |
| 0.5 | 0.16 | 0.33 | - | - | - | - | (0) | - | - | - | (0) | (0) | (0) | 0.1 | 0.1 | 2.2 | 1.0 | 10 | 0.07 | 0.03 | 0.1 | 0.07 | (0) | 10 | 0.10 | - | Tr | 0 | |
| 0.6 | 0.18 | 0.43 | - | - | - | - | (0) | - | - | 0 | (0) | (0) | (0) | 0.3 | 0.1 | 2.4 | 0.8 | 11 | 0.15 | 0.05 | 0.3 | 0.09 | (0) | 23 | 0.12 | - | Tr | 0 | |
| 1.0 | 0.19 | 0.93 | - | - | - | - | (0) | - | - | - | (0) | (0) | (0) | 0.4 | 0.1 | 4.8 | 1.8 | 16 | 0.10 | 0.04 | 0.2 | 0.06 | (0) | 14 | Tr | - | Tr | 0.4 | 別名：島豆腐 |
| 0.5 | 0.14 | 0.30 | - | - | - | - | (0) | - | - | - | (0) | (0) | (0) | 0.1 | 0.1 | 2.0 | 1.2 | 9 | 0.10 | 0.04 | 0.2 | 0.07 | 0 | 13 | 0.20 | - | Tr | 0.6 | |
| 0.8 | 0.16 | 0.60 | - | - | - | - | (0) | - | - | - | (0) | (0) | (0) | 0.1 | 0.1 | 3.5 | 1.5 | 14 | 0.07 | 0.03 | 0.1 | 0.05 | (0) | 12 | 0.06 | - | Tr | 0 | |
| 1.1 | 0.22 | 0.85 | - | - | - | - | (0) | - | - | - | (0) | (0) | (0) | 0.8 | 0.1 | 5.6 | 2.0 | 25 | 0.07 | 0.03 | 0.1 | 0.08 | (0) | 23 | 0.17 | - | Tr | 0 | 別名：厚揚げ |
| 2.5 | 0.22 | 1.55 | 1 | 8 | 5 | 97 | (0) | - | - | - | (0) | (0) | (0) | 1.3 | 0.2 | 12.0 | 5.6 | 67 | 0.06 | 0.04 | 0.1 | 0.07 | (0) | 18 | 0.07 | 7.1 | 0 | 0 | |
| 2.1 | 0.16 | 1.22 | Tr | 6 | 4 | 68 | (0) | - | - | - | (0) | (0) | (0) | 0.9 | 0.2 | 9.6 | 4.5 | 48 | 0.04 | 0.02 | 0.1 | 0.04 | (0) | 12 | 0.04 | 4.8 | 0 | 0 | |
| 2.7 | 0.22 | 1.65 | Tr | 8 | 6 | 92 | (0) | - | - | - | (0) | (0) | (0) | 1.1 | 0.3 | 12.4 | 5.8 | 65 | 0.04 | 0.03 | 0.2 | 0.06 | (0) | 14 | 0.04 | 6.8 | 0 | 0 | |
| 1.4 | 0.07 | 0.73 | 0 | 4 | 3 | 22 | (0) | - | - | - | (0) | (0) | (0) | 0.5 | 0.1 | 5.0 | 2.4 | 26 | 0.01 | 0.01 | 0 | 0.01 | (0) | 3 | 0.02 | 3.3 | 0 | 0 | |
| 1.6 | 0.22 | 1.30 | 32 | 4 | 8 | 60 | (0) | - | - | - | (0) | (0) | (0) | 1.5 | 0.2 | 8.1 | 2.5 | 43 | 0.03 | 0.04 | 0.2 | 0.08 | (0) | 21 | 0.20 | 7.6 | Tr | 0.5 | |
| 5.2 | 0.57 | 4.32 | 1 | 19 | 5 | 67 | (0) | 1 | 7 | 3 | 9 | 1 | (0) | 1.9 | 0.8 | 20.4 | 10.6 | 60 | 0.02 | 0.02 | Tr | 0.02 | 0.1 | 6 | 0.10 | 21.4 | 0 | 1.1 | 別名：高野豆腐<br>試料：炭酸水素ナトリウム処理製品 |
| 1.2 | 0.09 | 1.02 | Tr | 5 | 1 | 3 | (0) | 0 | 1 | 1 | 2 | Tr | (0) | 0.3 | 0.2 | 4.0 | 2.2 | 13 | 0 | 0 | 0 | 0 | (0) | 0 | 0.02 | 3.1 | 0 | 0.7 | 別名：高野豆腐<br>湯戻し後、煮たもの |
| 1.7 | 0.22 | 1.70 | 1 | 4 | 3 | 45 | (0) | - | - | 2 | Tr | (0) | (0) | 0.6 | 0.1 | 7.0 | 3.1 | 18 | 0.02 | 0.07 | 0.5 | 0.05 | (0) | Tr | 7 | 0.40 | 4.2 | Tr | 1.9 | |
| 1.0 | 0.13 | 0.58 | 63 | 14 | 4 | 43 | 3 | - | - | - | (0) | 3 | (0) | 0.4 | 0.1 | 2.8 | 0.5 | 12 | 0.12 | 0.08 | 0.5 | 0.04 | 0.6 | 11 | 0.17 | 4.2 | Tr | 1.9 | 原材料配合割合：豆腐2、すり身1 |
| 1.0 | 0.14 | 0.61 | - | - | - | - | (0) | - | - | - | (0) | (0) | (0) | 0.4 | 0.1 | 3.0 | 0.6 | 10 | 0.13 | 0.08 | 0.5 | 0.04 | 0.8 | 17 | 0.21 | - | Tr | 2.3 | 原材料配合割合：豆腐2、すり身1 |
| 4.6 | 0.73 | 3.83 | - | - | - | - | (0) | (0) | 3 | (0) | 3 | Tr | (0) | 2.5 | 0.5 | 15.1 | 5.1 | 41 | 0.10 | 0.06 | 0.5 | 0.11 | (0) | 23 | 0.14 | - | 0 | 11.0 | |
| | | | | | | | | | | | | | | | | | | | | | | | | | | | | | |
| 1.9 | 0.61 | - | Tr | 16 | 1 | 290 | (0) | - | - | - | 0 | (0) | (0) | 0.5 | 0.2 | 5.9 | 3.3 | 600 | 0.07 | 0.56 | 1.1 | 0.24 | Tr | 120 | 3.60 | 18.2 | Tr | 0 | ビタミンK：メナキノン-7を含む |
| 1.3 | 0.43 | 1.00 | - | - | - | - | (0) | 0 | 0 | 0 | 0 | (0) | (0) | 0.8 | 0.3 | 9.0 | 5.4 | 930 | 0.14 | 0.36 | 0.9 | 0.29 | 0 | 110 | 4.28 | - | Tr | 0 | ビタミンK：メナキノン-7を含む |
| 1.1 | 0.31 | 0.75 | 1 | 8 | 2 | 75 | (0) | - | - | - | (0) | (0) | (0) | 0.6 | 0.2 | 6.2 | 1.7 | 590 | 0.08 | 0.35 | 1.1 | 0.19 | - | 110 | 2.90 | 14.7 | Tr | 5.8 | 別名：こうじ納豆<br>ビタミンK：メナキノン-7を含む |
| 3.8 | 0.80 | 1.70 | 1 | 14 | 2 | 110 | (0) | - | - | - | (0) | (0) | (0) | 0.9 | 0.3 | 7.6 | 2.6 | 190 | 0.04 | 0.35 | 4.1 | 0.17 | - | 39 | 0.81 | 19.1 | Tr | 14.2 | 別名：塩辛納豆、浜納豆<br>ビタミンK：メナキノン-7を含む |
| | | | | | | | | | | | | | | | | | | | | | | | | | | | | | |
| 0.6 | 0.14 | 0.40 | 1 | 1 | 1 | 45 | (0) | 0 | 0 | 0 | 0 | (0) | (0) | 0.4 | 0.1 | 2.8 | 0.4 | 8 | 0.11 | 0.03 | 0.2 | 0.06 | (0) | 14 | 0.31 | 4.1 | Tr | 0 | |
| 2.3 | 0.53 | 1.52 | 4 | 4 | 4 | 170 | (0) | 0 | 0 | 0 | 0 | (0) | (0) | 1.5 | 0.4 | 10.6 | 1.5 | 30 | 0.42 | 0.11 | 0.8 | 0.23 | (0) | 53 | 1.18 | 15.5 | Tr | 0 | |
| 0.3 | 0.12 | 0.23 | Tr | 1 | 0 | 54 | (0) | - | - | - | (0) | (0) | (0) | 0.1 | 0 | 2.0 | 1.0 | 4 | 0.03 | 0.02 | 0.5 | 0.06 | (0) | 28 | 0.28 | 3.9 | Tr | 0 | |

4 豆類

## 4 豆類

| 食品番号 | 食品名 | | 常用量 | 糖質量の目安(常用量あたり) | 炭水化物 | 利用可能炭水化物(単糖当量) | 食物繊維 水溶性 | 食物繊維 不溶性 | 食物繊維 総量 | 糖質量の目安(可食部100gあたり) | 廃棄率 | エネルギー kcal | エネルギー kJ | 水分 | たんぱく質 | アミノ酸組成によるたんぱく質 | 脂質 | トリアシルグリセロール当量 | 脂肪酸 飽和 | 脂肪酸 一価不飽和 | 脂肪酸 多価不飽和 | コレステロール mg | 灰分 g | 無機質 ナトリウム | 無機質 カリウム | 無機質 カルシウム | 無機質 マグネシウム | 無機質 リン | 無機質 鉄 |
|---|---|---|---|---|---|---|---|---|---|---|---|---|---|---|---|---|---|---|---|---|---|---|---|---|---|---|---|---|---|
| | | (単位) | | g | g | g | g | g | g | g | % | kcal | kJ | g | g | g | g | g | g | g | g | mg | g | mg | mg | mg | mg | mg | mg |
| 04053 | 豆乳 調製豆乳 | | 1杯200ml | 9.0 | 4.8 | 1.9 | 0.2 | 0.1 | 0.3 | 4.5 | 0 | 64 | 268 | 87.9 | 3.2 | 3.1 | 3.6 | 3.4 | 0.50 | 0.75 | 1.99 | (0) | 0.5 | 50 | 170 | 31 | 19 | 44 | 1.2 |
| 04054 | 豆乳 豆乳飲料・麦芽コーヒー | | 1杯200ml | 15.4 | 7.8 | 4.3 | 0.1 | 0 | 0.1 | 7.7 | 0 | 60 | 251 | 87.4 | 2.2 | 2.0 | 2.2 | 2.1 | 0.33 | 0.44 | 1.20 | 0 | 0.4 | 42 | 110 | 20 | 13 | 36 | 0.3 |
| 04055 | 大豆たんぱく 粒状大豆たんぱく | | - | - | 36.7 | - | 5.9 | 11.9 | 17.8 | 18.9 | 0 | 360 | 1506 | 7.8 | 46.3 | (44.1) | 3.0 | 1.9 | 0.38 | 0.29 | 1.16 | (0) | 6.2 | 3 | 2400 | 270 | 290 | 730 | 7.7 |
| 04056 | 大豆たんぱく 濃縮大豆たんぱく | | - | - | 27.9 | - | 1.4 | 19.5 | 20.9 | 7.0 | 0 | 361 | 1510 | 6.8 | 58.2 | (55.4) | 1.7 | 0.7 | 0.21 | 0.08 | 0.39 | (0) | 5.4 | 550 | 1300 | 280 | 220 | 750 | 9.2 |
| 04057 | 大豆たんぱく 分離大豆たんぱく 塩分無調整タイプ | | - | - | 7.5 | 1.1 | 0 | 4.2 | 4.2 | 3.3 | 0 | 388 | 1623 | 5.9 | 79.1 | 75.3 | 3.0 | 1.6 | 0.41 | 0.19 | 0.96 | (0) | 4.5 | 1300 | 190 | 57 | 58 | 840 | 9.4 |
| 04090 | 大豆たんぱく 分離大豆たんぱく 塩分調整タイプ | | - | - | 7.5 | - | 0 | 4.2 | 4.2 | 3.3 | 0 | 388 | 1623 | 5.9 | 79.1 | - | 3.0 | - | - | - | - | (0) | 4.5 | 640 | 260 | 890 | 58 | 840 | 9.4 |
| 04058 | 大豆たんぱく 繊維状大豆たんぱく | | - | - | 25.2 | - | 0.5 | 5.1 | 5.6 | 19.6 | 0 | 383 | 1602 | 5.8 | 59.3 | (56.5) | 5.0 | 3.6 | 0.72 | 0.69 | 2.07 | (0) | 4.7 | 1400 | 270 | 70 | 55 | 630 | 8.2 |
| 04059 | 湯葉 生 | | 1枚30g | 1.0 | 4.1 | 1.1 | 0.2 | 0.6 | 0.8 | 3.3 | 0 | 231 | 967 | 59.1 | 21.8 | 20.9 | 13.7 | 12.3 | 1.90 | 2.80 | 7.06 | (0) | 1.3 | 4 | 290 | 90 | 80 | 250 | 3.6 |
| 04060 | 湯葉 干し、乾 | | 1枚5g | 0.2 | 7.2 | 2.7 | 0.6 | 2.4 | 3.0 | 4.2 | 0 | 530 | 2217 | 6.9 | 50.4 | 48.6 | 32.1 | 30.0 | 4.98 | 6.30 | 16.26 | (0) | 3.3 | 12 | 840 | 210 | 220 | 600 | 8.3 |
| 04091 | 湯葉 干し、湯戻し | | 1枚15g | - | - | - | 0.4 | 0.8 | 0.9 | 1.2 | 0 | 161 | 674 | 72.8 | 15.7 | 14.9 | 10.6 | 9.6 | 1.60 | 2.01 | 5.22 | (0) | 0.9 | 2 | 140 | 66 | 60 | 170 | 2.6 |
| 04061 | 金山寺みそ | | 大さじ1 18g | 8.4 | 50.0 | - | 0.2 | 3.0 | 3.2 | 46.8 | 0 | 256 | 1071 | 34.3 | 6.9 | - | 3.2 | - | 0.54 | 0.47 | 1.51 | (0) | 5.6 | 2000 | 190 | 33 | 54 | 130 | 1.7 |
| 04062 | ひしおみそ | | 大さじ1 18g | 6.5 | 38.8 | - | 0.9 | 1.9 | 2.8 | 36.0 | 0 | 206 | 862 | 46.3 | 6.5 | - | 2.7 | 2.2 | 0.36 | 0.51 | 1.27 | (0) | 5.7 | 1900 | 340 | 56 | 56 | 120 | 1.9 |
| 04063 | テンペ | | 1袋100g | 5.2 | 15.4 | - | 2.1 | 8.1 | 10.2 | 5.2 | 0 | 202 | 845 | 57.8 | 15.8 | (13.1) | 9.0 | 7.8 | 1.20 | 1.61 | 4.69 | (0) | 2.0 | 2 | 730 | 70 | 95 | 250 | 2.4 |
| | つるあずき | | | | | | | | | | | | | | | | | | | | | | | | | | | | |
| 04064 | 全粒、乾 | | - | - | 61.8 | 39.6 | 1.3 | 20.7 | 22.0 | 39.8 | 0 | 348 | 1455 | 12.0 | 20.8 | (17.4) | 1.6 | 1.0 | 0.32 | 0.10 | 0.55 | (0) | 3.9 | 1 | 1400 | 280 | 230 | 320 | 11.4 |
| 04092 | 全粒、ゆで | | - | - | 27.5 | (18.0) | 0.6 | 12.8 | 13.4 | 14.1 | 0 | 159 | 664 | 60.5 | 9.7 | (8.2) | 1.0 | (0.6) | (0.19) | (0.06) | (0.33) | (0) | 1.3 | 0 | 370 | 130 | 97 | 120 | 3.3 |
| | ひよこまめ | | | | | | | | | | | | | | | | | | | | | | | | | | | | |
| 04065 | 全粒、乾 | | 1カップ 170g | 76.8 | 61.5 | 41.3 | 1.2 | 15.1 | 16.3 | 45.2 | 0 | 374 | 1565 | 10.4 | 20.0 | (16.7) | 5.2 | 4.3 | 0.56 | 1.48 | 2.04 | (0) | 2.9 | 17 | 1200 | 100 | 140 | 270 | 2.6 |
| 04066 | 全粒、ゆで | | 1カップ 140g | 22.1 | 27.4 | 20.0 | 0.5 | 11.1 | 11.6 | 15.8 | 0 | 171 | 715 | 59.6 | 9.5 | (8.0) | 2.5 | 2.1 | 0.28 | 0.72 | 1.00 | (0) | 1.0 | 5 | 350 | 45 | 51 | 120 | 1.2 |
| 04067 | 全粒、フライ、味付け | | - | - | 62.6 | (44.8) | 1.1 | 19.9 | 21.0 | 41.6 | 0 | 419 | 1753 | 4.6 | 18.8 | (15.7) | 10.4 | 8.1 | 1.24 | 3.19 | 3.28 | (0) | 3.6 | 700 | 690 | 73 | 110 | 370 | 4.2 |
| | べにばないんげん | | | | | | | | | | | | | | | | | | | | | | | | | | | | |
| 04068 | 全粒、乾 | | 1カップ 135g | 46.6 | 61.2 | 36.2 | 1.2 | 25.5 | 26.7 | 34.5 | 0 | 332 | 1389 | 15.4 | 17.2 | (13.5) | 1.7 | 1.2 | 0.21 | 0.11 | 0.85 | (0) | 4.5 | 1 | 1700 | 78 | 190 | 430 | 5.4 |
| 04069 | 全粒、ゆで | | 1カップ 130g | 19.1 | 22.3 | 13.3 | 0.7 | 6.9 | 7.6 | 14.7 | 0 | 121 | 506 | 69.7 | 6.2 | (4.9) | 0.6 | 0.4 | 0.08 | 0.04 | 0.29 | (0) | 1.2 | 1 | 440 | 28 | 50 | 140 | 1.6 |
| | らいまめ | | | | | | | | | | | | | | | | | | | | | | | | | | | | |
| 04070 | 全粒、乾 | | - | - | 60.8 | 37.2 | 1.4 | 18.3 | 19.6 | 41.2 | 0 | 351 | 1468 | 11.7 | 21.9 | (18.8) | 1.8 | 1.3 | 0.42 | 0.10 | 0.75 | (0) | 3.8 | Tr | 1800 | 78 | 170 | 250 | 6.2 |
| 04093 | 全粒、ゆで | | - | - | 26.0 | (16.4) | 0.8 | 10.2 | 10.9 | 15.1 | 0 | 152 | 638 | 62.3 | 9.6 | (8.2) | 0.9 | (0.7) | (0.21) | (0.05) | (0.38) | (0) | 1.1 | 0 | 490 | 27 | 52 | 95 | 2.3 |
| (05034, 35,44, 45) | らっかせい→種実類・らっかせい | | | | | | | | | | | | | | | | | | | | | | | | | | | | |

| 亜鉛 | 銅 | マンガン | ヨウ素 | セレン | クロム | モリブデン | レチノール | カロテン α | カロテン β | β-クリプトキサンチン | β-カロテン当量 | レチノール活性当量 | D | トコフェロール α | β | γ | δ | K | B₁ | B₂ | ナイアシン | B₆ | B₁₂ | 葉酸 | パントテン酸 | ビオチン | C | 食塩相当量 | 備考 |
|---|---|---|---|---|---|---|---|---|---|---|---|---|---|---|---|---|---|---|---|---|---|---|---|---|---|---|---|---|---|
| (mg) | | | (μg) | | | | (μg) | | | | | | (μg) | (mg) | | | | (μg) | (mg) | | | | (μg) | (μg) | (mg) | (μg) | (mg) | (g) | |
| 0.4 | 0.12 | - | - | - | - | - | (0) | - | - | - | (0) | (0) | (0) | 2.2 | 0.1 | 3.1 | 0.5 | 6 | 0.07 | 0.02 | 0.2 | 0.05 | (0) | 31 | 0.24 | - | Tr | 0.1 | |
| 0.2 | 0.07 | 0.13 | - | - | - | - | 0 | 0 | 0 | 0 | 0 | 0 | 0 | 0.3 | 0 | 1.8 | 0.6 | 3 | 0.01 | 0.01 | 0.4 | 0.03 | 0 | 15 | 0.12 | - | Tr | 0.1 | |
| 4.5 | 1.41 | 2.61 | - | - | - | - | (0) | 0 | 0 | 0 | 0 | 0 | (0) | 0 | 0 | 0.5 | 0.3 | 1 | 0.67 | 0.30 | 2.2 | 0.64 | (0) | 370 | 1.89 | - | Tr | 0 | |
| 3.1 | 0.99 | 2.00 | - | - | - | - | (0) | 0 | 0 | 0 | 0 | 0 | (0) | 0 | 0 | 0.1 | 0.1 | 0 | 0.37 | 0.11 | 0.6 | 0.16 | (0) | 210 | 0.40 | - | Tr | 1.4 | |
| 2.9 | 1.51 | 0.89 | - | - | - | - | (0) | 0 | 0 | 0 | 0 | 0 | (0) | 0 | 0 | 0.3 | 0.2 | Tr | 0.11 | 0.14 | 0.4 | 0.06 | (0) | 270 | 0.37 | - | Tr | 3.3 | |
| 2.9 | 1.51 | 0.89 | - | - | - | - | (0) | 0 | 0 | 0 | 0 | 0 | (0) | 0 | 0 | 0.3 | 0.2 | Tr | 0.11 | 0.14 | 0.4 | 0.06 | (0) | 270 | 0.37 | - | Tr | 1.6 | |
| 2.4 | 1.13 | 1.02 | - | - | - | - | (0) | 0 | 0 | 0 | 0 | 0 | (0) | 0.3 | 0.1 | 1.5 | 0.6 | 2 | 0.62 | 0.16 | 0.5 | 0.08 | (0) | 170 | 0.34 | - | Tr | 3.6 | |
| 2.2 | 0.70 | - | 1 | 3 | 1 | 100 | (0) | - | - | - | 10 | 1 | | 0.9 | 0.1 | 4.0 | 0.3 | 22 | 0.17 | 0.09 | 0.3 | 0.13 | | 25 | 0.34 | 14.3 | Tr | 0 | |
| 4.9 | 3.27 | 3.43 | 3 | 7 | 4 | 270 | (0) | 1 | 7 | 2 | 8 | 1 | (0) | 2.4 | 0.6 | 11.9 | 5.2 | 55 | 0.35 | 0.12 | 1.4 | 0.32 | (0) | 38 | 0.55 | 37.3 | 0 | 0 | |
| 1.6 | 0.57 | 1.09 | 0 | 2 | 1 | 14 | (0) | Tr | 2 | Tr | 3 | Tr | (0) | 0.7 | 0.2 | 3.7 | 1.6 | 16 | 0.05 | 0.01 | 0.1 | 0.03 | (0) | 3 | 0.12 | 10.5 | 0 | 0 | |
| 0.7 | 0.16 | 0.96 | 1 | 1 | 1 | 34 | (0) | - | - | - | - | (0) | (0) | 0 | 0 | 0.9 | 0.2 | 16 | 0.02 | 0.18 | 2.3 | 0.10 | (0) | 34 | 0.74 | 8.1 | Tr | 5.1 | ビタミンK：メナキノン-7を含む |
| 0.9 | 0.32 | 0.52 | 1 | 2 | 4 | 37 | (0) | - | - | - | - | (0) | (0) | 0.6 | 0 | 0.6 | 1.9 | 17 | 0.11 | 0.27 | 2.6 | 0.08 | (0) | 12 | 0.36 | 7.1 | Tr | 4.8 | ビタミンK：メナキノン-7を含む |
| 1.7 | 0.52 | 0.80 | 1 | 3 | 1 | 76 | (0) | - | - | - | 1 | Tr | (0) | 0.8 | 0.2 | 8.5 | 4.0 | 11 | 0.07 | 0.09 | 2.4 | 0.23 | 0 | 49 | 1.08 | 19.9 | Tr | 0 | 丸大豆製品 |
| | | | | | | | | | | | | | | | | | | | | | | | | | | | | | 別名：たけあずき |
| 3.1 | 0.73 | 2.92 | 0 | 3 | 4 | 220 | (0) | 1 | 20 | 3 | 22 | 2 | (0) | 0.1 | 0.1 | 5.4 | 8.1 | 50 | 0.50 | 0.13 | 2.0 | 0.28 | (0) | 210 | 0.75 | 9.7 | 3 | 0 | |
| 1.2 | 0.30 | 0.57 | - | - | - | - | (0) | 1 | 9 | 1 | 10 | 1 | (0) | 0.1 | Tr | 2.5 | 3.7 | 24 | 0.16 | 0.04 | 0.5 | 0.06 | (0) | 48 | 0.14 | - | Tr | 0 | |
| | | | | | | | | | | | | | | | | | | | | | | | | | | | | | 別名：チックピー、ガルバンゾー |
| 3.2 | 0.84 | - | 1 | 11 | 1 | 150 | (0) | 0 | 17 | 3 | 19 | 2 | (0) | 2.5 | 0.1 | 7.7 | 0.6 | 9 | 0.37 | 0.15 | 1.5 | 0.64 | (0) | 350 | 1.77 | 21.4 | Tr | 0 | |
| 1.8 | 0.29 | 1.10 | Tr | 5 | 1 | 56 | (0) | - | - | - | 17 | 1 | (0) | 1.7 | 0.1 | 6.5 | 0.2 | 6 | 0.16 | 0.07 | 0.4 | 0.18 | (0) | 110 | 0.48 | 8.9 | Tr | 0 | |
| 2.7 | 0.78 | 2.20 | - | - | - | - | (0) | 0 | 4 | - | 4 | Tr | (0) | 1.9 | 0.1 | 9.2 | 1.1 | 23 | 0.21 | 0.10 | 0.7 | 0.50 | (0) | 100 | 0.35 | - | Tr | 1.8 | |
| | | | | | | | | | | | | | | | | | | | | | | | | | | | | | 別名：はなまめ |
| 3.4 | 0.74 | 1.50 | 0 | 1 | 2 | 41 | (0) | - | - | - | 4 | Tr | (0) | 0.1 | 0.1 | 3.2 | 0.2 | 8 | 0.67 | 0.15 | 2.5 | 0.51 | 0 | 140 | 0.81 | 8.4 | Tr | 0 | |
| 0.8 | 0.17 | 0.58 | 0 | Tr | 1 | 21 | (0) | - | - | - | 1 | Tr | (0) | Tr | Tr | 1.9 | 0.1 | 3 | 0.14 | 0.05 | 0.4 | 0.11 | Tr | 23 | 0.18 | 3.0 | Tr | 0 | |
| | | | | | | | | | | | | | | | | | | | | | | | | | | | | | 別名：ライマビーン、バタービーン |
| 2.9 | 0.70 | 1.85 | Tr | 17 | 3 | 380 | (0) | 0 | 5 | 3 | 6 | Tr | (0) | 0.1 | 0 | 4.8 | 0.2 | 6 | 0.47 | 0.16 | 1.9 | 0.40 | (0) | 120 | 1.05 | 9.2 | 0 | 0 | |
| 1.1 | 0.25 | 0.73 | - | - | - | - | (0) | 0 | 2 | 1 | 3 | Tr | (0) | Tr | 0 | 2.3 | 0.1 | 3 | 0.10 | 0.04 | 0.5 | 0.08 | (0) | 25 | 0.23 | - | 0 | 0 | |

## 4 豆類

| 食品番号 | 食品名 | 常用量 | 糖質量の目安（常用量あたり） | 炭水化物 利用可能炭水化物（単糖当量） | 食物繊維 水溶性 | 食物繊維 不溶性 | 食物繊維 総量 | 糖質量の目安（可食部100gあたり） | 廃棄率 % | エネルギー kcal | エネルギー kJ | 水分 | たんぱく質 | アミノ酸組成によるたんぱく質 | 脂質 | トリアシルグリセロール当量 | 脂肪酸 飽和 | 脂肪酸 一価不飽和 | 脂肪酸 多価不飽和 | コレステロール mg | 灰分 g | 無機質 ナトリウム | 無機質 カリウム | 無機質 カルシウム | 無機質 マグネシウム | 無機質 リン | 無機質 鉄 |
|---|---|---|---|---|---|---|---|---|---|---|---|---|---|---|---|---|---|---|---|---|---|---|---|---|---|---|---|
| (06303, 304) | らっかせい・未熟豆→野菜類・らっかせい | | | | | | | | | | | | | | | | | | | | | | | | | | |
| | **りょくとう** | | | | | | | | | | | | | | | | | | | | | | | | | | |
| 04071 | 全粒、乾 | - | - | 59.1 | 45.4 | 0.6 | 14.0 | 14.6 | 44.5 | 0 | 354 | 1481 | 10.8 | 25.1 | 20.2 | 1.5 | 1.0 | 0.34 | 0.04 | 0.61 | (0) | 3.5 | 0 | 1300 | 100 | 150 | 320 | 5.9 |
| 04072 | 全粒、ゆで | - | - | 22.5 | 17.7 | 0.4 | 4.8 | 5.2 | 17.3 | 0 | 137 | 573 | 66.0 | 10.2 | (8.2) | 0.6 | (0.4) | (0.13) | (0.01) | (0.24) | (0) | 0.7 | 1 | 320 | 32 | 39 | 75 | 2.2 |
| (02039, 061) | はるさめ→いも及びでん粉類（でん粉製品） | | | | | | | | | | | | | | | | | | | | | | | | | | | |
| (06291, 292) | もやし→野菜類・（もやし類） | | | | | | | | | | | | | | | | | | | | | | | | | | | |
| | **レンズまめ** | | | | | | | | | | | | | | | | | | | | | | | | | | | |
| 04073 | 全粒、乾 | 1カップ 170g | 74.8 | 60.7 | 45.2 | 1.0 | 15.7 | 16.7 | 44.0 | 0 | 352 | 1472 | 12.0 | 23.2 | (19.7) | 1.5 | 1.0 | 0.17 | 0.30 | 0.48 | (0) | 2.7 | Tr | 1000 | 57 | 100 | 430 | 9.0 |
| 04094 | 全粒、ゆで | 1カップ 130g | 25.6 | 29.1 | (23.3) | 0.9 | 8.5 | 9.4 | 19.7 | 0 | 170 | 711 | 57.9 | 11.2 | (9.5) | 0.8 | (0.5) | (0.09) | (0.16) | (0.25) | (0) | 1.1 | 0 | 330 | 27 | 44 | 190 | 4.3 |

| 無機質 | | | | | | ビタミン | | | | | | | | | | | | | | | | | 食塩相当量 | 備考 |
|---|---|---|---|---|---|---|---|---|---|---|---|---|---|---|---|---|---|---|---|---|---|---|---|---|
| 亜鉛 | 銅 | マンガン | ヨウ素 | セレン | クロム | モリブデン | A | | | | | D | E | | | | K | B₁ | B₂ | ナイアシン | B₆ | B₁₂ | 葉酸 | パントテン酸 | ビオチン | C | | |
| | | | | | | | レチノール | カロテン | | β-クリプトキサンチン | β-カロテン当量 | レチノール活性当量 | | トコフェロール | | | | | | | | | | | | | | |
| | | | | | | | | α | β | | | | | α | β | γ | δ | | | | | | | | | | | |
| ←mg→ | | | ←μg→ | | | | ←μg→ | | | | | | μg | ←mg→ | | | | μg | ←mg→ | | | | ←μg→ | mg | μg | mg | g | |
| | | | | | | | | | | | | | | | | | | | | | | | | | | | | 別名：やえなり |
| 4.0 | 0.91 | - | 0 | 2 | 3 | 410 | (0) | 0 | 150 | 2 | 150 | 13 | (0) | 0.3 | 0 | 6.4 | 0.6 | 36 | 0.70 | 0.22 | 2.1 | 0.52 | (0) | 460 | 1.66 | 11.2 | Tr | 0 |
| 0.8 | 0.21 | 0.31 | 0 | 1 | 1 | 140 | (0) | - | - | - | 85 | 7 | (0) | 0.2 | 0.2 | 4.4 | 0.3 | 16 | 0.19 | 0.06 | 0.4 | 0.05 | (0) | 80 | 0.34 | 3.3 | Tr | 0 |
| | | | | | | | | | | | | | | | | | | | | | | | | | | | | 別名：ひらまめ |
| 4.8 | 0.95 | 1.57 | 0 | 54 | 2 | 180 | (0) | 0 | 29 | 2 | 30 | 3 | (0) | 0.8 | 0.1 | 5.2 | Tr | 17 | 0.52 | 0.17 | 2.5 | 0.55 | 0 | 77 | 1.58 | 22.7 | 1 | 0 |
| 2.5 | 0.44 | 0.81 | - | - | - | - | (0) | (0) | 14 | 1 | 15 | 1 | (0) | 0.4 | 0.1 | 2.6 | 0 | 9 | 0.20 | 0.06 | 0.7 | 0.16 | (0) | 22 | 0.57 | - | 0 | 0 |

4 豆類

## 5 種実類

| 食品番号 | 食品名 | | 常用量 | 糖質量の目安（常用量あたり） | 炭水化物 | 利用可能炭水化物（単糖当量） | 食物繊維 水溶性 | 食物繊維 不溶性 | 食物繊維 総量 | 糖質量の目安（可食部100gあたり） | 廃棄率 | エネルギー kcal | エネルギー kJ | 水分 | たんぱく質 | アミノ酸組成によるたんぱく質 | 脂質 | トリアシルグリセロール当量 | 脂肪酸 飽和 | 脂肪酸 一価不飽和 | 脂肪酸 多価不飽和 | コレステロール mg | 灰分 g | 無機質 ナトリウム | 無機質 カリウム | 無機質 カルシウム | 無機質 マグネシウム | 無機質 リン | 無機質 鉄 |
|---|---|---|---|---|---|---|---|---|---|---|---|---|---|---|---|---|---|---|---|---|---|---|---|---|---|---|---|---|---|
| | アーモンド | | | | | | | | | | | | | | | | | | | | | | | | | | | | |
| 05001 | 乾 | | 10粒 10g | 1.1 | 20.9 | 5.5 | 0.8 | 9.3 | 10.1 | 10.8 | 0 | 587 | 2454 | 4.7 | 19.6 | 18.3 | 51.8 | 51.9 | 3.95 | 33.61 | 12.12 | - | 3.0 | 1 | 760 | 250 | 290 | 460 | 3.6 |
| 05002 | フライ、味付け | | 10粒 10g | 1.0 | 22.3 | (5.5) | 0.6 | 11.3 | 11.9 | 10.4 | 0 | 606 | 2536 | 1.8 | 19.2 | (18.0) | 53.6 | (53.7) | (4.09) | (34.77) | (12.54) | (0) | 3.1 | 130 | 740 | 210 | 270 | 480 | 2.9 |
| 05040 | いり、無塩 | | 10粒 10g | 1.0 | 20.7 | (5.9) | 1.1 | 10.0 | 11.0 | 9.7 | 0 | 608 | 2542 | 1.8 | 20.3 | (19.0) | 54.1 | (54.2) | (4.13) | (35.09) | (12.65) | - | 3.1 | Tr | 740 | 260 | 310 | 480 | 3.7 |
| | あさ | | | | | | | | | | | | | | | | | | | | | | | | | | | | |
| 05003 | 乾 | | 小さじ1 2g | 0.2 | 31.3 | 2.5 | 1.2 | 21.5 | 22.7 | 8.6 | 0 | 463 | 1937 | 5.9 | 29.5 | - | 27.9 | 26.9 | 2.91 | 3.45 | 19.35 | (0) | 5.4 | 2 | 340 | 130 | 390 | 1100 | 13.1 |
| | あまに | | | | | | | | | | | | | | | | | | | | | | | | | | | | |
| 05041 | いり | | - | - | 30.5 | - | 9.1 | 14.8 | 24.0 | 6.5 | 0 | 564 | 2362 | 0.3 | 21.9 | 19.9 | 43.5 | 41.3 | 3.64 | 6.59 | 29.27 | 2 | 3.8 | 70 | 770 | 210 | 410 | 720 | 9.0 |
| | えごま | | | | | | | | | | | | | | | | | | | | | | | | | | | | |
| 05004 | 乾 | | 小さじ1 3g | 0.3 | 29.4 | 2.5 | 1.7 | 19.1 | 20.8 | 8.6 | 0 | 544 | 2276 | 5.6 | 17.7 | - | 43.4 | 40.6 | 3.34 | 6.61 | 28.83 | (0) | 3.9 | 2 | 590 | 390 | 230 | 550 | 16.4 |
| | カシューナッツ | | | | | | | | | | | | | | | | | | | | | | | | | | | | |
| 05005 | フライ、味付け | | 7粒 10g | 2.0 | 26.7 | (18.6) | 0.8 | 5.9 | 6.7 | 20.0 | 0 | 576 | 2410 | 3.2 | 19.8 | 18.9 | 47.6 | 47.9 | 9.97 | 27.74 | 8.08 | (0) | 2.7 | 220 | 590 | 38 | 240 | 490 | 4.8 |
| | かぼちゃ | | | | | | | | | | | | | | | | | | | | | | | | | | | | |
| 05006 | いり、味付け | | 大さじ1 10g | 0.5 | 12.0 | (2.1) | 1.8 | 5.5 | 7.3 | 4.7 | 35 | 574 | 2402 | 4.5 | 26.5 | (25.3) | 51.8 | (48.7) | (9.01) | (16.62) | (20.95) | (0) | 5.2 | 47 | 840 | 44 | 530 | 1100 | 6.5 |
| | かや | | | | | | | | | | | | | | | | | | | | | | | | | | | | |
| 05007 | いり | | - | - | 22.6 | - | 2.5 | 15.7 | 18.2 | 4.4 | 0 | 665 | 2782 | 1.2 | 8.7 | - | 64.9 | 56.2 | 6.06 | 19.44 | 28.25 | (0) | 2.6 | 6 | 470 | 58 | 200 | 300 | 3.3 |
| | ぎんなん | | | | | | | | | | | | | | | | | | | | | | | | | | | | |
| 05008 | 生 | | 1粒 2g | 0.7 | 34.8 | 33.4 | 0.2 | 1.4 | 1.6 | 33.2 | 25 | 171 | 717 | 57.4 | 4.7 | 4.1 | 1.6 | 1.3 | 0.16 | 0.48 | 0.60 | (0) | 1.5 | Tr | 710 | 5 | 48 | 120 | 1.0 |
| 05009 | ゆで | | 1粒 2g | 0.7 | 35.8 | 33.6 | 0.2 | 2.2 | 2.4 | 33.4 | 0 | 174 | 729 | 56.9 | 4.6 | (4.0) | 1.5 | (1.2) | (0.15) | (0.45) | (0.56) | (0) | 1.2 | 1 | 580 | 5 | 45 | 96 | 1.2 |
| | (くり類) | | | | | | | | | | | | | | | | | | | | | | | | | | | | |
| 05010 | 日本ぐり　生 | | 1個 10g | 3.3 | 36.9 | 33.5 | 0.3 | 3.9 | 4.2 | 32.7 | 30 | 164 | 686 | 58.8 | 2.8 | 2.4 | 0.5 | (0.4) | (0.09) | (0.05) | (0.25) | (0) | 1.0 | 1 | 420 | 23 | 40 | 70 | 0.8 |
| 05011 | 日本ぐり　ゆで | | 1個 10g | 3.0 | 36.7 | 32.8 | 0.3 | 6.3 | 6.6 | 30.1 | 20 | 167 | 699 | 58.4 | 3.5 | (2.9) | 0.6 | 0.5 | 0.11 | 0.06 | 0.30 | (0) | 0.8 | 1 | 460 | 23 | 45 | 72 | 0.7 |
| 05012 | 日本ぐり　甘露煮 | | 1個 10g | 5.4 | 56.8 | - | 0.3 | 2.5 | 2.8 | 54.0 | 0 | 238 | 996 | 40.8 | 1.8 | - | 0.4 | (0.2) | (0.07) | (0.04) | (0.20) | (0) | 0.2 | 7 | 75 | 8 | 8 | 25 | 0.6 |
| 05013 | 中国ぐり　甘ぐり | | 1個 5g | 2.0 | 48.5 | (43.9) | 1.0 | 7.5 | 8.5 | 40.0 | 20 | 222 | 929 | 44.4 | 4.9 | (4.3) | 0.9 | (0.8) | (0.13) | (0.47) | (0.23) | (0) | 1.3 | 2 | 560 | 30 | 71 | 110 | 2.0 |
| (15117) | マロングラッセ→菓子類・〈果実菓子類〉 | | | | | | | | | | | | | | | | | | | | | | | | | | | | |
| | くるみ | | | | | | | | | | | | | | | | | | | | | | | | | | | | |
| 05014 | いり | | 1粒 10g | 0.4 | 11.7 | 2.8 | 0.6 | 6.9 | 7.5 | 4.2 | 0 | 674 | 2820 | 3.1 | 14.6 | 13.1 | 68.8 | 70.5 | 6.87 | 10.26 | 50.28 | (0) | 1.8 | 4 | 540 | 85 | 150 | 280 | 2.6 |
| | けし | | | | | | | | | | | | | | | | | | | | | | | | | | | | |

| | 無機質 | | | | | | ビタミン | | | | | | | | | | | | | | | | | 食塩相当量 | 備考 |
|---|---|---|---|---|---|---|---|---|---|---|---|---|---|---|---|---|---|---|---|---|---|---|---|---|---|
| 亜鉛 | 銅 | マンガン | ヨウ素 | セレン | クロム | モリブデン | レチノール | カロテン α | カロテン β | β-クリプトキサンチン | β-カロテン当量 | レチノール活性当量 | D | トコフェロール α | β | γ | δ | K | B₁ | B₂ | ナイアシン | B₆ | B₁₂ | 葉酸 | パントテン酸 | ビオチン | C | | |
| (──mg──) | | | (──────μg──────) | | | | (─────────μg─────────) | | | | | | μg | (──────mg──────) | | | | μg | (──────mg──────) | | | | | (──μg──) | mg | μg | mg | g | |
| 3.6 | 1.17 | 2.45 | - | - | - | - | (0) | 0 | 10 | 3 | 11 | 1 | (0) | 30.3 | 0.3 | 0.8 | 0 | 0 | 0.20 | 1.06 | 3.6 | 0.09 | (0) | 65 | 0.49 | - | 0 | 0 | |
| 4.4 | 1.11 | - | Tr | 1 | 9 | 29 | (0) | - | - | - | 8 | 1 | (0) | 29.4 | 0.3 | 0.7 | 0 | Tr | 0.08 | 1.11 | 3.5 | 0.08 | (0) | 46 | 0.60 | 61.6 | 0 | 0.3 | |
| 3.7 | 1.19 | 2.46 | - | - | - | - | (0) | 0 | 7 | 2 | 9 | 1 | (0) | 28.8 | 0.3 | 0.7 | 0 | 0 | 0.03 | 1.04 | 3.9 | 0.08 | (0) | 48 | 0.26 | - | 0 | 0 | |
| 6.0 | 1.30 | - | 0 | 4 | 9 | 44 | (0) | - | - | - | 20 | 2 | (0) | 1.8 | 0.1 | 21.7 | 1.1 | 50 | 0.35 | 0.19 | 2.3 | 0.39 | (0) | 81 | 0.56 | 27.3 | Tr | 0 | |
| 6.1 | 1.26 | 2.99 | 0 | 3 | 25 | 13 | 0 | 0 | 15 | 2 | 16 | 1 | 0 | 0.4 | 0 | 10.2 | 0.2 | 7 | 0.01 | 0.17 | 2.6 | 0.41 | Tr | 46 | 0.24 | 33.5 | 0 | 0.2 | |
| 3.8 | 1.93 | 3.09 | Tr | 3 | 2 | 48 | (0) | - | - | - | 16 | 1 | (0) | 1.3 | 0.3 | 23.6 | 0.5 | 1 | 0.54 | 0.29 | 7.6 | 0.55 | (0) | 59 | 1.65 | 34.6 | Tr | 0 | 別名：あぶらえ |
| 5.4 | 1.89 | - | 0 | 27 | 1 | 30 | (0) | - | - | - | 10 | 1 | (0) | 0.6 | Tr | 5.4 | 0.6 | 28 | 0.54 | 0.18 | 0.9 | 0.36 | (0) | 63 | 1.32 | 19.0 | 0 | 0.6 | |
| 7.7 | 1.26 | 4.39 | Tr | 5 | 13 | 42 | (0) | - | - | - | 43 | 4 | (0) | 0.6 | 0.1 | 15.1 | 0.5 | 2 | 0.21 | 0.19 | 4.4 | 0.16 | (0) | 79 | 0.65 | 12.9 | Tr | 0.1 | 廃棄部位：種皮 |
| 3.7 | 0.92 | 2.62 | - | - | - | - | (0) | - | - | - | 75 | 6 | (0) | 8.5 | 67.5 | 1.1 | 0.8 | 3 | 0.02 | 0.04 | 1.5 | 0.17 | (0) | 55 | 0.62 | - | 2 | 0 | 廃棄率：殻つきの場合35% |
| 0.4 | 0.25 | 0.26 | 2 | 0 | 0 | 3 | (0) | - | - | - | 290 | 24 | (0) | 2.5 | 0.1 | 0.6 | 0 | 3 | 0.28 | 0.08 | 1.2 | 0.07 | (0) | 45 | 1.27 | 6.2 | 23 | 0 | 廃棄部位：殻及び薄皮 |
| 0.4 | 0.23 | 0.25 | Tr | 1 | 5 | Tr | (0) | - | - | - | 290 | 24 | (0) | 1.6 | 0.1 | 0.3 | 0 | 3 | 0.26 | 0.07 | 1.0 | 0.02 | (0) | 38 | 1.02 | 2.8 | 23 | 0 | 薄皮を除いたもの |
| 0.5 | 0.32 | 3.27 | 0 | 3 | 0 | 2 | (0) | 26 | 24 | 0 | 37 | 3 | (0) | 0 | 0 | 3.0 | 0 | 1 | 0.21 | 0.07 | 1.0 | 0.27 | (0) | 74 | 1.04 | 3.9 | 33 | 0 | 廃棄部位：殻（鬼皮）及び渋皮（包丁むき） |
| 0.6 | 0.37 | 1.07 | - | - | - | - | (0) | 26 | 24 | 0 | 37 | 3 | (0) | 0 | 0 | 3.3 | 0 | 0 | 0.17 | 0.08 | 1.0 | 0.26 | (0) | 76 | 1.06 | - | 26 | 0 | 廃棄部位：殻（鬼皮）及び渋皮 |
| 0.1 | 0.15 | 0.75 | - | - | - | - | (0) | 15 | 24 | 0 | 32 | 3 | (0) | 0 | 0 | 1.8 | 0 | Tr | 0.07 | 0.03 | 0.3 | 0.03 | (0) | 8 | 0.18 | - | 0 | 0 | 液汁を除いたもの |
| 0.9 | 0.51 | 1.59 | 0 | 1 | 0 | 1 | (0) | 33 | 52 | 0 | 68 | 6 | (0) | 0.1 | Tr | 12.0 | 0.2 | 0 | 0.20 | 0.18 | 1.3 | 0.37 | (0) | 100 | 0.57 | 6.0 | 2 | 0 | 別名：あまぐり<br>廃棄部位：殻（鬼皮）及び渋皮 |
| 2.6 | 1.21 | 3.44 | - | - | - | - | (0) | - | - | - | 23 | 2 | (0) | 1.2 | 0.1 | 23.6 | 2.6 | 7 | 0.26 | 0.15 | 1.0 | 0.49 | (0) | 91 | 0.67 | - | 0 | 0 | 廃棄率：殻つきの場合55% |

## 5 種実類

| 食品番号 | 食品名 | 常用量 | 糖質量の目安（常用量あたり） | 炭水化物 | 利用可能炭水化物（単糖当量） | 食物繊維 水溶性 | 食物繊維 不溶性 | 食物繊維 総量 | 糖質量の目安（可食部100gあたり） | 廃棄率 % | エネルギー kcal | エネルギー kJ | 水分 | たんぱく質 | アミノ酸組成によるたんぱく質 | 脂質 | トリアシルグリセロール当量 | 脂肪酸 飽和 | 脂肪酸 一価不飽和 | 脂肪酸 多価不飽和 | コレステロール mg | 灰分 g | 無機質 ナトリウム | 無機質 カリウム | 無機質 カルシウム | 無機質 マグネシウム | 無機質 リン | 無機質 鉄 |
|---|---|---|---|---|---|---|---|---|---|---|---|---|---|---|---|---|---|---|---|---|---|---|---|---|---|---|---|---|
| 05015 | 乾 | 小さじ1 3g | 0.2 | 21.8 | 3.3 | 1.9 | 14.6 | 16.5 | 5.3 | 0 | 567 | 2372 | 3.0 | 19.3 | (20.2) | 49.1 | 47.6 | 5.44 | 7.32 | 32.78 | (0) | 6.8 | 4 | 700 | 1700 | 350 | 820 | 22.6 |
| | ココナッツ | | | | | | | | | | | | | | | | | | | | | | | | | | | |
| 05016 | ココナッツパウダー | 小さじ1 2g | 0.2 | 23.7 | (6.4) | 0.5 | 13.6 | 14.1 | 9.6 | 0 | 668 | 2795 | 2.5 | 6.1 | (5.7) | 65.8 | (64.3) | 55.25 | (4.34) | (1.01) | (0) | 1.9 | 10 | 820 | 15 | 110 | 140 | 2.8 |
| | ごま | | | | | | | | | | | | | | | | | | | | | | | | | | | |
| 05017 | 乾 | 大さじ1 9g | 0.7 | 18.4 | 1.0 | 1.6 | 9.2 | 10.8 | 7.6 | 0 | 578 | 2418 | 4.7 | 19.8 | 18.9 | 51.9 | 51.1 | 7.52 | 18.94 | 22.44 | (0) | 5.2 | 2 | 400 | 1200 | 370 | 540 | 9.6 |
| 05018 | いり | 大さじ1 9g | 0.5 | 18.5 | 0.8 | 2.5 | 10.1 | 12.6 | 5.9 | 0 | 599 | 2506 | 1.6 | 20.3 | 19.1 | 54.2 | (53.4) | (7.86) | (19.78) | (23.44) | (0) | 5.4 | 2 | 410 | 1200 | 360 | 560 | 9.9 |
| 05019 | むき | 大さじ1 9g | 0.5 | 18.8 | 0.6 | 0.6 | 12.4 | 13.0 | 5.8 | 0 | 603 | 2523 | 4.1 | 19.3 | 18.6 | 54.9 | 44.8 | 6.42 | 16.33 | 20.11 | (0) | 2.9 | 2 | 400 | 62 | 340 | 870 | 6.0 |
| 05042 | ねり | 大さじ1 18g | 1.1 | 18.7 | (0.8) | 2.5 | 10.2 | 12.7 | 6.0 | 0 | 605 | 2533 | 0.6 | 20.5 | (19.3) | 54.7 | (44.7) | (6.40) | (16.28) | (20.05) | (0) | 5.5 | 2 | 410 | 1200 | 360 | 570 | 10.0 |
| (02056) | ごま豆腐→いも・でんぷん類〈でん粉製品〉 | | | | | | | | | | | | | | | | | | | | | | | | | | | |
| | しい | | | | | | | | | | | | | | | | | | | | | | | | | | | |
| 05020 | 生 | 5粒 20g | 10.9 | 57.6 | - | 0.7 | 2.6 | 3.3 | 54.3 | 35 | 252 | 1054 | 37.3 | 3.2 | (2.6) | 0.8 | (0.8) | (0.10) | (0.51) | (0.15) | (0) | 1.1 | 1 | 390 | 62 | 82 | 76 | 0.9 |
| | すいか | | | | | | | | | | | | | | | | | | | | | | | | | | | |
| 05021 | いり、味付け | - | - | 13.4 | - | 1.1 | 6.0 | 7.1 | 6.3 | 60 | 546 | 2284 | 5.9 | 29.6 | (28.7) | 46.4 | 36.9 | 6.24 | 4.01 | 25.01 | (0) | 4.7 | 580 | 640 | 70 | 410 | 620 | 5.3 |
| | とち | | | | | | | | | | | | | | | | | | | | | | | | | | | |
| 05022 | 蒸し | - | - | 34.2 | - | 1.0 | 5.6 | 6.6 | 27.6 | 0 | 161 | 674 | 58.0 | 1.7 | - | 1.9 | - | - | - | - | (0) | 4.2 | 250 | 1900 | 180 | 17 | 27 | 0.4 |
| | はす | | | | | | | | | | | | | | | | | | | | | | | | | | | |
| 05023 | 未熟、生 | - | 12.3 | 14.9 | - | 0.3 | 2.3 | 2.6 | 12.3 | 55 | 85 | 356 | 77.5 | 5.9 | (5.8) | 0.5 | 0.4 | 0.10 | 0.03 | 0.21 | (0) | 1.2 | 2 | 410 | 53 | 57 | 190 | 0.6 |
| 05024 | 成熟、乾 | 10粒 10g | 5.4 | 64.3 | 52.1 | 1.3 | 9.0 | 10.3 | 54.0 | 0 | 344 | 1440 | 11.2 | 18.3 | (18.0) | 2.3 | 1.6 | 0.46 | 0.20 | 0.91 | (0) | 3.9 | 6 | 1300 | 110 | 200 | 690 | 2.9 |
| 05043 | 成熟、ゆで | 10個 25g | 5.0 | 25.0 | (19.9) | 0.6 | 4.4 | 5.0 | 20.0 | 0 | 133 | 558 | 66.1 | 7.3 | (7.2) | 0.8 | (0.5) | (0.15) | (0.07) | (0.30) | (0) | 0.9 | 1 | 240 | 42 | 67 | 190 | 1.1 |
| | ひし | | | | | | | | | | | | | | | | | | | | | | | | | | | |
| 05025 | 生 | - | - | 40.6 | 15.6 | 0.5 | 2.4 | 2.9 | 37.7 | 50 | 190 | 795 | 51.8 | 5.8 | - | 0.5 | 0.3 | 0.06 | 0.03 | 0.16 | (0) | 1.3 | 5 | 430 | 45 | 84 | 150 | 1.1 |
| | ピスタチオ | | | | | | | | | | | | | | | | | | | | | | | | | | | |
| 05026 | いり、味付け | 10粒 10g | 1.2 | 20.9 | (8.2) | 0.9 | 8.3 | 9.2 | 11.7 | 45 | 615 | 2573 | 2.2 | 17.4 | 15.8 | 56.1 | 55.9 | 6.15 | 30.92 | 16.42 | (0) | 3.4 | 270 | 970 | 120 | 120 | 440 | 3.0 |
| | ひまわり | | | | | | | | | | | | | | | | | | | | | | | | | | | |
| 05027 | フライ、味付け | - | - | 17.2 | (15.4) | 0.8 | 6.1 | 6.9 | 10.3 | 0 | 611 | 2556 | 2.6 | 20.1 | (18.7) | 56.3 | 49.0 | 5.68 | 12.87 | 28.31 | (0) | 3.8 | 250 | 750 | 81 | 390 | 830 | 3.6 |
| | ブラジルナッツ | | | | | | | | | | | | | | | | | | | | | | | | | | | |
| 05028 | フライ、味付け | 5粒 15g | 0.4 | 9.6 | (3.1) | 0.3 | 6.9 | 7.2 | 2.4 | 0 | 669 | 2799 | 2.8 | 14.9 | (14.1) | 69.1 | 68.9 | 15.81 | 21.04 | 29.02 | (0) | 3.6 | 78 | 620 | 200 | 370 | 680 | 2.6 |
| | ヘーゼルナッツ | | | | | | | | | | | | | | | | | | | | | | | | | | | |

| 無機質 | | | | | | | ビタミン | | | | | | | | | | | | | | | | | | | | | 食塩相当量 | 備考 |
| 亜鉛 | 銅 | マンガン | ヨウ素 | セレン | クロム | モリブデン | A レチノール | A カロテン α | A カロテン β | A β-クリプトキサンチン | A β-カロテン当量 | A レチノール活性当量 | D | E トコフェロール α | E トコフェロール β | E トコフェロール γ | E トコフェロール δ | K | B1 | B2 | ナイアシン | B6 | B12 | 葉酸 | パントテン酸 | ビオチン | C | | |
| mg | mg | mg | μg | μg | μg | μg | μg | μg | μg | μg | μg | μg | μg | mg | mg | mg | mg | μg | mg | mg | mg | mg | μg | μg | mg | μg | mg | g | |
|---|---|---|---|---|---|---|---|---|---|---|---|---|---|---|---|---|---|---|---|---|---|---|---|---|---|---|---|---|---|
| 5.1 | 1.48 | 6.88 | 0 | 8 | 7 | 120 | (0) | - | - | - | 22 | 2 | (0) | 1.5 | Tr | 9.4 | 0.1 | Tr | 1.61 | 0.20 | 1.0 | 0.45 | (0) | 180 | 0.81 | 47.1 | 0 | 0 | |
| 1.4 | 0.80 | 1.41 | - | - | - | - | (0) | - | - | - | (0) | (0) | (0) | 0 | 0 | 0 | 0 | 0 | 0.03 | 0.03 | 1.0 | 0.09 | (0) | 10 | 0.25 | - | 0 | 0 | |
| 5.5 | 1.66 | 2.24 | Tr | 10 | 4 | 92 | (0) | - | - | - | 17 | 1 | (0) | 0.1 | 0.2 | 22.2 | 0.3 | 7 | 0.95 | 0.25 | 5.1 | 0.60 | (0) | 93 | 0.56 | 11.7 | Tr | 0 | 試料：洗いごま |
| 5.9 | 1.68 | 2.52 | - | - | - | - | (0) | - | - | - | 17 | 1 | (0) | 0.1 | 0.2 | 23.4 | 0.4 | 12 | 0.49 | 0.23 | 5.3 | 0.64 | (0) | 150 | 0.51 | - | Tr | 0 | |
| 5.5 | 1.53 | 1.23 | 1 | 43 | 1 | 120 | (0) | Tr | 2 | - | 2 | Tr | (0) | 0.1 | Tr | 31.9 | 0.5 | 1 | 1.25 | 0.14 | 5.3 | 0.44 | (0) | 83 | 0.39 | 10.6 | (0) | 0 | |
| 6.0 | 1.70 | 2.54 | - | - | - | - | (0) | - | - | - | 17 | 1 | (0) | 0.1 | 0.2 | 23.6 | 0.4 | 12 | 0.49 | 0.23 | 5.4 | 0.65 | (0) | 150 | 0.52 | - | Tr | 0 | |
| | | | | | | | | | | | | | | | | | | | | | | | | | | | | | 別名：こじい |
| 0.1 | 0.36 | 2.72 | - | - | - | - | (0) | - | - | - | 7 | 1 | (0) | 0.1 | 0 | 8.7 | 0.1 | 16 | 0.28 | 0.09 | 1.3 | 0.19 | (0) | 8 | 0.59 | - | 110 | 0 | 廃棄部位：殻及び渋皮 |
| 3.9 | 1.49 | 1.43 | 24 | 11 | 1 | 90 | (0) | - | - | - | 16 | 1 | (0) | 0.6 | 0.1 | 19.5 | 0.6 | 1 | 0.10 | 0.16 | 0.8 | 0.71 | (0) | 120 | 1.04 | 9.1 | Tr | 1.5 | 廃棄部位：種皮 |
| 0.5 | 0.44 | 1.46 | - | - | - | - | (0) | 0 | 0 | 0 | 0 | (0) | (0) | 0 | 0 | 1.5 | 0 | 1 | Tr | 0 | 0.1 | Tr | (0) | 1 | 0 | - | 0 | 0.6 | 試料：あく抜き冷凍品 |
| 0.8 | 0.22 | 1.33 | - | - | - | - | (0) | 0 | 5 | 0 | 5 | Tr | (0) | 0.6 | 0 | 1.2 | 0 | 1 | 0.18 | 0.09 | 1.4 | 0.16 | (0) | 230 | 0.85 | - | 27 | 0 | 廃棄部位：殻及び薄皮 |
| 2.8 | 1.12 | 8.25 | 10 | 8 | Tr | 14 | (0) | 0 | 6 | Tr | 6 | 1 | (0) | 1.0 | 0 | 2.9 | 0 | 0 | 0.44 | 0.11 | 4.2 | 0.60 | (0) | 200 | 2.58 | 27.5 | 1 | 0 | 殻、薄皮及び幼芽を除いたもの |
| 0.2 | 0.30 | 2.92 | - | - | - | - | (0) | (0) | 3 | Tr | 3 | Tr | (0) | 0.4 | 0 | 1.3 | 0 | 0 | 0.08 | 0.02 | 0.7 | 0.12 | (0) | 36 | 0.32 | - | 0 | 0 | 幼芽を除いたもの |
| 1.3 | 0.06 | 0.60 | Tr | Tr | 0 | 2 | (0) | - | - | - | 7 | 1 | (0) | 1.6 | Tr | 8.1 | 0.2 | 2 | 0.42 | 0.08 | 1.2 | 0.32 | (0) | 430 | 0.71 | 11.3 | 12 | 0 | 廃棄部位：果皮 |
| 2.5 | 1.15 | - | - | - | - | - | (0) | 0 | 120 | 0 | 120 | 10 | (0) | 1.4 | Tr | 25.5 | 0.6 | 29 | 0.43 | 0.24 | 1.0 | 1.22 | (0) | 59 | 1.06 | - | (0) | 0.7 | 廃棄部位：殻 |
| 5.0 | 1.81 | 2.33 | 0 | 95 | 1 | 28 | (0) | Tr | 9 | - | 9 | 1 | (0) | 12.0 | 1.5 | 0.4 | 0.1 | 0 | 1.72 | 0.25 | 6.7 | 1.18 | (0) | 280 | 1.66 | 80.1 | 0 | 0.6 | |
| 4.0 | 1.95 | 1.29 | - | - | - | - | (0) | - | - | - | 12 | 1 | (0) | 4.1 | Tr | 15.5 | 0.3 | Tr | 0.88 | 0.26 | 1.5 | 0.25 | (0) | 1 | 0.23 | - | 0 | 0.2 | |
| | | | | | | | | | | | | | | | | | | | | | | | | | | | | | 別名：ヘイゼルナッツ、西洋はしばみ、フィルバート |

5 種実類

# 5 種実類

| 食品番号 | 食品名 | 常用量 | 糖質量の目安(常用量あたり) | 炭水化物 利用可能炭水化物(単糖当量) | 食物繊維 水溶性 | 食物繊維 不溶性 | 食物繊維 総量 | 糖質量の目安(可食部100gあたり) | 廃棄率 % | エネルギー kcal | エネルギー kJ | 水分 | たんぱく質 | アミノ酸組成によるたんぱく質 | 脂質 | トリアシルグリセロール当量 | 脂肪酸 飽和 | 脂肪酸 一価不飽和 | 脂肪酸 多価不飽和 | コレステロール mg | 灰分 g | 無機質 ナトリウム | 無機質 カリウム | 無機質 カルシウム | 無機質 マグネシウム | 無機質 リン | 無機質 鉄 |
|---|---|---|---|---|---|---|---|---|---|---|---|---|---|---|---|---|---|---|---|---|---|---|---|---|---|---|---|
| 05029 | フライ、味付け | 5粒 5g | 0.3 | 13.9 | (4.9) | 0.9 | 6.5 | 7.4 | 6.5 | 0 | 684 | 2862 | 1.0 | 13.6 | (11.0) | 69.3 | 69.3 | 6.21 | 54.74 | 5.31 | (0) | 2.2 | 35 | 610 | 130 | 160 | 320 | 3.0 |
| | ペカン | | | | | | | | | | | | | | | | | | | | | | | | | | |
| 05030 | フライ、味付け | 5粒 10g | 0.6 | 13.3 | (5.9) | 0.7 | 6.4 | 7.1 | 6.2 | 0 | 702 | 2937 | 1.9 | 9.6 | (8.0) | 73.4 | 71.9 | 7.40 | 37.33 | 24.06 | (0) | 1.8 | 140 | 370 | 60 | 120 | 270 | 2.7 |
| | マカダミアナッツ | | | | | | | | | | | | | | | | | | | | | | | | | | |
| 05031 | いり、味付け | 10粒 20g | 1.2 | 12.2 | (4.8) | Tr | 6.2 | 6.2 | 6.0 | 0 | 720 | 3012 | 1.3 | 8.3 | 7.5 | 76.7 | 76.6 | 12.46 | 59.23 | 1.56 | (0) | 1.5 | 190 | 300 | 47 | 94 | 140 | 1.3 |
| | まつ | | | | | | | | | | | | | | | | | | | | | | | | | | |
| 05032 | 生 | 大さじ1 9g | 0.6 | 10.6 | (4.0) | 1.0 | 3.1 | 4.1 | 6.5 | 0 | 669 | 2799 | 2.5 | 15.8 | (14.5) | 68.2 | 66.7 | 5.09 | 17.70 | 41.01 | (0) | 2.9 | 2 | 730 | 14 | 290 | 680 | 5.6 |
| 05033 | いり | 大さじ1 9g | 0.1 | 8.1 | 5.4 | 0.5 | 6.4 | 6.9 | 1.2 | 0 | 690 | 2887 | 1.9 | 14.6 | 13.4 | 72.5 | 70.6 | 5.80 | 20.26 | 41.48 | (0) | 2.9 | 4 | 620 | 15 | 250 | 550 | 6.2 |
| | らっかせい | | | | | | | | | | | | | | | | | | | | | | | | | | |
| 05034 | 乾、大粒種 | 10個 20g | 2.3 | 18.8 | 10.8 | 0.4 | 7.0 | 7.4 | 11.4 | 30 | 562 | 2351 | 6.0 | 25.4 | 23.7 | 47.5 | 46.8 | 8.33 | 22.76 | 13.74 | (0) | 2.3 | 2 | 740 | 50 | 170 | 380 | 1.6 |
| 05044 | 乾、小粒種 | - | - | 18.8 | - | 0.4 | 7.0 | 7.4 | 11.4 | 30 | 562 | 2351 | 6.0 | 25.4 | - | 47.5 | 46.9 | 10.02 | 19.15 | 15.66 | (0) | 2.3 | 2 | 740 | 50 | 170 | 380 | 1.6 |
| 05035 | いり、大粒種 | 10個 20g | 2.5 | 19.6 | 11.0 | 0.3 | 6.9 | 7.2 | 12.4 | 30 | 585 | 2448 | 2.1 | 26.5 | 24.4 | 49.4 | 50.3 | 8.95 | 24.44 | 14.75 | (0) | 2.4 | 2 | 770 | 50 | 200 | 390 | 1.7 |
| 05045 | いり、小粒種 | | | 19.6 | | 0.3 | 6.9 | 7.2 | 12.4 | 30 | 585 | 2448 | 2.1 | 26.5 | - | 49.4 | (50.3) | (10.76) | (20.57) | (16.82) | (0) | 2.4 | 2 | 770 | 50 | 200 | 390 | 1.7 |
| (06303, 304) | 未熟豆→野菜類・らっかせい | | | | | | | | | | | | | | | | | | | | | | | | | | |
| 05036 | バターピーナッツ | 10粒 10g | 1.1 | 18.2 | 9.0 | 0.5 | 6.4 | 6.9 | 11.3 | 0 | 592 | 2477 | 2.4 | 25.5 | 24.2 | 51.3 | 49.9 | 9.90 | 22.72 | 15.16 | (0) | 2.6 | 120 | 760 | 50 | 190 | 380 | 2.0 |
| 05037 | ピーナッツバター | 大さじ1 17g | 2.4 | 20.5 | 20.1 | 0.6 | 5.5 | 6.1 | 14.4 | 0 | 640 | 2678 | 0.6 | 25.4 | 23.8 | 50.7 | 48.1 | 11.35 | 20.00 | 14.70 | (0) | 2.8 | 350 | 660 | 47 | 180 | 370 | 1.6 |

| 無機質 | | | | | | ビタミン | | | | | | | | | | | | | | | | | 食塩相当量 | 備考 |
|---|---|---|---|---|---|---|---|---|---|---|---|---|---|---|---|---|---|---|---|---|---|---|---|---|
| 亜鉛 | 銅 | マンガン | ヨウ素 | セレン | クロム | モリブデン | レチノール | A カロテン | | β-クリプトキサンチン | β-カロテン当量 | レチノール活性当量 | D | E トコフェロール | | | | K | B₁ | B₂ | ナイアシン | B₆ | B₁₂ | 葉酸 | パントテン酸 | ビオチン | C | | |
| | | | | | | | | α | β | | | | | α | β | γ | δ | | | | | | | | | | | | |
| ←mg→ | | | ←μg→ | | | | ←μg→ | | | | | | ←mg→ | | | | | μg | ←mg→ | | | | ←μg→ | | mg | μg | mg | g | |
| 2.0 | 1.64 | 5.24 | 0 | 1 | 1 | 6 | (0) | - | - | - | Tr | (0) | (0) | 17.8 | 0.7 | 9.4 | 0.4 | 4 | 0.26 | 0.28 | 1.0 | 0.39 | (0) | 54 | 1.07 | 81.8 | 0 | 0.1 | 薄皮を除いたもの |
| 3.6 | 0.84 | 4.37 | - | - | - | - | (0) | 0 | 36 | 17 | 45 | 4 | (0) | 1.7 | 0.8 | 25.0 | 0.6 | 4 | 0.19 | 0.19 | 0.8 | 0.19 | (0) | 43 | 1.49 | - | 0 | 0.4 | |
| 0.7 | 0.33 | - | 0 | 13 | 2 | 5 | (0) | - | - | - | Tr | (0) | (0) | Tr | 0 | 0 | 0 | 5 | 0.21 | 0.09 | 2.1 | 0.21 | (0) | 16 | 0.50 | 6.5 | (0) | 0.5 | |
| 6.9 | 1.44 | 9.78 | - | - | - | - | (0) | 0 | 0 | 0 | 0 | (0) | (0) | 10.8 | 0.6 | 4.4 | 0 | 1 | 0.63 | 0.13 | 3.6 | 0.17 | (0) | 79 | 0.59 | - | Tr | 0 | |
| 6.0 | 1.30 | - | - | - | - | - | (0) | - | - | - | 0 | (0) | (0) | 12.3 | Tr | 12.3 | 0.6 | 27 | 0.61 | 0.21 | 3.6 | 0.10 | (0) | 73 | 0.42 | - | (0) | 0 | 廃棄率：殻つきの場合40% |
| | | | | | | | | | | | | | | | | | | | | | | | | | | | | | 別名：なんきんまめ、ピーナッツ |
| 2.3 | 0.59 | 1.56 | 1 | 20 | 4 | 88 | (0) | - | - | - | 6 | 1 | (0) | 10.1 | 0.4 | 6.0 | 0.3 | Tr | 0.85 | 0.10 | 17.0 | 0.46 | (0) | 76 | 2.56 | 92.3 | (0) | 0 | 廃棄率：殻27％及び種皮3％ |
| 2.3 | 0.59 | 1.56 | 1 | 20 | 4 | 88 | (0) | - | - | - | 6 | 1 | (0) | 10.1 | 0.4 | 6.0 | 0.3 | Tr | 0.85 | 0.10 | 17.0 | 0.46 | (0) | 76 | 2.56 | 92.3 | (0) | 0 | 廃棄率：殻27％及び種皮3％ |
| 3.0 | 0.69 | - | - | - | - | - | | | | | 7 | 1 | | 10.6 | 0.3 | 7.1 | 0.3 | Tr | 0.23 | 0.10 | 17.0 | 0.46 | (0) | 57 | 2.19 | - | (0) | 0 | 廃棄率：殻27％及び種皮3％ |
| 3.0 | 0.69 | - | - | - | - | - | | | | | 7 | 1 | | 10.6 | 0.3 | 7.1 | 0.3 | Tr | 0.23 | 0.10 | 17.0 | 0.46 | (0) | 57 | 2.19 | - | (0) | 0 | 廃棄率：殻27％及び種皮3％ |
| 3.1 | 0.64 | 2.81 | 1 | 5 | 1 | 68 | (0) | - | - | - | 6 | 1 | (0) | 1.9 | 0.2 | 3.3 | 0.4 | 1 | 0.20 | 0.10 | 17.0 | 0.48 | (0) | 98 | 2.42 | 95.6 | 0 | 0.3 | |
| 2.7 | 0.65 | 1.48 | - | - | - | - | (0) | - | - | - | 7 | 1 | (0) | 4.8 | 0.3 | 7.2 | 0.5 | Tr | 0.20 | 0.09 | 16.2 | 0.36 | (0) | 87 | 1.88 | - | (0) | 0.9 | |

5 種実類

# 6 野菜類

| 食品番号 | 食品名 | | 常用量 | 糖質量の目安（常用量あたり） | 炭水化物 | 利用可能炭水化物（単糖当量） | 食物繊維 | | | 糖質量の目安（可食部100gあたり） | 廃棄率 | エネルギー | | 水分 | たんぱく質 | アミノ酸組成によるたんぱく質 | 脂質 | トリアシルグリセロール当量 | 脂肪酸 | | | コレステロール | 灰分 | 無機質 | | | | | |
|---|---|---|---|---|---|---|---|---|---|---|---|---|---|---|---|---|---|---|---|---|---|---|---|---|---|---|---|---|---|
| | | | | | | | 水溶性 | 不溶性 | 総量 | | | | | | | | | | 飽和 | 一価不飽和 | 多価不飽和 | | | ナトリウム | カリウム | カルシウム | マグネシウム | リン | 鉄 |
| | | （単位） | | (← g →) | | | | | | | % | kcal | kJ | (← g →) | | | | | | | | mg | g | (← mg →) | | | | | |
| | アーティチョーク | | | | | | | | | | | | | | | | | | | | | | | | | | | | |
| 06001 | 花らい、生 | | 1個 65g | 1.7 | 11.3 | (1.0) | 6.1 | 2.6 | 8.7 | 2.6 | 75 | 48 | 201 | 85.1 | 2.3 | - | 0.2 | (0.1) | (0.05) | (0.01) | (0.08) | (0) | 1.1 | 21 | 430 | 52 | 50 | 61 | 0.8 |
| 06002 | 花らい、ゆで | | 1個 60g | 1.3 | 10.8 | (0.9) | 6.3 | 2.3 | 8.6 | 2.2 | 80 | 45 | 188 | 85.9 | 2.1 | - | 0.1 | (0.1) | (0.02) | (Tr) | (0.04) | (0) | 1.1 | 12 | 380 | 47 | 46 | 55 | 0.7 |
| | あさつき | | | | | | | | | | | | | | | | | | | | | | | | | | | | |
| 06003 | 葉、生 | | 1束 30g | 0.7 | 5.6 | - | 0.7 | 2.6 | 3.3 | 2.3 | 0 | 33 | 138 | 89.0 | 4.2 | (2.9) | 0.3 | (0.1) | (0.04) | (0.01) | (0.08) | (0) | 0.9 | 4 | 330 | 20 | 16 | 86 | 0.7 |
| 06004 | 葉、ゆで | | 1束 30g | 1.2 | 7.3 | - | 1.3 | 2.1 | 3.4 | 3.9 | 0 | 39 | 163 | 87.3 | 4.2 | (2.9) | 0.3 | (0.1) | (0.04) | (0.01) | (0.08) | (0) | 0.9 | 4 | 330 | 21 | 17 | 85 | 0.7 |
| | あしたば | | | | | | | | | | | | | | | | | | | | | | | | | | | | |
| 06005 | 茎葉、生 | | 1束 40g | 0.4 | 6.7 | - | 1.5 | 4.1 | 5.6 | 1.1 | 2 | 33 | 138 | 88.6 | 3.3 | - | 0.1 | - | - | - | - | (0) | 1.3 | 60 | 540 | 65 | 26 | 65 | 1.0 |
| 06006 | 茎葉、ゆで | | 1束 40g | 0.5 | 6.6 | - | 1.4 | 3.9 | 5.3 | 1.3 | 0 | 31 | 130 | 89.5 | 2.9 | - | 0.1 | - | - | - | - | (0) | 0.9 | 43 | 390 | 58 | 20 | 51 | 0.5 |
| | アスパラガス | | | | | | | | | | | | | | | | | | | | | | | | | | | | |
| 06007 | 若茎、生 | | 1本 10g | 0.2 | 3.9 | 2.1 | 0.4 | 1.4 | 1.8 | 2.1 | 20 | 22 | 92 | 92.6 | 2.6 | 1.8 | 0.2 | (0.2) | (0.07) | (0) | (0.08) | Tr | 0.7 | 2 | 270 | 19 | 9 | 60 | 0.7 |
| 06008 | 若茎、ゆで | | 1本 10g | 0.3 | 4.6 | (2.3) | 0.5 | 1.6 | 2.1 | 2.5 | 0 | 24 | 100 | 92.0 | 2.6 | (1.8) | 0.1 | (0.1) | (0.02) | - | (0.05) | Tr | 0.7 | 2 | 260 | 19 | 12 | 61 | 0.6 |
| 06327 | 若茎、油いため | | 1本 10g | 0.2 | 4.1 | (2.3) | 0.4 | 1.7 | 2.1 | 2.0 | 0 | 57 | 239 | 88.3 | 2.9 | (2.0) | 3.9 | (3.7) | (0.31) | (2.19) | (1.06) | (Tr) | 0.8 | 3 | 310 | 21 | 10 | 66 | 0.7 |
| 06009 | 水煮缶詰 | | 1本 10g | 0.3 | 4.3 | - | 0.4 | 1.3 | 1.7 | 2.6 | 0 | 22 | 92 | 91.9 | 2.4 | (1.6) | 0.1 | (0.1) | (0.02) | - | (0.04) | (0) | 1.3 | 350 | 170 | 21 | 7 | 41 | 0.9 |
| | アロエ | | | | | | | | | | | | | | | | | | | | | | | | | | | | |
| 06328 | 葉、生 | | - | - | 0.7 | - | 0.1 | 0.3 | 0.4 | 0.3 | 30 | 3 | 13 | 99.0 | 0 | - | 0.1 | - | - | - | - | (0) | 0.3 | 8 | 43 | 56 | 4 | 2 | 0 |
| | いんげんまめ | | | | | | | | | | | | | | | | | | | | | | | | | | | | |
| 06010 | さやいんげん 若ざや、生 | | 1本 5g | 0.1 | 5.1 | 2.2 | 0.3 | 2.1 | 2.4 | 2.7 | 3 | 23 | 96 | 92.2 | 1.8 | 1.2 | 0.1 | (0.1) | (0.02) | (Tr) | (0.05) | Tr | 0.8 | 1 | 260 | 48 | 23 | 41 | 0.7 |
| 06011 | さやいんげん 若ざや、ゆで | | 1本 5g | 0.1 | 5.5 | (2.4) | 0.6 | 2.0 | 2.6 | 2.9 | 0 | 26 | 109 | 91.7 | 1.8 | (1.2) | 0.2 | (0.2) | (0.04) | (0.01) | (0.10) | Tr | 0.8 | 1 | 270 | 57 | 22 | 43 | 0.7 |
| | （うど類） | | | | | | | | | | | | | | | | | | | | | | | | | | | | |
| 06012 | うど 茎、生 | | 1/4本 30g | 0.9 | 4.3 | - | 0.3 | 1.1 | 1.4 | 2.9 | 35 | 18 | 75 | 94.4 | 0.8 | - | 0.1 | - | - | - | - | (0) | 0.4 | Tr | 220 | 7 | 9 | 25 | 0.2 |
| 06013 | うど 茎、水さらし | | 1/4本 30g | 0.5 | 3.4 | - | 0.3 | 1.3 | 1.6 | 1.8 | 0 | 14 | 59 | 95.7 | 0.6 | - | 0 | - | - | - | - | (0) | 0.3 | Tr | 200 | 6 | 8 | 23 | 0.1 |
| 06014 | やまうど 茎、生 | | 1/4本 30g | 0.8 | 4.3 | - | 0.3 | 1.5 | 1.8 | 2.5 | 35 | 19 | 79 | 93.9 | 1.1 | - | 0.1 | - | - | - | - | (0) | 0.6 | 1 | 270 | 11 | 13 | 31 | 0.3 |
| (06307) | エシャレット→（らっきょう類） | | | | | | | | | | | | | | | | | | | | | | | | | | | | |
| | えだまめ | | | | | | | | | | | | | | | | | | | | | | | | | | | | |
| 06015 | 生 | | 片手のひら1杯 30g | 1.1 | 8.8 | 4.7 | 0.4 | 4.6 | 5.0 | 3.8 | 45 | 135 | 565 | 71.7 | 11.7 | 10.0 | 6.2 | 5.7 | 0.84 | 1.88 | 2.77 | (0) | 1.6 | 1 | 590 | 58 | 62 | 170 | 2.7 |
| 06016 | ゆで | | 片手のひら1杯 25g | 1.1 | 8.9 | (4.6) | 0.5 | 4.1 | 4.6 | 4.3 | 50 | 134 | 561 | 72.1 | 11.5 | (9.8) | 6.1 | 5.8 | 0.86 | 1.91 | 2.82 | (0) | 1.4 | 2 | 490 | 76 | 72 | 170 | 2.5 |
| 06017 | 冷凍 | | 片手のひら1杯 25g | 0.8 | 10.6 | 5.3 | 1.4 | 5.9 | 7.3 | 3.3 | 50 | 159 | 665 | 67.1 | 13.0 | (11.1) | 7.6 | 7.2 | 0.95 | 2.58 | 3.34 | (0) | 1.7 | 5 | 650 | 76 | 76 | 190 | 2.5 |

| 無機質 | | | | | | ビタミン | | | | | | | | | | | | | | | | 食塩相当量 | 備考 |
|---|---|---|---|---|---|---|---|---|---|---|---|---|---|---|---|---|---|---|---|---|---|---|---|
| 亜鉛 | 銅 | マンガン | ヨウ素 | セレン | クロム | モリブデン | レチノール | カロテン α | カロテン β | β-クリプトキサンチン | β-カロテン当量 | レチノール活性当量 | D | トコフェロール α | β | γ | δ | K | B₁ | B₂ | ナイアシン | B₆ | B₁₂ | 葉酸 | パントテン酸 | ビオチン | C | | |
| ←mg→ | | | ←µg→ | | | | ←µg→ | | | | | | ←mg→ | | | | µg | ←mg→ | | | | ←µg→ | | mg | µg | mg | g | | |
| | | | | | | | | | | | | | | | | | | | | | | | | | | | | | 別名：ちょうせんあざみ |
| 0.2 | 0.05 | 0.19 | - | - | - | - | (0) | 0 | 6 | 0 | 6 | 1 | (0) | 0.4 | 0 | 0 | 0 | 2 | 0.08 | 0.10 | 1.2 | 0.08 | (0) | 81 | 0.51 | - | 15 | 0.1 | 廃棄部位：花床の基部及び総包の一部<br>硝酸イオン：Tr |
| 0.2 | 0.05 | 0.15 | - | - | - | - | (0) | 0 | 5 | 0 | 5 | Tr | (0) | 0.4 | 0 | 0 | 0 | 2 | 0.07 | 0.08 | 1.1 | 0.06 | (0) | 76 | 0.51 | - | 11 | 0 | 廃棄部位：花床の基部及び総包の一部<br>硝酸イオン：Tr |
| 0.8 | 0.09 | 0.40 | - | - | - | - | (0) | 0 | 740 | 12 | 750 | 62 | (0) | 0.9 | Tr | 1.6 | 0 | 50 | 0.15 | 0.16 | 0.8 | 0.36 | (0) | 210 | 0.62 | - | 26 | 0 | 硝酸イオン：0g |
| 0.8 | 0.09 | 0.43 | - | - | - | - | (0) | 0 | 710 | 11 | 720 | 60 | (0) | 0.9 | Tr | 1.6 | 0 | 43 | 0.17 | 0.15 | 0.7 | 0.27 | (0) | 200 | 0.55 | - | 27 | 0 | 硝酸イオン：0g |
| | | | | | | | | | | | | | | | | | | | | | | | | | | | | | 別名：あしたぐさ、はちじょうそう |
| 0.6 | 0.16 | 1.05 | - | - | - | - | (0) | 0 | 5300 | 0 | 5300 | 440 | (0) | 2.6 | 0.2 | 1.4 | 0.1 | 500 | 0.10 | 0.24 | 1.4 | 0.16 | (0) | 100 | 0.92 | - | 41 | 0.2 | 廃棄部位：基部<br>硝酸イオン：Tr |
| 0.3 | 0.13 | 0.92 | - | - | - | - | (0) | 0 | 5200 | 0 | 5200 | 440 | (0) | 2.7 | Tr | 1.4 | 0 | 380 | 0.07 | 0.16 | 0.8 | 0.10 | (0) | 75 | 0.45 | - | 23 | 0.1 | 基部を除いたもの<br>ゆでた後水冷し、手搾りしたもの<br>硝酸イオン：Tr |
| 0.5 | 0.10 | 0.19 | 1 | 0 | 0 | 2 | (0) | 5 | 370 | 9 | 380 | 31 | (0) | 1.5 | Tr | 0.2 | 0 | 43 | 0.14 | 0.15 | 1.0 | 0.12 | (0) | 190 | 0.59 | 1.8 | 15 | 0 | 試料：グリーンアスパラガス<br>廃棄部位：株元<br>硝酸イオン：Tr、有機酸：0.2g |
| 0.6 | 0.13 | 0.23 | - | - | - | - | (0) | 2 | 360 | 8 | 370 | 30 | (0) | 1.6 | 0 | 0.1 | 0 | 46 | 0.14 | 0.14 | 1.1 | 0.08 | (0) | 180 | 0.54 | - | 16 | 0 | 試料：グリーンアスパラガス<br>株元を除いたもの<br>硝酸イオン：Tr |
| 0.5 | 0.11 | 0.22 | - | - | - | - | (0) | 4 | 370 | 11 | 380 | 31 | (0) | 1.5 | Tr | 1.3 | 0 | 48 | 0.15 | 0.15 | 1.2 | 0.11 | (0) | 220 | 0.58 | - | 14 | 0 | 試料：グリーンアスパラガス<br>株元を除いたもの<br>植物油（なたね油）：3.6g、硝酸イオン：0g |
| 0.3 | 0.07 | 0.05 | - | - | - | - | (0) | 0 | 7 | 0 | 7 | 1 | (0) | 0.4 | 0 | 0 | 0 | 4 | 0.07 | 0.06 | 1.2 | 0.02 | (0) | 15 | 0.12 | - | 11 | 0.9 | 試料：ホワイトアスパラガス<br>液汁を除いたもの |
| 0 | Tr | 0.02 | - | - | - | - | (0) | 0 | 1 | 0 | 1 | Tr | (0) | 0 | 0 | 0 | 0 | 0 | 0 | 0 | 0 | 0.01 | (0) | 4 | 0.06 | - | 1 | 0 | 試料：アロエベラ及びキダチアロエ<br>廃棄部位：皮<br>硝酸イオン：0g |
| | | | | | | | | | | | | | | | | | | | | | | | | | | | | | 別名：さいとう（菜豆）、さんどまめ |
| 0.3 | 0.06 | 0.33 | 0 | Tr | 1 | 34 | (0) | 140 | 520 | 0 | 590 | 49 | (0) | 0.2 | 0 | 0.4 | 0 | 60 | 0.06 | 0.11 | 0.6 | 0.07 | (0) | 50 | 0.17 | 3.9 | 8 | 0 | 廃棄部位：すじ及び両端<br>硝酸イオン：Tr、有機酸：0.3g |
| 0.3 | 0.06 | 0.34 | - | - | - | - | (0) | 150 | 500 | 0 | 580 | 48 | (0) | 0.2 | 0 | 0.4 | 0 | 51 | 0.06 | 0.10 | 0.5 | 0.07 | (0) | 53 | 0.16 | - | 6 | 0 | すじ及び両端を除いたもの |
| 0.1 | 0.05 | 0.04 | Tr | 0 | 0 | 0 | (0) | 0 | 0 | 0 | 0 | (0) | (0) | 0.2 | 0 | 0 | 0 | 2 | 0.02 | 0.01 | 0.5 | 0.04 | (0) | 19 | 0.12 | 0.5 | 4 | 0 | 軟白栽培品<br>廃棄部位：株元、葉及び表皮<br>硝酸イオン：Tr |
| 0.1 | 0.04 | 0.03 | - | - | - | - | (0) | 0 | 0 | 0 | 0 | (0) | (0) | 0.1 | 0 | 0 | 0 | 2 | 0.01 | 0.02 | 0.5 | 0.03 | (0) | 19 | 0.08 | - | 3 | 0 | 軟白栽培品<br>株元、葉及び表皮を除いたもの<br>硝酸イオン：Tr |
| 0.2 | 0.06 | 0.09 | - | - | - | - | (0) | 0 | 2 | 0 | 2 | Tr | (0) | 0.2 | 0 | 0 | 0 | 3 | 0.03 | 0.04 | 0.5 | 0.05 | (0) | 20 | 0.13 | - | 5 | 0 | 廃棄部位：株元、葉及び表皮<br>硝酸イオン：Tr |
| 1.4 | 0.41 | 0.71 | 0 | 1 | 1 | 240 | (0) | 42 | 240 | 7 | 260 | 22 | (0) | 0.8 | 0.1 | 6.5 | 2.5 | 30 | 0.31 | 0.15 | 1.6 | 0.15 | (0) | 320 | 0.53 | 11.1 | 27 | 0 | 廃棄部位：さや<br>廃棄率：茎つきの場合60%<br>硝酸イオン：0g |
| 1.3 | 0.36 | 0.74 | - | - | - | - | (0) | 48 | 260 | 8 | 290 | 24 | (0) | 0.6 | 0.1 | 5.8 | 2.1 | 33 | 0.24 | 0.13 | 1.0 | 0.08 | (0) | 260 | 0.45 | - | 15 | 0 | 廃棄部位：さや<br>硝酸イオン：0g |
| 1.4 | 0.42 | 1.12 | 2 | 2 | 0 | 190 | (0) | 22 | 170 | 4 | 180 | 15 | (0) | 1.2 | 0.2 | 8.2 | 3.8 | 28 | 0.28 | 0.13 | 1.6 | 0.14 | (0) | 310 | 0.51 | 9.2 | 27 | 0 | 廃棄部位：さや<br>硝酸イオン：0g |

6 野菜類

## 6 野菜類

| 食品番号 | 食品名 | 常用量 | 糖質量の目安(常用量あたり) | 炭水化物 | 利用可能炭水化物(単糖当量) | 食物繊維 水溶性 | 食物繊維 不溶性 | 食物繊維 総量 | 糖質量の目安(可食部100gあたり) | 廃棄率 | エネルギー kcal | エネルギー kJ | 水分 | たんぱく質 | アミノ酸組成によるたんぱく質 | 脂質 | トリアシルグリセロール当量 | 脂肪酸 飽和 | 脂肪酸 一価不飽和 | 脂肪酸 多価不飽和 | コレステロール mg | 灰分 g | ナトリウム | カリウム | カルシウム | マグネシウム | リン | 鉄 |
|---|---|---|---|---|---|---|---|---|---|---|---|---|---|---|---|---|---|---|---|---|---|---|---|---|---|---|---|---|
| | (単位) | | (g) | | | | | | (g) | % | kcal | kJ | (g) | | | | | | | | mg | g | (mg) | | | | | |
| | **エンダイブ** | | | | | | | | | | | | | | | | | | | | | | | | | | | |
| 06018 | 葉 生 | 1/2個 110g | 0.8 | 2.9 | (0.4) | 0.6 | 1.6 | 2.2 | 0.7 | 15 | 15 | 63 | 94.6 | 1.2 | (0.9) | 0.2 | (0.1) | 0.05 | (Tr) | 0.09 | (0) | 0.9 | 35 | 270 | 51 | 19 | 30 | 0.6 |
| | **(えんどう類)** | | | | | | | | | | | | | | | | | | | | | | | | | | | |
| 06019 | トウミョウ 茎葉、生 | 1/2袋 115g | 0.8 | 4.0 | - | 0.2 | 3.1 | 3.3 | 0.7 | 0 | 27 | 112 | 90.9 | 3.8 | - | 0.4 | - | - | - | - | (0) | 1.0 | 7 | 350 | 34 | 22 | 61 | 1.0 |
| 06329 | トウミョウ 芽ばえ、生 | | - | 3.2 | - | 0.2 | 2.0 | 2.2 | 1.0 | 0 | 24 | 100 | 92.2 | 3.8 | - | 0.4 | - | - | - | - | (0) | 0.4 | 1 | 130 | 7 | 13 | 47 | 0.8 |
| 06330 | トウミョウ 芽ばえ、ゆで | | - | 3.8 | - | 0.5 | 3.0 | 3.5 | 0.3 | 0 | 27 | 114 | 91.7 | 3.6 | - | 0.6 | - | - | - | - | (0) | 0.3 | 1 | 73 | 8 | 13 | 41 | 0.9 |
| 06331 | トウミョウ 芽ばえ、油いため | | - | 4.3 | - | 0.5 | 2.4 | 3.0 | 1.3 | 0 | 82 | 341 | 84.3 | 5.0 | - | 5.9 | - | - | - | - | (Tr) | 0.5 | 2 | 170 | 8 | 17 | 62 | 1.0 |
| 06020 | さやえんどう 若ざや、生 | 1枚 2g | 0.1 | 7.5 | 4.2 | 0.3 | 2.7 | 3.0 | 4.5 | 9 | 36 | 151 | 88.6 | 3.1 | 1.8 | 0.2 | (0.2) | 0.04 | (0.02) | (0.09) | 0 | 0.6 | 1 | 200 | 35 | 24 | 63 | 0.9 |
| 06021 | さやえんどう 若ざや、ゆで | 1枚 2g | 0.1 | 7.0 | (4.0) | 0.9 | 2.2 | 3.1 | 3.9 | 0 | 34 | 142 | 89.1 | 3.2 | (1.8) | 0.2 | (0.2) | (0.04) | (0.02) | (0.09) | (0) | 0.5 | 1 | 160 | 32 | 23 | 61 | 0.9 |
| 06022 | スナップえんどう 若ざや、生 | 1さや 10g | 0.7 | 9.9 | (5.9) | 0.3 | 2.2 | 2.5 | 7.4 | 5 | 43 | 180 | 86.6 | 2.9 | (1.6) | 0.1 | (0.1) | - | - | - | (0) | 0.5 | 1 | 160 | 32 | 21 | 62 | 0.6 |
| 06023 | グリンピース 生 | 15粒 10g | 0.8 | 15.3 | 12.8 | 0.6 | 7.1 | 7.7 | 7.6 | 0 | 93 | 389 | 76.5 | 6.9 | 4.9 | 0.4 | 0.2 | 0.05 | 0.03 | 0.08 | 0 | 0.9 | 1 | 340 | 23 | 37 | 120 | 1.7 |
| 06024 | グリンピース ゆで | 15粒 10g | 1.0 | 18.5 | (15.2) | 0.9 | 7.7 | 8.6 | 9.9 | 0 | 110 | 460 | 72.2 | 8.3 | (5.9) | 0.2 | (0.1) | (0.02) | (0.02) | (0.04) | (0) | 0.8 | 3 | 340 | 32 | 39 | 80 | 2.2 |
| 06025 | グリンピース 冷凍 | 15粒 10g | 1.1 | 17.2 | 11.6 | 0.6 | 5.3 | 5.9 | 11.3 | 0 | 98 | 410 | 75.7 | 5.6 | (4.0) | 0.7 | 0.4 | 0.10 | 0.07 | 0.22 | (0) | 0.8 | 88 | 210 | 26 | 30 | 96 | 1.8 |
| 06026 | グリンピース 水煮缶詰 | 15粒 10g | 1.3 | 19.7 | (12.0) | 0.8 | 6.1 | 6.9 | 12.8 | 0 | 98 | 410 | 74.9 | 3.6 | (2.6) | 0.4 | (0.2) | (0.06) | (0.04) | (0.13) | (0) | 1.4 | 330 | 37 | 33 | 18 | 82 | 1.8 |
| | **おおさかしろな** | | | | | | | | | | | | | | | | | | | | | | | | | | | |
| 06027 | 葉、生 | 1株 65g | 0.3 | 2.2 | - | 0.2 | 1.6 | 1.8 | 0.4 | 6 | 13 | 54 | 94.9 | 1.4 | (1.1) | 0.2 | (0.1) | (0.02) | (0.01) | (0.05) | (0) | 1.0 | 22 | 400 | 150 | 21 | 52 | 1.2 |
| 06028 | 葉、ゆで | 1株 55g | 0.5 | 3.1 | - | 0.6 | 1.6 | 2.2 | 0.9 | 6 | 17 | 71 | 94.0 | 1.6 | - | 0.3 | (0.1) | (0.03) | (0.01) | (0.08) | (0) | 0.8 | 20 | 240 | 140 | 15 | 46 | 1.0 |
| 06029 | 塩漬 | 1食分 30g | 0.4 | 4.5 | - | 0.2 | 2.9 | 3.1 | 1.4 | 9 | 22 | 92 | 91.0 | 1.3 | - | 0.3 | (0.1) | (0.03) | (0.01) | (0.08) | (0) | 2.6 | 620 | 380 | 130 | 21 | 52 | 0.7 |
| | **おかひじき** | | | | | | | | | | | | | | | | | | | | | | | | | | | |
| 06030 | 茎葉、生 | 15g | 0.1 | 3.4 | - | 0.5 | 2.0 | 2.5 | 0.9 | 0 | 17 | 71 | 92.5 | 1.4 | - | 0.2 | - | - | - | - | (0) | 2.0 | 56 | 680 | 150 | 51 | 40 | 1.3 |
| 06031 | 茎葉、ゆで | 15g | 0.2 | 3.8 | - | 0.5 | 2.2 | 2.7 | 1.1 | 0 | 17 | 71 | 92.9 | 1.2 | - | 0.1 | - | - | - | - | (0) | 1.6 | 66 | 510 | 150 | 48 | 34 | 0.9 |
| | **オクラ** | | | | | | | | | | | | | | | | | | | | | | | | | | | |
| 06032 | 果実、生 | 1本 10g | 0.2 | 6.6 | 1.9 | 1.4 | 3.6 | 5.0 | 1.6 | 15 | 30 | 126 | 90.2 | 2.1 | 1.5 | 0.2 | (0.1) | (0.03) | (0.02) | (0.03) | Tr | 0.9 | 4 | 260 | 92 | 51 | 58 | 0.5 |
| 06033 | 果実、ゆで | 1本 10g | 0.2 | 7.6 | (2.1) | 1.6 | 3.6 | 5.2 | 2.4 | 15 | 33 | 138 | 89.4 | 2.1 | (1.5) | 0.1 | (0.02) | (0.01) | (0.02) | | Tr | 0.8 | 4 | 280 | 90 | 51 | 56 | 0.5 |
| | **かぶ** | | | | | | | | | | | | | | | | | | | | | | | | | | | |
| 06034 | 葉、生 | 1個分 100g | 1.0 | 3.9 | - | 0.3 | 2.6 | 2.9 | 1.0 | 30 | 20 | 84 | 92.3 | 2.3 | (2.0) | 0.1 | (0.1) | (0.01) | (Tr) | (0.04) | (0) | 1.4 | 24 | 330 | 250 | 25 | 42 | 2.1 |
| 06035 | 葉、ゆで | 1個分 85g | 0.6 | 4.4 | - | 0.5 | 3.2 | 3.7 | 0.7 | 30 | 22 | 92 | 92.2 | 2.3 | (2.0) | 0.1 | (0.1) | (0.01) | (Tr) | (0.04) | (0) | 0.9 | 18 | 180 | 190 | 14 | 47 | 1.5 |

| 無機質 | | | | | | | ビタミン | | | | | | | | | | | | | | | | | 食塩相当量 | 備考 |
| --- | --- | --- | --- | --- | --- | --- | --- | --- | --- | --- | --- | --- | --- | --- | --- | --- | --- | --- | --- | --- | --- | --- | --- | --- | --- | --- |
| 亜鉛 | 銅 | マンガン | ヨウ素 | セレン | クロム | モリブデン | A | | | | | D | E | | | | K | $B_1$ | $B_2$ | ナイアシン | $B_6$ | $B_{12}$ | 葉酸 | パントテン酸 | ビオチン | C | | |
| | | | | | | | レチノール | カロテン | | β-クリプトキサンチン | β-カロテン当量 | レチノール活性当量 | | トコフェロール | | | | | | | | | | | | | |
| | | | | | | | | α | β | | | | | α | β | γ | δ | | | | | | | | | | | |
| ←mg→ | | | ←μg→ | | | | ←μg→ | | | | | | ←mg→ | | | | μg | ←mg→ | | | ←μg→ | | | mg | μg | mg | g | |
| | | | | | | | | | | | | | | | | | | | | | | | | | | | | 別名:きくちしゃ、にがちしゃ |
| 0.4 | 0.05 | 1.10 | - | - | - | - | (0) | 0 | 1700 | 0 | 1700 | 140 | (0) | 0.8 | Tr | 0.5 | 0 | 120 | 0.06 | 0.08 | 0.3 | 0.08 | (0) | 90 | 0.16 | - | 7 | 0.1 | 廃棄部位:株元<br>硝酸イオン:0.2g |
| 0.4 | 0.08 | 1.11 | - | - | - | - | (0) | 0 | 4100 | 0 | 4100 | 340 | (0) | 3.3 | Tr | 0.2 | 0 | 280 | 0.24 | 0.27 | 1.1 | 0.19 | (0) | 91 | 0.80 | - | 79 | 0 | 硝酸イオン:Tr |
| 0.5 | 0.10 | 0.23 | - | - | - | - | (0) | 2 | 3000 | 17 | 3100 | 250 | (0) | 1.6 | 0 | Tr | 0 | 210 | 0.17 | 0.21 | 0.8 | 0.15 | (0) | 120 | 0.39 | - | 43 | 0 | 硝酸イオン:0g |
| 0.3 | 0.09 | 0.25 | - | - | - | - | (0) | 2 | 4800 | 23 | 4800 | 400 | (0) | 3.2 | 0 | 0.1 | 0 | 300 | 0.10 | 0.24 | 0.3 | 0.07 | (0) | 51 | 0.27 | - | 14 | 0 | ゆでた後水冷し、手搾りしたもの<br>硝酸イオン:0g |
| 0.6 | 0.13 | 0.29 | - | - | - | - | (0) | 2 | 4400 | 23 | 4400 | 370 | (0) | 3.7 | 0 | 2.9 | 0.1 | 300 | 0.21 | 0.26 | 1.1 | 0.10 | (0) | 180 | 0.60 | - | 30 | 0 | 植物油(なたね油):5.4g<br>硝酸イオン:0g |
| 0.6 | 0.10 | 0.40 | Tr | 0 | 0 | 24 | (0) | 0 | 560 | 4 | 560 | 47 | (0) | 0.7 | 0 | 0.2 | 0 | 47 | 0.15 | 0.11 | 0.8 | 0.08 | (0) | 73 | 0.56 | 5.1 | 60 | 0 | 別名:きぬさやえんどう<br>廃棄部位:すじ及び両端<br>硝酸イオン:Tr |
| 0.6 | 0.09 | 0.39 | - | - | - | - | (0) | 0 | 580 | 4 | 580 | 48 | (0) | 0.4 | 0 | 0.2 | 0 | 40 | 0.14 | 0.06 | 0.6 | 0.06 | (0) | 56 | 0.47 | - | 44 | 0 | 別名:きぬさやえんどう<br>すじ及び両端を除いたもの<br>硝酸イオン:Tr |
| 0.4 | 0.08 | 0.22 | - | - | - | - | (0) | 2 | 400 | 0 | 400 | 34 | (0) | 0.4 | 0 | 0.1 | 0 | 33 | 0.13 | 0.09 | 0.7 | 0.09 | (0) | 53 | 0.22 | - | 43 | 0 | 別名:スナックえんどう<br>廃棄部位:すじ及び両端<br>硝酸イオン:Tr |
| 1.2 | 0.19 | 0.48 | 0 | 1 | 0 | 65 | (0) | 11 | 410 | 6 | 420 | 35 | (0) | 0.1 | 0 | 2.6 | 0 | 27 | 0.39 | 0.16 | 2.7 | 0.15 | (0) | 76 | 0.63 | 6.3 | 19 | 0 | 別名:みえんどう<br>(さやつきの場合 廃棄率:55%)<br>さやを除いたもの<br>硝酸イオン:0g、有機酸:0.2g |
| 1.2 | 0.19 | 0.68 | - | - | - | - | (0) | 7 | 430 | 6 | 440 | 36 | (0) | 0.4 | 0 | 3.1 | 0 | 31 | 0.29 | 0.14 | 2.2 | 0.09 | (0) | 70 | 0.54 | - | 16 | 0 | 別名:みえんどう<br>さやを除いたもの<br>硝酸イオン:(0)g |
| 1.0 | 0.17 | 0.29 | 1 | 1 | 1 | 70 | (0) | 25 | 500 | 34 | 520 | 43 | (0) | Tr | 0 | 1.6 | 0 | 22 | 0.33 | 0.13 | 2.1 | 0.09 | (0) | 99 | 0.47 | 6.0 | 23 | 0.2 | 別名:みえんどう<br>硝酸イオン:(0)g |
| 0.6 | 0.15 | 0.30 | - | - | - | - | (0) | 0 | 200 | 0 | 200 | 17 | (0) | 0 | 0 | 2.0 | 0 | 19 | 0.04 | 0.04 | 1.2 | 0.02 | (0) | 10 | 0.69 | - | 0 | 0.8 | 別名:みえんどう<br>液汁を除いたもの<br>硝酸イオン:(0)g |
| 0.5 | 0.06 | 0.29 | - | - | - | - | (0) | 0 | 1300 | 0 | 1300 | 110 | (0) | 1.2 | Tr | 0 | 0 | 190 | 0.06 | 0.18 | 0.7 | 0.13 | (0) | 150 | 0.24 | - | 28 | 0.1 | 廃棄部位:株元<br>硝酸イオン:0.3g |
| 0.5 | 0.05 | 0.29 | - | - | - | - | (0) | 0 | 1500 | 0 | 1500 | 130 | (0) | 1.9 | 0 | 0.1 | 0 | 240 | 0.03 | 0.09 | 0.5 | 0.07 | (0) | 86 | 0.12 | - | 24 | 0.1 | 廃棄部位:株元<br>ゆでた後水冷し、手搾りしたもの<br>硝酸イオン:0.2g |
| 0.6 | 0.06 | 0.26 | - | - | - | - | (0) | 0 | 1300 | 0 | 1300 | 110 | (0) | 1.6 | 0 | 0 | 0 | 340 | 0.06 | 0.15 | 0.7 | 0.16 | (0) | 88 | 0.23 | - | 38 | 1.6 | 廃棄部位:株元<br>水洗いし、手搾りしたもの<br>硝酸イオン:0.3g |
| | | | | | | | | | | | | | | | | | | | | | | | | | | | | | 別名:みるな |
| 0.6 | 0.10 | 0.66 | - | - | - | - | (0) | 0 | 3300 | 0 | 3300 | 280 | (0) | 1.0 | Tr | 0 | 0 | 310 | 0.06 | 0.13 | 0.5 | 0.04 | (0) | 93 | 0.22 | - | 21 | 0.1 | 廃棄部位:茎基部<br>硝酸イオン:0.5g |
| 0.6 | 0.10 | 0.59 | - | - | - | - | (0) | 0 | 3200 | 0 | 3200 | 260 | (0) | 1.0 | Tr | 0 | 0 | 360 | 0.04 | 0.10 | 0.4 | 0.03 | (0) | 85 | 0.22 | - | 15 | 0.2 | 茎基部を除いたもの<br>硝酸イオン:0.4g |
| 0.6 | 0.13 | 0.48 | Tr | Tr | 1 | 4 | (0) | 2 | 670 | 1 | 670 | 56 | (0) | 1.2 | 0 | 0.2 | 0 | 71 | 0.09 | 0.09 | 0.8 | 0.10 | (0) | 110 | 0.42 | 6.0 | 11 | 0 | 廃棄部位:へた<br>硝酸イオン:Tr、有機酸:0.1g |
| 0.5 | 0.11 | 0.48 | - | - | - | - | (0) | 0 | 720 | 0 | 720 | 60 | (0) | 1.2 | 0 | 0.2 | 0 | 75 | 0.09 | 0.09 | 0.8 | 0.08 | (0) | 110 | 0.42 | - | 7 | 0 | 廃棄部位:へた<br>硝酸イオン:0g |
| | | | | | | | | | | | | | | | | | | | | | | | | | | | | | 別名:かぶら、すずな |
| 0.3 | 0.10 | 0.64 | 6 | 3 | 2 | 16 | (0) | 0 | 2800 | 41 | 2800 | 230 | (0) | 3.1 | 0.1 | 0.1 | 0 | 340 | 0.08 | 0.16 | 0.9 | 0.16 | (0) | 110 | 0.36 | 2.7 | 82 | 0.1 | 廃棄部位:葉柄基部<br>硝酸イオン:Tr |
| 0.2 | 0.08 | 0.41 | - | - | - | - | (0) | 0 | 3200 | 46 | 3200 | 270 | (0) | 3.3 | 0.1 | 0.1 | 0 | 370 | 0.02 | 0.05 | 0.2 | 0.14 | (0) | 66 | 0.24 | - | 47 | 0 | 廃棄部位:葉柄基部<br>ゆでた後水冷し、手搾りしたもの<br>硝酸イオン:0.1g |

6 野菜類

## 6 野菜類

| 食品番号 | 食品名 | 常用量 | 糖質量の目安(常用量あたり) | 炭水化物 | 利用可能炭水化物(単糖当量) | 食物繊維 水溶性 | 食物繊維 不溶性 | 食物繊維 総量 | 糖質量の目安(可食部100gあたり) | 廃棄率 | エネルギー kcal | エネルギー kJ | 水分 | たんぱく質 | アミノ酸組成によるたんぱく質 | 脂質 | トリアシルグリセロール当量 | 脂肪酸 飽和 | 脂肪酸 一価不飽和 | 脂肪酸 多価不飽和 | コレステロール mg | 灰分 g | ナトリウム | カリウム | カルシウム | マグネシウム | リン | 鉄 |
|---|---|---|---|---|---|---|---|---|---|---|---|---|---|---|---|---|---|---|---|---|---|---|---|---|---|---|---|---|
| | | | (―g―) | | | | | | | % | kcal | kJ | (―g―) | | | | | | | | mg | g | (―mg―) | | | | | |
| 06036 | 根、皮つき、生 | 1個 120g | 3.7 | 4.6 | 3.0 | 0.3 | 1.2 | 1.5 | 3.1 | 9 | 20 | 84 | 93.9 | 0.7 | 0.6 | 0.1 | (0.1) | (0.01) | (0.01) | (0.05) | (0) | 0.6 | 5 | 280 | 24 | 8 | 28 | 0.3 |
| 06037 | 根、皮つき、ゆで | 1個 115g | 3.3 | 4.7 | (3.1) | 0.5 | 1.3 | 1.8 | 2.9 | 0 | 21 | 88 | 93.8 | 0.7 | (0.6) | 0.1 | (0.1) | (0.01) | (0.01) | (0.05) | (0) | 0.6 | 6 | 310 | 28 | 10 | 32 | 0.3 |
| 06038 | 根、皮むき、生 | 1個 120g | 4.1 | 4.8 | 3.5 | 0.3 | 1.1 | 1.4 | 3.4 | 15 | 21 | 89 | 93.9 | 0.6 | 0.5 | 0.1 | (0.1) | (0.01) | (0.01) | (0.05) | (0) | 0.5 | 5 | 250 | 24 | 8 | 25 | 0.2 |
| 06039 | 根、皮むき、ゆで | 1個 105g | 3.5 | 5.0 | (3.6) | 0.5 | 1.2 | 1.7 | 3.3 | 0 | 22 | 92 | 93.7 | 0.6 | (0.5) | 0.1 | (0.1) | (0.01) | (0.01) | (0.05) | (0) | 0.5 | 4 | 250 | 28 | 9 | 26 | 0.2 |
| 06040 | 漬物 塩漬 葉 | 1食分 30g | 0.7 | 6.0 | - | 0.8 | 2.8 | 3.6 | 2.4 | 20 | 29 | 121 | 87.9 | 2.3 | (2.0) | 0.2 | (0.1) | (0.02) | (Tr) | (0.08) | (0) | 3.6 | 910 | 290 | 240 | 32 | 46 | 2.6 |
| 06041 | 漬物 塩漬 根、皮つき | 1食分 30g | 0.9 | 4.9 | - | 0.5 | 1.4 | 1.9 | 3.0 | 0 | 23 | 96 | 90.5 | 1.0 | (0.8) | 0.1 | (0.1) | (0.02) | (0.01) | (0.10) | (0) | 3.4 | 1100 | 310 | 48 | 11 | 36 | 0.3 |
| 06042 | 漬物 塩漬 根、皮むき | 1食分 30g | 0.8 | 4.7 | - | 0.4 | 1.6 | 2.0 | 2.7 | 0 | 21 | 88 | 89.4 | 0.8 | (0.7) | 0.1 | (0.1) | (0.01) | (0.01) | (0.05) | (0) | 4.8 | 1700 | 400 | 33 | 14 | 38 | 0.3 |
| 06043 | 漬物 ぬかみそ漬 葉 | 1食分 30g | 0.9 | 7.1 | - | 0.8 | 3.2 | 4.0 | 3.1 | 20 | 34 | 142 | 83.5 | 3.3 | - | 0.1 | - | - | - | - | (0) | 6.0 | 1500 | 540 | 280 | 65 | 81 | 2.2 |
| 06044 | 漬物 ぬかみそ漬 根、皮つき | 1食分 30g | 1.2 | 5.9 | - | 0.5 | 1.5 | 2.0 | 3.9 | 0 | 28 | 117 | 89.5 | 1.5 | - | 0.1 | - | - | - | - | (0) | 3.0 | 860 | 500 | 57 | 29 | 44 | 0.3 |
| 06045 | 漬物 ぬかみそ漬 根、皮むき | 1食分 30g | 1.5 | 6.9 | - | 0.7 | 1.1 | 1.8 | 5.1 | 0 | 31 | 130 | 83.5 | 1.4 | - | 0.1 | - | - | - | - | (0) | 7.9 | 2700 | 740 | 26 | 68 | 76 | 0.3 |
| | (かぼちゃ類) | | | | | | | | | | | | | | | | | | | | | | | | | | | |
| 06046 | 日本かぼちゃ 果実、生 | 1/4個 220g | 17.8 | 10.9 | 8.3 | 0.7 | 2.1 | 2.8 | 8.1 | 9 | 49 | 205 | 86.7 | 1.6 | 1.1 | 0.1 | Tr | 0.01 | Tr | 0.03 | 0 | 0.7 | 1 | 400 | 20 | 15 | 42 | 0.5 |
| 06047 | 日本かぼちゃ 果実、ゆで | 1/4個 205g | 19.9 | 13.3 | (9.9) | 0.8 | 2.8 | 3.6 | 9.7 | 0 | 60 | 251 | 84.0 | 1.9 | (1.3) | 0.1 | (Tr) | (0.01) | (Tr) | (0.03) | 0 | 0.7 | 1 | 480 | 24 | 15 | 50 | 0.6 |
| 06048 | 西洋かぼちゃ 果実、生 | 1/4個 340g | 58.1 | 20.6 | 17.0 | 0.9 | 2.6 | 3.5 | 17.1 | 10 | 91 | 381 | 76.2 | 1.9 | 1.2 | 0.3 | 0.2 | 0.04 | 0.06 | 0.06 | 0 | 1.0 | 1 | 450 | 15 | 25 | 43 | 0.5 |
| 06049 | 西洋かぼちゃ 果実、ゆで | 1/4個 335g | 57.6 | 21.3 | (15.1) | 0.9 | 3.2 | 4.1 | 17.2 | 0 | 93 | 389 | 75.7 | 1.6 | (1.0) | 0.3 | (0.2) | (0.04) | (0.06) | (0.06) | (0) | 1.1 | 1 | 430 | 14 | 24 | 43 | 0.5 |
| 06332 | 西洋かぼちゃ 果実、焼き | 1/4個 270g | 60.5 | 27.7 | (19.7) | 1.3 | 3.9 | 5.3 | 22.4 | 0 | 122 | 510 | 68.2 | 2.5 | (1.5) | 0.4 | (0.2) | (0.05) | (0.07) | (0.07) | (0) | 1.2 | 0 | 570 | 19 | 31 | 55 | 0.6 |
| 06050 | 西洋かぼちゃ 果実、冷凍 | 1切れ 35g | 5.0 | 18.5 | (15.7) | 0.9 | 3.3 | 4.2 | 14.3 | 0 | 83 | 347 | 78.1 | 2.2 | (1.3) | 0.3 | (0.2) | (0.04) | (0.06) | (0.06) | (0) | 0.9 | 3 | 430 | 25 | 26 | 46 | 0.5 |
| 06051 | そうめんかぼちゃ 果実、生 | 1/4個 105g | 4.8 | 6.1 | - | 0.3 | 1.2 | 1.5 | 4.6 | 30 | 24 | 100 | 92.4 | 0.7 | (0.5) | 0.1 | (0.1) | (0.02) | (0.01) | (0.04) | (0) | 0.6 | 1 | 260 | 27 | 16 | 35 | 0.3 |
| | からしな | | | | | | | | | | | | | | | | | | | | | | | | | | | |
| 06052 | 葉、生 | 1枚 30g | 0.3 | 4.7 | - | 0.9 | 2.8 | 3.7 | 1.0 | 0 | 26 | 109 | 90.3 | 3.3 | - | 0.1 | - | - | - | - | (0) | 1.3 | 60 | 620 | 140 | 21 | 72 | 2.2 |
| 06053 | 塩漬 | 1食分 30g | 0.6 | 7.2 | - | 1.0 | 4.0 | 5.0 | 2.2 | 0 | 36 | 151 | 84.5 | 4.0 | (3.3) | 0.1 | - | - | - | - | (0) | 3.8 | 970 | 530 | 150 | 23 | 71 | 1.8 |
| | カリフラワー | | | | | | | | | | | | | | | | | | | | | | | | | | | |
| 06054 | 花序、生 | 2房 50g | 1.2 | 5.2 | 3.2 | 0.4 | 2.5 | 2.9 | 2.3 | 50 | 27 | 113 | 90.8 | 3.0 | 2.1 | 0.1 | (0.1) | (0.05) | (0.01) | (0.01) | 0 | 0.9 | 8 | 410 | 24 | 18 | 68 | 0.6 |
| 06055 | 花序、ゆで | 2房 50g | 1.0 | 5.1 | (3.0) | 0.7 | 2.5 | 3.2 | 1.9 | 0 | 26 | 109 | 91.5 | 2.7 | (1.9) | 0.1 | (0.1) | (0.05) | (0.01) | (0.01) | (0) | 0.6 | 8 | 220 | 23 | 13 | 37 | 0.7 |
| | かんぴょう | | | | | | | | | | | | | | | | | | | | | | | | | | | |
| 06056 | 乾 | 1本 2g | 0.8 | 68.1 | 33.3 | 6.8 | 23.3 | 30.1 | 38.0 | 0 | 260 | 1089 | 19.8 | 6.3 | 4.3 | 0.2 | - | - | - | - | (0) | 5.0 | 3 | 1800 | 250 | 110 | 140 | 2.9 |
| 06057 | ゆで | 1本 10g | 0.2 | 7.2 | (3.5) | 1.9 | 3.4 | 5.3 | 1.9 | 0 | 28 | 115 | 91.6 | 0.7 | (0.5) | 0 | - | - | - | - | (0) | 0.4 | 1 | 100 | 34 | 10 | 16 | 0.3 |

| 無機質 | | | | | | ビタミン | | | | | | | | | | | | | | | | | 食塩相当量 | 備考 |
| --- | --- | --- | --- | --- | --- | --- | --- | --- | --- | --- | --- | --- | --- | --- | --- | --- | --- | --- | --- | --- | --- | --- | --- | --- |
| 亜鉛 | 銅 | マンガン | ヨウ素 | セレン | クロム | モリブデン | レチノール | カロテン α | カロテン β | β-クリプトキサンチン | β-カロテン当量 | レチノール活性当量 | D | トコフェロール α | トコフェロール β | トコフェロール γ | トコフェロール δ | K | $B_1$ | $B_2$ | ナイアシン | $B_6$ | $B_{12}$ | 葉酸 | パントテン酸 | ビオチン | C | | |
| mg | mg | mg | μg | μg | μg | μg | μg | μg | μg | μg | μg | μg | μg | mg | mg | mg | mg | μg | mg | mg | mg | mg | μg | μg | mg | μg | mg | g | |
| 0.1 | 0.03 | 0.06 | - | - | - | - | (0) | 0 | 0 | 0 | 0 | (0) | (0) | 0 | 0 | 0 | 0 | 0 | 0.03 | 0.03 | 0.6 | 0.08 | (0) | 48 | 0.25 | - | 19 | 0 | 廃棄部位：根端及び葉柄基部 廃棄率：葉つきの場合35% 硝酸イオン：0.1g、有機酸：0.1g |
| 0.1 | 0.03 | 0.07 | - | - | - | - | (0) | 0 | (0) | 0 | (0) | (0) | (0) | 0 | 0 | 0 | 0 | 0 | 0.03 | 0.03 | 0.6 | 0.05 | (0) | 49 | 0.22 | - | 16 | 0 | 根端及び葉柄基部を除いたもの 硝酸イオン：0.1g |
| 0.1 | 0.03 | 0.05 | 0 | 0 | 0 | 1 | (0) | 0 | 0 | 0 | 0 | (0) | (0) | 0 | 0 | 0 | 0 | 0 | 0.03 | 0.03 | 0.6 | 0.07 | (0) | 49 | 0.23 | 1.0 | 18 | 0 | 廃棄部位：根端、葉柄基部及び皮 廃棄率：葉つきの場合40% 硝酸イオン：0.1g、有機酸：0g |
| 0.1 | 0.02 | - | - | - | - | - | - | - | - | - | - | - | - | - | - | - | - | 0 | 0.03 | 0.03 | 0.5 | 0.06 | (0) | 56 | 0.21 | - | 16 | 0 | 根端、葉柄基部及び皮を除いたもの 硝酸イオン：0.1g |
| 0.3 | 0.06 | 0.33 | - | - | - | - | (0) | 0 | 1200 | 38 | 1200 | 100 | (0) | 2.9 | 0.1 | 0.1 | 0 | 360 | 0.07 | 0.19 | 1.0 | 1.10 | (0) | 78 | 0.49 | - | 44 | 2.3 | 廃棄部位：葉柄基部 水洗いし、手搾りしたもの |
| 0.1 | 0.03 | 0.05 | - | - | - | - | (0) | 0 | 0 | 0 | 0 | (0) | (0) | 0 | 0 | 0 | 0 | 0 | 0.02 | 0.04 | 0.7 | 0.08 | (0) | 48 | 0.39 | - | 19 | 2.8 | 水洗いし、手搾りしたもの |
| 0.2 | 0.04 | 0.05 | - | - | - | - | (0) | 0 | 0 | 0 | 0 | (0) | (0) | 0 | 0 | 0 | 0 | 0 | 0.04 | 0.03 | 0.1 | 0.10 | (0) | 58 | 0.25 | - | 21 | 4.3 | 水洗いし、手搾りしたもの 硝酸イオン：0.2g |
| 0.4 | 0.09 | 0.40 | - | - | - | - | (0) | 0 | 1600 | 37 | 1600 | 140 | (0) | 4.0 | 0.1 | 0.1 | 0 | 260 | 0.31 | 0.24 | 4.8 | 0.36 | (0) | 81 | 0.73 | - | 49 | 3.8 | 廃棄部位：葉柄基部 水洗いし、手搾りしたもの |
| 0.2 | 0.04 | 0.09 | - | - | - | - | (0) | 0 | 0 | 0 | 0 | (0) | (0) | 0 | 0 | 0 | 0 | Tr | 0.25 | 0.04 | 2.8 | 0.19 | (0) | 74 | 0.46 | - | 28 | 2.2 | 水洗いし、水切りしたもの |
| 0.2 | 0.04 | - | - | - | - | - | - | - | - | - | - | - | - | - | - | - | - | 0 | 0.45 | 0.05 | 3.2 | 0.42 | (0) | 70 | 1.11 | - | 20 | 6.9 | 水洗いし、水切りしたもの 硝酸イオン：0.2g |
| 0.3 | 0.08 | 0.10 | Tr | Tr | 0 | 2 | 0 | 49 | 700 | 3 | 730 | 60 | (0) | 1.8 | 0 | 3.2 | 0.1 | 26 | 0.07 | 0.06 | 0.6 | 0.12 | (0) | 80 | 0.50 | 1.7 | 16 | 0 | 別名：とうなす、ぼうぶら、なんきん 廃棄部位：わた、種子及び両端 硝酸イオン：Tr |
| 0.2 | 0.07 | 0.09 | - | - | - | - | (0) | 45 | 810 | 2 | 830 | 69 | (0) | 2.2 | 0 | 3.8 | 0.1 | 27 | 0.08 | 0.07 | 0.7 | 0.13 | (0) | 75 | 0.50 | - | 16 | 0 | 別名：とうなす、ぼうぶら、なんきん わた、種子及び両端を除いたもの 硝酸イオン：(Tr) |
| 0.3 | 0.07 | 0.13 | Tr | 1 | 0 | 5 | (0) | 17 | 3900 | 90 | 4000 | 330 | (0) | 4.9 | 0.1 | 1.3 | 0 | 25 | 0.07 | 0.09 | 1.5 | 0.22 | (0) | 42 | 0.62 | 1.7 | 43 | 0 | 別名：くりかぼちゃ 廃棄部位：わた、種子及び両端 硝酸イオン：Tr、有機酸：0.4g |
| 0.3 | 0.07 | 0.15 | - | - | - | - | (0) | 18 | 3900 | 90 | 4000 | 330 | (0) | 4.7 | 0.1 | 1.0 | 0 | 22 | 0.07 | 0.08 | 1.5 | 0.19 | (0) | 38 | 0.62 | - | 32 | 0 | 別名：くりかぼちゃ わた、種子及び両端を除いたもの 硝酸イオン：0g |
| 0.4 | 0.08 | 0.17 | - | - | - | - | - | 26 | 5400 | 130 | 5500 | 450 | (0) | 6.9 | 0.1 | 1.8 | 0 | 0 | 0.09 | 0.12 | 2.1 | 0.22 | (0) | 58 | 0.77 | - | 44 | 0 | 別名：くりかぼちゃ わた、種子及び両端を除いたもの 硝酸イオン：0g |
| 0.6 | 0.05 | 0.14 | - | - | - | - | - | 0 | 3700 | 57 | 3800 | 310 | (0) | 4.2 | 0.1 | 1.1 | 0 | 17 | 0.06 | 0.09 | 1.3 | 0.19 | (0) | 48 | 0.44 | - | 34 | 0 | 別名：くりかぼちゃ 硝酸イオン：Tr |
| 0.2 | 0.05 | 0.09 | - | - | - | - | (0) | 0 | 49 | 0 | 49 | 4 | (0) | 0.2 | 0 | Tr | 0 | Tr | 0.05 | 0.01 | 0.5 | 0.10 | (0) | 25 | 0.36 | - | 11 | 0 | 別名：ぺぽかぼちゃ、きんしうり、そうめんうり、いとかぼちゃ 廃棄部位：わた、種子、皮及び両端 硝酸イオン：0.1g |
| | | | | | | | | | | | | | | | | | | | | | | | | | | | | | 別名：葉がらし、菜がらし |
| 0.9 | 0.08 | 1.02 | - | - | - | - | 0 | 0 | 2800 | 0 | 2800 | 230 | (0) | 3.0 | 0.1 | 0.1 | 0 | 260 | 0.12 | 0.27 | 1.2 | 0.25 | (0) | 310 | 0.32 | - | 64 | 0.2 | 株元を除いたもの 硝酸イオン：0.3g |
| 1.1 | 0.10 | 0.76 | - | - | - | - | (0) | 0 | 3000 | 0 | 3000 | 250 | (0) | 3.1 | 0.1 | 0.1 | 0 | 270 | 0.08 | 0.28 | 0.6 | 0.27 | (0) | 210 | 0.37 | - | 80 | 2.5 | 株元を除いたもの 水洗いし、手搾りしたもの 硝酸イオン：0.4g |
| | | | | | | | | | | | | | | | | | | | | | | | | | | | | | 別名：はなやさい |
| 0.6 | 0.05 | 0.22 | 0 | 0 | 0 | 4 | (0) | 0 | 18 | 0 | 18 | 2 | (0) | 0.2 | 0 | 0.4 | 0 | 17 | 0.06 | 0.11 | 0.7 | 0.23 | (0) | 94 | 1.30 | 8.5 | 81 | 0 | 廃棄部位：茎葉 硝酸イオン：Tr、有機酸：0.3g |
| 0.4 | 0.03 | 0.17 | - | - | - | - | (0) | 0 | 16 | 0 | 16 | 1 | (0) | 0.2 | 0 | 0.4 | 0 | 31 | 0.05 | 0.05 | 0.2 | 0.13 | (0) | 88 | 0.84 | - | 53 | 0 | 茎葉を除いたもの 硝酸イオン：(Tr) |
| 1.8 | 0.62 | 1.60 | 2 | 2 | 5 | 13 | (0) | 0 | 0 | 0 | 0 | (0) | (0) | 0.4 | Tr | 0 | 0 | Tr | 0 | 0.04 | 2.7 | 0.04 | (0) | 99 | 1.75 | 8.0 | 0 | 0 | 硝酸イオン：0.5g |
| 0.2 | 0.08 | 0.14 | - | - | - | - | - | 0 | 0 | 0 | 0 | (0) | - | 0.1 | 0 | 0 | 0 | 0 | 0 | 0.3 | 0 | 0 | (0) | 7 | 0 | - | 0 | 0 | 硝酸イオン：0.1g |

6 野菜類

## 6 野菜類

| 食品番号 | 食品名 | 常用量 | 糖質量の目安（常用量あたり） | 炭水化物 | 利用可能炭水化物（単糖当量） | 食物繊維 水溶性 | 食物繊維 不溶性 | 食物繊維 総量 | 糖質量の目安（可食部100gあたり） | 廃棄率 % | エネルギー kcal | エネルギー kJ | 水分 | たんぱく質 | アミノ酸組成によるたんぱく質 | 脂質 | トリアシルグリセロール当量 | 脂肪酸 飽和 | 脂肪酸 一価不飽和 | 脂肪酸 多価不飽和 | コレステロール mg | 灰分 g | 無機質 ナトリウム | 無機質 カリウム | 無機質 カルシウム | 無機質 マグネシウム | 無機質 リン | 無機質 鉄 |
|---|---|---|---|---|---|---|---|---|---|---|---|---|---|---|---|---|---|---|---|---|---|---|---|---|---|---|---|---|
| | **きく** | | | | | | | | | | | | | | | | | | | | | | | | | | | |
| 06058 | 花びら、生 | 1個 2g | 0.1 | 6.5 | - | 0.8 | 2.6 | 3.4 | 3.1 | 15 | 27 | 113 | 91.5 | 1.4 | - | 0 | - | - | - | - | (0) | 0.6 | 2 | 280 | 22 | 12 | 28 | 0.7 |
| 06059 | 花びら、ゆで | 1個 2g | 0.1 | 5.7 | - | 0.8 | 2.1 | 2.9 | 2.8 | 0 | 23 | 96 | 92.9 | 1.0 | - | 0 | - | - | - | - | (0) | 0.4 | 1 | 140 | 16 | 9 | 20 | 0.5 |
| 06060 | 菊のり | 1枚 15g | 6.6 | 73.5 | - | 8.2 | 21.4 | 29.6 | 43.9 | 0 | 292 | 1222 | 9.5 | 11.6 | - | 0.2 | - | - | - | - | (0) | 5.2 | 14 | 2500 | 160 | 140 | 250 | 11.0 |
| (02001) | きくいも→いも及びでん粉類・〈いも類〉 | | | | | | | | | | | | | | | | | | | | | | | | | | | |
| (06236) | キムチ→はくさい | | | | | | | | | | | | | | | | | | | | | | | | | | | |
| | **（キャベツ類）** | | | | | | | | | | | | | | | | | | | | | | | | | | | |
| 06061 | キャベツ 結球葉、生 | 1/8玉 180g | 6.1 | 5.2 | 3.5 | 0.4 | 1.4 | 1.8 | 3.4 | 15 | 23 | 96 | 92.7 | 1.3 | 0.9 | 0.2 | 0.1 | 0.02 | 0.01 | 0.02 | (0) | 0.5 | 5 | 200 | 43 | 14 | 27 | 0.3 |
| 06062 | キャベツ 結球葉、ゆで | 1/8玉 160g | 4.2 | 4.6 | 1.9 | 0.5 | 1.5 | 2.0 | 2.6 | 0 | 20 | 84 | 93.9 | 0.9 | (0.6) | 0.2 | (0.1) | 0.02 | 0.01 | 0.02 | (0) | 0.3 | 3 | 92 | 40 | 9 | 20 | 0.2 |
| 06333 | キャベツ 結球葉、油いため | 1/8玉 145g | 5.4 | 5.9 | (2.7) | 0.6 | 1.6 | 2.2 | 3.7 | 0 | 81 | 337 | 85.7 | 1.6 | (1.1) | 6.0 | (5.7) | 0.44 | 3.49 | 1.54 | (Tr) | 0.6 | 6 | 250 | 53 | 17 | 33 | 0.4 |
| 06063 | グリーンボール 結球葉、生 | 1/4玉 160g | 4.3 | 4.3 | (3.2) | 0.3 | 1.3 | 1.6 | 2.7 | 15 | 20 | 84 | 93.4 | 1.4 | - | 0.1 | (Tr) | 0.01 | (Tr) | 0.01 | (0) | 0.7 | 4 | 270 | 58 | 17 | 41 | 0.4 |
| 06064 | レッドキャベツ 結球葉、生 | 1/4玉 240g | 9.4 | 6.7 | (3.5) | 0.6 | 2.2 | 2.8 | 3.9 | 10 | 30 | 126 | 90.4 | 2.0 | (1.3) | 0.1 | Tr | 0.01 | Tr | 0.01 | (0) | 0.8 | 4 | 310 | 40 | 13 | 43 | 0.5 |
| | **きゅうり** | | | | | | | | | | | | | | | | | | | | | | | | | | | |
| 06065 | 果実、生 | 1本 120g | 2.3 | 3.0 | 2.0 | 0.2 | 0.9 | 1.1 | 1.9 | 2 | 14 | 59 | 95.4 | 1.0 | 0.7 | 0.1 | Tr | Tr | Tr | 0 | 0 | 0.5 | 1 | 200 | 26 | 15 | 36 | 0.3 |
| 06066 | 漬物 塩漬 | 1食分 30g | 0.7 | 3.7 | - | 0.3 | 1.0 | 1.3 | 2.4 | 2 | 16 | 67 | 92.1 | 1.0 | (0.7) | 0.1 | (Tr) | 0.01 | (Tr) | 0.01 | (0) | 3.1 | 1000 | 220 | 26 | 15 | 38 | 0.2 |
| 06067 | 漬物 しょうゆ漬 | 1食分 30g | 2.2 | 10.8 | - | 0.7 | 2.7 | 3.4 | 7.4 | 0 | 50 | 209 | 81.0 | 3.2 | - | 0.4 | (0.1) | 0.05 | (Tr) | 0.05 | (0) | 4.6 | 1600 | 79 | 39 | 21 | 29 | 1.3 |
| 06068 | 漬物 ぬかみそ漬 | 1食分 30g | 1.4 | 6.2 | - | 0.4 | 1.1 | 1.5 | 4.7 | 2 | 27 | 113 | 85.6 | 1.5 | - | 0.1 | (Tr) | 0.01 | (Tr) | 0.01 | (0) | 6.6 | 2100 | 610 | 22 | 48 | 88 | 0.3 |
| 06069 | 漬物 ピクルス スイート型 | 1本 10g | 1.7 | 18.3 | (17.4) | 0.3 | 1.4 | 1.7 | 16.6 | 0 | 67 | 280 | 80.0 | 0.3 | (0.2) | 0.1 | (Tr) | 0.02 | (0) | 0.03 | (0) | 1.3 | 440 | 18 | 25 | 6 | 16 | 0.3 |
| 06070 | 漬物 ピクルス サワー型 | 1本 10g | 0.1 | 2.5 | - | 0.3 | 1.1 | 1.4 | 1.1 | 0 | 12 | 50 | 93.4 | 1.4 | (1.0) | Tr | - | - | - | - | (0) | 2.7 | 1000 | 11 | 23 | 24 | 5 | 1.2 |
| | **ぎょうじゃにんにく** | | | | | | | | | | | | | | | | | | | | | | | | | | | |
| 06071 | 葉、生 | | - | 6.6 | - | 0.5 | 2.8 | 3.3 | 3.3 | 10 | 34 | 142 | 88.8 | 3.5 | (2.4) | 0.2 | (0.1) | 0.02 | 0.01 | 0.05 | (0) | 0.9 | 2 | 340 | 29 | 22 | 30 | 1.4 |
| (06072~074) | きょうな→みずな | | | | | | | | | | | | | | | | | | | | | | | | | | | |
| | **キンサイ** | | | | | | | | | | | | | | | | | | | | | | | | | | | |
| 06075 | 茎葉、生 | 1/2束 30g | 0.3 | 3.5 | - | 0.3 | 2.2 | 2.5 | 1.0 | 8 | 19 | 79 | 93.5 | 1.1 | (0.9) | 0.4 | (0.2) | 0.06 | 0.01 | 0.13 | (0) | 1.2 | 27 | 360 | 140 | 26 | 56 | 0.5 |
| 06076 | 茎葉、ゆで | 1/2株 25g | 0.2 | 3.5 | - | 0.6 | 2.3 | 2.9 | 0.6 | 0 | 19 | 79 | 93.6 | 1.1 | (0.9) | 0.4 | (0.2) | 0.06 | 0.01 | 0.13 | (0) | 1.0 | 27 | 320 | 140 | 24 | 56 | 0.5 |
| (06063) | グリーンボール→（キャベツ類） | | | | | | | | | | | | | | | | | | | | | | | | | | | |
| | **クレソン** | | | | | | | | | | | | | | | | | | | | | | | | | | | |
| 06077 | 茎葉、生 | 1本 5g | 0.0 | 2.5 | (0.5) | 0.2 | 2.3 | 2.5 | 0.0 | 15 | 15 | 63 | 94.1 | 2.1 | (1.5) | 0.1 | (0.1) | 0.03 | 0.01 | 0.04 | (0) | 1.1 | 23 | 330 | 110 | 13 | 57 | 1.1 |

| 無機質 | | | | | | ビタミン | | | | | | | | | | | | | | | | | 食塩相当量 | 備考 |
|---|---|---|---|---|---|---|---|---|---|---|---|---|---|---|---|---|---|---|---|---|---|---|---|---|---|
| 亜鉛 | 銅 | マンガン | ヨウ素 | セレン | クロム | モリブデン | レチノール | カロテン α | カロテン β | β-クリプトキサンチン | β-カロテン当量 | レチノール活性当量 | D | トコフェロール α | トコフェロール β | トコフェロール γ | トコフェロール δ | K | B₁ | B₂ | ナイアシン | B₆ | B₁₂ | 葉酸 | パントテン酸 | ビオチン | C | | |
| ←mg→ | | | ←μg→ | | | | ←μg→ | | | | | | | ←mg→ | | | | μg | ←mg→ | | | | ←μg→ | | mg | μg | mg | g | |
| | | | | | | | | | | | | | | | | | | | | | | | | | | | | | 別名：食用ぎく、料理ぎく |
| 0.3 | 0.04 | 0.36 | - | - | - | - | (0) | 0 | 67 | 0 | 67 | 6 | (0) | 4.6 | 0.1 | 0.3 | 0 | 11 | 0.10 | 0.11 | 0.5 | 0.08 | (0) | 73 | 0.20 | - | 11 | 0 | 廃棄部位：花床<br>硝酸イオン：Tr |
| 0.2 | 0.04 | 0.24 | - | - | - | - | (0) | 0 | 61 | 0 | 61 | 5 | (0) | 4.1 | 0.1 | 0.3 | 0 | 10 | 0.06 | 0.07 | 0.2 | 0.04 | (0) | 40 | 0.15 | - | 5 | 0 | 花床を除いたもの<br>ゆでた後水冷し、手搾りしたもの<br>硝酸イオン：Tr |
| 2.2 | 0.62 | 1.34 | - | - | - | - | (0) | 0 | 180 | 0 | 180 | 15 | (0) | 25.0 | 0.5 | 0.6 | 0.1 | 62 | 0.73 | 0.89 | 3.8 | 0.69 | (0) | 370 | 1.50 | - | 10 | 0 | 別名：乾燥食用ぎく<br>硝酸イオン：Tr |
| 0.2 | 0.02 | 0.16 | 0 | Tr | 1 | 4 | (0) | 0 | 49 | 1 | 50 | 4 | (0) | 0.1 | 0 | 0 | 0 | 78 | 0.04 | 0.03 | 0.2 | 0.11 | (0) | 78 | 0.22 | 1.6 | 41 | 0 | 別名：かんらん、たまな<br>廃棄部位：しん<br>硝酸イオン：0.1g、有機酸：0.1g |
| 0.1 | 0.02 | 0.14 | 0 | Tr | 0 | 3 | (0) | 0 | 57 | 2 | 58 | 5 | (0) | 0.1 | 0 | 0 | 0 | 76 | 0.02 | 0.01 | 0.1 | 0.05 | (0) | 48 | 0.11 | 1.2 | 17 | 0 | 別名：かんらん、たまな<br>しんを除いたもの<br>硝酸イオン：0.1g |
| 0.2 | 0.03 | 0.19 | - | - | - | - | (0) | 0 | 77 | 2 | 78 | 7 | (0) | 1.1 | 0 | 1.8 | 0.1 | 120 | 0.05 | 0.04 | 0.2 | 0.15 | (0) | 130 | 0.30 | - | 47 | 0 | 別名：かんらん、たまな<br>しんを除いたもの<br>植物油（なたね油）：5.8g、硝酸イオン：0.1g |
| 0.2 | 0.03 | 0.18 | - | - | - | - | (0) | 0 | 110 | 0 | 110 | 9 | (0) | 0.2 | 0 | 0 | 0 | 79 | 0.05 | 0.04 | 0.4 | 0.13 | (0) | 53 | 0.31 | - | 47 | 0 | 硝酸イオン：0.1g |
| 0.3 | 0.04 | 0.20 | - | - | - | - | (0) | 0 | 36 | 0 | 36 | 3 | (0) | 0.1 | 0 | 0 | 0 | 29 | 0.07 | 0.03 | 0.3 | 0.19 | (0) | 58 | 0.35 | - | 68 | 0 | 別名：赤キャベツ、紫キャベツ<br>廃棄部位：しん<br>硝酸イオン：Tr |
| 0.2 | 0.11 | 0.07 | 1 | 1 | 1 | 4 | (0) | 1 | 330 | 0 | 330 | 28 | (0) | 0.3 | 0 | 0 | 0 | 34 | 0.03 | 0.03 | 0.2 | 0.05 | (0) | 25 | 0.33 | 1.4 | 14 | 0 | 廃棄部位：両端<br>硝酸イオン：Tr、有機酸：0.3g |
| 0.2 | 0.07 | 0.07 | - | - | - | - | (0) | 4 | 210 | 0 | 210 | 18 | (0) | 0.3 | 0 | Tr | 0.1 | 46 | 0.02 | 0.03 | 0.2 | 0.06 | (0) | 28 | 0.34 | - | 11 | 2.5 | 廃棄部位：両端<br>水洗いし、水切りしたもの<br>硝酸イオン：Tr |
| 0.2 | 0.08 | 0.16 | - | - | - | - | (0) | 12 | 570 | 0 | 580 | 48 | (0) | 0.5 | 0.1 | 0.1 | 0 | 83 | 0.03 | 0.02 | 0.1 | 0.03 | (0) | 5 | 0.12 | - | 8 | 4.1 | 硝酸イオン：Tr |
| 0.2 | 0.11 | 0.14 | 1 | 1 | 1 | 7 | (0) | 4 | 210 | 0 | 210 | 18 | (0) | 0.2 | Tr | 0 | 0 | 110 | 0.26 | 0.05 | 1.6 | 0.20 | 0 | 22 | 0.93 | 1.2 | 22 | 5.3 | 廃棄部位：両端<br>水洗いし、水切りしたもの<br>硝酸イオン：Tr |
| 0.1 | 0.04 | 0 | - | - | - | - | (0) | 0 | 53 | 0 | 53 | 4 | (0) | 0.1 | Tr | 0 | 0 | 32 | Tr | 0.01 | 0.1 | 0.02 | 0 | 2 | 0 | - | 0 | 1.1 | 酢漬けしたもの<br>硝酸イオン：(Tr) |
| 0.1 | 0.04 | 0.20 | - | - | - | - | (0) | 0 | 14 | 0 | 14 | 1 | (0) | Tr | 0 | 0 | 0 | 15 | 0.02 | 0.06 | 0.1 | 0 | 0 | 1 | 0 | - | 0 | 2.5 | 乳酸発酵したもの<br>硝酸イオン：(Tr) |
| | | | | | | | | | | | | | | | | | | | | | | | | | | | | | 別名：アイヌねぎ、ヒトビロ、やまびる |
| 0.4 | 0.16 | - | - | - | - | - | (0) | 0 | 2000 | - | 2000 | 170 | 0 | 0.4 | 0.1 | 0.4 | 0 | 320 | 0.10 | 0.16 | 0.8 | 0.15 | (0) | 85 | 0.39 | - | 59 | 0 | 廃棄部位：底盤部及び萌芽葉<br>硝酸イオン：Tr |
| | | | | | | | | | | | | | | | | | | | | | | | | | | | | | 別名：中国セロリ、スープセロリ、リーフセロリ |
| 0.5 | 0.02 | 0.52 | - | - | - | - | (0) | 0 | 1800 | 23 | 1800 | 150 | (0) | 1.2 | 0 | 0 | 0 | 180 | 0.05 | 0.11 | 0.6 | 0.08 | (0) | 47 | 0.35 | - | 15 | 0.1 | 廃棄部位：株元<br>硝酸イオン：0.3g |
| 0.5 | 0.02 | 0.42 | - | - | - | - | (0) | 0 | 1500 | 19 | 1500 | 130 | (0) | 1.2 | 0 | 0 | 0 | 210 | 0.03 | 0.08 | 0.4 | 0.05 | (0) | 31 | 0.34 | - | 7 | 0.1 | 株元を除いたもの<br>硝酸イオン：0.4g |
| | | | | | | | | | | | | | | | | | | | | | | | | | | | | | 別名：オランダがらし、オランダみずがらし |
| 0.2 | 0.05 | - | 2 | 2 | 1 | 20 | (0) | 0 | 2700 | 0 | 2700 | 230 | (0) | 1.6 | 0 | 0 | 0 | 190 | 0.10 | 0.20 | 0.5 | 0.13 | (0) | 150 | 0.30 | 4.0 | 26 | 0.1 | 廃棄部位：株元<br>硝酸イオン：0.1g |

6 野菜類

# 6 野菜類

| 食品番号 | 食品名 | 常用量 | 糖質量の目安(常用量あたり) | 炭水化物 | 利用可能炭水化物(単糖当量) | 食物繊維 水溶性 | 食物繊維 不溶性 | 食物繊維 総量 | 糖質量の目安(可食部100gあたり) | 廃棄率 % | エネルギー kcal | エネルギー kJ | 水分 | たんぱく質 | アミノ酸組成によるたんぱく質 | 脂質 | トリアシルグリセロール当量 | 脂肪酸 飽和 | 脂肪酸 一価不飽和 | 脂肪酸 多価不飽和 | コレステロール mg | 灰分 g | ナトリウム | カリウム | カルシウム | マグネシウム | リン | 鉄 |
|---|---|---|---|---|---|---|---|---|---|---|---|---|---|---|---|---|---|---|---|---|---|---|---|---|---|---|---|---|
| | くわい | | | | | | | | | | | | | | | | | | | | | | | | | | | |
| 06078 | 塊茎、生 | 1本 15g | 3.6 | 26.6 | - | 0.6 | 1.8 | 2.4 | 24.2 | 20 | 126 | 527 | 65.5 | 6.3 | - | 0.1 | - | - | - | - | (0) | 1.5 | 3 | 600 | 5 | 34 | 150 | 0.8 |
| 06079 | 塊茎、ゆで | 1本 15g | 3.7 | 27.2 | - | 0.8 | 2.0 | 2.8 | 24.4 | 0 | 128 | 536 | 65.0 | 6.2 | - | 0.1 | - | - | - | - | (0) | 1.5 | 3 | 550 | 5 | 32 | 140 | 0.8 |
| | ケール | | | | | | | | | | | | | | | | | | | | | | | | | | | |
| 06080 | 葉、生 | - | - | 5.6 | (1.2) | 0.5 | 3.2 | 3.7 | 1.9 | 3 | 28 | 117 | 90.2 | 2.1 | (1.6) | 0.4 | 0.1 | 0.03 | 0.01 | 0.07 | (0) | 1.5 | 9 | 420 | 220 | 44 | 45 | 0.8 |
| | コールラビ | | | | | | | | | | | | | | | | | | | | | | | | | | | |
| 06081 | 球茎、生 | - | - | 5.1 | (2.2) | 0.3 | 1.6 | 1.9 | 3.2 | 7 | 21 | 88 | 93.2 | 1.0 | (0.6) | 0 | - | - | - | - | (0) | 0.6 | 7 | 240 | 29 | 15 | 29 | 0.2 |
| 06082 | 球茎、ゆで | - | - | 5.2 | (2.2) | 0.7 | 1.6 | 2.3 | 2.9 | 0 | 21 | 88 | 93.1 | 1.0 | (0.6) | Tr | - | - | - | - | (0) | 0.6 | 7 | 210 | 27 | 14 | 28 | 0.2 |
| | こごみ | | | | | | | | | | | | | | | | | | | | | | | | | | | |
| 06083 | 若芽、生 | 1本 5g | 0.0 | 5.3 | - | 0.5 | 4.7 | 5.2 | 0.1 | 0 | 28 | 117 | 90.7 | 3.0 | - | 0.2 | - | - | - | - | (0) | 0.8 | 1 | 350 | 26 | 31 | 69 | 0.6 |
| | ごぼう | | | | | | | | | | | | | | | | | | | | | | | | | | | |
| 06084 | 根、生 | 1/4本 50g | 4.9 | 15.4 | 1.1 | 2.3 | 3.4 | 5.7 | 9.7 | 10 | 65 | 272 | 81.7 | 1.8 | 1.1 | 0.1 | (0.1) | 0.02 | (0.02) | (0.04) | (0) | 0.9 | 18 | 320 | 46 | 54 | 62 | 0.7 |
| 06085 | 根、ゆで | 1/4本 45g | 3.4 | 13.7 | (0.9) | 2.7 | 3.4 | 6.1 | 7.6 | 0 | 58 | 243 | 83.9 | 1.5 | (0.9) | 0.2 | (0.2) | 0.03 | (0.05) | (0.08) | (0) | 0.6 | 11 | 210 | 48 | 40 | 46 | 0.7 |
| | こまつな | | | | | | | | | | | | | | | | | | | | | | | | | | | |
| 06086 | 葉、生 | 1/2束 100g | 0.5 | 2.4 | 0.3 | 0.4 | 1.5 | 1.9 | 0.5 | 15 | 14 | 59 | 94.1 | 1.5 | 1.3 | 0.2 | 0.1 | 0.02 | Tr | 0.08 | (0) | 1.3 | 15 | 500 | 170 | 12 | 45 | 2.8 |
| 06087 | 葉、ゆで | 1/2束 85g | 0.5 | 3.0 | (0.3) | 0.6 | 1.8 | 2.4 | 0.6 | 9 | 15 | 63 | 94.0 | 1.6 | (1.4) | 0.1 | (0.1) | (0.01) | (Tr) | (0.04) | (0) | 1.0 | 14 | 140 | 150 | 14 | 46 | 2.1 |
| | ザーサイ | | | | | | | | | | | | | | | | | | | | | | | | | | | |
| 06088 | 漬物 | 1食分 15g | 0.0 | 4.6 | - | 0.9 | 3.7 | 4.6 | 0.0 | 0 | 23 | 96 | 77.6 | 2.5 | (2.0) | 0.1 | - | - | - | - | (0) | 15.0 | 5400 | 680 | 140 | 19 | 67 | 2.9 |
| (02006〜009, 02045〜049) | さつまいも→いも及びでん粉類・〈いも類〉 | | | | | | | | | | | | | | | | | | | | | | | | | | | |
| (02010〜16, 02050〜53) | さといも類→いも及びでん粉類・〈いも類〉 | | | | | | | | | | | | | | | | | | | | | | | | | | | |
| (06313) | サラダな→(レタス類) | | | | | | | | | | | | | | | | | | | | | | | | | | | |
| | さんとうさい | | | | | | | | | | | | | | | | | | | | | | | | | | | |
| 06089 | 葉、生 | 1/2束 40g | 0.2 | 2.7 | - | 0.4 | 1.8 | 2.2 | 0.5 | 6 | 14 | 59 | 94.7 | 1.0 | (0.8) | 0.2 | (0.1) | (0.02) | (0.01) | (0.05) | (0) | 1.1 | 9 | 360 | 140 | 14 | 27 | 0.7 |
| 06090 | 葉、ゆで | 1/2束 25g | 0.1 | 2.9 | - | 0.7 | 1.8 | 2.5 | 0.4 | 5 | 16 | 67 | 94.3 | 1.4 | (1.1) | 0.3 | (0.1) | (0.03) | (0.01) | (0.08) | (0) | 0.9 | 9 | 240 | 130 | 13 | 30 | 0.6 |
| 06091 | 塩漬 | 1食分 30g | 0.3 | 4.0 | - | 0.5 | 2.5 | 3.0 | 1.0 | 6 | 20 | 84 | 90.3 | 1.5 | (1.1) | 0.3 | (0.1) | (0.03) | (0.01) | (0.08) | (0) | 3.6 | 910 | 420 | 190 | 17 | 35 | 0.6 |

067

| 無機質 | | | | | | ビタミン | | | | | | | | | | | | | | | | | 食塩相当量 | 備考 |
| 亜鉛 | 銅 | マンガン | ヨウ素 | セレン | クロム | モリブデン | レチノール | カロテン α | カロテン β | β-クリプトキサンチン | β-カロテン当量 | レチノール活性当量 | D | トコフェロール α | トコフェロール β | トコフェロール γ | トコフェロール δ | K | B₁ | B₂ | ナイアシン | B₆ | B₁₂ | 葉酸 | パントテン酸 | ビオチン | C | | |
| (mg) | | | (μg) | | | | (μg) | | | | | | (μg) | (mg) | | | | μg | (mg) | | | | (μg) | mg | μg | mg | g | | |
| 2.2 | 0.71 | 0.13 | 1 | 1 | Tr | 4 | (0) | 0 | 0 | 0 | 0 | (0) | (0) | 3.0 | Tr | 0 | 0 | 1 | 0.12 | 0.07 | 1.9 | 0.34 | (0) | 140 | 0.78 | 7.2 | 2 | 0 | 廃棄部位：皮及び芽 |
| 2.1 | 0.59 | 0.12 | - | - | - | - | (0) | 0 | 0 | 0 | 0 | (0) | (0) | 3.1 | Tr | 0 | 0 | 1 | 0.10 | 0.06 | 1.6 | 0.30 | (0) | 120 | 0.75 | - | 0 | 0 | 皮及び芽を除いたもの |
| | | | | | | | | | | | | | | | | | | | | | | | | | | | | | 別名：葉キャベツ、はごろもかんらん |
| 0.3 | 0.05 | 0.55 | 1 | 4 | 1 | 38 | (0) | 0 | 2900 | 13 | 2900 | 240 | (0) | 2.4 | Tr | 0.2 | 0 | 210 | 0.06 | 0.15 | 0.9 | 0.16 | (0) | 120 | 0.31 | 4.0 | 81 | 0 | 廃棄部位：葉柄基部<br>硝酸イオン：0.2g |
| | | | | | | | | | | | | | | | | | | | | | | | | | | | | | 別名：球茎かんらん、かぶかんらん |
| 0.1 | 0.02 | 0.07 | - | - | - | - | (0) | 0 | 0 | 23 | 12 | 1 | (0) | 0 | 0 | 0 | 0 | 7 | 0.04 | 0.05 | 0.2 | 0.09 | (0) | 73 | 0.20 | - | 45 | 0 | 廃棄部位：根元及び葉柄基部<br>硝酸イオン：0.1g |
| 0.1 | 0.02 | 0.07 | - | - | - | - | (0) | 0 | 15 | 0 | 15 | 0 | (0) | 0 | 0 | 0 | 0 | 8 | 0.03 | 0.05 | 0.2 | 0.06 | (0) | 71 | 0.20 | - | 37 | 0 | 根元及び葉柄基部を除いたもの<br>硝酸イオン：0.1g |
| | | | | | | | | | | | | | | | | | | | | | | | | | | | | | 別名：くさそてつ、こごめ |
| 0.7 | 0.26 | 0.33 | - | - | - | - | (0) | 200 | 1100 | 29 | 1200 | 100 | (0) | 1.7 | 0.2 | 0.1 | 0.1 | 120 | 0 | 0.12 | 2.9 | 0.03 | (0) | 150 | 0.60 | - | 27 | 0 | 硝酸イオン：Tr |
| 0.8 | 0.21 | 0.18 | 2 | 1 | 1 | 1 | (0) | 0 | 1 | 0 | 1 | Tr | (0) | 0.6 | 0 | 0 | 0 | Tr | 0.05 | 0.04 | 0.4 | 0.10 | (0) | 68 | 0.23 | 1.3 | 3 | 0 | 廃棄部位：皮、葉柄基部及び先端<br>硝酸イオン：0.1g |
| 0.7 | 0.16 | 0.16 | - | - | - | - | (0) | 0 | 0 | 0 | 0 | 0 | (0) | 0.6 | 0 | 0 | 0 | Tr | 0.03 | 0.02 | 0.2 | 0.09 | (0) | 61 | 0.19 | - | 1 | 0 | 皮、葉柄基部及び先端を除いたもの<br>硝酸イオン：0.1g |
| 0.2 | 0.06 | 0.13 | 2 | 1 | 2 | 10 | (0) | 0 | 3100 | 28 | 3100 | 260 | (0) | 0.9 | 0 | 0.1 | 0 | 210 | 0.09 | 0.13 | 1.0 | 0.12 | (0) | 110 | 0.32 | 2.9 | 39 | 0 | 廃棄部位：株元<br>硝酸イオン：0.5g |
| 0.3 | 0.07 | 0.17 | - | - | - | - | (0) | 0 | 3100 | 28 | 3100 | 260 | (0) | 1.5 | Tr | 0.1 | 0 | 320 | 0.06 | 0.06 | 0.3 | 0.06 | (0) | 86 | 0.23 | - | 21 | 0 | 廃棄部位：株元<br>ゆでた後水冷し、手搾りしたもの<br>硝酸イオン：0.3g |
| | | | | | | | | | | | | | | | | | | | | | | | | | | | | | 別名：ダイシンサイ |
| 0.4 | 0.10 | 0.34 | - | - | - | - | (0) | - | - | 11 | 1 | (0) | 0 | 0.2 | 0 | 0.1 | 0 | 24 | 0.04 | 0.07 | 0.4 | 0.09 | (0) | 14 | 0.35 | - | 0 | 13.7 | 硝酸イオン：0.2g |
| | | | | | | | | | | | | | | | | | | | | | | | | | | | | | 別名：さんとうな |
| 0.3 | 0.04 | 0.16 | - | - | - | - | (0) | 0 | 1200 | 0 | 1200 | 96 | (0) | 0.8 | Tr | 0 | 0 | 100 | 0.03 | 0.07 | 0.5 | 0.08 | (0) | 130 | 0.17 | - | 35 | 0 | 廃棄部位：根及び株元<br>硝酸イオン：0.3g |
| 0.4 | 0.04 | 0.20 | - | - | - | - | (0) | 0 | 1500 | 0 | 1500 | 130 | (0) | 0.9 | Tr | 0 | 0 | 140 | 0.02 | 0.05 | 0.3 | 0.05 | (0) | 74 | 0.12 | - | 22 | 0 | 廃棄部位：株元<br>根を除いたもの<br>ゆでた後水冷し、手搾りしたもの<br>硝酸イオン：0.2g |
| 0.4 | 0.06 | 0.16 | - | - | - | - | (0) | 0 | 1700 | 0 | 1700 | 140 | (0) | 1.0 | Tr | 0 | 0 | 150 | 0.04 | 0.12 | 0.6 | 0.10 | (0) | 98 | 0.21 | - | 44 | 2.3 | 廃棄部位：株元<br>水洗いし、手搾りしたもの<br>硝酸イオン：0.3g |

6 野菜類

## 6 野菜類

| 食品番号 | 食品名 | 常用量 | 糖質量の目安（常用量あたり） | 炭水化物 | 利用可能炭水化物（単糖当量） | 食物繊維 水溶性 | 食物繊維 不溶性 | 食物繊維 総量 | 糖質量の目安（可食部100gあたり） | 廃棄率 | エネルギー kcal | エネルギー kJ | 水分 | たんぱく質 | アミノ酸組成によるたんぱく質 | 脂質 | トリアシルグリセロール当量 | 脂肪酸 飽和 | 脂肪酸 一価不飽和 | 脂肪酸 多価不飽和 | コレステロール mg | 灰分 g | ナトリウム | カリウム | カルシウム | マグネシウム | リン | 鉄 |
|---|---|---|---|---|---|---|---|---|---|---|---|---|---|---|---|---|---|---|---|---|---|---|---|---|---|---|---|---|
| | **しかくまめ** | | | | | | | | | | | | | | | | | | | | | | | | | | | |
| 06092 | 若ざや、生 | 1本 5g | 0.0 | 3.8 | - | 0.2 | 3.0 | 3.2 | 0.6 | 5 | 20 | 84 | 92.8 | 2.4 | (2.0) | 0.1 | - | - | - | - | (0) | 0.8 | 1 | 270 | 80 | 38 | 48 | 0.7 |
| | **ししとう** | | | | | | | | | | | | | | | | | | | | | | | | | | | |
| 06093 | 果実、生 | 1本 5g | 0.1 | 5.7 | 1.2 | 0.3 | 3.3 | 3.6 | 2.1 | 10 | 27 | 113 | 91.4 | 1.9 | 1.3 | 0.3 | (0.1) | (0.03) | (Tr) | (0.07) | (0) | 0.7 | 1 | 340 | 11 | 21 | 34 | 0.5 |
| 06094 | 果実、油いため | 1本 5g | 0.1 | 5.8 | (1.2) | 0.3 | 3.3 | 3.6 | 2.2 | 0 | 55 | 228 | 88.3 | 1.9 | (1.3) | 3.2 | (2.9) | (0.24) | (1.75) | (0.82) | (0) | 0.8 | Tr | 380 | 15 | 21 | 39 | 0.6 |
| | **しそ** | | | | | | | | | | | | | | | | | | | | | | | | | | | |
| 06095 | 葉、生 | 1枚 1g | 0.0 | 7.5 | - | 0.8 | 6.5 | 7.3 | 0.2 | 0 | 37 | 155 | 86.7 | 3.9 | (3.1) | 0.1 | Tr | 0.01 | Tr | 0.01 | (0) | 1.7 | 1 | 500 | 230 | 70 | 70 | 1.7 |
| 06096 | 実、生 | 1個 2g | 0.0 | 8.9 | - | 0.8 | 8.1 | 8.9 | 0.0 | 0 | 41 | 172 | 85.7 | 3.4 | (2.7) | 0.1 | 0.1 | 0.01 | 0.01 | 0.05 | (0) | 1.9 | 1 | 300 | 100 | 71 | 85 | 1.2 |
| (02017 ~021) | じゃがいも→ いも及びでん粉類・〈いも類〉 | | | | | | | | | | | | | | | | | | | | | | | | | | | |
| | **じゅうろくささげ** | | | | | | | | | | | | | | | | | | | | | | | | | | | |
| 06097 | 若ざや、生 | 1本 10g | 0.1 | 4.8 | - | 0.3 | 3.9 | 4.2 | 0.6 | 3 | 24 | 100 | 91.9 | 2.5 | - | 0.1 | - | - | - | - | (0) | 0.7 | 1 | 250 | 28 | 36 | 48 | 0.5 |
| 06098 | 若ざや、ゆで | 1本 10g | 0.2 | 6.2 | - | 1.2 | 3.3 | 4.5 | 1.7 | 0 | 30 | 126 | 90.2 | 2.8 | - | 0.1 | - | - | - | - | (0) | 0.6 | 1 | 270 | 35 | 32 | 57 | 0.5 |
| | **しゅんぎく** | | | | | | | | | | | | | | | | | | | | | | | | | | | |
| 06099 | 葉、生 | 1/2束 75g | 0.5 | 3.9 | 0.4 | 0.8 | 2.4 | 3.2 | 0.7 | 1 | 22 | 92 | 91.8 | 2.3 | 1.8 | 0.3 | 0.1 | 0.02 | 0.01 | 0.10 | (0) | 1.4 | 73 | 460 | 120 | 26 | 44 | 1.7 |
| 06100 | 葉、ゆで | 1/2束 60g | 0.5 | 4.5 | (0.4) | 1.1 | 2.6 | 3.7 | 0.8 | 0 | 27 | 113 | 91.1 | 2.7 | (2.2) | 0.5 | (0.2) | (0.04) | (0.01) | (0.17) | (0) | 1.0 | 42 | 270 | 120 | 24 | 44 | 1.2 |
| | **じゅんさい** | | | | | | | | | | | | | | | | | | | | | | | | | | | |
| 06101 | 若葉、水煮びん詰 | 20g | 0.0 | 1.0 | - | 0.4 | 0.6 | 1.0 | 0.0 | 0 | 5 | 21 | 98.6 | 0.4 | - | 0 | - | - | - | - | (0) | Tr | 2 | 2 | 4 | 2 | 5 | 0 |
| | **（しょうが類）** | | | | | | | | | | | | | | | | | | | | | | | | | | | |
| 06102 | 葉しょうが　根茎、生 | 1本 25g | 0.1 | 2.1 | - | 0.1 | 1.5 | 1.6 | 0.5 | 40 | 11 | 46 | 96.3 | 0.5 | (0.4) | 0.2 | (0.1) | (0.05) | (0.04) | (0.04) | (0) | 0.7 | 5 | 310 | 15 | 21 | 21 | 0.4 |
| 06103 | しょうが　根茎、生 | ひとかけ 15g | 0.7 | 6.6 | 4.2 | 0.2 | 1.9 | 2.1 | 4.5 | 20 | 30 | 126 | 91.4 | 0.9 | - | 0.3 | (0.2) | (0.08) | (0.06) | (0.06) | (0) | 0.7 | 6 | 270 | 12 | 27 | 25 | 0.5 |
| 06104 | しょうが　漬物　酢漬 | 1食分 10g | 0.2 | 4.0 | - | 0.2 | 2.2 | 2.4 | 1.6 | 0 | 19 | 79 | 88.2 | 0.2 | (0.2) | 0.4 | (0.3) | (0.11) | (0.08) | (0.08) | (0) | 7.2 | 2800 | 21 | 67 | 8 | 4 | 0.9 |
| 06105 | しょうが　漬物　甘酢漬 | 1食分 10g | 1.1 | 12.5 | - | 0.2 | 1.8 | 2.0 | 10.5 | 0 | 51 | 213 | 83.9 | 0.2 | - | 0.3 | (0.2) | (0.08) | (0.06) | (0.06) | (0) | 3.1 | 1200 | 27 | 36 | 7 | 4 | 0.5 |
| | **しろうり** | | | | | | | | | | | | | | | | | | | | | | | | | | | |
| 06106 | 果実、生 | 1/4個 110g | 2.3 | 3.3 | - | 0.2 | 1.0 | 1.2 | 2.1 | 25 | 15 | 63 | 95.3 | 0.9 | (0.6) | 0.1 | (Tr) | (0.01) | (Tr) | (0.01) | (0) | 0.4 | 1 | 220 | 35 | 12 | 20 | 0.2 |
| 06107 | 漬物　塩漬 | 1食分 30g | 0.5 | 3.7 | - | 0.3 | 1.9 | 2.2 | 1.5 | 1 | 16 | 67 | 92.8 | 1.0 | (0.7) | 0.1 | (Tr) | (0.01) | (Tr) | (0.01) | (0) | 2.4 | 790 | 220 | 26 | 13 | 24 | 0.2 |
| 06108 | 漬物　奈良漬 | 1食分 30g | 11.5 | 40.8 | - | 0.8 | 1.6 | 2.4 | 38.4 | 0 | 157 | 657 | 49.9 | 4.5 | - | 0.1 | - | - | - | - | (0) | 4.7 | 1700 | 100 | 18 | 12 | 73 | 0.6 |
| | **ずいき** | | | | | | | | | | | | | | | | | | | | | | | | | | | |
| 06109 | 生ずいき、生 | 1/5本 60g | 1.5 | 4.1 | - | 0.4 | 1.2 | 1.6 | 2.5 | 30 | 16 | 67 | 94.5 | 0.5 | - | 0 | - | - | - | - | (0) | 0.9 | 1 | 390 | 80 | 6 | 13 | 0.1 |

| 無機質 | | | | | | ビタミン | | | | | | | | | | | | | | | | | 食塩相当量 | 備考 |
|---|---|---|---|---|---|---|---|---|---|---|---|---|---|---|---|---|---|---|---|---|---|---|---|---|
| 亜鉛 | 銅 | マンガン | ヨウ素 | セレン | クロム | モリブデン | A | | | | | D | E | | | | K | B₁ | B₂ | ナイアシン | B₆ | B₁₂ | 葉酸 | パントテン酸 | ビオチン | C | | |
| | | | | | | | レチノール | カロテン | | β-クリプトキサンチン | β-カロテン当量 | レチノール活性当量 | | トコフェロール | | | | | | | | | | | | | | |
| | | | | | | | | α | β | | | | | α | β | γ | δ | | | | | | | | | | | | |
| ←mg→ | | | ←μg→ | | | | ←μg→ | | | | | | | ←mg→ | | | | μg | ←mg→ | | | ←μg→ | | mg | μg | mg | g | | |
| 0.3 | 0.09 | 0.54 | - | - | - | - | (0) | 18 | 430 | 0 | 440 | 36 | (0) | 0.4 | 0 | 1.6 | Tr | 63 | 0.09 | 0.09 | 0.8 | 0.10 | (0) | 29 | 0.36 | - | 16 | 0 | 廃棄部位：さやの両端<br>硝酸イオン：0.1g |
| | | | | | | | | | | | | | | | | | | | | | | | | | | | | | 別名：ししとうがらし |
| 0.3 | 0.10 | 0.18 | 0 | 4 | 1 | 4 | (0) | 0 | 530 | 0 | 530 | 44 | (0) | 1.3 | 0 | 0 | 0 | 51 | 0.07 | 0.07 | 1.4 | 0.39 | (0) | 33 | 0.35 | 4.2 | 57 | 0 | 廃棄部位：へた<br>硝酸イオン：0.3g |
| 0.3 | 0.10 | 0.18 | 0 | 4 | 1 | 4 | (0) | 0 | 540 | 0 | 540 | 45 | (0) | 1.3 | 0 | 0 | 0 | 52 | 0.07 | 0.07 | 1.5 | 0.40 | (0) | 34 | 0.36 | 3.7 | 49 | 0 | へたを除いたもの<br>植物油（調合油）：2.9g |
| 1.3 | 0.20 | 2.01 | 6 | 1 | 2 | 30 | (0) | 0 | 11000 | 0 | 11000 | 880 | (0) | 3.9 | 0 | 0 | 0 | 690 | 0.13 | 0.34 | 1.0 | 0.19 | (0) | 110 | 1.00 | 5.1 | 26 | 0 | 試料：青じそ（別名：大葉）<br>廃棄率：小枝つきの場合40%<br>硝酸イオン：0.1g |
| 1.0 | 0.52 | 1.35 | - | - | - | - | (0) | 44 | 2600 | 0 | 2600 | 220 | (0) | 3.8 | 0.1 | 0.7 | 0.2 | 190 | 0.09 | 0.16 | 1.8 | 0.12 | (0) | 72 | 0.80 | - | 5 | 0 | 試料：青じそ<br>廃棄率：穂じその場合35%<br>硝酸イオン：Tr |
| | | | | | | | | | | | | | | | | | | | | | | | | | | | | | 別名：長ささげ、三尺ささげ |
| 0.7 | 0.12 | 0.66 | - | - | - | - | (0) | 40 | 1100 | 0 | 1200 | 96 | (0) | 0.5 | 0 | 1.8 | 0.3 | 160 | 0.08 | 0.07 | 0.7 | 0.11 | (0) | 150 | 0.43 | - | 25 | 0 | 廃棄部位：へた<br>硝酸イオン：Tr |
| 0.6 | 0.11 | 0.63 | - | - | - | - | (0) | 28 | 1100 | 0 | 1100 | 93 | (0) | 0.3 | 0 | 1.3 | 0.1 | 170 | 0.09 | 0.08 | 0.8 | 0.07 | (0) | 150 | 0.39 | - | 16 | 0 | へたを除いたもの<br>硝酸イオン：Tr |
| | | | | | | | | | | | | | | | | | | | | | | | | | | | | | 別名：きくな |
| 0.2 | 0.10 | 0.40 | 5 | 2 | 2 | 12 | (0) | 0 | 4500 | 0 | 4500 | 380 | (0) | 1.7 | 0 | 0.1 | 0 | 250 | 0.10 | 0.16 | 0.8 | 0.13 | (0) | 190 | 0.23 | 3.5 | 19 | 0.2 | 廃棄部位：基部<br>廃棄率：根つきの場合15%<br>硝酸イオン：0.3g |
| 0.2 | 0.12 | 0.49 | - | - | - | - | (0) | 0 | 5300 | 0 | 5300 | 440 | (0) | 2.0 | 0 | 0.1 | 0 | 460 | 0.05 | 0.08 | 0.4 | 0.06 | (0) | 100 | 0.13 | - | 5 | 0.1 | ゆでた後水冷し、手搾りしたもの<br>硝酸イオン：0.2g |
| 0.2 | 0.02 | 0.02 | - | - | - | - | (0) | 0 | 29 | 0 | 29 | 2 | (0) | 0.1 | 0 | 0 | 0 | 16 | 0.02 | 0 | 0 | 0 | (0) | 3 | 0 | - | 0 | 0 | 液汁を除いたもの |
| 0.4 | 0.05 | 4.73 | - | - | - | - | (0) | 0 | 4 | 0 | 4 | Tr | (0) | 0.1 | 0 | 0.4 | 0 | Tr | 0.02 | 0.03 | 0.3 | 0.08 | (0) | 14 | 0.07 | - | 3 | 0 | 別名：盆しょうが、はじかみ<br>廃棄部位：葉及び茎<br>硝酸イオン：0.2g |
| 0.1 | 0.06 | 5.01 | 0 | 1 | 1 | 6 | (0) | 1 | 4 | 0 | 5 | Tr | (0) | 0.1 | Tr | 0.8 | 0 | 0 | 0.03 | 0.02 | 0.6 | 0.13 | (0) | 8 | 0.21 | 0.7 | 2 | 0 | ひねしょうが<br>廃棄部位：皮<br>硝酸イオン：0.1g、有機酸：0.1g |
| Tr | 0.04 | 0.78 | - | - | - | - | (0) | (0) | (0) | (0) | (0) | (0) | (0) | 0 | 0 | 0.3 | 0 | 0 | 0 | 0 | 0 | 0 | Tr | 0 | 0 | - | Tr | 7.1 | ひねしょうが<br>別名：紅しょうが<br>液汁を除いたもの |
| Tr | 0.03 | 0.56 | 1 | 6 | 2 | 0 | (0) | 0 | 4 | 0 | 4 | Tr | (0) | 0.1 | 0 | 0 | 0 | 0 | 0 | 0 | 0 | 0 | 0 | 1 | 0 | 0.2 | 0 | 3.0 | ひねしょうが<br>別名：ガリ<br>液汁を除いたもの |
| | | | | | | | | | | | | | | | | | | | | | | | | | | | | | 別名：あさうり、つけうり |
| 0.2 | 0.03 | 0.05 | 5 | 0 | 0 | 2 | (0) | 0 | 65 | 9 | 70 | 6 | (0) | 0.2 | 0 | 0 | 0.1 | 29 | 0.03 | 0.03 | 0.2 | 0.04 | (0) | 39 | 0.30 | 1.3 | 8 | 0 | 廃棄部位：わた及び両端 |
| 0.2 | 0.04 | 0.05 | - | - | - | - | (0) | 0 | 66 | 15 | 74 | 6 | (0) | 0.2 | 0 | 0 | 0 | 44 | 0.03 | Tr | 0.2 | 0.07 | (0) | 43 | 0.30 | - | 10 | 2.0 | 廃棄部位：両端<br>水洗いし、手搾りしたもの |
| 0.1 | 0.08 | 0.53 | - | - | - | - | (0) | (0) | 16 | 0 | 16 | 0 | (0) | 0 | 0 | 0 | 0 | 4 | 0.02 | 0.11 | 0 | 0.31 | (0) | 59 | 0.94 | - | 0 | 4.3 | |
| 1.0 | 0.03 | 2.24 | - | - | - | - | (0) | 0 | 110 | 0 | 110 | 9 | (0) | 0.4 | 0 | 0 | 0 | 9 | 0.01 | 0.02 | 0.2 | 0.03 | (0) | 14 | 0.28 | - | 5 | 0 | 廃棄部位：株元及び表皮<br>硝酸イオン：Tr |

6 野菜類

## 6 野菜類

| 食品番号 | 食品名 | | 常用量 (単位) | 糖質量の目安(常用量あたり) (g) | 炭水化物 (g) | 利用可能炭水化物(単糖当量) (g) | 食物繊維 水溶性 (g) | 食物繊維 不溶性 (g) | 食物繊維 総量 (g) | 糖質量の目安(可食部100gあたり) (g) | 廃棄率 (%) | エネルギー (kcal) | エネルギー (kJ) | 水分 (g) | たんぱく質 (g) | アミノ酸組成によるたんぱく質 (g) | 脂質 (g) | トリアシルグリセロール当量 (g) | 脂肪酸 飽和 (g) | 脂肪酸 一価不飽和 (g) | 脂肪酸 多価不飽和 (g) | コレステロール (mg) | 灰分 (g) | ナトリウム (mg) | カリウム (mg) | カルシウム (mg) | マグネシウム (mg) | リン (mg) | 鉄 (mg) |
|---|---|---|---|---|---|---|---|---|---|---|---|---|---|---|---|---|---|---|---|---|---|---|---|---|---|---|---|---|---|
| 06110 | 生ずいき、ゆで | | 1/5本 35g | 0.4 | 3.1 | - | 0.3 | 1.8 | 2.1 | 1.0 | 0 | 12 | 50 | 96.1 | 0.4 | - | 0 | - | - | - | - | (0) | 0.4 | 1 | 76 | 95 | 7 | 9 | 0.1 |
| 06111 | 干しずいき、乾 | | - | - | 63.5 | - | 4.8 | 21.0 | 25.8 | 37.7 | 0 | 246 | 1029 | 9.9 | 6.6 | - | 0.4 | (0.3) | (0.08) | (0.03) | (0.17) | (0) | 18.2 | 6 | 10000 | 1200 | 120 | 210 | 9.0 |
| 06112 | 干しずいき、ゆで | | - | - | 3.4 | - | 0.3 | 2.8 | 3.1 | 0.3 | 0 | 13 | 54 | 95.5 | 0.5 | - | 0 | - | - | - | - | (0) | 0.6 | 2 | 160 | 130 | 8 | 5 | 0.7 |
| (06175~180, 06339) | スイートコーン→（とうもろこし類） | | | | | | | | | | | | | | | | | | | | | | | | | | | | |
| | すぐきな | | | | | | | | | | | | | | | | | | | | | | | | | | | | |
| 06113 | 葉、生 | | - | - | 5.4 | - | 0.7 | 3.3 | 4.0 | 1.4 | 25 | 26 | 109 | 90.5 | 1.9 | (1.7) | 0.2 | (0.1) | (0.05) | (0.01) | (0.08) | (0) | 1.8 | 32 | 680 | 150 | 18 | 58 | 2.6 |
| 06114 | 根、生 | | - | - | 4.7 | - | 0.6 | 1.1 | 1.7 | 3.0 | 8 | 21 | 88 | 93.7 | 0.6 | (0.5) | 0.1 | (0.1) | (0.01) | (0.01) | (0.05) | (0) | 0.7 | 26 | 310 | 26 | 8 | 35 | 0.1 |
| 06115 | すぐき漬 | | 1食分 30g | 0.3 | 6.1 | - | 0.9 | 4.3 | 5.2 | 0.9 | 0 | 34 | 142 | 87.4 | 2.6 | (2.1) | 0.7 | (0.5) | (0.08) | (0.05) | (0.36) | (0) | 3.2 | 870 | 390 | 130 | 25 | 76 | 0.9 |
| | ズッキーニ | | | | | | | | | | | | | | | | | | | | | | | | | | | | |
| 06116 | 果実、生 | | 1/4本 50g | 0.8 | 2.8 | (1.5) | 0.2 | 1.1 | 1.3 | 1.5 | 4 | 14 | 59 | 94.9 | 1.3 | (0.9) | 0.1 | (0.1) | (0.03) | (Tr) | (0.03) | (0) | 0.8 | 1 | 320 | 24 | 25 | 37 | 0.5 |
| | せり | | | | | | | | | | | | | | | | | | | | | | | | | | | | |
| 06117 | 茎葉、生 | | 1束 30g | 0.2 | 3.3 | - | 0.4 | 2.1 | 2.5 | 0.8 | 30 | 17 | 71 | 93.4 | 2.0 | (1.9) | 0.1 | (0.1) | (0.02) | (Tr) | (0.03) | (0) | 1.2 | 19 | 410 | 34 | 24 | 51 | 1.6 |
| 06118 | 茎葉、ゆで | | 1束 30g | 0.2 | 3.4 | - | 0.6 | 2.2 | 2.8 | 0.6 | 15 | 18 | 75 | 93.6 | 2.1 | (1.9) | 0.1 | (0.1) | (0.02) | (Tr) | (0.03) | (0) | 0.8 | 8 | 190 | 38 | 19 | 40 | 1.3 |
| | セロリ | | | | | | | | | | | | | | | | | | | | | | | | | | | | |
| 06119 | 葉柄、生 | | 1/2本 40g | 0.8 | 3.6 | 1.4 | 0.3 | 1.2 | 1.5 | 2.1 | 35 | 15 | 62 | 94.7 | 0.4 | 0.4 | 0.1 | 0.1 | 0.02 | Tr | 0.03 | (0) | 1.0 | 28 | 410 | 39 | 9 | 39 | 0.2 |
| | ぜんまい | | | | | | | | | | | | | | | | | | | | | | | | | | | | |
| 06120 | 生ぜんまい 若芽、生 | | 1本 10g | 0.3 | 6.6 | - | 0.7 | 3.1 | 3.8 | 2.8 | 15 | 29 | 121 | 90.9 | 1.7 | - | 0.1 | - | - | - | - | (0) | 0.7 | 2 | 340 | 10 | 17 | 37 | 0.6 |
| 06121 | 生ぜんまい 若芽、ゆで | | 1本 10g | 0.1 | 4.1 | - | 0.6 | 2.9 | 3.5 | 0.6 | 0 | 21 | 88 | 94.2 | 1.1 | - | 0.4 | - | - | - | - | (0) | 0.2 | 2 | 38 | 19 | 9 | 20 | 0.3 |
| 06122 | 干しぜんまい 干し若芽、乾 | | - | - | 70.8 | - | 6.1 | 28.7 | 34.8 | 36.0 | 0 | 293 | 1226 | 8.5 | 14.6 | - | 0.6 | - | - | - | - | (0) | 5.5 | 25 | 2200 | 150 | 140 | 200 | 7.7 |
| 06123 | 干しぜんまい 干し若芽、ゆで | | 30g | 0.5 | 6.8 | - | 0.7 | 4.5 | 5.2 | 1.6 | 0 | 29 | 121 | 91.2 | 1.7 | - | 0.1 | - | - | - | - | (0) | 0.2 | 2 | 19 | 20 | 9 | 16 | 0.4 |
| | そらまめ | | | | | | | | | | | | | | | | | | | | | | | | | | | | |
| 06124 | 未熟豆、生 | | 5個 20g | 2.6 | 15.5 | 13.2 | 0.2 | 2.4 | 2.6 | 12.9 | 25 | 108 | 452 | 72.3 | 10.9 | 8.1 | 0.2 | 0.1 | 0.03 | 0.01 | 0.05 | (0) | 1.1 | 1 | 440 | 22 | 36 | 220 | 2.3 |
| 06125 | 未熟豆、ゆで | | 5個 20g | 2.6 | 16.9 | (13.7) | 0.4 | 3.6 | 4.0 | 12.9 | 25 | 112 | 469 | 71.3 | 10.5 | (7.8) | 0.2 | (0.1) | (0.03) | (0.01) | (0.05) | (0) | 1.1 | 4 | 390 | 22 | 38 | 230 | 2.1 |
| | タアサイ | | | | | | | | | | | | | | | | | | | | | | | | | | | | |
| 06126 | 葉、生 | | 1株 55g | 0.2 | 2.2 | - | 0.2 | 1.7 | 1.9 | 0.3 | 6 | 13 | 54 | 94.3 | 1.3 | (1.1) | 0.2 | (0.1) | (0.02) | (Tr) | (0.08) | (0) | 1.3 | 29 | 430 | 120 | 23 | 46 | 0.7 |
| 06127 | 葉、ゆで | | 1株 45g | 0.1 | 2.3 | - | 0.3 | 1.8 | 2.1 | 0.2 | 6 | 13 | 54 | 95.0 | 1.1 | (0.9) | 0.2 | (0.1) | (0.02) | (Tr) | (0.08) | (0) | 0.9 | 23 | 320 | 110 | 18 | 43 | 0.6 |

| 無機質 | | | | | | | ビタミン | | | | | | | | | | | | | | | | 食塩相当量 | 備考 |
|---|---|---|---|---|---|---|---|---|---|---|---|---|---|---|---|---|---|---|---|---|---|---|---|---|
| 亜鉛 | 銅 | マンガン | ヨウ素 | セレン | クロム | モリブデン | レチノール | カロテン α | カロテン β | β-クリプトキサンチン | β-カロテン当量 | レチノール活性当量 | D | トコフェロール α | β | γ | δ | K | B₁ | B₂ | ナイアシン | B₆ | B₁₂ | 葉酸 | パントテン酸 | ビオチン | C | | |
| (──mg──) | | | (────μg────) | | | | (──────μg──────) | | | | | | (─────mg─────) | | | | | μg | (──mg──) | | | | (──μg──) | | mg | μg | mg | g | | |
| 0.9 | 0.02 | 1.69 | - | - | - | - | (0) | 3 | 110 | 0 | 110 | 9 | (0) | 0.3 | 0 | 0.1 | 0 | 14 | 0 | 0 | 0 | 0.01 | (0) | 10 | 0.10 | - | 1 | 0 | 株元及び表皮を除いたもの<br>ゆでた後水冷し、手搾りしたもの<br>硝酸イオン:0g |
| 5.4 | 0.55 | 25.00 | - | - | - | - | (0) | 0 | 15 | (0) | 15 | 1 | (0) | 0.4 | 0 | 0.2 | 0 | 19 | 0.15 | 0.30 | 2.5 | 0.07 | (0) | 30 | 2.00 | - | 0 | 0 | 別名:いもがら<br>硝酸イオン:1.4g |
| 0.3 | 0.05 | 2.35 | - | - | - | - | (0) | 0 | 0 | (0) | 0 | (0) | (0) | 0.1 | 0 | 0 | 0 | 3 | 0 | 0.01 | 0 | 0 | (0) | 1 | 0.06 | - | 0 | 0 | 別名:いもがら<br>ゆでた後水冷し、手搾りしたもの<br>硝酸イオン:Tr |
| 0.3 | 0.06 | 0.30 | - | - | - | - | (0) | 0 | 2000 | 30 | 2000 | 170 | (0) | 3.8 | 0.1 | 0.1 | 0 | 280 | 0.08 | 0.13 | 1.1 | 0.05 | (0) | 200 | 0.35 | - | 73 | 0.1 | 別名:かもな<br>廃棄部位:葉柄基部<br>硝酸イオン:0.2g |
| 0.1 | 0.03 | 0.05 | - | - | - | - | (0) | 0 | (0) | (0) | 0 | (0) | (0) | 0 | 0 | 0 | 0 | 0 | 0.03 | 0.03 | 0.7 | 0.01 | (0) | 50 | 0.26 | - | 13 | 0.1 | 別名:かもな<br>廃棄部位:根端及び葉柄基部<br>硝酸イオン:0.2g |
| 0.4 | 0.08 | 0.09 | - | - | - | - | (0) | 0 | 3000 | 0 | 3000 | 250 | (0) | 2.2 | 0 | 0 | 0 | 270 | 0.12 | 0.11 | 1.3 | 0.13 | (0) | 110 | 0.24 | - | 35 | 2.2 | 水洗いし、手搾りしたもの |
| | | | | | | | | | | | | | | | | | | | | | | | | | | | | | 別名:つるなしかぼちゃ |
| 0.4 | 0.07 | 0.15 | Tr | Tr | 1 | 6 | (0) | 0 | 310 | 10 | 320 | 27 | (0) | 0.4 | 0 | 0.4 | 0 | 35 | 0.05 | 0.06 | 0.4 | 0.09 | (0) | 36 | 0.22 | 2.7 | 20 | 0 | 廃棄部位:両端<br>硝酸イオン:0.1g |
| | | | | | | | | | | | | | | | | | | | | | | | | | | | | | 別名:かわな |
| 0.3 | 0.15 | 1.24 | - | - | - | - | (0) | 0 | 1900 | 20 | 1900 | 160 | (0) | 0.7 | 0.1 | 0.8 | 0 | 160 | 0.04 | 0.13 | 1.2 | 0.11 | (0) | 110 | 0.42 | - | 20 | 0 | 廃棄部位:根及び株元<br>硝酸イオン:0g |
| 0.2 | 0.10 | 1.30 | - | - | - | - | (0) | 0 | 1700 | 19 | 1700 | 150 | (0) | 0.6 | 0.1 | 1.0 | 0 | 160 | 0.02 | 0.06 | 0.6 | 0.07 | (0) | 61 | 0.32 | - | 10 | 0 | 廃棄部位:株元<br>根を除いたもの<br>ゆでた後水冷し、手搾りしたもの<br>硝酸イオン:0g |
| | | | | | | | | | | | | | | | | | | | | | | | | | | | | | 別名:セロリー、セルリー、オランダみつば |
| 0.2 | 0.03 | 0.11 | 1 | 0 | 0 | 2 | (0) | 0 | 44 | 0 | 44 | 4 | (0) | 0.2 | 0 | 0 | 0 | 10 | 0.03 | 0.03 | Tr | 0.08 | (0) | 29 | 0.26 | 1.2 | 7 | 0.1 | 廃棄部位:株元、葉身及び表皮<br>硝酸イオン:0.2g、有機酸:Tr |
| 0.5 | 0.15 | 0.40 | - | - | - | - | (0) | 42 | 500 | 14 | 530 | 44 | (0) | 0.6 | Tr | 0.1 | 0 | 34 | 0.02 | 0.09 | 1.4 | 0.05 | (0) | 210 | 0.64 | - | 24 | 0 | 廃棄部位:株元及び裸葉<br>硝酸イオン:0g |
| 0.4 | 0.10 | 0.22 | - | - | - | - | (0) | 21 | 420 | 9 | 430 | 36 | (0) | 0.5 | 0 | 0.1 | 0 | 34 | 0.01 | 0.05 | 0.7 | 0 | (0) | 59 | 0.12 | - | 2 | 0 | 株元及び裸葉を除いたもの<br>ゆでた後水冷し、水切りしたもの<br>硝酸イオン:0g |
| 4.6 | 1.20 | 3.34 | - | - | - | - | (0) | 29 | 680 | 37 | 710 | 59 | (0) | 1.4 | Tr | 0.4 | 0 | 120 | 0.10 | 0.41 | 8.0 | 0.02 | (0) | 99 | 3.10 | - | 0 | 0.1 | 硝酸イオン:0g |
| 0.3 | 0.14 | 0.20 | - | - | - | - | (0) | (0) | 15 | (0) | 15 | 1 | (0) | 0.2 | 0 | 0 | 0 | 20 | 0 | 0.01 | 0 | 0 | (0) | 1 | 0 | - | 0 | 0 | 硝酸イオン:0g |
| 1.4 | 0.39 | 0.21 | 0 | Tr | 0 | 150 | (0) | 2 | 240 | 0 | 240 | 20 | (0) | Tr | 0 | 1.3 | 0 | 18 | 0.30 | 0.20 | 1.5 | 0.17 | (0) | 120 | 0.46 | 6.9 | 23 | 0 | 廃棄部位:種皮<br>廃棄率:さや入りの場合80%<br>硝酸イオン:(0)g |
| 1.9 | 0.33 | 0.38 | - | - | - | - | (0) | 0 | 210 | 0 | 210 | 18 | (0) | Tr | 0 | 1.2 | 0 | 19 | 0.22 | 0.18 | 1.2 | 0.13 | (0) | 120 | 0.39 | - | 18 | 0 | 廃棄部位:種皮<br>廃棄率:さや入りの場合80%<br>硝酸イオン:0g |
| | | | | | | | | | | | | | | | | | | | | | | | | | | | | | 別名:ひさごな、ゆきな、タァサイ、ターサイ、ターツァイ、きさらぎな |
| 0.5 | 0.05 | 0.38 | - | - | - | - | (0) | 0 | 2200 | 27 | 2200 | 180 | (0) | 1.5 | 0 | Tr | 0 | 220 | 0.05 | 0.09 | 0.9 | 0.12 | (0) | 65 | 0.19 | - | 31 | 0.1 | 廃棄部位:株元<br>硝酸イオン:0.7g |
| 0.4 | 0.04 | 0.32 | - | - | - | - | (0) | 0 | 2400 | 32 | 2400 | 200 | (0) | 1.7 | Tr | Tr | 0 | 230 | 0.02 | 0.03 | 0.4 | 0.05 | (0) | 42 | 0.09 | - | 14 | 0.1 | 廃棄部位:株元<br>ゆでた後水冷し、手搾りしたもの<br>硝酸イオン:0.5g |

6 野菜類

# 6 野菜類

| 食品番号 | 食品名 | 常用量 | 糖質量の目安(常用量あたり) | 炭水化物 | 利用可能炭水化物(単糖当量) | 食物繊維 水溶性 | 食物繊維 不溶性 | 食物繊維 総量 | 糖質量の目安(可食部100gあたり) | 廃棄率 | エネルギー kcal | エネルギー kJ | 水分 | たんぱく質 | アミノ酸組成によるたんぱく質 | 脂質 | トリアシルグリセロール当量 | 脂肪酸 飽和 | 脂肪酸 一価不飽和 | 脂肪酸 多価不飽和 | コレステロール mg | 灰分 g | ナトリウム | カリウム | カルシウム | マグネシウム | リン | 鉄 |
|---|---|---|---|---|---|---|---|---|---|---|---|---|---|---|---|---|---|---|---|---|---|---|---|---|---|---|---|---|
| | (単位) | | (――g――) | | | | | | (――g――) | % | kcal | kJ | (―――――――――――g―――――――――――) | | | | | | | | mg | g | (―――――mg―――――) | | | | | |
| **(だいこん類)** | | | | | | | | | | | | | | | | | | | | | | | | | | | | |
| 06128 | かいわれだいこん 芽ばえ、生 | 10g | 0.1 | 3.3 | - | 0.3 | 1.6 | 1.9 | 1.4 | 0 | 21 | 88 | 93.4 | 2.1 | (1.8) | 0.5 | (0.2) | (0.05) | (0.02) | (0.15) | (0) | 0.6 | 5 | 99 | 54 | 33 | 61 | 0.5 |
| 06129 | 葉だいこん 葉、生 | 1/2株 30g | 0.2 | 3.3 | (1.1) | 0.5 | 2.1 | 2.6 | 0.7 | 20 | 18 | 75 | 92.6 | 2.0 | (1.7) | 0.2 | (0.1) | (0.02) | (0.01) | (0.06) | (0) | 1.5 | 41 | 340 | 170 | 25 | 43 | 1.4 |
| 06130 | だいこん 葉、生 | 1/2株 70g | 0.9 | 5.3 | 1.4 | 0.8 | 3.2 | 4.0 | 1.3 | 10 | 25 | 105 | 90.6 | 2.2 | 1.9 | 0.1 | Tr | 0.01 | Tr | 0.03 | (0) | 1.6 | 48 | 400 | 260 | 21 | 52 | 3.1 |
| 06131 | だいこん 葉、ゆで | 1/2株 55g | 1.0 | 5.4 | (1.3) | 0.8 | 2.8 | 3.6 | 1.8 | 0 | 25 | 105 | 91.3 | 2.2 | (1.9) | 0.1 | (Tr) | (0.01) | (Tr) | (0.03) | (0) | 0.9 | 28 | 180 | 220 | 22 | 62 | 2.2 |
| 06132 | だいこん 根、皮つき、生 | 1/8本 135g | 3.6 | 4.1 | 2.7 | 0.5 | 0.9 | 1.4 | 2.7 | 10 | 18 | 75 | 94.6 | 0.5 | - | 0.1 | Tr | 0.01 | Tr | 0.02 | 0 | 0.6 | 19 | 230 | 24 | 10 | 18 | 0.2 |
| 06133 | だいこん 根、皮つき、ゆで | 1/8本 115g | 3.3 | 4.5 | (2.8) | 0.5 | 1.1 | 1.6 | 2.9 | 0 | 18 | 75 | 94.4 | 0.4 | (0.3) | Tr | - | - | - | - | (0) | 0.5 | 14 | 210 | 24 | 9 | 18 | 0.2 |
| 06134 | だいこん 根、皮むき、生 | 1/8本 135g | 3.8 | 4.1 | 2.9 | 0.5 | 0.8 | 1.3 | 2.8 | 15 | 18 | 75 | 94.6 | 0.4 | - | 0.1 | (Tr) | (0.01) | (Tr) | (0.02) | 0 | 0.6 | 17 | 230 | 23 | 10 | 17 | 0.2 |
| 06135 | だいこん 根、皮むき、ゆで | 1/8本 115g | 2.6 | 4.0 | 2.5 | 0.8 | 1.7 | 0.9 | 2.3 | 0 | 18 | 75 | 94.8 | 0.5 | (0.4) | 0.1 | (Tr) | (0.01) | (Tr) | (0.02) | (0) | 0.5 | 12 | 210 | 25 | 10 | 14 | 0.2 |
| 06136 | 切干しだいこん 乾 | 1食分 10g | 4.8 | 69.7 | - | 5.2 | 16.1 | 21.3 | 48.4 | 0 | 301 | 1260 | 8.4 | 9.7 | (7.3) | 0.8 | (0.3) | (0.10) | (0.03) | (0.19) | (0) | 8.5 | 210 | 3500 | 500 | 160 | 220 | 3.1 |
| 06334 | 切干しだいこん ゆで | 1食分 55g | 0.2 | 4.1 | - | 0.6 | 3.2 | 3.7 | 0.4 | 0 | 19 | 80 | 94.6 | 0.9 | (0.7) | 0.1 | (Tr) | (0.01) | (Tr) | (0.03) | (0) | 0.3 | 4 | 62 | 60 | 14 | 10 | 0.4 |
| 06335 | 切干しだいこん 油いため | 1食分 35g | 0.7 | 7.6 | - | 1.5 | 4.1 | 5.6 | 2.0 | 0 | 88 | 370 | 84.5 | 1.5 | (1.1) | 6.0 | (5.7) | (0.44) | (3.48) | (1.56) | (Tr) | 0.4 | 8 | 110 | 91 | 22 | 18 | 0.7 |
| 06137 | 漬物 ぬかみそ漬 | 1食分 30g | 1.5 | 6.7 | - | 0.7 | 1.1 | 1.8 | 4.9 | 0 | 30 | 126 | 87.1 | 1.3 | - | 0.1 | - | - | - | - | (0) | 4.8 | 1500 | 480 | 44 | 40 | 44 | 0.3 |
| 06138 | 漬物 たくあん漬 塩押しだいこん漬 | 1食分 30g | 3.5 | 15.2 | - | 1.0 | 2.5 | 3.5 | 11.7 | 0 | 64 | 268 | 78.2 | 1.2 | - | 0.3 | - | - | - | - | (0) | 5.0 | 1700 | 140 | 26 | 21 | 46 | 0.4 |
| 06139 | 漬物 たくあん漬 干しだいこん漬 | 1食分 30g | 0.5 | 5.5 | - | 0.6 | 3.1 | 3.7 | 1.8 | 0 | 27 | 113 | 88.8 | 1.9 | - | 0.1 | - | - | - | - | (0) | 3.7 | 970 | 500 | 76 | 80 | 150 | 1.0 |
| 06140 | 漬物 守口漬 | 1食分 30g | 12.3 | 44.3 | - | 1.0 | 2.3 | 3.3 | 41.0 | 0 | 187 | 782 | 46.2 | 5.3 | - | 0.2 | - | - | - | - | (0) | 4.0 | 1400 | 100 | 26 | 9 | 72 | 0.7 |
| 06141 | 漬物 べったら漬 | 1食分 30g | 3.7 | 14.0 | - | 0.7 | 1.1 | 1.8 | 12.2 | 0 | 57 | 238 | 81.3 | 0.9 | - | 0.1 | - | - | - | - | (0) | 3.7 | 1200 | 190 | 20 | 8 | 43 | 0.4 |
| 06142 | 漬物 みそ漬 | 1食分 30g | 3.9 | 16.3 | - | 0.8 | 2.5 | 3.3 | 13.0 | 0 | 78 | 326 | 67.3 | 4.5 | - | 0.3 | - | - | - | - | 0 | 11.6 | 4400 | 280 | 52 | 22 | 77 | 1.7 |
| 06143 | 漬物 福神漬 | 1食分 10g | 2.9 | 33.3 | - | 0.8 | 3.1 | 3.9 | 29.4 | 0 | 136 | 569 | 58.6 | 2.7 | - | 0.1 | - | - | - | - | (0) | 5.3 | 2000 | 100 | 36 | 13 | 29 | 1.3 |
| **(たいさい類)** | | | | | | | | | | | | | | | | | | | | | | | | | | | | |
| 06144 | つまみな 葉、生 | - | - | 3.6 | - | 0.3 | 2.0 | 2.3 | 1.3 | 0 | 20 | 84 | 92.3 | 1.9 | - | 0.3 | 0.1 | 0.03 | 0.01 | 0.08 | (0) | 1.6 | 22 | 450 | 210 | 30 | 55 | 3.3 |
| 06145 | たいさい 葉、生 | - | - | 3.5 | - | 0.4 | 1.2 | 1.6 | 1.9 | 0 | 16 | 67 | 93.7 | 0.9 | - | 0.1 | (Tr) | (0.01) | (Tr) | (0.03) | (0) | 1.2 | 38 | 340 | 79 | 22 | 49 | 1.1 |
| 06146 | たいさい 塩漬 | 1食分 30g | 0.5 | 4.3 | - | 0.2 | 2.3 | 2.5 | 1.8 | 0 | 20 | 84 | 90.9 | 1.6 | - | 0.1 | (Tr) | (0.01) | (Tr) | (0.03) | (0) | 3.1 | 700 | 330 | 78 | 22 | 45 | 1.3 |
| **たかな** | | | | | | | | | | | | | | | | | | | | | | | | | | | | |
| 06147 | 葉、生 | 1/2束 90g | 1.5 | 4.2 | - | 0.8 | 1.7 | 2.5 | 1.7 | 8 | 21 | 88 | 92.7 | 1.8 | (1.5) | 0.2 | - | - | - | - | (0) | 0.9 | 43 | 300 | 87 | 16 | 35 | 1.7 |
| 06148 | たかな漬 | 1食分 30g | 0.5 | 7.0 | - | 1.0 | 4.2 | 5.2 | 1.8 | 0 | 33 | 138 | 83.5 | 2.8 | (2.3) | 0.2 | - | - | - | - | (0) | 6.5 | 2300 | 450 | 150 | 20 | 43 | 2.1 |
| **たけのこ** | | | | | | | | | | | | | | | | | | | | | | | | | | | | |
| 06149 | 若茎、生 | 1/2本 70g | 1.1 | 4.3 | 1.4 | 0.3 | 2.5 | 2.8 | 1.5 | 50 | 26 | 109 | 90.8 | 3.6 | 2.5 | 0.2 | (0.1) | (0.04) | (Tr) | (0.09) | (0) | 1.1 | Tr | 520 | 16 | 13 | 62 | 0.4 |

| 無機質 | | | | | | | ビタミン | | | | | | | | | | | | | | | | | | | 食塩相当量 | 備考 |
|---|---|---|---|---|---|---|---|---|---|---|---|---|---|---|---|---|---|---|---|---|---|---|---|---|---|---|---|
| 亜鉛 | 銅 | マンガン | ヨウ素 | セレン | クロム | モリブデン | レチノール | カロテン α | カロテン β | β-クリプトキサンチン | β-カロテン当量 | レチノール活性当量 | D | トコフェロール α | トコフェロール β | トコフェロール γ | トコフェロール δ | K | B₁ | B₂ | ナイアシン | B₆ | B₁₂ | 葉酸 | パントテン酸 | ビオチン | C | | |
| mg | mg | mg | μg | μg | μg | μg | μg | μg | μg | μg | μg | μg | μg | mg | mg | mg | mg | μg | mg | mg | mg | mg | μg | μg | mg | μg | mg | g | |
| 0.3 | 0.03 | 0.35 | 12 | 0 | 0 | 6 | (0) | 0 | 1900 | 0 | 1900 | 160 | (0) | 2.1 | 0.1 | 0.5 | 0 | 200 | 0.08 | 0.13 | 1.3 | 0.23 | (0) | 96 | 0.29 | 5.6 | 47 | 0 | 別名：かいわれ 茎基部約1cmを除去したもの 硝酸イオン：0.1g |
| 0.4 | 0.05 | 0.23 | - | - | - | - | 0 | 2300 | 15 | 2300 | 190 | (0) | 1.5 | Tr | 0 | 0 | 220 | 0.07 | 0.15 | 0.5 | 0.22 | (0) | 130 | 0.39 | - | 49 | 0.1 | | 試料：水耕栽培品 廃棄部位：株元及び根 硝酸イオン：0.4g |
| 0.3 | 0.04 | 0.27 | - | - | - | - | 0 | 3900 | 0 | 3900 | 330 | (0) | 3.8 | 0 | 0.1 | 0 | 270 | 0.09 | 0.16 | 0.5 | 0.18 | (0) | 140 | 0.26 | - | 53 | 0.1 | | 廃棄部位：葉柄基部 |
| 0.2 | 0.03 | 0.25 | - | - | - | - | 0 | 4400 | 0 | 4400 | 370 | (0) | 4.9 | 0 | 0.1 | 0 | 340 | 0.01 | 0.06 | 0.1 | 0.10 | (0) | 54 | 0.11 | - | 21 | 0.1 | | 葉柄基部を除いたもの ゆでた後水冷し、手搾りしたもの 硝酸イオン：0.1g |
| 0.2 | 0.02 | 0.04 | 3 | 1 | 0 | 3 | (0) | 0 | 0 | 0 | 0 | 0 | (0) | 0 | 0 | 0 | 0 | Tr | 0.02 | 0.01 | 0.3 | 0.04 | (0) | 34 | 0.12 | 0.3 | 12 | 0 | 廃棄部位：根端及び葉柄基部 硝酸イオン：0.1g |
| 0.2 | 0.02 | 0.05 | - | - | - | - | (0) | 0 | 0 | 0 | 0 | 0 | (0) | 0 | 0 | 0 | 0 | 0 | 0.02 | 0.01 | 0.2 | 0.03 | (0) | 38 | 0.10 | - | 9 | 0 | 根端及び葉柄基部を除いたもの 硝酸イオン：0.2g |
| 0.1 | 0.02 | 0.04 | 3 | 1 | 0 | 2 | (0) | 0 | 0 | 0 | 0 | 0 | (0) | 0 | 0 | 0 | 0 | Tr | 0.02 | 0.01 | 0.2 | 0.05 | (0) | 33 | 0.11 | 0.3 | 11 | 0 | 廃棄部位：根端、葉柄基部及び皮 硝酸イオン：0.2g |
| 0.1 | 0.01 | 0.05 | 3 | 1 | 0 | 2 | (0) | 0 | 0 | 0 | 0 | 0 | (0) | 0 | 0 | 0 | 0 | 0 | 0.02 | 0.01 | 0.2 | 0.04 | (0) | 33 | 0.08 | 0.3 | 9 | 0 | 根端、葉柄基部及び皮を除いたもの 硝酸イオン：0.1g |
| 2.1 | 0.13 | 0.74 | 20 | 2 | 3 | 29 | 0 | 0 | 2 | 0 | 2 | Tr | (0) | 0 | 0 | 0 | 0 | Tr | 0.35 | 0.20 | 4.6 | 0.29 | (0) | 210 | 1.24 | 5.9 | 28 | 0.5 | 硝酸イオン：2.9g |
| 0.2 | 0.02 | 0.08 | - | - | - | - | 0 | 0 | Tr | 0 | Tr | 0 | 0 | 0 | 0 | 0 | 0 | 0 | 0.01 | Tr | 0.1 | 0.01 | 0 | 7 | 0.04 | - | Tr | 0 | 水もどし後、ゆでた後水冷し、手搾りしたもの 硝酸イオン：Tr |
| 0.3 | 0.03 | 0.14 | - | - | - | - | 0 | 0 | 1 | 0 | 1 | 0 | 0 | 0.9 | 0 | 1.8 | 0.1 | 7 | 0.02 | 0.02 | 0 | 0.02 | 0 | 12 | 0.07 | - | Tr | 0 | 水もどし後、油いため 植物油（なたね油）：5.8g、硝酸イオン：Tr |
| 0.1 | 0.02 | 0.13 | - | - | - | - | (0) | 0 | (0) | (0) | (0) | (0) | (0) | 0 | 0 | 0 | 0 | 1 | 0.33 | 0.04 | 2.7 | 0.22 | 0 | 98 | 0.43 | - | 15 | 3.8 | 根、皮つき 水洗いし、水切りしたもの |
| 0.2 | 0.07 | 0.26 | 2 | 1 | 1 | 8 | (0) | 0 | 0 | 0 | 0 | 0 | (0) | 0 | 0 | 0 | 0 | 0 | 0.21 | 0.06 | 0.7 | 0.07 | (0) | 24 | 0.27 | 0.4 | 53 | 4.3 | 別名：新漬たくあん、早漬たくあん ビタミンC：酸化防止用として添加品あり 硝酸イオン：0.1g |
| 0.8 | 0.05 | 0.89 | - | - | - | - | (0) | 0 | 0 | 0 | 0 | 0 | (0) | 0 | 0 | 0 | 0 | 0 | 0.21 | 0.03 | 1.6 | 0.22 | (0) | 47 | 0.66 | - | 12 | 2.5 | 別名：本たくあん 硝酸イオン：Tr |
| 0.8 | 0.12 | 0.69 | - | - | - | - | (0) | 0 | 0 | 0 | 0 | 0 | (0) | 0 | 0 | 0 | 0 | 0 | 0.05 | 0.17 | 0.7 | 0.32 | (0) | 45 | 0.19 | - | 0 | 3.6 | |
| 0.2 | 0.03 | 0.05 | - | - | - | - | (0) | 0 | 0 | 0 | 0 | 0 | (0) | 0 | 0 | 0 | 0 | 0 | 0.03 | 0.02 | 0.1 | 0.04 | (0) | 14 | 0.13 | - | 45 | 3.0 | ビタミンC：酸化防止用として添加品あり |
| 0.3 | 0.08 | 0.28 | - | - | - | - | 0 | 0 | 0 | 0 | 0 | 0 | 0 | 0 | 0 | 0 | 0 | 0 | 0.06 | 0.08 | 0.3 | 0.06 | 0 | 12 | 0.20 | - | 0 | 11.2 | |
| 0.1 | 0.05 | 0.15 | 5 | 3 | 2 | 12 | (0) | 0 | 100 | 0 | 100 | 8 | (0) | 0.1 | 0 | 0 | 0 | 7 | 0.02 | 0.10 | 0 | 0 | (0) | 3 | 0 | 1.1 | 0 | 5.1 | 原材料：だいこん、なす、なたまめ、れんこん、しょうが等 |
| 0.4 | 0.07 | 0.22 | - | - | - | - | (0) | 0 | 1900 | - | 1900 | 160 | (0) | 1.4 | 0.1 | 0.1 | 0 | 270 | 0.06 | 0.14 | 1.0 | 0.10 | (0) | 65 | 0.33 | - | 47 | 0.1 | 試料：若採りせっぱくたいさい（雪白体菜） 硝酸イオン：0.3g |
| 0.7 | 0.03 | 0.76 | - | - | - | - | 0 | 0 | 1500 | 17 | 1500 | 130 | (0) | 0.9 | Tr | 0 | 0 | 110 | 0.07 | 0.07 | 0.5 | 0.08 | (0) | 120 | 0.14 | - | 45 | 0.1 | 別名：しゃくしな 硝酸イオン：0.6g |
| 1.0 | 0.05 | 0.73 | - | - | - | - | (0) | 0 | 2100 | 29 | 2100 | 180 | (0) | 0 | 0 | 0 | 0 | 140 | 0.03 | 0.07 | 0.5 | 0.10 | (0) | 120 | 0.19 | - | 41 | 1.8 | 別名：しゃくしな 水洗いし、手搾りしたもの |
| 0.3 | 0.04 | 0.24 | 2 | Tr | 4 | 4 | (0) | 0 | 2300 | 0 | 2300 | 190 | (0) | 0.8 | 0 | 0.1 | 0 | 120 | 0.06 | 0.10 | 0.4 | 0.16 | (0) | 180 | 0.27 | 2.1 | 69 | 0.1 | 廃棄部位：株元 硝酸イオン：0.2g |
| 0.4 | 0.09 | 0.22 | - | - | - | - | (0) | 0 | 3600 | 51 | 3600 | 300 | (0) | 1.4 | 0 | 0.1 | 0 | 220 | 0.07 | 0.14 | 0.5 | 0.10 | (0) | 81 | 0.25 | - | 30 | 5.8 | |
| 1.3 | 0.13 | 0.68 | 4 | 1 | 0 | 2 | (0) | 0 | 11 | 0 | 11 | 1 | (0) | 0.7 | 0 | 0 | 0 | 2 | 0.05 | 0.11 | 0.7 | 0.13 | (0) | 63 | 0.63 | 0.8 | 10 | 0 | 廃棄部位：竹皮及び基部 廃棄率：はちく、まだけ等の小型の場合60% 硝酸イオン：Tr、有機酸：0.1g |

6 野菜類

# 6 野菜類

| 食品番号 | 食品名 | 常用量 | 糖質量の目安（常用量あたり） | 炭水化物 | 利用可能炭水化物（単糖当量） | 食物繊維 水溶性 | 食物繊維 不溶性 | 食物繊維 総量 | 糖質量の目安（可食部100gあたり） | 廃棄率 | エネルギー kcal | エネルギー kJ | 水分 | たんぱく質 | アミノ酸組成によるたんぱく質 | 脂質 | トリアシルグリセロール当量 | 脂肪酸 飽和 | 脂肪酸 一価不飽和 | 脂肪酸 多価不飽和 | コレステロール mg | 灰分 g | ナトリウム | カリウム | カルシウム | マグネシウム | リン | 鉄 |
|---|---|---|---|---|---|---|---|---|---|---|---|---|---|---|---|---|---|---|---|---|---|---|---|---|---|---|---|---|
| (単位) | | | (g) | | | | | | (g) | % | kcal | kJ | (g) | | | | | | | | mg | g | (mg) | | | | | |
| 06150 | 若茎、ゆで | 1/2本 65g | 1.4 | 5.5 | (1.6) | 0.4 | 2.9 | 3.3 | 2.2 | 0 | 30 | 126 | 89.9 | 3.5 | (2.4) | 0.2 | (0.1) | (0.04) | (Tr) | (0.09) | 0 | 0.9 | 1 | 470 | 17 | 11 | 60 | 0.4 |
| 06151 | 水煮缶詰 | - | - | 4.0 | (2.3) | 0.5 | 1.8 | 2.3 | 1.7 | 0 | 23 | 96 | 92.8 | 2.7 | (1.9) | 0.2 | (0.1) | (0.04) | (Tr) | (0.09) | (0) | 0.3 | 3 | 77 | 19 | 4 | 38 | 0.3 |
| 06152 | めんま、塩蔵、塩抜き | 1食分 20g | 0.0 | 3.6 | - | 0.3 | 3.2 | 3.5 | 0.1 | 0 | 19 | 79 | 93.9 | 1.0 | (0.7) | 0.5 | (0.4) | (0.10) | (0.01) | (0.22) | (0) | 1.0 | 360 | 6 | 18 | 3 | 11 | 0.2 |
| (たまねぎ類) | | | | | | | | | | | | | | | | | | | | | | | | | | | | |
| 06153 | たまねぎ りん茎、生 | 1/4個 45g | 3.2 | 8.8 | 7.0 | 0.6 | 1.0 | 1.6 | 7.2 | 6 | 37 | 155 | 89.7 | 1.0 | 0.6 | 0.1 | Tr | 0.01 | Tr | 0.03 | 1 | 0.4 | 2 | 150 | 21 | 9 | 33 | 0.2 |
| 06154 | たまねぎ りん茎、水さらし | 1/4個 45g | 2.1 | 6.1 | (4.0) | 0.5 | 1.0 | 1.5 | 4.6 | 0 | 26 | 109 | 93.0 | 0.6 | (0.4) | 0.1 | (Tr) | (0.01) | (Tr) | (0.03) | (0) | 0.2 | 4 | 88 | 18 | 7 | 20 | 0.2 |
| 06155 | たまねぎ りん茎、ゆで | 1/4個 40g | 2.2 | 7.3 | 4.8 | 0.7 | 1.0 | 1.7 | 5.6 | 0 | 31 | 130 | 91.5 | 0.8 | (0.5) | 0.1 | (Tr) | (0.01) | (Tr) | (0.03) | (0) | 0.3 | 3 | 110 | 18 | 7 | 25 | 0.2 |
| 06336 | たまねぎ りん茎、油いため | 1/4個 30g | 2.8 | 12.0 | (8.0) | 1.7 | 0.9 | 2.7 | 9.3 | 0 | 105 | 437 | 80.1 | 1.4 | (0.9) | 5.9 | (5.7) | (0.42) | (3.48) | (1.55) | (Tr) | 0.6 | 3 | 210 | 24 | 11 | 47 | 0.2 |
| 06156 | 赤たまねぎ りん茎、生 | 1/4個 40g | 2.9 | 9.0 | (7.1) | 0.6 | 1.1 | 1.7 | 7.3 | 8 | 38 | 159 | 89.6 | 0.9 | (0.6) | 0.1 | (Tr) | (0.01) | (Tr) | (0.03) | (0) | 0.4 | 2 | 150 | 19 | 9 | 34 | 0.3 |
| 06337 | 葉たまねぎ りん茎及び葉、生 | 1/4個 45g | 2.1 | 7.6 | (5.1) | 0.7 | 2.3 | 3.0 | 4.6 | 1 | 37 | 157 | 89.5 | 1.8 | - | 0.4 | - | - | - | - | (0) | 0.7 | 3 | 290 | 67 | 14 | 45 | 0.6 |
| たらのめ | | | | | | | | | | | | | | | | | | | | | | | | | | | | |
| 06157 | 若芽、生 | 1個 5g | 0.0 | 4.3 | - | 1.1 | 3.1 | 4.2 | 0.1 | 30 | 27 | 113 | 90.2 | 4.2 | - | 0.2 | - | - | - | - | (0) | 1.1 | 1 | 460 | 16 | 33 | 120 | 0.9 |
| 06158 | 若芽、ゆで | 1個 5g | 0.0 | 4.1 | - | 1.1 | 2.5 | 3.6 | 0.5 | 0 | 26 | 109 | 90.8 | 4.0 | - | 0.2 | - | - | - | - | (0) | 0.9 | 1 | 260 | 19 | 28 | 92 | 0.9 |
| チコリ | | | | | | | | | | | | | | | | | | | | | | | | | | | | |
| 06159 | 若芽、生 | 1/2個 55g | 1.5 | 3.9 | (0.8) | 0.2 | 0.9 | 1.1 | 2.8 | 15 | 16 | 67 | 94.7 | 1.0 | (0.8) | Tr | - | - | - | - | (0) | 0.4 | 3 | 170 | 24 | 9 | 25 | 0.2 |
| チンゲンサイ | | | | | | | | | | | | | | | | | | | | | | | | | | | | |
| 06160 | 葉、生 | 1/2株 70g | 0.6 | 2.0 | 0.4 | 0.3 | 1.0 | 1.2 | 0.8 | 15 | 9 | 38 | 96.0 | 0.6 | 0.7 | 0.1 | (0.1) | (0.01) | (0.01) | (0.05) | (0) | 0.8 | 32 | 260 | 100 | 16 | 27 | 1.1 |
| 06161 | 葉、ゆで | 1/2株 45g | 0.4 | 2.4 | (0.5) | 0.3 | 1.2 | 1.5 | 0.9 | 20 | 12 | 50 | 95.3 | 0.9 | (1.0) | 0.1 | (0.1) | (0.01) | (0.01) | (0.05) | (0) | 0.8 | 28 | 250 | 120 | 17 | 27 | 0.7 |
| 06338 | 葉、油いため | 1/2株 60g | 0.5 | 2.2 | (0.5) | 0.4 | 1.0 | 1.4 | 0.8 | 0 | 39 | 164 | 92.6 | 0.8 | (0.8) | 3.2 | (3.1) | (0.24) | (1.88) | (0.87) | (0) | 0.7 | 31 | 230 | 92 | 16 | 27 | 0.9 |
| つくし | | | | | | | | | | | | | | | | | | | | | | | | | | | | |
| 06162 | 胞子茎、生 | 10本 10g | 0.0 | 8.1 | - | 1.2 | 6.9 | 8.1 | 0.0 | 15 | 38 | 159 | 86.9 | 3.5 | - | 0.1 | - | - | - | - | (0) | 1.4 | 6 | 640 | 50 | 33 | 94 | 2.1 |
| 06163 | 胞子茎、ゆで | 10本 10g | 0.0 | 6.7 | - | 1.1 | 5.6 | 6.7 | 0.0 | 0 | 33 | 138 | 88.9 | 3.4 | - | 0.1 | - | - | - | - | (0) | 0.9 | 4 | 340 | 58 | 26 | 82 | 1.1 |
| つるな | | | | | | | | | | | | | | | | | | | | | | | | | | | | |
| 06164 | 茎葉、生 | - | - | 2.8 | - | 0.5 | 1.8 | 2.3 | 0.5 | 0 | 15 | 63 | 93.8 | 1.8 | - | 0.1 | - | - | - | - | - | 1.3 | 5 | 300 | 48 | 35 | 75 | 3.0 |
| つるむらさき | | | | | | | | | | | | | | | | | | | | | | | | | | | | |
| 06165 | 茎葉、生 | 1束 90g | 0.4 | 2.6 | - | 0.6 | 1.6 | 2.2 | 0.4 | 0 | 13 | 54 | 95.1 | 0.7 | - | 0.2 | - | - | - | - | (0) | 1.1 | 9 | 210 | 150 | 67 | 28 | 0.5 |
| 06166 | 茎葉、ゆで | 1束 65g | 0.1 | 3.2 | - | 0.5 | 2.6 | 3.1 | 0.1 | 0 | 15 | 63 | 94.5 | 0.9 | - | 0.2 | - | - | - | - | (0) | 0.9 | 7 | 150 | 180 | 41 | 24 | 0.4 |
| つわぶき | | | | | | | | | | | | | | | | | | | | | | | | | | | | |

| 無機質 | | | | | | ビタミン | | | | | | | | | | | | | | | | | 食塩相当量 | 備考 |
|---|---|---|---|---|---|---|---|---|---|---|---|---|---|---|---|---|---|---|---|---|---|---|---|---|
| 亜鉛 | 銅 | マンガン | ヨウ素 | セレン | クロム | モリブデン | レチノール | カロテン A | | β-クリプトキサンチン | β-カロテン当量 | レチノール活性当量 | D | トコフェロール E | | | | K | B₁ | B₂ | ナイアシン | B₆ | B₁₂ | 葉酸 | パントテン酸 | ビオチン | C | | |
| | | | | | | | | α | β | | | | | α | β | γ | δ | | | | | | | | | | | | |
| mg | | | μg | | | | μg | | | | | | | mg | | | | μg | mg | | | | μg | μg | mg | μg | mg | g | |
| 1.2 | 0.13 | 0.55 | - | - | - | - | (0) | 0 | 12 | 0 | 12 | 1 | 0 | 1.0 | 0 | 0.6 | 0 | 2 | 0.04 | 0.09 | 0.6 | 0.06 | (0) | 63 | 0.63 | - | 8 | 0 | 竹皮及び基部を除いたもの<br>硝酸イオン:(Tr) |
| 0.4 | 0.04 | 0.68 | 0 | 0 | 1 | 0 | (0) | 0 | 0 | 0 | 0 | (0) | (0) | 1.0 | 0 | 0.8 | 0 | 1 | 0.01 | 0.04 | 0.1 | 0.02 | (0) | 36 | 0.10 | 0.8 | 0 | 0 | 液汁を除いたもの<br>硝酸イオン:0g |
| Tr | 0.02 | 0.03 | - | - | - | - | (0) | 0 | 0 | 0 | 0 | (0) | Tr | Tr | 0 | 0 | 0 | Tr | 0 | 0 | 0 | 0 | (0) | 1 | 0 | - | 0 | 0.9 | 別名:しなちく<br>硝酸イオン:(Tr) |
| 0.2 | 0.05 | 0.15 | 1 | 1 | 0 | 1 | (0) | 0 | 1 | 0 | 1 | Tr | (0) | 0.1 | 0 | 0 | 0 | Tr | 0.03 | 0.01 | 0.1 | 0.16 | (0) | 16 | 0.19 | 0.6 | 8 | 0 | 廃棄部位:皮(保護葉)、底盤部及び頭部<br>硝酸イオン:Tr、有機酸:0.2g |
| 0.1 | 0.04 | 0.10 | - | - | - | - | (0) | 0 | 1 | 0 | 1 | Tr | (0) | Tr | 0 | 0 | 0 | Tr | 0.03 | 0.01 | 0.1 | 0.09 | (0) | 11 | 0.14 | - | 5 | 0 | 皮(保護葉)、底盤部及び頭部を除いたもの<br>硝酸イオン:Tr |
| 0.1 | 0.05 | 0.12 | 0 | 0 | 1 | 1 | (0) | 0 | 1 | 0 | 1 | Tr | (0) | 0 | 0 | 0 | 0 | Tr | 0.03 | 0.01 | 0.1 | 0.11 | (0) | 11 | 0.15 | 0.5 | 5 | 0 | 皮(保護葉)、底盤部及び頭部を除いたもの<br>硝酸イオン:Tr |
| 0.3 | 0.08 | 0.18 | - | - | - | - | (0) | 0 | 2 | 0 | 2 | Tr | (0) | 0.9 | 0 | 1.8 | 0.1 | 7 | 0.04 | 0.02 | 0.1 | 0.22 | (0) | 21 | 0.29 | - | 9 | 0 | 皮(保護葉)、底盤部及び頭部を除いたもの<br>植物油(なたね油):5.8g、硝酸イオン:Tr |
| 0.2 | 0.04 | 0.14 | - | - | - | - | (0) | 0 | 0 | 0 | 0 | (0) | (0) | 0.1 | 0 | 0 | 0 | Tr | 0.03 | 0.02 | 0.1 | 0.13 | (0) | 23 | 0.15 | - | 7 | 0 | 別名:レッドオニオン、紫たまねぎ<br>廃棄部位:皮(保護葉)、底盤部及び頭部<br>硝酸イオン:Tr |
| 0.3 | 0.03 | 0.35 | - | - | - | - | 0 | 2 | 1500 | 17 | 1500 | 120 | (0) | 1.1 | 0 | 0.3 | 0 | 92 | 0.06 | 0.11 | 0.6 | 0.16 | (0) | 120 | 0.13 | - | 32 | 0 | 廃棄部位:底盤部<br>硝酸イオン:0g |
| 0.8 | 0.35 | 0.47 | 0 | 1 | 0 | 1 | (0) | 0 | 570 | 0 | 570 | 48 | (0) | 2.4 | 0.1 | 1.6 | 0.2 | 99 | 0.15 | 0.20 | 2.5 | 0.22 | (0) | 160 | 0.53 | 6.7 | 7 | 0 | 廃棄部位:木質部及びりん片<br>硝酸イオン:0g |
| 0.7 | 0.30 | 0.44 | - | - | - | - | (0) | 0 | 600 | 6 | 600 | 50 | (0) | 2.0 | 0.1 | 1.2 | 0.1 | 97 | 0.07 | 0.11 | 1.3 | 0.11 | (0) | 83 | 0.23 | - | 3 | 0 | 木質部及びりん片を除いたもの<br>ゆでた後水冷し、手搾りしたもの<br>硝酸イオン:0g |
| | | | | | | | | | | | | | | | | | | | | | | | | | | | | | 別名:きくにがな、アンディーブ、チコリー |
| 0.2 | 0.05 | 0.07 | 1 | 0 | 1 | 1 | (0) | 0 | 11 | 0 | 11 | 1 | (0) | 0.2 | 0 | 0.1 | 0 | 8 | 0.06 | 0.02 | 0.2 | 0.03 | (0) | 41 | 0.14 | 1.1 | 2 | 0 | 廃棄部位:株元及びしん<br>硝酸イオン:Tr |
| 0.3 | 0.07 | 0.12 | Tr | 1 | 1 | 7 | (0) | 0 | 2000 | 3 | 2000 | 170 | (0) | 0.7 | 0 | 0 | 0 | 84 | 0.03 | 0.07 | 0.3 | 0.08 | (0) | 66 | 0.17 | 1.3 | 24 | 0.1 | 廃棄部位:しん<br>硝酸イオン:0.5g、有機酸:0.1g |
| 0.2 | 0.06 | 0.17 | - | - | - | - | (0) | 0 | 2600 | - | 2600 | 220 | (0) | 0.9 | 0 | 0 | 0 | 120 | 0.03 | 0.05 | 0.3 | 0.04 | (0) | 53 | 0.12 | - | 15 | 0.1 | 廃棄部位:しん<br>ゆでた後水冷し、手搾りしたもの<br>硝酸イオン:0.5g |
| 0.3 | 0.07 | 0.12 | - | - | - | - | (0) | 0 | 3000 | 5 | 3000 | 250 | (0) | 1.4 | 0 | 1.0 | Tr | 110 | 0.03 | 0.06 | 0.3 | 0.05 | (0) | 62 | 0.12 | - | 21 | 0.1 | しんを除いたもの<br>植物油(なたね油):3.1g<br>硝酸イオン:0.5g |
| 1.1 | 0.22 | 0.22 | - | - | - | - | (0) | 53 | 1000 | 49 | 1100 | 88 | (0) | 4.9 | Tr | 0 | 0.1 | 19 | 0.07 | 0.14 | 2.2 | 0.35 | (0) | 110 | 0.90 | - | 33 | 0 | 廃棄部位:基部及びはかま(葉鞘) |
| 1.0 | 0.16 | 0.18 | - | - | - | - | (0) | 56 | 1100 | 50 | 1200 | 96 | (0) | 3.6 | 0.1 | 0 | 0.1 | 17 | Tr | 0.10 | 1.1 | 0.21 | (0) | 74 | 0.48 | - | 15 | 0 | 基部及びはかま(葉鞘)を除いたもの<br>ゆでた後水冷し、手搾りしたもの |
| | | | | | | | | | | | | | | | | | | | | | | | | | | | | | 別名:はまぢしゃ |
| 0.5 | 0.06 | 0.81 | - | - | - | - | (0) | 0 | 2700 | 0 | 2700 | 230 | (0) | 1.3 | Tr | 0 | 0 | 310 | 0.08 | 0.30 | 1.0 | 0.13 | (0) | 90 | 0.46 | - | 22 | 0 | 硝酸イオン:0.2g |
| 0.4 | 0.05 | 0.29 | - | - | - | - | (0) | 210 | 2900 | 74 | 3000 | 250 | (0) | 1.1 | Tr | 0.2 | 0 | 350 | 0.03 | 0.07 | 0.3 | 0.09 | (0) | 78 | 0.21 | - | 41 | 0 | 硝酸イオン:0.3g |
| 0.4 | 0.07 | 0.32 | - | - | - | - | (0) | 260 | 3200 | 88 | 3400 | 280 | (0) | 1.3 | 0 | 0 | 0 | 350 | 0.02 | 0.05 | 0.2 | 0.04 | (0) | 51 | 0.15 | - | 18 | 0 | ゆでた後水冷し、手搾りしたもの<br>硝酸イオン:Tr |

6 野菜類

# 6 野菜類

| 食品番号 | 食品名 | 常用量 | 糖質量の目安(常用量あたり) | 炭水化物 | 利用可能炭水化物(単糖当量) | 食物繊維 水溶性 | 食物繊維 不溶性 | 食物繊維 総量 | 糖質量の目安(可食部100gあたり) | 廃棄率 | エネルギー kcal | エネルギー kJ | 水分 | たんぱく質 | アミノ酸組成によるたんぱく質 | 脂質 | トリアシルグリセロール当量 | 脂肪酸 飽和 | 脂肪酸 一価不飽和 | 脂肪酸 多価不飽和 | コレステロール mg | 灰分 g | ナトリウム | カリウム | カルシウム | マグネシウム | リン | 鉄 |
|---|---|---|---|---|---|---|---|---|---|---|---|---|---|---|---|---|---|---|---|---|---|---|---|---|---|---|---|---|
| 06167 | 葉柄、生 | - | - | 5.6 | - | 0.4 | 2.1 | 2.5 | 3.1 | 0 | 21 | 88 | 93.3 | 0.4 | - | 0 | - | - | - | - | (0) | 0.7 | 100 | 410 | 38 | 15 | 11 | 0.2 |
| 06168 | 葉柄、ゆで | - | - | 4.4 | - | 0.2 | 2.1 | 2.3 | 2.1 | 0 | 16 | 67 | 95.0 | 0.3 | - | 0 | - | - | - | - | (0) | 0.3 | 42 | 160 | 31 | 8 | 33 | 0.1 |
| | とうがらし | | | | | | | | | | | | | | | | | | | | | | | | | | | |
| 06169 | 葉・果実、生 | - | - | 7.2 | - | 0.7 | 5.0 | 5.7 | 1.5 | 60 | 35 | 146 | 86.7 | 3.4 | (2.5) | 0.1 | (Tr) | (0.01) | (Tr) | (0.02) | (0) | 2.2 | 3 | 650 | 490 | 79 | 65 | 2.2 |
| 06170 | 葉・果実、油いため | - | - | 8.5 | - | 0.8 | 5.5 | 6.3 | 2.2 | 0 | 85 | 356 | 79.5 | 4.0 | (2.9) | 4.9 | (4.7) | (0.35) | (2.89) | (1.28) | (0) | 2.6 | 2 | 690 | 550 | 87 | 76 | 2.8 |
| 06171 | 果実、生 | 1本 10g | 0.6 | 16.3 | (7.7) | 1.4 | 8.9 | 10.3 | 6.0 | 9 | 96 | 402 | 75.0 | 3.9 | (2.9) | 3.4 | (1.3) | (0.39) | (0.04) | (0.77) | (0) | 1.4 | 6 | 760 | 20 | 42 | 71 | 2.0 |
| 06172 | 果実、乾 | 1本 1g | 0.1 | 58.4 | - | 5.4 | 41.0 | 46.4 | 12.0 | 0 | 345 | 1443 | 8.8 | 14.7 | (10.8) | 12.0 | (4.4) | (1.37) | (0.14) | (2.72) | (0) | 6.1 | 17 | 2800 | 74 | 190 | 260 | 6.8 |
| | とうがん | | | | | | | | | | | | | | | | | | | | | | | | | | | |
| 06173 | 果実、生 | 1/8個 160g | 4.0 | 3.8 | - | 0.4 | 0.9 | 1.3 | 2.5 | 30 | 16 | 67 | 95.2 | 0.5 | - | 0.1 | (0.1) | (0.01) | (0.02) | (0.04) | (0) | 0.4 | 1 | 200 | 19 | 7 | 18 | 0.2 |
| 06174 | 果実、ゆで | 1/8個 245g | 3.2 | 3.7 | - | 0.5 | 1.0 | 1.5 | 2.2 | 0 | 16 | 67 | 95.3 | 0.6 | - | 0.1 | (0.1) | (0.01) | (0.02) | (0.04) | (0) | 0.3 | 1 | 200 | 22 | 7 | 19 | 0.3 |
| (06189, 190) | とうな(唐菜)→ながさきはくさい | | | | | | | | | | | | | | | | | | | | | | | | | | | |
| (06272, 273) | とうな(薹菜)→みずかけな | | | | | | | | | | | | | | | | | | | | | | | | | | | |
| (06019, 329〜331) | トウミョウ→(えんどう類) | | | | | | | | | | | | | | | | | | | | | | | | | | | |
| | (とうもろこし類) | | | | | | | | | | | | | | | | | | | | | | | | | | | |
| 06175 | スイートコーン 未熟種子、生 | 1本 145g | 20.0 | 16.8 | 12.5 | 0.3 | 2.7 | 3.0 | 13.8 | 50 | 92 | 385 | 77.1 | 3.6 | 2.7 | 1.7 | 1.3 | 0.26 | 0.49 | 0.54 | 0 | 0.8 | Tr | 290 | 3 | 37 | 100 | 0.8 |
| 06176 | スイートコーン 未熟種子、ゆで | 1本 245g | 38.0 | 18.6 | (13.5) | 0.3 | 2.8 | 3.1 | 15.5 | 30 | 99 | 414 | 75.4 | 3.5 | (2.6) | 1.7 | (1.3) | (0.26) | (0.49) | (0.54) | (0) | 0.8 | Tr | 290 | 5 | 38 | 100 | 0.8 |
| 06339 | スイートコーン 未熟種子、電子レンジ調理 | 1本 210g | 33.0 | 19.1 | (14.5) | 0.3 | 3.1 | 3.4 | 15.7 | 30 | 107 | 447 | 73.5 | 4.2 | (3.1) | 2.2 | (1.7) | (0.33) | (0.63) | (0.69) | (0) | 1.0 | 0 | 330 | 5 | 42 | 120 | 0.8 |
| 06177 | スイートコーン 未熟種子、穂軸つき 冷凍 | 1/4本 55g | 8.7 | 18.7 | (13.4) | 0.3 | 2.5 | 2.8 | 15.9 | 40 | 97 | 406 | 75.6 | 3.5 | (3.1) | 1.5 | 1.4 | 0.29 | 0.44 | 0.57 | (0) | 0.7 | 1 | 230 | 4 | 33 | 90 | 0.6 |
| 06178 | スイートコーン 未熟種子、カーネル 冷凍 | 1/4カップ 40g | 6.6 | 19.4 | (13.4) | 0.3 | 2.6 | 2.8 | 16.6 | 0 | 99 | 414 | 75.5 | 2.9 | (2.4) | 1.5 | 1.1 | 0.22 | 0.32 | 0.49 | (0) | 0.7 | 1 | 260 | 3 | 24 | 84 | 0.2 |
| 06179 | スイートコーン 缶詰 クリームスタイル | 1缶 190g | 31.9 | 18.6 | - | 0.2 | 1.6 | 1.8 | 16.8 | 0 | 84 | 351 | 78.2 | 1.7 | (1.5) | 0.5 | (0.5) | (0.08) | (0.15) | (0.24) | (0) | 1.0 | 260 | 150 | 2 | 18 | 46 | 0.4 |
| 06180 | スイートコーン 缶詰 ホールカーネルスタイル | 1缶 130g | 18.9 | 17.8 | (13.9) | 0.7 | 2.6 | 3.3 | 14.5 | 0 | 82 | 343 | 78.4 | 2.3 | (2.2) | 0.5 | (0.06) | (0.06) | (0.15) | (0) | 1.0 | 210 | 130 | 2 | 13 | 40 | 0.4 |
| 06181 | ヤングコーン 幼雌穂、生 | 1本 10g | 0.3 | 6.0 | (2.9) | 0.2 | 2.5 | 2.7 | 3.3 | 0 | 29 | 121 | 90.9 | 2.3 | (1.7) | 0.2 | (0.2) | (0.03) | (0.06) | (0.06) | (0) | 0.8 | 0 | 230 | 19 | 25 | 63 | 0.4 |
| | (トマト類) | | | | | | | | | | | | | | | | | | | | | | | | | | | |
| 06182 | トマト 果実、生 | 1個 215g | 8.0 | 4.7 | 3.1 | 0.3 | 0.7 | 1.0 | 3.7 | 3 | 19 | 79 | 94.0 | 0.7 | 0.5 | 0.1 | 0.1 | 0.02 | 0.01 | 0.03 | 0 | 0.5 | 3 | 210 | 7 | 9 | 26 | 0.2 |
| 06183 | ミニトマト 果実、生 | 1個 15g | 0.9 | 7.2 | 4.6 | 0.4 | 1.0 | 1.4 | 5.8 | 2 | 29 | 121 | 91.0 | 1.1 | (0.8) | 0.1 | (0.1) | (0.02) | (0.01) | (0.03) | (0) | 0.6 | 4 | 290 | 12 | 13 | 29 | 0.4 |
| 06184 | 缶詰 ホール、食塩無添加 | 1個分 45g | 1.4 | 4.4 | (3.6) | 0.5 | 0.8 | 1.3 | 3.1 | 2 | 20 | 84 | 93.3 | 0.9 | (0.9) | 0.2 | (0.1) | (0.03) | (0.02) | (0.06) | (0) | 1.2 | 4 | 240 | 9 | 13 | 26 | 0.4 |

| 無機質 | | | | | | | ビタミン | | | | | | | | | | | | | | | | | | 食塩相当量 | 備考 |
|---|---|---|---|---|---|---|---|---|---|---|---|---|---|---|---|---|---|---|---|---|---|---|---|---|---|---|
| 亜鉛 | 銅 | マンガン | ヨウ素 | セレン | クロム | モリブデン | レチノール | カロテン α | カロテン β | β-クリプトキサンチン | β-カロテン当量 | レチノール活性当量 | D | トコフェロール α | β | γ | δ | K | B₁ | B₂ | ナイアシン | B₆ | B₁₂ | 葉酸 | パントテン酸 | ビオチン | C | | |
| ←mg→ | | | ←μg→ | | | | ←μg→ | | | | | | | ←mg→ | | | | μg | ←mg→ | | | | ←μg→ | mg | μg | mg | g | | |
| 0.1 | 0.02 | 0.23 | - | - | - | - | (0) | 0 | 60 | 0 | 60 | 5 | (0) | 0.4 | 0 | 0 | 0 | 8 | 0.01 | 0.04 | 0.4 | 0.02 | (0) | 16 | 0.10 | - | 4 | 0.3 | 表皮を除いたもの |
| 0.1 | 0.02 | 0.23 | - | - | - | - | (0) | 0 | 80 | 0 | 80 | 7 | (0) | 0.4 | 0 | 0 | 0 | 8 | 0.01 | 0.03 | 0.2 | 0.01 | (0) | 7 | 0 | - | 0 | 0.1 | ゆでた後水冷し、水切りしたもの<br>硝酸イオン：Tr |
| | | | | | | | | | | | | | | | | | | | | | | | | | | | | | 別名：なんばん、葉とうがらし<br>試料：辛味種 |
| 0.4 | 0.12 | 0.43 | - | - | - | - | (0) | 190 | 5100 | 0 | 5200 | 430 | (0) | 7.7 | 0.2 | 0.1 | 0 | 230 | 0.08 | 0.28 | 1.3 | 0.25 | (0) | 87 | 0.41 | - | 92 | 0 | 廃棄部位：硬い茎及びへた<br>重量比：葉6、実4<br>硝酸イオン：0.4g |
| 0.4 | 0.13 | 0.47 | - | - | - | - | (0) | 210 | 5600 | 0 | 5700 | 480 | (0) | 8.5 | 0.2 | 0.1 | 0 | 250 | 0.12 | 0.28 | 1.4 | 0.28 | (0) | 96 | 0.45 | - | 56 | 0 | 硬い茎及びへたを除いたもの<br>植物油（調合油）：4.8g<br>硝酸イオン：0.5g |
| 0.5 | 0.23 | 0.27 | - | - | - | - | (0) | 130 | 6600 | 2200 | 7700 | 640 | (0) | 8.9 | 0.1 | 2.0 | 0 | 27 | 0.14 | 0.36 | 3.7 | 1.00 | (0) | 41 | 0.95 | - | 120 | 0 | 廃棄部位：へた |
| 1.5 | 0.85 | 1.08 | - | - | - | - | (0) | 400 | 14000 | 7400 | 17000 | 1500 | (0) | 29.8 | 0.4 | 6.9 | 0.3 | 58 | 0.50 | 1.40 | 14.0 | 3.81 | (0) | 30 | 3.61 | - | 1 | 0 | 別名：赤とうがらし、たかのつめ<br>へたを除いたもの<br>廃棄率：へたつきの場合10% |
| | | | | | | | | | | | | | | | | | | | | | | | | | | | | | 別名：かもうり |
| 0.1 | 0.02 | 0.02 | 7 | 0 | 0 | 4 | (0) | 0 | 0 | 0 | (0) | 0 | (0) | 0.1 | 0 | 0 | 0 | 1 | 0.01 | 0.01 | 0.4 | 0.03 | (0) | 26 | 0.21 | 0.2 | 39 | 0 | 廃棄部位：果皮、わた及びへた |
| 0.1 | 0.01 | 0.02 | - | - | - | - | (0) | 0 | 0 | 0 | (0) | 0 | (0) | 0.1 | 0 | 0 | 0 | Tr | 0.01 | 0.01 | 0.4 | 0.03 | (0) | 25 | 0.20 | - | 27 | 0 | 果皮、わた及びへたを除いたもの |
| | | | | | | | | | | | | | | | | | | | | | | | | | | | | | |
| | | | | | | | | | | | | | | | | | | | | | | | | | | | | | |
| 1.0 | 0.10 | 0.32 | 0 | Tr | 1 | 6 | 0 | 9 | 22 | 54 | 53 | 4 | (0) | 0.3 | Tr | 1.0 | Tr | 1 | 0.15 | 0.10 | 2.3 | 0.14 | (0) | 95 | 0.58 | 5.4 | 8 | 0 | 廃棄部位：包葉、めしべ及び穂軸<br>硝酸イオン：0g、有機酸：0.2g |
| 1.0 | 0.10 | 0.31 | - | - | - | - | 0 | 7 | 20 | 53 | 49 | 4 | (0) | 0.3 | 0 | 0.9 | 0.1 | 0 | 0.12 | 0.10 | 2.2 | 0.12 | (0) | 86 | 0.51 | - | 6 | 0 | 廃棄部位：穂軸<br>包葉及びめしべを除いたもの<br>硝酸イオン：0g |
| 1.1 | 0.10 | 0.32 | - | - | - | - | (0) | 11 | 23 | 63 | 59 | 5 | (0) | 0.3 | 0 | 1.2 | 0 | 0 | 0.16 | 0.11 | 2.4 | 0.14 | (0) | 97 | 0.67 | - | 6 | 0 | 廃棄部位：穂軸<br>硝酸イオン：0g |
| 1.0 | 0.08 | 0.22 | - | - | - | - | (0) | 31 | 36 | 60 | 82 | 7 | (0) | 0.1 | 0 | 0.6 | 0 | Tr | 0.12 | 0.09 | 2.2 | 0.10 | (0) | 77 | 0.49 | - | 6 | 0 | 廃棄部位：穂軸<br>硝酸イオン：0g |
| 0.5 | 0.05 | 0.11 | - | - | - | - | (0) | 30 | 30 | 58 | 74 | 6 | (0) | 0 | 0 | 0.3 | 0 | 0 | 0.11 | 0.08 | 1.8 | 0.08 | (0) | 66 | 0.40 | - | 4 | 0 | 穂軸を除いた実のみ<br>硝酸イオン：0g |
| 0.4 | 0.04 | 0.07 | - | - | - | - | (0) | 19 | 14 | 52 | 50 | 4 | (0) | 0 | 0 | 0.3 | 0 | 0 | 0.02 | 0.05 | 0.8 | 0.03 | (0) | 19 | 0.34 | - | 3 | 0.7 | 硝酸イオン：(0)g |
| 0.6 | 0.04 | 0.06 | - | - | - | - | (0) | 19 | 19 | 67 | 62 | 5 | (0) | 0 | 0 | 0 | 0 | Tr | 0.03 | 0.05 | 0.8 | 0.05 | (0) | 18 | 0.19 | - | 2 | 0.5 | 液汁を除いたもの<br>硝酸イオン：(0)g |
| 0.8 | 0.09 | 0.60 | - | - | - | - | (0) | 0 | 33 | 4 | 35 | 3 | (0) | 0.4 | 0 | 0.4 | 0 | 1 | 0.09 | 0.11 | 0.9 | 0.16 | (0) | 110 | 0.40 | - | 9 | 0 | 別名：ベビーコーン、ミニコーン<br>穂軸基部を除いたもの<br>廃棄率：穂軸基部つきの場合10%<br>硝酸イオン：(0)g |
| | | | | | | | | | | | | | | | | | | | | | | | | | | | | | |
| 0.1 | 0.04 | 0.08 | Tr | 1 | Tr | 2 | (0) | 4 | 540 | 0 | 540 | 45 | (0) | 0.9 | Tr | 0.2 | 0 | 4 | 0.05 | 0.02 | 0.7 | 0.08 | (0) | 22 | 0.17 | 2.3 | 15 | 0 | 廃棄部位：へた<br>硝酸イオン：0g、有機酸：0.4g |
| 0.2 | 0.06 | 0.10 | 4 | Tr | 0 | 4 | (0) | 4 | 960 | 0 | 960 | 80 | (0) | 0.9 | Tr | 0.5 | 0 | 7 | 0.07 | 0.05 | 0.8 | 0.11 | (0) | 35 | 0.17 | 3.6 | 32 | 0 | 別名：プチトマト、チェリートマト<br>廃棄部位：へた<br>硝酸イオン：0g、有機酸：0.6g |
| 0.1 | 0.08 | 0.09 | - | - | - | - | (0) | 0 | 570 | 0 | 570 | 47 | (0) | 1.2 | 0 | 0 | 0 | 5 | 0.06 | 0.03 | 0.6 | 0.10 | (0) | 21 | 0.22 | - | 10 | 0 | 別名：トマト水煮缶詰<br>液汁を除いたもの<br>硝酸イオン：(0)g |

6 野菜類

## 6 野菜類

| 食品番号 | 食品名 | 常用量 | 糖質量の目安〈常用量あたり〉 | 炭水化物 | 利用可能炭水化物（単糖当量） | 食物繊維 水溶性 | 食物繊維 不溶性 | 食物繊維 総量 | 糖質量の目安〈可食部100gあたり〉 | 廃棄率 % | エネルギー kcal | エネルギー kJ | 水分 | たんぱく質 | アミノ酸組成によるたんぱく質 | 脂質 | トリアシルグリセロール当量 | 脂肪酸 飽和 | 脂肪酸 一価不飽和 | 脂肪酸 多価不飽和 | コレステロール mg | 灰分 g | ナトリウム | カリウム | カルシウム | マグネシウム | リン | 鉄 |
|---|---|---|---|---|---|---|---|---|---|---|---|---|---|---|---|---|---|---|---|---|---|---|---|---|---|---|---|---|
| 06185 | 缶詰 トマトジュース、食塩添加 | 1杯 200ml | 6.6 | 4.0 | (2.9) | 0.3 | 0.4 | 0.7 | 3.3 | 0 | 17 | 71 | 94.1 | 0.7 | (0.7) | 0.1 | (0.1) | (0.02) | (0.01) | (0.03) | (0) | 1.1 | 120 | 260 | 6 | 9 | 18 | 0.3 |
| 06340 | 缶詰 トマトジュース、食塩無添加 | 1杯 200ml | 6.6 | 4.0 | - | 0.3 | 0.4 | 0.7 | 3.3 | 0 | 17 | 71 | 94.1 | 0.7 | - | 0.1 | - | - | - | - | (0) | 1.1 | 8 | 260 | 6 | 9 | 18 | 0.3 |
| 06186 | 缶詰 ミックスジュース、食塩添加 | 1杯 200ml | 7.2 | 4.3 | - | 0.4 | 0.3 | 0.7 | 3.6 | 0 | 17 | 71 | 94.2 | 0.6 | (0.5) | 0 | - | - | - | - | (0) | 0.9 | 82 | 200 | 11 | 13 | 11 | 0.3 |
| 06341 | 缶詰 ミックスジュース、食塩無添加 | 1杯 200ml | 7.2 | 4.3 | - | 0.4 | 0.3 | 0.7 | 3.6 | 0 | 17 | 71 | 94.2 | 0.6 | - | 0 | - | - | - | - | (0) | 1 | 12 | 200 | 11 | 13 | 11 | 0.3 |
| (17034) | ピューレー→調味料及び香辛料類・(トマト加工品) | | | | | | | | | | | | | | | | | | | | | | | | | | | |
| (17035) | ペースト→調味料及び香辛料類・(トマト加工品) | | | | | | | | | | | | | | | | | | | | | | | | | | | |
| | **トレビス** | | | | | | | | | | | | | | | | | | | | | | | | | | | |
| 06187 | 葉、生 | 1/4個 70g | 1.3 | 3.9 | - | 0.5 | 1.5 | 2.0 | 1.9 | 20 | 18 | 75 | 94.1 | 1.1 | (0.9) | 0.2 | 0.1 | 0.02 | Tr | 0.05 | (0) | 0.7 | 11 | 290 | 21 | 11 | 34 | 0.3 |
| | **とんぶり** | | | | | | | | | | | | | | | | | | | | | | | | | | | |
| 06188 | ゆで | 10g | 0.6 | 12.9 | - | 0.6 | 6.5 | 7.1 | 5.8 | 0 | 90 | 377 | 76.7 | 6.1 | - | 3.5 | 2.6 | 0.36 | 0.50 | 1.65 | (0) | 0.8 | 5 | 190 | 15 | 74 | 170 | 2.8 |
| | **ながさきはくさい** | | | | | | | | | | | | | | | | | | | | | | | | | | | |
| 06189 | 葉、生 | - | - | 2.6 | - | 0.4 | 1.8 | 2.2 | 0.4 | 3 | 13 | 54 | 93.9 | 1.3 | (1.0) | 0.1 | (Tr) | (0.01) | (Tr) | (0.03) | (0) | 1.8 | 21 | 300 | 140 | 27 | 37 | 2.3 |
| 06190 | 葉、ゆで | - | - | 3.4 | - | 0.7 | 1.7 | 2.4 | 1.0 | 5 | 18 | 75 | 93.2 | 2.2 | (1.7) | 0.1 | (Tr) | (0.01) | (Tr) | (0.03) | (0) | 0.8 | 12 | 120 | 120 | 24 | 48 | 1.6 |
| | **(なす類)** | | | | | | | | | | | | | | | | | | | | | | | | | | | |
| 06191 | なす 果実、生 | 1/2本 70g | 2.0 | 5.1 | 2.6 | 0.3 | 1.9 | 2.2 | 2.9 | 10 | 22 | 92 | 93.2 | 1.1 | 0.7 | 0.1 | Tr | 0.03 | Tr | Tr | 1 | 0.5 | Tr | 220 | 18 | 17 | 30 | 0.3 |
| 06192 | なす 果実、ゆで | 1/2本 70g | 1.7 | 4.5 | (2.3) | 0.7 | 1.4 | 2.1 | 2.4 | 0 | 19 | 79 | 94.0 | 1.0 | (0.7) | 0.1 | (Tr) | (0.03) | (Tr) | (Tr) | Tr | 0.4 | 1 | 180 | 20 | 16 | 27 | 0.3 |
| 06342 | なす 果実、油いため | 1/2本 55g | 2.0 | 6.3 | (3.2) | 0.9 | 1.8 | 2.6 | 3.7 | 0 | 79 | 331 | 85.8 | 1.1 | (1.0) | 5.8 | (5.5) | (0.43) | (3.39) | (1.48) | (Tr) | 0.6 | Tr | 290 | 22 | 21 | 40 | 0.4 |
| 06343 | なす 果実、天ぷら | 1個 55g | 5.6 | 12.0 | 10.4 | 0.7 | 1.3 | 1.9 | 10.1 | 0 | 180 | 754 | 71.9 | 1.6 | (1.1) | 14.0 | 13.1 | 0.97 | 8.13 | 3.39 | 1 | 0.5 | 21 | 200 | 31 | 14 | 41 | 0.2 |
| 06193 | べいなす 果実、生 | 1/2本 125g | 3.6 | 5.3 | (2.7) | 0.3 | 2.1 | 2.4 | 2.9 | 30 | 22 | 92 | 93.0 | 1.1 | (0.9) | 0.1 | (Tr) | (0.03) | (Tr) | (Tr) | (0) | 0.5 | 1 | 220 | 10 | 14 | 26 | 0.4 |
| 06194 | べいなす 果実、素揚げ | 1/2本 110g | 5.4 | 6.7 | (3.2) | 0.7 | 1.1 | 1.8 | 4.9 | 35 | 183 | 765 | 74.8 | 1.0 | (0.8) | 17.0 | (16.5) | (1.22) | (10.16) | (4.42) | (0) | 0.5 | 1 | 220 | 10 | 14 | 26 | 0.4 |
| 06195 | 漬物 塩漬 | 1食分 30g | 0.8 | 5.2 | - | 0.5 | 2.2 | 2.7 | 2.5 | 0 | 23 | 96 | 90.4 | 1.4 | (0.9) | 0.1 | (Tr) | (0.03) | (Tr) | (Tr) | (0) | 2.9 | 880 | 260 | 18 | 18 | 33 | 0.6 |
| 06196 | 漬物 ぬかみそ漬 | 1食分 30g | 1.0 | 6.1 | - | 0.6 | 2.1 | 2.7 | 3.4 | 0 | 27 | 113 | 88.7 | 1.7 | - | 0.1 | - | - | - | - | (0) | 3.4 | 990 | 430 | 21 | 33 | 44 | 0.5 |
| 06197 | 漬物 こうじ漬 | 1食分 30g | 4.2 | 18.2 | - | 0.8 | 3.4 | 4.2 | 14.0 | 0 | 79 | 331 | 69.1 | 5.5 | - | 0.2 | - | - | - | - | (0) | 7.1 | 2600 | 210 | 65 | 22 | 65 | 1.4 |
| 06198 | 漬物 からし漬 | 1食分 30g | 8.0 | 30.7 | - | 1.0 | 3.2 | 4.2 | 26.5 | 0 | 118 | 494 | 61.2 | 2.6 | - | 0.2 | - | - | - | - | (0) | 5.3 | 1900 | 72 | 71 | 36 | 55 | 1.5 |
| 06199 | 漬物 しば漬 | 1食分 30g | 0.8 | 7.0 | - | 0.6 | 3.8 | 4.4 | 2.6 | 0 | 30 | 126 | 86.4 | 1.4 | - | 0.2 | - | - | - | - | (0) | 4.9 | 1600 | 50 | 30 | 16 | 27 | 1.7 |
| | **なずな** | | | | | | | | | | | | | | | | | | | | | | | | | | | |
| 06200 | 葉、生 | 1株 5g | 0.1 | 7.0 | - | 0.5 | 4.9 | 5.4 | 1.6 | 5 | 36 | 151 | 86.8 | 4.3 | - | 0.1 | - | - | - | - | (0) | 1.7 | 3 | 440 | 290 | 34 | 92 | 2.4 |

| 無機質 | | | | | | | ビタミン | | | | | | | | | | | | | | | | | | 食塩相当量 | 備考 |
|---|---|---|---|---|---|---|---|---|---|---|---|---|---|---|---|---|---|---|---|---|---|---|---|---|---|---|---|
| 亜鉛 | 銅 | マンガン | ヨウ素 | セレン | クロム | モリブデン | レチノール | カロテン α | カロテン β | β-クリプトキサンチン | β-カロテン当量 | レチノール活性当量 | D | トコフェロール α | トコフェロール β | トコフェロール γ | トコフェロール δ | K | B₁ | B₂ | ナイアシン | B₆ | B₁₂ | 葉酸 | パントテン酸 | ビオチン | C | | |
| mg | mg | mg | μg | μg | μg | μg | μg | μg | μg | μg | μg | μg | μg | mg | mg | mg | mg | μg | mg | mg | mg | mg | μg | μg | mg | μg | mg | g | |
| 0.1 | 0.06 | 0.05 | 4 | Tr | 1 | 4 | (0) | 0 | 310 | 0 | 310 | 26 | (0) | 0.7 | 0 | 0.1 | 0 | 2 | 0.04 | 0.04 | 0.7 | 0.09 | (0) | 17 | 0.18 | 4.2 | 6 | 0.3 | 果汁100%<br>硝酸イオン：(0)g |
| 0.1 | 0.06 | 0.05 | 4 | Tr | 1 | 4 | (0) | 0 | 310 | 0 | 310 | 26 | (0) | 0.7 | 0 | 0.1 | 0 | 2 | 0.04 | 0.04 | 0.7 | 0.09 | (0) | 17 | 0.18 | 4.2 | 6 | 0 | 果汁100%<br>硝酸イオン：(0)g |
| 0.1 | 0.08 | 0.07 | - | - | - | - | (0) | 66 | 350 | 0 | 390 | 32 | (0) | 0.8 | 0 | 0.1 | 0 | 6 | 0.03 | 0.03 | 0.4 | 0.06 | (0) | 10 | 0.20 | - | 3 | 0.2 | 原材料：トマト、にんじん、セロリ等 |
| 0.1 | 0.08 | 0.07 | - | - | - | - | (0) | 66 | 350 | 0 | 390 | 32 | (0) | 0.8 | 0 | 0.1 | 0 | 6 | 0.03 | 0.03 | 0.4 | 0.06 | (0) | 10 | 0.20 | - | 3 | 0 | 原材料：トマト、にんじん、セロリ等 |
| | | | | | | | | | | | | | | | | | | | | | | | | | | | | | 別名：トレビッツ、あかめチコリ、レッドチコリ |
| 0.2 | 0.06 | 0.15 | - | - | - | - | (0) | 0 | 14 | - | 14 | 1 | (0) | 0.1 | 0.2 | 0 | 0 | 13 | 0.04 | 0.04 | 0.2 | 0.03 | (0) | 41 | 0.24 | - | 6 | 0 | 廃棄部位：しん<br>硝酸イオン：Tr |
| | | | | | | | | | | | | | | | | | | | | | | | | | | | | | 別名：ずぶし、ねんどう |
| 1.4 | 0.25 | 0.78 | - | - | - | - | (0) | 1 | 800 | - | 800 | 67 | (0) | 4.6 | 0.1 | 1.1 | 0 | 120 | 0.11 | 0.17 | 0.3 | 0.16 | (0) | 100 | 0.48 | - | 1 | 0 | ほうきぎ（ほうきぐさ）の種子<br>硝酸イオン：Tr |
| | | | | | | | | | | | | | | | | | | | | | | | | | | | | | 別名：とうな、とうじんな、ちりめんはくさい |
| 0.3 | 0.05 | 0.21 | - | - | - | - | (0) | 0 | 1900 | 0 | 1900 | 160 | (0) | 1.3 | Tr | 0 | 0 | 130 | 0.05 | 0.13 | 0.7 | 0.14 | (0) | 150 | 0.28 | - | 88 | 0.1 | 廃棄部位：株元<br>硝酸イオン：0.3g |
| 0.2 | 0.04 | 0.20 | - | - | - | - | (0) | 0 | 2600 | 0 | 2600 | 220 | (0) | 1.3 | Tr | 0 | 0 | 150 | 0.02 | 0.07 | 0.3 | 0.06 | (0) | 69 | 0.11 | - | 23 | 0 | 廃棄部位：株元<br>ゆでた後水冷し、手搾りしたもの<br>硝酸イオン：0.3g |
| 0.2 | 0.06 | 0.16 | 0 | 0 | 0 | 10 | (0) | 0 | 100 | 1 | 100 | 8 | (0) | 0.3 | 0 | 0 | 0 | 10 | 0.05 | 0.05 | 0.5 | 0.05 | (0) | 32 | 0.33 | 2.3 | 4 | 0 | 廃棄部位：へた<br>硝酸イオン：Tr、有機酸：0.4g |
| 0.2 | 0.05 | 0.15 | - | - | - | - | (0) | 0 | 98 | 1 | 98 | 8 | (0) | 0.3 | 0 | 0 | 0 | 10 | 0.04 | 0.04 | 0.4 | 0.03 | (0) | 22 | 0.29 | - | 1 | 0 | へたを除いたもの<br>硝酸イオン：Tr |
| 0.2 | 0.07 | 0.20 | - | - | - | - | (0) | 1 | 190 | 3 | 190 | 16 | (0) | 1.4 | 0 | 1.8 | 0.1 | 11 | 0.06 | 0.07 | 0.7 | 0.06 | (0) | 36 | 0.40 | - | 2 | 0 | へたを除いたもの<br>植物油（なたね油）：5.6g、硝酸イオン：Tr |
| 0.2 | 0.07 | 0.16 | - | - | - | 7 | - | Tr | 110 | 3 | 110 | 9 | - | 2.6 | 0 | 5.5 | 0.1 | 22 | 0.05 | 0.07 | 0.6 | 0.04 | 0 | 28 | 0.16 | 2.3 | 2 | 0.1 | へたを除いたもの<br>硝酸イオン：Tr |
| 0.2 | 0.08 | 0.13 | - | - | - | - | (0) | 0 | 45 | 0 | 45 | 4 | (0) | 0.3 | 0 | 0 | 0 | 9 | 0.04 | 0.04 | 0.6 | 0.06 | (0) | 19 | 0.30 | - | 6 | 0 | 別名：洋なす<br>廃棄部位：へた及び果皮<br>硝酸イオン：Tr |
| 0.2 | 0.09 | 0.13 | - | - | - | - | (0) | 0 | 20 | 0 | 20 | 2 | (0) | 2.5 | 0.2 | 7.5 | 1.5 | 31 | 0.05 | 0.04 | 0.6 | 0.05 | (0) | 12 | 0.30 | - | 2 | 0 | 別名：洋なす<br>廃棄部位：へた及び果皮<br>植物油（調合油）：16.9g |
| 0.2 | 0.09 | 0.18 | - | - | - | - | (0) | 0 | 44 | 0 | 44 | 4 | (0) | 0.3 | 0 | 0 | 0 | 10 | 0.03 | 0.04 | 0.4 | 0.07 | (0) | 32 | 0.41 | - | 7 | 2.2 | 水洗いし、水切りしたもの<br>硝酸イオン：(Tr) |
| 0.2 | 0.09 | 0.19 | - | - | - | - | (0) | 0 | 26 | 0 | 26 | 2 | (0) | 0.3 | 0 | 0 | 0 | 12 | 0.10 | 0.04 | 0.4 | 0.15 | Tr | 43 | 0.67 | - | 8 | 2.5 | 水洗いし、水切りしたもの<br>廃棄率：へたつきの場合 10%<br>硝酸イオン：(Tr) |
| 0.4 | 0.17 | 0.40 | - | - | - | - | (0) | 0 | 5 | 0 | 5 | Tr | (0) | 0.5 | Tr | 0 | 0 | 27 | 0.03 | 0.05 | 0.3 | 0.03 | (0) | 9 | 0.13 | - | 0 | 6.6 | 硝酸イオン：(Tr) |
| 0.4 | 0.13 | 0.32 | - | - | - | - | (0) | 0 | 76 | 0 | 76 | 6 | (0) | 0.2 | Tr | 0 | 0 | 24 | 0.06 | 0.04 | 0.6 | 0.09 | (0) | 18 | 0.08 | - | 87 | 4.8 | 硝酸イオン：0g |
| 0.2 | 0.12 | 0.29 | - | - | - | - | (0) | 8 | 570 | 5 | 580 | 48 | (0) | 0.7 | Tr | 0 | 0 | 72 | 0.02 | 0.02 | 0.4 | 0.09 | (0) | 9 | 0.13 | - | 0 | 4.1 | 硝酸イオン：0.1g |
| | | | | | | | | | | | | | | | | | | | | | | | | | | | | | 別名：ぺんぺんぐさ、三味線草 |
| 0.7 | 0.16 | 1.00 | - | - | - | - | (0) | 0 | 5200 | 0 | 5200 | 430 | (0) | 2.5 | Tr | 0 | 0 | 330 | 0.15 | 0.27 | 0.5 | 0.32 | (0) | 180 | 1.10 | - | 110 | 0 | 廃棄部位：株元<br>硝酸イオン：0.1g |

# 6 野菜類

| 食品番号 | 食品名 | 常用量 | 糖質量の目安〈常用量あたり〉 | 炭水化物 | 利用可能炭水化物(単糖当量) | 食物繊維 水溶性 | 食物繊維 不溶性 | 食物繊維 総量 | 糖質量の目安〈可食部100gあたり〉 | 廃棄率 | エネルギー | 水分 | たんぱく質 | アミノ酸組成によるたんぱく質 | 脂質 | トリアシルグリセロール当量 | 脂肪酸 飽和 | 脂肪酸 一価不飽和 | 脂肪酸 多価不飽和 | コレステロール | 灰分 | ナトリウム | カリウム | カルシウム | マグネシウム | リン | 鉄 |
|---|---|---|---|---|---|---|---|---|---|---|---|---|---|---|---|---|---|---|---|---|---|---|---|---|---|---|---|
| (単位) | | | (———— g ————) | | | | | | | % | kcal | kJ | (———————— g ————————) | | | | | | | mg | g | (—————— mg ——————) | | | | | |
| | (なばな類) | | | | | | | | | | | | | | | | | | | | | | | | | | |
| 06201 | 和種なばな 花らい・茎、生 | 1/2束 90g | 1.4 | 5.8 | - | 0.7 | 3.5 | 4.2 | 1.6 | 0 | 33 | 138 | 88.4 | 4.4 | (3.6) | 0.2 | (0.1) | (0.02) | (Tr) | (0.08) | (0) | 1.2 | 16 | 390 | 160 | 29 | 86 | 2.9 |
| 06202 | 和種なばな 花らい・茎、ゆで | 1/2束 90g | 0.0 | 4.3 | - | 1.3 | 3.0 | 4.3 | 0.0 | 0 | 28 | 117 | 90.2 | 4.7 | (3.8) | 0.1 | (0.1) | (0.01) | (Tr) | (0.04) | (0) | 0.7 | 7 | 170 | 140 | 19 | 86 | 1.7 |
| 06203 | 洋種なばな 茎葉、生 | - | - | 6.0 | - | 0.7 | 3.0 | 3.7 | 2.3 | 0 | 35 | 146 | 88.3 | 4.1 | (3.3) | 0.4 | (0.2) | (0.04) | (0.01) | (0.15) | (0) | 1.1 | 12 | 410 | 97 | 28 | 78 | 0.9 |
| 06204 | 洋種なばな 茎葉、ゆで | - | - | 5.3 | - | 1.1 | 3.0 | 4.1 | 1.2 | 0 | 31 | 130 | 90.0 | 3.6 | (2.9) | 0.4 | (0.04) | (0.04) | (0.01) | (0.15) | (0) | 0.7 | 10 | 210 | 95 | 19 | 71 | 0.7 |
| | にがうり | | | | | | | | | | | | | | | | | | | | | | | | | | |
| 06205 | 果実、生 | 1/2本 85g | 1.1 | 3.9 | 0.3 | 0.5 | 2.1 | 2.6 | 1.3 | 15 | 17 | 71 | 94.4 | 1.0 | 0.7 | 0.1 | (0.1) | (0.01) | (0.02) | (0.04) | (0) | 0.6 | 1 | 260 | 14 | 14 | 31 | 0.4 |
| 06206 | 果実、油いため | 1/2本 75g | 1.4 | 4.6 | (0.4) | 0.5 | 2.3 | 2.8 | 1.8 | 0 | 50 | 208 | 90.3 | 1.2 | (0.8) | 3.3 | (3.2) | (0.23) | (1.94) | (0.88) | (0) | 0.6 | 1 | 260 | 14 | 15 | 33 | 0.5 |
| | (にら類) | | | | | | | | | | | | | | | | | | | | | | | | | | |
| 06207 | にら 葉、生 | 1/2束 50g | 0.7 | 4.0 | 1.7 | 0.5 | 2.2 | 2.7 | 1.3 | 5 | 21 | 88 | 92.6 | 1.7 | 1.2 | 0.3 | (0.1) | (0.04) | (0.01) | (0.08) | Tr | 1.1 | 1 | 510 | 48 | 18 | 31 | 0.7 |
| 06208 | にら 葉、ゆで | 1/2束 30g | 0.4 | 5.7 | (2.3) | 0.8 | 3.5 | 4.3 | 1.4 | 0 | 31 | 130 | 89.8 | 2.6 | (1.9) | 0.5 | (0.2) | (0.06) | (0.01) | (0.14) | Tr | 1.1 | 1 | 400 | 51 | 20 | 26 | 0.7 |
| 06344 | にら 葉、油いため | 1/2束 40g | 0.6 | 4.9 | (2.0) | 1.3 | 2.2 | 3.5 | 1.4 | 0 | 74 | 312 | 85.8 | 1.9 | (1.4) | 5.7 | (5.4) | (0.42) | (3.24) | (1.50) | (Tr) | 1.3 | Tr | 600 | 48 | 22 | 38 | 0.8 |
| 06209 | 花にら 花茎・花らい、生 | 1/2束 50g | 1.6 | 5.9 | - | 0.5 | 2.3 | 2.8 | 3.1 | 5 | 27 | 113 | 91.4 | 1.9 | (1.4) | 0.2 | (0.1) | (0.02) | (0.01) | (0.05) | (0) | 0.6 | 1 | 250 | 22 | 15 | 41 | 0.5 |
| 06210 | 黄にら 葉、生 | 1/2束 50g | 0.7 | 3.3 | - | 0.4 | 1.6 | 2.0 | 1.3 | 0 | 18 | 75 | 94.0 | 2.1 | (1.5) | 0.1 | (Tr) | (0.01) | (Tr) | (0.03) | (0) | 0.5 | Tr | 180 | 15 | 11 | 35 | 0.7 |
| | (にんじん類) | | | | | | | | | | | | | | | | | | | | | | | | | | |
| 06211 | 葉にんじん 葉、生 | 1束 25g | 0.3 | 3.7 | - | 0.5 | 2.2 | 2.7 | 1.0 | 15 | 18 | 75 | 93.5 | 1.1 | - | 0.2 | - | - | - | - | (0) | 1.1 | 31 | 510 | 92 | 27 | 52 | 0.9 |
| 06212 | にんじん 根、皮つき、生 | 1/2本 65g | 4.2 | 9.3 | 5.9 | 0.7 | 2.1 | 2.8 | 6.5 | 3 | 39 | 164 | 89.1 | 0.7 | 0.5 | 0.2 | 0.1 | 0.02 | 0.01 | 0.06 | (0) | 0.8 | 28 | 300 | 28 | 10 | 26 | 0.2 |
| 06213 | にんじん 根、皮つき、ゆで | 1/2本 60g | 3.2 | 8.4 | (5.3) | 1.0 | 1.9 | 3.0 | 5.4 | 0 | 36 | 150 | 90.2 | 0.6 | (0.4) | 0.2 | (0.1) | (0.03) | (Tr) | (0.08) | (0) | 0.6 | 23 | 270 | 32 | 12 | 29 | 0.3 |
| 06214 | にんじん 根、皮むき、生 | 1/2本 60g | 4.1 | 8.7 | 5.8 | 0.6 | 1.8 | 2.4 | 6.3 | 10 | 36 | 152 | 89.7 | 0.8 | 0.6 | 0.1 | (0.1) | (0.01) | (Tr) | (0.04) | (0) | 0.7 | 34 | 270 | 26 | 9 | 25 | 0.2 |
| 06215 | にんじん 根、皮むき、ゆで | 1/2本 55g | 3.1 | 8.5 | 5.1 | 0.8 | 2.0 | 2.8 | 5.7 | 0 | 36 | 149 | 90.0 | 0.7 | (0.5) | 0.1 | (0.1) | (0.01) | (Tr) | (0.04) | (0) | 0.7 | 27 | 240 | 29 | 9 | 26 | 0.2 |
| 06345 | にんじん 根、皮むき、油いため | 1/2本 45g | 4.2 | 12.4 | (7.5) | 1.0 | 2.1 | 3.1 | 9.3 | 0 | 109 | 457 | 79.1 | 1.1 | (0.8) | 6.4 | (6.1) | (0.46) | (3.75) | (1.68) | (Tr) | 1.1 | 48 | 400 | 35 | 13 | 37 | 0.2 |
| 06346 | にんじん 根、皮むき、素揚げ | 1/2本 45g | 5.8 | 13.9 | (8.2) | 0.3 | 0.8 | 1.1 | 12.8 | 0 | 89 | 371 | 80.6 | 1.0 | (0.7) | 3.5 | 3.3 | 0.26 | 1.97 | 0.89 | 0 | 1.0 | 39 | 380 | 36 | 13 | 35 | 0.2 |
| 06347 | にんじん 根、皮、生 | - | - | 7.3 | - | 1.3 | 2.5 | 3.8 | 3.5 | 0 | 31 | 131 | 90.4 | 0.7 | - | 0.2 | - | - | - | - | (0) | 1.5 | 16 | 630 | 45 | 20 | 43 | 0.3 |
| 06216 | にんじん 根、冷凍 | - | - | 8.2 | (5.0) | 1.1 | 1.8 | 2.9 | 5.3 | 0 | 35 | 146 | 90.2 | 0.8 | (0.6) | 0.1 | (0.02) | (Tr) | (0.07) | | (0) | 0.6 | 64 | 170 | 30 | 8 | 35 | 0.2 |
| 06348 | にんじん グラッセ | - | - | 12.7 | 9.4 | 1.4 | 1.2 | 2.6 | 10.1 | 0 | 66 | 276 | 83.8 | 0.7 | (0.5) | 1.4 | 1.1 | 0.71 | 0.27 | 0.10 | 5 | 1.4 | 390 | 240 | 26 | 10 | 27 | 0.2 |
| 06217 | にんじん ジュース、缶詰 | 1杯 200ml | 13.0 | 6.7 | (5.9) | 0.2 | 0 | 0.2 | 6.5 | 0 | 28 | 117 | 92.0 | 0.6 | (0.4) | 0.1 | (Tr) | (0.01) | (Tr) | (0.03) | (0) | 0.6 | 19 | 280 | 10 | 7 | 20 | 0.2 |
| 06218 | きんとき 根、皮つき、生 | 1/4本 90g | 5.1 | 9.6 | - | 1.5 | 2.4 | 3.9 | 5.7 | 15 | 44 | 184 | 87.3 | 1.8 | (1.3) | 0.2 | 0.1 | 0.01 | Tr | 0.04 | (0) | 1.1 | 11 | 540 | 37 | 11 | 64 | 0.4 |

| 無機質 | | | | | | ビタミン | | | | | | | | | | | | | | | 食塩相当量 | 備考 |
|---|---|---|---|---|---|---|---|---|---|---|---|---|---|---|---|---|---|---|---|---|---|---|
| 亜鉛 | 銅 | マンガン | ヨウ素 | セレン | クロム | モリブデン | A レチノール | A カロテン α | A カロテン β | A β-クリプトキサンチン | A β-カロテン当量 | A レチノール活性当量 | D | E トコフェロール α | E トコフェロール β | E トコフェロール γ | E トコフェロール δ | K | B₁ | B₂ | ナイアシン | B₆ | B₁₂ | 葉酸 | パントテン酸 | ビオチン | C | | |
| mg | mg | mg | μg | μg | μg | μg | μg | μg | μg | μg | μg | μg | μg | mg | mg | mg | mg | μg | mg | mg | mg | mg | μg | μg | mg | μg | mg | g | |
| | | | | | | | | | | | | | | | | | | | | | | | | | | | | | 別名：なのはな、しんつみな、かぶれな |
| 0.7 | 0.09 | 0.32 | 1 | 1 | 1 | 6 | (0) | 0 | 2200 | 21 | 2200 | 180 | (0) | 2.9 | Tr | 0.6 | 0 | 250 | 0.16 | 0.28 | 1.3 | 0.26 | (0) | 340 | 0.73 | 12.2 | 130 | 0 | 硝酸イオン：Tr |
| 0.4 | 0.07 | 0.25 | - | - | - | - | (0) | 0 | 2400 | 20 | 2400 | 200 | (0) | 2.8 | Tr | 0.6 | 0 | 250 | 0.07 | 0.14 | 0.5 | 0.11 | (0) | 190 | 0.30 | - | 44 | 0 | ゆでた後水冷し、手搾りしたもの<br>硝酸イオン：Tr |
| 0.6 | 0.09 | 0.67 | - | - | - | - | (0) | 0 | 2600 | 24 | 2600 | 220 | (0) | 1.7 | Tr | 0.1 | 0 | 260 | 0.11 | 0.24 | 1.3 | 0.22 | (0) | 240 | 0.80 | - | 110 | 0 | 硝酸イオン：0.1g |
| 0.4 | 0.07 | 0.61 | - | - | - | - | (0) | 0 | 2700 | 24 | 2700 | 230 | (0) | 1.6 | Tr | 0.1 | 0 | 270 | 0.06 | 0.13 | 0.6 | 0.11 | (0) | 240 | 0.47 | - | 55 | 0 | ゆでた後水冷し、手搾りしたもの<br>硝酸イオン：Tr |
| | | | | | | | | | | | | | | | | | | | | | | | | | | | | | 別名：つるれいし、ゴーヤ |
| 0.2 | 0.05 | 0.10 | 1 | 0 | 1 | 7 | (0) | 93 | 160 | 3 | 210 | 17 | (0) | 0.8 | 0.1 | 0.1 | 0 | 41 | 0.05 | 0.07 | 0.3 | 0.06 | (0) | 72 | 0.37 | 0.5 | 76 | 0 | 廃棄部位：両端、わた及び種子<br>硝酸イオン：Tr、有機酸：Tr |
| 0.2 | 0.05 | 0.11 | 1 | Tr | 1 | 8 | 0 | 100 | 180 | 4 | 230 | 19 | (0) | 0.9 | 0.1 | 0.1 | 0 | 45 | 0.05 | 0.07 | 0.3 | 0.07 | (0) | 79 | 0.41 | 0.5 | 75 | 0 | 両端、わた及び種子を除いたもの<br>植物油（調合油）：3.2g、硝酸イオン：(Tr) |
| 0.3 | 0.07 | 0.39 | 1 | 1 | 1 | 15 | (0) | 0 | 3500 | 32 | 3500 | 290 | (0) | 2.5 | 0 | 0.5 | 0 | 180 | 0.06 | 0.13 | 0.6 | 0.16 | (0) | 100 | 0.50 | 2.1 | 19 | 0 | 廃棄部位：株元<br>硝酸イオン：0.3g |
| 0.3 | 0.09 | 0.49 | - | - | - | - | (0) | 0 | 4400 | 30 | 4400 | 370 | (0) | 3.1 | 0.1 | 0.7 | 0 | 330 | 0.04 | 0.12 | 0.3 | 0.13 | (0) | 77 | 0.39 | - | 11 | 0 | 株元を除いたもの<br>ゆでた後水冷し、手搾りしたもの<br>硝酸イオン：0.3g |
| 0.4 | 0.08 | 0.46 | - | - | - | - | (0) | 2 | 4500 | 49 | 4600 | 380 | (0) | 4.1 | 0 | 3.3 | 0.1 | 220 | 0.06 | 0.16 | 0.8 | 0.20 | (0) | 140 | 0.59 | - | 21 | 0 | 株元を除いたもの<br>植物油（なたね油）：5.4g、硝酸イオン：0.4g |
| 0.3 | 0.08 | 0.20 | - | - | - | - | (0) | 0 | 1100 | 0 | 1100 | 91 | (0) | 1.0 | 0 | 0.1 | 0 | 100 | 0.07 | 0.08 | 0.6 | 0.17 | (0) | 120 | 0.42 | - | 23 | 0 | 廃棄部位：花茎基部<br>硝酸イオン：Tr |
| 0.2 | 0.07 | 0.18 | - | - | - | - | (0) | 0 | 59 | 0 | 59 | 5 | (0) | 0.3 | 0 | 0.1 | 0 | 29 | 0.05 | 0.08 | 0.7 | 0.12 | (0) | 76 | 0.38 | - | 15 | 0 | 硝酸イオン：Tr |
| 0.3 | 0.04 | 0.26 | - | - | - | - | (0) | 780 | 1300 | 0 | 1700 | 140 | (0) | 1.1 | 0 | 0.1 | 0 | 160 | 0.06 | 0.12 | 1.1 | 0.15 | (0) | 73 | 0.43 | - | 22 | 0.1 | 試料：水耕栽培品<br>別名：にんじんな<br>廃棄部位：株元<br>硝酸イオン：0.4g |
| 0.2 | 0.05 | 0.12 | - | - | - | - | (0) | 3300 | 6900 | 0 | 8600 | 720 | (0) | 0.4 | Tr | 0 | 0 | 17 | 0.07 | 0.06 | 0.8 | 0.10 | (0) | 21 | 0.37 | - | 6 | 0.1 | 廃棄部位：根端及び葉柄基部 |
| 0.3 | 0.05 | 0.16 | - | - | - | - | (0) | 3200 | 6900 | 0 | 8500 | 710 | (0) | 0.4 | 0 | 0 | 0 | 15 | 0.06 | 0.05 | 0.7 | 0.09 | (0) | 17 | 0.42 | - | 4 | 0.1 | 根端及び葉柄基部を除いたもの<br>硝酸イオン：0g |
| 0.2 | 0.05 | 0.10 | Tr | 1 | 1 | 1 | (0) | 3200 | 6700 | 0 | 8300 | 690 | (0) | 0.5 | Tr | 0 | 0 | 18 | 0.07 | 0.06 | 0.7 | 0.10 | (0) | 23 | 0.33 | 2.8 | 6 | 0.1 | 廃棄部位：根端、葉柄基部及び皮<br>硝酸イオン：0g、有機酸：0.3g |
| 0.2 | 0.05 | 0.17 | 0 | 1 | 0 | 1 | (0) | 3100 | 7200 | 0 | 8700 | 730 | (0) | 0.4 | 0 | 0 | 0 | 18 | 0.06 | 0.05 | 0.6 | 0.10 | (0) | 19 | 0.25 | 2.5 | 4 | 0.1 | 根端、葉柄基部及び皮を除いたもの<br>硝酸イオン：0g |
| 0.3 | 0.08 | 0.14 | - | - | - | - | (0) | 4500 | 9900 | 0 | 12000 | 1000 | (0) | 1.7 | 0 | 2.0 | 0.1 | 22 | 0.11 | 0.08 | 1.1 | 0.14 | (0) | 31 | 0.45 | - | 5 | 0.1 | 根端、葉柄基部及び皮を除いたもの<br>植物油（なたね油）：6.3g、硝酸イオン：0g |
| 0.3 | 0.05 | 0.14 | 1 | 0 | 1 | 1 | (0) | 1400 | 3200 | 0 | 3900 | 330 | (0) | 1.6 | Tr | 1.1 | Tr | 34 | 0.10 | 0.07 | 0.9 | 0.15 | (0) | 28 | 0.50 | 3.7 | 6 | 0.1 | 別名：フライドキャロット<br>根端、葉柄基部及び皮を除いたもの<br>植物油（なたね油）：3.4g、硝酸イオン：0g |
| 0.2 | 0.08 | 0.13 | 1 | 0 | 1 | 1 | (0) | 3800 | 6700 | 0 | 8600 | 720 | (0) | 0.5 | 0 | 0 | 0 | 12 | 0.05 | 0.05 | 1.1 | 0.12 | (0) | 46 | 0.31 | 6.4 | 4 | 0 | |
| 0.2 | 0.05 | 0.16 | - | - | - | - | 0 | 3000 | 8300 | 0 | 9800 | 810 | (0) | 0.7 | Tr | 0 | 0 | 4 | 0.04 | 0.03 | 0.4 | 0.08 | (0) | 24 | 0.29 | - | 5 | 0.2 | 硝酸イオン：Tr |
| 0.1 | 0.03 | 0.16 | 1 | 0 | 0 | 1 | 25 | 3300 | 8600 | 0 | 10000 | 880 | (0) | 0.7 | 0 | 0 | 0 | 7 | 0.03 | 0.03 | 0.4 | 0.09 | 0 | 17 | 0.14 | 2.6 | 2 | 1.0 | 硝酸イオン：Tr、有機酸：0.2g |
| 0.1 | 0.04 | 0.07 | - | - | - | - | (0) | 1300 | 3800 | 0 | 4500 | 370 | (0) | 0.2 | 0 | 0 | 0 | 2 | 0.03 | 0.04 | 0.6 | 0.08 | (0) | 13 | 0.27 | - | 1 | 0 | 硝酸イオン：(Tr) |
| 0.9 | 0.09 | 0.15 | - | - | - | - | (0) | 250 | 4800 | 0 | 5000 | 410 | (0) | 0.5 | 0 | 0 | 0 | 2 | 0.05 | 0.05 | 1.0 | 0.12 | (0) | 110 | 0.32 | - | 8 | 0 | 別名：きょうにんじん<br>廃棄部位：根端及び葉柄基部<br>硝酸イオン：Tr |

6 野菜類

# 6 野菜類

| 食品番号 | 食品名 | 常用量 | 糖質量の目安（常用量あたり） | 炭水化物 | 利用可能炭水化物（単糖当量） | 食物繊維 水溶性 | 食物繊維 不溶性 | 食物繊維 総量 | 糖質量の目安（可食部100gあたり） | 廃棄率 | エネルギー kcal | エネルギー kJ | 水分 | たんぱく質 | アミノ酸組成によるたんぱく質 | 脂質 | トリアシルグリセロール当量 | 脂肪酸 飽和 | 脂肪酸 一価不飽和 | 脂肪酸 多価不飽和 | コレステロール mg | 灰分 g | ナトリウム | カリウム | カルシウム | マグネシウム | リン | 鉄 |
|---|---|---|---|---|---|---|---|---|---|---|---|---|---|---|---|---|---|---|---|---|---|---|---|---|---|---|---|---|
| (単位) | | | (←――g――→) | | | | | | (←→) | % | kcal | kJ | (←――――g――――→) | | | | | | | | mg | g | (←――――mg――――→) | | | | | |
| 06219 | きんとき　根、皮つき、ゆで | 1/4本 80g | 3.9 | 9.2 | - | 2.0 | 2.3 | 4.3 | 4.9 | 0 | 42 | 176 | 87.7 | 1.9 | (1.4) | 0.2 | 0.1 | 0.02 | Tr | 0.05 | (0) | 1.0 | 10 | 470 | 39 | 10 | 66 | 0.5 |
| 06220 | きんとき　根、皮むき、生 | 1/4本 90g | 5.5 | 9.7 | - | 1.4 | 2.2 | 3.6 | 6.1 | 20 | 45 | 188 | 87.1 | 1.8 | (1.3) | 0.1 | 0.02 | Tr | 0.06 | (0) | 1.1 | 12 | 520 | 34 | 10 | 67 | 0.4 | |
| 06221 | きんとき　根、皮むき、ゆで | 1/4本 80g | 4.4 | 9.6 | - | 1.9 | 2.2 | 4.1 | 5.5 | 0 | 45 | 188 | 87.1 | 1.9 | (1.4) | 0.1 | 0.02 | Tr | 0.08 | (0) | 1.0 | 9 | 480 | 38 | 9 | 72 | 0.5 | |
| 06222 | ミニキャロット　根、生 | 1本 5g | 0.2 | 7.5 | (4.7) | 0.6 | 2.1 | 2.7 | 4.8 | 1 | 32 | 134 | 90.9 | 0.7 | (0.5) | 0.2 | (0.1) | (0.02) | (Tr) | (0.07) | (0) | 0.7 | 15 | 340 | 30 | 8 | 22 | 0.3 |
| | (にんにく類) | | | | | | | | | | | | | | | | | | | | | | | | | | | |
| 06223 | にんにく　りん茎、生 | 1かけ 10g | 2.1 | 27.5 | 1.1 | 4.1 | 2.1 | 6.2 | 21.3 | 9 | 136 | 570 | 63.9 | 6.4 | 3.9 | 0.9 | 0.5 | 0.13 | 0.03 | 0.29 | (0) | 1.4 | 8 | 510 | 14 | 24 | 160 | 0.8 |
| 06349 | にんにく　りん茎、油いため | 1かけ 10g | 2.4 | 30.6 | (1.2) | 4.5 | 2.3 | 6.8 | 23.8 | 0 | 199 | 834 | 53.7 | 8.2 | (5.0) | 5.9 | (5.2) | (0.49) | (2.92) | (1.60) | (0) | 1.6 | 16 | 610 | 18 | 29 | 200 | 1.2 |
| 06224 | 茎にんにく　花茎、生 | 1/2束 50g | 3.4 | 10.6 | - | 0.7 | 3.1 | 3.8 | 6.8 | 0 | 45 | 188 | 86.7 | 1.9 | (1.4) | 0.3 | (0.1) | (0.04) | (0.01) | (0.08) | (0) | 0.5 | 9 | 160 | 45 | 15 | 33 | 0.5 |
| 06225 | 茎にんにく　花茎、ゆで | 1/2束 50g | 3.5 | 10.7 | - | 1.0 | 2.8 | 3.8 | 6.9 | 0 | 44 | 184 | 86.9 | 1.7 | (1.2) | 0.2 | (0.1) | (0.02) | (0.01) | (0.05) | (0) | 0.5 | 6 | 160 | 40 | 15 | 33 | 0.5 |
| | (ねぎ類) | | | | | | | | | | | | | | | | | | | | | | | | | | | |
| 06226 | 根深ねぎ　葉、軟白、生 | 1/4本 25g | 1.5 | 8.3 | 3.6 | 0.3 | 2.2 | 2.5 | 5.8 | 40 | 34 | 143 | 89.6 | 1.4 | 0.9 | 0.1 | Tr | 0.02 | Tr | 0.02 | 2 | 0.5 | Tr | 200 | 36 | 13 | 27 | 0.3 |
| 06350 | 根深ねぎ　葉、軟白、ゆで | 1/4本 25g | 1.1 | 6.8 | (3.0) | 1.0 | 1.5 | 2.5 | 4.3 | 0 | 28 | 118 | 91.4 | 1.3 | (0.8) | 0.1 | (Tr) | (0.01) | (Tr) | (0.01) | - | 0.4 | 0 | 150 | 28 | 10 | 22 | 0.3 |
| 06351 | 根深ねぎ　葉、軟白、油いため | 1/4本 25g | 1.7 | 9.5 | (4.1) | 0.9 | 1.7 | 2.7 | 6.8 | 0 | 78 | 328 | 83.9 | 1.6 | (1.1) | 4.4 | (4.1) | (0.32) | (2.48) | (1.10) | 0 | 0.5 | 0 | 220 | 35 | 14 | 28 | 0.3 |
| 06227 | 葉ねぎ　葉、生 | 1/4束 40g | 1.3 | 6.5 | 0 | 0.3 | 2.9 | 3.2 | 3.3 | 7 | 30 | 126 | 90.5 | 1.9 | 1.3 | 0.3 | 0.1 | 0.03 | 0.01 | 0.07 | (0) | 0.7 | 1 | 260 | 80 | 19 | 40 | 1.0 |
| 06352 | 葉ねぎ　葉、油いため | 1/4束 35g | 1.4 | 7.9 | (0) | 1.7 | 2.1 | 3.9 | 4.0 | 0 | 81 | 339 | 83.9 | 2.1 | (1.5) | 5.2 | (4.9) | (0.38) | (2.95) | (1.37) | 0 | 0.9 | 2 | 310 | 95 | 22 | 49 | 1.2 |
| 06228 | こねぎ　葉、生 | 1/4束 25g | 0.7 | 5.4 | - | 0.2 | 2.3 | 2.5 | 2.9 | 10 | 27 | 113 | 91.3 | 2.0 | (1.4) | 0.3 | (0.1) | (0.04) | (0.01) | (0.08) | (0) | 0.9 | 1 | 320 | 100 | 17 | 36 | 1.0 |
| | のざわな | | | | | | | | | | | | | | | | | | | | | | | | | | | |
| 06229 | 葉、生 | - | - | 3.5 | - | 0.5 | 1.5 | 2.0 | 1.5 | 3 | 16 | 67 | 94.0 | 0.9 | (0.8) | 0.1 | (0.01) | (Tr) | (0.04) | (0) | 1.1 | 24 | 390 | 130 | 19 | 40 | 0.6 | |
| 06230 | 漬物　塩漬 | 1食分 30g | 0.5 | 4.1 | - | 0.2 | 2.3 | 2.5 | 1.6 | 5 | 18 | 75 | 91.8 | 1.2 | (1.0) | 0.1 | (0.01) | (Tr) | (0.04) | (0) | 2.4 | 610 | 300 | 130 | 21 | 39 | 0.4 |
| 06231 | 漬物　調味漬 | 1食分 30g | 0.7 | 5.4 | - | 0.5 | 2.6 | 3.1 | 2.3 | 3 | 23 | 96 | 89.5 | 1.7 | - | 0 | - | - | - | - | (0) | 3.2 | 960 | 360 | 94 | 21 | 36 | 0.7 |
| | のびる | | | | | | | | | | | | | | | | | | | | | | | | | | | |
| 06232 | りん茎葉、生 | - | - | 15.5 | - | 3.3 | 3.6 | 6.9 | 8.6 | 20 | 65 | 272 | 80.2 | 3.2 | - | 0.2 | (0.1) | (0.03) | (0.03) | (0.08) | (0) | 0.9 | 2 | 590 | 100 | 21 | 96 | 2.6 |
| | はくさい | | | | | | | | | | | | | | | | | | | | | | | | | | | |
| 06233 | 結球葉、生 | 1/8個 245g | 4.7 | 3.2 | 2.0 | 0.3 | 1.0 | 1.3 | 1.9 | 6 | 14 | 59 | 95.2 | 0.8 | 0.6 | 0.1 | Tr | 0.01 | Tr | 0.03 | (0) | 0.6 | 6 | 220 | 43 | 10 | 33 | 0.3 |
| 06234 | 結球葉、ゆで | 1/8個 170g | 2.6 | 2.9 | (1.9) | 0.4 | 1.0 | 1.4 | 1.5 | 10 | 13 | 54 | 95.4 | 0.9 | (0.7) | 0.1 | (Tr) | (0.01) | (Tr) | (0.03) | (0) | 0.5 | 5 | 160 | 43 | 9 | 33 | 0.3 |
| 06235 | 漬物　塩漬 | 1食分 30g | 5.7 | 3.4 | - | 0.3 | 1.5 | 1.8 | 1.6 | 6 | 16 | 67 | 92.2 | 1.4 | (1.1) | 0.1 | (Tr) | (0.01) | (Tr) | (0.03) | (0) | 2.9 | 900 | 230 | 47 | 15 | 39 | 0.4 |
| 06236 | 漬物　キムチ | 1食分 40g | 2.1 | 7.9 | - | 0.7 | 2.0 | 2.7 | 5.2 | 0 | 46 | 192 | 85.8 | 2.8 | - | 0.3 | - | - | - | - | (0) | 3.1 | 870 | 340 | 48 | 17 | 55 | 0.6 |
| | パクチョイ | | | | | | | | | | | | | | | | | | | | | | | | | | | |

| 亜鉛 | 銅 | マンガン | ヨウ素 | セレン | クロム | モリブデン | レチノール | カロテン α | β | β-クリプトキサンチン | β-カロテン当量 | レチノール活性当量 | D | トコフェロール α | β | γ | δ | K | B₁ | B₂ | ナイアシン | B₆ | B₁₂ | 葉酸 | パントテン酸 | ビオチン | C | 食塩相当量 | 備考 |
|---|---|---|---|---|---|---|---|---|---|---|---|---|---|---|---|---|---|---|---|---|---|---|---|---|---|---|---|---|---|
| mg | mg | mg | μg | μg | μg | μg | μg | μg | μg | μg | μg | μg | μg | mg | mg | mg | mg | μg | mg | mg | mg | mg | μg | μg | mg | μg | mg | g | |
| 1.0 | 0.08 | 0.13 | - | - | - | - | (0) | 220 | 4900 | 0 | 5000 | 410 | (0) | 0.5 | 0 | 0 | 0 | 2 | 0.07 | 0.05 | 0.9 | 0.12 | (0) | 98 | 0.33 | - | 6 | 0 | 別名：きょうにんじん<br>根端及び葉柄基部を除いたもの<br>硝酸イオン：Tr |
| 0.9 | 0.08 | 0.16 | - | - | - | - | (0) | 250 | 4400 | 0 | 4500 | 380 | (0) | 0.5 | 0 | 0 | 0 | 2 | 0.07 | 0.05 | 1.0 | 0.13 | (0) | 100 | 0.33 | - | 8 | 0 | 別名：きょうにんじん<br>廃棄部位：根端、葉柄基部及び皮<br>硝酸イオン：Tr |
| 1.0 | 0.08 | 0.12 | - | - | - | - | (0) | 230 | 4700 | 0 | 4800 | 400 | (0) | 0.5 | 0 | 0 | 0 | 2 | 0.06 | 0.06 | 0.8 | 0.14 | (0) | 100 | 0.28 | - | 8 | 0 | 別名：きょうにんじん<br>根端、葉柄基部及び皮を除いたもの<br>硝酸イオン：Tr |
| 0.2 | 0.05 | 0.12 | - | - | - | - | (0) | 2200 | 4900 | 0 | 6000 | 500 | (0) | 0.6 | 0 | 0 | 0 | 13 | 0.04 | 0.03 | 0.6 | 0.10 | (0) | 32 | 0.41 | - | 4 | 0 | 廃棄部位：根端及び葉柄基部<br>硝酸イオン：Tr |
| | | | | | | | | | | | | | | | | | | | | | | | | | | | | | |
| 0.8 | 0.16 | 0.28 | 0 | 1 | 0 | 16 | (0) | 0 | 2 | 0 | 2 | Tr | (0) | 0.5 | 0 | 0 | 0 | 0 | 0.19 | 0.07 | 0.7 | 1.53 | (0) | 93 | 0.55 | 2.0 | 12 | 0 | 廃棄部位：茎、りん皮及び根盤部<br>硝酸イオン：0g、有機酸：0g |
| 1.0 | 0.21 | 0.36 | - | - | - | - | (0) | 0 | 2 | 0 | 2 | Tr | (0) | 1.5 | 0 | 1.5 | Tr | 3 | 0.23 | 0.09 | 0.8 | 1.80 | (0) | 120 | 0.68 | - | 10 | 0 | 茎、りん皮及び根盤部を除いたもの<br>植物油（なたね油）：4.8g、硝酸イオン：0g |
| 0.3 | 0.06 | 0.35 | - | - | - | - | (0) | 0 | 710 | 7 | 710 | 60 | (0) | 0.8 | Tr | 0.1 | 0 | 54 | 0.11 | 0.10 | 0.3 | 0.31 | (0) | 120 | 0.29 | - | 45 | 0 | 別名：にんにくの芽<br>硝酸イオン：Tr |
| 0.3 | 0.06 | 0.32 | - | - | - | - | (0) | 0 | 670 | 8 | 680 | 56 | (0) | 0.8 | Tr | Tr | 0 | 51 | 0.10 | 0.07 | 0.3 | 0.28 | (0) | 120 | 0.31 | - | 39 | 0 | 別名：にんにくの芽<br>ゆでた後水冷し、水切りしたもの<br>硝酸イオン：Tr |
| | | | | | | | | | | | | | | | | | | | | | | | | | | | | | |
| 0.3 | 0.04 | 0.12 | 0 | Tr | 0 | 2 | (0) | 0 | 82 | 2 | 83 | 7 | (0) | 0.2 | 0 | 0 | 0 | 8 | 0.05 | 0.04 | 0.4 | 0.12 | (0) | 72 | 0.17 | 1.0 | 14 | 0 | 別名：長ねぎ<br>廃棄部位：株元及び緑葉部<br>硝酸イオン：Tr |
| 0.3 | 0.05 | 0.09 | - | - | - | - | (0) | 0 | 69 | Tr | 69 | 6 | (0) | 0.1 | 0 | 0 | 0 | 8 | 0.04 | 0.03 | 0.3 | 0.09 | (0) | 53 | 0.17 | - | 10 | 0 | 別名：長ねぎ<br>株元及び緑葉部を除いたもの<br>硝酸イオン：Tr |
| 0.3 | 0.06 | 0.11 | - | - | - | - | (0) | 0 | 72 | 1 | 73 | 6 | (0) | 0.9 | Tr | 1.4 | Tr | 8 | 0.06 | 0.05 | 0.4 | 0.14 | (0) | 72 | 0.17 | - | 15 | 0 | 別名：長ねぎ<br>株元及び緑葉部を除いたもの<br>植物油（なたね油）：4.3g、硝酸イオン：Tr |
| 0.3 | 0.05 | 0.18 | 1 | 1 | 2 | 1 | (0) | Tr | 1500 | 17 | 1500 | 120 | (0) | 0.9 | Tr | 0 | 0 | 110 | 0.06 | 0.11 | 0.5 | 0.13 | (0) | 100 | 0.23 | 1.7 | 32 | 0 | 別名：青ねぎ<br>廃棄部位：株元<br>硝酸イオン：0.1g |
| 0.4 | 0.06 | 0.21 | - | - | - | - | (0) | Tr | 1800 | 20 | 1800 | 150 | (0) | 2.1 | 0 | 1.6 | 0 | 150 | 0.07 | 0.12 | 0.5 | 0.16 | (0) | 120 | 0.29 | - | 43 | 0 | 別名：青ねぎ<br>株元を除いたもの<br>植物油（なたね油）：4.9g、硝酸イオン：0.1g |
| 0.3 | 0.03 | 0.18 | - | - | - | - | (0) | 0 | 2200 | 13 | 2200 | 190 | (0) | 1.3 | 0 | 0 | 0 | 120 | 0.08 | 0.14 | 0.6 | 0.13 | (0) | 120 | 0.20 | - | 44 | 0 | 万能ねぎ等を含む<br>廃棄部位：株元<br>硝酸イオン：0.1g |
| | | | | | | | | | | | | | | | | | | | | | | | | | | | | | |
| 0.3 | 0.05 | 0.23 | 1 | 1 | 2 | 10 | (0) | 0 | 1200 | 0 | 1200 | 100 | (0) | 0.5 | Tr | 0 | 0 | 100 | 0.06 | 0.10 | 0.7 | 0.11 | (0) | 110 | 0.17 | 1.4 | 41 | 0.1 | 廃棄部位：株元<br>硝酸イオン：0.4g |
| 0.3 | 0.05 | 0.13 | - | - | - | - | (0) | 0 | 1600 | 0 | 1600 | 130 | (0) | 0.7 | 0 | 0 | 0 | 110 | 0.05 | 0.11 | 0.5 | 0.06 | (0) | 64 | 0.13 | - | 27 | 1.5 | 廃棄部位：株元<br>水洗いし、手搾りしたもの<br>硝酸イオン：0.4g |
| 0.3 | 0.08 | 0.15 | - | - | - | - | (0) | 0 | 2400 | 0 | 2400 | 200 | (0) | 1.3 | 0 | 0 | 0 | 200 | 0.03 | 0.11 | 0.5 | 0.08 | (0) | 35 | 0.17 | - | 26 | 2.4 | 廃棄部位：株元<br>硝酸イオン：0.4g |
| | | | | | | | | | | | | | | | | | | | | | | | | | | | | | |
| 1.0 | 0.06 | 0.41 | - | - | - | - | (0) | 0 | 800 | 12 | 810 | 67 | (0) | 1.3 | 0 | 0.2 | 0 | 160 | 0.08 | 0.22 | 1.1 | 0.16 | (0) | 110 | 0.29 | - | 60 | 0 | 廃棄部位：根<br>硝酸イオン：Tr |
| | | | | | | | | | | | | | | | | | | | | | | | | | | | | | |
| 0.2 | 0.03 | 0.11 | 1 | Tr | 0 | 6 | (0) | 0 | 92 | 13 | 99 | 8 | (0) | 0.2 | 0 | 0 | 0 | 59 | 0.03 | 0.03 | 0.6 | 0.09 | (0) | 61 | 0.25 | 1.4 | 19 | 0 | 廃棄部位：株元<br>硝酸イオン：0.1g |
| 0.2 | 0.03 | 0.12 | - | - | - | - | (0) | 0 | 130 | 0 | 130 | 11 | (0) | 0.1 | 0 | 0 | 0 | 87 | 0.01 | 0.01 | 0.3 | 0.04 | (0) | 42 | 0.25 | - | 10 | 0 | 廃棄部位：株元<br>ゆでた後水冷し、手搾りしたもの<br>硝酸イオン：0.2g |
| 0.3 | 0.04 | 0.07 | - | - | - | - | (0) | 0 | 14 | 0 | 14 | 1 | (0) | 0.2 | 0 | 0 | 0 | 57 | 0.04 | 0.03 | 0.3 | 0.12 | (0) | 83 | 0.22 | - | 27 | 2.3 | 廃棄部位：株元<br>水洗いし、手搾りしたもの |
| 0.3 | 0.06 | 0.17 | - | - | - | - | (0) | 5 | 170 | 72 | 210 | 18 | (0) | 0.5 | Tr | 0.1 | 0 | 63 | 0.05 | 0.14 | 0.8 | 0.21 | (0) | 45 | 0.43 | - | 24 | 2.2 | 硝酸イオン：0.1g |
| | | | | | | | | | | | | | | | | | | | | | | | | | | | | | 別名：パイゲンサイ |

6 野菜類

084　6　野菜類

| 食品番号 | 食品名 | 常用量 | 糖質量の目安（常用量あたり） | 炭水化物 | 利用可能炭水化物（単糖当量） | 食物繊維 水溶性 | 食物繊維 不溶性 | 食物繊維 総量 | 糖質量の目安（可食部100gあたり） | 廃棄率 | エネルギー kcal | エネルギー kJ | 水分 | たんぱく質 | アミノ酸組成によるたんぱく質 | 脂質 | トリアシルグリセロール当量 | 脂肪酸 飽和 | 脂肪酸 一価不飽和 | 脂肪酸 多価不飽和 | コレステロール | 灰分 | 無機質 ナトリウム | 無機質 カリウム | 無機質 カルシウム | 無機質 マグネシウム | 無機質 リン | 無機質 鉄 |
|---|---|---|---|---|---|---|---|---|---|---|---|---|---|---|---|---|---|---|---|---|---|---|---|---|---|---|---|---|
| (単位) | | | (← | | | | | | →) | % | kcal | kJ | (← | | | | | g | | | →) | mg | g | (← | | | mg | | →) |
| 06237 | 葉、生 | - | - | 2.7 | (2.2) | 0.4 | 1.4 | 1.8 | 0.9 | 10 | 15 | 63 | 94.0 | 1.6 | - | 0.2 | (0.1) | (0.03) | (0.02) | (0.10) | (0) | 1.1 | 12 | 450 | 100 | 27 | 39 | 0.8 |
| | バジル | | | | | | | | | | | | | | | | | | | | | | | | | | | |
| 06238 | 葉、生 | 1枚 1g | 0.0 | 4.0 | (0.3) | 0.9 | 3.1 | 4.0 | 0.0 | 20 | 24 | 100 | 91.5 | 2.0 | (1.2) | 0.6 | (0.5) | (0.04) | (0.08) | (0.36) | (0) | 1.5 | 1 | 420 | 240 | 69 | 41 | 1.5 |
| | パセリ | | | | | | | | | | | | | | | | | | | | | | | | | | | |
| 06239 | 葉、生 | 2g | 0.3 | 7.8 | 0.9 | 0.6 | 6.2 | 6.8 | 1.0 | 10 | 43 | 181 | 84.7 | 4.0 | 3.1 | 0.7 | (0.5) | (0.12) | (0.26) | (0.11) | (0) | 2.7 | 9 | 1000 | 290 | 42 | 61 | 7.5 |
| | はつかだいこん | | | | | | | | | | | | | | | | | | | | | | | | | | | |
| 06240 | 根、生 | 1個 10g | 0.2 | 3.1 | (1.9) | 0.2 | 1.0 | 1.2 | 1.9 | 25 | 15 | 63 | 95.3 | 0.8 | - | 0.1 | - | (0.1) | (0.03) | (0.02) | (0.05) | (0) | 0.7 | 8 | 220 | 21 | 11 | 46 | 0.3 |
| | はやとうり | | | | | | | | | | | | | | | | | | | | | | | | | | | |
| 06241 | 果実、白色種、生 | 1個 135g | 5.0 | 4.9 | - | 0.2 | 1.0 | 1.2 | 3.7 | 2 | 20 | 84 | 94.0 | 0.6 | (0.4) | 0.1 | - | (0.02) | (0.01) | (0.04) | - | 0.4 | Tr | 170 | 12 | 10 | 21 | 0.3 |
| 06353 | 果実、緑色種、生 | 1個 135g | 5.0 | 4.9 | - | 0.2 | 1.0 | 1.2 | 3.7 | 2 | 20 | 84 | 94.0 | 0.6 | - | 0.1 | - | - | - | - | (0) | 0.4 | Tr | 170 | 12 | 10 | 21 | 0.3 |
| 06242 | 果実、白色種、塩漬 | 1食分 30g | 0.8 | 4.4 | - | 0.3 | 1.3 | 1.6 | 2.8 | 0 | 17 | 71 | 91.0 | 0.6 | (0.4) | Tr | - | - | - | - | (0) | 4.0 | 1400 | 110 | 8 | 10 | 14 | 0.2 |
| | ビーツ | | | | | | | | | | | | | | | | | | | | | | | | | | | |
| 06243 | 根、生 | 1/2個 125g | 8.3 | 9.3 | (7.3) | 0.7 | 2.0 | 2.7 | 6.6 | 10 | 41 | 172 | 87.6 | 1.6 | (1.0) | 0.1 | (0.1) | (0.02) | (0.02) | (0.04) | (0) | 1.1 | 30 | 460 | 12 | 18 | 23 | 0.4 |
| 06244 | 根、ゆで | 1/2個 120g | 8.8 | 10.2 | (7.1) | 0.8 | 2.1 | 2.9 | 7.3 | 3 | 44 | 184 | 86.9 | 1.5 | (1.0) | 0.1 | (0.1) | (0.02) | (0.02) | (0.04) | (0) | 1.0 | 38 | 420 | 15 | 22 | 29 | 0.4 |
| | （ピーマン類） | | | | | | | | | | | | | | | | | | | | | | | | | | | |
| 06245 | 青ピーマン　果実、生 | 1個 25g | 0.7 | 5.1 | 2.3 | 0.6 | 1.7 | 2.3 | 2.8 | 15 | 22 | 92 | 93.4 | 0.9 | 0.7 | 0.2 | 0.1 | 0.02 | Tr | 0.05 | 0 | 0.4 | 1 | 190 | 11 | 11 | 22 | 0.4 |
| 06246 | 青ピーマン　果実、油いため | 1個 25g | 0.8 | 5.4 | (2.4) | 0.6 | 1.8 | 2.4 | 3.0 | 0 | 61 | 255 | 89.0 | 0.9 | 0.7 | 4.3 | (4.1) | (0.31) | (2.47) | (1.12) | 0 | 0.4 | 1 | 200 | 11 | 11 | 24 | 0.7 |
| 06247 | 赤ピーマン　果実、生 | 1/4個 25g | 1.4 | 7.2 | (5.3) | 0.5 | 1.1 | 1.6 | 5.6 | 10 | 30 | 126 | 91.1 | 1.0 | (0.8) | 0.2 | (0.1) | (0.02) | (Tr) | (0.05) | (0) | 0.5 | Tr | 210 | 7 | 10 | 22 | 0.4 |
| 06248 | 赤ピーマン　果実、油いため | 1/4個 25g | 1.5 | 7.6 | (4.6) | 0.5 | 1.1 | 1.6 | 6.0 | 0 | 69 | 289 | 86.6 | 1.0 | (0.8) | 4.3 | (4.1) | (0.31) | (2.47) | (1.12) | (0) | 0.5 | Tr | 220 | 7 | 10 | 24 | 0.7 |
| 06249 | 黄ピーマン　果実、生 | 1/4個 25g | 1.3 | 6.6 | (4.9) | 0.4 | 0.9 | 1.3 | 5.3 | 10 | 27 | 113 | 92.0 | 0.8 | (0.6) | 0.2 | - | - | (Tr) | (0.05) | (0) | 0.4 | Tr | 200 | 8 | 10 | 21 | 0.3 |
| 06250 | 黄ピーマン　果実、油いため | 1/4個 25g | 1.4 | 6.9 | (5.1) | 0.4 | 0.9 | 1.3 | 5.6 | 0 | 66 | 276 | 87.6 | 0.8 | (0.6) | 4.3 | (4.1) | (0.31) | (2.47) | (1.12) | (0) | 0.4 | Tr | 210 | 8 | 10 | 23 | 0.5 |
| 06251 | トマピー　果実、生 | 1個 100g | 5.9 | 7.5 | - | 0.6 | 1.0 | 1.6 | 5.9 | 15 | 31 | 130 | 90.9 | 1.0 | - | 0.2 | - | - | - | - | (0) | 0.4 | Tr | 210 | 8 | 8 | 29 | 0.4 |
| | ひのな | | | | | | | | | | | | | | | | | | | | | | | | | | | |
| 06252 | 根・茎葉、生 | 1/2本 95g | 1.6 | 4.7 | - | 0.7 | 2.3 | 3.0 | 1.7 | 4 | 19 | 79 | 92.5 | 1.0 | (0.8) | Tr | - | - | - | - | (0) | 1.3 | 10 | 480 | 130 | 21 | 51 | 0.8 |
| 06253 | 根・茎葉、甘酢漬 | 1食分 30g | 3.8 | 17.3 | - | 0.9 | 3.8 | 4.7 | 12.6 | 0 | 69 | 289 | 76.4 | 1.4 | (1.1) | 0.5 | - | - | - | - | (0) | 3.9 | 1100 | 550 | 130 | 22 | 40 | 0.9 |
| | ひろしまな | | | | | | | | | | | | | | | | | | | | | | | | | | | |

| 無機質 | | | | | | | ビタミン | | | | | | D | E | | | | K | B₁ | B₂ | ナイアシン | B₆ | B₁₂ | 葉酸 | パントテン酸 | ビオチン | C | 食塩相当量 | 備考 |
|---|---|---|---|---|---|---|---|---|---|---|---|---|---|---|---|---|---|---|---|---|---|---|---|---|---|---|---|---|---|
| 亜鉛 | 銅 | マンガン | ヨウ素 | セレン | クロム | モリブデン | レチノール | A カロテン α | β | β-クリプトキサンチン | βカロテン当量 | レチノール活性当量 | | トコフェロール α | β | γ | δ | | | | | | | | | | | | |
| ←mg→ | | | ←μg→ | | | | ←μg→ | | | | | | | ←mg→ | | | | μg | ←mg→ | | | | | ←μg→ | mg | μg | mg | g | |
| 0.3 | 0.04 | 0.25 | 1 | 1 | 1 | 6 | (0) | 0 | 1800 | 17 | 1800 | 150 | (0) | 0.9 | Tr | Tr | 0 | 190 | 0.07 | 0.12 | 0.8 | 0.11 | (0) | 140 | 0.34 | 2.6 | 45 | 0 | 廃棄部位：株元<br>硝酸イオン：0.4g |
| | | | | | | | | | | | | | | | | | | | | | | | | | | | | | 別名：バジリコ、スイートバジル |
| 0.6 | 0.20 | 1.91 | - | - | - | - | (0) | 0 | 6300 | 0 | 6300 | 520 | (0) | 3.5 | 0 | 0.4 | 0 | 440 | 0.08 | 0.19 | 0.6 | 0.11 | (0) | 69 | 0.29 | - | 16 | 0 | 廃棄部位：茎及び穂<br>硝酸イオン：0.4g |
| | | | | | | | | | | | | | | | | | | | | | | | | | | | | | 別名：オランダぜり |
| 1.0 | 0.16 | 1.05 | 7 | 3 | 4 | 39 | (0) | 0 | 7400 | 83 | 7400 | 620 | (0) | 3.3 | 0 | 0.9 | 0 | 850 | 0.12 | 0.24 | 1.2 | 0.27 | (0) | 220 | 0.48 | 4.1 | 120 | 0 | 廃棄部位：茎<br>硝酸イオン：0.2g |
| | | | | | | | | | | | | | | | | | | | | | | | | | | | | | 別名：ラディッシュ |
| 0.1 | 0.02 | 0.05 | - | - | - | - | (0) | 0 | 0 | 0 | 0 | (0) | (0) | 0 | 0 | 0 | 0 | 1 | 0.02 | 0.02 | 0.1 | 0.07 | (0) | 53 | 0.18 | - | 19 | 0 | 試料：赤色球形種<br>廃棄部位：根端、葉及び葉柄基部 |
| | | | | | | | | | | | | | | | | | | | | | | | | | | | | | 別名：せんなりうり |
| 0.1 | 0.03 | 0.15 | - | - | - | - | (0) | (0) | 0 | 0 | 0 | (0) | (0) | 0.2 | 0 | 0 | 0 | 9 | 0.02 | 0.03 | 0.3 | 0.04 | (0) | 44 | 0.46 | - | 11 | 0 | 廃棄部位：種子<br>硝酸イオン：Tr |
| 0.1 | 0.03 | 0.15 | - | - | - | - | (0) | - | - | - | 27 | 2 | (0) | 0.2 | 0 | 0 | 0 | 9 | 0.02 | 0.03 | 0.3 | 0.04 | (0) | 44 | 0.46 | - | 11 | 0 | 廃棄部位：種子<br>硝酸イオン：Tr |
| 0.1 | 0.04 | 0.17 | - | - | - | - | (0) | (0) | 0 | 0 | 0 | (0) | (0) | 0.1 | 0 | 0 | 0 | 11 | 0.02 | 0.04 | 0.3 | 0.04 | (0) | 25 | 0.47 | - | 9 | 3.6 | 水洗いし、水切りしたもの<br>硝酸イオン：Tr |
| | | | | | | | | | | | | | | | | | | | | | | | | | | | | | 別名：ビート、ビートルート、レッドビート、テーブルビート、かえんさい |
| 0.3 | 0.09 | 0.15 | - | - | - | - | (0) | (0) | (0) | (0) | (0) | (0) | (0) | 0.1 | 0 | 0 | 0 | 0 | 0.05 | 0.05 | 0.3 | 0.07 | (0) | 110 | 0.31 | - | 5 | 0.1 | 廃棄部位：根端、皮及び葉柄基部<br>硝酸イオン：0.3g |
| 0.3 | 0.09 | 0.17 | - | - | - | - | (0) | (0) | (0) | (0) | (0) | (0) | (0) | 0.1 | 0 | 0 | 0 | 0 | 0.04 | 0.04 | 0.2 | 0.05 | (0) | 110 | 0.31 | - | 3 | 0.1 | 根端及び葉柄基部を除いたもの<br>廃棄部位：皮<br>硝酸イオン：0.3g |
| 0.2 | 0.06 | 0.10 | Tr | 0 | 1 | 3 | (0) | 6 | 400 | 3 | 400 | 33 | (0) | 0.8 | 0 | 0 | 0 | 20 | 0.03 | 0.03 | 0.6 | 0.19 | (0) | 26 | 0.30 | 1.6 | 76 | 0 | 廃棄部位：へた、しん及び種子<br>硝酸イオン：Tr、有機酸：0.2g |
| 0.2 | 0.06 | 0.10 | Tr | 0 | 0 | 4 | (0) | 6 | 410 | 3 | 420 | 35 | (0) | 0.9 | 0 | 0 | 0 | 21 | 0.03 | 0.03 | 0.6 | 0.20 | (0) | 27 | 0.31 | 1.9 | 79 | 0 | へた、しん及び種子を除いたもの<br>植物油（調合油）：4.1g<br>硝酸イオン：(Tr) |
| 0.2 | 0.03 | 0.13 | - | - | - | - | (0) | 0 | 940 | 230 | 1100 | 88 | (0) | 4.3 | 0.2 | 0.2 | Tr | 7 | 0.06 | 0.14 | 1.2 | 0.37 | (0) | 68 | 0.28 | - | 170 | 0 | 別名：パプリカ、クィーンベル<br>廃棄部位：へた、しん及び種子<br>植物油（調合油）：4.1g<br>硝酸イオン：(0)g |
| 0.2 | 0.03 | 0.14 | - | - | - | - | (0) | 0 | 980 | 240 | 1100 | 92 | (0) | 4.4 | 0.2 | 0.2 | Tr | 7 | 0.06 | 0.16 | 1.2 | 0.39 | (0) | 71 | 0.29 | - | 180 | 0 | 別名：パプリカ、クィーンベル<br>へた、しん及び種子を除いたもの<br>硝酸イオン：0g |
| 0.2 | 0.04 | 0.15 | - | - | - | - | (0) | 71 | 160 | 27 | 200 | 17 | (0) | 2.4 | 0.1 | Tr | 0 | 3 | 0.04 | 0.03 | 1.0 | 0.26 | (0) | 54 | 0.25 | - | 150 | 0 | 別名：パプリカ、キングベル、イエローベル<br>廃棄部位：へた、しん及び種子<br>硝酸イオン：0g |
| 0.2 | 0.04 | 0.16 | - | - | - | - | (0) | 74 | 160 | 28 | 210 | 18 | (0) | 2.5 | 0.1 | Tr | 0 | 3 | 0.04 | 0.04 | 1.0 | 0.27 | (0) | 56 | 0.26 | - | 160 | 0 | 別名：パプリカ、キングベル、イエローベル<br>へた、しん及び種子を除いたもの<br>植物油（調合油）：4.1g<br>硝酸イオン：(0)g |
| 0.3 | 0.07 | 0.12 | - | - | - | - | (0) | 33 | 1700 | 500 | 1900 | 160 | (0) | 4.3 | 0.4 | 0.1 | 0 | 4 | 0.05 | 0.09 | 1.4 | 0.56 | (0) | 45 | 0.33 | - | 200 | 0 | 別名：ミニパプリカ<br>廃棄部位：へた、しん及び種子 |
| | | | | | | | | | | | | | | | | | | | | | | | | | | | | | 別名：えびな |
| 0.2 | 0.04 | 0.17 | - | - | - | - | (0) | 0 | 1200 | 11 | 1200 | 98 | (0) | 0.7 | 0.1 | 0 | 0 | 93 | 0.05 | 0.13 | 0.7 | 0.14 | (0) | 92 | 0.18 | - | 52 | 0 | 廃棄部位：根端<br>硝酸イオン：0.5g |
| 0.3 | 0.08 | 0.12 | - | - | - | - | (0) | 0 | 2000 | 0 | 2000 | 170 | (0) | 1.4 | 0 | 0 | 0 | 120 | 0.04 | 0.08 | 0.7 | 0.12 | (0) | 69 | 0.20 | - | 39 | 2.8 | 硝酸イオン：0.5g |
| | | | | | | | | | | | | | | | | | | | | | | | | | | | | | 別名：ひらぐきな、ひらぐき |

086　6　野菜類

| 食品番号 | 食品名 | 常用量 | 糖質量の目安（常用量あたり） | 炭水化物 | 利用可能炭水化物（単糖当量） | 食物繊維 水溶性 | 食物繊維 不溶性 | 食物繊維 総量 | 糖質量の目安（可食部100gあたり） | 廃棄率 | エネルギー kcal | エネルギー kJ | 水分 | たんぱく質 | アミノ酸組成によるたんぱく質 | 脂質 | トリアシルグリセロール当量 | 脂肪酸 飽和 | 脂肪酸 一価不飽和 | 脂肪酸 多価不飽和 | コレステロール mg | 灰分 g | ナトリウム | カリウム | カルシウム | マグネシウム | リン | 鉄 |
|---|---|---|---|---|---|---|---|---|---|---|---|---|---|---|---|---|---|---|---|---|---|---|---|---|---|---|---|---|
| (単位) | | | (———————————————— g ————————————————) | | | | | | | % | kcal | kJ | (————————————————— g —————————————————) | | | | | | | | mg | g | (———————————————— mg ————————————————) | | | | | |
| 06254 | 葉、生 | - | - | 4.2 | - | 0.4 | 2.0 | 2.4 | 1.8 | 4 | 20 | 84 | 92.7 | 1.5 | (1.1) | 0.2 | (0.1) | (0.02) | (0.01) | (0.05) | (0) | 1.1 | 28 | 550 | 200 | 32 | 55 | 0.8 |
| 06255 | 塩漬 | 1食分 30g | 0.3 | 3.3 | - | 0.8 | 1.6 | 2.4 | 0.9 | 5 | 16 | 67 | 92.7 | 1.2 | (0.9) | 0.2 | (0.2) | (0.02) | (0.08) | (0.08) | (0) | 2.5 | 840 | 120 | 74 | 13 | 17 | 0.8 |
| | （ふき類） | | | | | | | | | | | | | | | | | | | | | | | | | | | |
| 06256 | ふき　葉柄、生 | - | - | 3.0 | - | 0.1 | 1.2 | 1.3 | 1.7 | 40 | 11 | 46 | 95.8 | 0.3 | - | 0 | - | - | - | - | (0) | 0.7 | 35 | 330 | 40 | 6 | 18 | 0.1 |
| 06257 | ふき　葉柄、ゆで | - | - | 1.9 | - | 0.1 | 1.0 | 1.1 | 0.8 | 10 | 8 | 33 | 97.4 | 0.3 | - | 0 | - | - | - | - | (0) | 0.4 | 22 | 230 | 34 | 5 | 15 | 0.1 |
| 06258 | ふきのとう　花序、生 | 1個 15g | 0.5 | 10.0 | - | 1.0 | 5.4 | 6.4 | 3.6 | 2 | 43 | 180 | 85.5 | 2.5 | - | 0.1 | - | - | - | - | (0) | 1.9 | 4 | 740 | 61 | 49 | 89 | 1.3 |
| 06259 | ふきのとう　花序、ゆで | 1個 20g | 0.6 | 7.0 | - | 0.9 | 3.3 | 4.2 | 2.8 | 0 | 32 | 134 | 89.2 | 2.5 | - | 0.1 | - | - | - | - | (0) | 1.2 | 3 | 440 | 46 | 33 | 54 | 0.7 |
| | ふじまめ | | | | | | | | | | | | | | | | | | | | | | | | | | | |
| 06260 | 若ざや、生 | - | - | 7.4 | - | 0.5 | 3.9 | 4.4 | 3.0 | 6 | 33 | 138 | 89.2 | 2.5 | - | 0.1 | (0.1) | (0.03) | (0.05) | (Tr) | (0) | 0.8 | Tr | 300 | 43 | 33 | 63 | 0.8 |
| | ふだんそう | | | | | | | | | | | | | | | | | | | | | | | | | | | |
| 06261 | 葉、生 | - | - | 3.7 | - | 0.5 | 2.8 | 3.3 | 0.4 | 0 | 19 | 79 | 92.2 | 2.0 | - | 0.1 | (0.1) | (0.02) | (0.02) | (0.04) | (0) | 1.9 | 71 | 1200 | 75 | 74 | 33 | 3.6 |
| 06262 | 葉、ゆで | - | - | 5.4 | - | 0.5 | 3.3 | 3.8 | 1.6 | 0 | 27 | 113 | 90.4 | 2.8 | - | 0.1 | (0.1) | (0.02) | (0.02) | (0.04) | (0) | 1.2 | 61 | 760 | 130 | 79 | 34 | 2.1 |
| | ブロッコリー | | | | | | | | | | | | | | | | | | | | | | | | | | | |
| 06263 | 花序、生 | 2房 35g | 0.3 | 5.2 | 1.5 | 0.7 | 3.7 | 4.4 | 0.8 | 50 | 33 | 138 | 89.0 | 4.3 | 2.9 | 0.5 | 0.2 | 0.06 | 0.06 | 0.09 | (0) | 1.0 | 20 | 360 | 38 | 26 | 89 | 1.0 |
| 06264 | 花序、ゆで | 2房 40g | 0.2 | 4.3 | (1.2) | 0.8 | 2.9 | 3.7 | 0.6 | 0 | 27 | 113 | 91.3 | 3.5 | (2.4) | 0.4 | (0.2) | (0.05) | (0.04) | (0.08) | (0) | 0.5 | 14 | 180 | 33 | 17 | 66 | 0.7 |
| 06354 | 芽ばえ、生 | - | - | 2.6 | - | 0.3 | 1.5 | 1.8 | 0.9 | 0 | 19 | 80 | 94.3 | 1.9 | (1.3) | 0.6 | (0.3) | (0.08) | (0.07) | (0.12) | (0) | 0.5 | 4 | 100 | 57 | 32 | 60 | 0.7 |
| | へちま | | | | | | | | | | | | | | | | | | | | | | | | | | | |
| 06265 | 果実、生 | - | - | 3.8 | - | 0.5 | 0.5 | 1.0 | 2.8 | 20 | 16 | 67 | 94.9 | 0.8 | (0.5) | 0.1 | (0.1) | (0.01) | (0.02) | (0.04) | (0) | 0.4 | 1 | 150 | 12 | 12 | 25 | 0.3 |
| 06266 | 果実、ゆで | - | - | 3.7 | - | 0.6 | 0.9 | 1.5 | 2.2 | 0 | 18 | 75 | 94.2 | 1.6 | (1.1) | 0.1 | (0.1) | (0.01) | (0.02) | (0.04) | (0) | 0.4 | 1 | 140 | 24 | 13 | 34 | 0.7 |
| | ほうれんそう | | | | | | | | | | | | | | | | | | | | | | | | | | | |
| 06267 | 葉、通年平均、生 | 1株 45g | 0.1 | 3.1 | 0.3 | 0.7 | 2.1 | 2.8 | 0.3 | 10 | 20 | 84 | 92.4 | 2.2 | 1.6 | 0.4 | 0.2 | 0.04 | 0.02 | 0.17 | 0 | 1.7 | 16 | 690 | 49 | 69 | 47 | 2.0 |
| 06355 | 葉、夏採り、生 | 1株 45g | 0.1 | 3.1 | - | 0.7 | 2.1 | 2.8 | 0.3 | 10 | 20 | 84 | 92.4 | 2.2 | - | 0.4 | - | - | - | - | 0 | 1.7 | 16 | 690 | 49 | 69 | 47 | 2.0 |
| 06356 | 葉、冬採り、生 | 1株 45g | 0.1 | 3.1 | - | 0.7 | 2.1 | 2.8 | 0.3 | 10 | 20 | 84 | 92.4 | 2.2 | - | 0.4 | - | - | - | - | 0 | 1.7 | 16 | 690 | 49 | 69 | 47 | 2.0 |
| 06268 | 葉、通年平均、ゆで | 1株 25g | 0.1 | 4.0 | 0.4 | 0.6 | 3.0 | 3.6 | 0.4 | 5 | 25 | 105 | 91.5 | 2.6 | 2.0 | 0.5 | (0.3) | (0.05) | (0.02) | (0.21) | 0 | 1.2 | 10 | 490 | 69 | 40 | 43 | 0.9 |
| 06357 | 葉、夏採り、ゆで | 1株 25g | 0.1 | 4.0 | - | 0.6 | 3.0 | 3.6 | 0.4 | 5 | 25 | 105 | 91.5 | 2.6 | - | 0.5 | - | - | - | - | 0 | 1.2 | 10 | 490 | 69 | 40 | 43 | 0.9 |
| 06358 | 葉、冬採り、ゆで | 1株 25g | 0.1 | 4.0 | - | 0.6 | 3.0 | 3.6 | 0.4 | 5 | 25 | 105 | 91.5 | 2.6 | - | 0.5 | - | - | - | - | 0 | 1.2 | 10 | 490 | 69 | 40 | 43 | 0.9 |
| 06359 | 葉、通年平均、油いため | 1株 20g | 0.0 | 4.4 | (0.5) | 0.8 | 3.8 | 4.6 | 0.0 | 0 | 99 | 414 | 82.0 | 3.8 | (3.0) | 8.1 | (7.6) | (0.58) | (4.46) | (2.21) | (Tr) | 1.5 | 13 | 530 | 88 | 52 | 54 | 1.2 |
| 06269 | 葉、冷凍 | - | - | 3.1 | 0.8 | 0.6 | 2.5 | 3.1 | 0.0 | 0 | 21 | 88 | 92.2 | 3.3 | 2.7 | 0.4 | (0.1) | (0.02) | (0.01) | (0.08) | (0) | 1.1 | 120 | 240 | 83 | 52 | 52 | 1.0 |

| 無機質 | | | | | | | ビタミン | | | | | | | | | | | | | | | | 食塩相当量 | 備考 |
|---|---|---|---|---|---|---|---|---|---|---|---|---|---|---|---|---|---|---|---|---|---|---|---|---|
| 亜鉛 | 銅 | マンガン | ヨウ素 | セレン | クロム | モリブデン | A レチノール | A α カロテン | A β カロテン | A β クリプトキサンチン | A β カロテン当量 | A レチノール活性当量 | D | E トコフェロール α | E β | E γ | E δ | K | B₁ | B₂ | ナイアシン | B₆ | B₁₂ | 葉酸 | パントテン酸 | ビオチン | C | | |
| mg | mg | mg | μg | μg | μg | μg | μg | μg | μg | μg | μg | μg | μg | mg | mg | mg | mg | μg | mg | mg | mg | mg | μg | μg | mg | μg | mg | g | |
| 0.3 | 0.04 | 0.54 | 1 | 1 | 3 | 15 | (0) | 0 | 1900 | 0 | 1900 | 160 | (0) | 1.3 | Tr | 0 | 0 | 160 | 0.06 | 0.15 | 0.7 | 0.10 | (0) | 120 | 0.47 | 2.2 | 49 | 0.1 | 廃棄部位：株元<br>硝酸イオン：0.3g |
| 0.3 | 0.06 | 0.12 | - | - | - | - | (0) | 0 | 2100 | 0 | 2100 | 170 | (0) | 0.6 | Tr | 0 | 0 | 210 | 0.02 | 0.07 | 0.2 | 0.04 | (0) | 15 | 0.07 | - | 15 | 2.1 | 廃棄部位：株元<br>ビタミンC：酸化防止用として添加品あり<br>硝酸イオン：0.1g |
| 0.2 | 0.05 | 0.36 | Tr | 0 | 0 | 2 | 0 | 0 | 49 | 0 | 49 | 4 | (0) | 0.2 | 0 | 0 | 0 | 6 | Tr | 0.02 | 0.1 | 0.01 | (0) | 12 | 0.07 | 0.2 | 2 | 0.1 | 廃棄部位：葉、表皮及び葉柄基部<br>硝酸イオン：0.2g |
| 0.2 | 0.05 | 0.37 | - | - | - | - | (0) | 0 | 60 | 0 | 60 | 5 | (0) | 0.2 | 0 | 0 | 0 | 5 | Tr | 0.01 | 0.1 | 0.08 | (0) | 9 | 0 | - | 0 | 0.1 | 葉及び葉柄基部を除いたもの<br>ゆでた後水冷し、水切りしたもの<br>廃棄部位：表皮、硝酸イオン：Tr |
| 0.8 | 0.36 | 0.23 | - | - | - | - | (0) | 0 | 390 | 7 | 390 | 33 | (0) | 3.2 | 0.1 | 0.7 | 0 | 92 | 0.10 | 0.21 | 0.9 | 0.26 | (0) | 160 | 0.45 | - | 14 | 0 | 廃棄部位：花茎<br>硝酸イオン：0g |
| 0.5 | 0.20 | 0.17 | - | - | - | - | (0) | 0 | 260 | 4 | 260 | 22 | (0) | 2.4 | 0 | 0.5 | 0 | 69 | 0.06 | 0.08 | 0.5 | 0.20 | (0) | 83 | 0.24 | - | 3 | 0 | 花茎を除いたもの<br>硝酸イオン：0g |
| | | | | | | | | | | | | | | | | | | | | | | | | | | | | | 別名：いんげんまめ（関西）、せんごくまめ、あじまめ |
| 0.4 | 0.07 | 0.33 | - | - | - | - | (0) | 79 | 200 | 6 | 240 | 20 | (0) | 0.1 | Tr | 0.8 | 0 | 29 | 0.08 | 0.10 | 0.9 | 0.08 | (0) | 120 | 0.35 | - | 13 | 0 | 廃棄部位：すじ及び両端<br>硝酸イオン：Tr |
| | | | | | | | | | | | | | | | | | | | | | | | | | | | | | 別名：唐ぢしゃ |
| 0.3 | 0.06 | 3.60 | - | - | - | - | (0) | 0 | 3700 | 0 | 3700 | 310 | (0) | 1.7 | Tr | 0 | 0 | 180 | 0.07 | 0.23 | 0.4 | 0.25 | (0) | 120 | 0.53 | - | 19 | 0.2 | 硝酸イオン：0.1g |
| 0.4 | 0.06 | 4.85 | - | - | - | - | (0) | 0 | 3800 | 0 | 3800 | 320 | (0) | 1.7 | Tr | 0 | 0 | 220 | 0.03 | 0.11 | 0.1 | 0.14 | (0) | 92 | 0.44 | - | 7 | 0.2 | ゆでた後水冷し、手搾りしたもの<br>硝酸イオン：0.1g |
| 0.7 | 0.08 | 0.22 | 0 | 2 | Tr | 12 | (0) | 4 | 800 | 7 | 810 | 67 | (0) | 2.4 | 0 | 0.5 | 0 | 160 | 0.14 | 0.20 | 0.8 | 0.27 | (0) | 210 | 1.12 | 9.3 | 120 | 0.1 | 廃棄部位：茎葉<br>硝酸イオン：Tr |
| 0.3 | 0.06 | 0.17 | - | - | - | - | (0) | 4 | 770 | 5 | 770 | 64 | (0) | 1.7 | 0 | 0.4 | 0 | 150 | 0.06 | 0.09 | 0.4 | 0.12 | (0) | 120 | 0.78 | - | 54 | 0 | 茎葉を除いたもの<br>硝酸イオン：Tr |
| 0.4 | 0.03 | 0.37 | - | - | - | - | (0) | 3 | 1400 | 27 | 1400 | 120 | (0) | 1.9 | 0 | 1.3 | 0 | 150 | 0.08 | 0.11 | 1.3 | 0.20 | (0) | 74 | 0.52 | - | 64 | 0 | 別名：ブロッコリースプラウト<br>硝酸イオン：0.1g |
| | | | | | | | | | | | | | | | | | | | | | | | | | | | | | 別名：いとうり、ナーベーラー、ナビャーラ、ナベーラ、ナーベナ |
| 0.2 | 0.06 | 0.07 | - | - | - | - | (0) | 0 | 44 | 0 | 44 | 4 | (0) | 0.2 | Tr | 0.1 | 0 | 12 | 0.03 | 0.04 | 0.2 | 0.07 | (0) | 92 | 0.30 | - | 5 | 0 | 廃棄部位：両端及び皮<br>硝酸イオン：Tr |
| 0.2 | 0.07 | 0.09 | - | - | - | - | (0) | 0 | 35 | 0 | 35 | 3 | (0) | 0.4 | Tr | 0.1 | 0 | 11 | 0.03 | 0.06 | 0.2 | 0.05 | (0) | 91 | 0.39 | - | 3 | 0 | 両端及び皮を除いたもの<br>硝酸イオン：0g |
| 0.7 | 0.11 | 0.32 | 3 | 3 | 2 | 5 | (0) | 0 | 4200 | 34 | 4200 | 350 | (0) | 2.1 | 0 | 0.2 | 0 | 270 | 0.11 | 0.20 | 0.6 | 0.14 | (0) | 210 | 0.20 | 2.9 | 35 | 0 | 廃棄部位：株元<br>硝酸イオン：0.2g、有機酸：0.9g |
| 0.7 | 0.11 | 0.32 | 3 | 3 | 2 | 5 | (0) | 0 | 4200 | 34 | 4200 | 350 | (0) | 2.1 | 0 | 0.2 | 0 | 270 | 0.11 | 0.20 | 0.6 | 0.14 | (0) | 210 | 0.20 | 2.9 | 20 | 0 | 廃棄部位：株元<br>硝酸イオン：0.2g |
| 0.7 | 0.11 | 0.32 | 3 | 3 | 2 | 5 | (0) | 0 | 4200 | 34 | 4200 | 350 | (0) | 2.1 | 0 | 0.2 | 0 | 270 | 0.11 | 0.20 | 0.6 | 0.14 | (0) | 210 | 0.20 | 2.9 | 60 | 0 | 廃棄部位：株元<br>硝酸イオン：0.2g |
| 0.7 | 0.11 | 0.33 | 1 | 3 | 1 | 4 | (0) | 0 | 5400 | 45 | 5400 | 450 | (0) | 2.6 | 0.2 | 0.3 | 0 | 320 | 0.05 | 0.11 | 0.3 | 0.08 | (0) | 110 | 0.13 | 3.2 | 19 | 0 | 廃棄部位：株元<br>ゆでた後水冷し、手搾りしたもの<br>硝酸イオン：0.2g |
| 0.7 | 0.11 | 0.33 | 1 | 3 | 1 | 4 | (0) | 0 | 5400 | 45 | 5400 | 450 | (0) | 2.6 | 0.2 | 0.3 | 0 | 320 | 0.05 | 0.11 | 0.3 | 0.08 | (0) | 110 | 0.13 | 3.2 | 10 | 0 | 廃棄部位：株元<br>ゆでた後水冷し、手搾りしたもの<br>硝酸イオン：0.2g |
| 0.7 | 0.11 | 0.33 | 1 | 3 | 1 | 4 | (0) | 0 | 5400 | 45 | 5400 | 450 | (0) | 2.6 | 0.2 | 0.3 | 0 | 320 | 0.05 | 0.11 | 0.3 | 0.08 | (0) | 110 | 0.13 | 3.2 | 30 | 0 | 廃棄部位：株元<br>ゆでた後水冷し、手搾りしたもの<br>硝酸イオン：0.2g |
| 0.8 | 0.15 | 0.20 | - | - | - | - | (0) | 10 | 7600 | 65 | 7600 | 630 | (0) | 4.8 | Tr | 2.9 | 0.1 | 510 | 0.08 | 0.16 | 0.5 | 0.09 | (0) | 140 | 0.20 | - | 21 | 0 | 株元を除いたもの<br>植物油（なたね油）：7.4g<br>硝酸イオン：0.2g |
| 0.6 | 0.11 | 0.85 | - | - | - | - | (0) | 0 | 6000 | 0 | 6000 | 500 | (0) | 2.7 | 0.1 | 0.2 | 0 | 280 | 0.06 | 0.15 | 0.5 | 0.11 | (0) | 130 | 0.19 | - | 21 | 0.3 | |

野菜類

## 6 野菜類

| 食品番号 | 食品名 | 常用量 | 糖質量の目安(常用量あたり) | 炭水化物 | 利用可能炭水化物(単糖当量) | 食物繊維 水溶性 | 食物繊維 不溶性 | 食物繊維 総量 | 糖質量の目安(可食部100gあたり) | 廃棄率 % | エネルギー kcal | エネルギー kJ | 水分 | たんぱく質 | アミノ酸組成によるたんぱく質 | 脂質 | トリアシルグリセロール当量 | 脂肪酸 飽和 | 脂肪酸 一価不飽和 | 脂肪酸 多価不飽和 | コレステロール mg | 灰分 g | ナトリウム | カリウム | カルシウム | マグネシウム | リン | 鉄 |
|---|---|---|---|---|---|---|---|---|---|---|---|---|---|---|---|---|---|---|---|---|---|---|---|---|---|---|---|---|
| | ホースラディシュ | 1/2本 185g | 8.1 | 17.7 | - | 0.8 | 7.4 | 8.2 | 9.5 | 25 | 79 | 331 | 77.3 | 3.1 | - | 0.3 | (0.3) | (0.04) | (0.06) | (0.15) | (0) | 1.6 | 1 | 510 | 110 | 65 | 58 | 1.0 |
| 06270 | 根茎、生 | | | | | | | | | | | | | | | | | | | | | | | | | | | |
| | まこも | - | - | 4.4 | - | 0.2 | 2.1 | 2.3 | 2.1 | 15 | 21 | 88 | 93.5 | 1.3 | - | 0.2 | 0.1 | 0.05 | 0.01 | 0.04 | (0) | 0.6 | 3 | 240 | 2 | 8 | 42 | 0.2 |
| 06271 | 茎、生 | | | | | | | | | | | | | | | | | | | | | | | | | | | |
| | みずかけな | | | | | | | | | | | | | | | | | | | | | | | | | | | |
| 06272 | 葉、生 | - | - | 4.7 | - | 0.9 | 1.9 | 2.8 | 1.9 | 0 | 25 | 105 | 91.1 | 2.9 | (2.5) | 0.1 | (0.1) | (0.01) | (Tr) | (0.04) | (0) | 1.1 | 7 | 400 | 110 | 23 | 64 | 1.0 |
| 06273 | 塩漬 | 1食分 30g | 0.5 | 5.7 | - | 1.3 | 2.7 | 4.0 | 1.7 | 0 | 32 | 134 | 85.6 | 4.9 | (4.2) | Tr | - | - | - | - | (0) | 3.6 | 1000 | 440 | 110 | 26 | 67 | 1.0 |
| | みずな | | | | | | | | | | | | | | | | | | | | | | | | | | | |
| 06072 | 葉、生 | 1株 40g | 0.7 | 4.8 | - | 0.6 | 2.4 | 3.0 | 1.8 | 15 | 23 | 96 | 91.4 | 2.2 | (1.9) | 0.1 | - | - | - | - | (0) | 1.3 | 36 | 480 | 210 | 31 | 64 | 2.1 |
| 06073 | 葉、ゆで | 1株 35g | 0.4 | 4.7 | - | 0.8 | 2.8 | 3.6 | 1.1 | 0 | 22 | 92 | 91.8 | 2.0 | (1.7) | 0.1 | - | - | - | - | (0) | 1.1 | 28 | 370 | 200 | 25 | 64 | 2.0 |
| 06074 | 塩漬 | 1食分 30g | 0.7 | 5.9 | - | 0.5 | 3.0 | 3.5 | 2.4 | 10 | 27 | 113 | 88.2 | 2.0 | (1.7) | 0.1 | - | - | - | - | (0) | 3.4 | 900 | 450 | 200 | 30 | 60 | 1.3 |
| | (みつば類) | 1/2束 25g | 0.4 | 4.0 | - | 0.4 | 2.1 | 2.5 | 1.5 | 0 | 18 | 75 | 93.8 | 1.0 | (0.9) | 0.1 | - | - | - | - | (0) | 1.1 | 8 | 640 | 25 | 17 | 50 | 0.3 |
| 06274 | 切りみつば 葉、生 | | | | | | | | | | | | | | | | | | | | | | | | | | | |
| 06275 | 切りみつば 葉、ゆで | 1/2束 20g | 0.1 | 3.3 | - | 0.4 | 2.3 | 2.7 | 0.6 | 0 | 15 | 63 | 95.2 | 0.9 | (0.8) | 0.1 | - | - | - | - | (0) | 0.5 | 4 | 290 | 24 | 13 | 31 | 0.2 |
| 06276 | 根みつば 葉、生 | 1/2束 100g | 1.2 | 4.1 | - | 0.5 | 2.4 | 2.9 | 1.2 | 35 | 20 | 84 | 92.7 | 1.9 | (1.8) | 0.1 | - | - | - | - | (0) | 1.2 | 5 | 500 | 52 | 21 | 64 | 1.8 |
| 06277 | 根みつば 葉、ゆで | 1/2束 80g | 0.5 | 3.9 | - | 0.4 | 2.7 | 3.3 | 0.6 | 0 | 20 | 84 | 92.9 | 2.3 | (2.1) | 0.1 | - | - | - | - | (0) | 1.1 | 4 | 270 | 64 | 17 | 54 | 1.2 |
| 06278 | 糸みつば 葉、生 | 1束 15g | 0.1 | 2.9 | - | 0.3 | 2.0 | 2.3 | 0.6 | 8 | 13 | 54 | 94.6 | 0.9 | (0.8) | 0.1 | - | - | - | - | (0) | 1.2 | 3 | 500 | 47 | 21 | 47 | 0.9 |
| 06279 | 糸みつば 葉、ゆで | 1束 10g | 0.1 | 4.0 | - | 0.4 | 2.6 | 3.0 | 1.0 | 0 | 17 | 71 | 93.7 | 1.1 | (1.0) | 0.1 | - | - | - | - | (0) | 0.9 | 3 | 360 | 56 | 18 | 39 | 0.6 |
| | みぶな | | | | | | | | | | | | | | | | | | | | | | | | | | | |
| 06360 | 葉、生 | - | - | 2.9 | - | 0.3 | 1.5 | 1.8 | 1.1 | 10 | 15 | 64 | 93.9 | 1.1 | (0.9) | 0.3 | (0.1) | (0.02) | (0.01) | (0.10) | (0) | 1.3 | 32 | 490 | 110 | 30 | 34 | 0.5 |
| | (みょうが類) | | | | | | | | | | | | | | | | | | | | | | | | | | | |
| 06280 | みょうが 花穂、生 | 1個 20g | 0.1 | 2.6 | - | 0.4 | 1.7 | 2.1 | 0.5 | 3 | 12 | 50 | 95.6 | 0.9 | (0.7) | 0.1 | - | - | - | - | (0) | 0.8 | 1 | 210 | 25 | 30 | 12 | 0.5 |
| 06281 | みょうがたけ 茎葉、生 | - | - | 1.5 | - | 0.1 | 1.0 | 1.1 | 0.4 | 0 | 7 | 29 | 97.1 | 0.4 | (0.3) | 0.1 | - | - | - | - | (0) | 0.8 | Tr | 350 | 11 | 7 | 18 | 0.3 |
| | むかご | | | | | | | | | | | | | | | | | | | | | | | | | | | |
| 06282 | 肉芽、生 | 15粒 10g | 1.6 | 20.6 | - | 0.8 | 3.4 | 4.2 | 16.4 | 25 | 93 | 389 | 75.1 | 2.9 | (1.8) | 0.2 | 0.1 | 0.03 | 0.01 | 0.06 | (0) | 1.2 | 3 | 570 | 5 | 19 | 64 | 0.6 |
| | めキャベツ | | | | | | | | | | | | | | | | | | | | | | | | | | | |
| 06283 | 結球葉、生 | 1個 20g | 0.9 | 9.9 | (4.2) | 1.4 | 4.1 | 5.5 | 4.4 | 0 | 50 | 209 | 83.2 | 5.7 | (3.9) | 0.1 | (0.1) | (0.02) | (0.01) | (0.05) | (0) | 1.1 | 5 | 610 | 37 | 25 | 73 | 1.0 |
| 06284 | 結球葉、ゆで | 1個 20g | 0.9 | 9.8 | (4.1) | 1.4 | 3.8 | 5.2 | 4.6 | 0 | 49 | 205 | 83.8 | 5.3 | (3.7) | 0.1 | (0.1) | (0.02) | (0.01) | (0.05) | (0) | 1.0 | 5 | 480 | 36 | 22 | 75 | 1.0 |

| 無機質 | | | | | | ビタミン | | | | | | | | | | | | | | | | 食塩相当量 | 備考 |
|---|---|---|---|---|---|---|---|---|---|---|---|---|---|---|---|---|---|---|---|---|---|---|---|
| 亜鉛 | 銅 | マンガン | ヨウ素 | セレン | クロム | モリブデン | レチノール | A カロテン α | β | β-クリプトキサンチン | βカロテン当量 | レチノール活性当量 | D | E トコフェロール α | β | γ | δ | K | B$_1$ | B$_2$ | ナイアシン | B$_6$ | B$_{12}$ | 葉酸 | パントテン酸 | ビオチン | C | | |
| mg | | | μg | | | | μg | | | | | | | mg | | | | μg | mg | | | | μg | mg | μg | mg | g | | |
| 2.3 | 0.19 | 0.40 | 0 | 0 | Tr | 1 | (0) | - | - | - | 7 | 1 | (0) | 0 | 0 | 0 | 0 | 0 | 0.10 | 0.10 | 0.5 | 0.23 | (0) | 99 | 0.32 | 5.5 | 73 | 0 | 別名：わさびだいこん、せいようわさび |
| | | | | | | | | | | | | | | | | | | | | | | | | | | | | | 別名：まこもたけ |
| 0.2 | 0.02 | 0.25 | - | - | - | - | (0) | 0 | 15 | - | 15 | 1 | (0) | Tr | 0 | Tr | 0 | 2 | 0.04 | 0.03 | 0.5 | 0.08 | (0) | 43 | 0.25 | - | 6 | 0 | 廃棄部位：皮 |
| | | | | | | | | | | | | | | | | | | | | | | | | | | | | | 廃棄部位：葉鞘及び基部<br>硝酸イオン：Tr |
| | | | | | | | | | | | | | | | | | | | | | | | | | | | | | 別名：とうな（薹菜） |
| 0.3 | 0.07 | 0.17 | - | - | - | - | (0) | 0 | 2300 | 10 | 2300 | 190 | (0) | 0.9 | 0 | 0 | 0 | 200 | 0.11 | 0.23 | 1.1 | 0.17 | (0) | 240 | 0.55 | - | 88 | 0 | 硝酸イオン：0.1g |
| 0.5 | 0.08 | 0.29 | - | - | - | - | (0) | 0 | 2800 | 32 | 2800 | 240 | (0) | 1.3 | Tr | 0.1 | 0 | 200 | 0.12 | 0.34 | 1.5 | 0.24 | (0) | 180 | 0.54 | - | 70 | 2.5 | 水洗し、手搾りしたもの<br>硝酸イオン：0.2g |
| | | | | | | | | | | | | | | | | | | | | | | | | | | | | | 別名：きょうな、せんすじきょうな |
| 0.5 | 0.07 | 0.41 | 7 | 2 | 3 | 20 | (0) | 0 | 1300 | 0 | 1300 | 110 | (0) | 1.8 | Tr | 0.1 | 0 | 120 | 0.08 | 0.15 | 0.7 | 0.18 | (0) | 140 | 0.50 | 3.1 | 55 | 0.1 | 廃棄部位：株元<br>硝酸イオン：0.2g |
| 0.2 | 0.05 | 0.31 | - | - | - | - | (0) | 0 | 1700 | 0 | 1700 | 140 | (0) | 1.3 | Tr | 0.1 | 0 | 120 | 0.04 | 0.08 | 0.4 | 0.10 | (0) | 90 | 0.29 | - | 19 | 0.1 | 株元を除いたもの<br>ゆでた後水冷し、手搾りしたもの<br>硝酸イオン：0.3g |
| 0.3 | 0.06 | 0.25 | - | - | - | - | (0) | 0 | 1100 | 0 | 1100 | 92 | (0) | 1.1 | 0 | 0.1 | 0 | 130 | 0.07 | 0.15 | 0.5 | 0.19 | (0) | 130 | 0.39 | - | 47 | 2.3 | 廃棄部位：株元<br>水洗いし、手搾りしたもの<br>硝酸イオン：0.4g |
| 0.1 | 0.07 | 0.14 | 3 | 1 | Tr | 3 | (0) | 11 | 720 | 3 | 730 | 61 | (0) | 0.7 | Tr | Tr | 0 | 63 | 0.03 | 0.09 | 0.4 | 0.04 | (0) | 44 | 0.29 | 1.9 | 8 | 0 | |
| | | | | | | | | | | | | | | | | | | | | | | | | | | | | | 軟白栽培品<br>硝酸イオン：Tr |
| 0.1 | 0.05 | 0.15 | - | - | - | - | (0) | 24 | 770 | 0 | 780 | 65 | (0) | 0.9 | Tr | 0 | 0 | 77 | 0.02 | 0.04 | 0.2 | 0.01 | (0) | 14 | 0.15 | - | 1 | 0 | 軟白栽培品<br>ゆでた後水冷し、手搾りしたもの<br>硝酸イオン：0g |
| 0.2 | 0.07 | 0.42 | - | - | - | - | (0) | 24 | 1700 | 19 | 1700 | 140 | (0) | 1.1 | 0 | 0 | 0 | 120 | 0.05 | 0.13 | 1.0 | 0.06 | (0) | 66 | 0.33 | - | 22 | 0 | 軟白栽培品<br>廃棄部位：根及び株元<br>硝酸イオン：Tr |
| 0.2 | 0.07 | 0.35 | - | - | - | - | (0) | 23 | 2000 | 20 | 2100 | 170 | (0) | 1.4 | 0 | 0 | 0 | 150 | 0.03 | 0.05 | 0.4 | 0.04 | (0) | 43 | 0.27 | - | 12 | 0 | 軟白栽培品<br>根及び株元を除いたもの<br>ゆでた後水冷し、手搾りしたもの、硝酸イオン：0g |
| 0.1 | 0.02 | 0.42 | - | - | - | - | (0) | 48 | 3200 | 41 | 3200 | 270 | (0) | 0.9 | Tr | 0 | 0 | 220 | 0.04 | 0.14 | 0.7 | 0.06 | (0) | 64 | 0.30 | - | 13 | 0 | 別名：あおみつば<br>廃棄部位：株元<br>硝酸イオン：0.3g |
| 0.1 | 0.02 | 0.48 | - | - | - | - | (0) | 54 | 4000 | 47 | 4100 | 340 | (0) | 1.3 | 0 | 0 | 0 | 250 | 0.02 | 0.08 | 0.4 | 0.03 | (0) | 23 | 0.22 | - | 4 | 0 | 別名：あおみつば<br>株元を除いたもの<br>ゆでた後水冷し、手搾りしたもの、硝酸イオン：0.3g |
| 0.2 | 0.03 | 0.22 | - | - | - | - | (0) | 4 | 1800 | 28 | 1800 | 150 | (0) | 0.9 | 0 | 0 | 0 | 160 | 0.04 | 0.07 | 0.7 | 0.11 | (0) | 110 | 0.12 | - | 38 | 0.1 | 別名：きょうな<br>廃棄部位：根<br>硝酸イオン：0.5g |
| 0.4 | 0.05 | 1.17 | 1 | 1 | 0 | 8 | (0) | 8 | 27 | 0 | 31 | 3 | (0) | 0.1 | 0 | 1.2 | 0.1 | 20 | 0.05 | 0.05 | 0.4 | 0.07 | (0) | 25 | 0.20 | 1.1 | 2 | 0 | 別名：花みょうが、みょうがの子<br>廃棄部位：花茎 |
| 0.3 | 0.03 | 1.44 | - | - | - | - | (0) | 0 | 6 | 0 | 6 | 1 | (0) | 0.1 | 0 | 0.3 | 0 | 8 | 0.02 | 0.02 | 0.1 | 0.02 | (0) | 13 | 0.07 | - | 1 | 0 | 硝酸イオン：0.1g |
| 0.4 | 0.15 | 0.05 | - | - | - | - | (0) | 0 | 24 | - | 24 | 2 | (0) | 0.4 | 0 | 0 | 0 | (0) | 0.11 | 0.02 | 0.3 | 0.07 | (0) | 20 | 0.60 | - | 9 | 0 | 廃棄部位：皮 |
| | | | | | | | | | | | | | | | | | | | | | | | | | | | | | 別名：こもちかんらん、姫かんらん、姫キャベツ |
| 0.6 | 0.07 | 0.29 | - | - | - | - | (0) | 0 | 710 | 10 | 710 | 59 | (0) | 0.6 | 0 | 0 | 0 | 150 | 0.19 | 0.23 | 0.9 | 0.27 | (0) | 240 | 0.76 | - | 160 | 0 | 硝酸イオン：Tr |
| 0.5 | 0.07 | 0.25 | - | - | - | - | (0) | 0 | 680 | 10 | 690 | 57 | (0) | 0.5 | 0 | 0 | 0 | 160 | 0.13 | 0.16 | 0.6 | 0.22 | (0) | 220 | 0.65 | - | 110 | 0 | 硝酸イオン：Tr |

## 6 野菜類

| 食品番号 | 食品名 | 常用量 | 糖質量の目安(常用量あたり) | 炭水化物 | 利用可能炭水化物(単糖当量) | 食物繊維 水溶性 | 食物繊維 不溶性 | 食物繊維 総量 | 糖質量の目安(可食部100gあたり) | 廃棄率 | エネルギー | | 水分 | たんぱく質 | アミノ酸組成によるたんぱく質 | 脂質 | トリアシルグリセロール当量 | 脂肪酸 飽和 | 脂肪酸 一価不飽和 | 脂肪酸 多価不飽和 | コレステロール | 灰分 | ナトリウム | カリウム | カルシウム | マグネシウム | リン | 鉄 |
|---|---|---|---|---|---|---|---|---|---|---|---|---|---|---|---|---|---|---|---|---|---|---|---|---|---|---|---|---|
| (単位) | | | (———g———) | | | | | | | % | kcal | kJ | (———————————g———————————) | | | | | | | | mg | g | (———————mg———————) | | | | | |
| | めたで | 1つまみ 5g | 0.1 | 8.8 | - | 0.6 | 5.7 | 6.3 | 2.5 | 0 | 43 | 180 | 87.0 | 3.0 | - | 0.5 | - | - | - | - | (0) | 0.7 | 9 | 140 | 49 | 70 | 110 | 2.3 |
| 06285 | 芽生え、生 | | | | | | | | | | | | | | | | | | | | | | | | | | | |
| | (もやし類) | | | | | | | | | | | | | | | | | | | | | | | | | | | |
| 06286 | アルファルファもやし 生 | 1/2袋 50g | 0.3 | 2.0 | (0.3) | 0.1 | 1.3 | 1.4 | 0.6 | 0 | 12 | 50 | 96.0 | 1.6 | - | 0.1 | (0.1) | (0.01) | (0.01) | (0.06) | (0) | 0.3 | 7 | 43 | 14 | 13 | 37 | 0.5 |
| 06287 | だいずもやし 生 | 1/2袋 50g | 0.0 | 2.3 | 0.6 | 0.2 | 2.1 | 2.3 | 0.0 | 4 | 37 | 155 | 92.0 | 3.7 | 2.8 | 1.5 | 1.2 | 0.20 | 0.20 | 0.78 | Tr | 0.5 | 3 | 160 | 23 | 23 | 51 | 0.5 |
| 06288 | だいずもやし ゆで | 1/2袋 45g | 0.0 | 2.2 | (0.5) | 0.3 | 1.9 | 2.2 | 0.0 | 0 | 34 | 142 | 93.0 | 2.9 | (2.2) | 1.6 | (1.3) | (0.21) | (0.21) | (0.83) | Tr | 0.3 | 1 | 50 | 24 | 19 | 43 | 0.4 |
| 06289 | ブラックマッペもやし 生 | 1/2袋 50g | 0.7 | 2.7 | 1.5 | 0.1 | 1.3 | 1.4 | 1.3 | 1 | 15 | 63 | 95.0 | 2.0 | 1.2 | Tr | - | - | - | - | (0) | 0.3 | 6 | 71 | 15 | 11 | 28 | 0.4 |
| 06290 | ブラックマッペもやし ゆで | 1/2袋 40g | 0.4 | 2.7 | (1.2) | 0.2 | 1.4 | 1.6 | 1.1 | 0 | 13 | 54 | 95.8 | 1.3 | (0.8) | Tr | - | - | - | - | (0) | 0.2 | 2 | 12 | 24 | 9 | 17 | 0.4 |
| 06291 | りょくとうもやし 生 | 1/2袋 50g | 0.7 | 2.6 | 1.3 | 0.1 | 1.2 | 1.3 | 1.3 | 3 | 14 | 59 | 95.4 | 1.7 | 1.1 | 0.1 | (0.1) | (0.03) | (0.01) | (0.04) | (0) | 0.2 | 2 | 69 | 10 | 8 | 25 | 0.2 |
| 06292 | りょくとうもやし ゆで | 1/2袋 40g | 0.3 | 2.3 | (1.1) | 0.2 | 1.3 | 1.5 | 0.8 | 0 | 12 | 50 | 95.9 | 1.6 | (1.1) | 0 | - | - | - | - | (0) | 0.2 | 2 | 24 | 11 | 7 | 24 | 0.3 |
| | モロヘイヤ | | | | | | | | | | | | | | | | | | | | | | | | | | | |
| 06293 | 茎葉、生 | 1/4袋 25g | 0.1 | 6.3 | 0.1 | 1.3 | 4.6 | 5.9 | 0.4 | 0 | 38 | 159 | 86.1 | 4.8 | (3.6) | 0.5 | (0.4) | (0.07) | (0.03) | (0.24) | (0) | 2.1 | 1 | 530 | 260 | 46 | 110 | 1.0 |
| 06294 | 茎葉、ゆで | 1/4袋 40g | 0.2 | 4.0 | (0.1) | 0.8 | 2.7 | 3.5 | 0.5 | 0 | 25 | 105 | 91.3 | 3.0 | (2.2) | 0.4 | (0.3) | (0.06) | (0.03) | (0.19) | (0) | 1.2 | Tr | 160 | 170 | 26 | 53 | 0.6 |
| | やまごぼう | | | | | | | | | | | | | | | | | | | | | | | | | | | |
| 06295 | みそ漬 | 1食分 30g | 2.6 | 15.6 | - | 3.1 | 3.9 | 7.0 | 8.6 | 0 | 72 | 301 | 72.8 | 4.1 | - | 0.1 | - | - | - | - | (0) | 7.4 | 2800 | 200 | 23 | 24 | 49 | 1.3 |
| (02022 ~027) | やまのいも類→いも及びでん粉類・〈いも類〉 | | | | | | | | | | | | | | | | | | | | | | | | | | | |
| | ゆりね | | | | | | | | | | | | | | | | | | | | | | | | | | | |
| 06296 | りん茎、生 | 1個 125g | 28.6 | 28.3 | - | 3.3 | 2.1 | 5.4 | 22.9 | 10 | 125 | 523 | 66.5 | 3.8 | - | 0.1 | - | - | - | - | (0) | 1.3 | 1 | 740 | 10 | 25 | 71 | 1.0 |
| 06297 | りん茎、ゆで | 1個 120g | 27.2 | 28.7 | - | 3.2 | 2.8 | 6.0 | 22.7 | 0 | 126 | 527 | 66.5 | 3.4 | - | 0.1 | - | - | - | - | (0) | 1.3 | 1 | 690 | 10 | 24 | 65 | 0.9 |
| | ようさい | | | | | | | | | | | | | | | | | | | | | | | | | | | |
| 06298 | 茎葉、生 | - | - | 3.1 | (0.9) | 0.4 | 2.7 | 3.1 | 0.0 | 0 | 17 | 71 | 93.0 | 2.2 | - | 0.1 | - | - | - | - | (0) | 1.4 | 26 | 380 | 74 | 28 | 44 | 1.5 |
| 06299 | 茎葉、ゆで | - | - | 4.1 | (1.0) | 0.4 | 3.0 | 3.4 | 0.7 | 0 | 21 | 88 | 92.4 | 2.2 | - | 0.1 | - | - | - | - | (0) | 1.0 | 16 | 270 | 90 | 20 | 40 | 1.0 |
| | よめな | | | | | | | | | | | | | | | | | | | | | | | | | | | |
| 06300 | 葉、生 | - | - | 10.0 | - | 1.3 | 6.5 | 7.8 | 2.2 | 0 | 46 | 192 | 84.6 | 3.4 | (2.7) | 0.2 | - | - | - | - | (0) | 1.8 | 2 | 800 | 110 | 42 | 89 | 3.7 |
| | よもぎ | | | | | | | | | | | | | | | | | | | | | | | | | | | |
| 06301 | 葉、生 | - | - | 8.7 | - | 0.9 | 6.9 | 7.8 | 0.9 | 0 | 46 | 192 | 83.6 | 5.2 | (4.2) | 0.3 | - | - | - | - | (0) | 2.2 | 10 | 890 | 180 | 29 | 100 | 4.3 |
| 06302 | 葉、ゆで | - | - | 8.2 | - | 0.9 | 6.9 | 7.8 | 0.4 | 0 | 42 | 176 | 85.9 | 4.8 | (3.9) | 0.1 | - | - | - | - | (0) | 1.0 | 3 | 250 | 140 | 24 | 88 | 3.0 |

| 無機質 | | | | | | | ビタミン | | | | | | | | | | | | | | | | | 食塩相当量 | 備考 |
|---|---|---|---|---|---|---|---|---|---|---|---|---|---|---|---|---|---|---|---|---|---|---|---|---|---|
| 亜鉛 | 銅 | マンガン | ヨウ素 | セレン | クロム | モリブデン | レチノール | A カロテン α | β | β-クリプトキサンチン | β-カロテン当量 | レチノール活性当量 | D | E トコフェロール α | β | γ | δ | K | B₁ | B₂ | ナイアシン | B₆ | B₁₂ | 葉酸 | パントテン酸 | ビオチン | C | | |
| mg | | | μg | | | | μg | | | | | | | mg | | | | μg | mg | | | | μg | μg | mg | μg | mg | g | |
| 0.9 | 0.09 | 7.66 | - | - | - | - | (0) | 0 | 4900 | 0 | 4900 | 410 | (0) | 4.8 | 0.1 | Tr | 0 | 360 | 0.15 | 0.21 | 1.1 | 0.27 | (0) | 77 | 0.29 | - | 67 | 0 | |
| | | | | | | | | | | | | | | | | | | | | | | | | | | | | | 紅たで<br>硝酸イオン：0g |
| 0.4 | 0.09 | 0.10 | 1 | 1 | 0 | 16 | (0) | 0 | 56 | 0 | 56 | 5 | (0) | 1.9 | 0 | Tr | 0 | 47 | 0.07 | 0.09 | 0.2 | 0.10 | (0) | 56 | 0.46 | 4.4 | 5 | 0 | 別名：糸もやし<br>硝酸イオン：Tr |
| 0.4 | 0.12 | 0.30 | - | - | - | - | (0) | (0) | Tr | (0) | (Tr) | (0) | (0) | 0.5 | 0.1 | 1.6 | 0.8 | 57 | 0.09 | 0.07 | 0.4 | 0.08 | (0) | 85 | 0.36 | - | 5 | 0 | 廃棄部位：種皮及び損傷部<br>硝酸イオン：0g |
| 0.3 | 0.08 | 0.35 | - | - | - | - | (0) | (0) | Tr | (0) | (Tr) | (0) | (0) | 0.6 | 0.1 | 1.9 | 0.9 | 49 | 0.04 | 0.04 | 0.1 | 0.04 | (0) | 39 | 0.19 | - | 1 | 0 | 種皮及び損傷部を除いたもの<br>ゆでた後水冷し、水切りしたもの<br>硝酸イオン：(0g) |
| 0.4 | 0.07 | 0.08 | - | - | - | - | (0) | (0) | Tr | (0) | (Tr) | (0) | (0) | 0.1 | 0 | 0.4 | Tr | 5 | 0.04 | 0.06 | 0.4 | 0.06 | (0) | 42 | 0.34 | - | 11 | 0 | 廃棄部位：種皮及び損傷部<br>硝酸イオン：0g、有機酸：Tr |
| 0.3 | 0.05 | 0.09 | - | - | - | - | (0) | (0) | Tr | (0) | (Tr) | (0) | (0) | 0.1 | 0 | 0.5 | Tr | 6 | 0.02 | 0.02 | 0.1 | 0.03 | (0) | 36 | 0.20 | - | 2 | 0 | 種皮及び損傷部を除いたもの<br>ゆでた後水冷し、水切りしたもの<br>硝酸イオン：(0)g |
| 0.3 | 0.08 | 0.06 | 2 | 0 | 0 | 55 | (0) | (0) | 3 | 5 | 6 | Tr | (0) | 0.1 | 0 | Tr | 0.1 | 3 | 0.04 | 0.05 | 0.3 | 0.05 | (0) | 41 | 0.23 | 1.7 | 8 | 0 | 廃棄部位：種皮及び損傷部<br>硝酸イオン：(0)g、有機酸：Tr |
| 0.2 | 0.06 | 0.06 | - | - | - | - | (0) | (0) | 5 | (0) | 5 | (0) | (0) | 0.1 | 0 | Tr | 0.1 | 3 | 0.03 | 0.04 | 0.2 | 0.02 | (0) | 33 | 0.14 | - | 2 | 0 | 種皮及び損傷部を除いたもの<br>ゆでた後水冷し、水切りしたもの<br>硝酸イオン：(0)g |
| 0.6 | 0.33 | 1.32 | 4 | 1 | 2 | 15 | (0) | 0 | 10000 | 76 | 10000 | 840 | (0) | 6.5 | Tr | 0.5 | 0 | 640 | 0.18 | 0.42 | 1.1 | 0.35 | (0) | 250 | 1.83 | 13.6 | 65 | 0 | 廃棄率：木質茎つきの場合25%<br>硝酸イオン：0.2g |
| 0.4 | 0.20 | 1.02 | - | - | - | - | (0) | 0 | 6600 | 39 | 6600 | 550 | (0) | 3.4 | 0 | 0.3 | 0 | 450 | 0.06 | 0.13 | 0.4 | 0.08 | (0) | 67 | 0.70 | - | 11 | 0 | ゆでた後水冷し、手搾りしたもの<br>硝酸イオン：0.1g |
| | | | | | | | | | | | | | | | | | | | | | | | | | | | | | 別名：ごぼうあざみ |
| 0.3 | 0.13 | 0.28 | - | - | - | - | (0) | - | - | - | 0 | (0) | (0) | 0.6 | 0.1 | Tr | Tr | 1 | 0.02 | 0.10 | 0.4 | 0.03 | (0) | 14 | 0.02 | - | 0 | 7.1 | 水洗いし、水切りしたもの<br>ビタミンC：酸化防止用として添加品あり |
| 0.7 | 0.16 | 0.96 | 1 | 1 | 2 | 1 | (0) | (0) | (0) | (0) | (0) | (0) | (0) | 0.5 | 0 | 0 | 0 | 0 | 0.08 | 0.07 | 0.7 | 0.12 | (0) | 77 | 0 | 1.6 | 9 | 0 | 廃棄部位：根、根盤部及び損傷部<br>硝酸イオン：0g |
| 0.7 | 0.14 | 0.75 | - | - | - | - | (0) | (0) | (0) | (0) | (0) | (0) | (0) | 0.5 | 0 | 0 | 0 | Tr | 0.07 | 0.07 | 0.6 | 0.12 | (0) | 92 | 0 | - | 8 | 0 | 根、根盤部及び損傷部を除いたもの<br>硝酸イオン：0g |
| | | | | | | | | | | | | | | | | | | | | | | | | | | | | | 別名：あさがおな、えんさい、くうしんさい |
| 0.5 | 0.20 | 1.07 | - | - | - | - | (0) | 78 | 4300 | 0 | 4300 | 360 | (0) | 2.2 | 0 | 0.3 | 0 | 250 | 0.10 | 0.20 | 1.0 | 0.11 | (0) | 120 | 0.40 | - | 19 | 0.1 | 硝酸イオン：0.2g |
| 0.3 | 0.15 | 0.77 | - | - | - | - | (0) | 74 | 3800 | 0 | 3800 | 320 | (0) | 0.6 | 0 | 0.1 | 0 | 260 | 0.06 | 0.10 | 0.6 | 0.05 | (0) | 55 | 0.30 | - | 6 | 0 | ゆでた後水冷し、手搾りしたもの<br>硝酸イオン：0.2g |
| | | | | | | | | | | | | | | | | | | | | | | | | | | | | | 別名：おはぎ、うはぎ、はぎな |
| 0.7 | 0.24 | 0.78 | - | - | - | - | (0) | 0 | 6700 | 0 | 6700 | 560 | (0) | 4.1 | Tr | 0.1 | 0 | 440 | 0.23 | 0.32 | 3.2 | 0.10 | (0) | 170 | 0.50 | - | 42 | 0 | 若葉<br>硝酸イオン：Tr |
| | | | | | | | | | | | | | | | | | | | | | | | | | | | | | 別名：もちぐさ、よもぎな |
| 0.6 | 0.29 | 0.84 | - | - | - | - | (0) | 0 | 5300 | 0 | 5300 | 440 | (0) | 3.2 | 0.1 | 0.8 | 0 | 340 | 0.19 | 0.34 | 2.4 | 0.08 | (0) | 190 | 0.55 | - | 35 | 0 | 硝酸イオン：Tr |
| 0.4 | 0.28 | 0.75 | - | - | - | - | (0) | 0 | 6000 | 0 | 6000 | 500 | (0) | 3.4 | 0.1 | 0.8 | 0 | 380 | 0.08 | 0.09 | 0.5 | 0.04 | (0) | 51 | 0.13 | - | 2 | 0 | ゆでた後水冷し、手搾りしたもの<br>硝酸イオン：Tr |

6 野菜類

## 6 野菜類

| 食品番号 | 食品名 | 常用量 | 糖質量の目安（常用量あたり） | 炭水化物 | 利用可能炭水化物（単糖当量） | 食物繊維 水溶性 | 食物繊維 不溶性 | 食物繊維 総量 | 糖質量の目安（可食部100gあたり） | 廃棄率 | エネルギー kcal | エネルギー kJ | 水分 | たんぱく質 | アミノ酸組成によるたんぱく質 | 脂質 | トリアシルグリセロール当量 | 脂肪酸 飽和 | 脂肪酸 一価不飽和 | 脂肪酸 多価不飽和 | コレステロール mg | 灰分 g | ナトリウム | カリウム | カルシウム | マグネシウム | リン | 鉄 |
|---|---|---|---|---|---|---|---|---|---|---|---|---|---|---|---|---|---|---|---|---|---|---|---|---|---|---|---|---|
| | | | (単位) | (← g →) | | | | | | % | kcal | kJ | (← g →) | | | | | | | | mg | g | (← mg →) | | | | | |
| | **らっかせい** | | | | | | | | | | | | | | | | | | | | | | | | | | | |
| 06303 | 未熟豆、生 | 1さや 3g | 0.3 | 12.4 | - | 0.1 | 3.9 | 4.0 | 8.4 | 35 | 295 | 1234 | 50.1 | 12.0 | (11.2) | 24.2 | (23.9) | (4.24) | (11.60) | (7.00) | (0) | 1.3 | 1 | 450 | 15 | 100 | 200 | 0.9 |
| 06304 | 未熟豆、ゆで | 1さや 2g | 0.2 | 12.3 | - | 0.2 | 4.0 | 4.2 | 8.1 | 40 | 288 | 1205 | 51.3 | 11.9 | (11.1) | 23.5 | (23.2) | (4.12) | (11.26) | (6.80) | (0) | 1.0 | 2 | 290 | 24 | 86 | 170 | 0.9 |
| (05034, 35,44, 45) | 乾・いり→種実類、らっかせい | | | | | | | | | | | | | | | | | | | | | | | | | | | |
| | **（らっきょう類）** | | | | | | | | | | | | | | | | | | | | | | | | | | | |
| 06305 | らっきょう りん茎、生 | 1個 10g | 0.9 | 29.3 | - | 18.6 | 2.1 | 20.7 | 8.6 | 15 | 118 | 494 | 68.3 | 1.4 | | 0.9 | 0.2 | (0.1) | (0.03) | (0.03) | (0.08) | (0) | 0.8 | 2 | 230 | 14 | 14 | 35 | 0.5 |
| 06306 | らっきょう 甘酢漬 | 1食分 30g | 7.7 | 29.0 | - | 1.7 | 1.6 | 3.3 | 25.7 | 0 | 115 | 481 | 67.8 | 0.7 | | 0.2 | (0.4) | (0.1) | (0.03) | (0.03) | (0.08) | (0) | 2.3 | 860 | 38 | 15 | 4 | 21 | 1.1 |
| 06307 | エシャレット りん茎、生 | 1/2束 20g | 1.3 | 17.8 | - | 9.1 | 2.3 | 11.4 | 6.4 | 40 | 76 | 318 | 79.1 | 2.3 | | (1.4) | | (0.1) | (0.03) | (0.03) | (0.08) | (0) | 0.8 | 2 | 290 | 20 | 14 | 47 | 0.8 |
| | **リーキ** | | | | | | | | | | | | | | | | | | | | | | | | | | | |
| 06308 | りん茎葉、生 | 1/2本 135g | 5.9 | 6.9 | (2.5) | 0.4 | 2.1 | 2.5 | 4.4 | 35 | 29 | 121 | 90.8 | 1.6 | (1.2) | 0.1 | (0.1) | (0.01) | (Tr) | (0.06) | (0) | 0.6 | 2 | 230 | 31 | 11 | 27 | 0.7 |
| 06309 | りん茎葉、ゆで | 1/2本 130g | 5.5 | 6.8 | (2.5) | 0.7 | 1.9 | 2.6 | 4.2 | 0 | 28 | 117 | 91.3 | 1.3 | (1.0) | 0.1 | (0.1) | (0.01) | (Tr) | (0.06) | (0) | 0.5 | 2 | 180 | 26 | 9 | 26 | 0.6 |
| | **ルッコラ** | | | | | | | | | | | | | | | | | | | | | | | | | | | |
| 06319 | 葉、生 | 1束 35g | 0.2 | 3.1 | (Tr) | 0.3 | 2.3 | 2.6 | 0.5 | 2 | 19 | 79 | 92.7 | 1.9 | - | 0.4 | 0.1 | 0.05 | 0.01 | 0.07 | (0) | 1.5 | 14 | 480 | 170 | 46 | 40 | 1.6 |
| | **ルバーブ** | | | | | | | | | | | | | | | | | | | | | | | | | | | |
| 06310 | 葉柄、生 | - | - | 6.0 | (1.9) | 0.5 | 2.0 | 2.5 | 3.5 | 10 | 24 | 100 | 92.1 | 0.7 | - | 0.1 | | (0.03) | (0.02) | (0.05) | | 0.9 | 1 | 400 | 74 | 19 | 37 | 0.2 |
| 06311 | 葉柄、ゆで | - | - | 4.6 | (1.4) | 0.7 | 2.2 | 2.9 | 1.7 | 0 | 18 | 75 | 94.1 | 0.5 | - | 0.1 | | (0.03) | (0.02) | (0.05) | | 0.6 | 1 | 200 | 64 | 14 | 20 | 0.2 |
| | **（レタス類）** | | | | | | | | | | | | | | | | | | | | | | | | | | | |
| 06312 | レタス 土耕栽培、結球葉、生 | 1/4玉 65g | 1.1 | 2.8 | 1.7 | 0.1 | 1.0 | 1.1 | 1.7 | 2 | 12 | 50 | 95.9 | 0.6 | | 0.1 | Tr | 0.01 | Tr | 0.03 | (0) | 0.5 | 2 | 200 | 19 | 8 | 22 | 0.3 |
| 06361 | レタス 水耕栽培、結球葉、生 | 1/4玉 65g | 1.2 | 2.9 | (2.0) | 0.2 | 0.9 | 1.1 | 1.8 | 2 | 14 | 58 | 95.3 | 0.8 | | (0.6) | 0.2 | (0.02) | (Tr) | (0.05) | (0) | 0.6 | 2 | 260 | 34 | 10 | 30 | 0.3 |
| 06313 | サラダな 葉、生 | 1/4玉 20g | 0.2 | 2.7 | 0.7 | 0.2 | 1.6 | 1.8 | 0.9 | 10 | 14 | 57 | 94.9 | 1.0 | | 0.2 | 0.1 | | Tr | 0.06 | | 1.0 | 6 | 410 | 56 | 14 | 49 | 2.4 |
| 06314 | リーフレタス 葉、生 | 1/4玉 60g | 0.8 | 3.3 | (0.9) | 0.5 | 1.4 | 1.9 | 1.4 | 6 | 16 | 67 | 94.0 | 1.4 | (1.0) | 0.1 | (0.1) | (0.01) | (Tr) | (0.05) | (0) | 1.0 | 6 | 490 | 58 | 15 | 41 | 1.0 |
| 06315 | サニーレタス 葉、生 | 1/4玉 40g | 0.5 | 3.2 | (0.6) | 0.6 | 1.4 | 2.0 | 1.2 | 6 | 16 | 67 | 94.1 | 1.2 | (0.7) | 0.2 | (0.1) | (0.02) | (Tr) | (0.07) | (0) | 1.1 | 4 | 410 | 66 | 15 | 31 | 1.8 |
| 06362 | サンチュ 葉、生 | - | - | 2.5 | | 0.4 | 1.5 | 2.0 | 1.5 | 0 | 15 | 65 | 94.5 | 1.2 | (1.0) | 0.4 | (0.2) | (0.03) | (0.01) | (0.13) | (0) | 1.0 | 3 | 470 | 62 | 19 | 39 | 0.5 |
| 06316 | コスレタス 葉、生 | 1/4玉 90g | 1.4 | 3.4 | (1.2) | 0.4 | 1.5 | 1.9 | 1.5 | 9 | 17 | 71 | 94.5 | 1.2 | (0.8) | 0.2 | (0.1) | | Tr | 0.03 | (0) | 0.6 | 16 | 250 | 29 | 12 | 39 | 0.5 |
| | **れんこん** | | | | | | | | | | | | | | | | | | | | | | | | | | | |
| 06317 | 根茎、生 | 1/2個 80g | 10.8 | 15.5 | 14.2 | 0.2 | 1.8 | 2.0 | 13.5 | 20 | 66 | 276 | 81.5 | 1.9 | (1.3) | 0.1 | Tr | 0.01 | 0.01 | 0 | | 1.0 | 24 | 440 | 20 | 16 | 74 | 0.5 |
| 06318 | 根茎、ゆで | 1/2個 75g | 10.4 | 16.1 | (13.9) | 0.2 | 2.1 | 2.3 | 13.8 | 0 | 66 | 276 | 81.9 | 1.3 | (0.9) | 0.1 | (Tr) | (0.01) | (0.01) | (0.02) | (0) | 0.6 | 15 | 240 | 20 | 13 | 78 | 0.4 |

| 無機質 | | | | | | ビタミン | | | | | | | | | | | | | | | | 食塩相当量 | 備考 |
|---|---|---|---|---|---|---|---|---|---|---|---|---|---|---|---|---|---|---|---|---|---|---|---|---|
| 亜鉛 | 銅 | マンガン | ヨウ素 | セレン | クロム | モリブデン | レチノール | カロテン | | βクリプトキサンチン | βカロテン当量 | レチノール活性当量 | D | トコフェロール | | | | K | B₁ | B₂ | ナイアシン | B₆ | B₁₂ | 葉酸 | パントテン酸 | ビオチン | C | | |
| | | | | | | | | α | β | | | | | α | β | γ | δ | | | | | | | | | | | | |
| (←mg→) | | | (←μg→) | | | | (←μg→) | | | | | | | (←mg→) | | | | μg | (←mg→) | | | (←μg→) | | μg | mg | μg | mg | g | |
| | | | | | | | | | | | | | | | | | | | | | | | | | | | | | 別名：なんきんまめ、ピーナッツ |
| 1.2 | 0.50 | 0.75 | 0 | 1 | 0 | 58 | (0) | 0 | 5 | 0 | 5 | Tr | (0) | 7.2 | 0.3 | 2.9 | 0.1 | 0 | 0.54 | 0.09 | 10.0 | 0.21 | (0) | 150 | 1.40 | 43.5 | 20 | 0 | 廃棄部位：さや<br>硝酸イオン：0g |
| 1.1 | 0.36 | 0.50 | - | - | - | - | (0) | 0 | 1 | 0 | 1 | Tr | (0) | 6.8 | 0.2 | 2.7 | 0.1 | 0 | 0.30 | 0.13 | 8.2 | 0.19 | (0) | 150 | 0.91 | - | 19 | 0 | 廃棄部位：さや<br>硝酸イオン：Tr |
| | | | | | | | | | | | | | | | | | | | | | | | | | | | | | |
| 0.5 | 0.06 | 0.45 | 1 | 1 | 0 | 14 | (0) | (0) | 0 | (0) | (0) | (0) | (0) | 0.8 | Tr | 0 | 0 | 1 | 0.07 | 0.05 | 2.1 | 0.12 | (0) | 29 | 0.56 | 0.9 | 23 | 0 | 別名：おおにら、さとにら<br>廃棄部位：根、膜状りん片及び両端 |
| 0.2 | 0.07 | - | - | - | - | - | (0) | 0 | 0 | (0) | (0) | (0) | (0) | 0.2 | Tr | 0 | 0 | 2 | 0.01 | 0.01 | 0.2 | 0.02 | (0) | 0 | 0 | - | 0 | 2.2 | 別名：おおにら、さとにら<br>液汁を除いたもの |
| 0.5 | 0.06 | 0.37 | - | - | - | - | (0) | 0 | 18 | 0 | 18 | 2 | (0) | 0.4 | Tr | 0 | 0 | 6 | 0.03 | 0.05 | 0.8 | 0.11 | (0) | 55 | 0.33 | - | 21 | 0 | 土寄せ軟白若採りのらっきょう<br>別名：エシャ、エシャらっきょう<br>廃棄部位：株元及び緑葉部、硝酸イオン：Tr |
| | | | | | | | | | | | | | | | | | | | | | | | | | | | | | 別名：西洋ねぎ、ポロねぎ |
| 0.3 | 0.03 | 0.25 | - | - | - | - | (0) | 0 | 45 | 0 | 45 | 4 | (0) | 0.3 | 0 | 0.1 | 0 | 9 | 0.06 | 0.08 | 0.4 | 0.24 | (0) | 76 | 0.17 | - | 11 | 0 | 廃棄部位：株元及び緑葉部<br>硝酸イオン：Tr |
| 0.3 | 0.04 | 0.20 | - | - | - | - | (0) | 0 | 37 | 0 | 37 | 3 | (0) | 0.3 | 0 | 0.1 | 0 | 8 | 0.05 | 0.07 | 0.3 | 0.20 | (0) | 68 | 0.14 | - | 9 | 0 | 株元及び緑葉部を除いたもの<br>硝酸イオン：Tr |
| | | | | | | | | | | | | | | | | | | | | | | | | | | | | | 別名：ロケットサラダ、エルカ、ルコラ |
| 0.8 | 0.07 | 0.69 | - | - | - | - | (0) | 0 | 3600 | 0 | 3600 | 300 | (0) | 1.4 | Tr | Tr | 0 | 210 | 0.06 | 0.17 | 0.5 | 0.11 | (0) | 170 | 0.55 | - | 66 | 0 | 廃棄部位：株元<br>硝酸イオン：0.4g |
| | | | | | | | | | | | | | | | | | | | | | | | | | | | | | 別名：しょくようだいおう |
| 0.1 | 0.02 | 0.05 | - | - | - | - | (0) | 0 | 40 | 0 | 40 | 3 | (0) | 0.2 | 0 | 0 | 0 | 7 | 0.04 | 0.05 | 0.2 | 0.02 | (0) | 31 | 0.10 | - | 5 | 0 | 廃棄部位：表皮及び両端<br>硝酸イオン：0.2g |
| 0.1 | 0.02 | 0.05 | - | - | - | - | (0) | 0 | 42 | 0 | 42 | 4 | (0) | 0.2 | 0 | 0 | 0 | 9 | 0.01 | 0.03 | 0.1 | 0.01 | (0) | 22 | 0.10 | - | 4 | 0 | 表皮及び両端を除いたもの<br>硝酸イオン：0.1g |
| 0.2 | 0.04 | 0.13 | 1 | 0 | 0 | Tr | (0) | 0 | 240 | 0 | 240 | 20 | (0) | 0.3 | 0 | 0.2 | 0 | 29 | 0.05 | 0.03 | 0.2 | 0.05 | (0) | 73 | 0.20 | 1.2 | 5 | 0 | 別名：たまちしゃ<br>廃棄部位：株元<br>硝酸イオン：0.1g |
| 0.1 | 0.01 | 0.38 | - | - | - | - | (0) | 2 | 710 | 2 | 710 | 59 | (0) | 0.3 | 0 | 0.3 | 0 | 58 | 0.03 | 0.03 | 0.3 | 0.05 | (0) | 44 | 0.06 | - | 5 | 0 | 別名：たまちしゃ<br>廃棄部位：株元<br>硝酸イオン：0.2g |
| 0.2 | 0.04 | - | - | - | - | - | (0) | 0 | 2200 | 0 | 2200 | 180 | (0) | 1.4 | 0 | 1.1 | 0 | 110 | 0.06 | 0.13 | 0.3 | 0.06 | (0) | 71 | 0.25 | - | 14 | 0 | 廃棄部位：株元<br>硝酸イオン：0.2g |
| 0.5 | 0.06 | 0.34 | 7 | Tr | 3 | 5 | (0) | 0 | 2300 | 10 | 2300 | 200 | (0) | 1.3 | 0.1 | 0.9 | Tr | 160 | 0.10 | 0.10 | 0.4 | 0.10 | (0) | 110 | 0.24 | 2.9 | 21 | 0 | 別名：ちりめんちしゃ、あおちりめんちしゃ<br>廃棄部位：株元<br>硝酸イオン：0.2g |
| 0.4 | 0.05 | 0.43 | - | - | - | - | (0) | 0 | 2000 | 0 | 2000 | 170 | (0) | 1.2 | Tr | 0.8 | 0 | 160 | 0.10 | 0.10 | 0.3 | 0.08 | (0) | 120 | 0.14 | - | 17 | 0 | 別名：あかちりめんちしゃ<br>廃棄部位：株元<br>硝酸イオン：0.2g |
| 0.2 | 0.01 | 0.69 | - | - | - | - | (0) | 6 | 3800 | 7 | 3800 | 320 | (0) | 0.7 | 0 | 0.8 | 0 | 220 | 0.06 | 0.10 | 0.4 | 0.08 | (0) | 91 | 0.08 | - | 13 | 0 | 別名：かきちしゃ<br>株元を除いたもの<br>（株元つきの場合、廃棄率：9%）、硝酸イオン：0.4g |
| 0.3 | 0.03 | 0.23 | - | - | - | - | (0) | 0 | 510 | 0 | 510 | 43 | (0) | 0.7 | 0 | 0.5 | 0 | 54 | 0.06 | 0.06 | 0.3 | 0.05 | (0) | 120 | 0.23 | - | 8 | 0 | 別名：ロメインレタス、たちちしゃ、たちレタス<br>廃棄部位：株元<br>硝酸イオン：0.1g |
| 0.3 | 0.09 | 0.78 | 9 | 1 | 0 | 1 | (0) | 0 | 3 | 0 | 3 | Tr | (0) | 0.6 | Tr | 0 | 0 | 2 | 0.10 | 0.01 | 0.4 | 0.09 | (0) | 14 | 0.89 | 2.9 | 48 | 0.1 | 廃棄部位：節部及び皮<br>硝酸イオン：0g |
| 0.3 | 0.05 | 0.80 | - | - | - | - | (0) | 0 | 3 | 0 | 3 | Tr | (0) | 0.6 | Tr | 0 | 0 | 2 | 0.09 | 0.02 | 0.7 | 0.07 | (0) | 8 | 0.49 | - | 18 | 0 | 節部及び皮を除いたもの<br>硝酸イオン：0g |

6 野菜類

# 6 野菜類

| 食品番号 | 食品名 | 常用量 | 糖質量の目安(常用量あたり) | 炭水化物 | 利用可能炭水化物(単糖当量) | 食物繊維 水溶性 | 食物繊維 不溶性 | 食物繊維 総量 | 糖質量の目安(可食部100gあたり) | 廃棄率 % | エネルギー kcal | エネルギー kJ | 水分 | たんぱく質 | アミノ酸組成によるたんぱく質 | 脂質 | トリアシルグリセロール当量 | 脂肪酸 飽和 | 脂肪酸 一価不飽和 | 脂肪酸 多価不飽和 | コレステロール mg | 灰分 g | 無機質 ナトリウム | 無機質 カリウム | 無機質 カルシウム | 無機質 マグネシウム | 無機質 リン | 無機質 鉄 |
|---|---|---|---|---|---|---|---|---|---|---|---|---|---|---|---|---|---|---|---|---|---|---|---|---|---|---|---|---|
| (06319) | ロケットサラダ→ルッコラ | | | | | | | | | | | | | | | | | | | | | | | | | | | |
| | **わけぎ** | | | | | | | | | | | | | | | | | | | | | | | | | | | |
| 06320 | 葉、生 | 1/2束 30g | 1.4 | 7.4 | - | 0.3 | 2.5 | 2.8 | 4.6 | 4 | 30 | 126 | 90.3 | 1.6 | (1.1) | 0 | - | - | - | - | (0) | 0.7 | 1 | 230 | 59 | 23 | 25 | 0.4 |
| 06321 | 葉、ゆで | 1/2束 25g | 1.0 | 6.9 | - | 1.2 | 1.9 | 3.1 | 3.8 | 0 | 29 | 121 | 90.4 | 1.9 | (1.3) | 0 | - | - | - | - | (0) | 0.8 | 1 | 190 | 51 | 23 | 25 | 0.4 |
| | **わさび** | | | | | | | | | | | | | | | | | | | | | | | | | | | |
| 06322 | 根茎、生 | 1/4本 15g | 2.1 | 18.4 | - | 0.8 | 3.6 | 4.4 | 14.0 | 30 | 88 | 368 | 74.2 | 5.6 | - | 0.2 | - | - | - | - | (0) | 1.5 | 24 | 500 | 100 | 46 | 79 | 0.8 |
| 06323 | わさび漬 | 大さじ1 17g | 4.3 | 28.0 | - | 1.0 | 1.7 | 2.7 | 25.3 | 0 | 145 | 607 | 61.4 | 7.1 | - | 0.5 | - | - | - | - | (0) | 3.0 | 1000 | 140 | 40 | 16 | 72 | 0.9 |
| (06270) | わさびだいこん→ホースラディシュ | | | | | | | | | | | | | | | | | | | | | | | | | | | |
| | **わらび** | | | | | | | | | | | | | | | | | | | | | | | | | | | |
| 06324 | 生わらび、生 | 1/2束 45g | 0.2 | 4.0 | - | 0.8 | 2.8 | 3.6 | 0.4 | 6 | 21 | 88 | 92.7 | 2.4 | 1.7 | 0.1 | - | - | - | - | (0) | 0.8 | Tr | 370 | 12 | 25 | 47 | 0.7 |
| 06325 | 生わらび、ゆで | 1/2束 50g | 0.0 | 3.0 | - | 0.5 | 2.5 | 3.0 | 0.0 | 0 | 15 | 63 | 95.2 | 1.5 | (1.1) | 0.1 | - | - | - | - | (0) | 0.2 | Tr | 10 | 11 | 10 | 24 | 0.6 |
| 06326 | 干しわらび、乾 | - | - | 61.4 | - | 10.0 | 48.0 | 58.0 | 3.4 | 0 | 274 | 1146 | 10.4 | 20.0 | (14.5) | 0.7 | - | - | - | - | (0) | 7.5 | 6 | 3200 | 200 | 330 | 480 | 11.0 |

| 無機質 | | | | | | | ビタミン | | | | | | | | | | | | | | | | | 食塩相当量 | 備考 |
|---|---|---|---|---|---|---|---|---|---|---|---|---|---|---|---|---|---|---|---|---|---|---|---|---|---|
| 亜鉛 | 銅 | マンガン | ヨウ素 | セレン | クロム | モリブデン | A レチノール | A カロテン α | A カロテン β | A β-クリプトキサンチン | A β-カロテン当量 | A レチノール活性当量 | D | E トコフェロール α | E トコフェロール β | E トコフェロール γ | E トコフェロール δ | K | B₁ | B₂ | ナイアシン | B₆ | B₁₂ | 葉酸 | パントテン酸 | ビオチン | C | |  |
| (mg) | | | (μg) | | | | (μg) | | | | | | | (mg) | | | | μg | (mg) | | | (mg) | (μg) | μg | mg | μg | mg | g | |
| 0.2 | 0.04 | 0.23 | - | - | - | - | (0) | 0 | 2700 | 68 | 2700 | 220 | (0) | 1.4 | Tr | 0.5 | 0 | 170 | 0.06 | 0.10 | 0.3 | 0.18 | (0) | 120 | 0.21 | - | 37 | 0 | 廃棄部位：株元<br>硝酸イオン：Tr |
| 0.2 | 0.04 | 0.28 | - | - | - | - | (0) | 0 | 1800 | 26 | 1800 | 150 | (0) | 1.5 | 0 | 0.4 | 0 | 120 | 0.05 | 0.08 | 0.3 | 0.13 | (0) | 110 | 0.20 | - | 21 | 0 | 株元を除いたもの<br>硝酸イオン：Tr |
| 0.7 | 0.03 | 0.14 | 1 | 9 | 1 | 2 | (0) | (0) | 7 | (0) | 7 | 1 | (0) | 1.4 | 0 | 0 | 0 | 49 | 0.06 | 0.15 | 0.6 | 0.32 | (0) | 50 | 0.20 | 3.5 | 75 | 0.1 | 廃棄部位：側根基部及び葉柄<br>硝酸イオン：0.1g |
| 1.1 | 0.15 | 0.38 | - | - | - | - | (0) | 0 | 16 | 7 | 20 | 2 | (0) | 0.1 | 0 | 0 | 0 | 9 | 0.08 | 0.17 | 0.6 | 0.38 | (0) | 45 | 0.25 | - | 1 | 2.5 | 硝酸イオン：Tr |
| 0.6 | 0.13 | 0.14 | - | - | - | - | (0) | 6 | 210 | 4 | 220 | 18 | (0) | 1.6 | 0.1 | 0.1 | 0 | 17 | 0.02 | 1.09 | 0.8 | 0.05 | (0) | 130 | 0.45 | - | 11 | 0 | 廃棄部位：基部 |
| 0.5 | 0.06 | 0.08 | - | - | - | - | (0) | 5 | 160 | 3 | 160 | 13 | (0) | 1.3 | 0.1 | 0.1 | 0 | 15 | Tr | 0.05 | 0.4 | 0 | (0) | 33 | 0 | - | 0 | 0 | 基部を除いたもの<br>ゆでた後水冷し、水切りしたもの<br>硝酸イオン：0g |
| 6.2 | 1.20 | 1.63 | - | - | - | - | (0) | 55 | 1300 | 31 | 1300 | 110 | (0) | 4.6 | 0.2 | 1.7 | 0 | 180 | 0.12 | 0.46 | 5.1 | 0.06 | (0) | 140 | 2.70 | - | 0 | 0 | 硝酸イオン：Tr |

6 野菜類

## 7 果実類

| 食品番号 | 食品名 | 常用量 | 糖質量の目安(常用量あたり) | 炭水化物 | 利用可能炭水化物(単糖当量) | 食物繊維 水溶性 | 食物繊維 不溶性 | 食物繊維 総量 | 糖質量の目安(可食部100gあたり) | 廃棄率 % | エネルギー kcal | エネルギー kJ | 水分 | たんぱく質 | アミノ酸組成によるたんぱく質 | 脂質 | トリアシルグリセロール当量 | 脂肪酸 飽和 | 脂肪酸 一価不飽和 | 脂肪酸 多価不飽和 | コレステロール mg | 灰分 g | ナトリウム | カリウム | カルシウム | マグネシウム | リン | 鉄 |
|---|---|---|---|---|---|---|---|---|---|---|---|---|---|---|---|---|---|---|---|---|---|---|---|---|---|---|---|---|
| | **あけび** | | | | | | | | | | | | | | | | | | | | | | | | | | | |
| 07001 | 果肉、生 | 1個 30g | 6.3 | 22.0 | - | 0.6 | 0.5 | 1.1 | 20.9 | 0 | 82 | 343 | 77.1 | 0.5 | - | 0.1 | - | - | - | - | 0 | 0.3 | Tr | 95 | 11 | 14 | 22 | 0.3 |
| 07002 | 果皮、生 | 1個 100g | 5.5 | 8.6 | - | 1.4 | 1.7 | 3.1 | 5.5 | 0 | 34 | 142 | 90.4 | 0.3 | - | 0.3 | - | - | - | - | 0 | 0.4 | 2 | 240 | 18 | 9 | 13 | 0.1 |
| | **アセロラ** | | | | | | | | | | | | | | | | | | | | | | | | | | | |
| 07003 | 酸味種、生 | 10粒 25g | 1.8 | 9.0 | - | 0.8 | 1.1 | 1.9 | 7.1 | 25 | 36 | 151 | 89.9 | 0.7 | - | 0.1 | Tr | 0.01 | Tr | 0.01 | 0 | 0.3 | 7 | 130 | 11 | 10 | 18 | 0.5 |
| 07159 | 甘味種、生 | 10粒 25g | 1.8 | 9.0 | - | 0.8 | 1.1 | 1.9 | 7.1 | 25 | 36 | 151 | 89.9 | 0.7 | - | 0.1 | - | - | - | - | 0 | 0.3 | 7 | 130 | 11 | 10 | 18 | 0.5 |
| 07004 | 10%果汁入り飲料 | 1杯 200ml | 20.6 | 10.5 | - | 0.1 | 0.1 | 0.2 | 10.3 | 0 | 42 | 176 | 89.4 | 0.1 | - | 0 | - | - | - | - | 0 | Tr | 1 | 13 | 1 | 1 | 2 | 0.1 |
| | **アテモヤ** | | | | | | | | | | | | | | | | | | | | | | | | | | | |
| 07005 | 生 | 1/2個 60g | 9.7 | 19.4 | - | 0.7 | 2.6 | 3.3 | 16.1 | 35 | 79 | 331 | 77.7 | 1.8 | (1.1) | 0.4 | (0.3) | (0.14) | (0.03) | (0.11) | 0 | 0.7 | 4 | 340 | 26 | 29 | 24 | 0.3 |
| | **アボカド** | | | | | | | | | | | | | | | | | | | | | | | | | | | |
| 07006 | 生 | 1/2個 70g | 0.6 | 6.2 | (0.8) | 1.7 | 3.6 | 5.3 | 0.9 | 30 | 187 | 782 | 71.3 | 2.5 | 1.8 | 18.7 | 16.9 | 3.21 | 10.82 | 2.16 | Tr | 1.3 | 7 | 720 | 9 | 33 | 55 | 0.7 |
| | **あんず** | | | | | | | | | | | | | | | | | | | | | | | | | | | |
| 07007 | 生 | 1個 65g | 4.5 | 8.5 | (4.8) | 0.6 | 1.0 | 1.6 | 6.9 | 5 | 36 | 151 | 89.8 | 1.0 | (0.8) | 0.3 | (0.2) | (0.02) | (0.13) | (0.06) | (0) | 0.4 | 2 | 200 | 9 | 8 | 15 | 0.3 |
| 07008 | 乾 | 1個 5g | 3.0 | 70.4 | (49.9) | 4.3 | 5.5 | 9.8 | 60.6 | 0 | 288 | 1205 | 16.8 | 9.2 | (6.6) | 0.4 | (0.1) | (0.01) | (0.06) | (0.06) | (0) | 3.2 | 15 | 1300 | 70 | 45 | 120 | 2.3 |
| 07009 | 缶詰 | 1個 10g | 1.8 | 18.9 | - | 0.4 | 0.4 | 0.8 | 18.1 | 0 | 81 | 339 | 79.8 | 0.5 | 0.4 | 0.4 | - | (0.03) | (0.16) | (0.08) | (0) | 0.4 | 4 | 190 | 18 | 7 | 14 | 0.2 |
| 07010 | ジャム 高糖度 | 大さじ1 21g | 13.5 | 64.9 | (66.2) | 0.5 | 0.2 | 0.7 | 64.2 | 0 | 262 | 1096 | 34.5 | 0.3 | (0.2) | 0.1 | (0.1) | (0.01) | (0.04) | (0.02) | (0) | 0.1 | 10 | 75 | 8 | 4 | 6 | 0.2 |
| 07011 | ジャム 低糖度 | 大さじ1 20g | 9.9 | 50.5 | - | 0.9 | 0.3 | 1.2 | 49.3 | 0 | 205 | 858 | 48.8 | 0.4 | - | 0.1 | - | (0.01) | (0.04) | (0.02) | (0) | 0.2 | 18 | 80 | 11 | 4 | 7 | 0.3 |
| | **いちご** | | | | | | | | | | | | | | | | | | | | | | | | | | | |
| 07012 | 生 | 1個 15g | 1.1 | 8.5 | 6.1 | 0.5 | 0.9 | 1.4 | 7.1 | 2 | 34 | 142 | 90.0 | 0.9 | 0.6 | 0.1 | 0.1 | 0.01 | 0.01 | 0.05 | 0 | 0.5 | Tr | 170 | 17 | 13 | 31 | 0.3 |
| 07013 | ジャム 高糖度 | 大さじ1 21g | 13.0 | 63.3 | (65.1) | 0.7 | 0.6 | 1.3 | 62.0 | 0 | 256 | 1071 | 36.0 | 0.4 | (0.4) | 0.1 | (0.1) | (0.01) | (0.01) | (0.05) | (0) | 0.2 | 6 | 67 | 9 | 7 | 13 | 0.2 |
| 07014 | ジャム 低糖度 | 大さじ1 21g | 9.9 | 48.4 | - | 0.7 | 0.4 | 1.1 | 47.3 | 0 | 197 | 824 | 50.7 | 0.5 | (0.4) | 0.1 | (0.1) | (0.01) | (0.01) | (0.05) | (0) | 0.2 | 12 | 79 | 12 | 8 | 14 | 0.4 |
| 07160 | 乾 | - | 79.8 | 82.8 | - | 1.2 | 1.7 | 3.0 | 79.8 | 0 | 302 | 1263 | 15.4 | 0.5 | (0.4) | 0.2 | (0.1) | (0.02) | (0.02) | (0.12) | (0) | 1.0 | 260 | 15 | 140 | 5 | 9 | 0.4 |
| | **いちじく** | | | | | | | | | | | | | | | | | | | | | | | | | | | |
| 07015 | 生 | 1個 70g | 8.7 | 14.3 | 11.0 | 0.7 | 1.2 | 1.9 | 12.4 | 15 | 54 | 226 | 84.6 | 0.6 | (0.4) | 0.1 | (0.1) | (0.02) | (0.02) | (0.05) | (0) | 0.4 | 2 | 170 | 26 | 14 | 16 | 0.3 |
| 07016 | 乾 | 1個 10g | 6.5 | 75.3 | (62.7) | 3.4 | 7.3 | 10.7 | 64.6 | 0 | 291 | 1216 | 18.0 | 3.0 | (2.0) | 1.1 | (0.8) | (0.17) | (0.19) | (0.41) | (0) | 2.5 | 93 | 840 | 190 | 67 | 75 | 1.7 |
| 07017 | 缶詰 | - | - | 19.4 | - | 0.6 | 0.6 | 1.2 | 18.2 | 0 | 81 | 339 | 79.7 | 0.5 | (0.3) | 0.1 | (0.1) | (0.02) | (0.02) | (0.05) | (0) | 0.3 | 8 | 110 | 30 | 8 | 13 | 0.1 |
| (07018) | いよかん→(かんきつ類) | | | | | | | | | | | | | | | | | | | | | | | | | | | |

| 亜鉛 | 銅 | マンガン | ヨウ素 | セレン | クロム | モリブデン | レチノール | カロテン α | カロテン β | β-クリプトキサンチン | β-カロテン当量 | レチノール活性当量 | D | トコフェロール α | トコフェロール β | トコフェロール γ | トコフェロール δ | K | B₁ | B₂ | ナイアシン | B₆ | B₁₂ | 葉酸 | パントテン酸 | ビオチン | C | 食塩相当量 | 備考 |
|---|---|---|---|---|---|---|---|---|---|---|---|---|---|---|---|---|---|---|---|---|---|---|---|---|---|---|---|---|---|
| mg | mg | mg | μg | μg | μg | μg | μg | μg | μg | μg | μg | μg | μg | mg | mg | mg | mg | μg | mg | mg | mg | mg | μg | μg | mg | μg | mg | g | |
| | | | | | | | | | | | | | | | | | | | | | | | | | | | | | 試料：みつばあけび |
| 0.1 | 0.09 | 0.15 | - | - | - | - | (0) | 0 | 0 | 0 | 0 | (0) | (0) | 0.2 | 0 | 0 | 0 | (0) | 0.07 | 0.03 | 0.3 | 0.08 | 0 | 30 | 0.29 | - | 65 | 0 | 全果に対する割合：果肉20%、種子7% |
| 0.1 | 0.05 | 0.17 | - | - | - | - | (0) | 0 | 0 | 0 | 0 | (0) | (0) | 0.6 | 0 | Tr | 0 | (0) | 0.03 | 0.06 | 0.1 | 0.09 | 0 | 16 | 0.47 | - | 9 | 0 | 全果に対する割合：果皮70%、へた3% |
| 0.5 | 0.31 | - | - | - | - | - | 0 | 0 | 370 | - | 370 | 31 | (0) | 0.7 | 0.1 | 1.4 | 0.2 | (0) | 0.03 | 0.04 | 0.3 | 0 | 0 | 45 | 0.25 | - | 1700 | 0 | 試料：冷凍品 廃棄部位：果柄及び種子 |
| 0.5 | 0.31 | - | - | - | - | - | 0 | 0 | 370 | - | 370 | 31 | (0) | 0.7 | 0.1 | 1.4 | 0.2 | (0) | 0.03 | 0.04 | 0.3 | 0 | 0 | 45 | 0.25 | - | 800 | 0 | 試料：冷凍品 廃棄部位：果柄及び種子 |
| 0.1 | 0.04 | - | - | - | - | - | 0 | 0 | 35 | - | 35 | 3 | (0) | 0.1 | Tr | 0.1 | Tr | (0) | Tr | Tr | Tr | 0 | 0 | 5 | 0.03 | - | 120 | 0 | |
| 0.2 | 0.09 | 0.20 | - | - | - | - | (0) | 0 | 0 | 0 | 0 | (0) | (0) | 0.2 | 0 | 0 | 0 | (0) | 0.08 | 0.12 | 0.9 | 0.28 | 0 | 23 | 0.23 | - | 14 | 0 | 廃棄部位：果皮及び種子 |
| | | | | | | | | | | | | | | | | | | | | | | | | | | | | | 別名：アボガド |
| 0.7 | 0.24 | 0.18 | 0 | 1 | 0 | 2 | (0) | 15 | 53 | 29 | 75 | 6 | (0) | 3.3 | 0.1 | 0.2 | 0 | (0) | 0.10 | 0.21 | 2.0 | 0.32 | (0) | 84 | 1.65 | 5.3 | 15 | 0 | 廃棄部位：果皮及び種子 |
| | | | | | | | | | | | | | | | | | | | | | | | | | | | | | 別名：アプリコット |
| 0.1 | 0.04 | 0.21 | 0 | 0 | 0 | 1 | (0) | 0 | 1400 | 190 | 1500 | 120 | (0) | 1.7 | 0.1 | 0.1 | 0 | (0) | 0.02 | 0.02 | Tr | 0.05 | (0) | 2 | 0.30 | 0.5 | 3 | 0 | 廃棄部位：核及び果柄 |
| 0.9 | 0.43 | 0.32 | - | - | - | - | (0) | 0 | 4800 | 270 | 5000 | 410 | (0) | 1.4 | Tr | 0 | 0 | (0) | 0 | 0.03 | 3.5 | 0.18 | (0) | 10 | 0.53 | - | Tr | 0 | 果皮及び核を除いたもの |
| 0.1 | 0.03 | 0.03 | - | - | - | - | (0) | 0 | 520 | 55 | 550 | 46 | (0) | 0.9 | 0 | 0 | 0 | (0) | 0.01 | 0 | 0.1 | 0 | (0) | 2 | 0 | - | Tr | 0 | 試料：ヘビーシラップ漬 液汁を含んだもの（液汁40%） ビタミンC：酸化防止用として添加品あり |
| 0.1 | 0.02 | 0.02 | - | - | - | - | (0) | 0 | 430 | 96 | 470 | 39 | (0) | 0.4 | 0 | 0 | 0 | (0) | 0.01 | Tr | 0.2 | 0.02 | (0) | 1 | 0 | - | Tr | 0 | ビタミンC：酸化防止用として添加品あり |
| 0.1 | 0.03 | 0.03 | - | - | - | - | (0) | 0 | 630 | 120 | 690 | 58 | (0) | 0.5 | 0 | 0 | 0 | (0) | 0.01 | 0.01 | 0.2 | 0 | (0) | 2 | 0 | - | Tr | 0 | ビタミンC：酸化防止用として添加品あり |
| | | | | | | | | | | | | | | | | | | | | | | | | | | | | | 別名：オランダイチゴ |
| 0.2 | 0.05 | 0.20 | 1 | Tr | 0 | 9 | (0) | 0 | 17 | 1 | 18 | 1 | (0) | 0.4 | 0 | 0.2 | 0 | (0) | 0.03 | 0.02 | 0.4 | 0.04 | (0) | 90 | 0.33 | 0.8 | 62 | 0 | 廃棄部位：へた及び果梗 有機酸：0.8g |
| 0.1 | 0.03 | 0.14 | 0 | 0 | 1 | 2 | (0) | 0 | Tr | 0 | Tr | 0 | (0) | 0.1 | 0 | 0 | 0 | (0) | 0.01 | 0.01 | 0.2 | 0.02 | (0) | 23 | 0.08 | 0.4 | 9 | 0 | ビタミンC：酸化防止用として添加品あり |
| 0.1 | 0.03 | 0.22 | - | - | - | - | (0) | 0 | Tr | 0 | Tr | 0 | (0) | 0.2 | 0 | Tr | 0 | (0) | 0.01 | 0.01 | 0.2 | 0.03 | (0) | 27 | 0.06 | - | 10 | 0 | ビタミンC：酸化防止用として添加品あり |
| 0.1 | 0.07 | 0.22 | (5) | (3) | (0) | (76) | (0) | Tr | 24 | 7 | 28 | 2 | (0) | 0.7 | 0 | 0.3 | 0 | 0 | 0 | 0.1 | 0.01 | (0) | 4 | 0.02 | (7.0) | 0 | 0.7 | ドライフルーツ |
| 0.2 | 0.06 | 0.08 | 0 | 0 | Tr | 4 | (0) | 0 | 15 | 6 | 18 | 1 | (0) | 0.4 | Tr | 0.1 | 0 | 0.03 | 0.03 | 0.2 | 0.07 | 0 | 22 | 0.23 | 0.4 | 2 | 0 | 廃棄部位：果皮及び果柄 有機酸：0.1g |
| 0.6 | 0.31 | 0.48 | - | - | - | - | 0 | 1 | 34 | 25 | 46 | 4 | 0 | 0.6 | Tr | 7.5 | 0.2 | 0 | 0.10 | 0.06 | 0.7 | 0.23 | 0 | 10 | 0.36 | - | 0 | 0.2 | |
| 0.1 | 0.03 | 0.07 | - | - | - | - | 0 | - | - | - | Tr | 0 | (0) | 0.2 | 0 | 0 | 0 | (0) | 0.02 | 0.02 | 0.1 | 0.05 | (0) | 10 | 0 | - | 0 | 0 | 試料：ヘビーシラップ漬 液汁を含んだもの（液汁40%） ビタミンC：酸化防止用として添加品あり |

# 7 果実類

| 食品番号 | 食品名 | 常用量 | 糖質量の目安(常用量あたり) | 炭水化物 | 利用可能炭水化物(単糖当量) | 食物繊維 水溶性 | 食物繊維 不溶性 | 食物繊維 総量 | 糖質量の目安(可食部100gあたり) | 廃棄率 % | エネルギー kcal | エネルギー kJ | 水分 | たんぱく質 | アミノ酸組成によるたんぱく質 | 脂質 | トリアシルグリセロール当量 | 脂肪酸 飽和 | 脂肪酸 一価不飽和 | 脂肪酸 多価不飽和 | コレステロール mg | 灰分 g | 無機質 ナトリウム | 無機質 カリウム | 無機質 カルシウム | 無機質 マグネシウム | 無機質 リン | 無機質 鉄 |
|---|---|---|---|---|---|---|---|---|---|---|---|---|---|---|---|---|---|---|---|---|---|---|---|---|---|---|---|---|
| | (単位) | | (g) | | | | | | | % | kcal | kJ | (g) | | | | | | | | mg | g | (mg) | | | | | |
| | **うめ** | | | | | | | | | | | | | | | | | | | | | | | | | | | |
| 07019 | 生 | 1個 25g | 1.4 | 7.9 | - | 0.9 | 1.6 | 2.5 | 5.4 | 15 | 28 | 117 | 90.4 | 0.7 | 0.4 | 0.5 | (0.4) | (0.03) | (0.24) | (0.08) | 0 | 0.5 | 2 | 240 | 12 | 8 | 14 | 0.6 |
| 07020 | 梅漬　塩漬 | 1個 15g | 0.6 | 6.7 | - | 1.1 | 1.6 | 2.7 | 4.0 | 15 | 24 | 100 | 72.3 | 0.7 | (0.4) | 0.4 | (0.3) | (0.02) | (0.19) | (0.06) | (0) | 19.9 | 7600 | 150 | 47 | 32 | 15 | 2.9 |
| 07021 | 梅漬　調味漬 | 1個 15g | 1.1 | 10.5 | - | 1.2 | 2.2 | 3.4 | 7.1 | 20 | 53 | 222 | 80.2 | 1.5 | - | 0.5 | (0.4) | (0.03) | (0.24) | (0.08) | - | 7.3 | 2700 | 100 | 87 | 26 | 17 | 1.2 |
| 07022 | 梅干し　塩漬 | 1個 15g | 1.0 | 10.5 | - | 1.4 | 2.2 | 3.6 | 6.9 | 20 | 33 | 138 | 65.1 | 0.9 | (0.5) | 0.7 | (0.4) | (0.01) | (0.10) | (0.03) | (0) | 23.3 | 8700 | 440 | 65 | 34 | 21 | 1.0 |
| 07023 | 梅干し　調味漬 | 1個 15g | 2.8 | 21.1 | - | 1.3 | 1.2 | 2.5 | 18.6 | 25 | 96 | 402 | 68.7 | 1.5 | - | 0.6 | (0.4) | (0.04) | (0.29) | (0.09) | - | 8.1 | 3000 | 130 | 25 | 15 | 15 | 2.4 |
| 07024 | 梅びしお | 小さじ1 6g | 2.8 | 48.1 | - | 0.5 | 0.8 | 1.3 | 46.8 | 0 | 200 | 837 | 42.4 | 0.7 | - | 0.5 | (0.4) | (0.03) | (0.24) | (0.08) | - | 8.3 | 3100 | 190 | 27 | 11 | 19 | 7.0 |
| 07025 | 20%果汁入り飲料 | 1杯 200ml | 24.4 | 12.3 | - | 0.1 | 0 | 0.1 | 12.2 | 0 | 49 | 205 | 87.6 | Tr | - | Tr | - | - | - | - | (0) | 0.1 | 35 | 30 | 1 | 2 | 2 | 0.2 |
| (07026~036) | うんしゅうみかん→(かんきつ類) | | | | | | | | | | | | | | | | | | | | | | | | | | | |
| | **オリーブ** | | | | | | | | | | | | | | | | | | | | | | | | | | | |
| 07037 | 塩漬　グリーンオリーブ | 1個 2g | 0.0 | 4.5 | (Tr) | 0.2 | 3.1 | 3.3 | 1.2 | 25 | 145 | 607 | 75.6 | 1.0 | - | 15.0 | (14.6) | (2.53) | (10.63) | (0.82) | (0) | 3.9 | 1400 | 47 | 79 | 13 | 8 | 0.3 |
| 07038 | 塩漬　ブラックオリーブ | 1個 3g | 0.0 | 3.4 | - | 0.4 | 2.1 | 2.5 | 0.9 | 25 | 118 | 494 | 81.6 | 0.8 | - | 12.3 | 12.0 | 2.07 | 8.72 | 0.67 | Tr | 1.9 | 640 | 10 | 68 | 11 | 5 | 0.8 |
| 07039 | 塩漬　スタッフドオリーブ | 1個 3g | 0.0 | 4.2 | - | 0.8 | 2.9 | 3.7 | 0.5 | 0 | 137 | 573 | 75.4 | 1.0 | - | 14.3 | - | - | - | - | (0) | 5.3 | 2000 | 28 | 83 | 13 | 5 | 0.3 |
| (07040~047, 161) | (オレンジ類)→(かんきつ類) | | | | | | | | | | | | | | | | | | | | | | | | | | | |
| | **かき** | | | | | | | | | | | | | | | | | | | | | | | | | | | |
| 07049 | 甘がき、生 | 1個 275g | 39.3 | 15.9 | 13.3 | 0.2 | 1.4 | 1.6 | 14.3 | 9 | 60 | 251 | 83.1 | 0.4 | 0.3 | 0.2 | - | 0.02 | 0.04 | 0.03 | 0 | 0.4 | 1 | 170 | 9 | 6 | 14 | 0.2 |
| 07050 | 渋抜きがき、生 | 1個 170g | 24.0 | 16.9 | 13.7 | 0.5 | 2.3 | 2.8 | 14.1 | 15 | 63 | 264 | 82.2 | 0.5 | (0.3) | 0.1 | (Tr) | (0.01) | (0.02) | (0.01) | - | 0.3 | 1 | 200 | 7 | 6 | 16 | 0.1 |
| 07051 | 干しがき | 1個 35g | 20.1 | 71.3 | - | 1.3 | 12.7 | 14.0 | 57.3 | 8 | 276 | 1155 | 24.0 | 1.5 | (1.0) | 1.7 | (0.8) | (0.15) | (0.36) | (0.22) | (0) | 1.5 | 4 | 670 | 27 | 26 | 62 | 0.6 |
| (07052) | かぼす→(かんきつ類) | | | | | | | | | | | | | | | | | | | | | | | | | | | |
| | **かりん** | | | | | | | | | | | | | | | | | | | | | | | | | | | |
| 07053 | 生 | 1個 280g | 26.3 | 18.3 | - | 0.9 | 8.0 | 8.9 | 9.4 | 30 | 68 | 285 | 80.7 | 0.4 | - | 0.1 | - | - | - | - | (0) | 0.5 | 2 | 270 | 12 | 12 | 17 | 0.3 |
| | **(かんきつ類)** | | | | | | | | | | | | | | | | | | | | | | | | | | | |
| 07018 | いよかん　砂じょう、生 | 1個 150g | 16.1 | 11.8 | - | 0.5 | 0.6 | 1.1 | 10.7 | 40 | 46 | 192 | 86.7 | 0.9 | (0.5) | 0.1 | - | - | - | - | (0) | 0.5 | 2 | 190 | 17 | 14 | 18 | 0.2 |
| 07026 | うんしゅうみかん じょうのう　早生、生 | 1個 80g | 9.0 | 11.9 | (8.9) | 0.3 | 0.4 | 0.7 | 11.2 | 20 | 45 | 188 | 87.2 | 0.5 | - | 0.1 | (Tr) | (0.01) | (0.02) | (0.01) | - | 0.3 | 1 | 130 | 17 | 11 | 12 | 0.1 |
| 07027 | うんしゅうみかん じょうのう　普通、生 | 1個 80g | 8.8 | 12.0 | 9.2 | 0.5 | 0.5 | 1.0 | 11.0 | 20 | 46 | 192 | 86.9 | 0.7 | 0.4 | 0.1 | Tr | 0.01 | 0.02 | 0.01 | - | 0.3 | 1 | 150 | 21 | 11 | 15 | 0.2 |
| 07028 | うんしゅうみかん 砂じょう　早生、生 | 1個 75g | 8.2 | 11.3 | (9.5) | 0.2 | 0.2 | 0.4 | 10.9 | 25 | 43 | 180 | 87.8 | 0.5 | - | 0.1 | (Tr) | (0.01) | (0.02) | (0.01) | (0) | 0.3 | 1 | 130 | 11 | 10 | 12 | 0.1 |

| 無機質 | | | | | | ビタミン | | | | | | | | | | | | | | | | | 食塩相当量 | 備考 |
|---|---|---|---|---|---|---|---|---|---|---|---|---|---|---|---|---|---|---|---|---|---|---|---|---|
| 亜鉛 | 銅 | マンガン | ヨウ素 | セレン | クロム | モリブデン | レチノール | カロテン A | | β-クリプトキサンチン | β-カロテン当量 | レチノール活性当量 | D | トコフェロール E | | | | K | B₁ | B₂ | ナイアシン | B₆ | B₁₂ | 葉酸 | パントテン酸 | ビオチン | C | | |
| | | | | | | | | α | β | | | | | α | β | γ | δ | | | | | | | | | | | | |
| (──mg──) | | | (──────μg──────) | | | | (────────────μg────────────) | | | | | | | (──────mg──────) | | | | μg | (────mg────) | | | | (──μg──) | μg | mg | μg | mg | g | |
| 0.1 | 0.05 | 0.07 | 0 | 0 | Tr | 1 | (0) | 7 | 220 | 30 | 240 | 20 | (0) | 3.3 | 0 | 2.0 | 0 | (0) | 0.03 | 0.05 | 0.4 | 0.06 | (0) | 8 | 0.35 | 0.5 | 6 | 0 | 未熟果(青梅)<br>廃棄部位:核 |
| 0.1 | 0.11 | 0.21 | - | - | - | - | 0 | - | - | - | 8 | 1 | (0) | 1.4 | 0.1 | 2.1 | 0.1 | (0) | 0.02 | 0.04 | 0.3 | 0.06 | (0) | 1 | 0.20 | - | 0 | 19.3 | 廃棄部位:核 |
| 0.1 | 0.07 | 0.07 | - | - | - | - | (0) | 0 | 27 | 0 | 27 | 2 | (0) | 0.2 | 0 | 1.2 | 0.1 | (0) | 0.03 | 0.03 | 0.1 | 0.02 | (0) | 2 | 0.07 | - | 0 | 6.9 | 廃棄部位:核 |
| 0.1 | 0.11 | 0.23 | 3 | 0 | 3 | 1 | 0 | 0 | 74 | 17 | 83 | 7 | (0) | 0.3 | 0.1 | 1.8 | 0 | (0) | 0.02 | 0.01 | 0.4 | 0.05 | (0) | 1 | 0.12 | 0.7 | 0 | 22.1 | 廃棄部位:核 |
| 0.1 | 0.05 | 0.10 | - | - | - | - | (0) | 0 | 4 | 0 | 4 | Tr | (0) | 0.2 | 0 | 1.5 | 0 | (0) | 0.01 | 0.01 | 0.1 | 0.03 | (0) | 0 | 0.04 | - | 0 | 7.6 | 廃棄部位:核 |
| Tr | 0.05 | 0.10 | - | - | - | - | (0) | 0 | Tr | 0 | Tr | (0) | (0) | 0.1 | Tr | 0.9 | 0 | (0) | 0.03 | 0.03 | 0.2 | 0.02 | (0) | 0 | 0 | - | 0 | 7.9 | |
| Tr | 0.01 | 0.01 | - | - | - | - | 0 | - | - | - | Tr | 0 | (0) | 0.1 | 0 | 0 | 0 | (0) | 0 | 0 | 0 | 0.01 | (0) | 0 | 0 | - | 0 | 0.1 | |
| 0.2 | 0.17 | 0.04 | - | - | - | - | (0) | 0 | 450 | 0 | 450 | 38 | (0) | 5.5 | 0 | 0.2 | 0 | (0) | 0.01 | 0.02 | Tr | 0.03 | (0) | 3 | 0 | - | 12 | 3.6 | 緑果の塩漬<br>試料:びん詰<br>液汁を除いたもの<br>廃棄部位:種子 |
| 0.2 | 0.17 | 0.08 | - | - | - | - | 0 | - | - | - | Tr | (0) | (0) | 4.6 | 0.1 | 0.1 | 0 | (0) | 0.05 | 0.06 | 0.3 | 0.02 | (0) | 2 | 0 | - | Tr | 1.6 | 別名:ライブオリーブ<br>熟果の塩漬<br>試料:びん詰<br>液汁を除いたもの<br>廃棄部位:種子 |
| 0.1 | 0.14 | 0.03 | - | - | - | - | (0) | 0 | 490 | 78 | 530 | 44 | (0) | 5.3 | 0 | 0.2 | 0 | (0) | 0.01 | 0.01 | Tr | 0.02 | (0) | 1 | 0 | - | 11 | 5.1 | 緑果にピメントを詰めた塩漬<br>試料:びん詰<br>液汁を除いたもの |
| 0.1 | 0.03 | 0.50 | 0 | 0 | 1 | 1 | (0) | 17 | 160 | 500 | 420 | 35 | (0) | 0.1 | 0 | 0 | 0 | (0) | 0.03 | 0.02 | 0.3 | 0.06 | (0) | 18 | 0.28 | 2.0 | 70 | 0 | 廃棄部位:果皮、種子及びへた |
| Tr | 0.02 | 0.60 | 0 | 0 | 0 | Tr | (0) | 11 | 100 | 380 | 300 | 25 | (0) | 0.2 | 0 | 0 | 0 | (0) | 0.02 | 0.02 | 0.3 | 0.05 | (0) | 20 | 0.27 | 1.1 | 55 | 0 | 廃棄部位:果皮、種子及びへた |
| 0.2 | 0.08 | 1.48 | - | - | - | - | (0) | 15 | 370 | 2100 | 1400 | 120 | (0) | 0.4 | Tr | 0 | 0 | (0) | 0.02 | 0 | 0.6 | 0.13 | (0) | 35 | 0.85 | - | 2 | 0 | つるしがきを含む<br>廃棄部位:種子及びへた |
| 0.2 | 0.09 | 0.05 | - | - | - | - | (0) | 0 | 38 | 200 | 140 | 11 | (0) | 0.6 | 0 | 0 | 0 | (0) | 0.01 | 0.03 | 0.3 | 0.04 | (0) | 12 | 0.31 | - | 25 | 0 | 廃棄部位:果皮及び果しん部 |
| 0.1 | 0.04 | 0.07 | - | - | - | - | (0) | 0 | 21 | 270 | 160 | 13 | (0) | 0.1 | 0 | 0 | 0 | (0) | 0.06 | 0.03 | 0.3 | 0.07 | (0) | 19 | 0.36 | - | 35 | 0 | 別名:いよ<br>廃棄部位:果皮、じょうのう膜及び種子 |
| 0.1 | 0.05 | 0.08 | - | - | - | - | (0) | 11 | 89 | 1900 | 1000 | 87 | (0) | 0.4 | 0 | 0 | 0 | (0) | 0.07 | 0.04 | 0.2 | 0.07 | (0) | 24 | 0.21 | - | 35 | 0 | 廃棄部位:果皮 |
| 0.1 | 0.03 | 0.07 | 0 | 0 | 0 | Tr | (0) | 0 | 180 | 1700 | 1000 | 84 | (0) | 0.4 | 0 | 0 | 0 | (0) | 0.10 | 0.03 | 0.3 | 0.06 | (0) | 22 | 0.23 | 0.5 | 32 | 0 | 廃棄部位:果皮 |
| 0.1 | 0.04 | 0.06 | - | - | - | - | (0) | 11 | 94 | 2000 | 1100 | 92 | (0) | 0.4 | 0 | 0 | 0 | (0) | 0.07 | 0.03 | 0.2 | 0.07 | (0) | 24 | 0.15 | - | 35 | 0 | 廃棄部位:果皮及びじょうのう膜 |

7 果実類

## 7 果実類

| 食品番号 | 食品名 | 常用量 | 糖質量の目安（常用量あたり） | 炭水化物 | 利用可能炭水化物（単糖当量） | 食物繊維 水溶性 | 食物繊維 不溶性 | 食物繊維 総量 | 糖質量の目安（可食部100gあたり） | 廃棄率 | エネルギー | エネルギー | 水分 | たんぱく質 | アミノ酸組成によるたんぱく質 | 脂質 | トリアシルグリセロール当量 | 脂肪酸 飽和 | 脂肪酸 一価不飽和 | 脂肪酸 多価不飽和 | コレステロール | 灰分 | 無機質 ナトリウム | カリウム | カルシウム | マグネシウム | リン | 鉄 |
|---|---|---|---|---|---|---|---|---|---|---|---|---|---|---|---|---|---|---|---|---|---|---|---|---|---|---|---|---|
| (単位) | | | | g | | | | | | % | kcal | kJ | | | | g | | | | | mg | g | | | mg | | | |
| 07029 | うんしゅうみかん 砂じょう 普通、生 | 1個 75g | 8.3 | 11.5 | 9.8 | 0.2 | 0.2 | 0.4 | 11.1 | 25 | 45 | 188 | 87.4 | 0.7 | (0.4) | 0.1 | (Tr) | (0.01) | (0.02) | (0.01) | (0) | 0.3 | 1 | 150 | 15 | 10 | 15 | 0.1 |
| 07030 | うんしゅうみかん 果実飲料 ストレートジュース | 1杯 200ml | 21.2 | 10.6 | 9.2 | 0 | 0 | 0 | 10.6 | 0 | 41 | 172 | 88.5 | 0.5 | 0.3 | 0.1 | (Tr) | (0.01) | (0.02) | (0.01) | (0) | 0.3 | 1 | 130 | 8 | 8 | 11 | 0.2 |
| 07031 | うんしゅうみかん 果実飲料 濃縮還元ジュース | 1杯 200ml | 19.8 | 9.9 | 8.5 | 0 | 0 | 0 | 9.9 | 0 | 38 | 159 | 89.3 | 0.5 | 0.3 | 0.1 | (Tr) | (0.01) | (0.02) | (0.01) | (0) | 0.2 | 1 | 110 | 6 | 9 | 9 | 0.1 |
| 07032 | うんしゅうみかん 果実飲料 果粒入りジュース | 1杯 200ml | 26.0 | 13.0 | - | Tr | 0 | Tr | 13.0 | 0 | 47 | 197 | 86.7 | 0.2 | (0.1) | Tr | (0) | (Tr) | (Tr) | (Tr) | (0) | 0.1 | 4 | 33 | 5 | 3 | 4 | 0.1 |
| 07033 | うんしゅうみかん 果実飲料 50%果汁入り飲料 | 1杯 200ml | 29.2 | 14.7 | - | 0.1 | 0 | 0.1 | 14.6 | 0 | 60 | 251 | 84.9 | 0.2 | (0.1) | Tr | (Tr) | (Tr) | (Tr) | (Tr) | (0) | 0.1 | 1 | 63 | 4 | 4 | 5 | 0.1 |
| 07034 | うんしゅうみかん 果実飲料 20%果汁入り飲料 | 1杯 200ml | 24.8 | 12.4 | - | 0 | 0 | 0 | 12.4 | 0 | 50 | 209 | 87.4 | 0.1 | (0.1) | Tr | (Tr) | (Tr) | (Tr) | (Tr) | (0) | 0.1 | 1 | 21 | 2 | 2 | 2 | 0.1 |
| 07035 | うんしゅうみかん 缶詰 果肉 | 1粒 5g | 0.7 | 15.3 | - | 0.2 | 0.3 | 0.5 | 14.8 | 0 | 64 | 268 | 83.8 | 0.5 | - | 0.1 | (Tr) | (0.01) | (0.02) | (0.01) | (0) | 0.3 | 4 | 75 | 8 | 7 | 8 | 0.4 |
| 07036 | うんしゅうみかん 缶詰 液汁 | 1杯 200ml | 30.6 | 15.3 | - | 0 | 0 | 0 | 15.3 | 0 | 63 | 264 | 84.1 | 0.3 | - | 0.1 | (Tr) | (0.01) | (0.02) | (0.01) | (0) | 0.2 | 4 | 75 | 5 | 6 | 7 | 0.3 |
| 07040 | オレンジ ネーブル 砂じょう、生 | 1個 180g | 19.4 | 11.8 | 8.3 | 0.4 | 0.6 | 1.0 | 10.8 | 35 | 46 | 192 | 86.8 | 0.9 | 0.5 | 0.1 | (0.1) | (0.02) | (0.02) | (0.02) | 0 | 0.4 | 1 | 180 | 24 | 9 | 22 | 0.2 |
| 07041 | オレンジ バレンシア 米国産、砂じょう、生 | 1個 180g | 16.2 | 9.8 | (7.1) | 0.3 | 0.5 | 0.8 | 9.0 | 40 | 39 | 163 | 88.7 | 1.0 | (0.7) | 0.1 | (0.1) | (0.02) | (0.02) | (0.02) | 0 | 0.4 | 1 | 140 | 21 | 11 | 24 | 0.3 |
| 07042 | オレンジ バレンシア 果実飲料 ストレートジュース | 1杯 200ml | 21.4 | 11.0 | (8.9) | 0.2 | 0.1 | 0.3 | 10.7 | 0 | 42 | 176 | 87.8 | 0.8 | (0.3) | Tr | - | - | - | - | Tr | 0.4 | 1 | 180 | 9 | 10 | 20 | 0.1 |
| 07043 | オレンジ バレンシア 果実飲料 濃縮還元ジュース | 1杯 200ml | 21.0 | 10.7 | (7.9) | 0.2 | Tr | 0.2 | 10.5 | 0 | 42 | 176 | 88.1 | 0.7 | (0.3) | 0.1 | (0.1) | (0.03) | (0.03) | (0.03) | 0 | 0.4 | 1 | 190 | 9 | 10 | 18 | 0.1 |
| 07044 | オレンジ バレンシア 果実飲料 50%果汁入り飲料 | 1杯 200ml | 21.4 | 10.8 | - | 0.1 | 0 | 0.1 | 10.7 | 0 | 47 | 197 | 88.4 | 0.4 | (0.2) | 0.2 | (0.1) | (0.02) | (0.04) | (0.04) | 0 | 0.3 | 2 | 99 | 5 | 6 | 10 | 0.1 |
| 07045 | オレンジ バレンシア 果実飲料 30%果汁入り飲料 | 1杯 200ml | 20.0 | 10.0 | - | 0 | 0 | Tr | 10.0 | 0 | 41 | 172 | 89.7 | 0.2 | - | Tr | - | - | - | - | (0) | 0.1 | 6 | 57 | 3 | 3 | 6 | Tr |
| 07046 | オレンジ バレンシア マーマレード 高糖度 | 大さじ1 21g | 13.1 | 63.2 | (61.3) | 0.5 | 0.2 | 0.7 | 62.5 | 0 | 255 | 1067 | 36.4 | 0.2 | (0.1) | 0.1 | - | - | - | - | (0) | 0.2 | 11 | 27 | 16 | 3 | 4 | 0.1 |
| 07047 | オレンジ バレンシア マーマレード 低糖度 | 大さじ1 21g | 9.7 | 47.7 | - | 0.9 | 0.4 | 1.3 | 46.4 | 0 | 193 | 808 | 51.7 | 0.3 | (0.2) | 0.1 | - | - | - | - | (0) | 0.2 | 9 | 49 | 19 | 5 | 5 | 0.2 |
| 07161 | オレンジ 福原オレンジ 砂じょう、生 | 1個 45g | 4.1 | 9.8 | - | 0.3 | 0.5 | 0.8 | 9.0 | 50 | 39 | 163 | 88.7 | 1.0 | - | 0.1 | - | - | - | - | 0 | 0.4 | 1 | 140 | 21 | 11 | 24 | 0.3 |
| 07048 | オロブランコ 砂じょう、生 | 1個 195g | 17.9 | 10.1 | - | 0.3 | 0.6 | 0.9 | 9.2 | 45 | 40 | 167 | 88.7 | 0.8 | (0.5) | 0.1 | - | - | - | - | 0 | 0.3 | 1 | 150 | 12 | 9 | 19 | 0.2 |
| 07052 | かぼす 果汁、生 | 小さじ1 5g | 0.4 | 8.5 | - | 0.1 | 0 | 0.1 | 8.4 | 0 | 25 | 105 | 90.7 | 0.4 | - | 0.1 | - | - | - | - | (0) | 0.3 | 1 | 140 | 7 | 8 | 8 | 0.1 |
| 07162 | かわちばんかん 砂じょう、生 | 1個 115g | 9.4 | 8.8 | - | 0.3 | 0.3 | 0.6 | 8.2 | 55 | 35 | 148 | 90.0 | 0.7 | (0.4) | 0.2 | - | - | - | - | (0) | 0.3 | 1 | 160 | 10 | 10 | 21 | 0.1 |
| 07163 | きよみ 砂じょう、生 | 1個 120g | 11.6 | 10.3 | - | 0.3 | 0.3 | 0.6 | 9.7 | 40 | 41 | 172 | 88.4 | 0.8 | (0.4) | 0.2 | - | - | - | - | (0) | 0.3 | 1 | 170 | 11 | 11 | 21 | 0.1 |
| 07056 | きんかん 全果、生 | 1個 20g | 2.6 | 17.5 | - | 2.3 | 2.3 | 4.6 | 12.9 | 6 | 71 | 297 | 80.8 | 0.5 | - | 0.7 | - | 0.09 | 0.06 | 0.18 | 0 | 0.4 | 2 | 180 | 80 | 19 | 12 | 0.3 |
| 07062 | グレープフルーツ 白肉種、砂じょう、生 | 1個 315g | 28.4 | 9.6 | 7.5 | 0.2 | 0.4 | 0.6 | 9.0 | 30 | 38 | 159 | 89.0 | 0.9 | 0.5 | 0.1 | (0.1) | (0.01) | (0.01) | (0.02) | 0 | 0.4 | 1 | 140 | 15 | 9 | 17 | Tr |
| 07164 | グレープフルーツ 紅肉種、砂じょう、生 | 1個 315g | 28.4 | 9.6 | - | 0.2 | 0.4 | 0.6 | 9.0 | 30 | 38 | 159 | 89.0 | 0.9 | - | 0.1 | - | - | - | - | 0 | 0.4 | 1 | 140 | 15 | 9 | 17 | Tr |
| 07063 | グレープフルーツ 果実飲料 ストレートジュース | 1杯 200ml | 20.4 | 10.3 | (8.8) | 0.1 | 0 | 0.1 | 10.2 | 0 | 40 | 167 | 88.7 | 0.6 | (0.5) | 0.1 | (0.1) | (0.01) | (0.01) | (0.02) | (0) | 0.3 | 1 | 180 | 9 | 9 | 12 | 0.1 |
| 07064 | グレープフルーツ 果実飲料 濃縮還元ジュース | 1杯 200ml | 17.2 | 8.8 | (7.8) | 0.2 | 0 | 0.2 | 8.6 | 0 | 35 | 146 | 90.1 | 0.7 | - | 0.1 | (0.1) | (0.01) | (0.01) | (0.02) | (0) | 0.3 | 1 | 160 | 9 | 9 | 12 | 0.1 |
| 07065 | グレープフルーツ 果実飲料 50%果汁入り飲料 | 1杯 200ml | 22.0 | 11.1 | - | 0.1 | 0 | 0.1 | 11.0 | 0 | 46 | 192 | 88.4 | 0.3 | - | Tr | - | - | - | - | (0) | 0.2 | 4 | 90 | 7 | 6 | 6 | 0.1 |
| 07066 | グレープフルーツ 果実飲料 20%果汁入り飲料 | 1杯 200ml | 19.4 | 9.7 | - | 0 | 0 | 0 | 9.7 | 0 | 39 | 163 | 90.1 | 0.1 | - | Tr | - | - | - | - | (0) | 0.1 | 2 | 34 | 3 | 2 | 3 | 0.1 |

| 亜鉛 | 銅 | マンガン | ヨウ素 | セレン | クロム | モリブデン | レチノール | カロテン α | カロテン β | β-クリプトキサンチン | β-カロテン当量 | レチノール活性当量 | D | トコフェロール α | β | γ | δ | K | B1 | B2 | ナイアシン | B6 | B12 | 葉酸 | パントテン酸 | ビオチン | C | 食塩相当量 | 備考 |
|---|---|---|---|---|---|---|---|---|---|---|---|---|---|---|---|---|---|---|---|---|---|---|---|---|---|---|---|---|---|
| (mg) | | | (μg) | | | | (μg) | | | | | | | (mg) | | | | μg | (mg) | | | | (μg) | (μg) | mg | μg | mg | g | |
| 0.1 | 0.03 | 0.05 | Tr | 0 | 0 | Tr | (0) | 0 | 190 | 1800 | 1100 | 92 | (0) | 0.4 | 0 | 0 | 0 | (0) | 0.09 | 0.03 | 0.3 | 0.05 | (0) | 22 | 0.23 | 0.4 | 33 | 0 | 廃棄部位：果皮及びじょうのう膜 |
| Tr | 0.02 | 0.03 | 1 | Tr | 1 | Tr | (0) | 2 | 53 | 740 | 420 | 35 | (0) | 0.2 | 0 | 0 | 0 | (0) | 0.06 | 0.01 | 0.2 | 0.03 | (0) | 15 | 0.14 | 0.3 | 29 | 0 | |
| Tr | 0.02 | 0.03 | - | - | - | - | (0) | 3 | 81 | 1100 | 610 | 51 | (0) | 0.2 | 0 | 0 | 0 | (0) | 0.06 | 0.04 | 0.2 | 0.04 | (0) | 20 | 0.26 | - | 30 | 0 | |
| Tr | 0.01 | 0.03 | - | - | - | - | (0) | 0 | 34 | 360 | 220 | 18 | (0) | 0.2 | 0 | 0 | 0 | (0) | 0.02 | 0 | 0.1 | 0.01 | (0) | 0 | 0.08 | - | 12 | 0 | 果粒（砂じょう）20％を含む |
| Tr | 0.01 | 0.01 | - | - | - | - | (0) | 0 | 44 | 460 | 280 | 23 | (0) | 0.1 | 0 | 0 | 0 | (0) | 0.03 | 0 | 0.1 | 0.02 | (0) | 8 | 0.10 | - | 18 | 0 | |
| Tr | 0.01 | Tr | - | - | - | - | (0) | 0 | 21 | 210 | 120 | 10 | (0) | 0.1 | 0 | 0 | 0 | (0) | 0.01 | 0 | Tr | 0.01 | (0) | 2 | 0 | - | 7 | 0 | ビタミンC：酸化防止用として添加品あり |
| 0.1 | 0.02 | 0.03 | - | - | - | - | (0) | 10 | 91 | 640 | 410 | 34 | (0) | 0.5 | 0 | 0 | 0 | (0) | 0.05 | 0.02 | 0.2 | 0.03 | (0) | 12 | 0.09 | - | 15 | 0 | 試料：ライトシラップ漬<br>内容総量に対する果肉分：60％ |
| 0.1 | 0.01 | 0.02 | - | - | - | - | (0) | 0 | - | - | - | Tr | 0 | 0 | 0 | 0 | 0 | (0) | 0.04 | 0 | 0.2 | 0.02 | (0) | 12 | 0.05 | - | 15 | 0 | 試料：ライトシラップ漬<br>内容総量に対する液汁分：40％ |
| 0.1 | 0.06 | 0.06 | 0 | 0 | 0 | 0 | (0) | 3 | 23 | 210 | 130 | 11 | (0) | 0.3 | 0 | 0 | 0 | (0) | 0.07 | 0.04 | 0.3 | 0.06 | (0) | 34 | 0.28 | 0.6 | 60 | 0 | 別名：ネーブルオレンジ<br>廃棄部位：果皮、じょうのう膜及び種子<br>有機酸：0.9g |
| 0.2 | 0.06 | 0.05 | 0 | 0 | 0 | 1 | (0) | 14 | 50 | 130 | 120 | 10 | (0) | 0.3 | 0 | 0 | 0 | (0) | 0.10 | 0.03 | 0.4 | 0.07 | (0) | 32 | 0.36 | 0.9 | 40 | 0 | 別名：バレンシアオレンジ<br>廃棄部位：果皮、じょうのう膜及び種子 |
| Tr | 0.04 | 0.02 | - | - | - | - | (0) | 7 | 12 | 39 | 35 | 3 | (0) | 0.2 | 0 | 0 | 0 | (0) | 0.07 | 0.01 | 0.2 | 0.06 | (0) | 25 | 0.14 | - | 22 | 0 | 別名：バレンシアオレンジ |
| 0.1 | 0.03 | 0.03 | - | - | - | - | (0) | 7 | 17 | 52 | 47 | 4 | (0) | 0.3 | 0 | 0 | 0 | (0) | 0.07 | 0 | 0.3 | 0.06 | (0) | 27 | 0.23 | - | 42 | 0 | 別名：バレンシアオレンジ |
| Tr | 0.02 | 0.02 | - | - | - | - | (0) | 3 | 2 | 10 | 8 | 1 | (0) | 0.1 | 0 | 0 | 0 | (0) | 0.04 | 0 | 0.1 | 0 | (0) | 12 | 0.01 | - | 16 | 0 | 別名：バレンシアオレンジ |
| Tr | 0.01 | 0.01 | - | - | - | - | (0) | 0 | 0 | 0 | 0 | 0 | (0) | 0 | 0 | 0 | 0 | (0) | 0.02 | 0 | 0.1 | 0 | (0) | 8 | 0.04 | - | 10 | 0 | 別名：バレンシアオレンジ |
| Tr | 0.01 | 0.02 | - | - | - | - | (0) | 0 | 0 | 48 | 24 | 2 | (0) | 0.3 | 0 | 0.1 | 0 | (0) | 0 | 0 | 0 | 0 | (0) | 2 | 0 | - | 5 | 0 | 別名：バレンシアオレンジ |
| Tr | 0.01 | 0.03 | - | - | - | - | (0) | 0 | 17 | 77 | 56 | 5 | (0) | 0.4 | 0 | 0.1 | 0 | (0) | 0.01 | 0 | 0 | 0.02 | (0) | 3 | 0 | - | 4 | 0 | 別名：バレンシアオレンジ |
| 0.2 | 0.06 | 0.05 | 0 | 0 | 0 | 1 | (0) | 14 | 50 | 130 | 120 | 10 | (0) | 0.3 | 0 | 0 | 0 | (0) | 0.10 | 0.03 | 0.4 | 0.07 | (0) | 32 | 0.36 | 0.9 | 60 | 0 | 廃棄部位：果皮、じょうのう膜及び種子 |
| 0.1 | 0.05 | 0.02 | - | - | - | - | (0) | 1 | 4 | 0 | 5 | Tr | (0) | 0.1 | 0 | 0 | 0 | (0) | 0.09 | 0.02 | 0.3 | 0.04 | 0 | 34 | 0.47 | - | 38 | 0 | 別名：スイーティー、スウィーティー<br>廃棄部位：果皮、じょうのう膜及び種子 |
| Tr | 0.03 | 0.04 | - | - | - | - | (0) | 0 | 0 | 21 | 10 | 1 | (0) | 0.1 | 0 | 0 | 0 | (0) | 0.02 | 0.02 | 0.1 | 0.03 | (0) | 13 | 0.15 | - | 42 | 0 | 全果に対する果汁分：35％ |
| 0.1 | 0.03 | 0.02 | - | - | - | - | (0) | 2 | 38 | 7 | 43 | 4 | (0) | 0.2 | 0 | 0 | 0 | (0) | 0.06 | 0.02 | 0.3 | 0.05 | (0) | 13 | 0.13 | - | 36 | 0 | 廃棄部位：果皮、じょうのう膜及び種子<br>露地栽培品 |
| 0.1 | 0.04 | 0.05 | (0) | (0) | (1) | (0) | (0) | 9 | 200 | 690 | 540 | 45 | (0) | 0.3 | 0 | 0 | 0 | (0) | 0.10 | 0.02 | 0.3 | 0.08 | (0) | 24 | 0.27 | (0.3) | 42 | 0 | 廃棄部位：果皮、じょうのう膜及び種子<br>露地栽培品 |
| 0.1 | 0.03 | 0.11 | - | - | - | - | (0) | 0 | 28 | 200 | 130 | 11 | (0) | 2.6 | 0 | 0.2 | 0 | (0) | 0.10 | 0.06 | 0.6 | 0.12 | (0) | 20 | 0.29 | - | 49 | 0 | 廃棄部位：種子及びへた |
| 0.1 | 0.04 | 0.01 | 0 | 0 | 0 | 1 | (0) | 0 | 0 | 0 | 0 | 0 | (0) | 0.3 | 0 | 0 | 0 | (0) | 0.07 | 0.03 | 0.3 | 0.04 | (0) | 15 | 0.39 | 0.5 | 36 | 0 | 廃棄部位：果皮、じょうのう膜及び種子<br>有機酸：1.1g |
| 0.1 | 0.04 | 0.01 | - | - | - | - | (0) | 0 | 400 | 4 | 410 | 34 | (0) | 0.3 | 0 | 0 | 0 | (0) | 0.07 | 0.03 | 0.3 | 0.04 | (0) | 15 | 0.39 | 0.5 | 36 | 0 | 廃棄部位：果皮、じょうのう膜及び種子 |
| Tr | 0.03 | 0.01 | - | - | - | - | (0) | 0 | 0 | 0 | 0 | 0 | (0) | 0.2 | 0 | 0 | 0 | (0) | Tr | 0.04 | 0.01 | 0.2 | 0.03 | (0) | 11 | 0.23 | - | 38 | 0 | |
| Tr | 0.04 | 0.01 | - | - | - | - | (0) | 1 | 110 | 1 | 110 | 10 | (0) | 0 | 0 | 0 | 0 | (0) | 0.06 | 0.01 | 0.3 | 0.05 | (0) | 10 | 0.25 | - | 53 | 0 | |
| Tr | 0.02 | 0.01 | - | - | - | - | (0) | 0 | 0 | 0 | 0 | 0 | (0) | 0.1 | 0 | 0 | 0 | (0) | 0 | 0.02 | Tr | 0.1 | 0.02 | (0) | 5 | 0 | - | 19 | 0 | |
| Tr | 0.01 | Tr | - | - | - | - | (0) | 0 | 0 | 0 | 0 | 0 | (0) | 0.2 | 0 | 0 | 0 | (0) | 0 | 0 | Tr | 0.01 | (0) | 2 | 0 | - | 8 | 0 | |

## 7 果実類

| 食品番号 | 食品名 | 常用量 | 糖質量の目安(常用量あたり) | 炭水化物 | 利用可能炭水化物(単糖当量) | 食物繊維 水溶性 | 食物繊維 不溶性 | 食物繊維 総量 | 糖質量の目安(可食部100gあたり) | 廃棄率 % | エネルギー kcal | エネルギー kJ | 水分 | たんぱく質 | アミノ酸組成によるたんぱく質 | 脂質 | トリアシルグリセロール当量 | 脂肪酸 飽和 | 脂肪酸 一価不飽和 | 脂肪酸 多価不飽和 | コレステロール mg | 灰分 g | 無機質 ナトリウム | 無機質 カリウム | 無機質 カルシウム | 無機質 マグネシウム | リン | 鉄 |
|---|---|---|---|---|---|---|---|---|---|---|---|---|---|---|---|---|---|---|---|---|---|---|---|---|---|---|---|---|
| 07067 | グレープフルーツ 缶詰 | 1房 10g | 1.7 | 17.1 | (15.2) | 0.4 | 0.2 | 0.6 | 16.5 | 0 | 70 | 293 | 82.1 | 0.5 | - | Tr | - | - | - | - | (0) | 0.3 | 2 | 110 | 13 | 6 | 10 | 0.1 |
| (07126, 127) | ざぼん→ぶんたん | | | | | | | | | | | | | | | | | | | | | | | | | | | |
| 07074 | さんぼうかん 砂じょう、生 | 1個 90g | 9.0 | 10.9 | - | 0.3 | 0.6 | 0.9 | 10.0 | 55 | 44 | 184 | 87.6 | 0.7 | (0.4) | 0.3 | - | - | - | - | (0) | 0.5 | 2 | 280 | 23 | 11 | 19 | 0.2 |
| 07075 | シークヮーサー 果汁、生 | 小さじ1 5g | 0.4 | 7.9 | - | 0.3 | 0 | 0.3 | 7.6 | 0 | 25 | 105 | 90.9 | 0.8 | - | 0.1 | - | - | - | - | (0) | 0.3 | 2 | 180 | 17 | 15 | 8 | 0.1 |
| 07076 | シークヮーサー 10%果汁入り飲料 | 1杯 200ml | 23.6 | 11.8 | - | 0 | 0 | 0 | 11.8 | 0 | 48 | 201 | 88.1 | 0.1 | - | Tr | - | - | - | - | (0) | Tr | 2 | 13 | 5 | 1 | 1 | 0.1 |
| 07165 | しらぬひ 砂じょう、生 | 1個 140g | 17.2 | 12.9 | - | 0.3 | 0.3 | 0.6 | 12.3 | 30 | 51 | 213 | 85.8 | 0.8 | (0.5) | 0.2 | - | - | - | - | (0) | 0.3 | Tr | 170 | 9 | 9 | 18 | 0.1 |
| (07048) | スイーティー→オロブランコ | | | | | | | | | | | | | | | | | | | | | | | | | | | |
| 07078 | すだち 果皮、生 | 1かけ 1g | 0.1 | 16.4 | - | 2.8 | 7.3 | 10.1 | 6.3 | 0 | 68 | 285 | 80.7 | 1.8 | - | 0.3 | - | - | - | - | (0) | 0.8 | 1 | 290 | 150 | 26 | 17 | 0.4 |
| 07079 | すだち 果汁、生 | 小さじ1 5g | 0.3 | 6.6 | - | 0.1 | Tr | 0.1 | 6.5 | 0 | 20 | 84 | 92.5 | 0.5 | - | 0.1 | - | - | - | - | (0) | 0.1 | 1 | 140 | 16 | 15 | 11 | 0.2 |
| 07166 | せとか 砂じょう、生 | 1個 160g | 17.6 | 11.7 | - | 0.4 | 0.3 | 0.7 | 11.0 | 20 | 47 | 195 | 86.9 | 0.8 | (0.5) | 0.2 | - | - | - | - | (0) | 0.3 | 1 | 170 | 11 | 9 | 17 | 0.1 |
| 07085 | セミノール 砂じょう、生 | 1個 90g | 10.4 | 12.4 | - | 0.3 | 0.5 | 0.8 | 11.6 | 40 | 49 | 205 | 86.0 | 1.1 | - | 0.1 | - | - | - | - | (0) | 0.4 | 2 | 200 | 24 | 9 | 18 | 0.2 |
| 07083 | だいだい 果汁、生 | 小さじ1 5g | 0.4 | 8.0 | - | 0 | 0 | 0 | 8.0 | 0 | 24 | 100 | 91.2 | 0.3 | - | 0.2 | - | - | - | - | (0) | 0.3 | 1 | 190 | 10 | 9 | 8 | 0.1 |
| 07093 | なつみかん 砂じょう、生 | 1個 165g | 14.5 | 10.0 | - | 0.4 | 0.8 | 1.2 | 8.8 | 45 | 40 | 167 | 88.6 | 0.9 | - | 0.1 | - | - | - | - | 0 | 0.4 | 1 | 190 | 16 | 10 | 21 | 0.2 |
| 07094 | なつみかん 缶詰 | 1房 10g | 1.9 | 19.4 | - | 0.3 | 0.2 | 0.5 | 18.9 | 0 | 81 | 339 | 79.7 | 0.5 | - | 0.1 | - | - | - | - | (0) | 0.3 | 4 | 92 | 11 | 8 | 12 | 0.1 |
| (07040) | ネーブル→オレンジ | | | | | | | | | | | | | | | | | | | | | | | | | | | |
| 07105 | はっさく 砂じょう、生 | 1個 215g | 21.5 | 11.5 | - | 0.2 | 1.3 | 1.5 | 10.0 | 35 | 45 | 188 | 87.2 | 0.8 | (0.5) | 0.1 | - | - | - | - | (0) | 0.4 | 1 | 180 | 13 | 10 | 17 | 0.1 |
| 07167 | はるみ 砂じょう、生 | 1個 125g | 14.1 | 12.1 | - | 0.4 | 0.4 | 0.8 | 11.3 | 30 | 48 | 201 | 86.5 | 0.9 | (0.5) | 0.2 | - | - | - | - | (0) | 0.3 | 0 | 170 | 9 | 9 | 16 | 0.1 |
| 07112 | ひゅうがなつ じょうのう及びアルベド、生 | 1個 105g | 10.1 | 11.7 | - | 1.0 | 1.1 | 2.1 | 9.6 | 30 | 45 | 188 | 87.2 | 0.6 | - | 0.1 | - | - | - | - | (0) | 0.3 | 1 | 130 | 23 | 8 | 11 | 0.2 |
| 07113 | ひゅうがなつ 砂じょう、生 | 1個 70g | 5.3 | 8.3 | - | 0.3 | 0.4 | 0.7 | 7.6 | 55 | 33 | 138 | 90.7 | 0.6 | - | 0.1 | - | - | - | - | (0) | 0.3 | 1 | 110 | 5 | 6 | 9 | 0.1 |
| 07126 | ぶんたん 砂じょう、生 | 1個 315g | 28.0 | 9.8 | - | 0.3 | 0.6 | 0.9 | 8.9 | 50 | 38 | 159 | 89.0 | 0.7 | (0.4) | 0.1 | - | - | - | - | (0) | 0.3 | 1 | 180 | 13 | 7 | 19 | 0.1 |
| 07127 | ぶんたん ざぼん漬 | 1個 80g | 66.2 | 85.5 | - | 1.3 | 1.4 | 2.7 | 82.8 | 0 | 344 | 1439 | 14.0 | 0.2 | - | 0.1 | - | - | - | - | (0) | 0.2 | 13 | 8 | 22 | 6 | 3 | 0.3 |
| 07129 | ぽんかん 砂じょう、生 | 1個 100g | 8.9 | 9.9 | - | 0.4 | 0.6 | 1.0 | 8.9 | 35 | 40 | 167 | 88.8 | 0.9 | - | 0.1 | - | - | - | - | (0) | 0.3 | 1 | 160 | 16 | 9 | 16 | 0.1 |
| 07142 | ゆず 果皮、生 | 1かけ 1g | 0.1 | 14.2 | - | 3.3 | 3.6 | 6.9 | 7.3 | 0 | 59 | 247 | 83.7 | 1.2 | - | 0.5 | 0.1 | 0.03 | 0.09 | 0.04 | (0) | 0.4 | 5 | 140 | 41 | 15 | 9 | 0.3 |
| 07143 | ゆず 果汁、生 | 小さじ1 5g | 0.3 | 7.0 | - | 0.3 | 0.1 | 0.4 | 6.6 | 0 | 21 | 88 | 92.0 | 0.5 | - | 0.1 | - | - | - | - | (0) | 0.4 | 1 | 210 | 20 | 11 | 11 | 0.1 |
| 07145 | ライム 果汁、生 | 小さじ1 5g | 0.5 | 9.3 | (1.9) | 0.2 | 0 | 0.2 | 9.1 | 0 | 27 | 113 | 89.8 | 0.4 | - | 0.1 | - | - | - | - | (0) | 0.4 | 1 | 160 | 16 | 9 | 16 | 0.2 |
| 07155 | レモン 全果、生 | 1個 115g | 8.7 | 12.5 | 2.6 | 2.0 | 2.9 | 4.9 | 7.6 | 3 | 54 | 226 | 85.3 | 0.9 | - | 0.7 | 0.2 | 0.05 | 0.02 | 0.11 | 0 | 0.6 | 4 | 130 | 67 | 11 | 15 | 0.2 |
| 07156 | レモン 果汁、生 | 小さじ1 5g | 0.4 | 8.6 | (3.1) | Tr | 0 | Tr | 8.6 | 0 | 26 | 109 | 90.5 | 0.4 | - | 0.2 | (0.1) | (0.02) | (0.01) | (0.03) | 0 | 0.3 | 2 | 100 | 7 | 8 | 9 | 0.1 |

| 亜鉛 | 銅 | マンガン | ヨウ素 | セレン | クロム | モリブデン | レチノール | カロテン α | カロテン β | β-クリプトキサンチン | β-カロテン当量 | レチノール活性当量 | D | トコフェロール α | トコフェロール β | トコフェロール γ | トコフェロール δ | K | B₁ | B₂ | ナイアシン | B₆ | B₁₂ | 葉酸 | パントテン酸 | ビオチン | C | 食塩相当量 | 備考 |
|---|---|---|---|---|---|---|---|---|---|---|---|---|---|---|---|---|---|---|---|---|---|---|---|---|---|---|---|---|---|
| mg | mg | mg | μg | μg | μg | μg | μg | μg | μg | μg | μg | μg | μg | mg | mg | mg | mg | μg | mg | mg | mg | mg | μg | μg | mg | μg | mg | g | |
| 0.1 | 0.03 | 0.01 | - | - | - | - | 0 | - | - | - | 0 | 0 | (0) | 0.1 | 0 | 0 | 0 | (0) | 0.03 | Tr | 0.2 | 0.03 | (0) | 9 | 0.16 | - | 26 | 0 | 試料：ライトシラップ漬 液汁を含んだもの（液汁40%） |
| 0.1 | 0.06 | 0.05 | - | - | - | - | (0) | 0 | 16 | 70 | 51 | 4 | (0) | 0.2 | 0 | 0 | 0 | (0) | 0.07 | 0.03 | 0.4 | 0.06 | (0) | 16 | 0.35 | - | 39 | 0 | 廃棄部位：果皮、じょうのう膜及び種子 |
| 0.1 | 0.06 | 0.06 | - | - | - | - | (0) | 0 | 31 | 120 | 89 | 7 | (0) | 0.5 | 0 | 0 | 0 | (0) | 0.08 | 0.03 | 0.3 | 0.03 | (0) | 7 | 0.10 | - | 11 | 0 | 別名：ひらみレモン、シークワーサー、シークワシャー、シィクワシャー 全果に対する果汁分：20% |
| Tr | 0.01 | 0.01 | - | - | - | - | (0) | 0 | 14 | 0 | 14 | 1 | (0) | 0 | 0 | 0 | 0 | (0) | 0 | 0 | 0 | 0 | (0) | 0 | 0 | - | 2 | 0 | 別名：ひらみレモン、シークワーサー、シィクワシャー、シィクワーサー |
| 0.1 | 0.03 | 0.07 | (0) | (0) | (1) | (0) | (0) | 2 | 48 | 630 | 360 | 30 | (0) | 0.3 | 0 | 0 | 0 | (0) | 0.09 | 0.03 | 0.3 | 0.04 | (0) | 17 | 0.25 | (0.4) | 48 | 0 | 別名：デコポン（全国糖酸度統一基準を満たすもの）、しらぬい、不知火 廃棄部位：果皮、じょうのう膜及び種子 ハウス栽培品及び露地栽培品 |
| 0.4 | 0.09 | 0.18 | - | - | - | - | (0) | 360 | 330 | 17 | 520 | 44 | (0) | 5.2 | 0 | 0.5 | 0 | (0) | 0.04 | 0.09 | 0.5 | 0.16 | (0) | 35 | 0.23 | - | 110 | 0 | 全果に対する果皮分：30% |
| 0.2 | 0.03 | 0.05 | - | - | - | - | 0 | - | - | - | Tr | 0 | (0) | 0 | 0 | 0 | 0 | (0) | 0.03 | 0 | 0.2 | 0.08 | (0) | 13 | 0.13 | - | 40 | 0 | 全果に対する果汁分：25% |
| 0.1 | 0.03 | 0.09 | - | - | - | - | (0) | 8 | 250 | 1400 | 930 | 77 | (0) | 0.4 | 0 | 0 | 0 | (0) | 0.08 | 0.03 | 0.3 | 0.05 | (0) | 29 | 0.13 | - | 57 | 0 | 廃棄部位：果皮、じょうのう膜及び種子 ハウス栽培品及び露地栽培品 |
| 0.1 | 0.04 | 0.10 | - | - | - | - | (0) | 0 | 410 | 1300 | 1100 | 89 | (0) | 0.3 | 0 | 0 | 0 | (0) | 0.01 | 0.04 | 0.3 | 0.09 | (0) | 27 | 0.45 | - | 41 | 0 | 廃棄部位：果皮、じょうのう膜及び種子 |
| Tr | 0.02 | 0.02 | - | - | - | - | (0) | 0 | 36 | 18 | 2 | (0) | 0 | 0 | 0 | 0 | (0) | 0.03 | 0 | 0.2 | 0.02 | (0) | 13 | 0.12 | - | 35 | 0 | 全果に対する果汁分：30% | |
| 0.1 | 0.05 | 0.04 | - | - | - | - | (0) | 3 | 22 | 120 | 85 | 7 | (0) | 0.3 | 0 | 0 | 0 | (0) | 0.08 | 0.03 | 0.3 | 0.06 | (0) | 25 | 0.29 | - | 38 | 0 | 別名：なつだいだい なつかん、あまなつみかんを含む 廃棄部位：果皮、じょうのう膜及び種子 |
| 0.1 | 0.03 | 0.03 | - | - | - | - | (0) | 0 | Tr | 21 | 11 | 1 | (0) | 0.2 | 0 | 0 | 0 | (0) | 0.04 | Tr | 0.2 | 0.03 | (0) | 12 | 0.07 | - | 14 | 0 | 別名：なつだいだい なつかん、あまなつみかんを含む 試料：ヘビーシラップ漬 液汁を含んだもの（液汁45%） |
| 0.1 | 0.04 | 0.03 | - | - | - | - | (0) | 0 | 21 | 170 | 110 | 9 | (0) | 0.3 | 0 | 0 | 0 | (0) | 0.06 | 0.03 | 0.2 | 0.07 | (0) | 16 | 0.30 | - | 40 | 0 | 廃棄部位：果皮、じょうのう膜及び種子 |
| 0.1 | 0.03 | 0.05 | - | - | - | - | (0) | 2 | 130 | 1100 | 690 | 57 | (0) | 0.3 | 0 | 0 | 0 | (0) | 0.11 | 0.02 | 0.2 | 0.05 | (0) | 19 | 0.21 | - | 40 | 0 | 廃棄部位：果皮、じょうのう膜及び種子 露地栽培品 |
| 0.1 | 0.03 | 0.08 | - | - | - | - | (0) | 0 | 1 | 19 | 11 | 1 | (0) | 0.3 | 0 | 0 | 0 | (0) | 0.05 | 0.03 | 0.3 | 0.06 | (0) | 16 | 0.23 | - | 26 | 0 | 別名：ニューサマーオレンジ、小夏みかん 廃棄部位：フラベド（果皮の外側の部分）及び種子 |
| Tr | 0.02 | 0.04 | - | - | - | - | (0) | 0 | 0 | 19 | 9 | 1 | (0) | 0.3 | 0 | 0 | 0 | (0) | 0.06 | 0.03 | 0.2 | 0.06 | (0) | 13 | 0.27 | - | 21 | 0 | 別名：ニューサマーオレンジ、小夏みかん 廃棄部位：果皮（フラベドとアルベド）、じょうのう膜及び種子 |
| 0.1 | 0.04 | 0.02 | - | - | - | - | (0) | 0 | 15 | 0 | 15 | 1 | (0) | 0.5 | 0 | 0 | 0 | (0) | 0.03 | 0.04 | 0.3 | 0 | (0) | 16 | 0.32 | - | 45 | 0 | 別名：ざぼん、ぽんたん 廃棄部位：果皮、じょうのう膜及び種子 |
| Tr | 0.01 | 0.01 | - | - | - | - | (0) | 0 | 4 | 0 | 4 | Tr | (0) | 0.1 | 0 | 0 | 0 | (0) | 0 | 0.02 | 0 | 0 | (0) | 2 | 0 | - | Tr | 0 | 別名：ざぼん、ぽんたん |
| Tr | 0.02 | 0.09 | - | - | - | - | (0) | 3 | 110 | 1000 | 620 | 52 | (0) | 0.2 | 0 | 0 | 0 | (0) | 0.08 | 0.04 | 0.3 | 0.08 | (0) | 13 | 0.24 | - | 40 | 0 | 廃棄部位：果皮、じょうのう膜及び種子 |
| 0.1 | 0.02 | 0.12 | 0 | 0 | 0 | 1 | (0) | 0 | 19 | 440 | 240 | 20 | (0) | 3.4 | 0 | 0.6 | 0 | (0) | 0.07 | 0.10 | 0.5 | 0.09 | (0) | 21 | 0.89 | 3.6 | 160 | 0 | 全果に対する果皮分：40% |
| 0.1 | 0.02 | 0.10 | - | - | - | - | (0) | 0 | 0 | 15 | 7 | 1 | (0) | 0.1 | 0 | 0 | 0 | (0) | 0.05 | 0.02 | 0.2 | 0.05 | (0) | 11 | 0.29 | - | 40 | 0 | 全果に対する果汁分：25% |
| 0.1 | 0.03 | 0.01 | - | - | - | - | (0) | 0 | 0 | 0 | 0 | 0 | (0) | 0.2 | 0 | 0 | 0 | (0) | 0.03 | 0.01 | 0.1 | 0.05 | (0) | 17 | 0.16 | - | 33 | 0 | 全果に対する果汁分：35% |
| 0.1 | 0.08 | 0.05 | 0 | 1 | 0 | 1 | (0) | 0 | 7 | 37 | 26 | 2 | (0) | 1.6 | 0 | 0.1 | 0 | (0) | 0.07 | 0.07 | 0.2 | 0.08 | (0) | 31 | 0.39 | 1.2 | 100 | 0 | 廃棄部位：種子及びへた 有機酸：3.2g |
| 0.1 | 0.02 | 0.03 | - | - | - | - | (0) | 0 | 0 | 13 | 6 | 1 | (0) | 0.2 | 0 | 0 | 0 | (0) | 0.04 | 0.02 | 0.1 | 0.05 | (0) | 19 | 0.18 | - | 50 | 0 | 全果に対する果汁分：30% |

7 果実類

# 7 果実類

| 食品番号 | 食品名 | 常用量 | 糖質量の目安（常用量あたり） | 炭水化物 | 利用可能炭水化物（単糖当量） | 食物繊維 水溶性 | 食物繊維 不溶性 | 食物繊維 総量 | 糖質量の目安（可食部100gあたり） | 廃棄率 % | エネルギー kcal | エネルギー kJ | 水分 | たんぱく質 | アミノ酸組成によるたんぱく質 | 脂質 | トリアシルグリセロール当量 | 脂肪酸 飽和 | 脂肪酸 一価不飽和 | 脂肪酸 多価不飽和 | コレステロール mg | 灰分 g | ナトリウム | カリウム | カルシウム | マグネシウム | リン | 鉄 |
|---|---|---|---|---|---|---|---|---|---|---|---|---|---|---|---|---|---|---|---|---|---|---|---|---|---|---|---|---|
| | キウイフルーツ | | | | | | | | | | | | | | | | | | | | | | | | | | | |
| 07054 | 緑肉種、生 | 1個 75g | 8.3 | 13.5 | 9.8 | 0.7 | 1.8 | 2.5 | 11.0 | 15 | 53 | 222 | 84.7 | 1.0 | 0.8 | 0.1 | 0.1 | 0.01 | 0.02 | 0.06 | 0 | 0.7 | 2 | 290 | 33 | 13 | 32 | 0.3 |
| 07168 | 黄肉種、生 | 1個 70g | 9.5 | 14.9 | (11.2) | 0.5 | 0.9 | 1.4 | 13.5 | 20 | 59 | 248 | 83.2 | 1.1 | (0.7) | 0.2 | (0.2) | (0.06) | (0.02) | (0.09) | (0) | 0.5 | 2 | 300 | 17 | 12 | 25 | 0.2 |
| | キワノ | | | | | | | | | | | | | | | | | | | | | | | | | | | |
| 07055 | 生 | 1個 230g | 12.4 | 8.0 | - | 0.6 | 2.0 | 2.6 | 5.4 | 40 | 41 | 172 | 89.2 | 1.5 | - | 0.9 | - | - | - | - | 0 | 0.4 | 2 | 170 | 10 | 34 | 42 | 0.4 |
| (07056) | きんかん→（かんきつ類） | | | | | | | | | | | | | | | | | | | | | | | | | | | |
| | グァバ | | | | | | | | | | | | | | | | | | | | | | | | | | | |
| 07057 | 赤肉種、生 | 1個 55g | 2.6 | 9.9 | (3.6) | 0.7 | 4.4 | 5.1 | 4.8 | 30 | 38 | 159 | 88.9 | 0.6 | - | 0.1 | - | - | - | - | (0) | 0.5 | 3 | 240 | 8 | 8 | 16 | 0.1 |
| 07169 | 白肉種、生 | 1個 55g | 2.6 | 9.9 | - | 0.7 | 4.4 | 5.1 | 4.8 | 30 | 38 | 159 | 88.9 | 0.6 | - | 0.1 | - | - | - | - | (0) | 0.5 | 3 | 240 | 8 | 8 | 16 | 0.1 |
| 07058 | 果実飲料 20%果汁入り飲料（ネクター） | 1杯 200ml | 23.0 | 12.3 | (10.0) | 0.2 | 0.6 | 0.8 | 11.5 | 0 | 51 | 213 | 87.4 | 0.1 | - | 0.1 | - | - | - | - | (0) | 0.1 | 4 | 49 | 3 | 2 | 3 | 0.2 |
| 07059 | 果実飲料 10%果汁入り飲料 | 1杯 200ml | 24.2 | 12.3 | - | 0 | 0.2 | 0.2 | 12.1 | 0 | 51 | 213 | 87.4 | 0.1 | - | 0.1 | - | - | - | - | (0) | 0.1 | 7 | 28 | 3 | 20 | 2 | 0.1 |
| | グーズベリー | | | | | | | | | | | | | | | | | | | | | | | | | | | |
| 07060 | 生 | 1粒 3g | 0.3 | 13.2 | (10.9) | 0.7 | 1.8 | 2.5 | 10.7 | 1 | 52 | 218 | 85.2 | 1.0 | - | 0.1 | - | - | - | - | 0 | 0.5 | 1 | 200 | 14 | 10 | 24 | 1.3 |
| | ぐみ | | | | | | | | | | | | | | | | | | | | | | | | | | | |
| 07061 | 生 | 1粒 3g | 0.5 | 17.2 | - | 0.2 | 1.8 | 2.0 | 15.2 | 10 | 68 | 285 | 81.0 | 1.3 | - | 0.2 | - | - | - | - | (0) | 0.3 | 2 | 130 | 10 | 4 | 24 | 0.2 |
| (07062〜07067) | グレープフルーツ→（かんきつ類） | | | | | | | | | | | | | | | | | | | | | | | | | | | |
| | ココナッツ | | | | | | | | | | | | | | | | | | | | | | | | | | | |
| 07157 | ココナッツウォーター | 1杯 200ml | 10.0 | 5.0 | (7.9) | 0 | 0 | 0 | 5.0 | 0 | 20 | 84 | 94.3 | 0.2 | - | 0.1 | - | - | - | - | (0) | 0.4 | 11 | 230 | 11 | 6 | 11 | 0.1 |
| 07158 | ココナッツミルク | 1杯 200ml | 5.2 | 2.8 | - | 0.2 | 0 | 0.2 | 2.6 | 0 | 150 | 628 | 78.8 | 1.9 | (1.8) | 16.0 | 14.9 | 13.20 | 0.76 | 0.13 | (0) | 0.5 | 12 | 230 | 5 | 28 | 49 | 0.8 |
| 07170 | ナタデココ | 1粒 3g | 0.6 | 20.2 | - | Tr | 0.5 | 0.5 | 19.7 | 0 | 73 | 306 | 79.7 | 0 | - | Tr | - | - | - | - | (0) | Tr | 2 | 0 | 1 | 1 | Tr | 0 |
| (05016) | ココナッツパウダー→種実類・ココナッツ | | | | | | | | | | | | | | | | | | | | | | | | | | | |
| (07069) | ごれんし→スターフルーツ | | | | | | | | | | | | | | | | | | | | | | | | | | | |
| | さくらんぼ | | | | | | | | | | | | | | | | | | | | | | | | | | | |
| 07070 | 国産、生 | 1粒 5g | 0.7 | 15.2 | - | 0.1 | 1.1 | 1.2 | 14.0 | 10 | 60 | 251 | 83.1 | 1.0 | (0.8) | 0.2 | (0.1) | 0.04 | (0.05) | (0.05) | (0) | 0.5 | 1 | 210 | 13 | 6 | 17 | 0.3 |
| 07071 | 米国産、生 | 1粒 10g | 1.6 | 17.1 | (13.7) | 0.6 | 0.8 | 1.4 | 15.7 | 9 | 66 | 276 | 81.1 | 1.2 | (1.0) | 0.1 | (0.1) | (0.02) | (0.02) | (0.03) | (0) | 0.5 | 1 | 260 | 15 | 12 | 23 | 0.3 |
| 07072 | 米国産、缶詰 | 1粒 3g | 0.5 | 17.6 | (13.8) | 0.6 | 0.4 | 1.0 | 16.6 | 15 | 74 | 310 | 81.5 | 0.6 | - | 0.1 | (0.1) | (0.02) | (0.02) | (0.03) | (0) | 0.2 | 3 | 100 | 10 | 5 | 12 | 0.4 |

| 亜鉛 | 銅 | マンガン | ヨウ素 | セレン | クロム | モリブデン | レチノール | カロテンα | カロテンβ | β-クリプトキサンチン | β-カロテン当量 | レチノール活性当量 | D | トコフェロールα | β | γ | δ | K | B1 | B2 | ナイアシン | B6 | B12 | 葉酸 | パントテン酸 | ビオチン | C | 食塩相当量 | 備考 |
|---|---|---|---|---|---|---|---|---|---|---|---|---|---|---|---|---|---|---|---|---|---|---|---|---|---|---|---|---|---|
| mg | mg | mg | μg | μg | μg | μg | μg | μg | μg | μg | μg | μg | μg | mg | mg | mg | mg | μg | mg | mg | mg | mg | μg | μg | mg | μg | mg | g | |
| 0.1 | 0.11 | 0.11 | 0 | 1 | 0 | Tr | (0) | 0 | 66 | 0 | 66 | 6 | (0) | 1.3 | 0 | Tr | 0 | (0) | 0.01 | 0.02 | 0.3 | 0.12 | (0) | 36 | 0.29 | 1.4 | 69 | 0 | 別名：キウイ 廃棄部位：果皮及び両端 有機酸：2.0g |
| 0.1 | 0.07 | 0.04 | - | - | - | - | (0) | 1 | 38 | 4 | 41 | 3 | (0) | 2.5 | 0 | 0 | 0 | (0) | 0.02 | 0.02 | 0.3 | 0.14 | (0) | 32 | 0.26 | - | 140 | 0 | 別名：ゴールデンキウイ 廃棄部位：果皮及び両端 |
| | | | | | | | | | | | | | | | | | | | | | | | | | | | | | 別名：キワノフルーツ、ツノニガウリ |
| 0.4 | 0.09 | 0.13 | - | - | - | - | (0) | 0 | 36 | 0 | 36 | 3 | (0) | 0.7 | 0.1 | 1.2 | 0 | (0) | 0.03 | 0.01 | 0.2 | 0.04 | 0 | 2 | 0.14 | - | 2 | 0 | 廃棄部位：果皮 |
| | | | | | | | | | | | | | | | | | | | | | | | | | | | | | 別名：グアバ、ばんじろう、ばんざくろ |
| 0.1 | 0.06 | 0.09 | - | - | - | - | (0) | 5 | 580 | 51 | 600 | 50 | (0) | 0.3 | 0 | 0 | 0 | (0) | 0.03 | 0.04 | 0.8 | 0.06 | (0) | 41 | 0.32 | - | 220 | 0 | 廃棄部位：果皮及び種子 |
| 0.1 | 0.06 | 0.09 | - | - | - | - | (0) | - | - | - | 0 | (0) | (0) | 0.3 | 0 | 0 | 0 | (0) | 0.03 | 0.04 | 0.8 | 0.06 | (0) | 41 | 0.32 | - | 220 | 0 | 廃棄部位：果皮及び種子 |
| Tr | 0.01 | 0.03 | - | - | - | - | (0) | 0 | 24 | 0 | 24 | 2 | (0) | 0 | 0 | 0 | 0 | (0) | 0 | 0.01 | 0.1 | 0.01 | (0) | 9 | 0 | - | 19 | 0 | 果肉（ピューレー）分：20% ビタミンC：酸化防止用として添加品あり |
| Tr | 0.01 | 0.02 | - | - | - | - | (0) | 0 | 10 | 0 | 10 | 1 | (0) | Tr | 0 | 0 | 0 | (0) | 0 | 0 | 0.1 | 0.01 | (0) | 3 | 0 | - | 9 | 0 | ビタミンC：酸化防止用として添加品あり |
| | | | | | | | | | | | | | | | | | | | | | | | | | | | | | 別名：グズベリー、西洋すぐり、まるすぐり、おおすぐり |
| 0.1 | 0.05 | 0.15 | - | - | - | - | (0) | 2 | 120 | 2 | 130 | 10 | (0) | 1.0 | Tr | 0.1 | 0 | (0) | 0.02 | 0.02 | 0.2 | 0.02 | 0 | 47 | 0.40 | - | 22 | 0 | 廃棄部位：両端 |
| 0.1 | 0.10 | 0.15 | - | - | - | - | (0) | 54 | 330 | 46 | 380 | 32 | (0) | 2.2 | 0.1 | 0.1 | 0 | (0) | 0.01 | 0.04 | 0.3 | 0.02 | (0) | 15 | 0.45 | - | 5 | 0 | 廃棄部位：種子及び果柄 |
| 0.1 | Tr | 0.16 | - | - | - | - | 0 | - | - | Tr | 0 | (0) | (0) | 0 | 0 | 0 | 0 | (0) | 0.01 | 0.01 | 0.1 | 0 | (0) | 1 | 0 | - | 2 | 0 | 全果に対する割合：20% |
| 0.3 | 0.22 | 0.59 | - | - | - | - | 0 | 0 | 0 | 0 | 0 | 0 | (0) | Tr | 0 | 0 | 0 | (0) | 0.01 | 0 | 0.4 | 0.02 | (0) | 4 | 0 | - | 0 | 0 | 試料：缶詰 |
| 0 | 0 | 0 | - | - | - | - | (0) | 0 | 0 | 0 | 0 | 0 | (0) | 0 | 0 | 0 | 0 | (0) | 0 | 0 | 0 | 0 | (0) | 0 | 0 | - | 0 | 0 | シラップ漬（甘味料、酸味料含む） 液汁を除いたもの |
| | | | | | | | | | | | | | | | | | | | | | | | | | | | | | 別名：おうとう、スイートチェリー |
| 0.1 | 0.05 | - | 0 | 0 | Tr | 1 | (0) | 13 | 81 | 21 | 98 | 8 | (0) | 0.5 | Tr | 0 | 0 | (0) | 0.03 | 0.03 | 0.2 | 0.02 | (0) | 38 | 0.24 | 0.7 | 10 | 0 | 廃棄部位：核及び果柄 |
| 0.1 | 0.08 | 0.11 | - | - | - | - | (0) | 0 | 20 | 7 | 23 | 2 | (0) | 0.5 | Tr | 0 | 0 | (0) | 0.03 | 0.03 | 0.2 | 0.02 | (0) | 42 | 0.29 | - | 9 | 0 | 廃棄部位：核及び果柄 |
| 0.5 | 0.06 | 0.08 | - | - | - | - | (0) | 0 | 41 | 0 | 41 | 3 | (0) | 0.5 | 0 | 0.1 | 0 | (0) | 0.01 | 0.01 | 0.1 | 0 | (0) | 12 | 0 | - | 7 | 0 | 試料：ヘビーシラップ漬 液汁を除いたもの 内容総量に対する果肉分：50% 廃棄部位：核及び果柄 ビタミンC：酸化防止用として添加品あり |

7 果実類

## 7 果実類

| 食品番号 | 食品名 | 常用量 | 糖質量の目安（常用量あたり） | 炭水化物 | 利用可能炭水化物（単糖当量） | 食物繊維 水溶性 | 食物繊維 不溶性 | 食物繊維 総量 | 糖質量の目安（可食部100gあたり） | 廃棄率 | エネルギー | エネルギー | 水分 | たんぱく質 | アミノ酸組成によるたんぱく質 | 脂質 | トリアシルグリセロール当量 | 脂肪酸 飽和 | 脂肪酸 一価不飽和 | 脂肪酸 多価不飽和 | コレステロール | 灰分 | ナトリウム | カリウム | カルシウム | マグネシウム | リン | 鉄 |
|---|---|---|---|---|---|---|---|---|---|---|---|---|---|---|---|---|---|---|---|---|---|---|---|---|---|---|---|---|
| (単位) | | | g | | | | | | | % | kcal | kJ | g | | | | | | | | mg | g | mg | | | | | |
| | **ざくろ** | | | | | | | | | | | | | | | | | | | | | | | | | | | |
| 07073 | 生 | 1個 200g | 31.0 | 15.5 | - | 0 | 0 | 0 | 15.5 | 55 | 56 | 234 | 83.9 | 0.2 | - | Tr | - | - | - | - | (0) | 0.4 | 1 | 250 | 8 | 6 | 15 | 0.1 |
| (07126, 127) | ざぼん→（かんきつ類）ぶんたん | | | | | | | | | | | | | | | | | | | | | | | | | | | |
| (07074) | さんぼうかん→（かんきつ類） | | | | | | | | | | | | | | | | | | | | | | | | | | | |
| (07075, 076) | シイクワシャー→（かんきつ類）シークヮーサー | | | | | | | | | | | | | | | | | | | | | | | | | | | |
| | **すいか** | | | | | | | | | | | | | | | | | | | | | | | | | | | |
| 07077 | 赤肉種、生 | 1切れ 120g | 11.0 | 9.5 | (7.6) | 0.1 | 0.2 | 0.3 | 9.2 | 40 | 37 | 155 | 89.6 | 0.6 | 0.3 | 0.1 | (0.1) | (0.01) | (0.02) | (0.03) | 0 | 0.2 | 1 | 120 | 4 | 11 | 8 | 0.2 |
| 07171 | 黄肉種、生 | 1切れ 120g | 11.0 | 9.5 | - | 0.1 | 0.2 | 0.3 | 9.2 | 40 | 37 | 155 | 89.6 | 0.6 | - | 0.1 | - | - | - | - | 0 | 0.2 | 1 | 120 | 4 | 11 | 8 | 0.2 |
| (07048) | スイーティー→（かんきつ類）オロブランコ | | | | | | | | | | | | | | | | | | | | | | | | | | | |
| (07078, 079) | すだち→（かんきつ類） | | | | | | | | | | | | | | | | | | | | | | | | | | | |
| | **スターフルーツ** | | | | | | | | | | | | | | | | | | | | | | | | | | | |
| 07069 | 生 | 1個 70g | 4.0 | 7.5 | - | 0.4 | 1.4 | 1.8 | 5.7 | 4 | 30 | 126 | 91.4 | 0.7 | - | 0.1 | (0.1) | (0.01) | (0.01) | (0.06) | 0 | 0.3 | 1 | 140 | 5 | 9 | 10 | 0.2 |
| | **（すもも類）** | | | | | | | | | | | | | | | | | | | | | | | | | | | |
| 07080 | にほんすもも 生 | 1個 50g | 3.9 | 9.4 | - | 0.4 | 1.2 | 1.6 | 7.8 | 7 | 44 | 184 | 88.6 | 0.6 | 0.4 | 1.0 | - | - | - | - | 0 | 0.4 | 1 | 150 | 5 | 5 | 14 | 0.2 |
| 07081 | プルーン 生 | 1個 50g | 5.4 | 12.6 | (10.8) | 0.9 | 1.0 | 1.9 | 10.7 | 5 | 49 | 205 | 86.2 | 0.7 | (0.5) | 0.1 | (0.1) | (0.01) | (0.05) | (0.02) | 0 | 1.0 | 1 | 220 | 6 | 7 | 14 | 0.2 |
| 07082 | プルーン 乾 | 1個 10g | 5.5 | 62.4 | (42.2) | 3.4 | 3.8 | 7.2 | 55.2 | 0 | 235 | 983 | 33.3 | 2.5 | (1.6) | 0.2 | (0.1) | (0.05) | (0.03) | (0.02) | 0 | 1.6 | 1 | 480 | 39 | 40 | 45 | 1.0 |
| (07083) | だいだい→（かんきつ類） | | | | | | | | | | | | | | | | | | | | | | | | | | | |
| (07085) | タンゼロ→（かんきつ類）セミノール | | | | | | | | | | | | | | | | | | | | | | | | | | | |
| | **チェリモヤ** | | | | | | | | | | | | | | | | | | | | | | | | | | | |
| 07086 | 生 | 1/2個 145g | 25.5 | 19.8 | (13.7) | 0.8 | 1.4 | 2.2 | 17.6 | 20 | 78 | 326 | 78.1 | 1.3 | (0.8) | 0.3 | (0.2) | (0.10) | (0.02) | (0.08) | 0 | 0.5 | 8 | 230 | 9 | 12 | 20 | 0.2 |
| | **ドラゴンフルーツ** | | | | | | | | | | | | | | | | | | | | | | | | | | | |
| 07111 | 生 | 1個 165g | 16.3 | 11.8 | - | 0.3 | 1.6 | 1.9 | 9.9 | 35 | 50 | 209 | 85.7 | 1.4 | - | 0.3 | - | - | - | - | 0 | 0.8 | Tr | 350 | 6 | 41 | 29 | 0.3 |
| | **ドリアン** | | | | | | | | | | | | | | | | | | | | | | | | | | | |
| 07087 | 生 | 1/10個 215g | 53.8 | 27.1 | - | 0.7 | 1.4 | 2.1 | 25.0 | 15 | 133 | 556 | 66.4 | 2.3 | - | 3.3 | 2.8 | 1.18 | 1.18 | 0.28 | 0 | 0.9 | Tr | 510 | 5 | 27 | 36 | 0.3 |
| | **（なし類）** | | | | | | | | | | | | | | | | | | | | | | | | | | | |
| 07088 | 日本なし 生 | 1/2個 130g | 13.5 | 11.3 | 8.3 | 0.2 | 0.7 | 0.9 | 10.4 | 15 | 43 | 180 | 88.0 | 0.3 | 0.2 | 0.1 | (0.1) | (0.02) | (0.02) | (0.02) | 0 | 0.3 | Tr | 140 | 2 | 5 | 11 | 0 |
| 07089 | 日本なし 缶詰 | 1/2個 65g | 12.0 | 19.1 | - | 0.1 | 0.6 | 0.7 | 18.4 | 0 | 78 | 326 | 80.5 | 0.1 | - | 0.1 | (0.1) | (0.01) | (0.02) | (0.02) | (0) | 0.2 | 4 | 75 | 3 | 4 | 6 | 0.2 |
| 07090 | 中国なし 生 | 1/2個 130g | 0.0 | 12.7 | - | 0.3 | 1.1 | 1.4 | 11.3 | 15 | 47 | 197 | 86.8 | 0.2 | (0.1) | 0.1 | (0.1) | (0.02) | (0.02) | (0.02) | (0) | 0.2 | 1 | 140 | 2 | 5 | 8 | 0.1 |

107

| 無機質 | | | | | | ビタミン | | | | | | | | | | | | | | | | | 食塩相当量 | 備考 |
| --- | --- | --- | --- | --- | --- | --- | --- | --- | --- | --- | --- | --- | --- | --- | --- | --- | --- | --- | --- | --- | --- | --- | --- | --- |
| 亜鉛 | 銅 | マンガン | ヨウ素 | セレン | クロム | モリブデン | A レチノール | A カロテン α | A カロテン β | A β-クリプトキサンチン | A β-カロテン当量 | A レチノール活性当量 | D | E トコフェロール α | E トコフェロール β | E トコフェロール γ | E トコフェロール δ | K | B₁ | B₂ | ナイアシン | B₆ | B₁₂ | 葉酸 | パントテン酸 | ビオチン | C | | |
| ←mg→ | | | ←―μg―→ | | | | ←――――μg――――→ | | | | | | μg | ←――mg――→ | | | | μg | ←―mg―→ | | | | ←μg→ | μg | mg | μg | mg | g | |

| 亜鉛 | 銅 | マンガン | ヨウ素 | セレン | クロム | モリブデン | レチノール | カロテンα | カロテンβ | β-クリプトキサンチン | β-カロテン当量 | レチノール活性当量 | D | トコフェロールα | トコフェロールβ | トコフェロールγ | トコフェロールδ | K | B₁ | B₂ | ナイアシン | B₆ | B₁₂ | 葉酸 | パントテン酸 | ビオチン | C | 食塩相当量 | 備考 |
| --- | --- | --- | --- | --- | --- | --- | --- | --- | --- | --- | --- | --- | --- | --- | --- | --- | --- | --- | --- | --- | --- | --- | --- | --- | --- | --- | --- | --- | --- |
| 0.2 | 0.06 | 0.05 | - | - | - | - | (0) | 0 | 0 | 0 | 0 | (0) | (0) | 0.1 | 0 | 0 | 0 | (0) | 0.01 | 0.01 | 0.2 | 0.04 | (0) | 6 | 0.32 | - | 10 | 0 | 廃棄部位：皮及び種子<br>廃棄率：輸入品（大果）の場合60% |
| | | | | | | | | | | | | | | | | | | | | | | | | | | | | | |
| | | | | | | | | | | | | | | | | | | | | | | | | | | | | | |
| 0.1 | 0.03 | 0.03 | 0 | 0 | 0 | 1 | (0) | 0 | 830 | 0 | 830 | 69 | (0) | 0.1 | 0 | 0 | 0 | (0) | 0.03 | 0.02 | 0.2 | 0.07 | (0) | 3 | 0.22 | 0.9 | 10 | 0 | 廃棄部位：果皮及び種子<br>廃棄率：小玉種の場合50% |
| 0.1 | 0.03 | 0.03 | 0 | 0 | 0 | 1 | (0) | - | - | - | 10 | 1 | (0) | 0.1 | 0 | 0 | 0 | (0) | 0.03 | 0.02 | 0.2 | 0.07 | (0) | 3 | 0.22 | 0.9 | 10 | 0 | 廃棄部位：果皮及び種子<br>廃棄率：小玉種の場合50% |
| | | | | | | | | | | | | | | | | | | | | | | | | | | | | | 別名：ごれんし |
| 0.2 | 0.02 | 0.10 | - | - | - | - | (0) | 5 | 64 | 15 | 74 | 6 | (0) | 0.2 | 0.1 | 0.2 | 0.1 | (0) | 0.03 | 0.02 | 0.3 | 0.02 | 0 | 11 | 0.38 | - | 12 | 0 | 廃棄部位：種子及びへた |
| 0.1 | 0.03 | 0.07 | - | - | 0 | 1 | (0) | 0 | 76 | 6 | 79 | 7 | (0) | 0.6 | 0 | 0.1 | 0 | (0) | 0.02 | 0.02 | 0.3 | 0.04 | (0) | 37 | 0.14 | 0.2 | 4 | 0 | 別名：すもも、はたんきょう、プラム<br>廃棄部位：核 |
| 0.1 | 0.06 | 0.09 | - | - | - | - | (0) | 0 | 450 | 54 | 480 | 40 | (0) | 1.3 | Tr | Tr | 0 | (0) | 0.03 | 0.03 | 0.5 | 0.06 | 0 | 35 | 0.22 | - | 4 | 0 | 別名：ヨーロッパすもも<br>廃棄部位：核及び果柄 |
| 0.5 | 0.30 | 0.36 | - | - | - | - | (0) | 130 | 1100 | 220 | 1300 | 110 | (0) | 1.5 | 0 | 0.2 | Tr | (0) | 0.07 | 0.07 | 2.2 | 0.34 | (0) | 3 | 0.32 | - | 0 | 0 | 別名：ヨーロッパすもも<br>廃棄率：核付きの場合20% |
| | | | | | | | | | | | | | | | | | | | | | | | | | | | | | |
| 0.1 | 0.08 | 0.07 | - | - | - | - | (0) | 0 | 3 | 1 | 4 | Tr | (0) | 0.2 | 0 | 0 | 0 | (0) | 0.09 | 0.09 | 0.7 | 0.23 | 0 | 90 | 0.36 | - | 34 | 0 | 廃棄部位：果皮、種子及びへた |
| | | | | | | | | | | | | | | | | | | | | | | | | | | | | | 別名：ピタヤ |
| 0.3 | 0.03 | 0.09 | - | - | - | - | (0) | 0 | 0 | 0 | 0 | 0 | (0) | 0.4 | 0 | 0 | 0 | (0) | 0.08 | 0.06 | 0.4 | 0.05 | 0 | 44 | 0.53 | - | 7 | 0 | 試料：レッドピタヤ<br>廃棄部位：果皮 |
| 0.3 | 0.19 | 0.31 | - | 0 | 1 | 10 | (0) | 0 | 36 | 1 | 36 | 3 | (0) | 2.3 | 0 | 0 | 0.1 | 0 | 0.33 | 0.20 | 1.4 | 0.25 | 0 | 150 | 0.22 | 5.9 | 31 | 0 | 試料：果皮を除いた冷凍品<br>廃棄部位：種子 |
| 0.1 | 0.06 | 0.04 | 0 | 0 | 0 | Tr | (0) | 0 | 0 | 0 | 0 | (0) | (0) | 0.1 | Tr | 0 | 0 | (0) | 0.02 | Tr | 0.2 | 0.02 | (0) | 6 | 0.14 | 0.5 | 3 | 0 | 廃棄部位：果皮及び果しん部 |
| 0.1 | 0.04 | 0.02 | - | - | - | - | 0 | - | - | - | 0 | 0 | (0) | 0.1 | 0 | 0 | 0 | (0) | Tr | 0 | 0.1 | 0.02 | (0) | 3 | 0 | - | 0 | 0 | 試料：ヘビーシラップ漬<br>液汁を含んだもの（液汁40%）<br>ビタミンC：酸化防止用として添加品あり |
| Tr | 0.05 | 0.03 | - | - | - | - | 0 | - | - | - | 0 | 0 | (0) | 0.2 | Tr | 0 | 0 | (0) | 0.02 | 0.01 | 0.2 | 0.02 | (0) | 6 | 0.14 | - | 6 | 0 | 廃棄部位：果皮及び果しん部 |

7 果実類

## 7 果実類

| 食品番号 | 食品名 | 常用量 | 糖質量の目安(常用量あたり) | 炭水化物 | 利用可能炭水化物(単糖当量) | 食物繊維 水溶性 | 食物繊維 不溶性 | 食物繊維 総量 | 糖質量の目安(可食部100gあたり) | 廃棄率 % | エネルギー kcal | エネルギー kJ | 水分 | たんぱく質 | アミノ酸組成によるたんぱく質 | 脂質 | トリアシルグリセロール当量 | 脂肪酸 飽和 | 脂肪酸 一価不飽和 | 脂肪酸 多価不飽和 | コレステロール mg | 灰分 g | ナトリウム | カリウム | カルシウム | マグネシウム | リン | 鉄 |
|---|---|---|---|---|---|---|---|---|---|---|---|---|---|---|---|---|---|---|---|---|---|---|---|---|---|---|---|---|
| | | | (単位) | (―――――――― g ――――――――) | | | | | | % | kcal | kJ | (―――――――― g ――――――――) | | | | | | | | mg | g | (―――― mg ――――) | | | | | |
| 07091 | 西洋なし 生 | 1個 215g | 26.9 | 14.4 | (9.2) | 0.7 | 1.2 | 1.9 | 12.5 | 15 | 54 | 226 | 84.9 | 0.3 | (0.2) | 0.1 | (0.1) | (0.01) | (0.06) | (0.07) | (0) | 0.3 | Tr | 140 | 5 | 4 | 13 | 0.1 |
| 07092 | 西洋なし 缶詰 | 1/2個 50g | 9.9 | 20.7 | (16.7) | 0.4 | 0.6 | 1.0 | 19.7 | 0 | 85 | 356 | 78.8 | 0.2 | - | 0.1 | (0.1) | (0.01) | (0.02) | (0.02) | (0) | 0.2 | 1 | 55 | 4 | 4 | 5 | 0.1 |
| (07093, 094) | なつみかん→(かんきつ類) | | | | | | | | | | | | | | | | | | | | | | | | | | | |
| | なつめ | | | | | | | | | | | | | | | | | | | | | | | | | | | |
| 07095 | 乾 | 1個 5g | 2.9 | 71.4 | - | 2.7 | 9.8 | 12.5 | 58.9 | 15 | 287 | 1201 | 21.0 | 3.9 | - | 2.0 | - | - | - | - | 0 | 1.7 | 3 | 810 | 65 | 39 | 80 | 1.5 |
| | なつめやし | | | | | | | | | | | | | | | | | | | | | | | | | | | |
| 07096 | 乾 | 1個 5g | 3.2 | 71.3 | (60.3) | 1.5 | 5.5 | 7.0 | 64.3 | 5 | 266 | 1113 | 24.8 | 2.2 | (1.2) | 0.2 | (Tr) | (0.02) | (0.02) | (0.01) | (0) | 1.5 | Tr | 550 | 71 | 60 | 58 | 0.8 |
| (07140) | ネクタリン→(もも類) | | | | | | | | | | | | | | | | | | | | | | | | | | | |
| | パインアップル | | | | | | | | | | | | | | | | | | | | | | | | | | | |
| 07097 | 生 | 1/8個 50g | 6.0 | 13.4 | 11.3 | 0.1 | 1.4 | 1.5 | 11.9 | 45 | 51 | 213 | 85.5 | 0.6 | - | 0.1 | (0.1) | (0.01) | (0.01) | (0.03) | 0 | 0.4 | Tr | 150 | 10 | 14 | 9 | 0.2 |
| 07098 | 果実飲料 ストレートジュース | 1杯 200ml | 22.0 | 11.0 | (10.2) | 0 | 0 | 0 | 11.0 | 0 | 41 | 172 | 88.2 | 0.3 | - | 0.1 | (0.1) | (0.01) | (0.01) | (0.04) | (0) | 0.4 | 1 | 210 | 22 | 10 | 13 | 0.4 |
| 07099 | 果実飲料 濃縮還元ジュース | 1杯 200ml | 22.2 | 11.1 | (10.1) | 0 | 0 | 0 | 11.1 | 0 | 41 | 172 | 88.3 | 0.3 | - | 0.1 | (0.1) | (0.01) | (0.01) | (0.04) | (0) | 0.4 | 1 | 190 | 9 | 10 | 12 | 0.3 |
| 07100 | 果実飲料 50%果汁入り飲料 | 1杯 200ml | 24.2 | 12.1 | - | 0 | 0 | 0 | 12.1 | 0 | 51 | 213 | 87.3 | 0.3 | - | 0.1 | (0.1) | (0.01) | (0.01) | (0.04) | (0) | 0.2 | 1 | 95 | 6 | 4 | 5 | 0.1 |
| 07101 | 果実飲料 10%果汁入り飲料 | 1杯 200ml | 24.8 | 12.4 | - | 0 | 0 | 0 | 12.4 | 0 | 50 | 209 | 87.6 | Tr | - | Tr | - | - | - | - | (0) | Tr | 1 | 18 | 2 | 2 | 1 | 0.2 |
| 07102 | 缶詰 | 1切れ 40g | 7.9 | 20.3 | (19.7) | 0 | 0.5 | 0.5 | 19.8 | 0 | 84 | 351 | 78.9 | 0.4 | (0.2) | 0.1 | (0.1) | (0.01) | (0.01) | (0.03) | (0) | 0.3 | 1 | 120 | 7 | 9 | 7 | 0.3 |
| 07103 | 砂糖漬 | 1枚 35g | 29.9 | 86.8 | (91.3) | 0 | 1.3 | 1.3 | 85.5 | 0 | 351 | 1469 | 12.0 | 0.5 | (0.4) | 0.2 | (0.1) | (0.01) | (0.02) | (0.07) | (0) | 0.5 | 58 | 23 | 31 | 5 | 5 | 2.5 |
| | ハスカップ | | | | | | | | | | | | | | | | | | | | | | | | | | | |
| 07104 | 生 | 1粒 1g | 0.1 | 12.8 | - | 0.6 | 1.5 | 2.1 | 10.7 | 0 | 53 | 222 | 85.5 | 0.7 | - | 0.6 | - | - | - | - | 0 | 0.4 | Tr | 190 | 38 | 11 | 25 | 0.6 |
| (07105) | はっさく→(かんきつ類) | | | | | | | | | | | | | | | | | | | | | | | | | | | |
| | パッションフルーツ | | | | | | | | | | | | | | | | | | | | | | | | | | | |
| 07106 | 果汁、生 | 1個分 15g | 2.4 | 16.2 | - | 0 | 0 | 0 | 16.2 | 0 | 64 | 268 | 82.0 | 0.8 | - | 0.4 | - | - | - | - | (0) | 0.6 | 5 | 280 | 4 | 15 | 21 | 0.6 |
| | バナナ | | | | | | | | | | | | | | | | | | | | | | | | | | | |
| 07107 | 生 | 1本 130g | 27.8 | 22.5 | 19.4 | 0.1 | 1.0 | 1.1 | 21.4 | 40 | 86 | 360 | 75.4 | 1.1 | 0.7 | 0.2 | (0.1) | (0.07) | (0.02) | (0.04) | (0) | 0.8 | Tr | 360 | 6 | 32 | 27 | 0.3 |
| 07108 | 乾 | 1食分 20g | 14.3 | 78.5 | - | 2.0 | 5.0 | 7.0 | 71.5 | 0 | 299 | 1251 | 14.3 | 3.8 | (2.4) | 0.4 | (0.12) | (0.04) | (0.12) | (0.07) | (0) | 3.0 | 1 | 1300 | 26 | 92 | 84 | 1.1 |
| | パパイア | | | | | | | | | | | | | | | | | | | | | | | | | | | |
| 07109 | 完熟、生 | 1/2個 170g | 12.4 | 9.5 | (7.1) | 0.7 | 1.5 | 2.2 | 7.3 | 35 | 38 | 159 | 89.2 | 0.5 | - | 0.2 | (0.2) | (0.06) | (0.06) | (0.04) | (0) | 0.6 | 6 | 210 | 20 | 26 | 11 | 0.2 |
| 07110 | 未熟、生 | 1/2個 195g | 14.0 | 9.4 | - | 0.4 | 1.8 | 2.2 | 7.2 | 25 | 39 | 163 | 88.7 | 1.3 | - | 0.1 | (0.1) | (0.03) | (0.03) | (0.02) | (0) | 0.5 | 5 | 190 | 36 | 19 | 17 | 0.3 |

| 無機質 | | | | | | | ビタミン | | | | | | | | | | | | | | | | | 食塩相当量 | 備考 |
|---|---|---|---|---|---|---|---|---|---|---|---|---|---|---|---|---|---|---|---|---|---|---|---|---|---|
| 亜鉛 | 銅 | マンガン | ヨウ素 | セレン | クロム | モリブデン | A レチノール | A カロテン α | A カロテン β | A β-クリプトキサンチン | A β-カロテン当量 | A レチノール活性当量 | D | E トコフェロール α | E トコフェロール β | E トコフェロール γ | E トコフェロール δ | K | B₁ | B₂ | ナイアシン | B₆ | B₁₂ | 葉酸 | パントテン酸 | ビオチン | C | | |
| ——mg—— | | | (——μg——) | | | | (————μg————) | | | | | | μg | (————mg————) | | | | μg | (——mg——) | | | | (——μg——) | | mg | μg | mg | g | |
| 0.1 | 0.12 | 0.04 | 0 | 0 | 0 | 1 | (0) | 0 | 0 | 0 | 0 | (0) | (0) | 0.3 | Tr | 0 | 0 | (0) | 0.02 | 0.01 | 0.2 | 0.02 | (0) | 4 | 0.09 | 0.3 | 3 | 0 | 別名：洋なし<br>廃棄部位：果皮及び果しん部 |
| 0.1 | 0.05 | 0.03 | - | - | - | - | (0) | - | - | - | Tr | (0) | (0) | 0.2 | 0 | 0 | 0 | (0) | 0.01 | 0.02 | 0.3 | 0.01 | (0) | 4 | 0 | - | Tr | 0 | 別名：洋なし<br>試料：ヘビーシラップ漬<br>液汁を含んだもの（液汁40%）<br>ビタミンC：酸化防止用として添加品あり |
| 0.8 | 0.24 | 0.46 | - | - | - | - | (0) | 0 | 7 | 0 | 7 | 1 | (0) | 0.1 | 0 | 0 | 0 | (0) | 0.10 | 0.21 | 1.6 | 0.14 | 0 | 140 | 0.86 | - | 1 | 0 | 廃棄部位：核 |
| | | | | | | | | | | | | | | | | | | | | | | | | | | | | | 別名：デーツ |
| 0.4 | 0.40 | 0.38 | - | - | - | - | (0) | 0 | 160 | 0 | 160 | 13 | (0) | 1.4 | Tr | 0.3 | 0 | (0) | 0.07 | 0.04 | 1.8 | 0.16 | (0) | 19 | 0.94 | - | 0 | 0 | 廃棄部位：へた及び核 |
| | | | | | | | | | | | | | | | | | | | | | | | | | | | | | 別名：パイナップル |
| 0.1 | 0.11 | 0.76 | 0 | 0 | Tr | Tr | (0) | 0 | 30 | 1 | 30 | 3 | (0) | Tr | 0 | 0 | 0 | (0) | 0.08 | 0.02 | 0.2 | 0.08 | (0) | 11 | 0.28 | 0.2 | 27 | 0 | 廃棄部位：はく皮及び果しん部 |
| 0.1 | 0.03 | 0.87 | - | - | - | - | (0) | 0 | 9 | 0 | 9 | 1 | (0) | Tr | 0 | 0 | 0 | (0) | 0.04 | 0.01 | 0.2 | 0.07 | (0) | 9 | 0.19 | - | 6 | 0 | |
| 0.1 | 0.03 | 1.16 | - | - | - | - | (0) | 0 | 11 | 1 | 12 | 1 | (0) | Tr | 0 | 0 | 0 | (0) | 0.05 | 0.02 | 0.2 | 0.05 | (0) | 7 | 0.17 | - | 5 | 0 | |
| Tr | 0.02 | 0.33 | - | - | - | - | (0) | 0 | 4 | 0 | 4 | Tr | (0) | Tr | 0 | 0 | 0 | (0) | 0.03 | 0.01 | 0.1 | 0.04 | (0) | 0 | 0.07 | - | 3 | 0 | ビタミンC：酸化防止用として添加品あり |
| Tr | Tr | 0.18 | - | - | - | - | (0) | - | - | - | Tr | 0 | (0) | Tr | 0 | 0 | 0 | (0) | 0 | 0 | Tr | 0.01 | (0) | 1 | 0 | - | 0 | 0 | ビタミンC：酸化防止用として添加品あり |
| 0.1 | 0.07 | 1.58 | - | - | - | - | (0) | 0 | - | - | 12 | 1 | (0) | 0 | 0 | 0 | 0 | (0) | 0.07 | 0.01 | 0.2 | 0.06 | (0) | 7 | 0.06 | - | 7 | 0 | 試料：ヘビーシラップ漬<br>液汁を含んだもの（液汁37%） |
| 0.1 | 0.06 | 0.45 | - | - | - | - | (0) | 0 | - | - | 17 | 1 | (0) | 0.1 | 0 | 0 | 0 | (0) | 0 | 0.02 | 0.1 | 0.01 | (0) | 2 | 0 | - | 0 | 0.1 | |
| | | | | | | | | | | | | | | | | | | | | | | | | | | | | | 別名：くろみのうぐいすかぐら |
| 0.1 | 0.06 | - | - | - | - | - | (0) | 0 | - | - | 130 | 11 | (0) | 1.1 | 0 | 0.3 | Tr | (0) | 0.02 | 0.03 | 0.5 | 0.04 | 0 | 7 | 0.29 | - | 44 | 0 | 果実全体 |
| | | | | | | | | | | | | | | | | | | | | | | | | | | | | | 別名：くだものとけいそう |
| 0.4 | 0.08 | 0.10 | - | - | - | - | (0) | 0 | 1100 | 16 | 1100 | 89 | (0) | 0.2 | 0 | 0 | 0 | (0) | 0.01 | 0.09 | 1.9 | 0.18 | (0) | 86 | 0.63 | - | 16 | 0 | 全果に対する果汁分：30% |
| 0.2 | 0.09 | 0.26 | 0 | 1 | 0 | 7 | (0) | 0 | 28 | 42 | 0 | 56 | 5 | (0) | 0.5 | 0 | 0 | 0 | (0) | 0.05 | 0.04 | 0.7 | 0.38 | (0) | 26 | 0.44 | 1.4 | 16 | 0 | 廃棄部位：果皮及び果柄<br>有機酸：0.7g |
| 0.6 | 0.25 | 1.31 | - | - | - | - | (0) | 330 | 670 | 9 | 840 | 70 | (0) | 1.4 | Tr | 0 | 0 | (0) | 0.07 | 0.12 | 1.4 | 1.04 | (0) | 34 | 1.13 | - | Tr | 0 | |
| | | | | | | | | | | | | | | | | | | | | | | | | | | | | | 別名：パパイヤ |
| 0.1 | 0.05 | 0.04 | 0 | Tr | 0 | 1 | (0) | 0 | 67 | 820 | 480 | 40 | (0) | 0.3 | Tr | 0.3 | 0 | (0) | 0.02 | 0.04 | 0.3 | 0.01 | (0) | 44 | 0.42 | 0.2 | 50 | 0 | 廃棄部位：果皮及び種子 |
| 0.1 | 0.03 | 0.02 | - | - | - | - | (0) | 0 | 45 | 140 | 120 | 10 | (0) | 0.1 | 0 | 0.1 | 0 | (0) | 0.03 | 0.04 | 0.3 | 0.01 | (0) | 38 | 0.55 | - | 45 | 0 | 廃棄部位：果皮及び種子 |

7 果実類

# 7 果実類

| 食品番号 | 食品名 | | 常用量 | 糖質量の目安(常用量あたり) | 炭水化物 | 利用可能炭水化物(単糖当量) | 食物繊維 水溶性 | 食物繊維 不溶性 | 食物繊維 総量 | 糖質量の目安(可食部100gあたり) | 廃棄率 | エネルギー kcal | エネルギー kJ | 水分 | たんぱく質 | アミノ酸組成によるたんぱく質 | 脂質 | トリアシルグリセロール当量 | 脂肪酸 飽和 | 脂肪酸 一価不飽和 | 脂肪酸 多価不飽和 | コレステロール mg | 灰分 g | 無機質 ナトリウム | 無機質 カリウム | 無機質 カルシウム | 無機質 マグネシウム | リン | 鉄 |
|---|---|---|---|---|---|---|---|---|---|---|---|---|---|---|---|---|---|---|---|---|---|---|---|---|---|---|---|---|---|
| | | (単位) | | (―g―) | | | | | | | % | kcal | kJ | (―g―) | | | | | | | | mg | g | (―mg―) | | | | | |
| (07111) | ピタヤ→ドラゴンフルーツ | | | | | | | | | | | | | | | | | | | | | | | | | | | | |
| (07112,113) | ひゅうがなつ→(かんきつ類) | | | | | | | | | | | | | | | | | | | | | | | | | | | | |
| | びわ | | | | | | | | | | | | | | | | | | | | | | | | | | | | |
| 07114 | 生 | | 1個 35g | 3.2 | 10.6 | - | 0.4 | 1.2 | 1.6 | 9.0 | 30 | 40 | 167 | 88.6 | 0.3 | (0.2) | 0.1 | (0.1) | 0.02 | (Tr) | (0.05) | (0) | 0.4 | 1 | 160 | 13 | 14 | 9 | 0.1 |
| 07115 | 缶詰 | | 1個 15g | 2.9 | 19.8 | - | 0.3 | 0.3 | 0.6 | 19.2 | 0 | 81 | 339 | 79.6 | 0.3 | - | 0.1 | (0.02) | (Tr) | (0.05) | (0) | 0.2 | 2 | 60 | 22 | 5 | 3 | 0.1 |
| | ぶどう | | | | | | | | | | | | | | | | | | | | | | | | | | | | |
| 07116 | 生 | | 1房 95g | 14.4 | 15.7 | 14.4 | 0.2 | 0.3 | 0.5 | 15.2 | 15 | 59 | 247 | 83.5 | 0.4 | 0.2 | 0.1 | Tr | 0.01 | Tr | 0.01 | 0 | 0.3 | 1 | 130 | 6 | 6 | 15 | 0.1 |
| 07117 | 干しぶどう | | 大さじ1 11g | 8.4 | 80.7 | (76.5) | 1.2 | 2.9 | 4.1 | 76.6 | 0 | 301 | 1259 | 14.5 | 2.7 | (1.5) | 0.2 | (0.1) | 0.03 | 0.01 | 0.03 | (0) | 1.9 | 12 | 740 | 65 | 31 | 90 | 2.3 |
| 07118 | 果実飲料 ストレートジュース | | 1杯 200ml | 28.8 | 14.5 | (13.9) | 0.1 | Tr | 0.1 | 14.4 | 0 | 55 | 230 | 84.8 | 0.3 | - | 0.2 | (0.03) | (0.03) | (0.03) | (0) | 0.2 | 1 | 30 | 3 | 14 | 7 | 0.1 |
| 07119 | 果実飲料 濃縮還元ジュース | | 1杯 200ml | 24.0 | 12.1 | (11.7) | 0.1 | Tr | 0.1 | 12.0 | 0 | 47 | 197 | 87.2 | 0.3 | - | 0.3 | (0.04) | (0.04) | (0) | | 0.1 | 2 | 24 | 5 | 9 | 7 | 0.3 |
| 07120 | 果実飲料 70%果汁入り飲料 | | 1杯 200ml | 25.6 | 12.9 | - | 0.1 | Tr | 0.1 | 12.8 | 0 | 52 | 218 | 86.8 | 0.2 | - | Tr | (Tr) | (0.01) | (Tr) | (0.01) | (0) | 0.1 | 15 | 17 | 4 | 6 | 5 | 0.1 |
| 07121 | 果実飲料 10%果汁入り飲料 | | 1杯 200ml | 26.2 | 13.1 | - | Tr | 0 | Tr | 13.1 | 0 | 52 | 218 | 86.9 | Tr | - | Tr | (Tr) | (0.01) | (Tr) | (0.01) | (Tr) | Tr | 6 | 3 | 1 | 1 | 0.1 |
| 07122 | 缶詰 | | 1粒 6g | 1.2 | 20.4 | - | 0.2 | 0 | 0.2 | 20.2 | 0 | 84 | 351 | 78.9 | 0.4 | - | 0.1 | (0.3) | (0.1) | (0.01) | (0.01) | (0) | 0.1 | 3 | 88 | 10 | 4 | 10 | 0.9 |
| 07123 | ジャム | | 大さじ1 21g | 9.7 | 47.5 | (48.9) | 1.0 | 0.5 | 1.5 | 46.0 | 0 | 193 | 808 | 51.4 | 0.5 | - | 0.1 | (0.1) | (0.01) | (Tr) | (0.01) | (0) | 0.1 | 18 | 130 | 16 | 10 | 23 | 3.3 |
| | ブルーベリー | | | | | | | | | | | | | | | | | | | | | | | | | | | | |
| 07124 | 生 | | 1粒 2g | 0.2 | 12.9 | (8.6) | 0.5 | 2.8 | 3.3 | 9.6 | 0 | 49 | 205 | 86.4 | 0.5 | (0.3) | 0.1 | (0.01) | (0.01) | (0.04) | 0 | 0.1 | 1 | 70 | 8 | 5 | 9 | 0.2 |
| 07125 | ジャム | | 大さじ1 21g | 8.3 | 43.8 | (42.9) | 0.5 | 3.8 | 4.3 | 39.5 | 0 | 181 | 757 | 55.1 | 0.7 | - | 0.3 | (0.2) | (0.02) | (0.04) | (0.13) | 0 | 0.1 | 1 | 75 | 8 | 5 | 12 | 0.3 |
| 07172 | 乾 | | - | 54.9 | 72.5 | - | 3.0 | 14.6 | 17.6 | 54.9 | 0 | 286 | 1195 | 21.9 | 2.7 | (1.5) | 1.9 | (1.5) | (0.14) | (0.30) | (0.98) | (0) | 1.0 | 4 | 400 | 43 | 28 | 63 | 1.2 |
| (07081,082) | プルーン→(すもも類) | | | | | | | | | | | | | | | | | | | | | | | | | | | | |
| (07126,127) | ぶんたん→(かんきつ類) | | | | | | | | | | | | | | | | | | | | | | | | | | | | |
| | ホワイトサポテ | | | | | | | | | | | | | | | | | | | | | | | | | | | | |
| 07128 | 生 | | 1個 130g | 20.5 | 18.9 | (16.3) | 1.8 | 1.3 | 3.1 | 15.8 | 35 | 74 | 310 | 79.0 | 1.5 | - | 0.1 | - | - | - | - | 0 | 0.5 | Tr | 220 | 13 | 17 | 28 | 0.2 |
| (07129) | ぽんかん→(かんきつ類) | | | | | | | | | | | | | | | | | | | | | | | | | | | | |
| | まくわうり | | | | | | | | | | | | | | | | | | | | | | | | | | | | |
| 07130 | 黄肉種、生 | | 1/2個 150g | 10.2 | 7.8 | - | 0.4 | 0.6 | 1.0 | 6.8 | 40 | 32 | 134 | 90.8 | 0.8 | - | 0.1 | - | - | - | - | (0) | 0.5 | 1 | 280 | 6 | 12 | 8 | 0.2 |
| 07173 | 白肉種、生 | | 1/2個 150g | 10.2 | 7.8 | - | 0.4 | 0.6 | 1.0 | 6.8 | 40 | 32 | 134 | 90.8 | 0.8 | - | 0.1 | - | - | - | - | (0) | 0.5 | 1 | 280 | 6 | 12 | 8 | 0.2 |
| | マルメロ | | | | | | | | | | | | | | | | | | | | | | | | | | | | |
| 07131 | 生 | | 1/2個 130g | 13.0 | 15.1 | (9.5) | 0.7 | 4.4 | 5.1 | 10.0 | 25 | 56 | 234 | 84.2 | 0.3 | - | 0.1 | (0.1) | (0.01) | (0.04) | (0.05) | 0 | 0.3 | 1 | 160 | 11 | 7 | 14 | 0.1 |

| 無機質 | | | | | | | ビタミン | | | | | | | | | | | | | | | | | 食塩相当量 | 備考 |
|---|---|---|---|---|---|---|---|---|---|---|---|---|---|---|---|---|---|---|---|---|---|---|---|---|---|
| 亜鉛 | 銅 | マンガン | ヨウ素 | セレン | クロム | モリブデン | レチノール | カロテン α | カロテン β | β-クリプトキサンチン | β-カロテン当量 | レチノール活性当量 | D | トコフェロール α | β | γ | δ | K | $B_1$ | $B_2$ | ナイアシン | $B_6$ | $B_{12}$ | 葉酸 | パントテン酸 | ビオチン | C | | |
| (←mg→) | | | (←μg→) | | | | (←μg→) | | | | | | | (←mg→) | | | | μg | (←mg→) | | | | | (←μg→) | mg | μg | mg | g | |
| 0.2 | 0.04 | 0.27 | 0 | 0 | 0 | 0 | (0) | 0 | 510 | 600 | 810 | 68 | (0) | 0.1 | 0.1 | 0 | 0 | 0 | 0.02 | 0.03 | 0.2 | 0.06 | (0) | 9 | 0.22 | 0.1 | 5 | 0 | 廃棄部位：果皮及び種子 |
| 0.1 | 0.17 | 0.10 | - | - | - | - | (0) | 0 | 320 | 310 | 470 | 39 | (0) | 0.2 | 0 | 0 | 0 | (0) | 0.01 | 0.01 | 0.2 | 0.02 | (0) | 9 | 0 | - | Tr | 0 | 試料：ヘビーシラップ漬 液汁を含んだもの（液汁45%） ビタミンC：酸化防止用として添加品あり |
| 0.1 | 0.05 | 0.12 | 0 | 0 | 0 | Tr | (0) | 0 | 21 | 0 | 21 | 2 | (0) | 0.1 | 0 | 0.2 | 0 | (0) | 0.04 | 0.01 | 0.1 | 0.04 | (0) | 4 | 0.10 | 0.7 | 2 | 0 | 廃棄部位：果皮及び種子 廃棄率：大粒種の場合20% 有機酸：0.6g |
| 0.3 | 0.39 | 0.20 | - | - | - | - | (0) | 0 | 11 | 0 | 11 | 1 | (0) | 0.5 | 0 | 0.3 | 0 | (0) | 0.12 | 0.03 | 0.6 | 0.23 | (0) | 9 | 0.17 | - | Tr | 0 | 別名：レーズン |
| 0.1 | 0.02 | 0.13 | - | - | - | - | (0) | 0 | 0 | 0 | 0 | 0 | (0) | Tr | 0.02 | 0.01 | 0.1 | 0.05 | (0) | 1 | 0.06 | - | Tr | 0 | | | | | |
| Tr | 0.02 | 0.07 | - | - | - | - | (0) | 0 | 0 | 0 | 0 | 0 | (0) | 0 | 0 | 0 | 0 | 0 | 0.02 | Tr | 0.2 | 0.06 | (0) | 1 | 0.04 | - | Tr | 0 | |
| Tr | 0.01 | 0.11 | - | - | - | - | (0) | 0 | 0 | 0 | 0 | 0 | (0) | 0 | 0 | 0 | 0 | (0) | Tr | 0 | Tr | 0.05 | (0) | Tr | 0 | - | 0 | 0 | ビタミンC：酸化防止用として添加品あり |
| Tr | 0.01 | 0.08 | - | - | - | - | (0) | 0 | 0 | 0 | 0 | 0 | (0) | 0 | 0 | 0 | 0 | (0) | 0 | 0 | 0 | 0.01 | (0) | Tr | 0 | - | 0 | 0 | ビタミンC：酸化防止用として添加品あり |
| 0.2 | 0.09 | 0.02 | - | - | - | - | 0 | - | - | 10 | 1 | (0) | 0.2 | 0 | 0.1 | 0 | (0) | 0.02 | 0.01 | 0.1 | 0.03 | (0) | 2 | 0 | - | 0 | 0 | 試料：ヘビーシラップ漬 液汁を含んだもの（液汁37%） |
| 0.1 | 0.11 | 0.10 | - | - | - | - | (0) | 0 | 0 | 0 | 0 | 0 | (0) | 0.2 | 0 | 0.2 | 0 | 0 | 0.02 | 0.01 | 0.1 | 0.04 | (0) | 2 | 0.11 | - | 0 | 0 | ビタミンC：酸化防止用として添加品あり |
| 0.1 | 0.04 | 0.26 | 0 | 0 | Tr | 1 | (0) | 0 | 55 | 0 | 55 | 5 | (0) | 1.7 | Tr | 0.6 | Tr | 0.03 | 0.03 | 0.2 | 0.05 | 0 | 12 | 0.12 | 1.1 | 9 | 0 | 試料：ハイブッシュブルーベリー 果実全体 |
| 0.1 | 0.06 | 0.62 | - | - | - | - | (0) | 0 | 26 | 0 | 26 | 2 | (0) | 1.9 | Tr | 1.2 | 0 | (0) | 0.03 | 0.02 | 0.4 | 0.04 | 0 | 3 | 0.11 | - | 3 | 0 | 試料：ハイブッシュブルーベリー |
| 0.4 | 0.23 | 1.94 | (0) | (0) | (2) | (4) | (0) | 10 | 72 | 8 | 81 | 7 | (0) | 5.1 | 0.1 | 1.9 | 0.1 | (0) | 0.12 | 0.10 | 1.5 | 0.20 | (0) | 13 | 0.26 | (6.2) | Tr | 0 | ドライフルーツ 試料：有機栽培品含む |
| 0.2 | 0.09 | 0.09 | - | - | - | - | (0) | 0 | 13 | 0 | 13 | 1 | (0) | 0.4 | 0 | 0 | 0 | (0) | 0.05 | 0.05 | 0.6 | 0.06 | 0 | 36 | 0.22 | - | 18 | 0 | 廃棄部位：果皮及び種子 |
| 0.1 | 0.02 | 0.05 | - | - | - | - | (0) | 68 | 140 | 4 | 180 | 15 | (0) | 0.1 | 0 | 0.3 | 0 | (0) | 0.03 | 0.03 | 0.8 | 0.06 | (0) | 50 | 0.16 | - | 30 | 0 | 廃棄部位：果皮及び種子 |
| 0.1 | 0.02 | 0.05 | - | - | - | - | (0) | - | - | - | 0 | 0 | (0) | 0.1 | 0 | 0.3 | 0 | (0) | 0.03 | 0.03 | 0.8 | 0.06 | 0 | 50 | 0.16 | - | 30 | 0 | 廃棄部位：果皮及び種子 |
| 0.2 | 0.05 | 0.02 | - | - | - | - | (0) | 0 | 26 | 51 | 51 | 4 | (0) | 1.0 | Tr | 0 | 0 | (0) | 0.02 | 0.02 | 0.2 | 0.05 | 0 | 12 | 0.25 | - | 18 | 0 | 廃棄部位：果皮及び果しん |

7 果実類

## 7 果実類

| 食品番号 | 食品名 | | 常用量 | 糖質量の目安（常用量あたり） | 炭水化物 | 利用可能炭水化物（単糖当量） | 食物繊維 水溶性 | 食物繊維 不溶性 | 食物繊維 総量 | 糖質量の目安（可食部100gあたり） | 廃棄率 | エネルギー kcal | エネルギー kJ | 水分 | たんぱく質 | アミノ酸組成によるたんぱく質 | 脂質 | トリアシルグリセロール当量 | 脂肪酸 飽和 | 脂肪酸 一価不飽和 | 脂肪酸 多価不飽和 | コレステロール mg | 灰分 g | ナトリウム | カリウム | カルシウム | マグネシウム | リン | 鉄 |
|---|---|---|---|---|---|---|---|---|---|---|---|---|---|---|---|---|---|---|---|---|---|---|---|---|---|---|---|---|---|
| | | (単位) | | g | g | g | g | g | g | g | % | kcal | kJ | g | g | g | g | g | g | g | g | mg | g | mg | mg | mg | mg | mg | mg |
| | **マンゴー** | | | | | | | | | | | | | | | | | | | | | | | | | | | | |
| 07132 | 生 | | 1/2個 145g | 22.6 | 16.9 | (14.4) | 0.6 | 0.7 | 1.3 | 15.6 | 35 | 64 | 268 | 82.0 | 0.6 | (0.5) | 0.1 | (0.1) | (0.02) | (0.04) | (0.02) | (0) | 0.4 | 1 | 170 | 15 | 12 | 12 | 0.2 |
| | **マンゴスチン** | | | | | | | | | | | | | | | | | | | | | | | | | | | | |
| 07133 | 生 | | 1個 30g | 4.8 | 17.5 | - | 0.5 | 0.9 | 1.4 | 16.1 | 70 | 67 | 280 | 81.5 | 0.6 | - | 0.2 | - | - | - | - | - | 0.2 | 1 | 100 | 6 | 18 | 12 | 0.1 |
| (07026~036) | **みかん→**（かんきつ類）うんしゅうみかん | | | | | | | | | | | | | | | | | | | | | | | | | | | | |
| | **メロン** | | | | | | | | | | | | | | | | | | | | | | | | | | | | |
| 07134 | 温室メロン、生 | | 1/8個 75g | 7.4 | 10.3 | (9.6) | 0.2 | 0.3 | 0.5 | 9.8 | 50 | 42 | 176 | 87.8 | 1.1 | (0.7) | 0.1 | (0.1) | (0.03) | (Tr) | (0.04) | (0) | 0.7 | 7 | 340 | 8 | 13 | 21 | 0.3 |
| 07135 | 露地メロン、緑肉種、生 | | 1/8個 55g | 5.4 | 10.4 | 9.5 | 0.2 | 0.3 | 0.5 | 9.9 | 45 | 42 | 176 | 87.9 | 1.0 | 0.6 | 0.1 | (0.1) | (0.03) | (Tr) | (0.04) | 0 | 0.6 | 6 | 350 | 6 | 12 | 13 | 0.2 |
| 07174 | 露地メロン、赤肉種、生 | | 1/8個 55g | 5.4 | 10.4 | - | 0.2 | 0.3 | 0.5 | 9.9 | 45 | 42 | 176 | 87.9 | 1.0 | - | 0.1 | - | - | - | - | 0 | 0.6 | 6 | 350 | 6 | 12 | 13 | 0.2 |
| | **（もも類）** | | | | | | | | | | | | | | | | | | | | | | | | | | | | |
| 07136 | もも 生 | | 1個 195g | 17.4 | 10.2 | 8.4 | 0.6 | 0.7 | 1.3 | 8.9 | 15 | 40 | 167 | 88.7 | 0.6 | 0.4 | 0.1 | (0.1) | (0.01) | (0.03) | (0.03) | 0 | 0.4 | 1 | 180 | 4 | 7 | 18 | 0.1 |
| 07137 | もも 30％果汁入り飲料（ネクター） | | 1杯 200ml | 22.4 | 11.6 | - | 0.2 | 0.2 | 0.4 | 11.2 | 0 | 48 | 201 | 88.0 | 0.2 | - | 0.1 | (0.1) | (0.01) | (0.05) | - | (0) | 0.1 | 3 | 35 | 2 | 2 | 4 | 0.2 |
| 07138 | もも 缶詰、白肉種、果肉 | | 1個 140g | 26.9 | 20.6 | (16.6) | 0.5 | 0.9 | 1.4 | 19.2 | 0 | 85 | 356 | 78.5 | 0.5 | - | 0.1 | (0.1) | (0.01) | (0.03) | (0.04) | (0) | 0.3 | 4 | 80 | 3 | 4 | 9 | 0.2 |
| 07175 | もも 缶詰、黄肉種、果肉 | | 1個 60g | 11.5 | 20.6 | - | 0.5 | 0.9 | 1.4 | 19.2 | 0 | 85 | 356 | 78.5 | 0.5 | - | 0.1 | - | - | - | - | (0) | 0.3 | 4 | 80 | 3 | 4 | 9 | 0.2 |
| 07139 | もも 缶詰、液汁 | | 1杯 200ml | 39.0 | 19.8 | (19.3) | 0.3 | 0 | 0.3 | 19.5 | 0 | 81 | 339 | 79.5 | 0.3 | - | 0.1 | - | - | - | - | (0) | 0.3 | 4 | 80 | 2 | 4 | 7 | 0.2 |
| | **ネクタリン** | | | | | | | | | | | | | | | | | | | | | | | | | | | | |
| 07140 | 生 | | 1個 135g | 12.2 | 10.7 | (8.0) | 0.7 | 1.0 | 1.7 | 9.0 | 15 | 43 | 180 | 87.8 | 0.7 | (0.4) | 0.3 | (0.2) | (0.02) | (0.08) | (0.11) | (0) | 0.5 | 1 | 210 | 5 | 10 | 16 | 0.2 |
| | **やまもも** | | | | | | | | | | | | | | | | | | | | | | | | | | | | |
| 07141 | 生 | | 1個 10g | 1.0 | 11.3 | - | 0.3 | 0.8 | 1.1 | 10.2 | 10 | 44 | 184 | 87.8 | 0.5 | - | 0.2 | - | - | - | - | 0 | 0.2 | 4 | 120 | 4 | 7 | 5 | 0.4 |
| (07142, 143) | **ゆず→**（かんきつ類） | | | | | | | | | | | | | | | | | | | | | | | | | | | | |
| | **ライチー** | | | | | | | | | | | | | | | | | | | | | | | | | | | | |
| 07144 | 生 | | 1個 15g | 2.3 | 16.4 | (15.0) | 0.4 | 0.5 | 0.9 | 15.5 | 30 | 63 | 264 | 82.1 | 1.0 | - | 0.1 | (0.1) | (0.02) | (0.03) | (0.03) | 0 | 0.4 | Tr | 170 | 2 | 13 | 22 | 0.2 |
| (07145) | **ライム→**（かんきつ類） | | | | | | | | | | | | | | | | | | | | | | | | | | | | |
| | **ラズベリー** | | | | | | | | | | | | | | | | | | | | | | | | | | | | |
| 07146 | 生 | | 1粒 2.5g | 0.1 | 10.2 | (5.6) | 0.7 | 4.0 | 4.7 | 5.5 | 0 | 41 | 172 | 88.2 | 1.1 | - | 0.1 | - | - | - | - | 0 | 0.4 | 1 | 150 | 22 | 21 | 29 | 0.7 |
| | **りゅうがん** | | | | | | | | | | | | | | | | | | | | | | | | | | | | |
| 07147 | 乾 | | 1粒 5g | 3.5 | 72.9 | - | 1.0 | 1.8 | 2.8 | 70.1 | 60 | 283 | 1184 | 19.4 | 5.1 | - | 0.4 | (0.3) | (0.09) | (0.11) | (0.12) | (0) | 2.2 | 2 | 1000 | 30 | 43 | 94 | 1.7 |

| 無機質 | | | | | | | ビタミン | | | | | | | | | | | | | | | | | 食塩相当量 | 備考 |
|---|---|---|---|---|---|---|---|---|---|---|---|---|---|---|---|---|---|---|---|---|---|---|---|---|---|
| 亜鉛 | 銅 | マンガン | ヨウ素 | セレン | クロム | モリブデン | レチノール | カロテン α | カロテン β | β-クリプトキサンチン | β-カロテン当量 | レチノール活性当量 | D | トコフェロール α | トコフェロール β | トコフェロール γ | トコフェロール δ | K | B₁ | B₂ | ナイアシン | B₆ | B₁₂ | 葉酸 | パントテン酸 | ビオチン | C | | |
| mg | mg | mg | µg | µg | µg | µg | µg | µg | µg | µg | µg | µg | µg | mg | mg | mg | mg | µg | mg | mg | mg | mg | µg | µg | mg | µg | mg | g | |
| 0.1 | 0.08 | 0.10 | 0 | 0 | 0 | 0 | (0) | 0 | 610 | 9 | 610 | 51 | (0) | 1.8 | Tr | 0.1 | 0 | (0) | 0.04 | 0.06 | 0.7 | 0.13 | (0) | 84 | 0.22 | 0.8 | 20 | 0 | 廃棄部位：果皮及び種子 |
| 0.2 | 0.07 | 0.35 | 0 | 1 | 0 | 0 | 0 | 0 | 0 | 0 | 0 | 0 | 0 | 0.6 | 0.1 | 0.1 | 0.1 | 0 | 0.11 | 0.03 | 0.5 | 0.04 | 0 | 20 | 0.33 | 0.6 | 3 | 0 | 試料：冷凍品<br>廃棄部位：果皮及び種子 |
| 0.2 | 0.05 | 0.04 | 0 | 2 | 1 | 4 | (0) | 0 | 32 | 3 | 33 | 3 | (0) | 0.2 | 0 | 0.1 | 0 | (0) | 0.06 | 0.02 | 0.5 | 0.10 | (0) | 32 | 0.19 | 0.9 | 18 | 0 | 試料：アールス系（緑肉種）<br>廃棄部位：果皮及び種子 |
| 0.2 | 0.04 | 0.02 | 0 | 1 | 0 | 2 | (0) | 6 | 140 | 0 | 140 | 12 | (0) | 0.2 | 0 | 0.1 | 0 | (0) | 0.05 | 0.02 | 0.8 | 0.11 | (0) | 24 | 0.16 | 0.9 | 25 | 0 | 廃棄部位：果皮及び種子 |
| 0.2 | 0.04 | 0.02 | 0 | 1 | 0 | 2 | (0) | 16 | 3600 | 0 | 3600 | 300 | (0) | 0.2 | 0 | 0.1 | 0 | (0) | 0.05 | 0.02 | 0.8 | 0.11 | (0) | 24 | 0.16 | 0.9 | 25 | 0 | 廃棄部位：果皮及び種子 |
| | | | | | | | | | | | | | | | | | | | | | | | | | | | | | 別名：毛桃 |
| 0.1 | 0.05 | 0.04 | 0 | 0 | 0 | 1 | (0) | 0 | 0 | 9 | 5 | Tr | (0) | 0.7 | 0 | 0 | 0 | (0) | 0.01 | 0.01 | 0.6 | 0.02 | (0) | 5 | 0.13 | 0.3 | 8 | 0 | 試料：白肉種<br>廃棄部位：果皮及び核、有機酸：0.4g |
| Tr | 0.01 | 0.02 | - | - | - | - | 0 | - | - | - | Tr | 0 | (0) | 0.4 | 0 | 0 | 0 | 0 | Tr | 0.01 | 0.2 | Tr | (0) | 2 | 0.10 | - | 2 | 0 | 果肉（ピューレー）分：30%<br>ビタミンC：酸化防止用として添加品あり |
| 0.2 | 0.04 | 0.03 | - | - | - | - | (0) | 0 | Tr | 0 | Tr | 0 | (0) | 1.2 | 0 | 0 | 0 | 0 | 0.01 | 0.02 | 0.3 | 0.01 | (0) | 4 | 0.07 | - | 2 | 0 | 試料：ヘビーシラップ漬<br>内容総量に対する果肉分：60%<br>ビタミンC：酸化防止用として添加品あり |
| 0.2 | 0.04 | 0.03 | - | - | - | - | (0) | 0 | 160 | 97 | 210 | 17 | (0) | 1.2 | 0 | 0 | 0 | 0 | 0.01 | 0.02 | 0.3 | 0.01 | (0) | 4 | 0.07 | - | 2 | 0 | 内容総量に対する果肉分：60%<br>ビタミンC：酸化防止用として添加品あり |
| 0.1 | 0.04 | 0.03 | - | - | - | - | 0 | - | - | - | Tr | 0 | 0 | 0 | 0 | 0 | 0 | 0 | 0.01 | 0.01 | 0.3 | 0.01 | (0) | 3 | 0 | - | 2 | 0 | 内容総量に対する液汁分：40%<br>ビタミンC：酸化防止用として添加品あり |
| 0.1 | 0.08 | 0.06 | - | - | - | - | (0) | 0 | 150 | 180 | 240 | 20 | (0) | 1.4 | 0 | 0 | 0 | 0 | 0.02 | 0.03 | 0.7 | 0.01 | (0) | 12 | 0.20 | - | 10 | 0 | 別名：油桃<br>廃棄部位：果皮及び核 |
| 0.1 | 0.03 | 0.22 | - | - | - | - | (0) | 0 | 18 | 2 | 19 | 2 | (0) | 0.3 | 0 | 0 | 0 | 0 | 0.04 | 0.03 | 0.3 | 0.05 | 0 | 26 | 0.21 | - | 4 | 0 | 試料：栽培品<br>廃棄部位：種子 |
| | | | | | | | | | | | | | | | | | | | | | | | | | | | | | 別名：れいし |
| 0.2 | 0.14 | 0.17 | - | - | - | - | (0) | 0 | 0 | 0 | 0 | 0 | (0) | 0.1 | 0 | 0 | 0 | 0 | 0.02 | 0.06 | 1.0 | 0.09 | 0 | 100 | 0 | - | 36 | 0 | 試料：冷凍品<br>廃棄部位：果皮及び種子 |
| | | | | | | | | | | | | | | | | | | | | | | | | | | | | | 別名：レッドラズベリー、西洋きいちご |
| 0.4 | 0.12 | 0.50 | - | - | - | - | (0) | 19 | 10 | 0 | 19 | 2 | (0) | 0.8 | 0.1 | 1.9 | 1.6 | 0 | 0.02 | 0.04 | 0.6 | 0.07 | 0 | 38 | 0.43 | - | 22 | 0 | 果実全体 |
| 0.7 | 0.68 | 0.20 | - | - | - | - | 0 | - | - | - | Tr | 0 | (0) | 0.1 | Tr | 0.4 | 0 | (0) | 0.03 | 0.74 | 2.5 | 0.20 | (0) | 20 | 0 | - | 0 | 0 | 廃棄部位：果皮及び種子 |

7 果実類

# 7 果実類

| 食品番号 | 食品名 | 常用量 | 糖質量の目安(常用量あたり) | 炭水化物 利用可能炭水化物(単糖当量) | 食物繊維 水溶性 | 食物繊維 不溶性 | 食物繊維 総量 | 糖質量の目安(可食部100gあたり) | 廃棄率 % | エネルギー kcal | エネルギー kJ | 水分 | たんぱく質 | アミノ酸組成によるたんぱく質 | 脂質 | トリアシルグリセロール当量 | 脂肪酸 飽和 | 脂肪酸 一価不飽和 | 脂肪酸 多価不飽和 | コレステロール mg | 灰分 g | 無機質 ナトリウム | 無機質 カリウム | 無機質 カルシウム | 無機質 マグネシウム | 無機質 リン | 無機質 鉄 |
|---|---|---|---|---|---|---|---|---|---|---|---|---|---|---|---|---|---|---|---|---|---|---|---|---|---|---|---|
| | りんご | | | | | | | | | | | | | | | | | | | | | | | | | | |
| 07148 | 皮むき、生 | 1/2個 145g | 20.4 | 15.5 | 12.4 | 0.4 | 1.0 | 1.4 | 14.1 | 15 | 57 | 240 | 84.1 | 0.1 | 0.1 | 0.2 | Tr | 0.01 | Tr | 0.03 | (0) | 0.2 | Tr | 120 | 3 | 3 | 12 | 0.1 |
| 07176 | 皮つき、生 | 1/2個 155g | 22.2 | 16.2 | 13.1 | 0.5 | 1.4 | 1.9 | 14.3 | 8 | 61 | 255 | 83.1 | 0.2 | (0.1) | 0.3 | (0.1) | 0.02 | (Tr) | (0.05) | (0) | 0.2 | Tr | 120 | 4 | 5 | 12 | 0.1 |
| 07149 | 果実飲料 ストレートジュース | 1杯 200ml | 23.6 | 11.8 | 10.8 | Tr | Tr | Tr | 11.8 | 0 | 44 | 184 | 87.7 | 0.2 | - | 0.1 | (Tr) | 0.01 | (Tr) | (0.02) | (0) | 0.2 | 3 | 77 | 2 | 3 | 6 | 0.4 |
| 07150 | 果実飲料 濃縮還元ジュース | 1杯 200ml | 22.8 | 11.4 | (10.4) | Tr | Tr | Tr | 11.4 | 0 | 43 | 180 | 88.1 | 0.1 | - | 0.2 | (0.1) | 0.02 | (Tr) | (0.04) | (0) | 0.2 | 6 | 110 | 3 | 4 | 9 | 0.1 |
| 07151 | 果実飲料 50%果汁入り飲料 | 1杯 200ml | 23.0 | 11.5 | - | 0 | 0 | 0 | 11.5 | 0 | 46 | 192 | 88.3 | 0.1 | - | Tr | (Tr) | (Tr) | (Tr) | (0.01) | (0) | 0.1 | 2 | 55 | 2 | 2 | 4 | 0.1 |
| 07152 | 果実飲料 30%果汁入り飲料 | 1杯 200ml | 22.8 | 11.4 | - | 0 | 0 | 0 | 11.4 | 0 | 46 | 192 | 88.5 | Tr | - | Tr | (0) | (Tr) | (0) | (Tr) | (0) | 0.1 | 8 | 24 | 2 | 1 | 3 | Tr |
| 07153 | 缶詰 | 1/2個 55g | 10.8 | 20.1 | - | 0.2 | 0.2 | 0.4 | 19.7 | 0 | 83 | 347 | 79.4 | 0.3 | (0.2) | 0.1 | (Tr) | 0.01 | (Tr) | (0.02) | (0) | 0.1 | 2 | 30 | 4 | 2 | 4 | 0.2 |
| 07154 | ジャム | 大さじ1 21g | 10.9 | 52.7 | (53.1) | 0.5 | 0.3 | 0.8 | 51.9 | 0 | 213 | 891 | 46.9 | 0.2 | (0.2) | 0.1 | (Tr) | 0.01 | (Tr) | (0.02) | (0) | 0.1 | 7 | 33 | 6 | 2 | 4 | 0 |
| (07155, 156) | レモン→(かんきつ類) | | | | | | | | | | | | | | | | | | | | | | | | | | |

| 無機質 | | | | | | | ビタミン | | | | | | | | | | | | | | | | 食塩相当量 | 備考 |
|---|---|---|---|---|---|---|---|---|---|---|---|---|---|---|---|---|---|---|---|---|---|---|---|---|
| 亜鉛 | 銅 | マンガン | ヨウ素 | セレン | クロム | モリブデン | レチノール | カロテン α | カロテン β | β-クリプトキサンチン | β-カロテン当量 | レチノール活性当量 | D | トコフェロール α | トコフェロール β | トコフェロール γ | トコフェロール δ | K | B₁ | B₂ | ナイアシン | B₆ | B₁₂ | 葉酸 | パントテン酸 | ビオチン | C | | |
| ←mg→ | | | ←μg→ | | | | ←μg→ | | | | | | ←mg→ | | | | | μg | ←mg→ | | | | ←μg→ | | mg | μg | mg | g | |
| Tr | 0.05 | 0.02 | 0 | 0 | 1 | 0 | (0) | 0 | 12 | 7 | 15 | 1 | (0) | 0.1 | 0 | 0 | 0 | Tr | 0.02 | Tr | 0.1 | 0.04 | (0) | 2 | 0.03 | 0.5 | 4 | 0 | 廃棄部位：果皮及び果しん部 有機酸：0.5g |
| 0.1 | 0.05 | 0.04 | - | - | - | - | (0) | 0 | 22 | 10 | 27 | 2 | (0) | 0.4 | 0 | 0 | 0 | 2 | 0.02 | 0.01 | 0.1 | 0.04 | - | 3 | 0.05 | 0.7 | 6 | 0 | 廃棄部位：果しん部 有機酸：0.5g |
| Tr | 0.03 | 0.03 | 0 | 0 | 1 | Tr | (0) | 0 | 0 | 0 | 0 | 0 | (0) | 0.1 | 0 | 0 | 0 | (0) | 0.01 | 0.01 | 0.1 | 0.03 | (0) | 3 | 0.21 | 0.5 | 3 | 0 | |
| Tr | 0.02 | 0.04 | - | - | - | - | 0 | 0 | 0 | 0 | 0 | 0 | (0) | 0.1 | 0 | 0 | 0 | (0) | Tr | Tr | 0.1 | 0.02 | 0 | 2 | 0.11 | - | 1 | 0 | |
| Tr | 0.01 | 0.01 | - | - | - | - | 0 | - | - | - | 0 | 0 | (0) | Tr | 0 | 0 | 0 | 0 | 0 | 0 | 0 | 0.01 | (0) | 1 | 0 | - | Tr | 0 | ビタミンC：酸化防止用として添加品あり |
| Tr | 0.01 | 0.01 | - | - | - | - | 0 | - | - | - | 0 | 0 | (0) | 0 | 0 | 0 | 0 | 0 | 0 | 0 | 0 | 0.01 | (0) | 0 | 0 | - | Tr | 0 | ビタミンC：酸化防止用として添加品あり |
| 0.1 | 0.02 | 0.01 | - | - | - | - | 0 | - | - | - | 9 | 1 | (0) | 0.1 | 0 | 0 | 0 | 0 | 0.01 | 0.01 | 0.1 | 0.02 | (0) | 3 | 0 | - | Tr | 0 | 試料：ヘビーシラップ漬 液汁を含んだもの（液汁50%） ビタミンC：酸化防止用として添加品あり |
| Tr | 0.02 | 0.01 | 1 | 0 | 2 | Tr | (0) | 0 | 4 | 0 | 4 | Tr | (0) | 0.1 | 0 | 0 | 0 | 0 | 0.01 | 0 | 0.03 | (0) | 1 | 0 | 0.3 | Tr | 0 | ビタミンC：酸化防止用として添加品あり |

7 果実類

## 8 きのこ類

| 食品番号 | 食品名 | 常用量 | 糖質量の目安（常用量あたり） | 炭水化物 | 利用可能炭水化物（単糖当量） | 食物繊維 水溶性 | 食物繊維 不溶性 | 食物繊維 総量 | 糖質量の目安（可食部100gあたり） | 廃棄率 | エネルギー kcal | エネルギー kJ | 水分 | たんぱく質 | アミノ酸組成によるたんぱく質 | 脂質 | トリアシルグリセロール当量 | 脂肪酸 飽和 | 脂肪酸 一価不飽和 | 脂肪酸 多価不飽和 | コレステロール mg | 灰分 g | 無機質 ナトリウム | 無機質 カリウム | 無機質 カルシウム | 無機質 マグネシウム | 無機質 リン | 無機質 鉄 |
|---|---|---|---|---|---|---|---|---|---|---|---|---|---|---|---|---|---|---|---|---|---|---|---|---|---|---|---|---|
| | | | (単位) | | | | | (――g――) | | % | kcal | kJ | (――――――――――g――――――――――) | | | | | | | | mg | g | (――――――mg――――――) | | | | | |
| | えのきたけ | | | | | | | | | | | | | | | | | | | | | | | | | | | |
| 08001 | 生 | 1/4袋 20g | 0.7 | 7.6 | 1.0 | 0.4 | 3.5 | 3.9 | 3.7 | 15 | 22 | 92 | 88.6 | 2.7 | 1.5 | 0.2 | 0.1 | 0.02 | 0.01 | 0.08 | 0 | 0.9 | 2 | 340 | Tr | 15 | 110 | 1.1 |
| 08002 | ゆで | 1/4袋 15g | 0.5 | 7.8 | (1.0) | 0.3 | 4.2 | 4.5 | 3.3 | 0 | 22 | 92 | 88.6 | 2.8 | (1.6) | 0.1 | (0.1) | (0.01) | (Tr) | (0.04) | (0) | 0.7 | 2 | 270 | Tr | 11 | 110 | 1.0 |
| 08037 | 油いため | 1/4袋 20g | 0.8 | 8.8 | (1.1) | 0.4 | 4.2 | 4.6 | 4.2 | 0 | 58 | 244 | 83.3 | 3.0 | (1.7) | 3.9 | (3.7) | (0.28) | (2.20) | (1.04) | (0) | 1.0 | 3 | 380 | Tr | 16 | 120 | 1.2 |
| 08003 | 味付け瓶詰 | 25g | 3.2 | 16.9 | 10.3 | 1.1 | 3.0 | 4.1 | 12.8 | 0 | 85 | 354 | 74.1 | 3.6 | 2.3 | 0.3 | (0.2) | (0.02) | (0.01) | (0.11) | (0) | 5.1 | 1700 | 320 | 10 | 26 | 150 | 0.8 |
| | （きくらげ類） | | | | | | | | | | | | | | | | | | | | | | | | | | | |
| 08004 | あらげきくらげ 乾 | 1食分 2g | 0.0 | 77.0 | 0.9 | 6.3 | 73.1 | 79.5 | 0.0 | 0 | 171 | 715 | 13.1 | 6.9 | 4.4 | 0.7 | 0.4 | 0.08 | 0.11 | 0.19 | (0) | 2.2 | 46 | 630 | 82 | 110 | 110 | 10.4 |
| 08005 | あらげきくらげ ゆで | 1食分 10g | 0.0 | 16.1 | (0.2) | 1.3 | 15.0 | 16.3 | 0.0 | 0 | 35 | 147 | 82.3 | 1.2 | (0.8) | 0.1 | (0.1) | (0.01) | (0.02) | (0.03) | (0) | 0.3 | 10 | 75 | 35 | 24 | 11 | 1.7 |
| 08038 | あらげきくらげ 油いため | 1食分 5g | | 27.8 | (0.3) | 2.4 | 26.2 | 28.6 | | 0 | 107 | 447 | 64.2 | 2.3 | (1.5) | 5.2 | (5.0) | (0.38) | (3.01) | (1.36) | (0) | 0.6 | 11 | 130 | 29 | 37 | 18 | 4.3 |
| 08006 | きくらげ 乾 | 1食分 2g | 0.3 | 71.1 | 2.7 | 0 | 57.4 | 57.4 | 13.7 | 0 | 167 | 699 | 14.9 | 7.9 | 5.1 | 2.1 | 1.3 | 0.29 | 0.33 | 0.62 | 0 | 4.0 | 59 | 1000 | 310 | 210 | 230 | 35.2 |
| 08007 | きくらげ ゆで | 1食分 20g | 0.0 | 5.2 | (0.2) | 0 | 5.2 | 5.2 | 0.0 | 0 | 13 | 54 | 93.8 | 0.6 | (0.4) | 0.2 | (0.1) | (0.03) | (0.03) | (0.06) | (0) | 0.2 | 9 | 37 | 25 | 27 | 10 | 0.7 |
| 08008 | しろきくらげ 乾 | 1食分 2g | 0.1 | 74.5 | 3.6 | 19.3 | 49.4 | 68.7 | 5.8 | 0 | 162 | 678 | 14.6 | 4.9 | 3.3 | 0.7 | 0.5 | 0.10 | 0.23 | 0.15 | (0) | 5.3 | 28 | 1400 | 240 | 67 | 260 | 4.4 |
| 08009 | しろきくらげ ゆで | 1食分 30g | 0.0 | 6.7 | (0.3) | 1.2 | 5.2 | 6.4 | 0.3 | 0 | 14 | 59 | 92.6 | 0.4 | (0.3) | Tr | - | - | - | - | (0) | 0.2 | 2 | 79 | 27 | 8 | 11 | 0.2 |
| | くろあわびたけ | | | | | | | | | | | | | | | | | | | | | | | | | | | |
| 08010 | 生 | - | - | 4.9 | 1.3 | 0.2 | 3.9 | 4.1 | 0.8 | 10 | 19 | 79 | 90.2 | 3.7 | (2.3) | 0.4 | (0.2) | (0.03) | (0.01) | (0.11) | (0) | 0.8 | 3 | 300 | 2 | 18 | 100 | 0.5 |
| | しいたけ | | | | | | | | | | | | | | | | | | | | | | | | | | | |
| 08039 | 生しいたけ 菌床栽培、生 | 1個 10g | 0.2 | 5.7 | 0.6 | 0.4 | 3.8 | 4.2 | 1.5 | 20 | 19 | 79 | 90.3 | 3.0 | 1.9 | 0.3 | 0.2 | 0.04 | 0.01 | 0.15 | (0) | 0.6 | 1 | 280 | 1 | 15 | 87 | 0.3 |
| 08040 | 生しいたけ 菌床栽培、ゆで | 1個 10g | 0.1 | 5.1 | (0.6) | 0.2 | 4.2 | 4.4 | 0.7 | 0 | 17 | 72 | 91.5 | 2.5 | (1.6) | 0.4 | (0.3) | (0.05) | (0.01) | (0.19) | (0) | 0.5 | 1 | 200 | 1 | 11 | 65 | 0.3 |
| 08041 | 生しいたけ 菌床栽培、油いため | 1個 10g | 0.3 | 7.3 | (0.8) | 0.2 | 4.5 | 4.7 | 2.6 | 0 | 57 | 238 | 84.7 | 3.3 | (2.0) | 4.1 | (3.8) | (0.30) | (2.23) | (1.13) | (0) | 0.7 | 1 | 300 | 2 | 16 | 92 | 0.4 |
| 08042 | 生しいたけ 原木栽培、生 | 1個 10g | 0.2 | 7.6 | 0.8 | 0.4 | 5.1 | 5.5 | 2.1 | 20 | 23 | 96 | 88.3 | 3.1 | 1.9 | 0.4 | 0.2 | 0.04 | 0.01 | 0.16 | (0) | 0.7 | 1 | 270 | 2 | 16 | 61 | 0.4 |
| 08043 | 生しいたけ 原木栽培、ゆで | 1個 10g | 0.1 | 5.9 | (0.6) | 0.2 | 4.6 | 4.8 | 1.1 | 0 | 19 | 78 | 90.8 | 2.4 | (1.5) | 0.4 | (0.3) | (0.05) | (0.01) | (0.19) | (0) | 0.4 | Tr | 170 | 1 | 10 | 45 | 0.2 |
| 08044 | 生しいたけ 原木栽培、油いため | 1個 10g | 0.2 | 8.8 | (0.9) | 0.3 | 6.0 | 6.4 | 2.4 | 0 | 73 | 306 | 81.3 | 3.8 | (2.3) | 5.4 | (5.1) | (0.40) | (3.01) | (1.49) | (Tr) | 0.7 | 1 | 330 | 2 | 18 | 75 | 0.4 |
| 08013 | 乾しいたけ 乾 | 1個 5g | 1.1 | 63.4 | 11.8 | 3.0 | 38.0 | 41.0 | 22.4 | 20 | 182 | 761 | 9.7 | 19.3 | 12.5 | 3.7 | (2.2) | (0.44) | (0.07) | (1.61) | 0 | 3.9 | 6 | 2100 | 10 | 110 | 310 | 1.7 |
| 08014 | 乾しいたけ ゆで | 1個 30g | 2.8 | 16.7 | (2.7) | 0.3 | 7.2 | 7.5 | 9.2 | 0 | 42 | 176 | 79.1 | 3.2 | (2.1) | 0.5 | (0.3) | (0.06) | (0.01) | (0.22) | (0) | 0.5 | 2 | 220 | 3 | 13 | 43 | 0.3 |

| 無機質 | | | | | | | ビタミン | | | | | | | | | | | | | | | | | 食塩相当量 | 備考 |
|---|---|---|---|---|---|---|---|---|---|---|---|---|---|---|---|---|---|---|---|---|---|---|---|---|---|
| 亜鉛 | 銅 | マンガン | ヨウ素 | セレン | クロム | モリブデン | A | | | | | D | E | | | | K | B₁ | B₂ | ナイアシン | B₆ | B₁₂ | 葉酸 | パントテン酸 | ビオチン | C | | |
| | | | | | | | レチノール | カロテン | | β-クリプトキサンチン | β-カロテン当量 | レチノール活性当量 | | トコフェロール | | | | | | | | | | | | | |
| | | | | | | | | α | β | | | | | α | β | γ | δ | | | | | | | | | | | |
| ←mg→ | | | ←μg→ | | | | ←μg→ | | | | | | ←mg→ | | | | μg | ←mg→ | | | ←μg→ | | mg | μg | mg | g | |
| | | | | | | | | | | | | | | | | | | | | | | | | | | | | 試料：栽培品 |
| 0.6 | 0.10 | 0.07 | 0 | 1 | 0 | Tr | 0 | (0) | 0 | (0) | (0) | (0) | 0.9 | 0 | 0 | 0 | 0 | 0 | 0.24 | 0.17 | 6.8 | 0.12 | (0) | 75 | 1.40 | 10.6 | 0 | 0 | 廃棄部位：柄の基部（いしづき）<br>エネルギー：暫定値 |
| 0.6 | 0.06 | 0.05 | (0) | 2 | (0) | Tr | 0 | 0 | 0 | 0 | 0 | 0 | 0.8 | 0 | (0) | (0) | (0) | 0 | 0.19 | 0.13 | 3.7 | 0.09 | (0) | 30 | 0.96 | 10.9 | 0 | 0 | 柄の基部（いしづき）を除いたもの<br>エネルギー：暫定値 |
| 0.6 | 0.11 | 0.08 | - | - | - | - | (0) | 0 | 0 | 0 | 0 | 0 | 0.8 | (0.6) | (Tr) | (1.2) | (Tr) | (4) | 0.26 | 0.18 | 7.2 | 0.10 | (0) | 47 | 1.47 | - | 0 | 0 | 柄の基部（いしづき）を除いたもの<br>植物油（なたね油）：3.7g<br>エネルギー：暫定値 |
| 0.6 | 0.08 | 0.24 | - | 3 | - | 6 | 0 | 0 | 0 | 0 | 0 | 0 | 0.1 | 0 | 0 | 0 | 0 | 0 | 0.26 | 0.17 | 4.4 | 0.09 | (0) | 39 | 1.04 | 6.9 | 0 | 4.3 | 別名：なめたけ<br>試料：栽培品<br>液汁を除いたもの<br>ビタミンC：酸化防止用として添加品あり |
| | | | | | | | | | | | | | | | | | | | | | | | | | | | | | 試料：栽培品 |
| 0.8 | 0.18 | 1.15 | 25 | 10 | 4 | 10 | (0) | 0 | 0 | 0 | 0 | 0 | 128.5 | (0) | (0) | (0) | (0) | 0 | 0.01 | 0.44 | 1.7 | 0.08 | (0) | 15 | 0.61 | 20.6 | (0) | 0.1 | 別名：裏白きくらげ<br>エネルギー：暫定値 |
| 0.1 | 0.04 | 0.20 | 1 | 2 | 1 | 1 | (0) | 0 | 0 | 0 | 0 | 0 | 25.3 | (0) | (0) | (0) | (0) | 0 | 0.07 | 0.1 | 0.01 | (0) | 1 | 0 | 1.2 | (0) | 0 | 別名：裏白きくらげ<br>エネルギー：暫定値 |
| 0.3 | 0.06 | 0.33 | - | - | - | - | (0) | 0 | 0 | 0 | 0 | 0 | 37.7 | (0.8) | (Tr) | (1.6) | (Tr) | (6) | 0 | 0.11 | 0.1 | 0.02 | (0) | 4 | 0.06 | - | 0 | 0 | 別名：裏白きくらげ<br>水戻し後、油いため<br>植物油（なたね油）：4.9g<br>エネルギー：暫定値 |
| 2.1 | 0.31 | 6.18 | 7 | 9 | 27 | 6 | (0) | 0 | 0 | 0 | 0 | 0 | 85.4 | 0 | 0 | 0 | 0 | 0 | 0.19 | 0.87 | 3.2 | 0.10 | (0) | 87 | 1.14 | 27.0 | 0 | 0.1 | エネルギー：暫定値 |
| 0.2 | 0.03 | 0.53 | 0 | Tr | 2 | Tr | (0) | 0 | 0 | 0 | 0 | 0 | 8.8 | 0 | 0 | 0 | 0 | 0 | 0.01 | 0.06 | Tr | 0.01 | (0) | 2 | 0 | 1.3 | 0 | 0 | エネルギー：暫定値 |
| 3.6 | 0.10 | 0.18 | 0 | 1 | 7 | 1 | 0 | 0 | 0 | 0 | 0 | 0 | 15.1 | 0 | 0 | 0 | 0 | 0 | 0.12 | 0.70 | 2.2 | 0.10 | (0) | 76 | 1.37 | 86.9 | 0 | 0.1 | エネルギー：暫定値 |
| 0.3 | 0.01 | 0.01 | 0 | 0 | 0 | 0 | 0 | 0 | 0 | 0 | 0 | 0 | 1.2 | 0 | 0 | 0 | 0 | 0 | 0.05 | Tr | 0.01 | 0 | 0 | 1 | 0 | 4.4 | 0 | 0 | エネルギー：暫定値 |
| | | | | | | | | | | | | | | | | | | | | | | | | | | | | | 試料：栽培品 |
| 0.7 | 0.15 | 0.07 | 0 | 3 | Tr | 1 | 0 | (0) | 0 | (0) | (0) | (0) | 0.3 | 0 | 0 | 0 | 0 | 0 | 0.21 | 0.22 | 2.9 | 0.09 | (0) | 65 | 1.32 | 10.0 | Tr | 0 | 廃棄部位：柄の基部（いしづき）<br>エネルギー：暫定値 |
| | | | | | | | | | | | | | | | | | | | | | | | | | | | | | 試料：栽培品 |
| 1.0 | 0.09 | 0.22 | 0 | 6 | 1 | 4 | (0) | (0) | (0) | (0) | (0) | (0) | 0.4 | (0) | (0) | (0) | (0) | 0 | 0.13 | 0.20 | 3.1 | 0.21 | (0) | 44 | 1.05 | 7.3 | 0 | 0 | 廃棄部位：柄全体<br>廃棄率：柄の基部（いしづき）のみを除いた場合5%<br>エネルギー：暫定値<br>有機酸：0.2g |
| 0.8 | 0.06 | 0.16 | - | - | - | - | (0) | (0) | (0) | (0) | (0) | (0) | 0.5 | (0) | (0) | (0) | (0) | 0 | 0.08 | 0.11 | 2.0 | 0.12 | (0) | 14 | 0.71 | - | 0 | 0 | 柄全体を除いた傘のみ<br>エネルギー：暫定値 |
| 1.0 | 0.09 | 0.24 | - | 3 | - | - | (0) | (0) | (0) | (0) | (0) | (0) | 0.5 | (0.6) | (Tr) | (1.2) | (Tr) | (4) | 0.16 | 0.18 | 3.3 | 0.18 | (0) | 20 | 1.28 | - | 0 | 0 | 柄全体を除いた傘のみ<br>植物油（なたね油）：3.7g<br>エネルギー：暫定値 |
| 0.7 | 0.06 | 0.27 | 0 | 1 | Tr | 1 | (0) | (0) | (0) | (0) | (0) | (0) | 0.4 | (0) | (0) | (0) | (0) | 0 | 0.13 | 0.22 | 3.4 | 0.19 | (0) | 75 | 0.95 | 7.7 | 0 | 0 | 試料：栽培品<br>廃棄部位：柄全体<br>廃棄率：柄の基部（いしづき）のみを除いた場合5%<br>エネルギー：暫定値<br>有機酸：0.2g |
| 0.5 | 0.05 | 0.19 | - | - | - | - | (0) | (0) | (0) | (0) | (0) | (0) | 0.4 | (0) | (0) | (0) | (0) | 0 | 0.06 | 0.12 | 2.0 | 0.10 | (0) | 25 | 0.56 | - | 0 | 0 | 柄全体を除いた傘のみ<br>エネルギー：暫定値 |
| 0.7 | 0.08 | 0.32 | - | - | - | - | (0) | (0) | (0) | (0) | (0) | (0) | 0.5 | (0.8) | (Tr) | (1.6) | 0.1 | (6) | 0.14 | 0.26 | 4.4 | 0.18 | (0) | 51 | 1.15 | - | 0 | 0 | 柄全体を除いた傘のみ<br>植物油（なたね油）：5.0g<br>エネルギー：暫定値 |
| 2.3 | 0.50 | 0.87 | 4 | 4 | 5 | 3 | 0 | 0 | 0 | 0 | 0 | 0 | 12.7 | 0 | 0 | 0 | 0 | 0 | 0.50 | 1.40 | 16.8 | 0.45 | (0) | 240 | 7.93 | 36.6 | 0 | 0 | どんこ、こうしんを含む<br>廃棄部位：柄全体<br>エネルギー：暫定値<br>有機酸：1.9g |
| 0.4 | 0.09 | 0.11 | 0 | 1 | 3 | 1 | 0 | 0 | 0 | 0 | 0 | 0 | 1.1 | 0 | 0 | 0 | 0 | 0 | 0.06 | 0.23 | 2.0 | 0.10 | (0) | 44 | 1.05 | 10.4 | 0 | 0 | どんこ、こうしんを含む<br>柄全体を除いた傘のみ<br>エネルギー：暫定値 |

8 きのこ類

## 8 きのこ類

| 食品番号 | 食品名 | 常用量 | 糖質量の目安(常用量あたり) | 炭水化物 利用可能炭水化物(単糖当量) | 食物繊維 水溶性 | 食物繊維 不溶性 | 食物繊維 総量 | 糖質量の目安(可食部100gあたり) | 廃棄率 % | エネルギー kcal | エネルギー kJ | 水分 | たんぱく質 | アミノ酸組成によるたんぱく質 | 脂質 | トリアシルグリセロール当量 | 脂肪酸 飽和 | 脂肪酸 一価不飽和 | 脂肪酸 多価不飽和 | コレステロール mg | 灰分 g | 無機質 ナトリウム | 無機質 カリウム | 無機質 カルシウム | 無機質 マグネシウム | 無機質 リン | 鉄 |
|---|---|---|---|---|---|---|---|---|---|---|---|---|---|---|---|---|---|---|---|---|---|---|---|---|---|---|---|
| | (単位) | | (―――g―――) | | | | | | % | kcal | kJ | (―――――――――g―――――――――) | | | | | | | | mg | g | (―――――mg―――――) | | | | | |
| | **(しめじ類)** | | | | | | | | | | | | | | | | | | | | | | | | | | |
| 08015 | はたけしめじ 生 | 1/4袋 20g | 0.4 | 4.5 | - | 0.2 | 2.5 | 2.7 | 1.8 | 15 | 15 | 64 | 92.0 | 2.6 | - | 0.3 | - | - | - | - | (0) | 0.7 | 4 | 260 | 1 | 8 | 64 | 0.6 |
| 08045 | はたけしめじ ゆで | 1/4袋 15g | 0.1 | 5.1 | - | 0.2 | 4.4 | 4.6 | 0.5 | 0 | 17 | 71 | 91.3 | 2.6 | - | 0.3 | - | - | - | - | (0) | 0.6 | 3 | 200 | 1 | 8 | 61 | 0.5 |
| 08016 | ぶなしめじ 生 | 1/4袋 25g | 0.3 | 5.0 | 1.3 | 0.3 | 3.4 | 3.7 | 1.3 | 10 | 18 | 75 | 90.8 | 2.7 | 1.6 | 0.6 | 0.2 | 0.05 | 0.02 | 0.17 | 0 | 0.9 | 3 | 380 | 1 | 11 | 100 | 0.4 |
| 08017 | ぶなしめじ ゆで | 1/4袋 20g | 0.3 | 6.5 | (1.6) | 0.2 | 4.6 | 4.8 | 1.7 | 0 | 21 | 88 | 89.1 | 3.3 | (1.9) | 0.3 | (0.2) | (0.01) | (0.01) | (0.09) | (0) | 0.8 | 3 | 340 | 2 | 11 | 110 | 0.5 |
| 08046 | ぶなしめじ 油いため | 1/4袋 25g | 0.1 | 5.0 | (1.3) | 0.3 | 4.1 | 4.5 | 0.5 | 0 | 53 | 223 | 86.9 | 2.9 | (1.7) | 4.4 | (3.9) | (0.31) | (2.28) | (1.17) | (0) | 0.8 | 3 | 410 | 1 | 12 | 110 | 0.5 |
| 08018 | ほんしめじ 生 | 1/4袋 20g | 0.2 | 2.8 | - | 0.3 | 1.6 | 1.9 | 0.9 | 20 | 12 | 52 | 93.6 | 2.5 | - | 0.4 | - | - | - | - | (0) | 0.6 | 3 | 310 | 2 | 8 | 76 | 0.6 |
| 08047 | ほんしめじ ゆで | 1/4袋 15g | 0.1 | 4.1 | - | 0.1 | 3.2 | 3.3 | 0.8 | 0 | 16 | 68 | 92.1 | 2.8 | - | 0.6 | - | - | - | - | (0) | 0.5 | 1 | 210 | 1 | 7 | 67 | 0.6 |
| | **たもぎたけ** | | | | | | | | | | | | | | | | | | | | | | | | | | |
| 08019 | 生 | - | - | 3.7 | 0.4 | 0.2 | 3.1 | 3.3 | 0.4 | 15 | 16 | 67 | 91.7 | 3.6 | (2.2) | 0.3 | (0.1) | (0.02) | (0.01) | (0.08) | (0) | 0.7 | 1 | 190 | 2 | 11 | 85 | 0.8 |
| | **なめこ** | | | | | | | | | | | | | | | | | | | | | | | | | | |
| 08020 | 生 | 20g | 0.4 | 5.2 | 2.4 | 1.0 | 2.3 | 3.3 | 1.9 | 0 | 15 | 63 | 92.4 | 1.7 | 1.0 | 0.2 | 0.1 | 0.02 | 0.02 | 0.07 | 1 | 0.5 | 3 | 230 | 4 | 10 | 66 | 0.7 |
| 08021 | ゆで | 20g | 0.5 | 5.1 | (2.3) | 1.1 | 1.6 | 2.7 | 2.4 | 0 | 14 | 59 | 92.7 | 1.6 | (0.9) | 0.1 | (0.1) | (0.01) | (0.01) | (0.03) | (0) | 0.5 | 3 | 210 | 4 | 9 | 56 | 0.6 |
| 08022 | 水煮缶詰 | 20g | 0.1 | 3.2 | (1.4) | 0.2 | 2.3 | 2.5 | 0.7 | 0 | 9 | 38 | 95.5 | 1.0 | (0.6) | 0.1 | (0.1) | (0.01) | (0.01) | (0.03) | (0) | 0.2 | 8 | 100 | 3 | 5 | 39 | 0.8 |
| | **ぬめりすぎたけ** | | | | | | | | | | | | | | | | | | | | | | | | | | |
| 08023 | 生 | - | - | 4.1 | 2.0 | 0.3 | 2.2 | 2.5 | 1.6 | 8 | 15 | 63 | 92.6 | 2.3 | (1.3) | 0.4 | (0.2) | (0.04) | (0.04) | (0.14) | (0) | 0.6 | 1 | 260 | 1 | 9 | 65 | 0.6 |
| | **(ひらたけ類)** | | | | | | | | | | | | | | | | | | | | | | | | | | |
| 08024 | うすひらたけ 生 | 1/4パック 20g | 0.2 | 4.8 | 1.6 | 0.3 | 3.5 | 3.8 | 1.0 | 8 | 23 | 96 | 88.0 | 6.1 | (3.7) | 0.2 | (0.1) | (0.02) | (0.01) | (0.05) | (0) | 0.9 | 1 | 220 | 2 | 15 | 110 | 0.6 |
| 08025 | エリンギ 生 | 1本 30g | 0.8 | 6.0 | 3.0 | 0.2 | 3.2 | 3.4 | 2.6 | 6 | 19 | 80 | 90.2 | 2.8 | 1.7 | 0.4 | 0.2 | 0.04 | 0.04 | 0.12 | (0) | 0.7 | 2 | 340 | Tr | 12 | 89 | 0.3 |
| 08048 | エリンギ ゆで | 1本 25g | 0.4 | 6.5 | (3.3) | 0.1 | 4.7 | 4.8 | 1.7 | 0 | 21 | 89 | 89.3 | 3.2 | (2.0) | 0.5 | (0.3) | (0.05) | (0.05) | (0.15) | (0) | 0.5 | 2 | 260 | Tr | 10 | 88 | 0.3 |
| 08049 | エリンギ 焼き | 1本 20g | 0.7 | 9.1 | (4.5) | 0.2 | 5.2 | 5.4 | 3.7 | 0 | 29 | 120 | 85.3 | 4.2 | (2.6) | 0.5 | (0.3) | (0.06) | (0.05) | (0.17) | (0) | 1.0 | 3 | 500 | Tr | 17 | 130 | 0.4 |
| 08050 | エリンギ 油いため | 1本 25g | 1.0 | 8.1 | (3.8) | 0.2 | 4.0 | 4.2 | 3.9 | 0 | 55 | 230 | 84.2 | 3.2 | (2.0) | 3.7 | (3.5) | (0.28) | (2.03) | (1.00) | (0) | 0.8 | 3 | 380 | Tr | 13 | 100 | 0.3 |
| 08026 | ひらたけ 生 | 1/4パック 20g | 0.7 | 6.2 | 1.3 | 0.2 | 2.4 | 2.6 | 3.6 | 8 | 20 | 84 | 89.4 | 3.3 | 2.0 | 0.3 | 0.1 | 0.02 | 0.01 | 0.06 | (0) | 0.9 | 2 | 340 | 1 | 15 | 100 | 0.7 |
| 08027 | ひらたけ ゆで | 1/4パック 20g | 0.6 | 6.6 | (1.4) | 0.2 | 3.5 | 3.7 | 2.9 | 0 | 21 | 88 | 89.1 | 3.4 | (2.1) | 0.2 | (0.1) | (0.02) | (0.01) | (0.05) | (0) | 0.7 | 2 | 260 | 1 | 10 | 86 | 0.7 |

| 無機質 | | | | | | ビタミン | | | | | | | | | | | | | | | | | 食塩相当量 | 備考 |
|---|---|---|---|---|---|---|---|---|---|---|---|---|---|---|---|---|---|---|---|---|---|---|---|---|
| 亜鉛 | 銅 | マンガン | ヨウ素 | セレン | クロム | モリブデン | レチノール | A カロテン α | β | β-クリプトキサンチン | β-カロテン当量 | レチノール活性当量 | D | E トコフェロール α | β | γ | δ | K | B₁ | B₂ | ナイアシン | B₆ | B₁₂ | 葉酸 | パントテン酸 | ビオチン | C | | |
| (——mg——) | | | (——————μg——————) | | | | (——————μg——————) | | | | | | μg | (——————mg——————) | | | | μg | (——————mg——————) | | | | μg | μg | mg | μg | mg | g | |
| 0.4 | 0.13 | 0.14 | - | - | - | - | (0) | (0) | (0) | (0) | (0) | (0) | 0.9 | 0 | 0 | 0 | 0 | (0) | 0.12 | 0.44 | 5.3 | 0.11 | (0) | 20 | 2.08 | - | 0 | 0 | 試料：栽培品及び天然物<br>廃棄部位：柄の基部（いしづき）<br>エネルギー：暫定値 |
| 0.4 | 0.13 | 0.13 | - | - | - | - | (0) | (0) | (0) | (0) | (0) | (0) | 1.1 | (0) | (0) | (0) | (0) | (0) | 0.08 | 0.28 | 3.6 | 0.07 | (0) | 6 | 1.53 | - | 0 | 0 | 試料：栽培品及び天然物<br>柄の基部（いしづき）を除いたもの<br>エネルギー：暫定値 |
| 0.5 | 0.06 | 0.12 | 2 | 3 | Tr | 5 | 0 | (0) | (0) | (0) | (0) | (0) | 0.6 | 0 | 0 | 0 | 0 | 0 | 0.16 | 0.16 | 6.6 | 0.08 | (0) | 28 | 0.86 | 9.9 | 0 | 0 | 試料：栽培品<br>廃棄部位：柄の基部（いしづき）<br>エネルギー：暫定値 |
| 0.5 | 0.06 | 0.13 | 0 | 2 | 0 | 4 | 0 | (0) | (0) | (0) | (0) | (0) | 1.1 | 0 | 0 | 0 | 0 | 0 | 0.15 | 0.12 | 5.2 | 0.06 | (0) | 25 | 1.25 | 9.0 | 0 | 0 | 試料：栽培品<br>柄の基部（いしづき）を除いたもの<br>エネルギー：暫定値 |
| 0.6 | 0.06 | 0.13 | - | - | - | - | (0) | (0) | (0) | (0) | (0) | (0) | 1.1 | (0.6) | (Tr) | (1.2) | (Tr) | (5) | 0.18 | 0.17 | 6.8 | 0.08 | (0) | 27 | 0.75 | - | 0 | 0 | 試料：栽培品<br>柄の基部（いしづき）を除いたもの<br>植物油（なたね油）：3.8g<br>エネルギー：暫定値 |
| 0.7 | 0.32 | 0.18 | - | - | - | - | (0) | (0) | (0) | (0) | (0) | (0) | 0.6 | (0) | (0) | (0) | (0) | (0) | 0.07 | 0.28 | 5.1 | 0.19 | (0) | 24 | 1.59 | - | 0 | 0 | 別名：だいこくしめじ<br>試料：栽培品及び天然物<br>廃棄部位：柄の基部（いしづき）<br>エネルギー：暫定値 |
| 0.9 | 0.29 | 0.17 | - | - | - | - | (0) | (0) | (0) | (0) | (0) | (0) | 1.2 | (0) | (0) | (0) | (0) | (0) | 0.06 | 0.17 | 3.7 | 0.11 | (0) | 11 | 1.11 | - | 0 | 0 | 別名：だいこくしめじ<br>試料：栽培品及び天然物<br>柄の基部（いしづき）を除いたもの<br>エネルギー：暫定値 |
| | | | | | | | | | | | | | | | | | | | | | | | | | | | | | 別名：にれたけ、たもきのこ |
| 0.6 | 0.32 | 0.06 | 1 | 4 | 0 | Tr | 0 | (0) | (0) | (0) | (0) | (0) | 0 | 0 | 0 | 0 | 0 | 0 | 0.17 | 0.33 | 12.0 | 0.12 | (0) | 80 | 1.32 | 23.0 | 0 | 0 | 試料：栽培品<br>廃棄部位：柄の基部（いしづき）<br>エネルギー：暫定値 |
| | | | | | | | | | | | | | | | | | | | | | | | | | | | | | 別名：なめたけ<br>試料：栽培品 |
| 0.5 | 0.11 | 0.06 | Tr | 2 | Tr | 1 | 0 | (0) | (0) | (0) | (0) | (0) | 0 | 0 | 0 | 0 | 0 | 0 | 0.07 | 0.12 | 5.1 | 0.05 | Tr | 58 | 1.25 | 7.2 | - | 0 | 柄の基部（いしづき）を除いたもの<br>エネルギー：暫定値 |
| 0.4 | 0.12 | 0.05 | - | - | - | - | 0 | (0) | (0) | (0) | (0) | (0) | 0 | 0 | 0 | 0 | 0 | 0 | 0.06 | 0.11 | 4.7 | 0.04 | (0) | 63 | 1.24 | - | 0 | 0 | 柄の基部（いしづき）を除いたもの<br>エネルギー：暫定値 |
| 0.5 | 0.04 | 0.08 | 0 | 2 | 1 | 1 | 0 | (0) | (0) | (0) | (0) | (0) | 0.1 | (0) | (0) | (0) | (0) | 0 | 0.03 | 0.07 | 2.1 | 0.02 | (0) | 13 | 0.52 | 3.3 | 0 | 0 | 液汁を除いたもの<br>エネルギー：暫定値<br>ビタミンC：酸化防止用として添加品あり |
| | | | | | | | | | | | | | | | | | | | | | | | | | | | | | 試料：栽培品 |
| 0.4 | 0.19 | 0.05 | 1 | 2 | 0 | 1 | 0 | (0) | (0) | (0) | (0) | (0) | 0.4 | 0 | 0 | 0 | 0 | 0 | 0.16 | 0.34 | 5.9 | 0.08 | (0) | 19 | 1.77 | 9.9 | 1 | 0 | 廃棄部位：柄の基部（いしづき）<br>エネルギー：暫定値 |
| | | | | | | | | | | | | | | | | | | | | | | | | | | | | | 試料：栽培品 |
| 0.9 | 0.15 | 0.11 | 1 | 7 | 1 | 2 | (0) | (0) | (0) | (0) | (0) | (0) | 2.4 | 0 | 0 | 0 | 0 | 0 | 0.30 | 0.41 | 6.9 | 0.23 | (0) | 100 | 2.44 | 25.9 | 0 | 0 | 廃棄部位：柄の基部（いしづき）<br>エネルギー：暫定値 |
| 0.6 | 0.10 | 0.06 | 1 | 2 | 0 | 2 | (0) | (0) | (0) | (0) | (0) | (0) | 1.2 | 0 | 0 | 0 | 0 | 0 | 0.11 | 0.22 | 6.1 | 0.14 | (0) | 65 | 1.16 | 6.9 | 0 | 0 | 廃棄部位：柄の基部（いしづき）<br>エネルギー：暫定値 |
| 0.7 | 0.09 | 0.06 | - | - | - | - | (0) | (0) | (0) | (0) | (0) | (0) | 2.6 | 0 | 0 | 0 | 0 | 0 | 0.08 | 0.16 | 4.2 | 0.10 | (0) | 20 | 1.02 | - | 0 | 0 | 柄の基部（いしづき）を除いたもの<br>エネルギー：暫定値 |
| 0.9 | 0.15 | 0.11 | - | - | - | - | (0) | (0) | (0) | (0) | (0) | (0) | 3.1 | 0 | 0 | 0 | 0 | 0 | 0.18 | 0.31 | 9.1 | 0.17 | (0) | 53 | 1.66 | - | 0 | 0 | 柄の基部（いしづき）を除いたもの<br>エネルギー：暫定値 |
| 0.7 | 0.11 | 0.07 | - | - | - | - | (0) | (0) | (0) | (0) | (0) | (0) | 1.4 | (0.5) | (0) | (1.1) | (Tr) | (4) | 0.13 | 0.24 | 6.8 | 0.13 | (0) | 36 | 1.31 | - | 0 | 0 | 柄の基部（いしづき）を除いたもの<br>植物油（なたね油）：3.3g<br>エネルギー：暫定値 |
| 1.0 | 0.15 | 0.16 | 0 | 6 | 1 | 1 | (0) | (0) | (0) | (0) | (0) | (0) | 0.3 | (0) | (0) | (0) | (0) | 0 | 0.40 | 0.40 | 10.7 | 0.10 | (0) | 92 | 2.40 | 12.0 | 0 | 0 | 別名：かんたけ<br>廃棄部位：柄の基部（いしづき）<br>エネルギー：暫定値 |
| 1.4 | 0.11 | 0.15 | (0) | - | 0 | 1 | 0 | (0) | (0) | (0) | (0) | (0) | 0.5 | (0) | (0) | (0) | (0) | 0 | 0.30 | 0.27 | 7.0 | 0.06 | (0) | 71 | 2.36 | 13.3 | 0 | 0 | 別名：かんたけ<br>柄の基部（いしづき）を除いたもの<br>エネルギー：暫定値 |

8 きのこ類

## 8 きのこ類

| 食品番号 | 食品名 | | 常用量 | 糖質量の目安(常用量あたり) | 炭水化物 | 利用可能炭水化物(単糖当量) | 食物繊維 | | | 糖質量の目安(可食部100gあたり) | 廃棄率 | エネルギー | | 水分 | たんぱく質 | アミノ酸組成によるたんぱく質 | 脂質 | トリアシルグリセロール当量 | 脂肪酸 | | | コレステロール | 灰分 | 無機質 | | | | | |
|---|---|---|---|---|---|---|---|---|---|---|---|---|---|---|---|---|---|---|---|---|---|---|---|---|---|---|---|---|---|
| | | | | | | | 水溶性 | 不溶性 | 総量 | | | | | | | | | | 飽和 | 一価不飽和 | 多価不飽和 | | | ナトリウム | カリウム | カルシウム | マグネシウム | リン | 鉄 |
| | (単位) | | | (——g——) | | | | | | | % | kcal | kJ | (——————g——————) | | | | | | | | mg | g | (——————mg——————) | | | | | |
| | **まいたけ** | | | | | | | | | | | | | | | | | | | | | | | | | | | | |
| 08028 | 生 | | 1/4パック 25g | 0.2 | 4.4 | 0.3 | 0.3 | 3.2 | 3.5 | 0.9 | 10 | 15 | 62 | 92.7 | 2.0 | 1.2 | 0.5 | 0.3 | 0.06 | 0.07 | 0.14 | (0) | 0.6 | 0 | 230 | Tr | 10 | 54 | 0.2 |
| 08029 | ゆで | | 1/4パック 20g | 0.4 | 6.4 | (0.4) | 0.2 | 4.1 | 4.3 | 2.1 | 0 | 18 | 77 | 91.1 | 1.6 | (0.9) | 0.5 | (0.3) | (0.07) | (0.08) | (0.16) | (0) | 0.3 | 0 | 110 | Tr | 8 | 36 | 0.2 |
| 08051 | 油いため | | 1/4パック 20g | 0.4 | 6.8 | (0.4) | 0.3 | 4.4 | 4.7 | 2.1 | 0 | 56 | 236 | 85.5 | 2.6 | 1.6 | 4.4 | 4.1 | 0.34 | 2.47 | 1.16 | (0) | 0.7 | 0 | 300 | Tr | 13 | 72 | 0.2 |
| 08030 | 乾 | | - | - | 59.9 | (3.6) | 1.5 | 39.4 | 40.9 | 19.0 | 0 | 181 | 757 | 9.3 | 21.9 | (12.8) | 3.9 | (2.4) | (0.52) | (0.63) | (1.18) | (0) | 5.0 | 3 | 2500 | 2 | 100 | 700 | 2.6 |
| | **マッシュルーム** | | | | | | | | | | | | | | | | | | | | | | | | | | | | |
| 08031 | 生 | | 1個 10g | 0.0 | 2.1 | 0.1 | 0.2 | 1.8 | 2.0 | 0.1 | 5 | 11 | 46 | 93.9 | 2.9 | 1.7 | 0.3 | 0.1 | 0.03 | Tr | 0.10 | 0 | 0.8 | 6 | 350 | 3 | 10 | 100 | 0.3 |
| 08032 | ゆで | | 1個 5g | 0.0 | 3.7 | (0.2) | 0.1 | 3.2 | 3.3 | 0.4 | 0 | 16 | 67 | 91.5 | 3.8 | (2.2) | 0.2 | (0.1) | (0.02) | (Tr) | (0.07) | (0) | 0.8 | 6 | 310 | 4 | 11 | 99 | 0.3 |
| 08052 | 油いため | | 1個 10g | 0.1 | 4.5 | (0.2) | 0.2 | 3.2 | 3.4 | 1.1 | 0 | 56 | 235 | 86.4 | 3.6 | (2.1) | 4.5 | (4.2) | (0.33) | (2.50) | (1.21) | (0) | 1.0 | 8 | 450 | 4 | 12 | 120 | 0.4 |
| 08033 | 水煮缶詰 | | 1個 5g | 0.0 | 3.3 | (0.2) | 0.5 | 2.7 | 3.2 | 0.1 | 0 | 14 | 59 | 92.0 | 3.4 | (1.9) | 0.2 | (0.1) | (0.02) | (Tr) | (0.07) | (0) | 1.1 | 350 | 85 | 8 | 5 | 55 | 0.8 |
| | **まつたけ** | | | | | | | | | | | | | | | | | | | | | | | | | | | | |
| 08034 | 生 | | 1本 40g | 1.4 | 8.2 | - | 0.3 | 4.4 | 4.7 | 3.5 | 3 | 23 | 96 | 88.3 | 2.0 | - | 0.6 | - | - | - | - | (0) | 0.9 | 2 | 410 | 6 | 8 | 40 | 1.3 |
| | **やなぎまつたけ** | | | | | | | | | | | | | | | | | | | | | | | | | | | | |
| 08036 | 生 | | 1/2袋 25g | 0.3 | 4.0 | 0.7 | 0.3 | 2.7 | 3.0 | 1.0 | 10 | 13 | 54 | 92.8 | 2.4 | - | 0.1 | - | - | - | - | (0) | 0.7 | 1 | 360 | Tr | 13 | 110 | 0.5 |

| 無機質 | | | | | | ビタミン | | | | | | | | | | | | | | | | | | 食塩相当量 | 備考 |
|---|---|---|---|---|---|---|---|---|---|---|---|---|---|---|---|---|---|---|---|---|---|---|---|---|---|
| 亜鉛 | 銅 | マンガン | ヨウ素 | セレン | クロム | モリブデン | レチノール | A カロテン α | β | β-クリプトキサンチン | β-カロテン当量 | レチノール活性当量 | D | E トコフェロール α | β | γ | δ | K | B₁ | B₂ | ナイアシン | B₆ | B₁₂ | 葉酸 | パントテン酸 | ビオチン | C | | |
| ——mg—— | | | (——μg——) | | | | (——μg——) | | | | | | μg | (——mg——) | | | | μg | (——mg——) | | | | | (——μg——) | mg | μg | mg | g | |
| | | | | | | | | | | | | | | | | | | | | | | | | | | | | | 試料：栽培品 |
| 0.7 | 0.22 | 0.04 | 0 | 2 | 1 | 1 | (0) | (0) | (0) | (0) | (0) | (0) | 4.9 | (0) | (0) | (0) | (0) | (0) | 0.09 | 0.19 | 5.0 | 0.06 | (0) | 53 | 0.56 | 24.0 | 0 | 0 | 廃棄部位：柄の基部（いしづき）<br>エネルギー：暫定値 |
| 0.6 | 0.14 | 0.03 | (0) | 3 | 0 | Tr | (0) | (0) | (0) | (0) | (0) | (0) | 5.9 | (0) | (0) | (0) | (0) | (0) | 0.04 | 0.07 | 1.8 | 0.03 | (0) | 24 | 0.63 | 22.4 | - | 0 | 柄の基部（いしづき）を除いたもの<br>エネルギー：暫定値 |
| 0.8 | 0.27 | 0.06 | - | - | - | - | (0) | (0) | (0) | (0) | (0) | (0) | 7.7 | (0.6) | (Tr) | (1.2) | (Tr) | (5) | 0.11 | 0.21 | 6.1 | 0.07 | (0) | 57 | 0.80 | - | 0 | 0 | 柄の基部（いしづき）を除いたもの<br>植物油（なたね油）：3.8g<br>エネルギー：暫定値 |
| 6.9 | 1.78 | 0.47 | 1 | 14 | 2 | 9 | (0) | (0) | (0) | (0) | (0) | (0) | 19.8 | (0) | (0) | (0) | (0) | 0 | 1.24 | 1.92 | 64.1 | 0.28 | (0) | 220 | 3.67 | 242.6 | (0) | 0 | 柄の基部（いしづき）を除いたもの<br>エネルギー：暫定値 |
| | | | | | | | | | | | | | | | | | | | | | | | | | | | | | 試料：栽培品 |
| 0.4 | 0.32 | 0.04 | 1 | 14 | 0 | 2 | 0 | 0 | 0 | 0 | 0 | 0 | 0.3 | 0 | 0 | 0 | 0 | 0 | 0.06 | 0.29 | 3.0 | 0.11 | (0) | 28 | 1.54 | 10.6 | 0 | 0 | 廃棄部位：柄の基部（いしづき）<br>エネルギー：暫定値 |
| 0.6 | 0.36 | 0.05 | 0 | 11 | (0) | 2 | 0 | 0 | 0 | 0 | 0 | 0 | 0.5 | 0 | 0 | 0 | 0 | 0 | 0.05 | 0.28 | 2.7 | 0.08 | (0) | 19 | 1.43 | 12.1 | 0 | 0 | 柄の基部（いしづき）を除いたもの<br>エネルギー：暫定値 |
| 0.5 | 0.40 | 0.05 | - | - | - | - | (0) | (0) | (0) | (0) | (0) | (0) | 0.8 | (0.6) | (Tr) | (1.3) | (Tr) | (5) | 0.08 | 0.38 | 3.8 | 0.12 | (0) | 23 | 1.67 | - | 0 | 0 | 柄の基部（いしづき）を除いたもの<br>植物油（なたね油）：4.1g<br>エネルギー：暫定値 |
| 1.0 | 0.19 | 0.04 | 1 | 5 | (0) | 2 | 0 | 0 | 0 | 0 | 0 | 0 | 0.4 | 0 | 0 | 0 | 0 | 0 | 0.03 | 0.24 | 1.0 | 0.01 | (0) | 2 | 0.11 | 10.0 | 0 | 0.9 | 液汁を除いたもの<br>エネルギー：暫定値<br>ビタミンC：酸化防止用として添加品あり |
| | | | | | | | | | | | | | | | | | | | | | | | | | | | | | 試料：天然物 |
| 0.8 | 0.24 | 0.12 | - | - | - | - | 0 | 0 | 0 | 0 | 0 | 0 | - | (0) | (0) | (0) | (0) | 0 | 0.10 | 0.10 | 8.0 | 0.15 | (0) | 63 | 1.91 | - | - | 0 | 廃棄部位：柄の基部（いしづき）<br>エネルギー：暫定値 |
| | | | | | | | | | | | | | | | | | | | | | | | | | | | | | 試料：栽培品 |
| 0.6 | 0.20 | 0.08 | 1 | 2 | 0 | 2 | 0 | 0 | 0 | 0 | 0 | 0 | 0.4 | 0 | 0 | 0 | 0 | 0 | 0.27 | 0.34 | 6.1 | 0.11 | (0) | 33 | 2.61 | 11.5 | Tr | 0 | 廃棄部位：柄の基部（いしづき）<br>エネルギー：暫定値 |

8 きのこ類

## 9 藻類

| 食品番号 | 食品名 | 常用量 | 糖質量の目安(常用量あたり) | 炭水化物 | 利用可能炭水化物(単糖当量) | 食物繊維 水溶性 | 食物繊維 不溶性 | 総量 | 糖質量の目安(可食部100gあたり) | 廃棄率 | エネルギー kcal | エネルギー kJ | 水分 | たんぱく質 | アミノ酸組成によるたんぱく質 | 脂質 | トリアシルグリセロール当量 | 脂肪酸 飽和 | 脂肪酸 一価不飽和 | 脂肪酸 多価不飽和 | コレステロール mg | 灰分 g | 無機質 ナトリウム | 無機質 カリウム | 無機質 カルシウム | 無機質 マグネシウム | 無機質 リン | 無機質 鉄 |
|---|---|---|---|---|---|---|---|---|---|---|---|---|---|---|---|---|---|---|---|---|---|---|---|---|---|---|---|---|
| | (単位) | | ←―g―→ | | | | | | ←―→ | % | kcal | kJ | ←――――――――g――――――――→ | | | | | | | | mg | g | ←―――――mg―――――→ | | | | | |
| | あおさ | | | | | | | | | | | | | | | | | | | | | | | | | | | |
| 09001 | 素干し | 5g | 0.6 | 41.7 | - | - | - | 29.1 | 12.6 | 0 | 130 | 544 | 16.9 | 22.1 | 16.5 | 0.6 | 0.4 | 0.12 | 0.05 | 0.17 | 1 | 18.7 | 3900 | 3200 | 490 | 3200 | 160 | 5.3 |
| | あおのり | | | | | | | | | | | | | | | | | | | | | | | | | | | |
| 09002 | 素干し | 小さじ1 1g | 0.1 | 41.0 | 0.2 | - | - | 35.2 | 5.8 | 0 | 164 | 688 | 6.5 | 29.4 | 21.0 | 5.2 | 3.3 | 0.97 | 0.50 | 1.65 | Tr | 17.8 | 3200 | 2500 | 750 | 1400 | 390 | 77.0 |
| | あまのり | | | | | | | | | | | | | | | | | | | | | | | | | | | |
| 09003 | ほしのり | 1枚 3g | 0.2 | 38.7 | 0.5 | - | - | 31.2 | 7.5 | 0 | 173 | 724 | 8.4 | 39.4 | 30.0 | 3.7 | 2.2 | 0.55 | 0.20 | 1.39 | 21 | 9.8 | 610 | 3100 | 140 | 340 | 690 | 10.7 |
| 09004 | 焼きのり | 1枚 3g | 0.2 | 44.3 | 1.9 | - | - | 36.0 | 8.3 | 0 | 188 | 787 | 2.3 | 41.4 | 31.2 | 3.7 | 2.2 | 0.55 | 0.20 | 1.39 | 22 | 8.3 | 530 | 2400 | 280 | 300 | 700 | 11.4 |
| 09005 | 味付けのり | 1袋 3g | 0.5 | 41.8 | 14.3 | - | - | 25.2 | 16.6 | 0 | 359 | 1501 | 3.4 | 40.0 | 30.8 | 3.5 | (2.1) | (0.52) | (0.19) | (1.31) | 21 | 11.3 | 1700 | 2700 | 170 | 290 | 710 | 8.2 |
| | あらめ | | | | | | | | | | | | | | | | | | | | | | | | | | | |
| 09006 | 蒸し干し | 5g | 0.4 | 56.2 | - | - | - | 48.0 | 8.2 | 0 | 140 | 586 | 16.7 | 12.4 | (9.9) | 0.7 | (0.4) | (0.10) | (0.04) | (0.26) | 0 | 14.0 | 2300 | 3200 | 790 | 530 | 250 | 3.5 |
| | いわのり | | | | | | | | | | | | | | | | | | | | | | | | | | | |
| 09007 | 素干し | 5g | 0.1 | 39.1 | - | - | - | 36.4 | 2.7 | 0 | 151 | 632 | 8.4 | 34.8 | (26.5) | 0.7 | (0.4) | (0.10) | (0.04) | (0.26) | 30 | 17.0 | 2100 | 4500 | 86 | 340 | 530 | 48.3 |
| | うみぶどう | | | | | | | | | | | | | | | | | | | | | | | | | | | |
| 09012 | 生 | 1食分 30g | 0.1 | 1.2 | - | - | - | 0.8 | 0.4 | 0 | 4 | 17 | 97.0 | 0.5 | - | 0.1 | Tr | 0.02 | Tr | 0.02 | 0 | 1.2 | 330 | 39 | 34 | 51 | 10 | 0.8 |
| | えごのり | | | | | | | | | | | | | | | | | | | | | | | | | | | |
| 09008 | 素干し | - | 8.9 | 62.2 | - | - | - | 53.3 | 8.9 | 0 | 143 | 598 | 15.2 | 9.0 | - | 0.1 | - | - | - | - | 14 | 13.5 | 2400 | 2300 | 210 | 570 | 110 | 6.8 |
| 09009 | おきうと | 5切れ 40g | 0.0 | 2.5 | - | - | - | 2.5 | 0.0 | 0 | 6 | 25 | 96.9 | 0.3 | - | 0.1 | - | - | - | - | 1 | 0.2 | 20 | 22 | 19 | 16 | 3 | 0.6 |
| (09009) | おきうと→えごのり | | | | | | | | | | | | | | | | | | | | | | | | | | | |
| | おごのり | | | | | | | | | | | | | | | | | | | | | | | | | | | |
| 09010 | 塩蔵、塩抜き | 10g | 0.1 | 8.8 | - | - | - | 7.5 | 1.3 | 0 | 21 | 88 | 89.0 | 1.3 | - | 0.1 | - | - | - | - | 11 | 0.8 | 130 | 1 | 54 | 110 | 14 | 4.2 |
| | かわのり | | | | | | | | | | | | | | | | | | | | | | | | | | | |
| 09011 | 素干し | 5g | 0.0 | 41.7 | - | - | - | 41.7 | 0.0 | 0 | 167 | 699 | 13.7 | 38.1 | - | 1.6 | - | - | - | - | 1 | 4.9 | 85 | 500 | 450 | 250 | 730 | 61.3 |
| (09027, 028) | かんてん→てんぐさ・角寒天、寒天 | | | | | | | | | | | | | | | | | | | | | | | | | | | |
| (09012) | くびれづた→うみぶどう | | | | | | | | | | | | | | | | | | | | | | | | | | | |
| | (こんぶ類) | | | | | | | | | | | | | | | | | | | | | | | | | | | |
| 09013 | えながおにこんぶ 素干し | 10cm角 10g | 3.1 | 55.7 | - | - | - | 24.9 | 30.8 | 0 | 138 | 577 | 10.4 | 11.0 | (8.8) | 1.0 | 0.7 | 0.18 | 0.12 | 0.35 | Tr | 21.9 | 2400 | 7300 | 650 | 490 | 340 | 2.5 |
| 09014 | がごめこんぶ 素干し | 10cm角 10g | 2.8 | 62.1 | - | - | - | 34.2 | 27.9 | 0 | 142 | 594 | 8.3 | 7.9 | (6.3) | 0.5 | (0.4) | (0.13) | (0.11) | (0.12) | 0 | 21.2 | 3000 | 5700 | 750 | 660 | 320 | 3.3 |
| 09015 | ながこんぶ 素干し | 10cm角 10g | 2.2 | 58.5 | - | - | - | 36.8 | 21.7 | 0 | 140 | 586 | 10.0 | 8.3 | (6.7) | 1.5 | (1.1) | (0.39) | (0.34) | (0.35) | 0 | 21.7 | 3000 | 5200 | 430 | 700 | 320 | 3.0 |

| 無機質 | | | | | | ビタミン | | | | | | | | | | | | | | | | | | 食塩相当量 | 備考 |
|---|---|---|---|---|---|---|---|---|---|---|---|---|---|---|---|---|---|---|---|---|---|---|---|---|---|
| 亜鉛 | 銅 | マンガン | ヨウ素 | セレン | クロム | モリブデン | A レチノール | A カロテン α | A カロテン β | A β-クリプトキサンチン | A βカロテン当量 | A レチノール活性当量 | D | E トコフェロール α | E トコフェロール β | E トコフェロール γ | E トコフェロール δ | K | $B_1$ | $B_2$ | ナイアシン | $B_6$ | $B_{12}$ | 葉酸 | パントテン酸 | ビオチン | C | | |
| mg | mg | mg | μg | μg | μg | μg | μg | μg | μg | μg | μg | μg | μg | mg | mg | mg | mg | μg | mg | mg | mg | mg | μg | μg | mg | μg | mg | g | |
| 1.2 | 0.80 | 17.00 | 2200 | 8 | 160 | 23 | (0) | 300 | 2500 | 27 | 2700 | 220 | (0) | 1.1 | 0 | 0 | 0 | 5 | 0.07 | 0.48 | 10.0 | 0.09 | 1.3 | 180 | 0.44 | 30.7 | 25 | 9.9 | エネルギー：暫定値 |
| 1.6 | 0.58 | 13.00 | 2700 | 7 | 39 | 18 | (0) | 2200 | 20000 | 81 | 21000 | 1700 | (0) | 2.5 | 0 | 0 | 0 | 3 | 0.92 | 1.66 | 6.3 | 0.50 | 32.1 | 270 | 0.57 | 71.0 | 62 | 8.1 | エネルギー：暫定値 |
| | | | | | | | | | | | | | | | | | | | | | | | | | | | | | 別名：のり |
| 3.7 | 0.62 | 2.51 | 1400 | 7 | 5 | 93 | (0) | 8800 | 38000 | 1900 | 43000 | 3600 | (0) | 4.3 | 0 | 0 | 0 | 2600 | 1.21 | 2.68 | 11.8 | 0.61 | 77.6 | 1200 | 0.93 | 41.4 | 160 | 1.5 | すき干ししたもの エネルギー：暫定値 |
| 3.6 | 0.55 | 3.72 | 2100 | 9 | 6 | 220 | (0) | 4100 | 25000 | 980 | 27000 | 2300 | (0) | 4.6 | 0 | 0 | 0 | 390 | 0.69 | 2.33 | 11.7 | 0.59 | 57.6 | 1900 | 1.18 | 46.9 | 210 | 1.3 | エネルギー：暫定値 |
| 3.7 | 0.59 | 2.35 | - | - | - | - | (0) | 5600 | 29000 | 1200 | 32000 | 2700 | (0) | 3.7 | 0 | 0 | 0 | 650 | 0.61 | 2.31 | 12.2 | 0.51 | 58.1 | 1600 | 1.28 | - | 200 | 4.3 | 有機酸：0.4g |
| 1.1 | 0.17 | 0.23 | - | - | - | - | 0 | 0 | 2700 | 33 | 2700 | 220 | (0) | 0.6 | 0 | 0 | 0 | 260 | 0.10 | 0.26 | 2.3 | 0.02 | 0.1 | 110 | 0.28 | - | (0) | 5.8 | エネルギー：暫定値 |
| 2.3 | 0.39 | 1.58 | - | - | - | - | (0) | 3600 | 25000 | 1900 | 28000 | 2300 | (0) | 4.2 | 0 | 0 | 0 | 1700 | 0.57 | 2.07 | 5.4 | 0.38 | 39.9 | 1500 | 0.71 | - | 3 | 5.3 | すき干ししたもの エネルギー：暫定値 |
| | | | | | | | | | | | | | | | | | | | | | | | | | | | | | 別名：くびれずた(和名)、くびれづた |
| Tr | 0.01 | 0.08 | 80 | 0 | Tr | Tr | (0) | 98 | 74 | - | 120 | 10 | (0) | 0.2 | 0 | 0 | 0 | 35 | Tr | 0.01 | Tr | 0 | 0 | 4 | 0 | 0.1 | Tr | 0.8 | エネルギー：暫定値 |
| 2.0 | 0.31 | 5.73 | - | - | - | - | (0) | 2 | 7 | 0 | 8 | 1 | (0) | 0.4 | 0 | 0 | 0 | 230 | 0.04 | 0.29 | 0.7 | 0.03 | 5.1 | 44 | 0.38 | - | 0 | 6.1 | エネルギー：暫定値 |
| 0.1 | 0.01 | 0.34 | - | - | - | - | (0) | 0 | 0 | 0 | 0 | (0) | (0) | Tr | 0 | 0 | 0 | 1 | 0 | 0.01 | 0 | 0 | 0.2 | 7 | 0 | - | 0 | 0.1 | 別名：おきゅうと エネルギー：暫定値 |
| 0.2 | 0.03 | 1.63 | - | - | - | - | (0) | 0 | 760 | 54 | 780 | 65 | (0) | 0.1 | 0 | 0 | 0 | 160 | 0.02 | 0.18 | 0.1 | 0 | 0 | 3 | 0 | - | 0 | 0.3 | エネルギー：暫定値 |
| 5.5 | 0.60 | 2.07 | - | - | - | - | (0) | 2700 | 5600 | 92 | 6900 | 580 | (0) | 3.2 | 0 | 0 | 0 | 4 | 0.38 | 2.10 | 3.0 | 0.36 | 5.7 | 1200 | 1.20 | - | 0 | 0.2 | すき干ししたもの エネルギー：暫定値 |
| 1.0 | 0.07 | 0.20 | - | - | - | - | 0 | 0 | 1400 | 31 | 1400 | 120 | (0) | 0.7 | 0 | 0 | 0 | 110 | 0.10 | 0.25 | 1.5 | 0.03 | 0.1 | 190 | 0.27 | - | 3 | 6.1 | 別名：らうすこんぶ、おにこんぶ(和名) エネルギー：暫定値 |
| 0.8 | 0.03 | 0.22 | - | - | - | - | (0) | 0 | 1200 | 29 | 1200 | 98 | (0) | 0.6 | 0 | 0 | 0 | 170 | 0.21 | 0.32 | 1.5 | 0.03 | 0 | 42 | 0.13 | - | 0 | 7.6 | 別名：がごめ(和名) エネルギー：暫定値 |
| 0.9 | 0.19 | 0.41 | 210000 | 2 | 5 | 15 | (0) | 0 | 780 | 0 | 780 | 65 | (0) | 0.3 | 0 | 0 | 0 | 240 | 0.19 | 0.41 | 2.1 | 0.02 | 0.1 | 38 | 0.20 | 15.7 | 20 | 7.6 | エネルギー：暫定値 |

9 藻類

## 9 藻類

| 食品番号 | 食品名 | 常用量 | 糖質量の目安（常用量あたり） | 炭水化物 | 利用可能炭水化物（単糖当量） | 食物繊維 水溶性 | 食物繊維 不溶性 | 食物繊維 総量 | 糖質量の目安（可食部100gあたり） | 廃棄率 | エネルギー kcal | エネルギー kJ | 水分 | たんぱく質 | アミノ酸組成によるたんぱく質 | 脂質 | トリアシルグリセロール当量 | 脂肪酸 飽和 | 脂肪酸 一価不飽和 | 脂肪酸 多価不飽和 | コレステロール mg | 灰分 g | ナトリウム | カリウム | カルシウム | マグネシウム | リン | 鉄 |
|---|---|---|---|---|---|---|---|---|---|---|---|---|---|---|---|---|---|---|---|---|---|---|---|---|---|---|---|---|
| | | | (単位) | g | | | | | | % | kcal | kJ | g | | | | | | | | mg | g | mg | | | | | |
| 09016 | ほそめこんぶ 素干し | 10cm角 10g | 3.0 | 62.9 | - | - | - | 32.9 | 30.0 | 0 | 147 | 615 | 11.3 | 6.9 | (5.5) | 1.7 | (1.3) | (0.44) | (0.38) | (0.40) | 0 | 17.2 | 2400 | 4000 | 900 | 590 | 140 | 9.6 |
| 09017 | まこんぶ 素干し | 10cm角 10g | 3.4 | 61.5 | Tr | - | - | 27.1 | 34.4 | 0 | 145 | 607 | 9.5 | 8.2 | 6.6 | 1.2 | 0.9 | 0.31 | 0.27 | 0.28 | 0 | 19.6 | 2800 | 6100 | 710 | 510 | 200 | 3.9 |
| 09018 | みついしこんぶ 素干し | 10cm角 10g | 3.0 | 64.7 | - | - | - | 34.8 | 29.9 | 0 | 153 | 640 | 9.2 | 7.7 | (6.2) | 1.9 | (1.4) | (0.49) | (0.43) | (0.44) | 0 | 16.5 | 3000 | 3200 | 560 | 670 | 230 | 5.1 |
| 09019 | りしりこんぶ 素干し | 10cm角 10g | 2.5 | 56.5 | - | - | - | 31.4 | 25.1 | 0 | 138 | 577 | 13.2 | 8.0 | (6.4) | 2.0 | (1.5) | (0.51) | (0.45) | (0.47) | 0 | 20.3 | 2700 | 5300 | 760 | 540 | 240 | 2.4 |
| 09020 | 刻み昆布 | 5g | 0.3 | 46.0 | 0.4 | - | - | 39.1 | 6.9 | 0 | 105 | 439 | 15.5 | 5.4 | (4.3) | 0.5 | 0.2 | 0.11 | 0.08 | 0.05 | 0 | 32.6 | 4300 | 8200 | 940 | 720 | 300 | 8.6 |
| 09021 | 削り昆布 | 5g | 1.1 | 50.2 | - | - | - | 28.2 | 22.0 | 0 | 117 | 490 | 24.4 | 6.5 | (5.2) | 0.9 | 0.6 | 0.27 | 0.24 | 0.08 | 0 | 18.0 | 2100 | 4800 | 650 | 520 | 190 | 3.6 |
| 09022 | 塩昆布 | 5g | 1.2 | 37.0 | - | - | - | 13.1 | 23.9 | 0 | 110 | 460 | 24.1 | 16.9 | - | 0.4 | - | - | - | - | 0 | 21.6 | 7100 | 1800 | 280 | 190 | 170 | 4.2 |
| 09023 | つくだ煮 | 1食分 10g | 2.7 | 33.3 | 20.6 | - | - | 6.8 | 26.5 | 0 | 168 | 704 | 49.6 | 6.0 | 4.6 | 1.0 | 0.9 | 0.16 | 0.32 | 0.33 | 0 | 9.5 | 2900 | 770 | 150 | 98 | 120 | 1.3 |
| | すいぜんじのり | | | | | | | | | | | | | | | | | | | | | | | | | | | |
| 09024 | 素干し、水戻し | - | 0.0 | 2.1 | - | - | - | 2.1 | 0.0 | 0 | 7 | 29 | 96.1 | 1.5 | - | Tr | - | - | - | - | Tr | 0.3 | 5 | 12 | 63 | 18 | 7 | 2.5 |
| | てんぐさ | | | | | | | | | | | | | | | | | | | | | | | | | | | |
| 09025 | 素干し | | 6.5 | 53.8 | - | - | - | 47.3 | 6.5 | 0 | 144 | 602 | 15.2 | 16.1 | - | 1.0 | - | - | - | - | 51 | 13.9 | 1900 | 3100 | 230 | 1100 | 180 | 6.0 |
| 09026 | ところてん | 1食分 100g | 0.0 | 0.6 | - | - | - | 0.6 | 0.0 | 0 | 2 | 8 | 99.1 | 0.2 | (0.1) | 0 | - | - | - | - | Tr | 0.1 | 3 | 2 | 4 | 4 | 1 | 0.1 |
| 09027 | 角寒天 | 1本 10g | 0.0 | 74.1 | - | - | - | 74.1 | 0.0 | 0 | 154 | 644 | 20.5 | 2.4 | (1.0) | 0.2 | (0.1) | (0.04) | (0.02) | (0.06) | Tr | 2.8 | 130 | 52 | 660 | 100 | 34 | 4.5 |
| 09028 | 寒天 | 1個 100g | 0.0 | 1.5 | - | - | - | 1.5 | 0.0 | 0 | 3 | 13 | 98.5 | Tr | - | Tr | - | - | - | - | 0 | Tr | 2 | 1 | 10 | 2 | 1 | 0.2 |
| 09049 | 粉寒天 | 小さじ1 1.5g | 0.0 | 81.7 | 0.1 | - | - | 79.0 | 2.7 | 0 | 165 | 690 | 16.7 | 0.2 | - | 0.3 | (0.2) | (0.05) | (0.02) | (0.08) | 0 | 1.2 | 170 | 30 | 120 | 39 | 39 | 7.3 |
| | とさかのり | | | | | | | | | | | | | | | | | | | | | | | | | | | |
| 09029 | 赤とさか 塩蔵、塩抜き | 10g | 0.1 | 5.1 | - | - | - | 4.0 | 1.1 | 0 | 14 | 59 | 92.1 | 1.5 | - | 0.1 | - | - | - | - | 9 | 1.2 | 270 | 37 | 70 | 31 | 11 | 1.2 |
| 09030 | 青とさか 塩蔵、塩抜き | 10g | 0.1 | 4.9 | - | - | - | 4.1 | 0.8 | 0 | 13 | 54 | 92.2 | 0.9 | - | 0.2 | - | - | - | - | 9 | 1.8 | 320 | 40 | 160 | 220 | 12 | 0.8 |
| (09026) | ところてん→てんぐさ・ところてん | | | | | | | | | | | | | | | | | | | | | | | | | | | |
| (09003~05) | のり→あまのり | | | | | | | | | | | | | | | | | | | | | | | | | | | |
| (09033) | のりのつくだ煮→ひとえぐさ・つくだ煮 | | | | | | | | | | | | | | | | | | | | | | | | | | | |
| | ひじき | | | | | | | | | | | | | | | | | | | | | | | | | | | |
| 09050 | ほしひじき ステンレス釜、乾 | 大さじ1 5g | 0.3 | 58.4 | 0.4 | - | - | 51.8 | 6.6 | 0 | 149 | 625 | 6.5 | 9.2 | 7.2 | 3.2 | 1.7 | 0.59 | 0.37 | 0.63 | Tr | 22.7 | 1800 | 6400 | 1000 | 640 | 93 | 6.2 |
| 09051 | ほしひじき ステンレス釜、ゆで | 50g | 0.0 | 3.4 | 0 | - | - | 3.7 | 0.0 | 0 | 10 | 40 | 94.8 | 0.7 | 0.5 | (0.2) | (0.06) | (0.04) | (0.06) | - | 0 | 0.8 | 52 | 160 | 96 | 37 | 2 | 0.3 |
| 09052 | ほしひじき ステンレス釜、油いため | 45g | 0.0 | 4.1 | 0 | - | - | 4.5 | 0.0 | 0 | 51 | 213 | 89.5 | 0.8 | 0.6 | 4.7 | (4.4) | (0.37) | (2.62) | (1.19) | 0 | 1.0 | 64 | 200 | 110 | 44 | 3 | 0.3 |
| 09053 | ほしひじき 鉄釜、乾 | 大さじ1 5g | 0.2 | 56.0 | - | - | - | 51.8 | 4.2 | 0 | 145 | 605 | 6.5 | 9.2 | - | 3.2 | - | - | - | - | Tr | 25.2 | 1800 | 6400 | 1000 | 640 | 93 | 58.2 |

| 亜鉛 | 銅 | マンガン | ヨウ素 | セレン | クロム | モリブデン | レチノール | カロテン α | カロテン β | β-クリプトキサンチン | β-カロテン当量 | レチノール活性当量 | D | トコフェロール α | β | γ | δ | K | B₁ | B₂ | ナイアシン | B₆ | B₁₂ | 葉酸 | パントテン酸 | ビオチン | C | 食塩相当量 | 備考 |
|---|---|---|---|---|---|---|---|---|---|---|---|---|---|---|---|---|---|---|---|---|---|---|---|---|---|---|---|---|---|
| mg | mg | mg | μg | μg | μg | μg | μg | μg | μg | μg | μg | μg | μg | mg | mg | mg | mg | μg | mg | mg | mg | mg | μg | μg | mg | μg | mg | g | |
| 1.1 | 0.06 | 0.61 | - | - | - | - | (0) | 0 | 1800 | 22 | 1800 | 150 | (0) | 1.5 | 0 | 0 | 0 | 96 | 0.06 | 0.28 | 1.6 | 0.03 | 0 | 310 | 0.24 | - | 25 | 6.1 | エネルギー：暫定値 |
| 0.8 | 0.13 | 0.25 | 200000 | 2 | 11 | 12 | (0) | 0 | 1100 | 41 | 1100 | 95 | (0) | 0.9 | 0 | 0 | 0 | 90 | 0.48 | 0.37 | 1.4 | 0.03 | 0 | 260 | 0.21 | 9.6 | 25 | 7.1 | エネルギー：暫定値 |
| 1.3 | 0.07 | 0.21 | - | - | - | - | (0) | 0 | 2700 | 89 | 2700 | 230 | (0) | 1.3 | 0 | 0 | 0 | 270 | 0.40 | 0.60 | 2.5 | 0.03 | 0 | 310 | 0.28 | - | 10 | 7.6 | 別名：日高こんぶ<br>エネルギー：暫定値 |
| 1.0 | 0.05 | 0.22 | - | - | - | - | (0) | 0 | 850 | 0 | 850 | 71 | (0) | 1.0 | 0 | 0 | 0 | 110 | 0.80 | 0.35 | 2.0 | 0.02 | 0 | 170 | 0.24 | - | 15 | 6.9 | エネルギー：暫定値 |
| 1.1 | 0.07 | 0.34 | 230000 | 2 | 33 | 14 | (0) | 0 | 61 | 0 | 61 | 5 | (0) | 0.3 | 0 | 0 | 0 | 91 | 0.15 | 0.33 | 1.2 | 0.01 | 0 | 17 | 0.09 | 12.1 | 0 | 10.9 | エネルギー：暫定値 |
| 1.1 | 0.08 | 0.19 | - | - | - | - | (0) | 0 | 760 | 19 | 760 | 64 | (0) | 0.8 | 0 | 0 | 0 | 150 | 0.33 | 0.28 | 1.6 | 0.02 | 0 | 32 | 0.14 | - | 19 | 5.3 | 別名：おぼろこんぶ、とろろこんぶ<br>エネルギー：暫定値 |
| 0.7 | 0.04 | 0.56 | - | - | - | - | (0) | 0 | 390 | 0 | 390 | 33 | (0) | 0.4 | Tr | 0.1 | 0.1 | 74 | 0.04 | 0.23 | 0.8 | 0.07 | 0 | 19 | 0.33 | - | 0 | 18.0 | エネルギー：暫定値 |
| 0.5 | 0.06 | 0.46 | 11000 | 3 | 6 | 19 | 0 | 0 | 56 | 0 | 56 | 5 | 0 | 0.1 | 0 | 0.1 | 0 | 310 | 0.05 | 0.05 | 0.6 | 0.05 | 0 | 15 | 0.12 | 4.7 | Tr | 7.4 | 試料：ごま入り<br>酢酸：06g、有機酸：1.0g |
| 0.1 | 0.02 | 1.57 | - | - | - | - | (0) | 0 | 100 | 18 | 110 | 9 | (0) | 0.1 | 0 | 0 | 0 | 320 | 0.02 | 0.01 | Tr | 0.01 | 0.4 | 2 | 0.07 | - | 0 | 0 | エネルギー：暫定値 |
| 3.0 | 0.24 | 0.63 | - | - | - | - | (0) | 130 | 130 | 13 | 200 | 17 | (0) | 0.2 | 0 | 0 | 0 | 730 | 0.08 | 0.83 | 2.2 | 0.08 | 0.5 | 93 | 0.29 | - | Tr | 4.8 | 別名：まくさ（和名）<br>エネルギー：暫定値 |
| Tr | 0.01 | 0.01 | 240 | Tr | Tr | 1 | 0 | 0 | 0 | 0 | 0 | 0 | (0) | 0 | 0 | 0 | 0 | 0 | 0 | 0 | 0 | 0 | 0 | 0 | 0 | Tr | Tr | 0 | 別名：まくさ（和名）<br>エネルギー：暫定値 |
| 1.5 | 0.02 | 3.19 | - | - | - | - | (0) | - | - | - | (0) | 0 | (0) | 0 | 0 | 0 | 0 | 0 | 0 | 0.01 | 0 | 0.1 | Tr | 0 | 0.46 | - | 0 | 0.3 | 別名：まくさ（和名）、棒寒天<br>細寒天（糸寒天）を含む<br>エネルギー：暫定値 |
| Tr | Tr | 0.04 | 21 | 0 | 1 | 0 | 0 | 0 | 0 | 0 | 0 | 0 | 0 | 0 | 0 | 0 | 0 | 0 | Tr | 0 | 0 | 0 | 0 | 0 | 0 | 0 | 0 | 0 | 別名：まくさ（和名）<br>角寒天をゼリー状にしたもの<br>角寒天2.2g使用<br>エネルギー：暫定値 |
| 0.3 | 0.04 | 1.01 | 81 | 0 | 39 | 5 | 0 | 0 | 0 | 0 | 0 | 0 | 0 | 0 | 0 | 0 | 0 | Tr | 0 | Tr | 0.1 | 0 | 0.2 | 1 | 0 | 0.1 | 0 | 0.4 | 別名：まくさ（和名）<br>試料：てんぐさ以外の粉寒天も含む |
| 0.2 | 0.02 | 0.10 | 630 | 0 | Tr | 1 | (0) | - | - | 15 | 1 | (0) | 0 | 0 | 0 | 0 | 17 | 0 | 0.04 | 0 | Tr | 0.1 | 0 | 0.08 | 0.6 | 0 | 0.7 | エネルギー：暫定値 |
| 0.6 | 0.02 | 1.47 | - | - | - | - | (0) | 130 | 200 | 35 | 280 | 24 | (0) | 0 | 0 | 0 | 0 | 26 | 0 | 0.02 | Tr | 0 | 0 | 7 | 0.05 | - | 0 | 0.8 | 石灰処理したもの<br>エネルギー：暫定値 |
| 1.0 | 0.14 | 0.82 | 45000 | 7 | 26 | 17 | (0) | 2 | 4400 | 18 | 4400 | 360 | (0) | 5.0 | 0 | 0.4 | 0 | 580 | 0.09 | 0.42 | 1.8 | 0 | 0 | 93 | 0.30 | 17.4 | 0 | 4.7 | ステンレス釜で煮熟後乾燥したもの<br>エネルギー：暫定値 |
| 0.1 | 0.01 | 0.06 | 960 | Tr | 1 | 1 | (0) | 0 | 330 | 1 | 330 | 28 | (0) | 0.4 | 0 | Tr | 0 | 40 | Tr | 0 | 0 | 0 | 0 | 1 | 0 | 0.7 | 0 | 0.1 | 09050ほしひじきステンレス釜乾を水もどし後、ゆで<br>エネルギー：暫定値 |
| 0.1 | 0.01 | 0.08 | 1300 | 0 | 2 | 1 | (0) | Tr | 390 | 2 | 390 | 33 | (0) | 1.3 | 0 | 1.8 | Tr | 43 | 0.01 | Tr | 0 | 0 | 0 | 2 | 0 | 0.9 | 0 | 0.2 | 09050ほしひじきステンレス釜乾を水もどし後、油いため<br>植物油（なたね油）：4.3g<br>エネルギー：暫定値 |
| 1.0 | 0.14 | 0.82 | 45000 | 7 | 26 | 17 | (0) | 2 | 4400 | 18 | 4400 | 360 | (0) | 5.0 | 0 | 0.4 | 0 | 580 | 0.09 | 0.42 | 1.8 | 0 | 0 | 93 | 0.30 | 17.4 | 0 | 4.7 | 鉄釜で煮熟後乾燥したもの<br>エネルギー：暫定値 |

9 藻類

## 9 藻類

| 食品番号 | 食品名 | 常用量 | 糖質量の目安(常用量あたり) | 炭水化物 | 利用可能炭水化物(単糖当量) | 食物繊維 水溶性 | 食物繊維 不溶性 | 食物繊維 総量 | 糖質量の目安(可食部100gあたり) | 廃棄率 | エネルギー kcal | エネルギー kJ | 水分 | たんぱく質 | アミノ酸組成によるたんぱく質 | 脂質 | トリアシルグリセロール当量 | 脂肪酸 飽和 | 脂肪酸 一価不飽和 | 脂肪酸 多価不飽和 | コレステロール mg | 灰分 g | ナトリウム | カリウム | カルシウム | マグネシウム | リン | 鉄 |
|---|---|---|---|---|---|---|---|---|---|---|---|---|---|---|---|---|---|---|---|---|---|---|---|---|---|---|---|---|
| | (単位) | | (―g―) | | | | | | (―g―) | % | kcal | kJ | (―g―) | | | | | | | | mg | g | (――mg――) | | | | | |
| 09054 | ほしひじき 鉄釜、ゆで | 50g | 0.0 | 3.4 | - | - | - | 3.7 | 0.0 | 0 | 10 | 40 | 94.8 | 0.7 | - | 0.3 | - | - | - | - | 0 | 0.8 | 52 | 160 | 96 | 37 | 2 | 2.7 |
| 09055 | ほしひじき 鉄釜、油いため | 45g | 0.0 | 4.1 | - | - | - | 4.5 | 0.0 | 0 | 51 | 213 | 89.5 | 0.8 | - | 4.7 | - | - | - | - | 0 | 1.0 | 64 | 200 | 110 | 44 | 3 | 2.9 |
| | ひとえぐさ | | | | | | | | | | | | | | | | | | | | | | | | | | | |
| 09032 | 素干し | - | - | 46.3 | - | - | - | 44.2 | 2.1 | 0 | 130 | 544 | 16.0 | 16.6 | - | 1.0 | - | - | - | - | Tr | 20.1 | 4500 | 810 | 920 | 880 | 280 | 3.4 |
| 09033 | つくだ煮 | 1食分 10g | 1.7 | 21.1 | 23.8 | - | - | 4.1 | 17.0 | 0 | 154 | 643 | 56.5 | 14.4 | 11.0 | 1.3 | 0.5 | 0.21 | 0.04 | 0.20 | 1 | 6.7 | 2300 | 160 | 28 | 94 | 63 | 3.6 |
| | ふのり | | | | | | | | | | | | | | | | | | | | | | | | | | | |
| 09034 | 素干し | - | - | 57.8 | - | - | - | 43.1 | 14.7 | 0 | 148 | 619 | 14.7 | 13.8 | - | 1.0 | - | - | - | - | 24 | 12.7 | 2700 | 600 | 330 | 730 | 130 | 4.8 |
| | まつも | | | | | | | | | | | | | | | | | | | | | | | | | | | |
| 09035 | 素干し | - | - | 40.8 | - | - | - | 28.5 | 12.3 | 0 | 159 | 665 | 12.6 | 27.9 | - | 4.9 | - | - | - | - | 1 | 13.8 | 1300 | 3800 | 920 | 700 | 530 | 11.1 |
| | むかでのり | | | | | | | | | | | | | | | | | | | | | | | | | | | |
| 09036 | 塩蔵、塩抜き | - | - | 4.2 | - | - | - | 4.2 | 0.0 | 0 | 10 | 42 | 93.7 | 0.6 | - | 0.1 | - | 0.01 | 0.01 | 0.05 | 2 | 1.4 | 220 | 6 | 85 | 120 | 9 | 0.8 |
| | (もずく類) | | | | | | | | | | | | | | | | | | | | | | | | | | | |
| 09037 | おきなわもずく 塩蔵、塩抜き | 1食 50g | 0.0 | 2.0 | 0 | - | - | 2.0 | 0.0 | 0 | 6 | 25 | 96.7 | 0.3 | 0.2 | 0.2 | 0.1 | 0.05 | 0.02 | 0.04 | Tr | 0.8 | 240 | 7 | 22 | 21 | 2 | 0.2 |
| 09038 | もずく 塩蔵、塩抜き | 1食 50g | 0.0 | 1.4 | - | - | - | 1.4 | 0.0 | 0 | 4 | 17 | 97.7 | 0.2 | 0.2 | 0.1 | (0.1) | (0.03) | (0.01) | (0.02) | 0 | 0.6 | 90 | 2 | 22 | 12 | 2 | 0.7 |
| | わかめ | | | | | | | | | | | | | | | | | | | | | | | | | | | |
| 09039 | 原藻、生 | 35g | 0.7 | 5.6 | - | - | - | 3.6 | 2.0 | 35 | 16 | 67 | 89.0 | 1.9 | (1.4) | 0.2 | (0.1) | (0.01) | (Tr) | (0.06) | 0 | 3.3 | 610 | 730 | 100 | 110 | 36 | 0.7 |
| 09040 | 乾燥わかめ 素干し | 5g | 0.4 | 41.3 | - | - | - | 32.7 | 8.6 | 0 | 117 | 490 | 12.7 | 13.6 | (10.4) | 1.6 | (0.7) | (0.10) | (0.03) | (0.52) | 0 | 30.8 | 6600 | 5200 | 780 | 1100 | 350 | 2.6 |
| 09041 | 乾燥わかめ 素干し、水戻し | 30g | 0.0 | 5.9 | - | - | - | 5.8 | 0.1 | 0 | 17 | 71 | 90.2 | 2.0 | (1.5) | 0.3 | (0.1) | (0.02) | (0.01) | (0.10) | 0 | 1.6 | 290 | 260 | 130 | 130 | 47 | 0.5 |
| 09042 | 乾燥わかめ 板わかめ | - | - | 47.4 | - | - | - | 31.7 | 15.7 | 0 | 134 | 561 | 7.2 | 16.7 | (12.7) | 1.2 | (0.5) | (0.08) | (0.03) | (0.39) | 1 | 27.5 | 3900 | 7400 | 960 | 620 | 330 | 6.4 |
| 09043 | 乾燥わかめ 灰干し、水戻し | - | - | 2.2 | - | - | - | 2.2 | 0.0 | 0 | 7 | 29 | 96.0 | 1.1 | (0.8) | 0.1 | (Tr) | (0.01) | (Tr) | (0.03) | 1 | 0.6 | 48 | 60 | 140 | 55 | 16 | 0.7 |
| 09044 | カットわかめ | 小さじ1 1g | 0.1 | 41.8 | 0 | - | - | 35.6 | 6.2 | 0 | 138 | 577 | 8.6 | 18.0 | 13.7 | 4.0 | 1.7 | 0.25 | 0.09 | 1.29 | 0 | 27.6 | 9500 | 440 | 820 | 410 | 290 | 6.1 |
| 09045 | 湯通し塩蔵わかめ 塩抜き | 20g | 0.0 | 3.1 | 0 | - | - | 3.0 | 0.1 | 0 | 11 | 46 | 93.3 | 1.7 | 1.4 | 0.4 | (0.2) | (0.03) | (0.02) | (0.17) | 0 | 1.5 | 540 | 12 | 42 | 19 | 31 | 0.5 |
| 09046 | くきわかめ 湯通し塩蔵、塩抜き | 10g | 0.0 | 5.5 | - | - | - | 5.1 | 0.4 | 0 | 15 | 63 | 84.9 | 1.1 | (0.8) | 0.3 | (0.1) | (0.02) | (0.01) | (0.10) | 0 | 8.2 | 3100 | 88 | 86 | 70 | 34 | 0.4 |
| 09047 | めかぶわかめ 生 | 1パック 50g | 0.0 | 3.4 | 0 | - | - | 3.4 | 0.0 | 0 | 11 | 46 | 94.2 | 0.7 | 0.6 | 0.5 | 0.22 | 0.15 | 0.11 | | 0 | 0.9 | 170 | 88 | 77 | 61 | 26 | 0.3 |

| 無機質 | | | | | | | ビタミン | | | | | | | | | | | | | | | | | | 食塩相当量 | 備考 |
|---|---|---|---|---|---|---|---|---|---|---|---|---|---|---|---|---|---|---|---|---|---|---|---|---|---|---|---|
| 亜鉛 | 銅 | マンガン | ヨウ素 | セレン | クロム | モリブデン | レチノール | カロテン α | カロテン β | β-クリプトキサンチン | β-カロテン当量 | レチノール活性当量 | D | トコフェロール α | トコフェロール β | トコフェロール γ | トコフェロール δ | K | B₁ | B₂ | ナイアシン | B₆ | B₁₂ | 葉酸 | パントテン酸 | ビオチン | C | | |
| (mg) | | | (μg) | | | | (μg) | | | | | | (μg) | (mg) | | | | (μg) | (mg) | | | | (μg) | | (mg) | (μg) | (mg) | (g) | |
| 0.1 | 0.01 | 0.06 | 960 | Tr | 1 | 1 | (0) | 0 | 330 | 1 | 330 | 28 | (0) | 0.4 | 0 | Tr | 0 | 40 | Tr | 0 | 0 | 0 | 0 | 1 | 0 | 0.7 | 0 | 0.1 | 09053ほしひじき鉄釜乾を水もどし後、ゆで エネルギー：暫定値 |
| 0.1 | 0.01 | 0.08 | 1300 | 0 | 2 | 1 | (0) | Tr | 390 | 2 | 390 | 33 | (0) | 1.3 | 0 | 1.8 | Tr | 43 | 0.01 | Tr | 0 | 0 | 0 | 2 | 0 | 0.9 | 0 | 0.2 | 09053ほしひじき鉄釜乾を水もどし後、油いため 植物油（なたね油）：4.3g エネルギー：暫定値 |
| 0.6 | 0.86 | 1.32 | - | - | - | - | (0) | 140 | 8500 | 0 | 8600 | 710 | (0) | 2.5 | 0 | 0 | 0 | 14 | 0.30 | 0.92 | 2.4 | 0.03 | 0.3 | 280 | 0.88 | - | 38 | 11.4 | すき干ししたもの エネルギー：暫定値 |
| 0.9 | 0.15 | - | - | - | - | - | (0) | 33 | 260 | 0 | 270 | 23 | (0) | 0.1 | 0 | 0 | 0 | 12 | 0.06 | 0.26 | 0.4 | 0.03 | 0 | 23 | 0.19 | - | 0 | 5.8 | 別名：のりのつくだ煮 酢酸：Tr、有機酸：0.3g |
| | | | | | | | | | | | | | | | | | | | | | | | | | | | | | 別名：のげのり |
| 1.8 | 0.38 | 0.65 | - | - | - | - | (0) | 38 | 670 | 34 | 700 | 59 | (0) | 0.7 | 0 | 0 | 0 | 430 | 0.16 | 0.61 | 1.7 | 0.13 | 0 | 68 | 0.94 | - | 1 | 6.9 | エネルギー：暫定値 |
| 5.2 | 0.26 | 1.25 | - | - | - | - | (0) | 0 | 30000 | 110 | 30000 | 2500 | (0) | 13.2 | 0.2 | 0.2 | 3.1 | 1100 | 0.48 | 1.61 | 4.5 | 0.06 | 0 | 720 | 1.24 | - | 5 | 3.3 | すき干ししたもの エネルギー：暫定値 |
| 0.1 | 0.01 | 0.41 | - | - | - | - | (0) | 13 | 23 | - | 30 | 2 | (0) | 0 | 0 | 0 | 0 | 16 | 0 | Tr | 16.0 | 0 | 0 | 0 | 0 | - | 0 | 0.6 | 石灰処理したもの エネルギー：暫定値 |
| Tr | 0.01 | 0.01 | 140 | 1 | 0 | 0 | (0) | 0 | 220 | 4 | 220 | 18 | (0) | 0.1 | 0 | 0 | 0 | 18 | Tr | 0.09 | 0 | 0 | 0 | 2 | 0 | 0.4 | 0 | 0.6 | エネルギー：暫定値 |
| 0.3 | 0.01 | 0.03 | - | - | - | - | (0) | 0 | 180 | 0 | 180 | 15 | (0) | 0.1 | 0 | 0 | 0 | 14 | Tr | 0.01 | Tr | Tr | 0.1 | 2 | 0 | - | 0 | 0.2 | エネルギー：暫定値 |
| 0.3 | 0.02 | 0.05 | 1600 | 1 | 1 | 3 | (0) | 0 | 930 | 26 | 940 | 79 | (0) | 0.1 | 0 | 0 | 0 | 140 | 0.07 | 0.18 | 0.9 | 0.03 | 0.3 | 29 | 0.19 | 4.2 | 15 | 1.5 | 基部を除いたもの 廃棄部位：茎、中肋及びめかぶ エネルギー：暫定値 |
| 0.9 | 0.08 | 0.32 | - | - | - | - | (0) | 0 | 7700 | 93 | 7800 | 650 | (0) | 1.0 | 0 | 0 | 0 | 660 | 0.39 | 0.83 | 10.5 | 0.09 | 0.2 | 440 | 0.46 | - | 27 | 16.8 | エネルギー：暫定値 |
| 0.1 | 0.02 | 0.06 | 1900 | 1 | 1 | 2 | (0) | 0 | 1200 | 0 | 1200 | 100 | (0) | 0.2 | 0 | 0 | 0 | 120 | 0.05 | 0.08 | 0.3 | 0.02 | Tr | 46 | 0.05 | 3.6 | 3 | 0.7 | エネルギー：暫定値 |
| 5.2 | 0.13 | 1.59 | - | - | - | - | (0) | 0 | 8400 | 97 | 8500 | 710 | (0) | 2.6 | 0 | 0 | 0 | 1800 | 0.62 | 1.50 | 9.5 | 0.23 | 0.2 | 510 | 0.48 | - | 20 | 9.9 | エネルギー：暫定値 |
| 0.3 | 0.08 | - | - | - | - | - | 0 | 0 | 37 | 0 | 37 | 3 | (0) | 0 | 0 | 0 | 0 | 70 | 0 | 0.03 | 0 | 0 | 0.2 | 1 | 0.05 | - | 0 | 0.1 | エネルギー：暫定値 |
| 2.8 | 0.16 | - | 8500 | 8 | 10 | 10 | 0 | 0 | 1800 | 0 | 1800 | 150 | (0) | 0.3 | 0 | 0 | 0 | 1600 | 0.05 | 0.07 | 0.3 | 0 | 0 | 18 | 0.12 | 28.0 | 0 | 24.1 | エネルギー：暫定値 |
| 0.2 | 0.01 | 0.03 | 780 | Tr | 0 | 0 | (0) | 0 | 250 | 0 | 250 | 21 | (0) | 0.1 | 0 | 0 | 0 | 100 | 0.01 | 0.01 | Tr | Tr | 0 | 11 | 0.12 | 1.8 | 0 | 1.4 | 別名：生わかめ エネルギー：暫定値 |
| 0.1 | 0.02 | 0.04 | - | - | - | - | (0) | 0 | 56 | 0 | 56 | 5 | (0) | 0.1 | 0 | 0 | 0 | 33 | 0.02 | 0.02 | Tr | Tr | 0 | 2 | 0.07 | - | 0 | 7.9 | エネルギー：暫定値 |
| 0.2 | 0.02 | 0.03 | 390 | Tr | 1 | 2 | (0) | 0 | 240 | 2 | 240 | 20 | (0) | 0.1 | 0 | 0 | 0 | 40 | 0.02 | 0.03 | 0.2 | 0.01 | 0 | 36 | 0.05 | 2.2 | 2 | 0.4 | 別名：めかぶ 試料：冷凍品 エネルギー：暫定値 |

9 藻類

## 10 魚介類

| 食品番号 | 食品名 | | 常用量 | 糖質量の目安(常用量あたり) | 炭水化物 | 利用可能炭水化物(単糖当量) | 食物繊維 水溶性 | 食物繊維 不溶性 | 食物繊維 総量 | 糖質量の目安(可食部100gあたり) | 廃棄率 % | エネルギー kcal | エネルギー kJ | 水分 | たんぱく質 | アミノ酸組成によるたんぱく質 | 脂質 | トリアシルグリセロール当量 | 脂肪酸 飽和 | 脂肪酸 一価不飽和 | 脂肪酸 多価不飽和 | コレステロール mg | 灰分 g | 無機質 ナトリウム | 無機質 カリウム | 無機質 カルシウム | 無機質 マグネシウム | 無機質 リン | 無機質 鉄 |
|---|---|---|---|---|---|---|---|---|---|---|---|---|---|---|---|---|---|---|---|---|---|---|---|---|---|---|---|---|---|
| | | (単位) | | ←g→ | | | | | | | % | kcal | kJ | ←g→ | | | | | | | | mg | g | ←mg→ | | | | | |
| | 〈魚類〉 | | | | | | | | | | | | | | | | | | | | | | | | | | | | |
| | あいなめ | | | | | | | | | | | | | | | | | | | | | | | | | | | | |
| 10001 | 生 | | 1尾 180g | 0.2 | 0.1 | - | (0) | (0) | (0) | 0.1 | 50 | 113 | 473 | 76.0 | 19.1 | (15.8) | 3.4 | 2.9 | 0.76 | 1.05 | 0.99 | 76 | 1.4 | 150 | 370 | 55 | 39 | 220 | 0.4 |
| | あこうだい | | | | | | | | | | | | | | | | | | | | | | | | | | | | |
| 10002 | 生 | | 1切れ 80g | 0.1 | 0.1 | - | (0) | (0) | (0) | 0.1 | 0 | 93 | 389 | 79.8 | 16.8 | 14.3 | 2.3 | 1.8 | 0.23 | 1.19 | 0.27 | 56 | 1.0 | 75 | 310 | 15 | 24 | 170 | 0.3 |
| | (あじ類) | | | | | | | | | | | | | | | | | | | | | | | | | | | | |
| 10003 | まあじ 皮つき、生 | | 1尾 60g | 0.1 | 0.1 | - | (0) | (0) | (0) | 0.1 | 55 | 126 | 527 | 75.1 | 19.7 | 16.4 | 4.5 | 3.5 | 1.10 | 1.05 | 1.22 | 68 | 1.3 | 130 | 360 | 66 | 34 | 230 | 0.6 |
| 10389 | まあじ 皮なし、刺身 | | 1切れ 10g | 0.0 | 0.2 | - | (0) | (0) | (0) | 0.2 | 0 | 123 | 514 | 75.6 | 19.7 | 16.1 | 4.1 | 3.0 | 0.97 | 0.90 | 1.01 | 56 | 1.2 | 110 | 360 | 12 | 31 | 220 | 0.9 |
| 10004 | まあじ 皮つき、水煮 | | 1尾 70g | 0.1 | 0.1 | - | (0) | (0) | (0) | 0.1 | 40 | 151 | 632 | 70.3 | 22.4 | (18.6) | 5.9 | 4.6 | 1.45 | 1.42 | 1.56 | 81 | 1.3 | 130 | 350 | 80 | 36 | 250 | 0.7 |
| 10005 | まあじ 皮つき、焼き | | 1尾 85g | 0.1 | 0.1 | - | (0) | (0) | (0) | 0.1 | 35 | 170 | 712 | 65.3 | 25.9 | (21.5) | 6.4 | 5.1 | 1.57 | 1.52 | 1.76 | 94 | 1.8 | 180 | 470 | 100 | 44 | 320 | 0.8 |
| 10390 | まあじ 皮つき、フライ | | 1尾 70g | 5.5 | 7.9 | 8.5 | - | - | - | 7.9 | 0 | 276 | 1156 | 52.3 | 20.1 | 16.2 | 18.2 | 17.0 | 2.25 | 9.23 | 4.75 | 80 | 1.4 | 160 | 330 | 100 | 35 | 250 | 0.8 |
| 10006 | まあじ 開き干し、生 | | 1尾 85g | 0.1 | 0.1 | - | (0) | (0) | (0) | 0.1 | 35 | 168 | 703 | 68.4 | 20.2 | (16.8) | 8.8 | 6.7 | 2.35 | 2.23 | 1.78 | 73 | 2.5 | 670 | 310 | 36 | 27 | 220 | 0.8 |
| 10007 | まあじ 開き干し、焼き | | 1尾 75g | 0.1 | 0.1 | - | (0) | (0) | (0) | 0.1 | 30 | 220 | 920 | 60.0 | 24.6 | (20.5) | 12.3 | 9.2 | 3.23 | 3.10 | 2.47 | 96 | 3.0 | 770 | 350 | 57 | 38 | 270 | 0.9 |
| 10391 | まあじ 小型、骨付き、生 | | 1尾 100g | 0.1 | 0.1 | - | (0) | (0) | (0) | 0.1 | 10 | 123 | 513 | 73.4 | 17.8 | 14.7 | 5.0 | 3.7 | 1.16 | 1.05 | 1.35 | 130 | 2.9 | 120 | 330 | 780 | 43 | 570 | 1.1 |
| 10392 | まあじ 小型、骨付き、から揚げ | | 1尾 75g | 2.6 | 3.5 | 4.4 | - | - | - | 3.5 | 0 | 278 | 1162 | 50.3 | 24.0 | 19.1 | 18.6 | 16.8 | 2.25 | 8.91 | 4.90 | 140 | 3.6 | 140 | 420 | 900 | 54 | 700 | 0.9 |
| 10393 | まるあじ 生 | | 1尾 85g | 0.2 | 0.2 | - | (0) | (0) | (0) | 0.2 | 50 | 147 | 614 | 71.2 | 22.1 | 17.7 | 5.6 | 4.6 | 1.76 | 1.09 | 1.56 | 66 | 1.3 | 59 | 410 | 53 | 33 | 260 | 1.2 |
| 10394 | まるあじ 焼き | | 1尾 90g | 0.2 | 0.2 | - | (0) | (0) | (0) | 0.2 | 25 | 194 | 811 | 62.4 | 28.7 | 23.2 | 7.7 | 6.2 | 2.28 | 1.64 | 2.02 | 88 | 1.7 | 93 | 540 | 94 | 41 | 330 | 1.5 |
| 10008 | にしまあじ 生 | | 1尾 130g | 0.1 | 0.1 | - | (0) | (0) | (0) | 0.1 | 50 | 169 | 707 | 69.9 | 19.6 | (16.2) | 9.1 | 7.4 | 2.16 | 3.07 | 1.89 | 78 | 1.3 | 160 | 360 | 26 | 37 | 230 | 1.0 |
| 10009 | にしまあじ 水煮 | | 1尾 140g | 0.1 | 0.1 | - | (0) | (0) | (0) | 0.1 | 40 | 175 | 732 | 68.0 | 21.7 | (17.9) | 8.8 | 6.4 | 1.96 | 2.51 | 1.68 | 94 | 1.4 | 180 | 350 | 30 | 40 | 230 | 1.1 |
| 10010 | にしまあじ 焼き | | 1尾 130g | 0.1 | 0.1 | - | (0) | (0) | (0) | 0.1 | 35 | 203 | 849 | 63.0 | 24.7 | (20.4) | 10.4 | 8.0 | 2.39 | 3.11 | 2.15 | 100 | 1.8 | 220 | 440 | 58 | 44 | 300 | 1.2 |
| 10011 | むろあじ 生 | | 1尾 95g | 0.4 | 0.4 | - | (0) | (0) | (0) | 0.4 | 45 | 166 | 695 | 67.7 | 23.6 | (19.5) | 6.9 | 4.8 | 1.79 | 1.11 | 1.66 | 64 | 1.4 | 56 | 420 | 19 | 35 | 280 | 1.6 |
| 10012 | むろあじ 焼き | | 1尾 95g | 0.6 | 0.6 | - | (0) | (0) | (0) | 0.6 | 25 | 186 | 778 | 61.9 | 29.7 | (24.6) | 6.2 | 4.1 | 1.60 | 0.94 | 1.60 | 86 | 1.7 | 74 | 480 | 28 | 44 | 330 | 1.8 |
| 10013 | むろあじ 開き干し | | 1尾 110g | 0.1 | 0.1 | - | (0) | (0) | (0) | 0.1 | 35 | 155 | 649 | 67.9 | 22.9 | (18.9) | 6.2 | 4.7 | 1.60 | 1.53 | 1.53 | 66 | 2.9 | 830 | 320 | 43 | 43 | 260 | 1.4 |
| 10014 | むろあじ くさや | | 1尾 120g | 0.4 | 0.3 | - | (0) | (0) | (0) | 0.3 | 30 | 240 | 1004 | 38.6 | 49.9 | - | 3.0 | 2.0 | 0.80 | 0.37 | 0.77 | 110 | 8.2 | 1600 | 850 | 300 | 65 | 810 | 3.2 |
| | あなご | | | | | | | | | | | | | | | | | | | | | | | | | | | | |
| 10015 | 生 | | 1匹 55g | 0.0 | Tr | - | (0) | (0) | (0) | 0.0 | 35 | 161 | 674 | 72.2 | 17.3 | 14.1 | 9.3 | 8.0 | 2.26 | 3.70 | 1.65 | 140 | 1.2 | 150 | 370 | 75 | 23 | 210 | 0.8 |
| 10016 | 蒸し | | 1匹 50g | 0.0 | Tr | - | (0) | (0) | (0) | 0.0 | 0 | 194 | 812 | 68.5 | 17.6 | (14.3) | 12.7 | 10.4 | 3.00 | 4.99 | 1.93 | 180 | 1.2 | 120 | 280 | 64 | 26 | 180 | 0.9 |
| | あまご | | | | | | | | | | | | | | | | | | | | | | | | | | | | |

| 無機質 | | | | | | | ビタミン | | | | | | | | | | | | | | | | | 食塩相当量 | 備考 |
|---|---|---|---|---|---|---|---|---|---|---|---|---|---|---|---|---|---|---|---|---|---|---|---|---|---|
| 亜鉛 | 銅 | マンガン | ヨウ素 | セレン | クロム | モリブデン | A | | | | | D | E | | | | K | $B_1$ | $B_2$ | ナイアシン | $B_6$ | $B_{12}$ | 葉酸 | パントテン酸 | ビオチン | C | | |
| | | | | | | | レチノール | カロテン | | β-クリプトキサンチン | β-カロテン当量 | レチノール活性当量 | | トコフェロール | | | | | | | | | | | | | | |
| | | | | | | | | α | β | | | | | α | β | γ | δ | | | | | | | | | | | | |
| (mg) | | | (μg) | | | | (μg) | | | | | | (mg) | | | | μg | (mg) | | | (mg) | (μg) | | mg | μg | mg | g | | |
| | | | | | | | | | | | | | | | | | | | | | | | | | | | | | 別名:あぶらめ、あぶらこ |
| 0.5 | 0.06 | - | - | - | - | - | 6 | 0 | (0) | (0) | (0) | 6 | 9.0 | 1.7 | 0 | 0 | 0 | (0) | 0.24 | 0.26 | 2.6 | 0.18 | 2.2 | 8 | 0.98 | - | 2 | 0.4 | 廃棄部位:頭部、内臓、骨、ひれ等(三枚下ろし) |
| 0.4 | 0.02 | Tr | - | - | - | - | 26 | 0 | 0 | 0 | (0) | 26 | 1.0 | 3.4 | 0 | 0 | 0 | (0) | 0.11 | 0.04 | 1.1 | 0.05 | 0.7 | 3 | 0.35 | - | Tr | 0.2 | 切り身(魚体全体から調理する場合、廃棄率:60%、廃棄部位:頭部、内臓、骨、ひれ等) |
| 1.1 | 0.07 | 0.01 | 20 | 46 | 1 | 0 | 7 | 0 | 0 | 0 | 0 | 7 | 8.9 | 0.6 | 0 | 0 | 0 | Tr | 0.13 | 0.13 | 5.5 | 0.30 | 7.1 | 5 | 0.41 | 3.3 | Tr | 0.3 | 別名:あじ 廃棄部位:頭部、内臓、骨、ひれ等(三枚下ろし) |
| 0.6 | 0.09 | 0.01 | 20 | 42 | 0 | (0) | 7 | (0) | (0) | (0) | (0) | 7 | 7.9 | 0.9 | 0 | 0 | 0 | (Tr) | 0.14 | 0.20 | 6.4 | 0.41 | 9.8 | 9 | 0.53 | 4.7 | Tr | 0.3 | 別名:あじ |
| 1.3 | 0.07 | 0.01 | 14 | 64 | Tr | 0 | 8 | 0 | 0 | 0 | 0 | 8 | 11.0 | 0.3 | 0 | 0 | 0 | Tr | 0.13 | 0.12 | 5.3 | 0.25 | 5.9 | 5 | 0.38 | 5.2 | 0 | 0.3 | 別名:あじ 内臓等を除き水煮したもの 廃棄部位:頭部、骨、ひれ等 |
| 1.5 | 0.08 | 0.01 | 27 | 78 | 2 | 0 | 8 | 0 | 0 | 0 | 0 | 8 | 11.7 | 0.7 | 0 | 0 | 0 | Tr | 0.15 | 0.15 | 6.8 | 0.27 | 7.1 | 5 | 0.47 | 5.3 | 0 | 0.4 | 別名:あじ 内臓等を除き焼いたもの 廃棄部位:頭部、骨、ひれ等 |
| 1.2 | 0.08 | 0.11 | - | - | - | - | 16 | 0 | Tr | 1 | 1 | 16 | 7.0 | 3.4 | Tr | 5.9 | 0.1 | 23 | 0.12 | 0.15 | 4.6 | 0.15 | 7.5 | 10 | 0.53 | - | 0 | 0.4 | 別名:あじ 三枚に下ろしたもの |
| 0.7 | 0.09 | 0.01 | 24 | 50 | 0 | 0 | Tr | (0) | Tr | (0) | (Tr) | (Tr) | 3.0 | 0 | 0 | Tr | 0 | 0 | 0.10 | 0.15 | 3.7 | 0.31 | 6.3 | 6 | 0.81 | 4.5 | (0) | 1.7 | 別名:あじ 廃棄部位:頭部、骨、ひれ等 |
| 0.9 | 0.10 | 0.01 | - | - | - | - | Tr | (0) | Tr | (0) | (Tr) | Tr | 2.6 | 1.0 | 0 | Tr | 0 | 0 | 0.12 | 0.14 | 4.7 | 0.32 | 8.5 | 6 | 0.75 | - | (0) | 2.0 | 別名:あじ 廃棄部位:頭部、骨、ひれ等 |
| 1.2 | 0.07 | 0.05 | 41 | 52 | 2 | (0) | 33 | 0 | 0 | 0 | 0 | 33 | 5.1 | 0.9 | 0 | 0 | 0 | - | 0.19 | 0.17 | 5.6 | 0.26 | 5.6 | 11 | 0.47 | 4.4 | 1 | 0.3 | 別名:あじ 廃棄部位:内臓、うろこ等 |
| 1.5 | 0.09 | 0.08 | 30 | 53 | 1 | (0) | 39 | 0 | 0 | 0 | 0 | 39 | 4.8 | 4.0 | 0 | 5.2 | 0.1 | - | 0.21 | 0.21 | 5.5 | 0.16 | 6.7 | 12 | 0.55 | 6.3 | 0 | 0.3 | 別名:あじ 内臓、うろこ等を除いて、調理したもの |
| 1.3 | 0.09 | 0.01 | - | - | - | - | 11 | 0 | 0 | 0 | 0 | 11 | 18.7 | 1.2 | 0 | 0 | 0 | 1 | 0.10 | 0.19 | 7.4 | 0.47 | 9.9 | 8 | 0.59 | - | Tr | 0.2 | 廃棄部位:頭部、内臓、骨、ひれ等(三枚下ろし) |
| 1.5 | 0.09 | 0.02 | - | - | - | - | 15 | 0 | 0 | 0 | 0 | 15 | 15.5 | 1.3 | 0 | 0 | 0 | 1 | 0.09 | 0.18 | 8.2 | 0.24 | 9.4 | 8 | 0.53 | - | 0 | 0.2 | 内臓等を除き焼いたもの 廃棄部位:頭部、骨、ひれ等 |
| 0.9 | 0.08 | 0.01 | - | - | - | - | 16 | Tr | Tr | (0) | (Tr) | 16 | 8.0 | 0.3 | Tr | Tr | Tr | (0) | 0.10 | 0.21 | 6.1 | 0.29 | 8.1 | 11 | 0.59 | - | Tr | 0.4 | 廃棄部位:頭部、内臓、骨、ひれ等(三枚下ろし) |
| 0.9 | 0.08 | 0.01 | - | - | - | - | 12 | Tr | Tr | (0) | (Tr) | 12 | 9.6 | 0.3 | Tr | Tr | Tr | (0) | 0.11 | 0.18 | 4.8 | 0.24 | 7.0 | 11 | 0.50 | - | Tr | 0.5 | 内臓等を除き水煮したもの 廃棄部位:頭部、骨、ひれ等 |
| 1.2 | 0.10 | 0.02 | - | - | - | - | 13 | Tr | Tr | (0) | (Tr) | 13 | 7.2 | 0.4 | Tr | Tr | Tr | (0) | 0.12 | 0.22 | 6.2 | 0.34 | 6.3 | 13 | 0.59 | - | Tr | 0.6 | 内臓等を除き焼いたもの 廃棄部位:頭部、骨、ひれ等 |
| 1.0 | 0.13 | 0.02 | - | - | - | - | 4 | 0 | 0 | 0 | 0 | 4 | 6.0 | 0.6 | 0 | 0 | 0 | 0 | 0.18 | 0.32 | 15.2 | 0.57 | 12.8 | 5 | 0.74 | - | Tr | 0.1 | 廃棄部位:頭部、内臓、骨、ひれ等(三枚下ろし) |
| 1.2 | 0.15 | 0.03 | - | - | - | - | 5 | 0 | 0 | 0 | 0 | 5 | 7.0 | 0.7 | 0 | 0 | 0 | 0 | 0.28 | 0.50 | 16.0 | 0.52 | 12.9 | 6 | 0.76 | - | Tr | 0.2 | 内臓等を除き焼いたもの 廃棄部位:頭部、骨、ひれ等 |
| 0.8 | 0.14 | 0.02 | - | - | - | - | Tr | 0 | Tr | (0) | (Tr) | (Tr) | 7.0 | 0.4 | Tr | 0.1 | Tr | 0 | 0.17 | 0.30 | 13.5 | 0.59 | 9.4 | 5 | 0.59 | - | Tr | 2.1 | 廃棄部位:頭部、骨、ひれ等 |
| 3.2 | 0.26 | - | - | - | - | - | Tr | (0) | (0) | (0) | (0) | (Tr) | 2.0 | 1.2 | Tr | Tr | Tr | (0) | 0.24 | 0.40 | 16.0 | 0.64 | 11.6 | 26 | 1.09 | - | (0) | 4.1 | 廃棄部位:頭部、骨、ひれ等 |
| | | | | | | | | | | | | | | | | | | | | | | | | | | | | | 試料:まあなご |
| 0.7 | 0.04 | 0.20 | 15 | 39 | 0 | 0 | 500 | (0) | (0) | (0) | (0) | 500 | 0.4 | 2.3 | 0 | 0 | 0 | Tr | 0.05 | 0.14 | 3.2 | 0.10 | 2.3 | 9 | 0.86 | 3.3 | 2 | 0.4 | 廃棄部位:頭部、内臓、骨、ひれ等 |
| 0.8 | 0.04 | 0.22 | - | - | - | - | 890 | (0) | (0) | (0) | (0) | 890 | 0.8 | 2.9 | 0 | 0 | 0 | Tr | 0.04 | 0.11 | 2.7 | 0.10 | 2.5 | 15 | 0.79 | - | 1 | 0.3 | 切り身 |

10 魚介類

# 10 魚介類

| 食品番号 | 食品名 | 常用量 | 糖質量の目安(常用量あたり) | 炭水化物 利用可能炭水化物(単糖当量) | 食物繊維 水溶性 | 食物繊維 不溶性 | 食物繊維 総量 | 糖質量の目安(可食部100gあたり) | 廃棄率 % | エネルギー kcal | エネルギー kJ | 水分 | たんぱく質 | アミノ酸組成によるたんぱく質 | 脂質 | トリアシルグリセロール当量 | 脂肪酸 飽和 | 脂肪酸 一価不飽和 | 脂肪酸 多価不飽和 | コレステロール mg | 灰分 g | 無機質 ナトリウム | 無機質 カリウム | 無機質 カルシウム | 無機質 マグネシウム | 無機質 リン | 無機質 鉄 |
|---|---|---|---|---|---|---|---|---|---|---|---|---|---|---|---|---|---|---|---|---|---|---|---|---|---|---|---|
| | | (単位) | | ←――g――→ | | | | | % | kcal | kJ | ←―――――――――g―――――――――→ | | | | | | | | mg | g | ←―――――――mg―――――――→ | | | | | |
| 10017 | 養殖、生 | 1匹 65g | 0.1 | 0.1 | - | (0) | (0) | (0) | 0.1 | 50 | 112 | 469 | 76.8 | 18.3 | - | 3.6 | 2.8 | 0.68 | 1.03 | 0.94 | 66 | 1.2 | 49 | 380 | 27 | 27 | 250 | 0.4 |
| | あまだい | | | | | | | | | | | | | | | | | | | | | | | | | | | |
| 10018 | 生 | 1切れ 80g | 0.0 | Tr | - | (0) | (0) | (0) | 0.0 | 50 | 113 | 473 | 76.5 | 18.8 | 15.6 | 3.6 | 2.5 | 0.80 | 0.81 | 0.83 | 52 | 1.1 | 73 | 360 | 58 | 29 | 190 | 0.3 |
| 10019 | 水煮 | 1切れ 65g | 0.0 | Tr | - | (0) | (0) | (0) | 0.0 | 0 | 125 | 523 | 74.2 | 20.7 | (17.2) | 4.0 | 2.7 | 0.87 | 0.86 | 0.94 | 71 | 1.1 | 91 | 350 | 34 | 30 | 160 | 0.4 |
| 10020 | 焼き | 1切れ 60g | 0.0 | Tr | - | (0) | (0) | (0) | 0.0 | 0 | 119 | 498 | 73.6 | 22.5 | (18.7) | 2.6 | 1.9 | 0.58 | 0.51 | 0.69 | 89 | 1.3 | 110 | 410 | 54 | 33 | 220 | 0.5 |
| | あゆ | | | | | | | | | | | | | | | | | | | | | | | | | | | |
| 10021 | 天然、生 | 1尾 35g | 0.0 | 0.1 | - | (0) | (0) | (0) | 0.1 | 45 | 100 | 418 | 77.7 | 18.3 | 14.7 | 2.4 | 1.9 | 0.65 | 0.61 | 0.54 | 83 | 1.5 | 70 | 370 | 270 | 24 | 310 | 0.9 |
| 10022 | 天然、焼き | 1尾 20g | 0.0 | 0.1 | - | (0) | (0) | (0) | 0.1 | 55 | 177 | 741 | 64.0 | 26.6 | (21.3) | 6.8 | 3.0 | 0.98 | 1.02 | 0.86 | 140 | 2.5 | 110 | 510 | 480 | 35 | 460 | 5.5 |
| 10023 | 天然、内臓、生 | 1尾 20g | 0.1 | 0.3 | - | (0) | (0) | (0) | 0.3 | 0 | 206 | 862 | 68.6 | 9.5 | - | 17.5 | 14.2 | 5.90 | 4.24 | 3.37 | 200 | 4.1 | 90 | 210 | 43 | 44 | 180 | 24.0 |
| 10024 | 天然、内臓、焼き | 1尾 15g | 0.1 | 0.4 | - | (0) | (0) | (0) | 0.4 | 0 | 194 | 812 | 58.6 | 23.0 | - | 10.1 | 7.5 | 3.26 | 2.50 | 1.37 | 230 | 7.9 | 170 | 520 | 140 | 76 | 470 | 63.2 |
| 10025 | 養殖、生 | 1尾 30g | 0.2 | 0.6 | - | (0) | (0) | (0) | 0.6 | 50 | 152 | 636 | 72.0 | 17.8 | 14.3 | 7.9 | 6.6 | 2.44 | 2.48 | 1.40 | 110 | 1.7 | 55 | 360 | 250 | 24 | 320 | 0.8 |
| 10026 | 養殖、焼き | 1尾 20g | 0.2 | 0.8 | - | (0) | (0) | (0) | 0.8 | 55 | 241 | 1008 | 59.3 | 22.6 | (18.2) | 15.1 | 9.6 | 3.43 | 3.78 | 1.98 | 170 | 2.2 | 79 | 430 | 450 | 31 | 430 | 2.0 |
| 10027 | 養殖、内臓、生 | 1尾 25g | 0.1 | 0.3 | - | (0) | (0) | (0) | 0.3 | 0 | 550 | 2301 | 36.6 | 7.4 | - | 55.0 | 46.8 | 17.44 | 17.35 | 9.95 | 220 | 0.7 | 75 | 160 | 55 | 11 | 120 | 8.0 |
| 10028 | 養殖、内臓、焼き | 1尾 20g | 0.1 | 0.4 | - | (0) | (0) | (0) | 0.4 | 0 | 558 | 2335 | 31.5 | 15.2 | - | 52.3 | 45.6 | 16.39 | 16.71 | 10.53 | 260 | 0.6 | 100 | 270 | 130 | 9 | 190 | 19.0 |
| 10029 | うるか | 1食分 15g | 0.3 | 1.8 | - | (0) | (0) | (0) | 1.8 | 0 | 171 | 715 | 59.6 | 11.4 | - | 13.1 | 10.3 | 3.71 | 3.95 | 2.22 | 260 | 14.1 | 5100 | 190 | 16 | 15 | 210 | 4.0 |
| | アラスカめぬけ | | | | | | | | | | | | | | | | | | | | | | | | | | | |
| 10030 | 生 | 1切れ 80g | 0.1 | 0.1 | - | (0) | (0) | (0) | 0.1 | 0 | 105 | 439 | 78.4 | 17.2 | (14.2) | 3.4 | 2.6 | 0.49 | 1.46 | 0.59 | 52 | 0.9 | 81 | 290 | 22 | 26 | 170 | 0.2 |
| | あんこう | | | | | | | | | | | | | | | | | | | | | | | | | | | |
| 10031 | 生 | 1切れ 80g | 0.2 | 0.3 | - | (0) | (0) | (0) | 0.3 | 0 | 58 | 243 | 85.4 | 13.0 | (10.7) | 0.2 | 0.1 | 0.02 | 0.02 | 0.04 | 78 | 1.1 | 130 | 210 | 8 | 19 | 140 | 0.2 |
| 10032 | きも、生 | - | - | 2.2 | - | (0) | (0) | (0) | 2.2 | 0 | 445 | 1862 | 45.1 | 10.0 | - | 41.9 | 36.7 | 8.23 | 18.44 | 8.47 | 560 | 0.8 | 110 | 220 | 6 | 9 | 140 | 1.2 |
| | いかなご | | | | | | | | | | | | | | | | | | | | | | | | | | | |
| 10033 | 生 | - | - | 0.1 | - | (0) | (0) | (0) | 0.1 | 0 | 125 | 523 | 74.2 | 17.2 | 13.8 | 5.5 | 3.9 | 1.13 | 1.03 | 1.61 | 200 | 3.0 | 190 | 390 | 500 | 39 | 530 | 2.5 |
| 10034 | 煮干し | - | - | 1.5 | - | (0) | (0) | (0) | 1.5 | 0 | 245 | 1025 | 38.0 | 43.1 | (34.5) | 6.1 | 3.1 | 0.86 | 0.58 | 1.57 | 510 | 11.3 | 2800 | 810 | 740 | 130 | 1200 | 6.6 |
| 10035 | つくだ煮 | 1食分 10g | 3.1 | 30.7 | - | (0) | (0) | (0) | 30.7 | 0 | 282 | 1180 | 26.9 | 29.4 | - | 4.6 | 2.4 | 0.66 | 0.47 | 1.19 | 280 | 8.4 | 2200 | 670 | 470 | 80 | 820 | 2.3 |
| 10036 | あめ煮 | 1食分 10g | 3.6 | 35.8 | - | (0) | (0) | (0) | 35.8 | 0 | 279 | 1167 | 28.1 | 25.6 | - | 3.7 | 1.6 | 0.48 | 0.34 | 0.70 | 270 | 6.8 | 1700 | 430 | 550 | 92 | 730 | 3.4 |
| (10140) | イクラ→(さけ・ます類)・しろさけ | | | | | | | | | | | | | | | | | | | | | | | | | | | |
| | いさき | | | | | | | | | | | | | | | | | | | | | | | | | | | |
| 10037 | 生 | 1尾 85g | 0.1 | 0.1 | - | (0) | (0) | (0) | 0.1 | 45 | 127 | 531 | 75.8 | 17.2 | (14.3) | 5.7 | 4.8 | 1.63 | 1.29 | 1.65 | 71 | 1.2 | 160 | 300 | 22 | 32 | 220 | 0.4 |

| 無機質 | | | | | | | ビタミン | | | | | | | | | | | | | | | | | 食塩相当量 | 備考 |
|---|---|---|---|---|---|---|---|---|---|---|---|---|---|---|---|---|---|---|---|---|---|---|---|---|---|
| 亜鉛 | 銅 | マンガン | ヨウ素 | セレン | クロム | モリブデン | A レチノール | カロテン α | β | β-クリプトキサンチン | β-カロテン当量 | レチノール活性当量 | D | E トコフェロール α | β | γ | δ | K | B₁ | B₂ | ナイアシン | B₆ | B₁₂ | 葉酸 | パントテン酸 | ビオチン | C | | |
| (──mg──) | | | (──μg──) | | | | (──────μg──────) | | | | | | (──mg──) | | | | | μg | (──mg──) | | | | (──μg──) | | mg | μg | mg | g | |
| 0.8 | 0.04 | 0.01 | - | - | - | - | 7 | 0 | 0 | (0) | (0) | 7 | 9.0 | 1.5 | 0 | 0 | 0 | (0) | 0.15 | 0.16 | 3.9 | 0.24 | 5.5 | 6 | 0.51 | - | 1 | 0.1 | 廃棄部位：頭部、内臓、骨、ひれ等（三枚下ろし） |
| | | | | | | | | | | | | | | | | | | | | | | | | | | | | | 試料：あかあまだい |
| 0.3 | 0.02 | Tr | 41 | 75 | 1 | 0 | 27 | (0) | (0) | (0) | (0) | 27 | 1.0 | 1.3 | 0 | Tr | Tr | (0) | 0.04 | 0.06 | 1.5 | 0.08 | 2.1 | 6 | 0.43 | 1.7 | 1 | 0.2 | 廃棄部位：頭部、内臓、骨、ひれ等（三枚下ろし） |
| 0.4 | 0.03 | Tr | - | - | - | - | 11 | (0) | (0) | (0) | (0) | 11 | 0.3 | 1.1 | 0 | 0 | 0 | (0) | 0.04 | 0.06 | 1.3 | 0.08 | 2.1 | 5 | 0.39 | - | 1 | 0.2 | 切り身 |
| 0.5 | 0.04 | Tr | - | - | - | - | 26 | | | | | 26 | 1.0 | 1.1 | 0 | 0 | 0 | | 0.04 | 0.06 | 1.7 | 0.08 | 3.5 | 5 | 0.46 | - | Tr | 0.3 | 切り身 |
| 0.8 | 0.06 | 0.16 | 13 | 14 | 1 | 0 | 35 | (0) | (0) | (0) | (0) | 35 | 1.0 | 1.2 | 0 | 0 | 0 | (0) | 0.13 | 0.15 | 3.1 | 0.17 | 10.3 | 27 | 0.67 | 5.6 | 2 | 0.2 | 廃棄部位：頭部、内臓、骨、ひれ等（三枚下ろし） |
| 1.2 | 0.06 | 0.41 | - | - | - | - | 120 | (0) | (0) | (0) | (0) | 120 | 1.5 | 1.7 | 0 | 0 | 0 | (0) | 0.23 | 0.24 | 3.9 | 0.16 | 12.0 | 33 | 1.34 | - | 2 | 0.3 | 廃棄部位：頭部、内臓、骨、ひれ等 |
| 2.0 | 0.34 | 3.03 | - | - | - | - | 1700 | (0) | Tr | (0) | (Tr) | 1700 | 5.0 | 1.9 | 0 | 0 | 0 | 40 | 0.12 | 0.55 | 3.8 | 0.16 | 60.3 | 220 | 1.56 | - | 5 | 0.2 | |
| 2.7 | 0.44 | 6.19 | - | - | - | - | 2000 | (0) | Tr | (0) | (Tr) | 2000 | 4.0 | 3.2 | 0 | 0 | 0 | 80 | 0.28 | 1.00 | 8.6 | 0.17 | 49.6 | 250 | 1.67 | - | 5 | 0.4 | 魚体全体を焼いた後、取り出したもの |
| 0.9 | 0.05 | Tr | - | - | - | - | 55 | (0) | (0) | (0) | (0) | 55 | 8.0 | 5.0 | 0.1 | 0 | 0 | (0) | 0.15 | 0.14 | 3.5 | 0.28 | 2.6 | 28 | 1.22 | - | 2 | 0.1 | 廃棄部位：頭部、内臓、骨、ひれ等（三枚下ろし） |
| 1.3 | 0.07 | Tr | - | - | - | - | 480 | (0) | (0) | (0) | (0) | 480 | 17.4 | 8.2 | 0.2 | 0 | 0 | (0) | 0.20 | 0.18 | 4.0 | 0.24 | 6.0 | 38 | 1.67 | - | 2 | 0.2 | 廃棄部位：頭部、内臓、骨、ひれ等 |
| 1.3 | 0.14 | 0.13 | - | - | - | - | 4400 | (0) | Tr | (0) | (Tr) | 4400 | 8.0 | 7.4 | 0.1 | 0.1 | 0 | 11 | 0.16 | 0.44 | 2.6 | 0.11 | 9.6 | 260 | 1.46 | - | 2 | 0.2 | |
| 1.8 | 0.15 | 0.31 | - | - | - | - | 6000 | (0) | Tr | (0) | (Tr) | 6000 | 8.6 | 23.5 | 0.4 | 0.4 | 0 | 16 | 0.34 | 0.68 | 4.1 | 0.15 | 7.8 | 280 | 1.33 | - | 1 | 0.3 | 魚体全体を焼いた後、取り出したもの |
| 1.4 | 0.10 | - | - | - | - | - | 2000 | (0) | 14 | (0) | 14 | 2000 | 15.0 | 6.7 | 0.1 | 0.1 | 0.3 | Tr | 6 | 0.06 | 0.38 | 2.0 | 0.11 | 10.2 | 100 | 1.31 | - | 0 | 13.0 | |
| | | | | | | | | | | | | | | | | | | | | | | | | | | | | | 別名：あかうお |
| 0.4 | 0.02 | 0.01 | - | - | - | - | 20 | 0 | 0 | 0 | 0 | 20 | 3.0 | 1.0 | 0 | 0 | 0 | (0) | 0.04 | 0.05 | 1.1 | 0.07 | 1.6 | 2 | 0.24 | - | Tr | 0.2 | 切り身 |
| | | | | | | | | | | | | | | | | | | | | | | | | | | | | | 試料：きあんこう |
| 0.6 | 0.04 | Tr | - | - | - | - | 13 | 0 | 0 | 0 | 0 | 13 | 1.0 | 0.7 | 0 | 0 | 0 | (0) | 0.04 | 0.16 | 1.7 | 0.11 | 1.2 | 5 | 0.21 | - | 1 | 0.3 | 切り身（魚体全体から調理する場合、廃棄率：65%、廃棄部位：頭部、内臓、骨、ひれ等） |
| 2.2 | 1.00 | - | 96 | 200 | Tr | 5 | 8300 | (0) | (0) | (0) | (0) | 8300 | 110.0 | 13.8 | 0 | 0.1 | 0 | 0 | 0.14 | 0.35 | 1.5 | 0.11 | 39.1 | 88 | 0.89 | 13.4 | 1 | 0.3 | 肝臓 |
| | | | | | | | | | | | | | | | | | | | | | | | | | | | | | 別名：こうなご |
| 3.9 | 0.08 | 0.49 | - | - | - | - | 200 | (0) | 1 | (0) | 1 | 200 | 21.0 | 0.8 | 0 | Tr | 0 | 0.19 | 0.81 | 4.6 | 0.15 | 11.0 | 29 | 0.77 | - | 1 | 0.5 | 小型魚全体 |
| 5.9 | 0.13 | 0.37 | - | - | - | - | 10 | (0) | (0) | (0) | (0) | 10 | 54.0 | 3.3 | 0.06 | Tr | 0 | 0.27 | 0.81 | 3.3 | 0.06 | 4.6 | 50 | 1.15 | - | 0 | 7.1 | |
| 3.6 | 0.09 | 0.45 | | | | | Tr | (0) | Tr | (0) | (Tr) | (Tr) | 23.0 | 0.8 | 0 | 0 | 0 | 0.02 | 0.27 | 10.0 | 0.09 | 7.8 | 85 | 0.76 | - | (0) | 5.6 | |
| 3.4 | 0.11 | 0.51 | | | | | Tr | Tr | (0) | (Tr) | (Tr) | (Tr) | 21.0 | 0.4 | 0 | 0 | 0 | 0.02 | 0.28 | 11.0 | 0.07 | 7.2 | 75 | 0.67 | - | (0) | 4.3 | |
| 0.6 | 0.04 | 0.01 | - | - | - | - | 41 | 0 | (0) | (0) | (0) | 41 | 15.0 | 0.9 | 0 | 0 | 0 | 0.06 | 0.12 | 4.0 | 0.31 | 5.8 | 12 | 0.77 | - | Tr | 0.4 | 廃棄部位：頭部、内臓、骨、ひれ等（三枚下ろし） |

10 魚介類

## 10 魚介類

| 食品番号 | 食品名 | 常用量 | 糖質量の目安(常用量あたり) | 炭水化物 利用可能炭水化物(単糖当量) | 食物繊維 水溶性 | 食物繊維 不溶性 | 食物繊維 総量 | 糖質量の目安(可食部100gあたり) | 廃棄率 % | エネルギー kcal | エネルギー kJ | 水分 | たんぱく質 | アミノ酸組成によるたんぱく質 | 脂質 | トリアシルグリセロール当量 | 脂肪酸 飽和 | 脂肪酸 一価不飽和 | 脂肪酸 多価不飽和 | コレステロール mg | 灰分 g | 無機質 ナトリウム | 無機質 カリウム | 無機質 カルシウム | 無機質 マグネシウム | リン | 鉄 |
|---|---|---|---|---|---|---|---|---|---|---|---|---|---|---|---|---|---|---|---|---|---|---|---|---|---|---|---|
| | いしだい | | | | | | | | | | | | | | | | | | | | | | | | | | |
| 10038 | 生 | 1切れ 80g | 0.0 | Tr | - | (0) | (0) | 0.0 | 55 | 156 | 653 | 71.6 | 19.5 | (16.1) | 7.8 | 5.7 | 1.89 | 2.14 | 1.41 | 56 | 1.1 | 54 | 390 | 20 | 26 | 240 | 0.3 |
| | いとよりだい | | | | | | | | | | | | | | | | | | | | | | | | | | |
| 10039 | 生 | 1尾 85g | 0.1 | 0.1 | - | (0) | (0) | 0.1 | 50 | 93 | 389 | 78.8 | 18.1 | (15.0) | 1.7 | 1.3 | 0.40 | 0.34 | 0.46 | 70 | 1.3 | 85 | 390 | 46 | 26 | 200 | 0.5 |
| 10040 | すり身 | - | - | 5.1 | - | (0) | (0) | 5.1 | 0 | 91 | 381 | 76.9 | 16.7 | - | 0.4 | 0.3 | 0.11 | 0.05 | 0.10 | 38 | 0.9 | 290 | 17 | 26 | 12 | 110 | 0.1 |
| | いぼだい | | | | | | | | | | | | | | | | | | | | | | | | | | |
| 10041 | 生 | 1尾 55g | 0.0 | Tr | - | (0) | (0) | 0.0 | 45 | 149 | 623 | 74.0 | 16.4 | (13.6) | 8.5 | 6.4 | 2.24 | 2.68 | 1.22 | 57 | 1.1 | 190 | 280 | 41 | 30 | 160 | 0.5 |
| | （いわし類） | | | | | | | | | | | | | | | | | | | | | | | | | | |
| 10042 | うるめいわし 生 | 1尾 60g | 0.2 | 0.3 | - | (0) | (0) | 0.3 | 35 | 136 | 569 | 71.7 | 21.3 | 18.0 | 4.8 | 3.6 | 1.39 | 0.94 | 1.14 | 60 | 1.9 | 95 | 440 | 85 | 37 | 290 | 2.3 |
| 10043 | うるめいわし 丸干し | 1尾 15g | 0.0 | 0.3 | - | (0) | (0) | 0.3 | 15 | 239 | 1000 | 40.1 | 45.0 | (38.0) | 5.1 | 3.6 | 1.40 | 0.74 | 1.27 | 220 | 9.5 | 2300 | 820 | 570 | 110 | 910 | 4.5 |
| 10044 | かたくちいわし 生 | 1尾 10g | 0.0 | 0.3 | - | (0) | (0) | 0.3 | 45 | 192 | 803 | 68.2 | 18.2 | 14.9 | 12.1 | 9.7 | 3.79 | 2.65 | 2.78 | 70 | 1.2 | 85 | 300 | 60 | 32 | 240 | 0.9 |
| 10045 | かたくちいわし 煮干し | 10尾 10g | 0.0 | 0.3 | - | (0) | (0) | 0.3 | 0 | 332 | 1389 | 15.7 | 64.5 | (52.9) | 6.2 | 2.8 | 1.27 | 0.61 | 0.83 | 550 | 13.3 | 1700 | 1200 | 2200 | 230 | 1500 | 18.0 |
| 10046 | かたくちいわし 田作り | 1食分 10g | 0.0 | 0.3 | - | (0) | (0) | 0.3 | 0 | 336 | 1406 | 14.9 | 66.6 | (54.7) | 5.7 | 2.8 | 1.18 | 0.45 | 1.01 | 720 | 12.5 | 710 | 1600 | 2500 | 190 | 2300 | 3.0 |
| 10047 | まいわし 生 | 1尾 45g | 0.1 | 0.2 | - | (0) | (0) | 0.2 | 60 | 169 | 706 | 68.9 | 19.2 | 16.0 | 9.2 | 7.3 | 2.55 | 1.86 | 2.53 | 67 | 1.2 | 81 | 270 | 74 | 30 | 230 | 2.1 |
| 10048 | まいわし 水煮 | 1尾 70g | 0.1 | 0.2 | - | (0) | (0) | 0.2 | 20 | 178 | 743 | 61.7 | 22.4 | (18.7) | 8.7 | 6.8 | 2.37 | 1.75 | 2.42 | 68 | 1.3 | 80 | 280 | 82 | 32 | 250 | 2.3 |
| 10049 | まいわし 焼き | 1尾 55g | 0.1 | 0.2 | - | (0) | (0) | 0.2 | 35 | 196 | 818 | 57.8 | 25.3 | (21.1) | 9.4 | 7.3 | 2.53 | 1.83 | 2.66 | 80 | 1.6 | 100 | 350 | 98 | 36 | 300 | 2.5 |
| 10395 | まいわし フライ | 1尾 55g | 5.9 | 10.7 | 11.3 | - | - | - | 10.7 | 0 | 396 | 1655 | 37.8 | 20.0 | 15.6 | 30.3 | 28.0 | 3.90 | 14.66 | 8.22 | 78 | 1.3 | 150 | 290 | 78 | 33 | 240 | 2.2 |
| 10050 | まいわし 塩いわし | 1尾 35g | 0.1 | 0.4 | - | (0) | (0) | 0.4 | 45 | 163 | 682 | 66.3 | 16.8 | (14.0) | 9.6 | 7.2 | 2.43 | 1.64 | 2.80 | 74 | 6.9 | 2400 | 300 | 70 | 43 | 210 | 1.7 |
| 10051 | まいわし 生干し | 1尾 10g | 0.1 | 1.1 | - | (0) | (0) | 1.1 | 40 | 242 | 1013 | 59.6 | 20.6 | (17.2) | 16.0 | 13.2 | 5.02 | 3.65 | 3.93 | 68 | 2.7 | 690 | 340 | 65 | 34 | 270 | 1.6 |
| 10052 | まいわし 丸干し | 1尾 10g | 0.1 | 0.7 | - | (0) | (0) | 0.7 | 15 | 193 | 808 | 54.6 | 32.8 | (27.3) | 5.5 | 4.3 | 1.48 | 1.11 | 1.50 | 110 | 6.4 | 1500 | 470 | 440 | 100 | 570 | 4.4 |
| 10053 | めざし 生 | 1尾 25g | 0.1 | 0.5 | - | (0) | (0) | 0.5 | 15 | 257 | 1075 | 59.0 | 18.2 | (15.1) | 18.9 | 11.0 | 4.33 | 3.05 | 3.17 | 100 | 3.4 | 1100 | 170 | 180 | 31 | 190 | 2.6 |
| 10054 | めざし 焼き | 1尾 20g | 0.1 | 0.7 | - | (0) | (0) | 0.7 | 15 | 244 | 1021 | 56.2 | 23.7 | (19.6) | 15.0 | 8.4 | 3.40 | 2.38 | 2.26 | 120 | 4.4 | 1400 | 220 | 320 | 50 | 290 | 4.2 |
| 10396 | しらす 生 | | 0.1 | 0.1 | - | (0) | (0) | 0.1 | 0 | 76 | 319 | 81.8 | 15.0 | 11.4 | 1.3 | 0.8 | 0.29 | 0.09 | 0.43 | 140 | 2.4 | 380 | 340 | 210 | 67 | 340 | 0.4 |
| 10055 | しらす干し 微乾燥品 | 大さじ1 15g | 0.0 | 0.1 | - | (0) | (0) | 0.2 | 0 | 113 | 473 | 69.9 | 23.1 | 18.2 | 1.6 | 0.9 | 0.26 | 0.10 | 0.46 | 240 | 5.2 | 1600 | 210 | 210 | 80 | 470 | 0.6 |
| 10056 | しらす干し 半乾燥品 | 大さじ1 15g | 0.1 | 0.5 | - | (0) | (0) | 0.5 | 0 | 206 | 862 | 46.0 | 40.5 | 32.4 | 3.5 | 1.8 | 0.54 | 0.20 | 0.95 | 390 | 9.5 | 2600 | 490 | 520 | 130 | 860 | 0.8 |
| 10057 | たたみいわし | 1枚 5g | 0.0 | 0.7 | - | (0) | (0) | 0.7 | 0 | 372 | 1556 | 10.7 | 75.1 | (60.0) | 5.6 | 4.5 | 1.53 | 1.41 | 1.35 | 710 | 7.9 | 850 | 790 | 970 | 190 | 1400 | 2.6 |
| 10058 | みりん干し かたくちいわし | 1枚 35g | 8.8 | 25.0 | - | (0) | (0) | 25.0 | 0 | 340 | 1423 | 18.5 | 44.3 | - | 7.0 | 5.0 | 1.40 | 1.34 | 2.03 | 110 | 5.2 | 1100 | 420 | 800 | 73 | 660 | 3.7 |
| 10059 | みりん干し まいわし | | - | 16.3 | - | (0) | (0) | 16.3 | 0 | 332 | 1389 | 33.5 | 31.4 | - | 15.7 | 12.1 | 3.64 | 3.22 | 4.70 | 76 | 3.1 | 670 | 290 | 240 | 54 | 360 | 4.3 |

| 亜鉛 | 銅 | マンガン | ヨウ素 | セレン | クロム | モリブデン | レチノール | カロテンα | カロテンβ | β-クリプトキサンチン | β-カロテン当量 | レチノール活性当量 | D | トコフェロールα | β | γ | δ | K | B1 | B2 | ナイアシン | B6 | B12 | 葉酸 | パントテン酸 | ビオチン | C | 食塩相当量 | 備考 |
|---|---|---|---|---|---|---|---|---|---|---|---|---|---|---|---|---|---|---|---|---|---|---|---|---|---|---|---|---|---|
| mg | mg | mg | μg | μg | μg | μg | μg | μg | μg | μg | μg | μg | μg | mg | mg | mg | mg | μg | mg | mg | mg | mg | μg | μg | mg | μg | mg | g | |
| | | | | | | | | | | | | | | | | | | | | | | | | | | | | | 別名：くちぐろ |
| 0.6 | 0.03 | 0.01 | - | - | - | - | 39 | 0 | 0 | (0) | (0) | 39 | 3.0 | 2.1 | 0 | 0 | 0 | (0) | 0.15 | 0.15 | 4.9 | 0.34 | 1.3 | 2 | 0.31 | - | Tr | 0.1 | 廃棄部位：頭部、内臓、骨、ひれ等（三枚下ろし） |
| | | | | | | | | | | | | | | | | | | | | | | | | | | | | | 別名：いとより |
| 0.4 | 0.05 | 0.02 | - | - | - | - | 28 | (0) | (0) | (0) | (0) | 28 | 11.0 | 0.6 | 0 | 0 | 0 | Tr | 0.04 | 0.08 | 2.3 | 0.27 | 3.0 | 5 | 0.50 | - | 2 | 0.2 | 廃棄部位：頭部、内臓、骨、ひれ等（三枚下ろし） |
| 0.3 | 0.01 | 0.01 | - | - | - | - | 2 | (0) | (0) | (0) | (0) | 2 | 3.0 | 0.2 | 0 | 0 | 0 | (0) | Tr | 0.02 | 0.1 | 0.01 | 0.3 | 1 | 0.31 | - | - | 0.7 | |
| | | | | | | | | | | | | | | | | | | | | | | | | | | | | | 別名：えぼだい |
| 0.8 | 0.03 | 0.01 | - | - | - | - | 95 | (0) | (0) | (0) | (0) | 95 | 2.0 | 0.7 | 0 | 0 | 0 | (0) | 0.04 | 0.19 | 4.7 | 0.29 | 2.7 | 7 | 0.57 | - | 1 | 0.5 | 廃棄部位：頭部、内臓、骨、ひれ等（三枚下ろし） |
| 1.3 | 0.16 | - | - | - | - | - | 130 | (0) | (0) | (0) | (0) | 130 | 9.0 | 1.6 | 0 | 0 | 0 | (0) | 0.08 | 0.36 | 8.0 | 0.55 | 14.2 | 16 | 1.25 | - | 1 | 0.2 | 廃棄部位：頭部、内臓、骨、ひれ等（三枚下ろし） |
| 2.7 | 0.23 | 0.12 | - | - | - | - | 0 | (0) | (0) | (0) | (0) | 0 | 8.0 | 0.1 | 0 | 0 | 0 | Tr | 0.25 | 0.43 | 16.2 | 0.69 | 24.7 | 44 | 0.92 | - | Tr | 5.8 | 廃棄部位：頭部、ひれ等 |
| 1.0 | 0.17 | 0.13 | 38 | 40 | 0 | 0 | 11 | 0 | 0 | 0 | 0 | 11 | 4.0 | 0.4 | 0 | 0 | 0 | (0) | 0.03 | 0.16 | 9.7 | 0.58 | 13.9 | 19 | 1.07 | 18.3 | 1 | 0.2 | 別名：しこいわし、ひしこ、せぐろ<br>廃棄部位：頭部、内臓、骨、ひれ等（三枚下ろし） |
| 7.2 | 0.39 | - | - | - | - | - | Tr | (0) | (0) | (0) | (0) | (Tr) | 18.0 | 0.9 | 0 | 0.1 | 0 | (0) | 0.10 | 0.10 | 16.5 | 0.28 | 41.3 | 74 | 1.81 | - | (0) | 4.3 | 別名：いりこ、ちりめん<br>魚体全体 |
| 7.9 | 0.39 | 0.79 | - | - | - | - | Tr | (0) | (0) | (0) | (0) | (Tr) | 30.0 | 0.9 | 0 | 0 | 0 | (0) | 0.10 | 0.11 | 17.0 | 0.37 | 64.5 | 230 | 3.74 | - | (0) | 1.8 | 別名：ごまめ<br>幼魚の乾燥品（調理前） |
| 1.6 | 0.20 | 0.04 | 24 | 48 | Tr | Tr | 8 | 0 | 0 | 0 | 0 | 8 | 32.0 | 2.5 | 0 | 0 | 0 | Tr | 0.03 | 0.39 | 7.2 | 0.49 | 15.7 | 10 | 1.14 | 15.0 | 0 | 0.2 | 廃棄部位：頭部、内臓、骨、ひれ等（三枚下ろし） |
| 1.7 | 0.23 | 0.06 | - | - | - | - | 5 | 0 | 0 | 0 | 0 | 5 | 13.2 | 1.3 | 0 | 0 | 0 | Tr | 0.05 | 0.29 | 6.3 | 0.35 | 17.7 | 7 | 0.87 | - | 0.2 | 頭部、内臓等を除き水煮したもの<br>廃棄部位：骨、ひれ等 |
| 2.3 | 0.23 | 0.08 | - | - | - | - | 8 | 0 | 0 | 0 | 0 | 8 | 14.4 | 1.9 | 0 | 0 | 0 | Tr | 0.12 | 0.43 | 9.1 | 0.39 | 22.5 | 12 | 1.33 | - | 0.3 | 内臓等を除き焼いたもの<br>廃棄部位：頭部、骨、ひれ等 |
| 1.7 | 0.21 | 0.16 | - | - | - | - | 15 | 0 | Tr | 2 | 1 | 15 | 21.3 | 5.7 | Tr | 8.3 | 0.2 | 37 | 0.04 | 0.39 | 6.3 | 0.28 | 14.3 | 14 | 1.15 | - | 0 | 0.4 | 三枚に下ろしたもの<br>増加した脂質量、衣等の割合：第3章表17参照 |
| 1.4 | 0.20 | 0.05 | - | - | - | - | Tr | (0) | (0) | (0) | (0) | (Tr) | 10.0 | 1.8 | 0 | 0 | 0 | (0) | 0.03 | 0.35 | 8.0 | 0.54 | 16.5 | 22 | 1.46 | - | (0) | 6.1 | 廃棄部位：頭部、内臓、骨、ひれ等 |
| 0.9 | 0.12 | 0.13 | - | - | - | - | 0 | - | - | (0) | (0) | 11.0 | 0.2 | 0 | 0 | 0 | Tr | Tr | 0.22 | 12.1 | 0.48 | 16.3 | 11 | 1.21 | - | Tr | 1.8 | 廃棄部位：頭部、内臓、骨、ひれ等 |
| 1.8 | 0.21 | 0.10 | - | - | - | - | 40 | (0) | (0) | (0) | (0) | 40 | 50.0 | 0.7 | 0 | 0 | 0 | 1 | 0.01 | 0.41 | 15.6 | 0.68 | 29.3 | 31 | 1.00 | - | Tr | 3.8 | 廃棄部位：頭部、ひれ等 |
| 1.2 | 0.10 | 1.04 | - | - | - | - | 77 | (0) | (0) | (0) | (0) | 77 | 11.0 | 0.3 | 0 | 0 | 0 | (0) | 0.21 | 10.3 | 0.37 | 14.6 | 34 | 1.27 | - | Tr | 2.8 | 原材料：かたくちいわし、まいわし等<br>廃棄部位：頭部、ひれ等 |
| 1.5 | 0.13 | 1.26 | - | - | - | - | 95 | (0) | (0) | (0) | (0) | 95 | 11.1 | 0.4 | 0 | 0 | 0 | (0) | 0.01 | 0.26 | 12.2 | 0.38 | 12.8 | 36 | 1.71 | - | Tr | 3.6 | 原材料：かたくちいわし、まいわし等<br>廃棄部位：頭部、ひれ等 |
| 1.1 | 0.02 | 0.07 | - | - | - | - | 110 | 0 | Tr | 0 | Tr | 110 | 6.7 | 0.9 | 0 | 0 | 0 | Tr | 0.02 | 0.07 | 3.7 | 0.17 | 4.2 | 56 | 0.51 | - | 5 | 1.0 | かたくちいわし、まいわし等の幼魚 |
| 1.2 | 0.05 | 0.09 | - | - | - | - | 140 | (0) | (0) | (0) | (0) | 140 | 46.0 | 1.0 | 0 | Tr | 0 | 0 | 0.11 | 0.03 | 3.1 | 0.04 | 4.3 | 29 | 0.40 | - | Tr | 4.1 | 原材料：かたくちいわし、まいわし等の幼魚<br>主として関東向け |
| 3.0 | 0.07 | 0.17 | - | - | - | - | 240 | (0) | (0) | (0) | (0) | 240 | 61.0 | 1.5 | 0 | 0 | 0 | 0 | 0.22 | 0.06 | 7.4 | 0.04 | 6.3 | 58 | 0.72 | - | Tr | 6.6 | 原材料：かたくちいわし、まいわし等の幼魚<br>主として関西向け |
| 6.6 | 0.13 | - | - | - | - | - | 410 | (0) | (0) | (0) | (0) | 410 | 50.0 | 2.7 | Tr | 0.2 | Tr | 0.15 | 0.33 | 8.2 | 0.27 | 15.6 | 300 | 2.95 | - | (0) | 2.2 | 原材料：かたくちいわし、まいわし等の幼魚<br>ビタミンC：酸化防止用として添加品あり |
| 3.5 | 0.32 | 0.36 | - | - | - | - | 13 | - | - | (0) | (0) | 13 | 25.0 | 1.1 | 0 | 1.8 | 0.1 | 0 | 0.02 | 0.24 | 8.2 | 0.38 | 15.3 | 23 | 1.77 | - | (0) | 2.8 | |
| 2.3 | 0.27 | 0.11 | - | - | - | - | 16 | (0) | (0) | (0) | (0) | 16 | 53.0 | 0.9 | 0 | 1.2 | Tr | (0) | 0.50 | 8.9 | 0.37 | 13.7 | 19 | 1.41 | - | (0) | 1.7 | |

## 10 魚介類

| 食品番号 | 食品名 | | 常用量 | 糖質量の目安（常用量あたり） | 炭水化物 利用可能炭水化物（単糖当量） | 食物繊維 水溶性 | 食物繊維 不溶性 | 食物繊維 総量 | 糖質量の目安（可食部100gあたり） | 廃棄率 % | エネルギー kcal | エネルギー kJ | 水分 | たんぱく質 | アミノ酸組成によるたんぱく質 | 脂質 | トリアシルグリセロール当量 | 脂肪酸 飽和 | 脂肪酸 一価不飽和 | 脂肪酸 多価不飽和 | コレステロール mg | 灰分 g | 無機質 ナトリウム | 無機質 カリウム | 無機質 カルシウム | 無機質 マグネシウム | 無機質 リン | 無機質 鉄 |
|---|---|---|---|---|---|---|---|---|---|---|---|---|---|---|---|---|---|---|---|---|---|---|---|---|---|---|---|---|
| | | (単位) | | ←―――g―――→ | | | | | | % | kcal | kJ | ←――――――――g――――――――→ | | | | | | | | mg | g | ←―――――mg―――――→ | | | | | |
| 10060 | 缶詰　水煮 | | 1缶150g | 0.2 | 0.1 | - | (0) | (0) | (0) | 0.1 | 0 | 188 | 787 | 66.3 | 20.7 | (17.1) | 10.6 | 8.5 | 2.71 | 2.22 | 3.17 | 80 | 2.3 | 330 | 250 | 320 | 44 | 360 | 2.6 |
| 10061 | 缶詰　味付け | | 1缶70g | 4.0 | 5.7 | - | (0) | (0) | (0) | 5.7 | 0 | 212 | 887 | 59.1 | 20.4 | - | 11.9 | 10.3 | 3.56 | 2.55 | 3.70 | 85 | 2.9 | 560 | 240 | 370 | 38 | 380 | 2.3 |
| 10062 | 缶詰　トマト漬 | | 1缶80g | 1.0 | 1.3 | - | (0) | (0) | (0) | 1.3 | 0 | 172 | 720 | 68.1 | 17.5 | - | 10.8 | 9.6 | 3.32 | 2.51 | 3.40 | 85 | 2.3 | 280 | 310 | 360 | 35 | 320 | 1.9 |
| 10063 | 缶詰　油漬 | | 1缶110g | 0.3 | 0.3 | - | (0) | (0) | (0) | 0.3 | 0 | 359 | 1502 | 46.2 | 20.3 | (16.8) | 30.7 | 29.1 | 7.05 | 6.83 | 13.96 | 86 | 2.5 | 320 | 280 | 350 | 36 | 370 | 1.4 |
| 10064 | 缶詰　かば焼 | | 1缶100g | 9.3 | 9.3 | - | (0) | (0) | (0) | 9.3 | 0 | 242 | 1013 | 56.1 | 16.2 | - | 15.6 | 14.0 | 4.61 | 3.87 | 4.87 | 70 | 2.8 | 610 | 270 | 220 | 31 | 290 | 2.0 |
| 10397 | 缶詰　アンチョビ | | 1缶50g | 0.1 | 0.1 | - | (0) | (0) | (0) | 0.1 | 0 | 158 | 662 | 54.3 | 24.2 | 20.9 | 6.8 | 6.0 | 1.09 | 2.84 | 1.85 | 89 | 14.0 | 5200 | 140 | 150 | 39 | 180 | 2.6 |
| | いわな | | | | | | | | | | | | | | | | | | | | | | | | | | | | |
| 10065 | 養殖、生 | | 1切れ80g | 0.0 | 0.1 | - | (0) | (0) | (0) | 0.1 | 50 | 114 | 477 | 76.1 | 19.0 | - | 3.6 | 2.8 | 0.69 | 1.04 | 0.91 | 80 | 1.2 | 49 | 380 | 39 | 29 | 260 | 0.3 |
| | うぐい | | | | | | | | | | | | | | | | | | | | | | | | | | | | |
| 10066 | 生 | | 1切れ80g | 0.0 | 0.2 | - | (0) | (0) | (0) | 0.2 | 50 | 100 | 418 | 77.0 | 20.1 | (16.6) | 1.5 | 1.2 | 0.29 | 0.40 | 0.43 | 93 | 1.2 | 83 | 340 | 69 | 27 | 240 | 0.7 |
| | うなぎ | | | | | | | | | | | | | | | | | | | | | | | | | | | | |
| 10067 | 養殖、生 | | 1匹255g | 0.8 | 0.3 | - | (0) | (0) | (0) | 0.3 | 25 | 255 | 1067 | 62.1 | 17.1 | 14.1 | 19.3 | 16.1 | 4.12 | 8.44 | 2.89 | 230 | 1.2 | 74 | 230 | 130 | 20 | 260 | 0.5 |
| 10068 | きも、生 | | 10g | 0.4 | 3.5 | - | (0) | (0) | (0) | 3.5 | 0 | 118 | 494 | 77.2 | 13.0 | - | 5.3 | 4.1 | 1.20 | 1.80 | 0.93 | 430 | 1.0 | 140 | 200 | 19 | 15 | 160 | 4.6 |
| 10069 | 白焼き | | 1匹330g | 0.3 | 0.1 | - | (0) | (0) | (0) | 0.1 | 0 | 331 | 1385 | 52.1 | 20.7 | - | 25.8 | 22.6 | 6.59 | 11.95 | 3.10 | 220 | 1.3 | 100 | 300 | 140 | 18 | 280 | 1.0 |
| 10070 | かば焼 | | 1匹190g | 5.9 | 3.1 | - | (0) | (0) | (0) | 3.1 | 0 | 293 | 1226 | 50.5 | 23.0 | - | 21.0 | 19.4 | 5.32 | 9.85 | 3.39 | 230 | 2.4 | 510 | 300 | 150 | 15 | 300 | 0.8 |
| | うまづらはぎ | | | | | | | | | | | | | | | | | | | | | | | | | | | | |
| 10071 | 生 | | 1尾130g | 0.0 | Tr | - | (0) | (0) | (0) | 0.0 | 65 | 80 | 335 | 80.2 | 18.2 | 14.8 | 0.3 | 0.2 | 0.05 | 0.03 | 0.11 | 47 | 1.3 | 210 | 320 | 50 | 87 | 160 | 0.4 |
| 10072 | 味付け開き干し | | - | 10.4 | 10.4 | - | (0) | (0) | (0) | 10.4 | 10 | 292 | 1222 | 21.5 | 58.9 | - | 1.6 | 1.1 | 0.36 | 0.15 | 0.57 | 140 | 7.6 | 2400 | 310 | 190 | 84 | 370 | 1.5 |
| (10029) | うるか→あゆ | | | | | | | | | | | | | | | | | | | | | | | | | | | | |
| | えい | | | | | | | | | | | | | | | | | | | | | | | | | | | | |
| 10073 | 生 | | 1切れ80g | 0.1 | 0.1 | - | (0) | (0) | (0) | 0.1 | 0 | 84 | 351 | 79.3 | 19.1 | - | 0.3 | 0.1 | 0.05 | 0.03 | 0.06 | 80 | 1.2 | 270 | 110 | 4 | 18 | 170 | 0.9 |
| | えそ | | | | | | | | | | | | | | | | | | | | | | | | | | | | |
| 10074 | 生 | | 1切れ80g | 0.1 | 0.1 | - | (0) | (0) | (0) | 0.1 | 45 | 93 | 389 | 77.6 | 20.1 | (16.6) | 0.8 | 0.6 | 0.20 | 0.12 | 0.22 | 74 | 1.4 | 120 | 380 | 80 | 36 | 260 | 0.3 |
| | おいかわ | | | | | | | | | | | | | | | | | | | | | | | | | | | | |
| 10075 | 生 | | - | 0.1 | 0.1 | - | (0) | (0) | (0) | 0.1 | 55 | 136 | 569 | 73.8 | 19.2 | (15.9) | 5.8 | 4.7 | 1.21 | 1.89 | 1.41 | 91 | 1.1 | 48 | 240 | 45 | 23 | 210 | 0.6 |
| | おおさが | | | | | | | | | | | | | | | | | | | | | | | | | | | | |
| 10076 | 生 | | 1切れ80g | 0.1 | 0.1 | - | (0) | (0) | (0) | 0.1 | 0 | 144 | 602 | 74.7 | 16.3 | (13.5) | 8.0 | 6.6 | 1.06 | 4.50 | 0.79 | 55 | 0.9 | 71 | 310 | 16 | 22 | 160 | 0.2 |
| | おこぜ | | | | | | | | | | | | | | | | | | | | | | | | | | | | |

| 無機質 | | | | | | | ビタミン | | | | | | | | | | | | | | | | | 食塩相当量 | 備考 |
|---|---|---|---|---|---|---|---|---|---|---|---|---|---|---|---|---|---|---|---|---|---|---|---|---|---|
| | | | | | | | | A | | | | | D | E | | | | K | B₁ | B₂ | ナイアシン | B₆ | B₁₂ | 葉酸 | パントテン酸 | ビオチン | C | | |
| 亜鉛 | 銅 | マンガン | ヨウ素 | セレン | クロム | モリブデン | レチノール | カロテン α | カロテン β | β-クリプトキサンチン | β-カロテン当量 | レチノール活性当量 | | トコフェロール α | β | γ | δ | | | | | | | | | | | | |
| ←mg→ | | | ←µg→ | | | | ←µg→ | | | | | | | ←mg→ | | | | µg | ←mg→ | | | | ←µg→ | | mg | µg | mg | g | |
| 1.4 | 0.19 | 0.13 | - | - | - | - | 9 | (0) | (0) | (0) | (0) | 9 | 6.0 | 2.6 | 0 | 0 | 0 | (0) | 0.03 | 0.30 | 8.5 | 0.16 | 15.7 | 7 | 0.63 | - | (0) | 0.8 | まいわし製品 液汁を除いたもの |
| 1.9 | 0.19 | 0.25 | - | - | - | - | 9 | (0) | (0) | (0) | (0) | 9 | 20.0 | 2.1 | 0 | 0 | 0 | (0) | 0.03 | 0.30 | 8.0 | 0.27 | 13.3 | 6 | 0.61 | - | (0) | 1.4 | まいわし製品 液汁を除いたもの |
| 1.7 | 0.19 | 0.18 | - | - | - | - | 12 | (0) | Tr | (0) | (Tr) | 12 | 20.0 | 2.4 | 0 | 0 | 0 | (0) | 0.01 | 0.25 | 6.3 | 0.27 | 10.2 | 14 | 0.68 | - | 0 | 0.7 | まいわし製品 液汁を除いたもの |
| 2.1 | 0.20 | 0.22 | - | - | - | - | 25 | (0) | (0) | (0) | (0) | 25 | 7.0 | 8.2 | 0.1 | 9.2 | 0.9 | (0) | 0.08 | 0.32 | 7.8 | 0.34 | 18.0 | 10 | 0.81 | - | 0 | 0.8 | 別名：オイルサーディン まいわし製品 液汁を含んだもの |
| 1.2 | 0.13 | 0.17 | - | - | - | - | 32 | (0) | 0 | (0) | 0 | 32 | 17.0 | 1.8 | 0 | 0 | 0 | (0) | 0.01 | 0.24 | 6.2 | 0.24 | 12.0 | 15 | 0.74 | - | 0 | 1.5 | まいわし製品 液汁を含んだもの |
| 3.7 | 0.24 | 0.09 | 62 | 52 | 1 | - | 4 | (0) | (0) | (0) | (0) | 4 | 1.7 | 1.9 | 0.1 | 0.1 | 0 | - | 0 | 0.31 | 4.1 | 0.21 | 14.5 | 23 | 0.48 | 22.1 | 0 | 13.1 | かたくちいわし製品 液汁を除いたもの |
| 0.8 | 0.04 | 0.02 | - | - | - | - | 5 | 0 | 2 | (0) | 2 | 5 | 5.0 | 1.6 | 0 | 0 | 0 | (0) | 0.09 | 0.12 | 3.4 | 0.21 | 4.2 | 5 | 0.68 | - | 1 | 0.1 | 廃棄部位：頭部、内臓、骨、ひれ等（三枚下ろし） |
| 3.4 | 0.05 | 0.04 | - | - | - | - | 41 | 0 | 0 | (0) | (0) | 41 | 19.0 | 0.8 | 0 | 0 | 0 | (0) | 0.03 | 0.11 | 3.5 | 0.16 | 8.5 | 8 | 1.11 | - | Tr | 0.2 | 廃棄部位：頭部、内臓、骨、ひれ等（三枚下ろし） |
| 1.4 | 0.04 | 0.04 | 17 | 50 | 0 | 5 | 2400 | 0 | 1 | 0 | 1 | 2400 | 18.0 | 7.4 | 0 | 0.1 | 0 | (0) | 0.37 | 0.48 | 3.0 | 0.13 | 3.5 | 14 | 2.17 | 6.1 | 2 | 0.2 | 廃棄部位：頭部、内臓、骨、ひれ等 |
| 2.7 | 1.08 | 0.08 | - | - | - | - | 4400 | (0) | (0) | (0) | (0) | 4400 | 3.0 | 3.9 | 0 | Tr | 0 | 17 | 0.30 | 0.75 | 4.0 | 0.25 | 2.7 | 380 | 2.95 | - | 2 | 0.4 | 内臓 |
| 1.9 | 0.04 | 0.04 | - | - | - | - | 1500 | (0) | (0) | (0) | (0) | 1500 | 17.0 | 5.3 | 0 | 0.1 | 0 | (0) | 0.55 | 0.45 | 3.5 | 0.09 | 2.7 | 16 | 1.16 | - | Tr | 0.3 | |
| 2.7 | 0.07 | - | 77 | 42 | 2 | 2 | 1500 | (0) | (0) | (0) | (0) | 1500 | 19.0 | 4.9 | 0 | 0.1 | 0 | (0) | 0.75 | 0.74 | 4.1 | 0.09 | 2.2 | 13 | 1.29 | 10.4 | Tr | 1.3 | |
| 0.5 | 0.05 | 0.02 | - | - | - | - | 0 | (0) | (0) | (0) | (0) | 0 | 8.0 | 1.1 | 0 | 0 | 0 | (0) | 0.01 | 0.13 | 3.7 | 0.40 | 1.4 | 4 | 0.50 | - | Tr | 0.5 | 廃棄部位：頭部、内臓、骨、皮、ひれ等（三枚下ろし） |
| 2.4 | 0.10 | 0.10 | - | - | - | - | Tr | (0) | (0) | (0) | (0) | (Tr) | 69.0 | 0.7 | 0 | 0 | 0 | (0) | 0.02 | 0.05 | 8.2 | 0.34 | 4.0 | 16 | 0.74 | - | (0) | 6.1 | 廃棄部位：骨、ひれ等 |
| | | | | | | | | | | | | | | | | | | | | | | | | | | | | | 別名：かすべ |
| 0.5 | 0.04 | 0.01 | - | - | - | - | 2 | 0 | 0 | (0) | 0 | 2 | 3.0 | 0.7 | 0 | 0 | 0 | (0) | 0.05 | 0.12 | 2.5 | 0.25 | 3.7 | 3 | 0.55 | - | 1 | 0.7 | 切り身（魚体全体から調理する場合、廃棄率：60%、廃棄部位：頭部、内臓、骨、ひれ等） |
| | | | | | | | | | | | | | | | | | | | | | | | | | | | | | 試料：わにえそ、とかげえそ、まえそ等 |
| 0.4 | 0.02 | 0.17 | - | - | - | - | 0 | (0) | (0) | (0) | (0) | 0 | 1.0 | 0.1 | 0 | 0 | 0 | (0) | 0.07 | 0.10 | 3.3 | 0.24 | 1.7 | 13 | 0.51 | - | 2 | 0.3 | 廃棄部位：頭部、内臓、骨、ひれ等（三枚下ろし） |
| | | | | | | | | | | | | | | | | | | | | | | | | | | | | | 別名：はや、やまべ |
| 2.5 | 0.06 | 0.04 | - | - | - | - | 10 | 0 | 0 | (0) | 0 | 10 | 10.0 | 0.9 | 0 | 0 | 0 | (0) | 0.01 | 0.16 | 4.0 | 0.21 | 11.3 | 21 | 1.02 | - | 2 | 0.1 | 廃棄部位：頭部、内臓、骨、ひれ等（三枚下ろし） |
| | | | | | | | | | | | | | | | | | | | | | | | | | | | | | 別名：こうじんめぬけ |
| 0.4 | 0.02 | 0.01 | - | - | - | - | 85 | 0 | 0 | - | 0 | 85 | 3.0 | 4.9 | 0 | 0 | 0 | (0) | 0.01 | 0.03 | 1.0 | 0.05 | 3.3 | 1 | 0.21 | - | 1 | 0.2 | 切り身（魚体全体から調理する場合、廃棄率：60%、廃棄部位：頭部、内臓、骨、ひれ等） |
| | | | | | | | | | | | | | | | | | | | | | | | | | | | | | 試料：おにおこぜ |

10 魚介類

## 10 魚介類

| 食品番号 | 食品名 | 常用量 | 糖質量の目安（常用量あたり） | 炭水化物 | 利用可能炭水化物（単糖当量） | 食物繊維 水溶性 | 食物繊維 不溶性 | 食物繊維 総量 | 糖質量の目安（可食部100gあたり） | 廃棄率 | エネルギー | | 水分 | たんぱく質 | アミノ酸組成によるたんぱく質 | 脂質 | トリアシルグリセロール当量 | 脂肪酸 飽和 | 脂肪酸 一価不飽和 | 脂肪酸 多価不飽和 | コレステロール | 灰分 | 無機質 ナトリウム | カリウム | カルシウム | マグネシウム | リン | 鉄 |
|---|---|---|---|---|---|---|---|---|---|---|---|---|---|---|---|---|---|---|---|---|---|---|---|---|---|---|---|---|
| (単位) | | | (――g――) | | | | | | | % | kcal | kJ | (――――――――g――――――――) | | | | | | | | mg | g | (――――――mg――――――) | | | | | |
| 10077 | 生 | - | - | 0.2 | - | (0) | (0) | (0) | 0.2 | 60 | 85 | 356 | 78.8 | 19.6 | (16.2) | 0.2 | 0.1 | 0.03 | 0.02 | 0.05 | 75 | 1.2 | 85 | 360 | 31 | 26 | 200 | 0.4 |
| | おひょう | | | | | | | | | | | | | | | | | | | | | | | | | | | |
| 10078 | 生 | - | - | 0.1 | - | (0) | (0) | (0) | 0.1 | 0 | 100 | 418 | 77.0 | 19.9 | - | 1.7 | 1.2 | 0.27 | 0.53 | 0.39 | 49 | 1.3 | 72 | 400 | 7 | 28 | 260 | 0.1 |
| | かさご | | | | | | | | | | | | | | | | | | | | | | | | | | | |
| 10079 | 生 | 1尾 40g | 0.0 | 0.1 | - | (0) | (0) | (0) | 0.1 | 65 | 85 | 356 | 79.1 | 19.3 | (16.0) | 0.3 | 0.2 | 0.07 | 0.06 | 0.08 | 45 | 1.2 | 120 | 310 | 57 | 27 | 180 | 0.3 |
| | かじか | | | | | | | | | | | | | | | | | | | | | | | | | | | |
| 10080 | 生 | - | - | 0.2 | - | (0) | (0) | (0) | 0.2 | 0 | 111 | 464 | 76.4 | 15.0 | (12.4) | 5.0 | 3.4 | 0.86 | 1.25 | 1.17 | 220 | 3.4 | 110 | 260 | 520 | 31 | 400 | 2.8 |
| 10081 | 水煮 | - | - | 0.2 | - | (0) | (0) | (0) | 0.2 | 0 | 122 | 510 | 73.5 | 15.8 | (13.1) | 5.8 | 4.1 | 1.01 | 1.51 | 1.36 | 250 | 4.7 | 90 | 210 | 630 | 40 | 440 | 2.6 |
| 10082 | つくだ煮 | 1食分 10g | 3.4 | 33.8 | - | (0) | (0) | (0) | 33.8 | 0 | 302 | 1264 | 23.8 | 29.4 | - | 5.5 | 3.6 | 0.85 | 0.98 | 1.63 | 360 | 7.5 | 1700 | 460 | 880 | 59 | 670 | 5.8 |
| | （かじき類） | | | | | | | | | | | | | | | | | | | | | | | | | | | |
| 10083 | くろかじき 生 | 1切れ 80g | 0.1 | 0.1 | - | (0) | (0) | (0) | 0.1 | 0 | 99 | 414 | 75.6 | 22.9 | 18.2 | 0.2 | 0.1 | 0.04 | 0.02 | 0.05 | 48 | 1.2 | 70 | 390 | 5 | 34 | 260 | 0.5 |
| 10084 | まかじき 生 | 1切れ 80g | 0.1 | 0.1 | - | (0) | (0) | (0) | 0.1 | 0 | 115 | 481 | 73.8 | 23.1 | (18.8) | 1.8 | 1.4 | 0.47 | 0.35 | 0.52 | 46 | 1.2 | 65 | 380 | 5 | 35 | 270 | 0.6 |
| 10085 | めかじき 生 | 1切れ 80g | 0.1 | 0.1 | - | (0) | (0) | (0) | 0.1 | 0 | 153 | 638 | 72.2 | 19.2 | 14.9 | 7.6 | 6.6 | 1.63 | 3.55 | 1.11 | 72 | 1.3 | 71 | 440 | 3 | 29 | 260 | 0.5 |
| 10398 | めかじき 焼き | 1切れ 50g | 0.0 | 0 | - | (0) | (0) | (0) | 0.0 | 0 | 220 | 921 | 59.9 | 27.5 | 21.9 | 11.1 | 9.8 | 2.44 | 5.29 | 1.65 | 99 | 1.9 | 110 | 630 | 5 | 41 | 370 | 0.6 |
| (10222 ～224) | かずのこ→にしん | | | | | | | | | | | | | | | | | | | | | | | | | | | |
| | （かつお類） | | | | | | | | | | | | | | | | | | | | | | | | | | | |
| 10086 | かつお 春獲り、生 | 1切れ 80g | 0.1 | 0.1 | - | (0) | (0) | (0) | 0.1 | 35 | 114 | 477 | 72.2 | 25.8 | 20.1 | 0.5 | 0.3 | 0.12 | 0.07 | 0.14 | 60 | 1.4 | 43 | 430 | 11 | 42 | 280 | 1.9 |
| 10087 | かつお 秋獲り、生 | 1切れ 80g | 0.2 | 0.2 | - | (0) | (0) | (0) | 0.2 | 35 | 165 | 690 | 67.3 | 25.0 | 20.0 | 6.2 | 4.9 | 1.50 | 1.33 | 1.84 | 58 | 1.3 | 38 | 380 | 8 | 38 | 260 | 1.9 |
| 10088 | そうだがつお 生 | 1切れ 80g | 0.2 | 0.3 | - | (0) | (0) | (0) | 0.3 | 40 | 136 | 569 | 69.9 | 25.7 | (20.9) | 2.8 | 2.1 | 0.74 | 0.48 | 0.84 | 75 | 1.3 | 81 | 350 | 23 | 33 | 230 | 2.6 |
| 10089 | 加工品 なまり | 1切れ 105g | 0.4 | 0.4 | - | (0) | (0) | (0) | 0.4 | 0 | 134 | 561 | 66.9 | 29.8 | (24.3) | 0.7 | 0.4 | 0.16 | 0.09 | 0.17 | 80 | 2.2 | 110 | 300 | 11 | 32 | 300 | 3.7 |
| 10090 | 加工品 なまり節 | 1/2本 105g | 0.5 | 0.5 | - | (0) | (0) | (0) | 0.5 | 0 | 173 | 724 | 58.8 | 38.0 | (30.9) | 1.1 | 0.7 | 0.27 | 0.16 | 0.22 | 95 | 1.6 | 95 | 630 | 20 | 40 | 570 | 5.0 |
| 10091 | 加工品 かつお節 | 1袋 3g | 0.0 | 0.8 | - | (0) | (0) | (0) | 0.8 | 0 | 356 | 1490 | 15.2 | 77.1 | 62.8 | 2.9 | 1.8 | 0.62 | 0.33 | 0.81 | 180 | 2.7 | 130 | 940 | 28 | 70 | 790 | 5.5 |
| 10092 | 加工品 削り節 | 1袋 3g | 0.0 | 0.4 | - | (0) | (0) | (0) | 0.4 | 0 | 351 | 1469 | 17.2 | 75.7 | 62.6 | 3.2 | 1.9 | 0.67 | 0.35 | 0.79 | 190 | 3.5 | 480 | 810 | 46 | 91 | 680 | 9.0 |
| 10093 | 加工品 削り節つくだ煮 | 1食分 10g | 3.2 | 32.3 | - | (0) | (0) | (0) | 32.3 | 0 | 237 | 992 | 36.1 | 19.5 | - | 3.3 | 2.6 | 0.60 | 0.80 | 1.09 | 57 | 8.8 | 3100 | 410 | 54 | 69 | 290 | 8.0 |
| 10094 | 加工品 角煮 | 1食分 25g | 5.4 | 21.4 | - | (0) | (0) | (0) | 21.4 | 0 | 224 | 937 | 41.4 | 31.0 | - | 1.6 | 1.1 | 0.35 | 0.28 | 0.39 | 56 | 4.6 | 1500 | 290 | 10 | 40 | 220 | 6.0 |
| 10095 | 加工品 塩辛 | 1食分 15g | 0.0 | Tr | - | (0) | (0) | (0) | 0.0 | 0 | 62 | 259 | 72.9 | 12.0 | - | 1.5 | 0.7 | 0.33 | 0.14 | 0.24 | 210 | 13.6 | 5000 | 130 | 180 | 37 | 150 | 5.0 |
| 10096 | 缶詰 味付け、フレーク | 1缶 75g | 8.0 | 10.7 | - | (0) | (0) | (0) | 10.7 | 0 | 141 | 590 | 65.8 | 18.4 | - | 2.7 | 2.4 | 0.78 | 0.58 | 0.94 | 53 | 2.4 | 650 | 280 | 29 | 30 | 190 | 2.6 |
| 10097 | 缶詰 油漬、フレーク | 1缶 70g | 0.1 | 0.1 | - | (0) | (0) | (0) | 0.1 | 0 | 293 | 1226 | 55.5 | 18.8 | (15.3) | 24.2 | 23.4 | 3.48 | 5.45 | 13.44 | 41 | 1.4 | 350 | 230 | 5 | 23 | 160 | 0.9 |

| 無機質 亜鉛 (mg) | 銅 (mg) | マンガン (mg) | ヨウ素 (μg) | セレン (μg) | クロム (μg) | モリブデン (μg) | A レチノール (μg) | A カロテンα (μg) | A カロテンβ (μg) | A β-クリプトキサンチン (μg) | A β-カロテン当量 (μg) | A レチノール活性当量 (μg) | D (μg) | E トコフェロールα (mg) | E トコフェロールβ (mg) | E トコフェロールγ (mg) | E トコフェロールδ (mg) | K (μg) | B1 (mg) | B2 (mg) | ナイアシン (mg) | B6 (mg) | B12 (μg) | 葉酸 (μg) | パントテン酸 (mg) | ビオチン (μg) | C (mg) | 食塩相当量 (g) | 備考 |
|---|---|---|---|---|---|---|---|---|---|---|---|---|---|---|---|---|---|---|---|---|---|---|---|---|---|---|---|---|---|
| 0.7 | 0.03 | 0.21 | - | - | - | - | 2 | 0 | 0 | (0) | (0) | 2 | 1.0 | 0.4 | 0 | 0 | 0 | (0) | 0.01 | 0.12 | 2.4 | 0.08 | 0.6 | 3 | 0.51 | - | 0 | 0.2 | 廃棄部位：頭部、内臓、骨、ひれ等（三枚下ろし） |
|  |  |  |  |  |  |  |  |  |  |  |  |  |  |  |  |  |  |  |  |  |  |  |  |  |  |  |  |  | 別名：おおひらめ |
| 0.5 | 0.02 | 0.01 | - | - | - | - | 13 | 0 | 0 | (0) | (0) | 13 | 3.0 | 0.8 | 0 | 0 | 0 | (0) | 0.09 | 0.07 | 7.1 | 0.41 | 2.1 | 12 | 0.47 | - | Tr | 0.2 | 切り身 |
|  |  |  |  |  |  |  |  |  |  |  |  |  |  |  |  |  |  |  |  |  |  |  |  |  |  |  |  |  |  |
| 0.5 | 0.01 | 0.01 | - | - | - | - | 3 | 0 | 0 | (0) | (0) | 3 | 2.0 | 0.3 | 0 | 0 | 0 | (0) | 0.03 | 0.06 | 1.8 | 0.06 | 1.2 | 3 | 0.47 | - | 1 | 0.3 | 廃棄部位：頭部、内臓、骨、ひれ等（三枚下ろし） |
|  |  |  |  |  |  |  |  |  |  |  |  |  |  |  |  |  |  |  |  |  |  |  |  |  |  |  |  |  |  |
| 1.7 | 0.15 | 0.31 | - | - | - | - | 180 | (0) | (0) | (0) | (0) | 180 | 3.0 | 1.3 | 0 | 0 | 0 | 1 | 0.07 | 0.38 | 1.5 | 0.08 | 28.2 | 15 | 0.54 | - | 1 | 0.3 | 別名：ごり 魚体全体 |
| 2.3 | 0.24 | 0.37 | - | - | - | - | 290 | (0) | (0) | (0) | (0) | 290 | 4.9 | 2.5 | 0 | 0 | 0 | 1 | 0.06 | 0.30 | 1.1 | 0.07 | 28.2 | 21 | 0.42 | - | Tr | 0.2 | 魚体全体を水煮したもの |
| 3.0 | 0.15 | 1.64 | - | - | - | - | 370 | (0) | (0) | (0) | (0) | 370 | 2.0 | 3.4 | 0 | Tr | 0 | 0 | 0.07 | 0.48 | 2.4 | 0.05 | 15.9 | 53 | 0.80 | - | 0 | 4.3 |  |
|  |  |  |  |  |  |  |  |  |  |  |  |  |  |  |  |  |  |  |  |  |  |  |  |  |  |  |  |  |  |
| 0.7 | 0.03 | 0.01 | - | - | - | - | 2 | 0 | 0 | (0) | (0) | 2 | 38.0 | 0.9 | 0 | 0 | 0 | (0) | 0.05 | 0.06 | 13.5 | 0.44 | 1.5 | 6 | 0.29 | - | 1 | 0.2 | 別名：くろかわ 切り身（皮なし） |
| 0.6 | 0.04 | 0.01 | 11 | 55 | 0 | 0 | 8 | 0 | 0 | (0) | (0) | 8 | 12.0 | 1.2 | 0 | 0 | 0 | (0) | 0.09 | 0.07 | 10.4 | 0.44 | 4.3 | 5 | 1.25 | 13.1 | 2 | 0.2 | 切り身（皮なし） |
| 0.7 | 0.04 | 0 | 16 | 59 | Tr | 0 | 61 | 0 | 0 | (0) | (0) | 61 | 8.8 | 4.4 | 0 | 0 | 0 | 1 | 0.06 | 0.09 | 7.6 | 0.37 | 1.9 | 8 | 0.39 | 2.7 | 1 | 0.2 | 別名：めか 切り身（皮なし） |
| 0.9 | 0.05 | 0 | - | - | - | - | 85 | 0 | 0 | (0) | (0) | 85 | 10.4 | 6.1 | 0 | 0 | 0 | (0) | 0.07 | 0.11 | 10.1 | 0.35 | 2.4 | 3 | 0.46 | - | Tr | 0.3 | 切り身（皮なし） |
|  |  |  |  |  |  |  |  |  |  |  |  |  |  |  |  |  |  |  |  |  |  |  |  |  |  |  |  |  |  |
|  |  |  |  |  |  |  |  |  |  |  |  |  |  |  |  |  |  |  |  |  |  |  |  |  |  |  |  |  |  |
| 0.8 | 0.11 | 0.01 | - | - | - | - | 5 | 0 | 0 | 0 | 0 | 5 | 4.0 | 0.3 | 0 | 0 | 0 | (0) | 0.13 | 0.17 | 19.0 | 0.76 | 8.4 | 6 | 0.70 | - | Tr | 0.1 | 別名：初がつお 廃棄部位：頭部、内臓、骨、ひれ等（三枚下ろし） |
| 0.9 | 0.10 | 0.01 | 25 | 100 | Tr | Tr | 20 | 0 | 0 | 0 | 0 | 20 | 9.0 | 0.1 | 0 | 0 | 0 | (0) | 0.10 | 0.16 | 18.0 | 0.76 | 8.6 | 4 | 0.61 | 5.7 | Tr | 0.1 | 別名：戻りがつお 廃棄部位：頭部、内臓、骨、ひれ等（三枚下ろし） |
| 1.2 | 0.15 | 0.02 | - | - | - | - | 9 | 0 | 0 | - | 0 | 9 | 22.0 | 1.2 | 0 | 0 | 0 | (0) | 0.17 | 0.29 | 16.2 | 0.54 | 12.4 | 14 | 1.29 | - | Tr | 0.2 | 試料：まるそうだ、ひらそうだ 廃棄部位：頭部、内臓、骨、ひれ等（三枚下ろし） |
| 0.9 | 0.17 | 0.02 | - | - | - | - | Tr | - | - | - | (0) | (Tr) | 4.0 | 0.2 | - | - | - | - | 0.19 | 0.18 | 16.3 | 0.46 | 20.5 | 16 | 0.58 | - | (0) | 0.3 |  |
| 1.2 | 0.20 | 0.03 | - | - | - | - | Tr | - | - | - | (0) | (Tr) | 21.0 | 0.4 | - | - | - | - | 0.40 | 0.25 | 35.0 | 0.36 | 10.6 | 10 | 0.70 | - | (0) | 0.2 |  |
| 2.8 | 0.27 | - | 45 | 320 | 1 | 1 | Tr | - | - | - | (0) | (Tr) | 6.0 | 1.2 | 0.3 | 0 | 0.2 | 0 | 0.55 | 0.35 | 45.0 | 0.53 | 14.8 | 11 | 0.82 | 14.9 | (0) | 0.3 |  |
| 2.5 | 0.43 | 0.05 | - | - | - | - | 24 | 0 | 0 | - | 0 | 24 | 4.0 | 1.1 | 0.2 | 0 | 0 | (0) | 0.38 | 0.57 | 37.0 | 0.53 | 21.9 | 15 | 0.97 | - | Tr | 1.2 | 試料：包装品 |
| 1.3 | 0.18 | 0.35 | - | - | - | - | Tr | (0) | (0) | - | (0) | (Tr) | 6.0 | 0.4 | 0.1 | 1.2 | Tr | (0) | 0.13 | 0.10 | 12.0 | 0.19 | 5.3 | 27 | 0.57 | - | (0) | 7.9 |  |
| 0.7 | 0.09 | 0.26 | - | - | - | - | Tr | (0) | (0) | - | (0) | (Tr) | 5.0 | 0.5 | 0 | 0 | 0 | (0) | 0.15 | 0.12 | 17.0 | 0.21 | 4.0 | 15 | 0.42 | - | (0) | 3.8 |  |
| 11.8 | 0.07 | 0.07 | - | - | - | - | 90 | - | - | - | (0) | 90 | 120.0 | 0.7 | 0 | 0 | 0 | 2 | 0.10 | 0.25 | 1.7 | 0.05 | 4.5 | 48 | 0.43 | - | (0) | 12.7 | 別名：酒盗 |
| 0.7 | 0.15 | 0.11 | - | - | - | - | Tr | (0) | (0) | - | (0) | (Tr) | 9.0 | 1.0 | 0 | 0 | 0 | (0) | 0.14 | 0.13 | 15.0 | 0.29 | 8.3 | 9 | 0.34 | - | (0) | 1.7 | 別名：ツナ缶 液汁を含んだもの |
| 0.5 | 0.07 | 0.02 | - | - | - | - | Tr | (0) | (0) | - | (0) | (Tr) | 4.0 | 2.6 | 0.4 | 14.9 | 6.0 | (0) | 0.12 | 0.11 | 15.0 | 0.40 | 2.8 | 7 | 0.24 | - | (0) | 0.9 | 別名：ツナ缶 液汁を含んだもの |

10 魚介類

## 10 魚介類

| 食品番号 | 食品名 | | 常用量 | 糖質量の目安（常用量あたり） | 炭水化物 | 利用可能炭水化物（単糖当量） | 食物繊維 水溶性 | 食物繊維 不溶性 | 食物繊維 総量 | 糖質量の目安（可食部100gあたり） | 廃棄率 | エネルギー | | 水分 | たんぱく質 | アミノ酸組成によるたんぱく質 | 脂質 | トリアシルグリセロール当量 | 脂肪酸 飽和 | 脂肪酸 一価不飽和 | 脂肪酸 多価不飽和 | コレステロール | 灰分 | 無機質 ナトリウム | カリウム | カルシウム | マグネシウム | リン | 鉄 |
|---|---|---|---|---|---|---|---|---|---|---|---|---|---|---|---|---|---|---|---|---|---|---|---|---|---|---|---|---|---|
| | | (単位) | | (──── g ────) | | | | | | | % | kcal | kJ | (──────────────── g ────────────────) | | | | | | | | mg | g | (──────── mg ────────) | | | | | |
| | かます | | | | | | | | | | | | | | | | | | | | | | | | | | | | |
| 10098 | 生 | | 1尾 90g | 0.1 | 0.1 | - | (0) | (0) | (0) | 0.1 | 40 | 148 | 619 | 72.7 | 18.9 | 15.2 | 7.2 | 6.4 | 2.09 | 2.23 | 1.80 | 58 | 1.1 | 120 | 320 | 41 | 34 | 140 | 0.3 |
| 10099 | 焼き | | 1尾 70g | 0.1 | 0.1 | - | (0) | (0) | (0) | 0.1 | 40 | 145 | 607 | 70.3 | 23.3 | (18.7) | 4.9 | 4.1 | 1.36 | 1.32 | 1.23 | 83 | 1.4 | 150 | 360 | 59 | 42 | 190 | 0.5 |
| (10204) | からしめんたいこ→すけとうだら | | | | | | | | | | | | | | | | | | | | | | | | | | | | |
| (10250) | からすみ→ぼら | | | | | | | | | | | | | | | | | | | | | | | | | | | | |
| | （かれい類） | | | | | | | | | | | | | | | | | | | | | | | | | | | | |
| 10100 | まがれい 生 | | 1尾 270g | 0.3 | 0.1 | - | (0) | (0) | (0) | 0.1 | 50 | 95 | 397 | 77.8 | 19.6 | 17.4 | 1.3 | 0.9 | 0.25 | 0.26 | 0.32 | 71 | 1.2 | 110 | 330 | 43 | 28 | 200 | 0.2 |
| 10101 | まがれい 水煮 | | 1尾 320g | 0.3 | 0.1 | - | (0) | (0) | (0) | 0.1 | 35 | 107 | 448 | 75.6 | 21.4 | (19.0) | 1.7 | 1.1 | 0.30 | 0.32 | 0.40 | 87 | 1.2 | 100 | 320 | 56 | 29 | 200 | 0.3 |
| 10102 | まがれい 焼き | | 1尾 285g | 0.3 | 0.1 | - | (0) | (0) | (0) | 0.1 | 35 | 110 | 460 | 73.9 | 23.4 | (20.8) | 1.2 | 0.7 | 0.21 | 0.21 | 0.30 | 100 | 1.4 | 130 | 370 | 70 | 32 | 240 | 0.3 |
| 10103 | まこがれい 生 | | 1尾 225g | 0.2 | 0.1 | - | (0) | (0) | (0) | 0.1 | 55 | 93 | 391 | 79.0 | 18.0 | 15.3 | 1.8 | 1.3 | 0.31 | 0.35 | 0.56 | 66 | 1.2 | 120 | 320 | 46 | 24 | 190 | 0.4 |
| 10399 | まこがれい 焼き | | 1尾 135g | 0.3 | 0.2 | - | (0) | (0) | (0) | 0.2 | 0 | 147 | 616 | 66.2 | 28.5 | 23.1 | 2.8 | 2.0 | 0.50 | 0.55 | 0.89 | 110 | 1.8 | 180 | 490 | 75 | 39 | 300 | 0.8 |
| 10104 | 子持ちがれい 生 | | 1切れ 200g | 0.2 | 0.1 | - | (0) | (0) | (0) | 0.1 | 40 | 143 | 598 | 72.7 | 19.9 | - | 6.2 | 4.8 | 1.13 | 1.72 | 1.70 | 120 | 1.1 | 77 | 290 | 20 | 27 | 200 | 0.2 |
| 10105 | 子持ちがれい 水煮 | | 1切れ 165g | 0.2 | 0.1 | - | (0) | (0) | (0) | 0.1 | 15 | 162 | 678 | 69.3 | 22.3 | - | 7.2 | 5.3 | 1.33 | 1.97 | 1.74 | 140 | 1.1 | 83 | 270 | 40 | 29 | 210 | 0.3 |
| 10106 | 干しかれい | | 1尾 200g | 0.0 | Tr | - | (0) | (0) | (0) | 0.0 | 40 | 117 | 490 | 74.6 | 20.2 | - | 3.4 | 2.5 | 0.73 | 0.85 | 0.85 | 87 | 1.8 | 430 | 280 | 40 | 29 | 170 | 0.1 |
| | かわはぎ | | | | | | | | | | | | | | | | | | | | | | | | | | | | |
| 10107 | 生 | | - | - | Tr | - | (0) | (0) | (0) | 0.0 | 65 | 80 | 335 | 79.9 | 18.8 | (15.5) | 0.1 | 0.1 | 0.02 | 0.01 | 0.03 | 47 | 1.2 | 110 | 380 | 13 | 28 | 240 | 0.2 |
| | かんぱち | | | | | | | | | | | | | | | | | | | | | | | | | | | | |
| 10108 | 生 | | 1切れ 80g | 0.1 | 0.1 | - | (0) | (0) | (0) | 0.1 | 40 | 129 | 540 | 73.3 | 21.0 | (17.4) | 4.2 | 3.5 | 1.12 | 1.03 | 1.24 | 62 | 1.4 | 65 | 490 | 15 | 34 | 270 | 0.6 |
| | きす | | | | | | | | | | | | | | | | | | | | | | | | | | | | |
| 10109 | 生 | | - | - | 0 | - | (0) | (0) | (0) | 0.0 | 55 | 80 | 336 | 80.8 | 18.5 | 15.8 | 0.2 | 0.1 | 0.04 | 0.02 | 0.06 | 88 | 1.2 | 100 | 340 | 27 | 29 | 180 | 0.1 |
| 10400 | 天ぷら | | - | - | 7.8 | 8.4 | 0.1 | 0.6 | 0.7 | 7.1 | 2 | 241 | 1010 | 57.5 | 18.4 | 15.7 | 15.2 | 14.0 | 1.06 | 8.60 | 3.77 | 81 | 1.2 | 110 | 330 | 90 | 31 | 210 | 0.2 |
| | きちじ | | | | | | | | | | | | | | | | | | | | | | | | | | | | |
| 10110 | 生 | | - | 0.0 | Tr | - | (0) | (0) | (0) | 0.0 | 60 | 262 | 1096 | 63.9 | 13.6 | (11.2) | 21.7 | 19.7 | 4.04 | 10.65 | 4.13 | 74 | 0.8 | 75 | 250 | 32 | 32 | 130 | 0.3 |
| | きびなご | | | | | | | | | | | | | | | | | | | | | | | | | | | | |
| 10111 | 生 | | 1尾 5g | 0.0 | 0.1 | - | (0) | (0) | (0) | 0.1 | 35 | 93 | 389 | 78.2 | 18.8 | (15.5) | 1.4 | 0.8 | 0.33 | 0.18 | 0.24 | 75 | 1.5 | 150 | 330 | 100 | 34 | 240 | 1.1 |
| 10112 | 調味干し | | - | - | 0.5 | - | (0) | (0) | (0) | 0.5 | 0 | 274 | 1146 | 32.2 | 47.9 | - | 7.4 | 3.6 | 1.74 | 0.77 | 0.95 | 370 | 12.0 | 2600 | 660 | 1400 | 170 | 1200 | 5.9 |
| | キャビア | | | | | | | | | | | | | | | | | | | | | | | | | | | | |
| 10113 | 塩蔵品 | | - | - | 1.1 | - | (0) | (0) | (0) | 1.1 | 0 | 263 | 1100 | 51.0 | 26.2 | - | 17.1 | 13.0 | 3.15 | 6.36 | 2.91 | 500 | 4.6 | 1600 | 200 | 8 | 30 | 450 | 2.4 |

| 無機質 | | | | | | | ビタミン | | | | | | | | | | | | | | | | | 食塩相当量 | 備考 |
|---|---|---|---|---|---|---|---|---|---|---|---|---|---|---|---|---|---|---|---|---|---|---|---|---|---|
| 亜鉛 | 銅 | マンガン | ヨウ素 | セレン | クロム | モリブデン | A レチノール | A カロテン α | A カロテン β | A β-クリプトキサンチン | A β-カロテン当量 | A レチノール活性当量 | D | E トコフェロール α | E トコフェロール β | E トコフェロール γ | E トコフェロール δ | K | B₁ | B₂ | ナイアシン | B₆ | B₁₂ | 葉酸 | パントテン酸 | ビオチン | C | | |
| (──mg──) | | | (──μg──) | | | | (──────μg──────) | | | | | | μg | (──────mg──────) | | | | μg | (──mg──) | | | | (──μg──) | | mg | μg | mg | g | |
| | | | | | | | | | | | | | | | | | | | | | | | | | | | | | 試料：あかかます |
| 0.5 | 0.04 | 0.01 | - | - | - | - | 12 | (0) | (0) | (0) | (0) | 12 | 11.0 | 0.9 | 0 | 0 | 0 | (0) | 0.03 | 0.14 | 4.5 | 0.31 | 2.3 | 8 | 0.47 | - | Tr | 0.3 | 廃棄部位：頭部、内臓、骨、ひれ等（三枚下ろし） |
| 0.6 | 0.05 | 0.01 | - | - | - | - | 13 | (0) | (0) | (0) | (0) | 13 | 10.2 | 0.9 | 0 | 0 | 0 | (0) | 0.03 | 0.14 | 4.2 | 0.31 | 3.3 | 13 | 0.52 | - | Tr | 0.4 | 内臓等を除き焼いたもの 廃棄部位：頭部、骨、ひれ等 |
| | | | | | | | | | | | | | | | | | | | | | | | | | | | | | |
| | | | | | | | | | | | | | | | | | | | | | | | | | | | | | |
| 0.8 | 0.03 | 0.01 | 21 | 110 | 0 | 0 | 5 | 0 | 0 | (0) | 0 | 5 | 13.0 | 1.5 | 0 | 0 | 0 | (0) | 0.03 | 0.35 | 2.5 | 0.15 | 3.1 | 4 | 0.66 | 23.9 | 1 | 0.3 | 廃棄部位：頭部、内臓、骨、ひれ等（五枚下ろし） |
| 0.9 | 0.03 | 0.02 | - | - | - | - | 5 | 0 | 0 | (0) | 0 | 5 | 16.6 | 2.0 | 0 | 0 | 0 | (0) | 0.03 | 0.27 | 2.6 | 0.14 | 3.3 | 4 | 0.73 | - | Tr | 0.3 | 内臓等を除き水煮したもの 廃棄部位：頭部、骨、ひれ等 |
| 1.0 | 0.04 | 0.02 | - | - | - | - | 7 | 0 | 0 | (0) | 0 | 7 | 17.5 | 2.5 | 0 | 0 | 0 | (0) | 0.03 | 0.41 | 3.1 | 0.13 | 4.1 | 6 | 0.75 | - | 1 | 0.3 | 内臓等を除き焼いたもの 廃棄部位：頭部、骨、ひれ等 |
| 0.8 | 0.02 | 0.03 | - | - | - | - | 5 | 0 | 1 | 5 | 4 | 6 | 6.7 | 1.5 | 0 | 0 | 0 | 0 | 0.12 | 0.32 | 3.1 | 0.21 | 1.8 | 8 | 0.67 | - | 1 | 0.3 | 廃棄部位：頭部、内臓、骨、ひれ等（五枚下ろし） |
| 1.2 | 0.03 | 0.06 | - | - | - | - | 6 | 0 | 1 | 2 | 2 | 6 | 9.2 | 2.1 | 0 | 0 | 0 | 1 | 0.17 | 0.44 | 5.0 | 0.15 | 3.0 | 14 | 1.25 | - | 1 | 0.5 | 五枚に下ろしたもの |
| 0.8 | 0.03 | 0.04 | - | - | - | - | 12 | 0 | 0 | 0 | 0 | 12 | 4.0 | 2.9 | 0 | 0 | 0 | Tr | 0.19 | 0.20 | 2.4 | 0.15 | 4.3 | 20 | 2.41 | - | 4 | 0.2 | 試料：あかがれい及びばばがれい 廃棄部位：頭部、内臓、骨、ひれ等 |
| 1.0 | 0.04 | 0.04 | - | - | - | - | 11 | 0 | 0 | 0 | 0 | 11 | 4.7 | 4.2 | 0 | 0 | 0 | Tr | 0.25 | 0.22 | 2.7 | 0.15 | 4.9 | 23 | 2.58 | - | 3 | 0.2 | 試料：あかがれい及びばばがれい 頭部、内臓等を除き水煮したもの 廃棄部位：骨、ひれ等 |
| 0.4 | 0.01 | 0.02 | - | - | - | - | 2 | 0 | 0 | 0 | 0 | 2 | 1.0 | 2.3 | 0 | 0 | 0 | 0 | 0.25 | 0.10 | 3.1 | 0.11 | 1.6 | 11 | 0.71 | - | 1 | 1.1 | 試料（原材料）：やなぎむしがれい及びむしがれい （生干しひと塩品） 廃棄部位：頭部、骨、ひれ等 |
| | | | | | | | | | | | | | | | | | | | | | | | | | | | | | |
| 0.4 | 0.03 | 0.02 | - | - | - | - | 2 | 0 | 0 | (0) | 0 | 2 | 43.0 | 0.6 | 0 | 0 | 0 | (0) | 0.02 | 0.07 | 3.0 | 0.45 | 1.3 | 6 | 0.17 | - | Tr | 0.3 | 廃棄部位：頭部、内臓、骨、皮、ひれ等（三枚下ろし） |
| | | | | | | | | | | | | | | | | | | | | | | | | | | | | | |
| 0.7 | 0.05 | 0.01 | 11 | 29 | 0 | 0 | 4 | - | - | (0) | - | 4 | 4.0 | 0.6 | 0 | 0 | 0 | (0) | 0.15 | 0.16 | 8.0 | 0.32 | 5.3 | 10 | 0.52 | 2.4 | Tr | 0.2 | 廃棄部位：頭部、内臓、骨、ひれ等（三枚下ろし） |
| | | | | | | | | | | | | | | | | | | | | | | | | | | | | | |
| 0.4 | 0.02 | 0.01 | 21 | 37 | 1 | - | 1 | 0 | 0 | (0) | 0 | 1 | 0.7 | 0.4 | 0 | 0 | 0 | - | 0.09 | 0.03 | 2.7 | 0.22 | 2.2 | 11 | 0.18 | 2.3 | 1 | 0.3 | 試料：しろぎす 廃棄部位：頭部、内臓、骨、ひれ等（三枚下ろし） |
| 0.5 | 0.03 | 0.08 | 22 | 33 | 0 | - | 2 | (0) | 14 | 0 | 14 | 3 | 0.6 | 3.2 | 0 | 6.4 | 0.1 | 18 | 0.09 | 0.06 | 2.4 | 0.15 | 2.0 | 9 | 0.30 | 2.2 | 1 | 0.3 | 頭部、内臓、骨、ひれ等を除いたもの 廃棄部位：尾 増加した脂質量、衣等の割合：第3章表17参照 |
| | | | | | | | | | | | | | | | | | | | | | | | | | | | | | 別名：きんきん、きんき |
| 0.4 | 0.11 | - | - | - | - | - | 65 | (0) | 0 | (0) | 0 | 65 | 4.0 | 2.4 | 0 | 0 | 0 | (0) | 0.03 | 0.07 | 0.8 | 0.04 | 1.0 | 2 | 0.20 | - | 2 | 0.2 | 廃棄部位：頭部、内臓、骨、ひれ等（三枚下ろし） |
| | | | | | | | | | | | | | | | | | | | | | | | | | | | | | |
| 1.9 | 0.10 | 0.03 | - | - | - | - | 0 | (0) | 0 | (0) | 0 | 0 | 10.0 | 0.3 | 0 | 0 | 0 | Tr | 0.02 | 0.25 | 6.2 | 0.44 | 8.3 | 8 | 0.87 | - | 3 | 0.4 | 廃棄部位：頭部、内臓、骨、ひれ等（三枚下ろし） |
| 0.7 | 0.19 | 0.41 | - | - | - | - | 0 | (0) | 0 | (0) | 0 | 0 | 24.0 | 0.4 | 0 | 0.1 | 0.1 | (0) | 0.02 | 0.64 | 13.4 | 0.26 | 24.4 | 36 | 1.36 | - | 1 | 6.6 | |
| | | | | | | | | | | | | | | | | | | | | | | | | | | | | | |
| 2.5 | 0.07 | 0.12 | - | - | - | - | 59 | 0 | 6 | (0) | 6 | 60 | 1.0 | 9.3 | 0 | 0 | 0 | (0) | 0.01 | 1.31 | 0.6 | 0.24 | 18.7 | 49 | 2.38 | - | 4 | 4.1 | |

10 魚介類

## 10 魚介類

| 食品番号 | 食品名 | 常用量 | 糖質量の目安(常用量あたり) | 炭水化物 利用可能炭水化物(単糖当量) | 食物繊維 水溶性 | 食物繊維 不溶性 | 食物繊維 総量 | 糖質量の目安(可食部100gあたり) | 廃棄率 % | エネルギー kcal | エネルギー kJ | 水分 | たんぱく質 | アミノ酸組成によるたんぱく質 | 脂質 | トリアシルグリセロール当量 | 脂肪酸 飽和 | 脂肪酸 一価不飽和 | 脂肪酸 多価不飽和 | コレステロール mg | 灰分 g | ナトリウム | カリウム | カルシウム | マグネシウム | リン | 鉄 |
|---|---|---|---|---|---|---|---|---|---|---|---|---|---|---|---|---|---|---|---|---|---|---|---|---|---|---|---|
| | **キングクリップ** | | | | | | | | | | | | | | | | | | | | | | | | | | |
| 10114 | 生 | - | - | Tr | - | (0) | (0) | (0) | 0.0 | 0 | 78 | 326 | 80.5 | 18.2 | (15.0) | 0.1 | 0.1 | 0.01 | 0.01 | 0.03 | 56 | 1.2 | 140 | 340 | 47 | 28 | 170 | 0.3 |
| | **ぎんだら** | | | | | | | | | | | | | | | | | | | | | | | | | | |
| 10115 | 生 | 1切れ 80g | 0.0 | Tr | - | (0) | (0) | (0) | 0.0 | 0 | 232 | 970 | 67.4 | 13.6 | 11.8 | 18.6 | 16.7 | 4.50 | 9.87 | 1.59 | 50 | 0.9 | 74 | 340 | 15 | 26 | 180 | 0.3 |
| 10401 | 水煮 | 1切れ 65g | 0.0 | 0 | - | (0) | (0) | (0) | 0.0 | 0 | 287 | 1199 | 61.2 | 14.9 | 14.3 | 23.8 | 21.6 | 5.89 | 12.69 | 2.08 | 59 | 0.8 | 63 | 280 | 15 | 25 | 150 | 0.3 |
| | **きんめだい** | | | | | | | | | | | | | | | | | | | | | | | | | | |
| 10116 | 生 | 1尾 420g | 0.4 | 0.1 | - | (0) | (0) | (0) | 0.1 | 60 | 160 | 669 | 72.1 | 17.8 | 14.2 | 9.0 | 7.9 | 2.15 | 3.80 | 1.60 | 60 | 1.0 | 59 | 330 | 31 | 73 | 490 | 0.3 |
| (10014) | くさや→(あじ類)・むろあじ | | | | | | | | | | | | | | | | | | | | | | | | | | |
| | **ぐち** | | | | | | | | | | | | | | | | | | | | | | | | | | |
| 10117 | 生 | 1尾 380g | 0.0 | Tr | - | (0) | (0) | (0) | 0.0 | 60 | 83 | 347 | 80.1 | 18.0 | 15.0 | 0.8 | 0.6 | 0.18 | 0.17 | 0.20 | 66 | 1.1 | 95 | 260 | 37 | 28 | 140 | 0.4 |
| 10118 | 焼き | 1尾 400g | 0.0 | Tr | - | (0) | (0) | (0) | 0.0 | 45 | 106 | 444 | 74.3 | 23.4 | (19.5) | 0.8 | 0.6 | 0.18 | 0.17 | 0.20 | 85 | 1.5 | 140 | 330 | 51 | 34 | 180 | 0.6 |
| | **こい** | | | | | | | | | | | | | | | | | | | | | | | | | | |
| 10119 | 養殖、生 | - | - | 0.2 | - | (0) | (0) | (0) | 0.2 | 50 | 171 | 715 | 71.0 | 17.7 | 14.4 | 10.2 | 8.9 | 2.03 | 4.67 | 1.85 | 86 | 0.9 | 49 | 340 | 9 | 22 | 180 | 0.5 |
| 10120 | 養殖、水煮 | - | - | 0.2 | - | (0) | (0) | (0) | 0.2 | 15 | 208 | 870 | 66.3 | 19.2 | (15.7) | 13.4 | 11.8 | 2.65 | 6.10 | 2.49 | 100 | 0.8 | 47 | 330 | 13 | 22 | 180 | 0.6 |
| 10121 | 養殖、内臓、生 | - | - | 1.3 | - | (0) | (0) | (0) | 1.3 | 0 | 287 | 1201 | 62.6 | 9.0 | - | 25.9 | 22.6 | 5.22 | 10.06 | 6.31 | 260 | 1.2 | 95 | 240 | 9 | 19 | 130 | 3.1 |
| | **(こち類)** | | | | | | | | | | | | | | | | | | | | | | | | | | |
| 10122 | まごち 生 | 1尾 230g | 0.2 | 0.2 | - | (0) | (0) | (0) | 0.2 | 55 | 100 | 418 | 75.4 | 22.5 | (18.6) | 0.5 | 0.3 | 0.10 | 0.08 | 0.14 | 57 | 1.4 | 110 | 450 | 51 | 33 | 260 | 0.2 |
| 10123 | めごち 生 | 1尾 75g | 0.0 | 0.1 | - | (0) | (0) | (0) | 0.1 | 60 | 75 | 314 | 81.1 | 17.5 | (14.5) | 0.1 | Tr | 0.02 | 0.01 | 0.02 | 52 | 1.2 | 160 | 280 | 40 | 30 | 160 | 0.2 |
| | **このしろ** | | | | | | | | | | | | | | | | | | | | | | | | | | |
| 10124 | 生 | 1尾 65g | 0.3 | 0.4 | - | (0) | (0) | (0) | 0.4 | 50 | 160 | 669 | 70.6 | 19.0 | 15.3 | 8.3 | 7.1 | 2.29 | 2.51 | 1.95 | 68 | 1.7 | 160 | 370 | 190 | 27 | 230 | 1.3 |
| 10125 | 甘酢漬 | - | - | 6.4 | - | (0) | (0) | (0) | 6.4 | 0 | 193 | 808 | 61.5 | 19.1 | (15.4) | 10.1 | 8.2 | 3.00 | 2.75 | 2.11 | 74 | 2.9 | 890 | 120 | 160 | 16 | 170 | 1.8 |
| | **(さけ・ます類)** | | | | | | | | | | | | | | | | | | | | | | | | | | |
| 10126 | からふとます 生 | 1切れ 80g | 0.1 | 0.1 | - | (0) | (0) | (0) | 0.1 | 0 | 154 | 644 | 70.1 | 21.7 | (17.9) | 6.6 | 5.1 | 1.23 | 2.12 | 1.58 | 58 | 1.5 | 64 | 400 | 13 | 29 | 260 | 0.4 |
| 10127 | からふとます 焼き | 1切れ 60g | 0.1 | 0.1 | - | (0) | (0) | (0) | 0.1 | 0 | 191 | 799 | 62.1 | 28.1 | (23.2) | 7.7 | 6.2 | 1.43 | 2.63 | 1.89 | 88 | 2.0 | 85 | 520 | 20 | 41 | 370 | 0.6 |
| 10128 | からふとます 塩ます | 1切れ 80g | 0.5 | 0.6 | - | (0) | (0) | (0) | 0.6 | 30 | 160 | 669 | 64.6 | 20.9 | (17.3) | 7.4 | 6.1 | 1.51 | 2.60 | 1.76 | 62 | 6.5 | 2300 | 310 | 27 | 34 | 250 | 0.4 |
| 10129 | からふとます 水煮缶詰 | 1缶 180g | 0.2 | 0.1 | - | (0) | (0) | (0) | 0.1 | 0 | 156 | 653 | 69.7 | 20.7 | (17.1) | 7.2 | 6.5 | 1.29 | 3.18 | 1.80 | 89 | 2.3 | 360 | 300 | 110 | 36 | 320 | 1.5 |
| 10130 | ぎんざけ 養殖、生 | 1切れ 55g | 0.2 | 0.3 | - | (0) | (0) | (0) | 0.3 | 0 | 204 | 854 | 66.0 | 19.6 | - | 12.8 | 9.0 | 2.23 | 3.50 | 2.92 | 60 | 1.3 | 48 | 350 | 12 | 25 | 290 | 0.3 |
| 10131 | ぎんざけ 養殖、焼き | 1切れ 45g | 0.2 | 0.4 | - | (0) | (0) | (0) | 0.4 | 0 | 257 | 1075 | 56.7 | 25.2 | - | 15.8 | 11.4 | 2.84 | 4.38 | 3.73 | 88 | 1.9 | 61 | 460 | 16 | 34 | 320 | 0.4 |

| 無機質 | | | | | | | ビタミン | | | | | | | | | | | | | | | | | 食塩相当量 | 備考 |
|---|---|---|---|---|---|---|---|---|---|---|---|---|---|---|---|---|---|---|---|---|---|---|---|---|---|
| 亜鉛 | 銅 | マンガン | ヨウ素 | セレン | クロム | モリブデン | A | | | | | D | E | | | | K | B₁ | B₂ | ナイアシン | B₆ | B₁₂ | 葉酸 | パントテン酸 | ビオチン | C | | |
| | | | | | | | レチノール | カロテン | | β-クリプトキサンチン | β-カロテン当量 | レチノール活性当量 | | トコフェロール | | | | | | | | | | | | | | |
| | | | | | | | | α | β | | | | | α | β | γ | δ | | | | | | | | | | | | |
| ←mg→ | | | ←μg→ | | | | ←μg→ | | | | | | | ←mg→ | | | | μg | ←mg→ | | | | ←μg→ | mg | μg | mg | g | | |
| 0.5 | 0.02 | 0.01 | - | - | - | - | 5 | (0) | (0) | (0) | (0) | 5 | Tr | 0.2 | 0 | 0 | 0 | (0) | 0.03 | 0.07 | 1.5 | 0.09 | 1.3 | 4 | 0.42 | - | 1 | 0.4 | 切り身 |
| 0.3 | 0.02 | 0 | - | - | - | - | 1500 | 0 | 0 | 0 | 0 | 1500 | 3.5 | 4.6 | 0 | 0 | 0 | 1 | 0.05 | 0.10 | 1.7 | 0.09 | 2.8 | 1 | 0.21 | - | Tr | 0.2 | 切り身 |
| 0.3 | 0.03 | 0 | - | - | - | - | 1800 | 0 | 0 | 0 | 0 | 1800 | 4.2 | 5.4 | 0 | 0 | 0 | 1 | 0.04 | 0.08 | 1.6 | 0.09 | 2.6 | 1 | 0.13 | - | 0 | 0.2 | 切り身 |
| 0.3 | 0.02 | 0.01 | - | - | - | - | 63 | 0 | 0 | (0) | 0 | 63 | 2.0 | 1.7 | 0 | 0 | 0 | (0) | 0.03 | 0.05 | 2.7 | 0.28 | 1.1 | 9 | 0.23 | - | 1 | 0.1 | 廃棄部位：頭部、内臓、骨、ひれ等（三枚下ろし） |
| 0.6 | 0.03 | 0.01 | - | - | - | - | 5 | (0) | (0) | (0) | (0) | 5 | 2.9 | 0.5 | 0 | 0 | 0 | 0 | 0.04 | 0.28 | 2.8 | 0.18 | 2.5 | 6 | 0.46 | - | Tr | 0.2 | 試料：しろぐち（別名：いしもち）<br>廃棄部位：頭部、内臓、骨、ひれ等（三枚下ろし） |
| 0.8 | 0.03 | 0.01 | - | - | - | - | 7 | (0) | (0) | (0) | (0) | 7 | 3.3 | 0.7 | 0 | 0 | 0 | 0 | 0.05 | 0.25 | 3.0 | 0.11 | 2.8 | 9 | 0.45 | - | Tr | 0.4 | 内臓等を除き焼いたもの<br>廃棄部位：頭部、骨、ひれ等 |
| 1.2 | 0.05 | 0.01 | - | - | - | - | 4 | 0 | 0 | (0) | 0 | 4 | 14.0 | 2.0 | Tr | Tr | 0 | (0) | 0.46 | 0.18 | 3.3 | 0.13 | 10.0 | 10 | 1.48 | - | Tr | 0.1 | 廃棄部位：頭部、内臓、骨、ひれ等（三枚下ろし） |
| 1.8 | 0.06 | 0.01 | - | - | - | - | 3 | 0 | 0 | (0) | 0 | 3 | 12.3 | 2.0 | 0 | 0 | 0 | (0) | 0.37 | 0.17 | 3.1 | 0.11 | 7.5 | 9 | 1.51 | - | 1 | 0.1 | 頭部、尾及び内臓等を除き水煮したもの<br>廃棄部位：骨、ひれ等 |
| 7.0 | 0.31 | 0.10 | - | - | - | - | 500 | (0) | Tr | (0) | (Tr) | 500 | 9.0 | 3.8 | Tr | 0.1 | 0 | 1 | 0.07 | 0.54 | 5.3 | 0.05 | 16.0 | 110 | 2.53 | - | 2 | 0.2 | 胆のうを除いたもの |
| 0.6 | 0.02 | 0.01 | - | - | - | - | 1 | 0 | 0 | (0) | 0 | 1 | 1.0 | 0.1 | 0 | 0 | 0 | (0) | 0.07 | 0.17 | 4.5 | 0.34 | 1.7 | 4 | 0.38 | - | 1 | 0.3 | 別名：こち、がらごち、ぜにごち、ほんごち<br>廃棄部位：頭部、内臓、骨、ひれ等（三枚下ろし） |
| 0.6 | 0.01 | 0.04 | - | - | - | - | 2 | 0 | 3 | (0) | 3 | 2 | 11.0 | 0 | 0 | 0 | 0 | (0) | 0.02 | 0.08 | 2.4 | 0.14 | 3.0 | 6 | 0.16 | - | Tr | 0.4 | 関東で流通するめごち（ネズミゴチ）とは別種<br>廃棄部位：頭部、内臓、骨、ひれ等（三枚下ろし） |
| 0.7 | 0.16 | - | 35 | 31 | 1 | 0 | Tr | (0) | (0) | (0) | (0) | (Tr) | 9.0 | 2.5 | 0 | 0 | 0 | Tr | 0.17 | 2.1 | 0.33 | 10.2 | 8 | 1.13 | 7.4 | 4 | 0.4 | 別名：こはだ（小型魚）、つなし<br>廃棄部位：頭部、内臓、骨、ひれ等（三枚下ろし） |
| 0.9 | 0.06 | 0.09 | - | - | - | - | Tr | (0) | (0) | (0) | (0) | (Tr) | 7.0 | 0.5 | 0 | 0 | 0 | Tr | 0.17 | 2.1 | 0.15 | 8.1 | 1 | 0.41 | - | (0) | 2.3 | |
| 0.6 | 0.07 | 0.01 | - | - | - | - | 13 | 0 | 0 | (0) | 0 | 13 | 22.0 | 0.7 | 0 | 0 | 0 | (0) | 0.25 | 0.18 | 8.0 | 0.49 | 4.6 | 16 | 1.30 | - | 1 | 0.2 | 別名：あおます<br>切り身 |
| 0.7 | 0.09 | 0.01 | - | - | - | - | 15 | 0 | 0 | (0) | 0 | 15 | 31.2 | 0.9 | 0 | 0 | 0 | (0) | 0.24 | 0.27 | 10.2 | 0.36 | 7.9 | 19 | 1.60 | - | 1 | 0.2 | 別名：あおます<br>切り身 |
| 0.5 | 0.06 | 0.01 | - | - | - | - | 19 | 0 | 0 | (0) | 0 | 19 | 20.0 | 0.4 | 0 | 0 | 0 | (0) | 0.21 | 0.17 | 6.8 | 0.48 | 2.1 | 10 | 1.07 | - | 1 | 5.8 | 別名：あおます<br>廃棄部位：頭部、骨、ひれ等 |
| 0.9 | 0.10 | 0.08 | - | - | - | - | Tr | (0) | (0) | (0) | (0) | (Tr) | 7.0 | 0.7 | 0 | 0 | 0 | (0) | 0.15 | 0.13 | 6.0 | 0.25 | 3.4 | 15 | 0.66 | - | (0) | 0.9 | 別名：あおます<br>液汁を除いたもの |
| 0.6 | 0.05 | 0.01 | 4 | 28 | 0 | 0 | 36 | - | - | - | - | Tr | 36 | 15.0 | 1.8 | Tr | Tr | Tr | 0.15 | 0.14 | 5.3 | 0.32 | 5.2 | 9 | 1.37 | 4.6 | 1 | 0.1 | 別名：ぎんます<br>切り身（魚体全体から調理する場合、廃棄率：35%、廃棄部位：頭部、内臓、骨、ひれ等） |
| 0.8 | 0.07 | 0.01 | - | - | - | - | 37 | - | - | - | - | Tr | 37 | 21.0 | 2.7 | Tr | Tr | (0) | 0.13 | 0.19 | 7.4 | 0.31 | 7.5 | 10 | 1.65 | - | 1 | 0.2 | 別名：ぎんます<br>切り身 |

10 魚介類

## 10 魚介類

| 食品番号 | 食品名 | 常用量 | 糖質量の目安（常用量あたり） | 炭水化物 | 利用可能炭水化物（単糖当量） | 食物繊維 水溶性 | 食物繊維 不溶性 | 食物繊維 総量 | 糖質量の目安（可食部100gあたり） | 廃棄率 | エネルギー kcal | エネルギー kJ | 水分 | たんぱく質 | アミノ酸組成によるたんぱく質 | 脂質 | トリアシルグリセロール当量 | 脂肪酸 飽和 | 脂肪酸 一価不飽和 | 脂肪酸 多価不飽和 | コレステロール | 灰分 | ナトリウム | カリウム | カルシウム | マグネシウム | リン | 鉄 |
|---|---|---|---|---|---|---|---|---|---|---|---|---|---|---|---|---|---|---|---|---|---|---|---|---|---|---|---|---|
| | | | (―g―) | | | | | | (―g―) | % | kcal | kJ | (―g―) | | | | | | | | mg | g | (―mg―) | | | | | |
| 10132 | さくらます 生 | 1切れ 80g | 0.1 | 0.1 | - | (0) | (0) | (0) | 0.1 | 0 | 161 | 674 | 69.8 | 20.9 | (17.3) | 7.7 | 6.2 | 1.60 | 2.42 | 1.89 | 54 | 1.5 | 53 | 390 | 15 | 28 | 260 | 0.4 |
| 10133 | さくらます 焼き | 1切れ 55g | 0.1 | 0.1 | - | (0) | (0) | (0) | 0.1 | 0 | 233 | 975 | 57.4 | 28.4 | (23.5) | 12.0 | 9.1 | 2.42 | 3.58 | 2.73 | 77 | 2.1 | 71 | 520 | 26 | 38 | 370 | 0.5 |
| 10134 | しろさけ 生 | 1切れ 80g | 0.1 | 0.1 | - | (0) | (0) | (0) | 0.1 | 0 | 133 | 556 | 72.3 | 22.3 | 18.3 | 4.1 | 3.4 | 0.66 | 1.64 | 0.91 | 59 | 1.2 | 66 | 350 | 14 | 28 | 240 | 0.5 |
| 10135 | しろさけ 水煮 | 1切れ 65g | 0.1 | 0.1 | - | (0) | (0) | (0) | 0.1 | 0 | 152 | 636 | 68.5 | 25.5 | (21.0) | 4.7 | 3.8 | 0.76 | 1.89 | 1.02 | 78 | 1.2 | 63 | 340 | 19 | 29 | 250 | 0.6 |
| 10136 | しろさけ 焼き | 1切れ 60g | 0.1 | 0.1 | - | (0) | (0) | (0) | 0.1 | 0 | 171 | 715 | 64.2 | 29.1 | (23.9) | 5.1 | 4.1 | 0.82 | 2.01 | 1.14 | 85 | 1.5 | 82 | 440 | 19 | 35 | 310 | 0.6 |
| 10137 | しろさけ 新巻き、生 | 1切れ 80g | 0.1 | 0.1 | - | (0) | (0) | (0) | 0.1 | 0 | 154 | 644 | 67.0 | 22.8 | (18.8) | 6.1 | 4.4 | 0.98 | 1.83 | 1.43 | 70 | 4.0 | 1200 | 380 | 28 | 29 | 230 | 1.0 |
| 10138 | しろさけ 新巻き、焼き | 1切れ 65g | 0.1 | 0.1 | - | (0) | (0) | (0) | 0.1 | 0 | 198 | 828 | 59.5 | 29.3 | (24.1) | 7.9 | 5.5 | 1.22 | 2.32 | 1.74 | 95 | 3.2 | 830 | 480 | 44 | 36 | 300 | 1.7 |
| 10139 | しろさけ 塩ざけ | 1切れ 80g | 0.1 | 0.1 | - | (0) | (0) | (0) | 0.1 | 0 | 199 | 833 | 63.6 | 22.4 | (18.4) | 11.1 | 10.0 | 2.56 | 4.41 | 2.58 | 64 | 2.8 | 720 | 320 | 16 | 30 | 270 | 0.3 |
| 10140 | しろさけ イクラ | 1食 30g | 0.1 | 0.2 | - | (0) | (0) | (0) | 0.2 | 0 | 272 | 1138 | 48.4 | 32.6 | - | 15.6 | 11.7 | 2.42 | 3.82 | 4.97 | 480 | 3.2 | 910 | 210 | 94 | 95 | 530 | 2.0 |
| 10141 | しろさけ すじこ | 1尾分 90g | 0.8 | 0.9 | - | (0) | (0) | (0) | 0.9 | 0 | 282 | 1180 | 45.7 | 30.5 | 26.3 | 17.4 | 13.5 | 2.72 | 4.02 | 6.17 | 510 | 5.5 | 1900 | 180 | 62 | 80 | 490 | 2.7 |
| 10142 | しろさけ めふん | 1瓶 110g | 0.4 | 0.4 | - | (0) | (0) | (0) | 0.4 | 0 | 77 | 322 | 65.4 | 16.9 | - | 0.9 | 0.5 | 0.18 | 0.13 | 0.18 | 300 | 16.4 | 5800 | 300 | 35 | 28 | 220 | 6.8 |
| 10143 | しろさけ 水煮缶詰 | 1缶 150g | 0.2 | 0.1 | - | (0) | (0) | (0) | 0.1 | 0 | 170 | 711 | 68.2 | 21.2 | (17.4) | 8.5 | 7.5 | 1.79 | 3.76 | 1.59 | 66 | 2.0 | 230 | 290 | 190 | 34 | 310 | 0.4 |
| 10144 | たいせいようさけ 養殖、生 | 1切れ 80g | 0.1 | 0.1 | - | (0) | (0) | (0) | 0.1 | 0 | 237 | 992 | 62.1 | 20.1 | (16.6) | 16.1 | 12.9 | 3.16 | 5.36 | 3.79 | 72 | 1.6 | 39 | 360 | 8 | 28 | 250 | 0.3 |
| 10145 | たいせいようさけ 養殖、焼き | 1切れ 60g | 0.1 | 0.1 | - | (0) | (0) | (0) | 0.1 | 0 | 295 | 1234 | 52.8 | 25.1 | (20.7) | 20.0 | 15.8 | 3.95 | 6.62 | 4.60 | 95 | 2.0 | 54 | 480 | 13 | 36 | 340 | 0.4 |
| 10146 | にじます 海面養殖、皮つき、生 | 1切れ 80g | 0.1 | 0.1 | - | (0) | (0) | (0) | 0.1 | 0 | 224 | 939 | 63.0 | 21.4 | 18.3 | 14.2 | 11.7 | 3.09 | 5.04 | 3.07 | 69 | 1.3 | 64 | 390 | 13 | 28 | 250 | 0.3 |
| 10402 | にじます 海面養殖、皮なし、刺身 | 10g | 0.0 | 0.2 | - | (0) | (0) | (0) | 0.2 | 0 | 189 | 791 | 67.5 | 20.5 | 17.4 | 10.8 | 10.1 | 1.65 | 4.67 | 3.31 | 52 | 1.2 | 50 | 420 | 8 | 29 | 250 | 0.3 |
| 10147 | にじます 海面養殖、皮つき、焼き | 1切れ 60g | 0.2 | 0.4 | - | (0) | (0) | (0) | 0.4 | 0 | 266 | 1111 | 55.3 | 27.2 | (23.3) | 15.9 | 13.3 | 3.58 | 5.75 | 3.38 | 98 | 1.8 | 68 | 490 | 22 | 55 | 350 | 0.3 |
| 10148 | にじます 淡水養殖、皮つき、生 | 1切れ 80g | 0.1 | 0.1 | - | (0) | (0) | (0) | 0.1 | 45 | 127 | 531 | 74.5 | 19.7 | 15.8 | 4.6 | 3.7 | 0.94 | 1.36 | 1.26 | 72 | 1.1 | 50 | 370 | 24 | 28 | 240 | 0.2 |
| 10149 | べにざけ 生 | 1切れ 80g | 0.1 | 0.1 | - | (0) | (0) | (0) | 0.1 | 0 | 138 | 577 | 71.4 | 22.5 | (18.6) | 4.5 | 3.7 | 0.81 | 1.75 | 1.03 | 51 | 1.5 | 57 | 380 | 10 | 31 | 260 | 0.4 |
| 10150 | べにざけ 焼き | 1切れ 60g | 0.1 | 0.1 | - | (0) | (0) | (0) | 0.1 | 0 | 177 | 741 | 63.4 | 28.5 | (23.6) | 6.0 | 4.9 | 1.06 | 2.29 | 1.30 | 76 | 2.0 | 72 | 490 | 16 | 39 | 340 | 0.5 |
| 10151 | べにざけ くん製 | - | | 0.1 | - | (0) | (0) | (0) | 0.1 | 0 | 161 | 674 | 64.0 | 25.7 | - | 5.5 | 4.4 | 0.97 | 2.04 | 1.23 | 50 | 4.7 | 1500 | 250 | 19 | 20 | 240 | 0.8 |
| 10152 | ますのすけ 生 | 1切れ 80g | 0.0 | Tr | - | (0) | (0) | (0) | 0.0 | 0 | 200 | 837 | 66.5 | 19.5 | (16.1) | 12.5 | 9.7 | 2.50 | 4.78 | 1.97 | 54 | 1.5 | 38 | 380 | 18 | 28 | 250 | 0.3 |
| 10153 | ますのすけ 焼き | 1切れ 60g | 0.0 | Tr | - | (0) | (0) | (0) | 0.0 | 0 | 269 | 1125 | 54.9 | 26.4 | (21.8) | 16.7 | 13.1 | 3.44 | 6.57 | 2.62 | 79 | 2.0 | 48 | 520 | 30 | 33 | 330 | 0.4 |
| | （さば類） | | | | | | | | | | | | | | | | | | | | | | | | | | | |
| 10154 | まさば 生 | 1切れ 80g | 0.2 | 0.3 | - | (0) | (0) | (0) | 0.3 | 50 | 247 | 1032 | 62.1 | 20.6 | 17.4 | 16.8 | 12.8 | 4.57 | 5.03 | 2.66 | 61 | 1.1 | 110 | 330 | 6 | 30 | 220 | 1.2 |
| 10155 | まさば 水煮 | 1切れ 65g | 0.2 | 0.3 | - | (0) | (0) | (0) | 0.3 | 0 | 309 | 1293 | 57.4 | 22.6 | (19.2) | 22.6 | 17.3 | 6.12 | 6.62 | 3.79 | 80 | 1.0 | 94 | 280 | 7 | 29 | 210 | 1.3 |
| 10156 | まさば 焼き | 1切れ 60g | 0.2 | 0.4 | - | (0) | (0) | (0) | 0.4 | 0 | 318 | 1332 | 54.1 | 25.2 | (21.4) | 22.4 | 17.1 | 5.87 | 6.68 | 3.84 | 79 | 1.3 | 120 | 370 | 10 | 34 | 280 | 1.6 |
| 10403 | まさば フライ | 1切れ 90g | 5.9 | 6.5 | 6.8 | - | - | - | 6.5 | 0 | 332 | 1391 | 47.2 | 20.0 | 16.3 | 25.1 | 21.9 | 4.68 | 10.11 | 6.17 | 70 | 1.1 | 130 | 310 | 14 | 30 | 210 | 1.3 |

| 無機質 | | | | | | | ビタミン | | | | | | | | | | | | | | | | | 食塩相当量 | 備考 |
|---|---|---|---|---|---|---|---|---|---|---|---|---|---|---|---|---|---|---|---|---|---|---|---|---|---|
| 亜鉛 | 銅 | マンガン | ヨウ素 | セレン | クロム | モリブデン | A | | | | | D | E | | | | K | $B_1$ | $B_2$ | ナイアシン | $B_6$ | $B_{12}$ | 葉酸 | パントテン酸 | ビオチン | C | | |
| | | | | | | | レチノール | カロテン | | β-クリプトキサンチン | β-カロテン当量 | レチノール活性当量 | | トコフェロール | | | | | | | | | | | | | | |
| | | | | | | | | α | β | | | | | α | β | γ | δ | | | | | | | | | | | | |
| (――mg――) | | | (―――μg―――) | | | | (―――――μg―――――) | | | | | | | (―――mg―――) | | | | μg | (―――mg―――) | | | | (―μg―) | mg | μg | mg | g | | |
| 0.5 | 0.06 | 0.01 | - | - | - | - | 63 | 0 | 0 | (0) | (0) | 63 | 10.0 | 2.3 | 0 | 0 | 0 | (0) | 0.11 | 0.14 | 8.8 | 0.52 | 7.6 | 21 | 0.97 | - | 1 | 0.1 | 別名：ます<br>切り身（魚体全体から調理する場合、廃棄率：30%、廃棄部位：頭部、内臓、骨、ひれ等） |
| 0.7 | 0.08 | 0.01 | - | - | - | - | 55 | 0 | 0 | (0) | (0) | 55 | 15.4 | 3.3 | 0 | 0 | 0 | (0) | 0.12 | 0.23 | 10.3 | 0.32 | 9.2 | 26 | 1.28 | - | 1 | 0.2 | 別名：ます<br>切り身 |
| 0.5 | 0.07 | 0.01 | 5 | 31 | 1 | 0 | 11 | 0 | 0 | (0) | (0) | 11 | 32.0 | 1.2 | 0 | Tr | 0 | (0) | 0.15 | 0.21 | 6.7 | 0.64 | 5.9 | 20 | 1.27 | 9.0 | 1 | 0.2 | 別名：さけ（標準和名）、あきさけ、あきあじ<br>切り身（魚体全体から調理する場合、廃棄率：40%、廃棄部位：頭部、内臓、骨、ひれ等） |
| 0.6 | 0.08 | 0.01 | 6 | 34 | 2 | 0 | 13 | 0 | 0 | (0) | (0) | 13 | 34.3 | 1.1 | 0 | Tr | 0 | (0) | 0.15 | 0.23 | 6.6 | 0.51 | 5.3 | 15 | 1.21 | 10.3 | Tr | 0.2 | 別名：さけ（標準和名）、あきさけ、あきあじ<br>切り身 |
| 0.7 | 0.08 | 0.01 | 5 | 41 | 3 | 0 | 14 | 0 | 0 | (0) | (0) | 14 | 39.4 | 1.4 | 0 | Tr | 0 | (0) | 0.17 | 0.26 | 8.7 | 0.57 | 6.0 | 24 | 1.67 | 12.3 | 1 | 0.2 | 別名：さけ（標準和名）、あきさけ、あきあじ<br>切り身 |
| 0.4 | 0.07 | 0.02 | - | - | - | - | Tr | (0) | (0) | (0) | (0) | (Tr) | 21.0 | 0.7 | 0 | 0 | 0 | (0) | 0.18 | 0.20 | 6.2 | 0.56 | 6.0 | 24 | 1.45 | - | 1 | 3.0 | 別名：さけ（標準和名）、あきさけ、あきあじ<br>切り身（魚体全体から調理する場合、廃棄率：30%、廃棄部位：頭部、骨、ひれ等） |
| 0.6 | 0.08 | 0.03 | - | - | - | - | Tr | (0) | (0) | (0) | (0) | (Tr) | 25.3 | 1.0 | 0 | 0 | 0 | (0) | 0.22 | 0.24 | 7.7 | 0.52 | 6.3 | 40 | 1.80 | - | 1 | 2.1 | 別名：さけ（標準和名）、あきさけ、あきあじ<br>切り身 |
| 0.4 | 0.05 | 0.01 | - | - | - | - | 24 | 0 | 0 | (0) | (0) | 24 | 23.0 | 0.4 | 0 | 0 | 0 | (0) | 0.14 | 0.15 | 7.1 | 0.58 | 6.9 | 11 | 0.95 | - | 1 | 1.8 | 別名：さけ（標準和名）、あきさけ、あきあじ<br>切り身（魚体全体から調理する場合、廃棄率：20%、廃棄部位：頭部、骨、ひれ等） |
| 2.1 | 0.76 | 0.06 | - | - | - | - | 330 | 0 | 0 | (0) | (0) | 330 | 44.0 | 9.1 | 0 | 0 | 0 | (0) | 0.42 | 0.55 | 0.1 | 0.06 | 47.3 | 100 | 2.36 | - | 6 | 2.3 | 別名：さけ（標準和名）、あきさけ、あきあじ<br>卵巣を塩蔵したもの |
| 2.2 | 0.73 | 0.07 | - | - | - | - | 670 | 0 | 0 | 0 | 0 | 670 | 47.0 | 10.6 | 0 | Tr | 0 | Tr | 0.42 | 0.61 | 0.4 | 0.23 | 53.9 | 160 | 2.40 | - | 9 | 4.8 | 別名：さけ（標準和名）、あきさけ、あきあじ<br>卵巣を塩蔵したもの |
| 1.5 | 0.13 | 0.03 | - | - | - | - | 250 | 0 | 0 | 0 | 0 | 250 | 20.0 | 0.4 | 0 | 0 | 0 | 1 | Tr | 6.38 | 2.7 | 0.07 | 327.6 | 60 | 0.91 | - | (0) | 14.7 | 別名：さけ（標準和名）、あきさけ、あきあじ<br>腎臓を塩辛にしたもの |
| 0.8 | 0.07 | 0.03 | - | - | - | - | Tr | (0) | (0) | (0) | (0) | (Tr) | 8.0 | 0.6 | 0 | 0 | 0 | (0) | 0.15 | 0.12 | 7.0 | 0.10 | 6.0 | 10 | 0.41 | - | (0) | 0.6 | 別名：さけ（標準和名）、あきさけ、あきあじ<br>液汁を除いたもの |
| 0.4 | 0.05 | 0.01 | - | - | - | - | 17 | 0 | 0 | 0 | 0 | 17 | 10.0 | 3.4 | 0 | 0 | 0 | (0) | 0.22 | 0.09 | 7.4 | 0.46 | 8.9 | 8 | 1.73 | - | 1 | 0.1 | 別名：アトランティックサーモン<br>切り身 |
| 0.5 | 0.05 | 0.01 | - | - | - | - | 22 | 0 | 0 | 0 | 0 | 22 | 10.7 | 4.2 | 0 | 0 | 0 | (0) | 0.21 | 0.12 | 8.1 | 0.39 | 3.6 | 9 | 2.14 | - | 2 | 0.1 | 別名：アトランティックサーモン<br>切り身 |
| 0.5 | 0.04 | 0.01 | 4 | 22 | 0 | (0) | 57 | 0 | 0 | (0) | (0) | 57 | 10.6 | 5.5 | 0 | 1.1 | 0 | - | 0.17 | 0.10 | 6.8 | 0.45 | 5.2 | 12 | 1.78 | 5.4 | 2 | 0.2 | 別名：スチールヘッドトラウト、サーモントラウト<br>切り身 |
| 0.4 | 0.04 | 0.01 | 3 | 21 | 0 | (0) | 27 | 0 | 0 | (0) | (0) | 27 | 7.0 | 3.8 | 0 | 0.9 | 0 | - | 0.21 | 0.12 | 6.7 | 0.59 | 3.8 | 9 | 1.74 | 5.5 | 3 | 0.1 | 別名：スチールヘッドトラウト、サーモントラウト |
| 0.6 | 0.05 | 0.01 | - | - | - | (0) | 74 | 0 | 0 | (0) | (0) | 74 | 11.6 | 5.9 | 0 | 0 | 0 | (0) | 0.20 | 0.15 | 7.0 | 0.30 | 2.8 | 15 | 2.68 | - | 5 | 0.2 | 別名：スチールヘッドトラウト、サーモントラウト |
| 0.6 | 0.04 | 0.01 | - | - | - | - | 17 | 0 | 0 | 0 | 0 | 17 | 12.0 | 1.2 | Tr | 0 | 0 | (0) | 0.21 | 0.10 | 4.0 | 0.36 | 6.0 | 13 | 1.63 | - | 2 | 0.1 | 廃棄部位：頭部、内臓、骨、ひれ等（三枚下ろし） |
| 0.5 | 0.07 | 0.01 | - | - | - | - | 27 | 0 | 0 | 0 | 0 | 27 | 33.0 | 1.3 | 0 | 0 | 0 | (0) | 0.26 | 0.15 | 6.0 | 0.41 | 9.4 | 13 | 1.23 | - | Tr | 0.1 | 切り身 |
| 0.7 | 0.08 | 0.01 | - | - | - | - | 35 | 0 | 0 | 0 | 0 | 35 | 38.4 | 1.8 | 0 | 0 | 0 | (0) | 0.27 | 0.22 | 7.2 | 0.39 | 3.8 | 15 | 1.49 | - | 2 | 0.2 | 切り身 |
| 0.5 | 0.07 | 0.01 | - | - | - | - | 43 | - | - | - | - | 43 | 28.0 | 1.2 | 0 | 0 | 0 | (0) | 0.23 | 0.23 | 8.5 | 0.52 | 8.0 | 10 | 1.50 | - | (0) | 3.8 | 切り身<br>皮の割合：10% |
| 0.4 | 0.06 | 0.01 | - | - | - | - | 160 | 0 | 0 | 0 | 0 | 160 | 16.0 | 3.3 | 0 | 0 | 0 | (0) | 0.13 | 0.12 | 7.7 | 0.43 | 3.4 | 12 | 1.38 | - | 1 | 0.1 | 別名：キングサーモン<br>切り身 |
| 0.6 | 0.05 | 0.01 | - | - | - | - | 200 | 0 | 0 | 0 | 0 | 200 | 16.7 | 3.8 | 0 | 0 | 0 | (0) | 0.14 | 0.20 | 8.1 | 0.36 | 4.1 | 15 | 1.77 | - | Tr | 0.1 | 別名：キングサーモン<br>切り身 |
| 1.1 | 0.12 | 0.01 | 21 | 70 | 2 | 0 | 37 | 0 | 1 | 0 | 1 | 37 | 5.1 | 1.3 | 0 | 0 | 0 | 2 | 0.21 | 0.31 | 11.7 | 0.59 | 12.9 | 11 | 0.66 | 4.9 | 1 | 0.3 | 別名：さば<br>廃棄部位：頭部、内臓、骨、ひれ等（三枚下ろし） |
| 1.1 | 0.14 | 0.01 | 23 | 66 | 6 | 0 | 31 | 0 | 0 | 0 | 0 | 31 | 4.3 | 2.0 | 0 | 0 | 0 | - | 0.25 | 0.30 | 11.0 | 0.48 | 19.0 | 13 | 0.75 | 8.5 | Tr | 0.2 | 別名：さば<br>切り身 |
| 1.4 | 0.16 | 0.01 | 24 | 21 | 6 | 1 | 34 | 0 | 0 | 0 | 0 | 34 | 4.9 | 2.1 | 0 | 0 | 0 | 4 | 0.30 | 0.37 | 13.4 | 0.54 | 21.9 | 13 | 0.79 | 8.2 | 0 | 0.3 | 別名：さば |
| 1.1 | 0.13 | 0.08 | - | - | - | - | 42 | 0 | 1 | 1 | 1 | 42 | 3.5 | 3.2 | 0 | 3.7 | 0.1 | 19 | 0.20 | 0.30 | 9.9 | 0.33 | 10.6 | 16 | 0.70 | - | 0 | 0.3 | 別名：さば<br>切り身 |

## 10 魚介類

| 食品番号 | 食品名 | 常用量 (単位) | 糖質量の目安(常用量あたり) (g) | 炭水化物 利用可能炭水化物(単糖当量) (g) | 食物繊維 水溶性 (g) | 食物繊維 不溶性 (g) | 食物繊維 総量 (g) | 糖質量の目安(可食部100gあたり) (g) | 廃棄率 (%) | エネルギー (kcal) | エネルギー (kJ) | 水分 (g) | たんぱく質 (g) | アミノ酸組成によるたんぱく質 (g) | 脂質 (g) | トリアシルグリセロール当量 (g) | 脂肪酸 飽和 (g) | 脂肪酸 一価不飽和 (g) | 脂肪酸 多価不飽和 (g) | コレステロール (mg) | 灰分 (g) | ナトリウム (mg) | カリウム (mg) | カルシウム (mg) | マグネシウム (mg) | リン (mg) | 鉄 (mg) |
|---|---|---|---|---|---|---|---|---|---|---|---|---|---|---|---|---|---|---|---|---|---|---|---|---|---|---|---|
| 10157 | まさば さば節 | - | - | Tr | - | (0) | (0) | (0) | 0.0 | 0 | 360 | 1506 | 14.6 | 73.9 | (62.7) | 5.1 | 2.8 | 1.02 | 0.77 | 0.90 | 300 | 6.4 | 370 | 1100 | 860 | 140 | 1200 | 7.2 |
| 10404 | ごまさば 生 | 1切れ 80g | 0.2 | 0.3 | - | (0) | (0) | (0) | 0.3 | 50 | 146 | 611 | 70.7 | 23.0 | 19.5 | 5.1 | 3.7 | 1.20 | 0.87 | 1.48 | 59 | 1.3 | 66 | 420 | 12 | 33 | 260 | 1.6 |
| 10405 | ごまさば 水煮 | 1切れ 70g | 0.1 | 0.2 | - | (0) | (0) | (0) | 0.2 | 0 | 155 | 648 | 68.8 | 24.8 | 20.4 | 5.2 | 3.8 | 1.23 | 0.89 | 1.48 | 62 | 1.2 | 56 | 350 | 13 | 31 | 240 | 1.8 |
| 10406 | ごまさば 焼き | 1切れ 60g | 0.2 | 0.3 | - | (0) | (0) | (0) | 0.3 | 0 | 195 | 815 | 60.8 | 31.1 | 24.9 | 6.6 | 4.7 | 1.55 | 1.11 | 1.87 | 74 | 1.6 | 88 | 540 | 19 | 46 | 350 | 2.2 |
| 10158 | たいせいようさば 生 | 1切れ 80g | 0.3 | 0.4 | - | (0) | (0) | (0) | 0.4 | 35 | 326 | 1364 | 54.5 | 17.2 | (14.2) | 26.8 | 22.3 | 4.31 | 10.29 | 6.76 | 68 | 1.1 | 99 | 320 | 7 | 28 | 210 | 0.9 |
| 10159 | たいせいようさば 水煮 | 1切れ 70g | 0.3 | 0.4 | - | (0) | (0) | (0) | 0.4 | 0 | 348 | 1456 | 51.4 | 18.6 | (15.4) | 28.5 | 23.5 | 4.55 | 10.56 | 7.38 | 78 | 1.1 | 96 | 280 | 9 | 27 | 210 | 1.0 |
| 10160 | たいせいようさば 焼き | 1切れ 60g | 0.3 | 0.5 | - | (0) | (0) | (0) | 0.5 | 0 | 370 | 1548 | 47.0 | 21.8 | (18.0) | 29.3 | 23.8 | 4.59 | 10.78 | 7.42 | 80 | 1.4 | 120 | 390 | 12 | 33 | 260 | 1.2 |
| 10161 | 加工品 塩さば | 1切れ 80g | 0.1 | 0.1 | - | (0) | (0) | (0) | 0.1 | 0 | 291 | 1218 | 52.1 | 26.2 | (21.7) | 19.1 | 15.5 | 3.93 | 6.51 | 4.41 | 59 | 2.5 | 720 | 300 | 27 | 35 | 200 | 2.0 |
| 10162 | 加工品 開き干し | 1尾 190g | 0.4 | 0.2 | - | (0) | (0) | (0) | 0.2 | 25 | 348 | 1456 | 50.1 | 18.7 | (15.5) | 28.5 | 25.4 | 6.89 | 10.01 | 7.42 | 65 | 2.5 | 680 | 300 | 25 | 25 | 200 | 2.0 |
| 10163 | 加工品 しめさば | 30g | 0.5 | 1.7 | - | (0) | (0) | (0) | 1.7 | 0 | 339 | 1418 | 50.6 | 18.6 | (15.4) | 26.9 | 22.5 | 5.92 | 8.56 | 7.05 | 65 | 2.2 | 640 | 200 | 9 | 24 | 160 | 1.1 |
| 10164 | 缶詰 水煮 | 1缶 190g | 0.4 | 0.2 | - | (0) | (0) | (0) | 0.2 | 0 | 190 | 795 | 66.0 | 20.9 | (17.3) | 10.7 | 9.3 | 2.42 | 3.47 | 3.03 | 84 | 2.2 | 340 | 260 | 260 | 31 | 190 | 1.6 |
| 10165 | 缶詰 みそ煮 | 1缶 200g | 13.2 | 6.6 | - | (0) | (0) | (0) | 6.6 | 0 | 217 | 908 | 61.0 | 16.3 | - | 13.9 | 12.5 | 3.70 | 4.41 | 3.88 | 70 | 2.2 | 430 | 250 | 210 | 29 | 250 | 2.0 |
| 10166 | 缶詰 味付け | 1缶 200g | 8.0 | 4.0 | - | (0) | (0) | (0) | 4.0 | 0 | 215 | 900 | 59.6 | 21.4 | - | 12.6 | 11.2 | 3.35 | 3.87 | 3.53 | 95 | 2.4 | 530 | 260 | 180 | 35 | 300 | 2.0 |
| | (さめ類) | | | | | | | | | | | | | | | | | | | | | | | | | | |
| 10167 | あぶらつのざめ 生 | 1切れ 200g | 0.0 | Tr | - | (0) | (0) | (0) | 0.0 | 0 | 159 | 665 | 72.4 | 16.8 | - | 9.4 | 6.6 | 1.72 | 2.88 | 1.76 | 50 | 1.4 | 100 | 450 | 6 | 19 | 200 | 1.0 |
| 10168 | よしきりざめ 生 | - | - | Tr | - | (0) | (0) | (0) | 0.0 | 0 | 85 | 356 | 79.2 | 18.9 | 9.2 | 0.6 | 0.2 | 0.07 | 0.05 | 0.10 | 54 | 1.3 | 210 | 290 | 5 | 19 | 150 | 0.4 |
| 10169 | ふかひれ | 1人分 5g | 0.0 | Tr | - | (0) | (0) | (0) | 0.0 | 0 | 342 | 1431 | 13.0 | 83.9 | - | 1.6 | 0.5 | 0.17 | 0.12 | 0.16 | 250 | 1.0 | 180 | 3 | 65 | 94 | 36 | 1.2 |
| | さより | | | | | | | | | | | | | | | | | | | | | | | | | | |
| 10170 | 生 | 1尾 20g | 0.0 | Tr | - | (0) | (0) | (0) | 0.0 | 40 | 95 | 397 | 77.9 | 19.6 | (16.2) | 1.3 | 0.9 | 0.26 | 0.21 | 0.42 | 100 | 1.2 | 190 | 290 | 41 | 37 | 190 | 0.3 |
| | さわら | | | | | | | | | | | | | | | | | | | | | | | | | | |
| 10171 | 生 | 1切れ 90g | 0.1 | 0.1 | - | (0) | (0) | (0) | 0.1 | 0 | 177 | 741 | 68.6 | 20.1 | 17.6 | 9.7 | 8.4 | 2.51 | 3.45 | 2.05 | 60 | 1.5 | 65 | 490 | 13 | 32 | 220 | 0.8 |
| 10172 | 焼き | 1切れ 70g | 0.1 | 0.1 | - | (0) | (0) | (0) | 0.1 | 0 | 202 | 845 | 63.8 | 23.6 | (20.7) | 10.8 | 9.2 | 2.75 | 3.85 | 2.22 | 87 | 1.7 | 90 | 610 | 22 | 36 | 310 | 0.9 |
| | さんま | | | | | | | | | | | | | | | | | | | | | | | | | | |
| 10173 | 皮つき、生 | 1尾 100g | 0.1 | 0.1 | - | (0) | (0) | (0) | 0.1 | 35 | 297 | 1241 | 57.7 | 17.6 | 15.6 | 23.6 | 19.2 | 4.06 | 10.01 | 4.39 | 65 | 0.9 | 130 | 190 | 26 | 26 | 170 | 1.3 |
| 10407 | 皮なし、刺身 | 1切れ 10g | 0.0 | 0.2 | - | (0) | (0) | (0) | 0.2 | 0 | 335 | 1403 | 54.5 | 16.9 | 15.2 | 28.0 | 24.9 | 5.42 | 10.79 | 7.70 | 54 | 0.8 | 120 | 200 | 15 | 25 | 160 | 1.3 |
| 10174 | 皮つき、焼き | 1尾 75g | 0.2 | 0.2 | - | (0) | (0) | (0) | 0.2 | 35 | 270 | 1131 | 55.1 | 23.9 | (21.3) | 17.9 | 14.1 | 3.00 | 7.53 | 3.00 | 72 | 1.2 | 130 | 260 | 37 | 30 | 220 | 1.7 |
| 10175 | 開き干し | 1尾 120g | 0.1 | 0.1 | - | (0) | (0) | (0) | 0.1 | 30 | 261 | 1092 | 59.7 | 19.3 | (17.2) | 19.0 | 15.8 | 3.49 | 7.66 | 3.94 | 80 | 1.9 | 500 | 260 | 60 | 28 | 140 | 1.1 |

| 無機質 | | | | | | | ビタミン | | | | | | | | | | | | | | | | | 食塩相当量 | 備考 |
|---|---|---|---|---|---|---|---|---|---|---|---|---|---|---|---|---|---|---|---|---|---|---|---|---|---|
| 亜鉛 | 銅 | マンガン | ヨウ素 | セレン | クロム | モリブデン | A | | | | | D | E | | | | K | B₁ | B₂ | ナイアシン | B₆ | B₁₂ | 葉酸 | パントテン酸 | ビオチン | C | | |
| | | | | | | | レチノール | カロテン | | β-クリプトキサンチン | β-カロテン当量 | レチノール活性当量 | | トコフェロール | | | | | | | | | | | | | | |
| | | | | | | | | α | β | | | | | α | β | γ | δ | | | | | | | | | | | |
| ←mg→ | | | ←µg→ | | | | ←µg→ | | | | | | | ←mg→ | | | | µg | ←mg→ | | | | ←µg→ | mg | µg | mg | g | |
| 8.4 | 0.43 | 0.05 | - | - | - | - | Tr | (0) | (0) | (0) | (0) | (Tr) | 12.0 | 0.9 | 0 | 0 | 0 | (0) | 0.25 | 0.85 | 15.0 | 0.68 | 6.0 | 30 | 1.55 | - | (0) | 0.9 | |
| 1.1 | 0.13 | 0.01 | - | - | - | - | 8 | 0 | 0 | 0 | 0 | 8 | 4.3 | 1.2 | 0 | 0 | 0 | 4 | 0.17 | 0.28 | 14.6 | 0.65 | 12.6 | 10 | 0.72 | - | Tr | 0.2 | 廃棄部位：頭部、内臓、骨、ひれ等（三枚下ろし） |
| 1.2 | 0.15 | 0.01 | - | - | - | - | 8 | 0 | Tr | Tr | Tr | 8 | 4.9 | 1.1 | 0 | 0 | 0 | 4 | 0.15 | 0.28 | 12.8 | 0.51 | 13.9 | 12 | 0.76 | - | 0 | 0.1 | 切り身 |
| 1.4 | 0.14 | 0.01 | - | - | - | - | 11 | 0 | Tr | 0 | Tr | 11 | 5.7 | 1.7 | 0 | 0 | 0 | 5 | 0.21 | 0.36 | 18.5 | 0.55 | 16.7 | 18 | 1.01 | - | 0 | 0.2 | 切り身 |
| 0.9 | 0.06 | 0.01 | - | - | - | - | 44 | 0 | 0 | 0 | 0 | 44 | 10.0 | 0.7 | 0 | 0 | 0 | (0) | 0.14 | 0.35 | 6.5 | 0.35 | 8.1 | 12 | 0.72 | - | 1 | 0.3 | 別名：ノルウェーさば 廃棄部位：頭部、内臓、骨、ひれ等（三枚下ろし） |
| 1.0 | 0.07 | 0.01 | - | - | - | - | 42 | 0 | 0 | 0 | 0 | 42 | 6.6 | 0.6 | 0 | 0 | 0 | (0) | 0.19 | 0.34 | 5.3 | 0.28 | 12.1 | 13 | 0.72 | - | Tr | 0.2 | 別名：ノルウェーさば 切り身 |
| 1.1 | 0.09 | 0.01 | - | - | - | - | 63 | 0 | 0 | 0 | 0 | 63 | 10.5 | 0.8 | 0 | 0 | 0 | (0) | 0.22 | 0.38 | 7.6 | 0.33 | 8.8 | 16 | 0.93 | - | Tr | 0.3 | 別名：ノルウェーさば 切り身 |
| 0.6 | 0.07 | 0.02 | - | - | - | - | 9 | (0) | (0) | (0) | (0) | 9 | 11.0 | 0.5 | 0 | 0 | 0 | (0) | 0.16 | 0.59 | 12.0 | 0.41 | 7.1 | 10 | 0.59 | - | (0) | 1.8 | 切り身 |
| 1.0 | 0.09 | - | - | - | - | - | 9 | 0 | 0 | 0 | 0 | 9 | 12.0 | 2.4 | 0 | 0 | 0 | (0) | 0.13 | 0.59 | 8.5 | 0.42 | 10.6 | 11 | 0.63 | - | 0 | 1.7 | 廃棄部位：頭部、骨、ひれ等 |
| 0.4 | 0.18 | 0.01 | - | - | - | - | 14 | 0 | 0 | 0 | 0 | 14 | 8.0 | 0.5 | 0 | 0 | 0 | (0) | 0.13 | 0.28 | 7.7 | 0.36 | 11.4 | 4 | 0.71 | - | Tr | 1.6 | |
| 1.7 | 0.14 | 0.02 | - | - | - | - | Tr | (0) | (0) | (0) | (0) | (Tr) | 11.0 | 3.2 | 0 | 0 | 0 | (0) | 0.15 | 0.40 | 8.0 | 0.36 | 12.0 | 12 | 0.55 | - | (0) | 0.9 | 液汁を除いたもの |
| 1.2 | 0.14 | 0.09 | - | - | - | - | 42 | (0) | (0) | (0) | (0) | 42 | 5.0 | 1.9 | Tr | 0.3 | 0.2 | (0) | 0.04 | 0.37 | 5.9 | 0.30 | 9.6 | 21 | 0.50 | - | 0 | 1.1 | 液汁を含んだもの |
| 1.3 | 0.16 | 0.09 | - | - | - | - | 31 | 0 | 0 | 0 | 0 | 31 | 5.0 | 2.4 | 0 | 0 | 0 | (0) | 0.03 | 0.27 | 7.4 | 0.33 | 10.5 | 24 | 0.52 | - | 0 | 1.3 | 液汁を除いたもの |
| 0.3 | 0.04 | 0.01 | - | - | - | - | 210 | - | - | - | (0) | 210 | 1.0 | 2.2 | 0 | 0 | 0 | (0) | 0.04 | 0.08 | 1.0 | 0.33 | 1.7 | 2 | 0.73 | - | Tr | 0.3 | 別名：ふか、あぶらざめ 切り身 |
| 0.5 | 0.06 | - | - | - | - | - | 9 | - | - | - | (0) | 9 | 0 | 0.9 | 0 | 0 | 0 | (0) | 0.11 | 0.11 | 0.9 | 0.24 | 0.3 | 4 | 0.49 | - | Tr | 0.5 | 別名：ふか 切り身 |
| 3.1 | 0.06 | 0.09 | - | - | - | - | (0) | - | - | - | (0) | (0) | 1.0 | 0.4 | 0 | 0 | 0 | (0) | Tr | Tr | 0.5 | 0.02 | 0.9 | 23 | 0.24 | - | (0) | 0.5 | 別名：さめひれ、きんし |
| 1.9 | 0.03 | 0.02 | - | - | - | - | Tr | (0) | (0) | (0) | (0) | (Tr) | 3.0 | 0.9 | 0 | 0 | 0 | (0) | Tr | 0.12 | 5.2 | 0.33 | 5.5 | 10 | 0.44 | - | 2 | 0.5 | 廃棄部位：頭部、内臓、骨、ひれ等（三枚下ろし） |
| 1.0 | 0.03 | 0.01 | - | - | - | - | 12 | (0) | (0) | (0) | (0) | 12 | 7.0 | 0.3 | 0 | 0 | 0 | (0) | 0.09 | 0.35 | 9.5 | 0.40 | 5.3 | 8 | 1.16 | - | Tr | 0.2 | 切り身（魚体全体から調理する場合、廃棄率：30％、廃棄部位：頭部、内臓、骨、ひれ等） |
| 1.1 | 0.05 | 0.01 | - | - | - | - | 16 | (0) | (0) | (0) | (0) | 16 | 12.1 | 1.1 | 0 | 0 | 0 | (0) | 0.09 | 0.34 | 11.5 | 0.29 | 5.3 | 8 | 1.12 | - | Tr | 0.2 | 切り身 |
| 0.8 | 0.12 | 0.02 | 21 | 30 | 2 | 1 | 16 | 0 | 0 | 0 | 0 | 16 | 14.9 | 1.7 | 0 | 0 | 0 | 1 | 0.01 | 0.27 | 7.1 | 0.51 | 15.4 | 14 | 0.70 | 7.1 | Tr | 0.3 | 別名：さいら 廃棄部位：頭部、内臓、骨、ひれ等（三枚下ろし） |
| 0.6 | 0.13 | 0.01 | 30 | 25 | Tr | - | 26 | (0) | (0) | (0) | (0) | 26 | 11.2 | 2.6 | 0 | 0 | 0 | - | 0 | 0.32 | 7.9 | 0.58 | 15.2 | 12 | 0.57 | 8.4 | 1 | 0.3 | 別名：さいら |
| 0.9 | 0.15 | 0.03 | 25 | 45 | 1 | 1 | 11 | 0 | 0 | 0 | 0 | 11 | 13.0 | 1.0 | 0 | 0 | 0 | Tr | Tr | 0.30 | 9.8 | 0.42 | 16.3 | 17 | 0.93 | 9.4 | 0 | 0.3 | 別名：さいら 魚体全体を焼いたもの 廃棄部位：頭部、内臓、骨、ひれ等 |
| 0.7 | 0.12 | 0.02 | - | - | - | - | 25 | - | - | - | 0 | 25 | 14.0 | 1.5 | 0 | 0 | 0 | (0) | Tr | 0.30 | 4.0 | 0.54 | 10.0 | 10 | 0.84 | - | (0) | 1.3 | 別名：さいら 廃棄部位：頭部、骨、ひれ等 |

10 魚介類

## 10 魚介類

| 食品番号 | 食品名 | 常用量 | 糖質量の目安(常用量あたり) | 炭水化物 | 利用可能炭水化物(単糖当量) | 食物繊維 水溶性 | 食物繊維 不溶性 | 食物繊維 総量 | 糖質量の目安(可食部100gあたり) | 廃棄率 | エネルギー kcal | エネルギー kJ | 水分 | たんぱく質 | アミノ酸組成によるたんぱく質 | 脂質 | トリアシルグリセロール当量 | 脂肪酸 飽和 | 脂肪酸 一価不飽和 | 脂肪酸 多価不飽和 | コレステロール mg | 灰分 g | 無機質 ナトリウム | 無機質 カリウム | 無機質 カルシウム | 無機質 マグネシウム | 無機質 リン | 無機質 鉄 |
|---|---|---|---|---|---|---|---|---|---|---|---|---|---|---|---|---|---|---|---|---|---|---|---|---|---|---|---|---|
| | | | (単位) | ←――g――→ | | | | | | % | kcal | kJ | ←――――――――――g――――――――――→ | | | | | | | | mg | g | ←――――――mg――――――→ | | | | | |
| 10176 | みりん干し | 1尾35g | 7.1 | 20.4 | - | (0) | (0) | (0) | 20.4 | 15 | 409 | 1711 | 25.1 | 23.9 | - | 25.8 | 20.3 | 4.56 | 10.28 | 4.65 | 98 | 4.8 | 1400 | 370 | 120 | 50 | 250 | 2.2 |
| 10177 | 缶詰 味付け | 1缶100g | 5.6 | 5.6 | - | (0) | (0) | (0) | 5.6 | 0 | 268 | 1121 | 53.9 | 18.9 | - | 18.9 | 17.2 | 3.77 | 7.98 | 4.70 | 98 | 2.7 | 540 | 160 | 280 | 37 | 350 | 1.9 |
| 10178 | 缶詰 かば焼 | 1缶80g | 7.8 | 9.7 | - | (0) | (0) | (0) | 9.7 | 0 | 225 | 941 | 57.0 | 17.4 | - | 13.0 | 11.7 | 2.55 | 5.65 | 3.04 | 80 | 2.9 | 600 | 250 | 250 | 37 | 260 | 2.9 |
| | しいら | | | | | | | | | | | | | | | | | | | | | | | | | | | |
| 10179 | 生 | 1切れ80g | 0.0 | Tr | - | (0) | (0) | (0) | 0.0 | 0 | 108 | 452 | 75.5 | 21.3 | (17.6) | 1.9 | 1.4 | 0.50 | 0.33 | 0.55 | 55 | 1.3 | 50 | 480 | 13 | 31 | 250 | 0.7 |
| | (ししゃも類) | | | | | | | | | | | | | | | | | | | | | | | | | | | |
| 10180 | ししゃも 生干し、生 | 1尾15g | 0.0 | 0.2 | - | (0) | (0) | (0) | 0.2 | 10 | 166 | 695 | 67.6 | 21.0 | (17.4) | 8.1 | 7.1 | 1.62 | 3.40 | 1.73 | 230 | 3.1 | 490 | 380 | 330 | 48 | 430 | 1.6 |
| 10181 | ししゃも 生干し、焼き | 1尾10g | 0.0 | 0.2 | - | (0) | (0) | (0) | 0.2 | 10 | 177 | 741 | 64.1 | 24.3 | (20.1) | 7.8 | 6.6 | 1.53 | 3.11 | 1.63 | 300 | 3.6 | 640 | 400 | 360 | 57 | 540 | 1.7 |
| 10182 | からふとししゃも 生干し、生 | 1尾15g | 0.1 | 0.5 | - | (0) | (0) | (0) | 0.5 | 0 | 177 | 741 | 69.3 | 15.6 | 12.3 | 11.6 | 9.9 | 1.95 | 5.52 | 2.03 | 290 | 3.0 | 590 | 200 | 350 | 55 | 360 | 1.4 |
| 10183 | からふとししゃも 生干し、焼き | 1尾10g | 0.1 | 0.6 | - | (0) | (0) | (0) | 0.6 | 0 | 186 | 778 | 66.4 | 18.2 | (14.3) | 11.3 | 9.9 | 2.01 | 5.45 | 2.06 | 370 | 3.5 | 770 | 210 | 380 | 65 | 450 | 1.6 |
| | したびらめ | | | | | | | | | | | | | | | | | | | | | | | | | | | |
| 10184 | 生 | 1尾80g | 0.0 | Tr | - | (0) | (0) | (0) | 0.0 | 45 | 96 | 402 | 78.0 | 19.2 | - | 1.6 | 1.2 | 0.34 | 0.33 | 0.45 | 75 | 1.2 | 140 | 310 | 36 | 31 | 160 | 0.3 |
| | しまあじ | | | | | | | | | | | | | | | | | | | | | | | | | | | |
| 10185 | 養殖、生 | 1尾540g | 0.5 | 0.1 | - | (0) | (0) | (0) | 0.1 | 55 | 168 | 703 | 68.9 | 21.9 | - | 8.0 | 6.6 | 1.88 | 2.37 | 2.04 | 71 | 1.1 | 53 | 390 | 16 | 29 | 250 | 0.7 |
| | しらうお | | | | | | | | | | | | | | | | | | | | | | | | | | | |
| 10186 | 生 | 大さじ1 20g | 0.0 | 0.1 | - | (0) | (0) | (0) | 0.1 | 0 | 77 | 322 | 82.6 | 13.6 | (11.2) | 2.0 | 1.4 | 0.34 | 0.30 | 0.69 | 220 | 1.7 | 170 | 250 | 150 | 39 | 270 | 0.4 |
| | シルバー | | | | | | | | | | | | | | | | | | | | | | | | | | | |
| 10187 | 生 | 1切れ80g | 0.0 | Tr | - | (0) | (0) | (0) | 0.0 | 0 | 153 | 640 | 72.4 | 18.6 | (15.4) | 7.9 | 6.5 | 1.85 | 2.85 | 1.49 | 46 | 1.1 | 85 | 440 | 11 | 31 | 220 | 0.6 |
| | すずき | | | | | | | | | | | | | | | | | | | | | | | | | | | |
| 10188 | 生 | 1切れ80g | 0.0 | Tr | - | (0) | (0) | (0) | 0.0 | 0 | 123 | 515 | 74.8 | 19.8 | (16.4) | 4.2 | 3.5 | 1.04 | 1.20 | 1.08 | 67 | 1.2 | 81 | 370 | 12 | 29 | 210 | 0.2 |
| | (たい類) | | | | | | | | | | | | | | | | | | | | | | | | | | | |
| 10189 | きだい 生 | 1切れ80g | 0.2 | 0.2 | - | (0) | (0) | (0) | 0.2 | 60 | 108 | 452 | 76.9 | 18.6 | (15.4) | 3.1 | 2.5 | 0.87 | 0.83 | 0.68 | 67 | 1.2 | 73 | 390 | 23 | 30 | 210 | 0.2 |
| 10190 | くろだい 生 | 1切れ80g | 0.2 | 0.3 | - | (0) | (0) | (0) | 0.3 | 55 | 150 | 628 | 71.4 | 20.4 | (16.9) | 6.7 | 5.4 | 1.78 | 2.33 | 1.07 | 78 | 1.3 | 59 | 400 | 13 | 36 | 250 | 0.3 |
| 10191 | ちだい 生 | 1切れ80g | 0.1 | 0.1 | - | (0) | (0) | (0) | 0.1 | 55 | 105 | 439 | 76.8 | 19.4 | (16.0) | 2.4 | 1.9 | 0.59 | 0.68 | 0.60 | 74 | 1.3 | 75 | 390 | 33 | 32 | 230 | 0.6 |
| 10192 | まだい 天然、生 | 1切れ80g | 0.1 | 0.1 | - | (0) | (0) | (0) | 0.1 | 50 | 142 | 594 | 72.2 | 20.6 | 17.4 | 5.8 | 4.6 | 1.47 | 1.59 | 1.38 | 65 | 1.3 | 55 | 440 | 11 | 31 | 220 | 0.2 |
| 10193 | まだい 養殖、皮つき、生 | 1切れ100g | 0.1 | 0.1 | - | (0) | (0) | (0) | 0.1 | 55 | 177 | 741 | 68.5 | 20.9 | 17.7 | 9.4 | 7.8 | 2.26 | 2.72 | 2.44 | 69 | 1.3 | 52 | 450 | 12 | 32 | 240 | 0.2 |
| 10408 | まだい 養殖、皮なし、刺身 | 1切れ10g | 0.0 | 0.2 | - | (0) | (0) | (0) | 0.2 | 0 | 146 | 610 | 71.9 | 21.2 | 18.1 | 5.9 | 4.8 | 1.29 | 1.78 | 1.52 | 60 | 1.3 | 43 | 490 | 7 | 33 | 260 | 0.2 |
| 10194 | まだい 養殖、皮つき、水煮 | 1切れ85g | 0.1 | 0.1 | - | (0) | (0) | (0) | 0.1 | 20 | 206 | 863 | 65.0 | 22.2 | (18.7) | 11.9 | 9.3 | 2.88 | 3.17 | 2.86 | 90 | 1.2 | 50 | 440 | 20 | 29 | 220 | 0.2 |

| 亜鉛 | 銅 | マンガン | ヨウ素 | セレン | クロム | モリブデン | レチノール | カロテンα | カロテンβ | β-クリプトキサンチン | β-カロテン当量 | レチノール活性当量 | D | トコフェロール α | β | γ | δ | K | B₁ | B₂ | ナイアシン | B₆ | B₁₂ | 葉酸 | パントテン酸 | ビオチン | C | 食塩相当量 | 備考 |
|---|---|---|---|---|---|---|---|---|---|---|---|---|---|---|---|---|---|---|---|---|---|---|---|---|---|---|---|---|---|
| (mg) | | | (μg) | | | | (μg) | | | | | | | (mg) | | | | μg | (mg) | | | | (μg) | | mg | μg | mg | g | |
| 1.3 | 0.22 | 0.07 | - | - | - | - | 31 | (0) | (0) | (0) | (0) | 31 | 20.0 | 0.5 | 0 | 0.1 | 0 | (0) | Tr | 0.30 | 3.0 | 0.35 | 11.0 | 14 | 1.34 | - | (0) | 3.6 | 別名：さいら<br>廃棄部位：骨、ひれ等 |
| 1.1 | 0.16 | 0.08 | - | - | - | - | 25 | (0) | (0) | (0) | (0) | 25 | 13.0 | 2.8 | 0 | 0 | 0 | Tr | 0.20 | 3.5 | 0.30 | 12.1 | 29 | 0.55 | - | (0) | 1.4 | 別名：さいら<br>液汁を除いたもの |
| 0.1 | 0.14 | 0.09 | - | - | - | - | 28 | (0) | (0) | (0) | (0) | 28 | 12.0 | 2.4 | 0 | 0 | 0 | Tr | 0.27 | 6.2 | 0.28 | 11.8 | 12 | 0.55 | - | (0) | 1.5 | 別名：さいら<br>液汁を含んだもの |
| 0.5 | 0.05 | 0.01 | - | - | - | - | 8 | (0) | (0) | (0) | (0) | 8 | 5.0 | 0.8 | 0 | 0 | 0 | (0) | 0.20 | 0.15 | 9.0 | 0.46 | 2.6 | 3 | 0.36 | - | 1 | 0.1 | 別名：まんびき<br>切り身（魚体全体から調理する場合、廃棄率：55%、廃棄部位：頭部、内臓、骨、ひれ等） |
| 1.8 | 0.10 | 0.11 | 74 | 35 | 1 | 1 | 100 | 0 | 6 | 0 | 6 | 100 | 0.6 | 0.8 | 0 | Tr | 0 | 1 | 0.02 | 0.25 | 1.7 | 0.07 | 7.5 | 37 | 1.95 | 17.9 | 1 | 1.2 | 試料：ひと塩品<br>廃棄部位：頭部及び尾 |
| 2.1 | 0.11 | 0.18 | - | - | - | - | 75 | 0 | 11 | 0 | 11 | 76 | 0.6 | 1.1 | 0 | Tr | 0 | 1 | 0.04 | 0.29 | 0.9 | 0.07 | 8.7 | 36 | 1.93 | - | 1 | 1.6 | 試料：ひと塩品<br>廃棄部位：頭部及び尾 |
| 2.0 | 0.06 | 0.04 | 27 | 41 | 1 | 1 | 120 | 0 | 0 | 0 | 0 | 120 | 0.4 | 1.6 | 0 | 0.1 | 0 | Tr | Tr | 0.31 | 1.5 | 0.08 | 8.7 | 21 | 1.20 | 17.1 | 1 | 1.5 | 別名：カペリン<br>試料：ひと塩品<br>魚体全体 |
| 2.4 | 0.07 | 0.06 | - | - | - | - | 90 | 0 | 0 | 0 | 0 | 90 | 0.5 | 2.1 | 0 | 0.1 | 0 | Tr | 0.01 | 0.37 | 0.8 | 0.08 | 10.2 | 20 | 1.19 | - | 1 | 2.0 | 別名：カペリン<br>試料：ひと塩品<br>魚体全体 |
| 0.5 | 0.02 | 0.02 | - | - | - | - | 30 | 0 | 0 | 0 | 0 | 30 | 2.0 | 0.6 | 0 | 0 | 0 | (0) | 0.06 | 0.14 | 3.3 | 0.20 | 2.6 | 12 | 0.26 | - | 1 | 0.4 | 試料：くろうしのした、あかしたびらめ<br>廃棄部位：頭部、内臓、骨、ひれ等（五枚下ろし） |
| 1.1 | 0.04 | 0.01 | - | - | - | - | 10 | 0 | 0 | 0 | 0 | 10 | 18.0 | 1.6 | 0 | 0 | 0 | (0) | 0.25 | 0.15 | 8.3 | 0.52 | 3.2 | 2 | 0.88 | - | Tr | 0.1 | 廃棄部位：頭部、内臓、骨、ひれ等（三枚下ろし） |
| 1.2 | 0.03 | 0.09 | - | - | - | - | 50 | (0) | (0) | (0) | (0) | 50 | 1.0 | 1.8 | 0 | Tr | 0 | (0) | 0.08 | 0.10 | 1.8 | 0.12 | 3.3 | 58 | 0.94 | - | 4 | 0.4 | |
| 0.5 | 0.06 | 0.01 | - | - | - | - | 100 | 0 | 0 | 0 | 0 | 100 | 3.0 | 3.1 | 0 | 0 | 0 | (0) | 0.08 | 0.18 | 7.6 | 0.50 | 1.8 | 4 | 0.48 | - | 0 | 0.2 | 別名：銀ひらす、銀ワレフー<br>切り身 |
| 0.5 | 0.02 | 0.01 | - | - | - | - | 180 | 0 | 0 | 0 | 0 | 180 | 10.0 | 1.2 | 0 | 0 | 0 | (0) | 0.02 | 0.20 | 3.9 | 0.27 | 2.0 | 8 | 0.93 | - | 3 | 0.2 | 切り身（魚体全体から調理する場合、廃棄率：55%、廃棄部位：頭部、内臓、骨、ひれ等） |
| 0.4 | 0.02 | 0.01 | - | - | - | - | 50 | 0 | 0 | 0 | 0 | 50 | 4.0 | 1.5 | 0 | 0 | 0 | (0) | 0.03 | 0.04 | 2.8 | 0.20 | 3.2 | 8 | 0.38 | - | 1 | 0.2 | 別名：れんこだい<br>廃棄部位：頭部、内臓、骨、ひれ等（三枚下ろし） |
| 0.8 | 0.03 | 0.01 | - | - | - | - | 12 | 0 | 0 | 0 | 0 | 12 | 4.0 | 1.4 | 0 | 0 | 0 | (0) | 0.12 | 0.30 | 5.5 | 0.42 | 3.7 | 14 | 0.62 | - | 3 | 0.1 | 別名：ちぬ<br>廃棄部位：頭部、内臓、骨、ひれ等（三枚下ろし） |
| 0.4 | 0.03 | 0.01 | - | - | - | - | 21 | (0) | 0 | 0 | (0) | 21 | 2.0 | 1.3 | 0 | 0 | 0 | (0) | 0.03 | 0.10 | 4.7 | 0.33 | 3.0 | 2 | 0.49 | - | 2 | 0.2 | 廃棄部位：頭部、内臓、骨、ひれ等（三枚下ろし） |
| 0.4 | 0.02 | 0.01 | - | - | - | - | 8 | 0 | 0 | 0 | 0 | 8 | 5.0 | 1.0 | 0 | 0 | 0 | (0) | 0.09 | 0.05 | 6.0 | 0.31 | 1.2 | 5 | 0.64 | - | 1 | 0.1 | 廃棄部位：頭部、内臓、骨、ひれ等（三枚下ろし） |
| 0.5 | 0.02 | 0 | 6 | 36 | 1 | 0 | 11 | 0 | 0 | 0 | 0 | 11 | 7.0 | 0.8 | 0 | 0 | 0 | - | 0.32 | 0.08 | 5.6 | 0.40 | 1.5 | 4 | 1.34 | 7.7 | 3 | 0.1 | 廃棄部位：頭部、内臓、骨、ひれ等（三枚下ろし） |
| 0.4 | 0.02 | 0 | 9 | 32 | Tr | - | 10 | (0) | (0) | (0) | (0) | 10 | 4.5 | 2.6 | 0 | 0 | 0 | - | 0.31 | 0.08 | 7.2 | 0.56 | 1.8 | 4 | 1.40 | 9.0 | 3 | 0.1 | |
| 0.5 | 0.03 | 0 | 11 | 44 | Tr | 1 | 10 | 0 | 0 | 0 | 0 | 10 | 4.7 | 3.4 | 0 | 0 | 0 | - | 0.16 | 0.07 | 5.7 | 0.35 | 2.6 | 3 | 1.23 | 8.2 | 2 | 0.1 | 頭部、内臓等を除き水煮したもの<br>廃棄部位：骨、ひれ等 |

10 魚介類

## 10 魚介類

| 食品番号 | 食品名 | 常用量 | 糖質量の目安（常用量あたり） | 炭水化物 利用可能炭水化物（単糖当量） | 食物繊維 水溶性 | 食物繊維 不溶性 | 食物繊維 総量 | 糖質量の目安（可食部100gあたり） | 廃棄率 % | エネルギー kcal | エネルギー kJ | 水分 | たんぱく質 | アミノ酸組成によるたんぱく質 | 脂質 | トリアシルグリセロール当量 | 脂肪酸 飽和 | 脂肪酸 一価不飽和 | 脂肪酸 多価不飽和 | コレステロール mg | 灰分 g | 無機質 ナトリウム | 無機質 カリウム | 無機質 カルシウム | 無機質 マグネシウム | リン | 鉄 |
|---|---|---|---|---|---|---|---|---|---|---|---|---|---|---|---|---|---|---|---|---|---|---|---|---|---|---|---|
| 10195 | まだい 養殖、皮つき、焼き | 1切れ 80g | 0.1 | 0.1 | - | (0) | (0) | (0) | 0.1 | 35 | 210 | 877 | 63.8 | 22.7 | (19.2) | 12.0 | 9.4 | 2.88 | 3.18 | 2.95 | 91 | 1.4 | 55 | 500 | 24 | 32 | 260 | 0.2 |
| | たかさご | | | | | | | | | | | | | | | | | | | | | | | | | | | |
| 10196 | 生 | 1尾 180g | 0.2 | 0.1 | - | (0) | (0) | (0) | 0.1 | 40 | 100 | 418 | 76.7 | 20.2 | (16.7) | 1.5 | 1.1 | 0.43 | 0.24 | 0.36 | 50 | 1.5 | 48 | 510 | 51 | 36 | 290 | 0.5 |
| | たかべ | | | | | | | | | | | | | | | | | | | | | | | | | | | |
| 10197 | 生 | 1尾 120g | 0.0 | Tr | - | (0) | (0) | (0) | 0.0 | 40 | 164 | 686 | 71.0 | 18.7 | (15.5) | 9.0 | 7.4 | 2.71 | 2.17 | 2.16 | 70 | 1.3 | 120 | 380 | 41 | 34 | 210 | 0.6 |
| | たちうお | | | | | | | | | | | | | | | | | | | | | | | | | | | |
| 10198 | 生 | 1尾 245g | 0.0 | Tr | - | (0) | (0) | (0) | 0.0 | 35 | 266 | 1113 | 61.6 | 16.5 | 14.2 | 20.9 | 17.7 | 5.83 | 7.26 | 3.87 | 72 | 1.0 | 88 | 290 | 12 | 29 | 180 | 0.2 |
| | （たら類） | | | | | | | | | | | | | | | | | | | | | | | | | | | |
| 10199 | すけとうだら 生 | 1切れ 80g | 0.0 | 0 | - | (0) | (0) | (0) | 0.0 | 65 | 76 | 318 | 81.6 | 17.4 | 13.9 | 0.3 | 0.2 | 0.04 | 0.04 | 0.09 | 76 | 1.1 | 100 | 350 | 13 | 24 | 180 | 0.2 |
| 10409 | すけとうだら フライ | 1切れ 90g | 5.1 | 5.7 | 7.2 | - | - | - | 5.7 | 0 | 207 | 866 | 61.9 | 19.2 | 16.1 | 11.9 | 11.3 | 1.00 | 6.63 | 3.17 | 89 | 1.2 | 140 | 340 | 34 | 27 | 190 | 0.4 |
| 10200 | すけとうだら すり身 | - | - | 6.6 | - | (0) | (0) | (0) | 6.6 | 0 | 98 | 410 | 75.1 | 17.5 | (13.9) | 0.2 | 0.1 | 0.03 | 0.02 | 0.08 | 27 | 0.6 | 120 | 130 | 7 | 21 | 130 | 0.1 |
| 10201 | すけとうだら すきみだら | - | - | 0.1 | - | (0) | (0) | (0) | 0.1 | 0 | 174 | 728 | 38.2 | 40.5 | (32.3) | 0.3 | 0.2 | 0.06 | 0.04 | 0.12 | 140 | 20.9 | 7400 | 540 | 130 | 54 | 340 | 1.9 |
| 10202 | すけとうだら たらこ 生 | 1腹 45g | 0.2 | 0.4 | - | (0) | (0) | (0) | 0.4 | 0 | 140 | 586 | 65.2 | 24.0 | 20.5 | 4.7 | 2.9 | 0.71 | 0.81 | 1.28 | 350 | 5.7 | 1800 | 300 | 24 | 13 | 390 | 0.6 |
| 10203 | すけとうだら たらこ 焼き | 1腹 40g | 0.2 | 0.5 | - | (0) | (0) | (0) | 0.5 | 0 | 170 | 711 | 58.6 | 28.3 | (24.2) | 6.1 | 3.7 | 0.91 | 1.04 | 1.64 | 410 | 6.5 | 2100 | 340 | 27 | 15 | 470 | 0.7 |
| 10204 | すけとうだら からしめんたいこ | 1腹 35g | 1.1 | 3.0 | - | (0) | (0) | (0) | 3.0 | 0 | 126 | 527 | 66.6 | 21.0 | | 3.3 | 2.3 | 0.54 | 0.59 | 1.09 | 280 | 6.1 | 2200 | 180 | 23 | 11 | 290 | 0.7 |
| 10205 | まだら 生 | 1切れ 90g | 0.1 | 0.1 | - | (0) | (0) | (0) | 0.1 | 0 | 77 | 322 | 80.9 | 17.6 | 13.9 | 0.2 | 0.1 | 0.03 | 0.03 | 0.07 | 58 | 1.2 | 110 | 350 | 32 | 24 | 230 | 0.2 |
| 10206 | まだら 焼き | 1切れ 60g | 0.1 | 0.2 | - | (0) | (0) | (0) | 0.2 | 0 | 109 | 456 | 72.8 | 25.2 | (19.9) | 0.2 | 0.2 | 0.05 | 0.04 | 0.11 | 100 | 1.6 | 140 | 480 | 48 | 33 | 280 | 0.2 |
| 10207 | まだら しらこ、生 | 1腹 60g | 0.1 | 0.2 | - | (0) | (0) | (0) | 0.2 | 0 | 62 | 259 | 83.8 | 13.4 | (7.3) | 0.8 | 0.4 | 0.09 | 0.12 | 0.20 | 360 | 1.8 | 110 | 390 | 6 | 23 | 430 | 0.2 |
| 10208 | まだら 塩だら | - | - | Tr | - | (0) | (0) | (0) | 0 | 0 | 65 | 272 | 82.1 | 15.2 | (12.0) | 0.1 | Tr | 0.01 | 0.01 | 0.02 | 60 | 2.6 | 790 | 290 | 23 | 22 | 170 | 0.3 |
| 10209 | まだら 干しだら | - | - | 0.1 | - | (0) | (0) | (0) | 0.1 | 45 | 317 | 1326 | 18.5 | 73.2 | (57.8) | 0.8 | 0.6 | 0.16 | 0.13 | 0.24 | 240 | 7.4 | 1500 | 1600 | 80 | 89 | 840 | 0.1 |
| 10210 | まだら でんぶ | - | - | 41.5 | - | (0) | (0) | (0) | 41.5 | 0 | 278 | 1163 | 26.9 | 25.5 | (20.1) | 1.1 | 0.7 | 0.17 | 0.15 | 0.31 | 130 | 5.0 | 1600 | 120 | 260 | 31 | 220 | 1.3 |
| | ちか | | | | | | | | | | | | | | | | | | | | | | | | | | | |
| 10211 | 生 | 1尾 15g | 0.0 | Tr | - | (0) | (0) | (0) | 0.0 | 45 | 88 | 368 | 78.3 | 19.5 | (16.1) | 0.6 | 0.4 | 0.10 | 0.08 | 0.20 | 89 | 1.6 | 250 | 340 | 35 | 41 | 240 | 0.3 |
| (10212) | テラピア→ナイルティラピア | | | | | | | | | | | | | | | | | | | | | | | | | | | |
| | どじょう | | | | | | | | | | | | | | | | | | | | | | | | | | | |
| 10213 | 生 | 1尾 5g | 0.0 | Tr | - | (0) | (0) | (0) | 0.0 | 0 | 79 | 331 | 79.1 | 16.1 | 13.2 | 1.2 | 0.6 | 0.16 | 0.16 | 0.22 | 210 | 3.6 | 96 | 290 | 1100 | 42 | 690 | 5.6 |
| 10214 | 水煮 | 1尾 5g | 0.0 | Tr | - | (0) | (0) | (0) | 0.0 | 0 | 83 | 347 | 77.9 | 17.1 | (14.0) | 1.2 | 0.5 | 0.15 | 0.14 | 0.21 | 220 | 3.8 | 100 | 330 | 1200 | 47 | 750 | 6.4 |
| | とびうお | | | | | | | | | | | | | | | | | | | | | | | | | | | |

149

| 無機質 | | | | | | ビタミン | | | | | | | | | | | | | | | | 食塩相当量 | 備考 |
|---|---|---|---|---|---|---|---|---|---|---|---|---|---|---|---|---|---|---|---|---|---|---|---|
| 亜鉛 | 銅 | マンガン | ヨウ素 | セレン | クロム | モリブデン | A レチノール | A カロテン α | A カロテン β | A β-クリプトキサンチン | A β-カロテン当量 | A レチノール活性当量 | D | E トコフェロール α | E トコフェロール β | E トコフェロール γ | E トコフェロール δ | K | $B_1$ | $B_2$ | ナイアシン | $B_6$ | $B_{12}$ | 葉酸 | パントテン酸 | ビオチン | C | | |
| (――mg――) | | | (――μg――) | | | | (――――――μg――――――) | | | | | | | (――――mg――――) | | | | μg | (―――mg―――) | | | | (――μg――) | | mg | μg | mg | g | |
| 0.5 | 0.02 | 0.01 | 8 | 46 | Tr | Tr | 17 | 0 | 0 | 0 | 0 | 17 | 5.6 | 4.6 | 0 | 0 | 0 | - | 0.14 | 0.09 | 6.3 | 0.32 | 2.6 | 3 | 1.25 | 9.4 | 3 | 0.1 | 内臓等を除き焼いたもの<br>廃棄部位：頭部、骨、ひれ等 |
| | | | | | | | | | | | | | | | | | | | | | | | | | | | | | 別名：ぐるくん |
| 0.7 | 0.04 | 0.01 | - | - | - | - | 7 | 0 | 0 | - | 0 | 7 | 2.0 | 0.1 | 0 | 0 | 0 | (0) | 0.03 | 0.07 | 4.3 | 0.20 | 4.4 | 3 | 0.46 | - | Tr | 0.1 | 廃棄部位：頭部、内臓、骨、ひれ等（三枚下ろし） |
| 1.3 | 0.04 | 0.01 | - | - | - | - | 16 | 0 | 0 | - | (0) | 16 | 4.0 | 1.4 | 0 | 0 | 0 | - | 0.06 | 0.18 | 3.7 | 0.23 | 2.0 | 3 | 0.48 | - | 1 | 0.3 | 廃棄部位：頭部、内臓、骨、ひれ等（三枚下ろし） |
| 0.5 | 0.02 | 0.02 | - | - | - | - | 52 | 0 | 0 | 0 | 0 | 52 | 14.0 | 1.2 | 0 | 0 | 0 | (0) | 0.01 | 0.07 | 3.9 | 0.20 | 0.9 | 2 | 0.56 | - | 1 | 0.2 | 廃棄部位：頭部、内臓、骨、ひれ等（三枚下ろし） |
| 0.5 | 0.03 | 0 | 160 | 25 | 0 | 0 | 10 | 0 | 0 | 0 | 0 | 10 | 0.5 | 0.9 | 0 | 0 | 0 | 0 | 0.05 | 0.11 | 1.4 | 0.09 | 2.9 | 12 | 0.20 | 2.5 | 1 | 0.3 | 別名：すけそう、すけそうだら、すけとう<br>廃棄部位：頭部、内臓、骨、ひれ等（三枚下ろし） |
| 0.7 | 0.05 | 0.08 | - | - | - | - | 18 | 0 | 0 | 1 | 1 | 18 | 0.4 | 3.2 | 0 | 4.5 | 0.1 | 18 | 0.05 | 0.13 | 1.5 | 0.08 | 2.5 | 19 | 0.31 | - | Tr | 0.4 | 別名：すけそう、すけそうだら、すけとう<br>切り身 |
| 0.3 | 0.03 | 0.01 | - | - | - | - | 5 | 0 | 0 | - | 0 | 5 | 1.0 | 0.6 | 0 | 0 | 0 | (0) | 0.03 | 0.05 | 0.4 | 0.01 | 0.6 | 4 | 0.19 | - | 0 | 0.3 | 別名：すけそう、すけそうだら、すけとう |
| 0.1 | 0.09 | 0.02 | - | - | - | - | Tr | - | - | - | (0) | (Tr) | 1.0 | 1.1 | 0 | 0 | 0 | (0) | 0.13 | 0.18 | 2.2 | 0.10 | 2.5 | 7 | 0.43 | - | 0 | 18.8 | 別名：すけそう、すけそうだら、すけとう |
| 3.1 | 0.08 | 0.04 | 130 | 130 | 1 | Tr | 24 | 0 | 0 | 0 | 0 | 24 | 1.7 | 7.1 | 0 | Tr | 0 | Tr | 0.71 | 0.43 | 49.5 | 0.25 | 18.1 | 52 | 3.68 | 17.6 | 33 | 4.6 | 別名：もみじこ |
| 3.8 | 0.10 | 0.05 | - | - | - | - | 34 | 0 | 0 | 0 | 0 | 34 | 1.6 | 8.1 | 0 | Tr | 0 | Tr | 0.77 | 0.53 | 56.9 | 0.27 | 23.3 | 50 | 3.68 | - | 21 | 5.3 | 別名：もみじこ |
| 2.7 | 0.08 | 0.04 | - | - | - | - | 37 | 0 | 37 | 18 | 46 | 41 | 1.0 | 6.5 | 0 | 0 | 0 | 1 | 0.34 | 0.33 | 19.9 | 0.17 | 11.3 | 43 | 2.16 | - | 76 | 5.6 | 別名：もみじこ<br>ビタミンC：添加品を含む |
| 0.5 | 0.04 | 0.01 | 350 | 31 | 0 | 0 | 10 | 0 | 0 | - | 0 | 10 | 0.8 | 0.8 | 0 | 0 | 0 | (0) | 0.10 | 0.10 | 1.4 | 0.07 | 1.3 | 5 | 0.44 | 2.5 | Tr | 0.3 | 別名：たら<br>切り身（魚体全体から調理する場合、廃棄率：65%、廃棄部位：頭部、内臓、骨、ひれ等） |
| 0.9 | 0.05 | 0.02 | - | - | - | - | 9 | 0 | 0 | 0 | 0 | 9 | 0.7 | 1.3 | 0 | 0 | 0 | (0) | 0.09 | 0.12 | 1.4 | 0.09 | 3.9 | 7 | 0.53 | - | Tr | 0.4 | 別名：たら<br>切り身 |
| 0.7 | 0.03 | 0.01 | - | - | - | - | 8 | 0 | 0 | - | 0 | 8 | 2.0 | 1.8 | 0 | 0 | 0 | (0) | 0.24 | 0.13 | 1.5 | 0.01 | 3.1 | 11 | 0.68 | - | 2 | 0.3 | 別名：たら |
| 0.4 | 0.02 | 0.01 | - | - | - | - | Tr | - | - | - | (0) | (Tr) | 3.0 | 0.7 | 0 | 0 | 0 | (0) | 0.13 | 0.20 | 2.0 | 0.11 | 1.4 | 6 | 0.26 | - | Tr | 2.0 | 別名：たら<br>切り身 |
| 1.8 | 0.16 | 0.03 | - | - | - | - | Tr | - | - | - | (0) | (Tr) | 6.0 | 0.3 | 0 | 0 | 0 | (0) | 0.20 | 0.30 | 4.0 | 0.34 | 8.6 | 22 | 1.37 | - | (0) | 3.8 | 別名：たら<br>試料：無頭開き干し品<br>廃棄部位：骨、皮等 |
| 1.0 | 0.44 | 0.20 | - | - | - | - | Tr | - | - | - | (0) | (Tr) | 1.0 | 0.8 | 0 | 0 | 0 | (0) | 0.04 | 0.08 | 1.9 | 0.04 | 0.4 | 16 | 0.15 | - | (0) | 4.1 | 別名：そぼろ、おぼろ |
| 1.3 | 0.08 | 0.03 | - | - | - | - | 4 | 0 | (0) | (0) | 0 | 4 | 1.0 | 0.9 | 0 | 0 | 0 | (0) | 0 | 0.14 | 2.7 | 0.19 | 5.4 | 7 | 0.71 | - | Tr | 0.6 | 廃棄部位：頭部、内臓、骨、ひれ等（三枚下ろし） |
| 2.9 | 0.08 | 0.38 | - | - | - | - | 13 | 0 | 25 | 0 | 25 | 15 | 4.0 | 0.6 | 0 | 0 | 0 | 1 | 0.09 | 1.09 | 4.0 | 0.10 | 8.5 | 16 | 0.66 | - | 1 | 0.2 | 魚体全体 |
| 3.1 | 0.06 | 0.43 | - | - | - | - | 13 | 0 | 23 | 0 | 23 | 15 | 5.5 | 0.4 | 0 | 0 | 0 | 1 | 0.08 | 1.00 | 4.2 | 0.08 | 6.3 | 11 | 0.43 | - | Tr | 0.3 | 魚体全体 |

10 魚介類

## 10 魚介類

| 食品番号 | 食品名 | 常用量 | 糖質量の目安(常用量あたり) | 炭水化物 | 利用可能炭水化物(単糖当量) | 食物繊維 水溶性 | 食物繊維 不溶性 | 食物繊維 総量 | 糖質量の目安(可食部100gあたり) | 廃棄率 % | エネルギー kcal | エネルギー kJ | 水分 | たんぱく質 | アミノ酸組成によるたんぱく質 | 脂質 | トリアシルグリセロール当量 | 脂肪酸 飽和 | 脂肪酸 一価不飽和 | 脂肪酸 多価不飽和 | コレステロール mg | 灰分 g | 無機質 ナトリウム | 無機質 カリウム | 無機質 カルシウム | 無機質 マグネシウム | 無機質 リン | 無機質 鉄 |
|---|---|---|---|---|---|---|---|---|---|---|---|---|---|---|---|---|---|---|---|---|---|---|---|---|---|---|---|---|
| 10215 | 生 | 1尾 260g | 0.3 | 0.1 | - | (0) | (0) | (0) | 0.1 | 40 | 96 | 402 | 76.9 | 21.0 | 17.6 | 0.7 | 0.5 | 0.15 | 0.07 | 0.22 | 59 | 1.3 | 64 | 320 | 13 | 37 | 340 | 0.5 |
| | ナイルティラピア | | | | | | | | | | | | | | | | | | | | | | | | | | | |
| 10212 | 生 | 1切れ 80g | 0.2 | 0.2 | - | (0) | (0) | (0) | 0.2 | 0 | 134 | 561 | 73.5 | 19.8 | 16.7 | 5.3 | 4.6 | 1.41 | 1.89 | 1.06 | 59 | 1.2 | 60 | 370 | 29 | 24 | 180 | 0.5 |
| | なまず | | | | | | | | | | | | | | | | | | | | | | | | | | | |
| 10216 | 生 | 1切れ 80g | 0.0 | Tr | - | (0) | (0) | (0) | 0.0 | 55 | 159 | 665 | 72.0 | 18.4 | - | 8.6 | 7.3 | 1.76 | 3.48 | 1.75 | 73 | 1.0 | 46 | 320 | 18 | 23 | 170 | 0.4 |
| | にぎす | | | | | | | | | | | | | | | | | | | | | | | | | | | |
| 10217 | 生 | 1尾 20g | 0.0 | 0.1 | - | (0) | (0) | (0) | 0.1 | 45 | 91 | 381 | 78.5 | 18.7 | (15.5) | 1.2 | 0.9 | 0.25 | 0.23 | 0.35 | 120 | 1.5 | 190 | 320 | 70 | 27 | 220 | 0.4 |
| | にしん | | | | | | | | | | | | | | | | | | | | | | | | | | | |
| 10218 | 生 | 1尾 130g | 0.1 | 0.1 | - | (0) | (0) | (0) | 0.1 | 45 | 216 | 904 | 66.1 | 17.4 | 14.5 | 15.1 | 13.1 | 2.97 | 7.18 | 2.39 | 68 | 1.3 | 110 | 350 | 27 | 33 | 240 | 1.0 |
| 10219 | 身欠きにしん | 1尾 30g | 0.1 | 0.2 | - | (0) | (0) | (0) | 0.2 | 9 | 246 | 1029 | 60.6 | 20.9 | (17.4) | 16.7 | 14.6 | 3.46 | 8.33 | 2.18 | 230 | 1.6 | 170 | 430 | 66 | 38 | 290 | 1.5 |
| 10220 | 開き干し | - | - | 0.2 | - | (0) | (0) | (0) | 0.2 | 25 | 264 | 1105 | 59.8 | 18.5 | (15.4) | 19.7 | 17.1 | 3.85 | 9.21 | 3.35 | 85 | 1.8 | 360 | 350 | 25 | 33 | 260 | 1.9 |
| 10221 | くん製 | - | - | Tr | - | (0) | (0) | (0) | 0.0 | 45 | 305 | 1276 | 43.9 | 23.1 | (19.2) | 22.1 | 19.9 | 4.53 | 11.43 | 3.13 | 86 | 10.9 | 3900 | 280 | 150 | 36 | 400 | 3.5 |
| 10222 | かずのこ 生 | 1腹 20g | 0.0 | 0.2 | - | (0) | (0) | (0) | 0.2 | 0 | 162 | 678 | 66.1 | 25.2 | (26.9) | 6.7 | 3.4 | 0.85 | 0.93 | 1.45 | 370 | 1.8 | 320 | 210 | 50 | 34 | 140 | 1.2 |
| 10223 | かずのこ 乾 | - | - | 0.5 | - | (0) | (0) | (0) | 0.5 | 0 | 385 | 1611 | 16.5 | 65.2 | (69.7) | 13.6 | 8.4 | 2.37 | 2.09 | 3.57 | 1000 | 4.2 | 1400 | 46 | 65 | 150 | 500 | 1.9 |
| 10224 | かずのこ 塩蔵、水戻し | - | - | 0.6 | - | (0) | (0) | (0) | 0.6 | 0 | 89 | 372 | 80.0 | 15.0 | (16.0) | 3.0 | 1.6 | 0.52 | 0.45 | 0.52 | 230 | 1.4 | 480 | 2 | 8 | 4 | 94 | 0.4 |
| | はぜ | | | | | | | | | | | | | | | | | | | | | | | | | | | |
| 10225 | 生 | 1尾 20g | 0.0 | 0.1 | - | (0) | (0) | (0) | 0.1 | 60 | 83 | 347 | 79.4 | 19.1 | 15.7 | 0.2 | 0.1 | 0.03 | 0.02 | 0.04 | 92 | 1.2 | 93 | 350 | 42 | 27 | 190 | 0.2 |
| 10226 | つくだ煮 | 1食分 10g | 4.0 | 39.9 | - | (0) | (0) | (0) | 39.9 | 0 | 284 | 1188 | 23.2 | 24.3 | - | 3.0 | 1.6 | 0.53 | 0.32 | 0.68 | 270 | 9.6 | 2200 | 480 | 1200 | 73 | 820 | 12.4 |
| 10227 | 甘露煮 | 1食分 10g | 4.0 | 40.3 | - | (0) | (0) | (0) | 40.3 | 0 | 265 | 1109 | 29.5 | 21.1 | - | 2.2 | 1.1 | 0.38 | 0.26 | 0.38 | 210 | 6.9 | 1500 | 200 | 980 | 58 | 650 | 4.2 |
| | はたはた | | | | | | | | | | | | | | | | | | | | | | | | | | | |
| 10228 | 生 | 1尾 25g | 0.0 | Tr | - | (0) | (0) | (0) | 0.0 | 60 | 113 | 473 | 78.8 | 14.1 | 11.8 | 5.7 | 4.6 | 1.02 | 1.91 | 1.49 | 100 | 1.4 | 180 | 250 | 60 | 18 | 120 | 0.5 |
| 10229 | 生干し | - | - | Tr | - | (0) | (0) | (0) | 0.0 | 50 | 167 | 699 | 71.1 | 16.7 | (13.8) | 10.3 | 8.9 | 2.00 | 3.90 | 2.64 | 130 | 1.9 | 510 | 240 | 17 | 23 | 180 | 0.3 |
| (10243, 411) | はまち→ぶり | | | | | | | | | | | | | | | | | | | | | | | | | | | |
| | はまふえふき | | | | | | | | | | | | | | | | | | | | | | | | | | | |
| 10230 | 生 | 1切れ 80g | 0.1 | 0.1 | - | (0) | (0) | (0) | 0.1 | 55 | 90 | 377 | 77.7 | 20.5 | (16.9) | 0.3 | 0.2 | 0.07 | 0.05 | 0.07 | 47 | 1.4 | 80 | 450 | 43 | 29 | 250 | 0.3 |
| | はも | | | | | | | | | | | | | | | | | | | | | | | | | | | |
| 10231 | 生 | 1切れ 80g | 0.0 | Tr | - | (0) | (0) | (0) | 0.0 | 0 | 144 | 602 | 71.0 | 22.3 | 18.5 | 5.3 | 4.3 | 1.36 | 1.28 | 1.45 | 75 | 1.4 | 66 | 450 | 79 | 29 | 280 | 0.2 |
| (10232) | バラクータ→みなみくろたち | | | | | | | | | | | | | | | | | | | | | | | | | | | |

| 無機質 | | | | | | ビタミン | | | | | | | | | | | | | | | 食塩相当量 | 備考 |
|---|---|---|---|---|---|---|---|---|---|---|---|---|---|---|---|---|---|---|---|---|---|---|
| 亜鉛 | 銅 | マンガン | ヨウ素 | セレン | クロム | モリブデン | A | | | | | D | E | | | | K | B₁ | B₂ | ナイアシン | B₆ | B₁₂ | 葉酸 | パントテン酸 | ビオチン | C | | |
| | | | | | | | レチノール | カロテン | | β-クリプトキサンチン | β-カロテン当量 | レチノール活性当量 | | トコフェロール | | | | | | | | | | | | | | |
| | | | | | | | | α | β | | | | | α | β | γ | δ | | | | | | | | | | | |
| ——mg—— | | | ( ——μg—— ) | | | | ( ——————μg—————— ) | | | | | | ( ——mg—— ) | | | | μg | ( ——mg—— ) | | | | ( ——μg—— ) | | mg | μg | mg | g | |
| 0.8 | 0.06 | 0.01 | - | - | - | - | 3 | 0 | 0 | 0 | 0 | 3 | 2.0 | 2.3 | 0 | 0 | 0 | (0) | 0.01 | 0.10 | 7.1 | 0.47 | 3.3 | 8 | 0.42 | - | 1 | 0.2 | 廃棄部位：頭部、内臓、骨、ひれ等（三枚下ろし） |
| | | | | | | | | | | | | | | | | | | | | | | | | | | | | | 別名：いずみだい、ちかだい、テラピア |
| 0.4 | 0.02 | 0.01 | - | - | - | - | 3 | - | - | 0 | 3 | 11.0 | 1.9 | 0.1 | 0 | 0 | (0) | 0.04 | 0.20 | 3.1 | 0.67 | 2.3 | 5 | 1.08 | - | 1 | 0.2 | 切り身（魚体全体から調理する場合、廃棄率：55%、廃棄部位：頭部、内臓、骨、ひれ等） |
| | | | | | | | | | | | | | | | | | | | | | | | | | | | | | 試料：なまず（国産）、アメリカなまず |
| 0.6 | 0.03 | 0.02 | - | - | - | - | 70 | - | - | 7 | 71 | 4.0 | 6.3 | Tr | 0.1 | 0 | 0.33 | 0.10 | 1.8 | 0.16 | 2.3 | 10 | 0.81 | - | 0 | 0.1 | 廃棄部位：頭部、内臓、骨、ひれ等（三枚下ろし） |
| 0.4 | 0.03 | 0.01 | - | - | - | - | 75 | - | - | (0) | 75 | Tr | 0.5 | 0 | 0 | 0 | 0.12 | 0.26 | 3.5 | 0.15 | 3.4 | 8 | 0.77 | - | 1 | 0.5 | 廃棄部位：頭部、内臓、骨、ひれ等（三枚下ろし） |
| | | | | | | | | | | | | | | | | | | | | | | | | | | | | | 別名：かどいわし |
| 1.1 | 0.09 | 0.02 | - | - | - | - | 18 | 0 | 0 | 0 | 0 | 18 | 22.0 | 3.1 | 0 | 0 | (0) | 0.01 | 0.23 | 4.0 | 0.42 | 17.4 | 13 | 1.06 | - | Tr | 0.3 | 廃棄部位：頭部、内臓、骨、ひれ等（三枚下ろし） |
| 1.3 | 0.10 | 0.04 | - | - | - | - | Tr | - | - | (0) | (Tr) | 50.0 | 2.7 | 0 | 0.3 | 0 | 0.01 | 0.03 | 4.7 | 0.21 | 12.6 | 12 | 1.24 | - | (0) | 0.4 | 廃棄部位：頭部、内臓、骨、ひれ等 |
| 1.0 | 0.11 | 0.02 | - | - | - | - | Tr | - | - | (0) | (Tr) | 36.0 | 2.1 | 0 | 0 | 0 | 0.01 | 0.03 | 4.7 | 0.25 | 9.0 | 7 | 1.28 | - | (0) | 0.9 | 廃棄部位：頭部、骨、ひれ等 |
| 1.1 | 0.16 | 0.03 | - | - | - | - | Tr | - | - | (0) | (Tr) | 48.0 | 0.5 | 0 | 0 | 0 | 0.01 | 0.35 | 5.0 | 0.10 | 14.5 | 16 | 1.74 | - | (0) | 9.9 | 廃棄部位：頭部、骨、ひれ等 |
| 2.3 | 0.07 | 0.06 | - | - | - | - | 15 | - | - | (0) | 15 | 13.0 | 5.1 | 0 | 0 | 0 | Tr | 0.15 | 0.22 | 1.4 | 0.26 | 11.4 | 120 | 1.37 | - | Tr | 0.8 | |
| 5.4 | 0.08 | 0.07 | - | - | - | - | 7 | 0 | 0 | 0 | 0 | 7 | 32.0 | 6.4 | 0 | 0 | 0 | Tr | 0.07 | 0.4 | 0.28 | 4.8 | 23 | 1.13 | - | 0 | 3.6 | |
| 1.3 | 0.06 | 0.02 | - | - | - | - | 2 | 0 | 0 | 0 | 0 | 2 | 17.0 | 0.9 | 0 | 0 | 0 | Tr | 0.01 | Tr | 0.04 | 4.5 | 0 | 0 | - | 0 | 1.2 | |
| 0.6 | 0.02 | 0.10 | - | - | - | - | 6 | 0 | 7 | 4 | 9 | 7 | 3.0 | 1.0 | 0 | 0 | 0 | (0) | 0.04 | 0.04 | 1.4 | 0.07 | 2.7 | 8 | 0.42 | - | 1 | 0.2 | 廃棄部位：頭部、内臓、骨、ひれ等（三枚下ろし） |
| 3.2 | 0.08 | 1.20 | - | - | - | - | 150 | 0 | 39 | 24 | 51 | 160 | 5.0 | 2.4 | 0 | 0 | 0 | (0) | 0.11 | 0.41 | 2.4 | 0.06 | 6.8 | 230 | 0.79 | - | 0 | 5.6 | |
| 2.7 | 0.05 | 1.27 | - | - | - | - | 21 | 0 | 8 | 3 | 10 | 22 | 6.0 | 0.6 | 0 | 0 | 0 | 0 | 0.05 | 0.11 | 0.9 | 0.03 | 5.8 | 15 | 0.23 | - | 0 | 3.8 | |
| 0.6 | 0.06 | - | 32 | 37 | Tr | 0 | 20 | - | - | (0) | 20 | 2.0 | 2.2 | 0 | 0 | 0 | (0) | 0.02 | 0.14 | 3.0 | 0.08 | 1.7 | 7 | 0.50 | 3.3 | 0 | 0.5 | 廃棄部位：頭部、内臓、骨、ひれ等（三枚下ろし） |
| 0.8 | 0.04 | 0.01 | - | - | - | - | 22 | 0 | 0 | 0 | 0 | 22 | 1.0 | 2.8 | 0 | 0 | 0 | 0 | 0.05 | 0.05 | 0 | 0 | 3.5 | 11 | 0.50 | - | 3 | 1.3 | 廃棄部位：頭部、骨、ひれ等 |
| | | | | | | | | | | | | | | | | | | | | | | | | | | | | | |
| | | | | | | | | | | | | | | | | | | | | | | | | | | | | | 別名：たまみ |
| 0.5 | 0.03 | 0 | - | - | - | - | 8 | 0 | 0 | 0 | 0 | 8 | 11.0 | 0.6 | 0 | 0 | 0 | (0) | 0.15 | 0.07 | 6.4 | 0.30 | 3.7 | 3 | 0.40 | - | Tr | 0.2 | 廃棄部位：頭部、内臓、骨、ひれ等（三枚下ろし） |
| 0.6 | 0.03 | 0.07 | - | - | - | - | 59 | 0 | 0 | 0 | 0 | 59 | 5.0 | 1.1 | 0 | 0 | 0 | (0) | 0.04 | 0.18 | 3.8 | 0.23 | 1.9 | 21 | 0.46 | - | 1 | 0.2 | 切り身（魚体全体から調理する場合、廃棄率：40%、廃棄部位：頭部、内臓、骨、ひれ等） |

10 魚介類

## 10 魚介類

| 食品番号 | 食品名 | 常用量 | 糖質量の目安〈常用量あたり〉 | 炭水化物 利用可能炭水化物（単糖当量） | 食物繊維 水溶性 | 食物繊維 不溶性 | 食物繊維 総量 | 糖質量の目安〈可食部100gあたり〉 | 廃棄率 % | エネルギー kcal | エネルギー kJ | 水分 | たんぱく質 | アミノ酸組成によるたんぱく質 | 脂質 | トリアシルグリセロール当量 | 脂肪酸 飽和 | 脂肪酸 一価不飽和 | 脂肪酸 多価不飽和 | コレステロール mg | 灰分 g | 無機質 ナトリウム | 無機質 カリウム | 無機質 カルシウム | 無機質 マグネシウム | 無機質 リン | 無機質 鉄 |
|---|---|---|---|---|---|---|---|---|---|---|---|---|---|---|---|---|---|---|---|---|---|---|---|---|---|---|---|
| | **ひらまさ** | | | | | | | | | | | | | | | | | | | | | | | | | | |
| 10233 | 生 | 1切れ 80g | 0.1 | 0.1 | - | (0) | (0) | (0) | 0.1 | 0 | 142 | 594 | 71.1 | 22.6 | (18.7) | 4.9 | 3.6 | 1.09 | 1.15 | 1.18 | 68 | 1.3 | 47 | 450 | 12 | 36 | 300 | 0.4 |
| | **ひらめ** | | | | | | | | | | | | | | | | | | | | | | | | | | |
| 10234 | 天然、生 | 1尾 90g | 0.0 | Tr | - | (0) | (0) | (0) | 0.0 | 40 | 103 | 431 | 76.8 | 20.0 | - | 2.0 | 1.6 | 0.43 | 0.48 | 0.61 | 55 | 1.2 | 46 | 440 | 22 | 26 | 240 | 0.1 |
| 10235 | 養殖、皮つき、生 | 1尾 90g | 0.0 | Tr | - | (0) | (0) | (0) | 0.0 | 40 | 126 | 526 | 73.7 | 21.6 | 18.5 | 3.7 | 3.1 | 0.80 | 0.95 | 1.17 | 62 | 1.3 | 43 | 440 | 30 | 30 | 240 | 0.1 |
| 10410 | 養殖、皮なし、刺身 | 1切れ 10g | 0.0 | 0.1 | - | (0) | (0) | (0) | 0.1 | 0 | 113 | 472 | 76.0 | 21.2 | 17.1 | 2.5 | 1.9 | 0.49 | 0.57 | 0.72 | 53 | 1.2 | 41 | 470 | 8 | 31 | 230 | 0.1 |
| (10169) | ふかひれ→（さめ類） | | | | | | | | | | | | | | | | | | | | | | | | | | |
| | **（ふぐ類）** | | | | | | | | | | | | | | | | | | | | | | | | | | |
| 10236 | とらふぐ 養殖、生 | 1切れ 80g | 0.2 | 0.2 | - | (0) | (0) | (0) | 0.2 | 0 | 85 | 356 | 78.9 | 19.3 | - | 0.3 | 0.2 | 0.06 | 0.04 | 0.10 | 65 | 1.3 | 100 | 430 | 6 | 25 | 250 | 0.2 |
| 10237 | まふぐ 生 | 1切れ 80g | 0.0 | Tr | - | (0) | (0) | (0) | 0.0 | 0 | 84 | 351 | 79.3 | 18.9 | 15.2 | 0.4 | 0.3 | 0.07 | 0.08 | 0.13 | 55 | 1.4 | 83 | 470 | 5 | 24 | 260 | 0.2 |
| | **ふな** | | | | | | | | | | | | | | | | | | | | | | | | | | |
| 10238 | 生 | 1切れ 80g | 0.1 | 0.1 | - | (0) | (0) | (0) | 0.1 | 50 | 101 | 423 | 78.0 | 18.2 | 15.0 | 2.5 | 2.0 | 0.52 | 0.72 | 0.69 | 64 | 1.2 | 30 | 340 | 100 | 23 | 160 | 1.5 |
| 10239 | 水煮 | 1切れ 65g | 0.1 | 0.1 | - | (0) | (0) | (0) | 0.1 | 35 | 112 | 469 | 75.6 | 20.3 | (16.8) | 2.8 | 2.3 | 0.59 | 0.84 | 0.73 | 84 | 1.2 | 46 | 310 | 140 | 24 | 230 | 1.5 |
| 10240 | 甘露煮 | | - | 44.4 | - | (0) | (0) | (0) | 44.4 | 0 | 272 | 1138 | 28.7 | 15.5 | - | 3.6 | 2.4 | 0.60 | 0.64 | 1.05 | 160 | 7.8 | 1300 | 240 | 1200 | 58 | 710 | 6.5 |
| | **ぶり** | | | | | | | | | | | | | | | | | | | | | | | | | | |
| 10241 | 成魚 生 | 1切れ 100g | 0.3 | 0.3 | - | (0) | (0) | (0) | 0.3 | 0 | 257 | 1075 | 59.6 | 21.4 | 18.2 | 17.6 | 13.1 | 4.42 | 4.35 | 3.72 | 72 | 1.1 | 32 | 380 | 5 | 26 | 130 | 1.3 |
| 10242 | 成魚 焼き | 1切れ 80g | 0.2 | 0.3 | - | (0) | (0) | (0) | 0.3 | 0 | 304 | 1272 | 51.8 | 26.2 | (22.2) | 20.4 | 14.5 | 4.87 | 4.83 | 4.15 | 89 | 1.3 | 40 | 440 | 6 | 28 | 170 | 2.3 |
| 10243 | はまち 養殖、皮つき、生 | 1切れ 110g | 0.3 | 0.3 | - | (0) | (0) | (0) | 0.3 | 0 | 251 | 1049 | 61.5 | 20.7 | 17.4 | 17.2 | 13.4 | 3.96 | 5.83 | 3.05 | 77 | 1.1 | 38 | 340 | 19 | 29 | 210 | 1.0 |
| 10411 | はまち 養殖、皮なし、刺身 | 1切れ 10g | 0.0 | 0.3 | - | (0) | (0) | (0) | 0.3 | 0 | 203 | 849 | 66.4 | 21.0 | 17.2 | 12.0 | 9.9 | 2.81 | 4.11 | 2.57 | 78 | 1.1 | 36 | 390 | 5 | 29 | 220 | 1.1 |
| | **ほうぼう** | | | | | | | | | | | | | | | | | | | | | | | | | | |
| 10244 | 生 | 1尾 135g | 0.0 | Tr | - | (0) | (0) | (0) | 0.0 | 50 | 122 | 510 | 74.9 | 19.6 | (16.2) | 4.2 | 3.0 | 0.96 | 1.04 | 0.85 | 55 | 1.3 | 110 | 380 | 42 | 34 | 200 | 0.4 |
| | **ホキ** | | | | | | | | | | | | | | | | | | | | | | | | | | |
| 10245 | 生 | | - | Tr | - | (0) | (0) | (0) | 0.0 | 0 | 84 | 351 | 80.4 | 17.0 | (14.1) | 1.3 | 1.0 | 0.24 | 0.42 | 0.29 | 49 | 1.3 | 160 | 330 | 20 | 24 | 160 | 0.3 |
| | **ほっけ** | | | | | | | | | | | | | | | | | | | | | | | | | | |
| 10246 | 生 | 1尾 400g | 0.4 | 0.1 | - | (0) | (0) | (0) | 0.1 | 50 | 115 | 481 | 77.1 | 17.3 | 15.1 | 4.4 | 3.2 | 0.70 | 1.21 | 1.19 | 73 | 1.1 | 81 | 360 | 22 | 33 | 220 | 0.4 |
| 10247 | 塩ほっけ | | - | 0.1 | - | (0) | (0) | (0) | 0.1 | 40 | 123 | 515 | 72.4 | 18.1 | (15.8) | 4.9 | 4.1 | 1.03 | 1.76 | 1.14 | 60 | 4.5 | 1400 | 350 | 20 | 30 | 220 | 0.5 |
| 10248 | 開き干し、生 | 1尾 295g | 0.3 | 0.1 | - | (0) | (0) | (0) | 0.1 | 35 | 176 | 737 | 67.0 | 20.6 | 17.6 | 9.4 | 8.3 | 1.99 | 3.48 | 2.45 | 86 | 3.0 | 690 | 390 | 170 | 37 | 330 | 0.5 |
| 10412 | 開き干し、焼き | 1尾 265g | 0.5 | 0.2 | - | (0) | (0) | (0) | 0.2 | 25 | 200 | 838 | 63.7 | 23.1 | 19.1 | 10.9 | 9.4 | 2.21 | 4.02 | 2.76 | 100 | 3.3 | 770 | 410 | 180 | 41 | 360 | 0.6 |

| 無機質 | | | | | | | ビタミン | | | | | | | | | | | | | | | | | 食塩相当量 | 備考 |
|---|---|---|---|---|---|---|---|---|---|---|---|---|---|---|---|---|---|---|---|---|---|---|---|---|---|
| 亜鉛 | 銅 | マンガン | ヨウ素 | セレン | クロム | モリブデン | A | | | | | D | E | | | | K | B₁ | B₂ | ナイアシン | B₆ | B₁₂ | 葉酸 | パントテン酸 | ビオチン | C | | |
| | | | | | | | レチノール | カロテン | | β-クリプトキサンチン | β-カロテン当量 | レチノール活性当量 | | トコフェロール | | | | | | | | | | | | | | |
| | | | | | | | | α | β | | | | | α | β | γ | δ | | | | | | | | | | | |
| ←mg→ | | | ←μg→ | | | | ←μg→ | | | | | | ←mg→ | | | | μg | ←mg→ | | | | ←μg→ | | mg | μg | mg | g | |
| 0.7 | 0.04 | 0.01 | - | - | - | - | 19 | 0 | 0 | - | 0 | 19 | 5.0 | 1.4 | 0 | 0 | 0 | (0) | 0.20 | 0.14 | 7.6 | 0.52 | 2.1 | 8 | 0.26 | - | 3 | 0.1 | 切り身(魚体全体から調理する場合、廃棄率:40%、廃棄部位:頭部、内臓、骨、ひれ等) |
| 0.4 | 0.03 | 0.01 | - | - | - | - | 12 | - | - | - | 0 | 12 | 3.0 | 0.6 | 0 | 0 | 0 | - | 0.04 | 0.11 | 5.0 | 0.33 | 1.0 | 16 | 0.82 | - | 3 | 0.1 | 廃棄部位:頭部、内臓、骨、ひれ等(五枚下ろし) |
| 0.5 | 0.02 | 0.03 | 8 | 47 | Tr | 0 | 19 | - | - | - | 0 | 19 | 1.9 | 1.6 | 0 | 0 | 0 | - | 0.12 | 0.34 | 6.2 | 0.44 | 1.5 | 13 | 0.89 | 10.1 | 5 | 0.1 | 廃棄部位:頭部、内臓、骨、ひれ等(五枚下ろし) |
| 0.3 | 0.02 | 0.01 | 11 | 41 | 0 | (0) | 9 | (0) | (0) | (0) | 0 | 9 | 2.3 | 1.6 | 0 | 0 | 0 | - | 0.22 | 0.07 | 6.7 | 0.48 | 1.1 | 12 | 0.86 | 8.4 | 10 | 0.1 | |
| 0.9 | 0.02 | 0.01 | - | - | - | - | 3 | 0 | 0 | - | 0 | 3 | 4.0 | 0.8 | 0 | 0 | 0 | (0) | 0.06 | 0.21 | 5.9 | 0.45 | 1.9 | 3 | 0.36 | - | Tr | 0.3 | 切り身(皮なし)魚体全体から調理する場合、廃棄率:80%、廃棄部位:頭部、内臓、骨、皮、ひれ等 |
| 1.5 | 0.02 | 0 | - | - | - | - | 7 | 0 | 0 | - | 0 | 7 | 6.0 | 0.6 | 0 | 0 | 0 | (0) | 0.04 | 0.17 | 7.0 | 0.50 | 3.0 | 3 | 0.23 | - | 0 | 0.2 | 切り身(皮なし)(魚体全体から調理する場合、廃棄率:75%、廃棄部位:頭部、内臓、骨、皮、ひれ等) |
| 1.9 | 0.04 | 0.02 | - | - | - | - | 12 | - | - | (0) | - | 12 | 4.0 | 1.5 | 0 | 0 | 0 | 0 | 0.55 | 0.14 | 2.3 | 0.11 | 5.5 | 14 | 0.69 | - | 1 | 0.1 | 廃棄部位:頭部、内臓、骨、ひれ等(三枚下ろし) |
| 2.1 | 0.04 | 0.02 | - | - | - | - | 15 | - | - | (0) | - | 15 | 3.8 | 1.6 | 0 | 0 | 0 | 0 | 0.49 | 0.12 | 1.6 | 0.10 | 4.4 | 8 | 0.71 | - | Tr | 0.1 | 内臓等を除去後水煮したもの 廃棄部位:頭部、骨、ひれ等 |
| 5.2 | 0.11 | 0.62 | - | - | - | - | 60 | - | - | 10 | 61 | 2.0 | 0.5 | 0 | 0.7 | 0.3 | 0.16 | 0.16 | 1.3 | 0.03 | 6.7 | 13 | 0.24 | - | 0 | 3.3 | | |
| 0.7 | 0.08 | 0.01 | 24 | 57 | Tr | 0 | 50 | - | - | - | (0) | 50 | 8.0 | 2.0 | 0 | 0 | 0 | (0) | 0.23 | 0.36 | 9.5 | 0.42 | 3.8 | 7 | 1.01 | 7.7 | 2 | 0.1 | 切り身(魚体全体から調理する場合、廃棄率:40%、廃棄部位:頭部、内臓、骨、ひれ等) |
| 0.9 | 0.10 | 0.01 | - | - | - | - | 42 | - | - | - | (0) | 42 | 5.4 | 2.1 | 0 | 0 | 0 | (0) | 0.24 | 0.39 | 10.1 | 0.38 | 3.8 | 6 | 1.38 | - | 2 | 0.1 | 切り身 |
| 0.8 | 0.09 | 0.01 | 14 | 32 | Tr | 0 | 32 | 0 | 0 | 0 | 0 | 32 | 4.0 | 4.6 | 0 | 0.1 | 0 | - | 0.16 | 0.21 | 9.0 | 0.45 | 4.6 | 9 | 0.99 | 6.4 | 2 | 0.1 | 切り身(魚体全体から調理する場合、廃棄率:40%、廃棄部位:頭部、内臓、骨、ひれ等) |
| 0.5 | 0.10 | 0.01 | 14 | 35 | 0 | (0) | 41 | (0) | (0) | (0) | (0) | 41 | 4.4 | 5.5 | 0 | 0.2 | 0 | - | 0.17 | 0.23 | 7.9 | 0.53 | 6.6 | 9 | 0.99 | 6.4 | 3 | 0.1 | |
| 0.5 | 0.04 | 0.05 | - | - | - | - | 9 | - | - | - | (0) | 9 | 3.0 | 0.5 | 0 | 0 | 0 | (0) | 0.09 | 0.15 | 5.0 | 0.44 | 2.2 | 5 | 0.82 | - | 3 | 0.3 | 廃棄部位:頭部、内臓、骨、ひれ等(三枚下ろし) |
| 0.4 | 0.02 | 0.01 | - | - | - | - | 43 | - | - | - | (0) | 43 | 1.0 | 0.9 | 0 | 0 | 0 | (0) | 0.03 | 0.16 | 1.3 | 0.07 | 7.3 | 13 | 0.42 | - | 0 | 0.4 | 切り身 |
| 1.1 | 0.10 | 0.01 | - | - | - | - | 25 | 0 | 0 | 0 | 0 | 25 | 3.0 | 1.7 | 0 | 0 | 0 | (0) | 0.09 | 0.17 | 2.5 | 0.17 | 10.7 | 9 | 1.16 | - | 1 | 0.2 | 廃棄部位:頭部、内臓、骨、ひれ等(三枚下ろし) |
| 0.4 | 0.04 | 0.01 | - | - | - | - | 20 | - | - | - | (0) | 20 | 3.0 | 0.7 | 0 | 0 | 0 | - | 0.10 | 0.27 | 2.9 | 0.18 | 7.3 | 2 | 0.79 | - | Tr | 3.6 | 廃棄部位:骨、ひれ、皮等 |
| 0.9 | 0.05 | 0.03 | 15 | 31 | 1 | 0 | 30 | 0 | 0 | 0 | 0 | 30 | 4.6 | 1.3 | 0 | 0 | 0 | - | 0.10 | 0.24 | 3.5 | 0.21 | 5.3 | 7 | 0.65 | 3.7 | 4 | 1.8 | 廃棄部位:頭部、骨、ひれ等 |
| 1.0 | 0.06 | 0.03 | 17 | 34 | 1 | (0) | 39 | (0) | (0) | (0) | (0) | 39 | 3.5 | 1.6 | 0 | 0 | 0 | - | 0.14 | 0.26 | 3.7 | 0.17 | 5.3 | 11 | 0.65 | 4.5 | 2 | 2.0 | 廃棄部位:頭部、骨、ひれ等 |

## 10 魚介類

| 食品番号 | 食品名 | 常用量 | 糖質量の目安（常用量あたり） | 炭水化物 | 利用可能炭水化物（単糖当量） | 食物繊維 水溶性 | 食物繊維 不溶性 | 食物繊維 総量 | 糖質量の目安（可食部100gあたり） | 廃棄率 | エネルギー kcal | エネルギー kJ | 水分 | たんぱく質 | アミノ酸組成によるたんぱく質 | 脂質 | トリアシルグリセロール当量 | 脂肪酸 飽和 | 脂肪酸 一価不飽和 | 脂肪酸 多価不飽和 | コレステロール | 灰分 | ナトリウム | カリウム | カルシウム | マグネシウム | リン | 鉄 |
|---|---|---|---|---|---|---|---|---|---|---|---|---|---|---|---|---|---|---|---|---|---|---|---|---|---|---|---|---|
| | (単位) | | (――g――) | | | | | | | % | kcal | kJ | (――――――――――g――――――――――) | | | | | | | | mg | g | (――――――mg――――――) | | | | | |
| | **ぼら** | | | | | | | | | | | | | | | | | | | | | | | | | | | |
| 10249 | 生 | 1切れ80g | 0.1 | 0.1 | - | (0) | (0) | (0) | 0.1 | 50 | 128 | 536 | 74.7 | 19.2 | 15.1 | 5.0 | 4.3 | 1.18 | 1.40 | 1.56 | 65 | 1.0 | 87 | 330 | 17 | 24 | 170 | 0.7 |
| 10250 | からすみ | - | - | 0.3 | - | (0) | (0) | (0) | 0.3 | 0 | 423 | 1770 | 25.9 | 40.4 | - | 28.9 | 14.9 | 2.68 | 5.71 | 5.83 | 860 | 4.5 | 1400 | 170 | 9 | 23 | 530 | 1.5 |
| | **ほんもろこ** | | | | | | | | | | | | | | | | | | | | | | | | | | | |
| 10251 | 生 | - | - | 0.1 | - | (0) | (0) | (0) | 0.1 | 0 | 113 | 473 | 75.1 | 17.5 | - | 4.1 | 3.2 | 0.82 | 1.23 | 1.06 | 210 | 3.2 | 86 | 320 | 850 | 39 | 640 | 1.3 |
| | **（まぐろ類）** | | | | | | | | | | | | | | | | | | | | | | | | | | | |
| 10252 | きはだ 生 | 1柵200g | 0.0 | Tr | - | (0) | (0) | (0) | 0.0 | 0 | 106 | 444 | 74.0 | 24.3 | 20.2 | 0.4 | 0.2 | 0.08 | 0.05 | 0.11 | 37 | 1.3 | 43 | 450 | 5 | 37 | 290 | 2.0 |
| 10253 | くろまぐろ 赤身、生 | 1柵200g | 0.2 | 0.1 | - | (0) | (0) | (0) | 0.1 | 0 | 125 | 523 | 70.4 | 26.4 | 21.8 | 1.4 | 0.8 | 0.25 | 0.29 | 0.19 | 50 | 1.7 | 49 | 380 | 5 | 45 | 270 | 1.1 |
| 10254 | くろまぐろ 脂身、生 | 1柵200g | 0.2 | 0.1 | - | (0) | (0) | (0) | 0.1 | 0 | 344 | 1439 | 51.4 | 20.1 | 16.3 | 27.5 | 23.5 | 5.91 | 10.20 | 6.41 | 55 | 0.9 | 71 | 230 | 7 | 35 | 180 | 1.6 |
| 10255 | びんなが 生 | 1柵200g | 0.4 | 0.2 | - | (0) | (0) | (0) | 0.2 | 0 | 117 | 490 | 71.8 | 26.0 | (21.2) | 0.7 | 0.5 | 0.15 | 0.11 | 0.23 | 49 | 1.3 | 38 | 440 | 9 | 41 | 310 | 0.9 |
| 10256 | みなみまぐろ 赤身、生 | 1柵200g | 0.2 | 0.1 | - | (0) | (0) | (0) | 0.1 | 0 | 93 | 389 | 77.0 | 21.6 | (17.6) | 0.1 | 0.1 | 0.02 | 0.03 | 0.01 | 52 | 1.2 | 43 | 400 | 5 | 27 | 240 | 1.8 |
| 10257 | みなみまぐろ 脂身、生 | 1柵200g | 0.2 | 0.1 | - | (0) | (0) | (0) | 0.1 | 0 | 352 | 1473 | 50.3 | 20.3 | (16.5) | 28.3 | 23.7 | 5.79 | 11.27 | 5.63 | 59 | 1.0 | 44 | 280 | 9 | 29 | 210 | 0.6 |
| 10258 | めじまぐろ 生 | 1柵200g | 0.2 | 0.1 | - | (0) | (0) | (0) | 0.1 | 0 | 152 | 636 | 68.7 | 25.2 | (20.5) | 4.8 | 3.8 | 1.09 | 0.99 | 1.55 | 58 | 1.2 | 42 | 410 | 9 | 40 | 290 | 1.8 |
| 10259 | めばち 生 | 1柵200g | 0.1 | 0.1 | - | (0) | (0) | (0) | 0.1 | 0 | 108 | 452 | 74.4 | 22.8 | (18.6) | 1.2 | 0.9 | 0.25 | 0.31 | 0.31 | 49 | 1.3 | 49 | 420 | 4 | 35 | 330 | 1.4 |
| 10260 | 缶詰 水煮、フレーク、ライト | 1缶80g | 0.2 | 0.2 | - | (0) | (0) | (0) | 0.2 | 0 | 71 | 297 | 82.0 | 16.0 | (13.0) | 0.7 | 0.5 | 0.18 | 0.11 | 0.18 | 35 | 1.1 | 210 | 230 | 5 | 26 | 160 | 0.6 |
| 10261 | 缶詰 水煮、フレーク、ホワイト | 1缶80g | 0.3 | 0.4 | - | (0) | (0) | (0) | 0.4 | 0 | 97 | 406 | 77.6 | 18.3 | (14.9) | 2.5 | 2.2 | 0.64 | 0.71 | 0.73 | 34 | 1.2 | 260 | 280 | 6 | 34 | 200 | 1.0 |
| 10262 | 缶詰 味付け、フレーク | 1缶145g | 14.4 | 9.9 | - | (0) | (0) | (0) | 9.9 | 0 | 136 | 569 | 65.7 | 19.0 | - | 2.3 | 1.8 | 0.58 | 0.49 | 0.68 | 58 | 3.1 | 760 | 280 | 24 | 31 | 350 | 4.0 |
| 10263 | 缶詰 油漬、フレーク、ライト | 1缶85g | 0.1 | 0.1 | - | (0) | (0) | (0) | 0.1 | 0 | 267 | 1117 | 59.1 | 17.7 | (14.4) | 21.7 | 21.3 | 3.37 | 4.86 | 12.16 | 32 | 1.4 | 340 | 230 | 4 | 25 | 160 | 0.5 |
| 10264 | 缶詰 油漬、フレーク、ホワイト | 1缶80g | 0.1 | 0.1 | - | (0) | (0) | (0) | 0.1 | 0 | 288 | 1205 | 56.0 | 18.8 | (15.3) | 23.6 | 21.8 | 4.85 | 4.24 | 11.73 | 38 | 1.5 | 370 | 190 | 2 | 27 | 270 | 1.8 |
| | **マジェランあいなめ** | | | | | | | | | | | | | | | | | | | | | | | | | | | |
| 10265 | 生 | 1切れ80g | 0.1 | 0.1 | - | (0) | (0) | (0) | 0.1 | 0 | 272 | 1138 | 62.8 | 13.3 | (11.0) | 22.9 | 19.6 | 4.15 | 13.33 | 1.31 | 59 | 0.9 | 65 | 300 | 10 | 18 | 210 | 0.1 |
| (10126〜10153, 10402) | ます類→（さけ・ます類） | | | | | | | | | | | | | | | | | | | | | | | | | | | |
| | **まながつお** | | | | | | | | | | | | | | | | | | | | | | | | | | | |
| 10266 | 生 | 1切れ90g | 0.0 | Tr | - | (0) | (0) | (0) | 0.0 | 40 | 175 | 732 | 70.8 | 17.1 | - | 10.9 | 9.7 | 3.80 | 3.98 | 1.52 | 70 | 1.2 | 160 | 370 | 21 | 25 | 190 | 0.3 |
| | **みなみくろたち** | | | | | | | | | | | | | | | | | | | | | | | | | | | |
| 10232 | 生 | - | - | 0.1 | - | (0) | (0) | (0) | 0.1 | 0 | 120 | 502 | 73.8 | 21.7 | (17.9) | 3.0 | 2.6 | 0.75 | 0.69 | 1.03 | 63 | 1.4 | 120 | 460 | 22 | 34 | 240 | 0.6 |
| | **みなみだら** | | | | | | | | | | | | | | | | | | | | | | | | | | | |

| 無機質 | | | | | | ビタミン | | | | | | | | | | | | | | | | 食塩相当量 | 備考 |
|---|---|---|---|---|---|---|---|---|---|---|---|---|---|---|---|---|---|---|---|---|---|---|---|
| 亜鉛 | 銅 | マンガン | ヨウ素 | セレン | クロム | モリブデン | A | | | | | D | E トコフェロール | | | | K | B₁ | B₂ | ナイアシン | B₆ | B₁₂ | 葉酸 | パントテン酸 | ビオチン | C | | |
| | | | | | | | レチノール | カロテン α | β | β-クリプトキサンチン | β-カロテン当量 | レチノール活性当量 | | α | β | γ | δ | | | | | | | | | | | | |
| ←mg→ | | | ←μg→ | | | | ←μg→ | | | | | | | ←mg→ | | | | μg | ←mg→ | | | ←μg→ | | mg | μg | mg | g | | |
| 0.5 | 0.06 | 0.01 | - | - | - | - | 8 | 0 | 0 | 0 | 0 | 8 | 10.0 | 1.6 | 0 | 0 | 0 | (0) | 0.16 | 0.26 | 4.5 | 0.43 | 4.7 | 4 | 0.66 | - | 1 | 0.2 | 廃棄部位：頭部、内臓、骨、ひれ等（三枚下ろし） |
| 9.3 | 0.19 | 0.04 | - | - | - | - | 350 | 0 | 8 | 2 | 8 | 350 | 33.0 | 9.7 | 0 | 0 | 0 | 7 | 0.01 | 0.93 | 2.7 | 0.26 | 28.4 | 62 | 5.17 | - | 10 | 3.6 | |
| | | | | | | | | | | | | | | | | | | | | | | | | | | | | | 別名：もろこ |
| 3.4 | 0.07 | 0.21 | - | - | - | - | 250 | 0 | 0 | 0 | 0 | 250 | 5.0 | 2.9 | 0 | 0 | 0 | (0) | 0.03 | 0.20 | 2.5 | 0.13 | 9.0 | 37 | 0.73 | - | 2 | 0.2 | 魚体全体 |
| 0.5 | 0.06 | 0.01 | 14 | 74 | 1 | 0 | 2 | Tr | Tr | - | Tr | 2 | 6.0 | 0.4 | 0 | 0 | 0 | (0) | 0.15 | 0.09 | 17.5 | 0.64 | 5.8 | 5 | 0.36 | 1.4 | 0 | 0.1 | 別名：きはだまぐろ、きわだ 切り身（皮なし） |
| 0.4 | 0.04 | 0.01 | 14 | 110 | 0 | 0 | 83 | 0 | 0 | 0 | 0 | 83 | 5.0 | 0.8 | 0 | 0 | 0 | Tr | 0.10 | 0.05 | 14.2 | 0.85 | 1.3 | 8 | 0.41 | 1.9 | 2 | 0.1 | 別名：まぐろ、ほんまぐろ、しび 切り身（皮なし） |
| 0.5 | 0.04 | Tr | - | - | - | - | 270 | 0 | 0 | 0 | 0 | 270 | 18.0 | 1.5 | 0 | 0 | 0 | (0) | 0.04 | 0.07 | 9.8 | 0.82 | 1.0 | 8 | 0.47 | - | 4 | 0.2 | 別名：とろ 切り身（皮なし） |
| 0.5 | 0.05 | 0.01 | 12 | 71 | 1 | 0 | 4 | 0 | 0 | - | 0 | 4 | 7.0 | 0.7 | 0 | 0 | 0 | (0) | 0.13 | 0.10 | 20.7 | 0.94 | 2.8 | 4 | 0.31 | 1.2 | 1 | 0.1 | 別名：びんちょう、とんぼ、びんながまぐろ 切り身（皮なし） |
| 0.4 | 0.04 | 0.01 | - | - | - | - | 6 | 0 | 0 | 0 | 0 | 6 | 4.0 | 1.0 | 0 | 0 | 0 | (0) | 0.03 | 0.05 | 11.0 | 1.08 | 2.2 | 5 | 0.30 | - | Tr | 0.1 | 別名：インドまぐろ 切り身（皮なし） |
| 0.4 | 0.05 | 0.01 | - | - | - | - | 34 | 0 | 0 | 0 | 0 | 34 | 5.0 | 1.5 | 0 | 0 | 0 | (0) | 0.10 | 0.06 | 10.8 | 1.00 | 1.5 | 4 | 0.29 | - | 5 | 0.1 | 別名：とろ 切り身（皮なし） |
| 0.5 | 0.09 | 0.01 | - | - | - | - | 61 | 0 | 0 | 0 | 0 | 61 | 12.0 | 1.2 | 0 | 0 | 0 | (0) | 0.19 | 0.19 | 19.4 | 0.73 | 6.9 | 6 | 0.59 | - | 1 | 0.1 | くろまぐろの幼魚 別名：まめじ 切り身（皮なし） |
| 0.4 | 0.05 | 0.01 | 8 | 67 | 2 | 0 | 3 | 0 | 0 | 0 | 0 | 3 | 2.0 | 0.3 | 0 | 0 | 0 | (0) | 0.08 | 0.08 | 13.5 | 0.46 | 4.5 | 4 | 0.20 | 1.3 | Tr | 0.1 | 別名：ばちまぐろ、めばちまぐろ 切り身（皮なし） |
| 0.7 | 0.05 | 0.01 | - | - | - | - | 10 | 0 | 0 | 0 | 0 | 10 | 3.0 | 0.4 | 0 | 0 | 0 | (0) | 0.01 | 0.04 | 9.5 | 0.26 | 1.1 | 4 | 0.13 | - | 0 | 0.5 | 別名：ツナ缶 原材料：きはだ 液汁を含んだもの |
| 0.7 | 0.04 | 0.02 | - | - | - | - | Tr | - | - | - | (0) | (Tr) | 2.0 | 0.4 | 0 | 0 | 0 | (0) | 0.07 | 0.03 | 11.0 | 0.15 | 1.4 | 7 | 0.13 | - | (0) | 0.7 | 別名：ツナ缶 材料：びんなが 液汁を含んだもの |
| 1.0 | 0.12 | 0.13 | - | - | - | - | Tr | - | - | - | (0) | (Tr) | 5.0 | 0.7 | 0 | 0 | 0 | (0) | 0.07 | 0.03 | 8.0 | 0.16 | 3.7 | 13 | 0.23 | - | (0) | 1.9 | 別名：ツナ缶 液汁を含んだもの |
| 0.3 | 0.04 | 0.01 | - | - | - | - | 8 | 0 | 0 | 0 | 0 | 8 | 2.0 | 2.8 | 4.0 | 16.8 | 6.1 | 44 | 0.01 | 0.03 | 8.8 | 0.26 | 1.1 | 3 | 0.09 | - | 0 | 0.9 | 別名：ツナ缶 原材料：きはだ 液汁を含んだもの |
| 0.4 | 0.03 | 0.02 | - | - | - | - | Tr | - | - | - | (0) | (Tr) | 4.0 | 8.3 | 0.1 | 7.6 | 0.1 | - | 0.05 | 0.13 | 12.0 | 0.15 | 2.0 | 2 | 0.12 | - | (0) | 0.9 | 別名：ツナ缶 原材料：びんなが 液汁を含んだもの |
| | | | | | | | | | | | | | | | | | | | | | | | | | | | | | 別名：メロ、おおくち、マゼランあいなめ |
| 0.3 | 0.01 | 0.01 | - | - | - | - | 1800 | 0 | 0 | 0 | 0 | 1800 | 17.0 | 2.2 | 0 | 0 | 0 | (0) | 0.02 | 0.08 | 0.9 | 0.04 | 0.6 | 5 | 0.29 | - | Tr | 0.2 | 切り身 |
| 0.5 | 0.02 | 0.01 | - | - | - | - | 90 | - | - | - | (0) | 90 | 5.0 | 1.4 | 0 | 0 | 0 | (0) | 0.22 | 0.13 | 3.6 | 0.30 | 1.4 | 7 | 1.37 | - | 1 | 0.4 | 廃棄部位：頭部、内臓、骨、ひれ等（三枚下ろし） |
| | | | | | | | | | | | | | | | | | | | | | | | | | | | | | 別名：バラクータ、みなみおおすみやき、おおしびかます |
| 0.5 | 0.05 | 0.03 | - | - | - | - | 55 | - | - | - | (0) | 55 | 2.0 | 1.9 | 0 | 0 | 0 | (0) | 0.06 | 0.20 | 7.5 | 0.50 | 6.5 | 4 | 0.85 | - | 1 | 0.3 | 切り身 |

10 魚介類

## 10 魚介類

| 食品番号 | 食品名 | 常用量 | 糖質量の目安(常用量あたり) | 炭水化物 | 利用可能炭水化物(単糖当量) | 食物繊維 水溶性 | 食物繊維 不溶性 | 食物繊維 総量 | 糖質量の目安(可食部100gあたり) | 廃棄率 % | エネルギー kcal | エネルギー kJ | 水分 | たんぱく質 | アミノ酸組成によるたんぱく質 | 脂質 | トリアシルグリセロール当量 | 脂肪酸 飽和 | 脂肪酸 一価不飽和 | 脂肪酸 多価不飽和 | コレステロール mg | 灰分 g | ナトリウム | カリウム | カルシウム | マグネシウム | リン | 鉄 |
|---|---|---|---|---|---|---|---|---|---|---|---|---|---|---|---|---|---|---|---|---|---|---|---|---|---|---|---|---|
| 10267 | 生 | 1切れ 80g | 0.0 | Tr | - | (0) | (0) | (0) | 0.0 | 0 | 72 | 301 | 81.9 | 16.4 | (13.6) | 0.3 | 0.2 | 0.05 | 0.04 | 0.11 | 65 | 1.4 | 220 | 320 | 23 | 41 | 160 | 0.3 |
| | むつ | | | | | | | | | | | | | | | | | | | | | | | | | | | |
| 10268 | 生 | 1切れ 80g | 0.0 | Tr | - | (0) | (0) | (0) | 0.0 | 0 | 189 | 791 | 69.7 | 16.7 | 14.2 | 12.6 | 11.6 | 1.69 | 8.59 | 0.81 | 59 | 1.0 | 85 | 390 | 25 | 20 | 180 | 0.5 |
| 10269 | 水煮 | 1切れ 60g | 0.0 | Tr | - | (0) | (0) | (0) | 0.0 | 0 | 173 | 724 | 68.3 | 22.2 | (18.9) | 8.4 | 7.7 | 1.14 | 5.65 | 0.56 | 70 | 1.1 | 80 | 410 | 49 | 23 | 230 | 0.6 |
| | めじな | | | | | | | | | | | | | | | | | | | | | | | | | | | |
| 10270 | 生 | 1切れ 80g | 0.1 | 0.1 | - | (0) | (0) | (0) | 0.1 | 0 | 125 | 523 | 74.7 | 19.4 | (16.0) | 4.5 | 3.4 | 1.17 | 1.09 | 1.01 | 56 | 1.3 | 91 | 380 | 27 | 30 | 240 | 0.3 |
| | めばる | | | | | | | | | | | | | | | | | | | | | | | | | | | |
| 10271 | 生 | 1切れ 80g | 0.0 | Tr | - | (0) | (0) | (0) | 0.0 | 55 | 109 | 456 | 77.2 | 18.1 | 15.3 | 3.5 | 2.8 | 0.79 | 0.92 | 0.95 | 75 | 1.2 | 75 | 350 | 80 | 27 | 200 | 0.4 |
| | メルルーサ | | | | | | | | | | | | | | | | | | | | | | | | | | | |
| 10272 | 生 | 1切れ 80g | 0.0 | Tr | - | (0) | (0) | (0) | 0.0 | 5 | 77 | 322 | 81.1 | 17.0 | 14.3 | 0.6 | 0.5 | 0.11 | 0.15 | 0.19 | 45 | 1.3 | 140 | 320 | 12 | 38 | 150 | 0.2 |
| (10265) | メロ→マジェランあいなめ | | | | | | | | | | | | | | | | | | | | | | | | | | | |
| | やつめうなぎ | | | | | | | | | | | | | | | | | | | | | | | | | | | |
| 10273 | 生 | 1匹 135g | 0.3 | 0.2 | - | (0) | (0) | (0) | 0.2 | 55 | 273 | 1142 | 61.5 | 15.8 | - | 21.8 | 18.8 | 3.76 | 9.57 | 4.65 | 150 | 0.7 | 49 | 150 | 7 | 15 | 180 | 2.0 |
| 10274 | 干しやつめ | - | - | 0.5 | - | (0) | (0) | (0) | 0.5 | 20 | 508 | 2125 | 14.3 | 50.3 | - | 31.2 | 24.3 | 6.57 | 9.15 | 7.50 | 480 | 3.7 | 130 | 650 | 16 | 49 | 240 | 31.6 |
| | やまめ | | | | | | | | | | | | | | | | | | | | | | | | | | | |
| 10275 | 養殖、生 | 1尾 130g | 0.4 | 0.3 | - | (0) | (0) | (0) | 0.3 | 45 | 119 | 498 | 75.6 | 18.4 | - | 4.3 | 3.7 | 0.91 | 1.39 | 1.20 | 65 | 1.4 | 50 | 420 | 85 | 28 | 280 | 0.5 |
| | わかさぎ | | | | | | | | | | | | | | | | | | | | | | | | | | | |
| 10276 | 生 | 1尾 10g | 0.0 | 0.1 | - | (0) | (0) | (0) | 0.1 | 0 | 77 | 322 | 81.8 | 14.4 | 11.6 | 1.7 | 1.2 | 0.29 | 0.32 | 0.56 | 210 | 2.0 | 200 | 120 | 450 | 25 | 350 | 0.9 |
| 10277 | つくだ煮 | 1食分 10g | 3.8 | 38.2 | - | (0) | (0) | (0) | 38.2 | 0 | 317 | 1326 | 19.3 | 28.7 | - | 5.5 | 3.6 | 1.02 | 0.83 | 1.58 | 450 | 8.3 | 1900 | 480 | 970 | 69 | 780 | 2.6 |
| 10278 | あめ煮 | 1食分 10g | 4.0 | 40.4 | - | (0) | (0) | (0) | 40.4 | 0 | 313 | 1310 | 21.0 | 26.3 | - | 5.1 | 2.8 | 0.87 | 0.50 | 1.30 | 400 | 7.2 | 1600 | 410 | 960 | 66 | 740 | 2.1 |
| | 〈貝類〉 | | | | | | | | | | | | | | | | | | | | | | | | | | | |
| (10305) | あおやぎ→ばかがい | | | | | | | | | | | | | | | | | | | | | | | | | | | |
| | あかがい | | | | | | | | | | | | | | | | | | | | | | | | | | | |
| 10279 | 生 | - | - | 3.5 | - | (0) | (0) | (0) | 3.5 | 75 | 74 | 310 | 80.4 | 13.5 | 10.4 | 0.3 | 0.1 | 0.03 | 0.03 | 0.01 | 46 | 2.3 | 300 | 290 | 40 | 55 | 140 | 5.0 |
| (10318) | 味付け缶詰→さるぼう・味付け缶詰 | | | | | | | | | | | | | | | | | | | | | | | | | | | |
| | あげまき | | | | | | | | | | | | | | | | | | | | | | | | | | | |
| 10280 | 生 | 1個 25g | 0.5 | 2.0 | - | (0) | (0) | (0) | 2.0 | 35 | 48 | 201 | 87.1 | 8.1 | (5.9) | 0.6 | 0.3 | 0.10 | 0.07 | 0.14 | 38 | 2.2 | 600 | 120 | 66 | 49 | 120 | 4.1 |
| | あさり | | | | | | | | | | | | | | | | | | | | | | | | | | | |

| 無機質 | | | | | | ビタミン | | | | | | | | | | | | | | | | | 食塩相当量 | 備考 |
|---|---|---|---|---|---|---|---|---|---|---|---|---|---|---|---|---|---|---|---|---|---|---|---|---|
| 亜鉛 | 銅 | マンガン | ヨウ素 | セレン | クロム | モリブデン | レチノール | カロテン α | カロテン β | β-クリプトキサンチン | β-カロテン当量 | レチノール活性当量 | D | トコフェロール α | トコフェロール β | トコフェロール γ | トコフェロール δ | K | B₁ | B₂ | ナイアシン | B₆ | B₁₂ | 葉酸 | パントテン酸 | ビオチン | C | | |
| (——mg——) | | | (——μg——) | | | | (——————μg——————) | | | | | | (μg) | (——————mg——————) | | | | μg | (——mg——) | | | | (μg) | | mg | μg | mg | g | |
| 0.3 | 0.04 | 0.02 | - | - | - | - | 6 | - | - | - | (0) | 6 | 7.0 | 0.8 | 0 | 0 | 0 | (0) | 0.03 | 0.27 | 1.7 | 0.09 | 1.6 | 11 | 0.44 | - | 0 | 0.6 | 切り身 |
| 0.4 | 0.03 | 0.01 | - | - | - | - | 8 | - | - | (0) | - | 8 | 4.0 | 0.9 | 0 | 0 | 0 | (0) | 0.03 | 0.16 | 2.4 | 0.10 | 1.9 | 6 | 0.31 | - | Tr | 0.2 | 切り身（魚体全体から調理する場合、廃棄率：50%、廃棄部位：頭部、内臓、骨、ひれ等） |
| 0.4 | 0.03 | 0.01 | - | - | - | - | 11 | - | - | (0) | - | 11 | 3.6 | 0.6 | 0 | 0 | 0 | (0) | 0.04 | 0.16 | 2.8 | 0.13 | 2.5 | 4 | 0.25 | - | Tr | 0.2 | 切り身 |
| | | | | | | | | | | | | | | | | | | | | | | | | | | | | | 別名：ぐれ |
| 0.9 | 0.03 | 0.01 | - | - | - | - | 55 | 0 | 0 | - | 0 | 55 | 1.0 | 0 | 0 | 0 | 0 | (0) | 0.05 | 0.38 | 2.7 | 0.16 | 1.8 | 2 | 0.44 | - | 0 | 0.2 | 切り身（魚体全体から調理する場合、廃棄率：55%、廃棄部位：頭部、内臓、骨、ひれ等） |
| 0.4 | 0.05 | - | - | - | - | - | 11 | - | - | (0) | - | 11 | 1.0 | 1.5 | 0 | 0 | 0 | (0) | 0.07 | 0.17 | 1.6 | 0.11 | 1.5 | 5 | 0.37 | - | 2 | 0.2 | 廃棄部位：頭部、内臓、骨、ひれ等（三枚下ろし） |
| | | | | | | | | | | | | | | | | | | | | | | | | | | | | | 別名：ヘイク |
| 0.4 | 0.02 | 0.01 | - | - | - | - | 5 | - | - | (0) | - | 5 | 1.0 | 1.3 | 0 | 0 | 0 | (0) | 0.09 | 0.04 | 1.0 | 0.07 | 0.8 | 5 | 0.32 | - | Tr | 0.4 | 切り身 廃棄部位：皮 |
| | | | | | | | | | | | | | | | | | | | | | | | | | | | | | 試料：かわやつめ |
| 1.6 | 0.15 | 0.03 | - | - | - | - | 8200 | 0 | 0 | 0 | 0 | 8200 | 3.0 | 3.8 | 0 | 0 | 0 | (0) | 0.25 | 0.85 | 3.0 | 0.20 | 4.9 | 19 | 1.18 | - | 2 | 0.1 | 廃棄部位：頭部、内臓、骨、ひれ等 |
| 5.9 | 1.80 | 0.10 | - | - | - | - | 1900 | 0 | 0 | 0 | 0 | 1900 | 12.0 | 2.4 | 0 | 0 | 0 | (0) | 0.33 | 1.69 | 7.0 | 0.14 | 54.8 | 100 | 5.76 | - | (0) | 0.3 | 内臓を含んだもの 廃棄部位：頭部、皮等 |
| | | | | | | | | | | | | | | | | | | | | | | | | | | | | | 別名：やまべ |
| 0.8 | 0.04 | 0.01 | - | - | - | - | 15 | - | - | - | Tr | 15 | 8.0 | 2.2 | 0 | 0 | 0 | (0) | 0.15 | 0.16 | 3.8 | 0.22 | 6.6 | 13 | 1.48 | - | 3 | 0.1 | 廃棄部位：頭部、内臓、骨、ひれ等（三枚下ろし） |
| 2.0 | 0.19 | 0.13 | 29 | 22 | 1 | 1 | 99 | 0 | 2 | - | 2 | 99 | 2.0 | 0.7 | 0 | Tr | 0 | Tr | 0.01 | 0.14 | 1.6 | 0.17 | 7.9 | 21 | 0.51 | 4.0 | 1 | 0.5 | |
| 4.4 | 0.11 | 1.74 | - | - | - | - | 460 | 0 | 15 | 34 | 32 | 460 | 8.0 | 4.2 | 0 | 0 | 0 | (0) | 0.24 | 0.32 | 3.4 | 0.06 | 9.4 | 59 | 0.77 | - | Tr | 4.8 | |
| 5.2 | 0.08 | 2.29 | - | - | - | - | 420 | 0 | 16 | 75 | 53 | 420 | 9.0 | 3.6 | 0 | 0 | 0 | (0) | 0.28 | 0.35 | 3.6 | 0.06 | 11.3 | 52 | 0 | - | 0 | 4.1 | |
| 1.5 | 0.06 | - | - | - | - | - | 30 | - | - | - | 60 | 35 | (0) | 0.9 | 0 | 0 | 0 | 1 | 0.20 | 0.20 | 2.5 | 0.10 | 59.2 | 20 | 1.02 | - | 2 | 0.8 | 廃棄部位：貝殻及び内臓 |
| 1.5 | 0.40 | 0.20 | - | - | - | - | 20 | 0 | 85 | - | 85 | 27 | 1.0 | 0.8 | 0 | 0 | 0 | (0) | 0.30 | 0.14 | 1.3 | 0.04 | 59.4 | 11 | 0.37 | - | 1 | 1.5 | 廃棄部位：貝殻 |

10 魚介類

## 10 魚介類

| 食品番号 | 食品名 | 常用量(単位) | 糖質量の目安(常用量あたり) g | 炭水化物 利用可能炭水化物(単糖当量) g | 食物繊維 水溶性 g | 食物繊維 不溶性 g | 食物繊維 総量 g | 糖質量の目安(可食部100gあたり) g | 廃棄率 % | エネルギー kcal | エネルギー kJ | 水分 g | たんぱく質 g | アミノ酸組成によるたんぱく質 g | 脂質 g | トリアシルグリセロール当量 g | 脂肪酸 飽和 g | 脂肪酸 一価不飽和 g | 脂肪酸 多価不飽和 g | コレステロール mg | 灰分 g | 無機質 ナトリウム mg | 無機質 カリウム mg | 無機質 カルシウム mg | 無機質 マグネシウム mg | 無機質 リン mg | 無機質 鉄 mg |
|---|---|---|---|---|---|---|---|---|---|---|---|---|---|---|---|---|---|---|---|---|---|---|---|---|---|---|---|
| 10281 | 生 | 1個 5g | 0.0 | 0.4 | - | (0) | (0) | (0) | 0.4 | 60 | 30 | 126 | 90.3 | 6.0 | - | 4.5 | 0.3 | 0.1 | 0.02 | 0.01 | 0.04 | 40 | 3.0 | 870 | 140 | 66 | 100 | 85 | 3.8 |
| 10282 | つくだ煮 | 1食分 10g | 3.0 | 30.1 | - | (0) | (0) | (0) | 30.1 | 0 | 225 | 941 | 38.0 | 20.8 | - | 2.4 | 1.0 | 0.32 | 0.21 | 0.47 | 61 | 8.7 | 2900 | 270 | 260 | 79 | 300 | 18.8 |
| 10283 | 缶詰 水煮 | 1缶 65g | 1.2 | 1.9 | - | (0) | (0) | (0) | 1.9 | 0 | 114 | 477 | 73.2 | 20.3 | (15.4) | 2.2 | 0.9 | 0.34 | 0.21 | 0.31 | 89 | 2.4 | 390 | 9 | 110 | 46 | 260 | 29.7 |
| 10284 | 缶詰 味付け | - | - | 11.5 | - | (0) | (0) | (0) | 11.5 | 0 | 130 | 544 | 67.2 | 16.6 | - | 1.9 | - | 0.23 | 0.23 | 0.38 | 77 | 2.8 | 640 | 35 | 87 | 44 | 180 | 27.8 |
| | あわび | | | | | | | | | | | | | | | | | | | | | | | | | | | |
| 10285 | 生 | 1個 70g | 2.8 | 4.0 | - | (0) | (0) | (0) | 4.0 | 55 | 73 | 305 | 81.5 | 12.7 | 9.0 | 0.3 | 0.1 | 0.04 | 0.03 | 0.04 | 97 | 1.5 | 330 | 200 | 20 | 54 | 100 | 1.5 |
| 10286 | 干し | 1個 15g | 3.6 | 23.8 | - | (0) | (0) | (0) | 23.8 | 0 | 273 | 1142 | 27.9 | 38.0 | (27.0) | 1.6 | 0.6 | 0.22 | 0.14 | 0.23 | 390 | 8.7 | 2900 | 490 | 39 | 110 | 300 | 2.0 |
| 10287 | 塩辛 | 1箱 70g | 1.0 | 1.4 | - | (0) | (0) | (0) | 1.4 | 0 | 100 | 418 | 72.5 | 14.8 | (10.5) | 3.9 | 2.6 | 0.91 | 0.89 | 0.67 | 190 | 7.4 | 2600 | 180 | 55 | 88 | 160 | 33.9 |
| 10288 | 水煮缶詰 | 1缶 215g | 2.2 | 1.0 | - | (0) | (0) | (0) | 1.0 | 0 | 90 | 377 | 77.2 | 19.4 | (13.8) | 0.4 | 0.3 | 0.07 | 0.06 | 0.13 | 140 | 2.0 | 570 | 130 | 20 | 58 | 230 | 1.8 |
| | いがい | | | | | | | | | | | | | | | | | | | | | | | | | | | |
| 10289 | 生 | 1個 5g | 0.2 | 3.2 | - | (0) | (0) | (0) | 3.2 | 60 | 70 | 293 | 82.9 | 10.3 | (7.5) | 1.4 | 0.7 | 0.22 | 0.14 | 0.32 | 47 | 2.2 | 540 | 230 | 43 | 73 | 160 | 3.5 |
| | いたやがい | | | | | | | | | | | | | | | | | | | | | | | | | | | |
| 10290 | 養殖、生 | 1個 35g | 0.5 | 1.5 | - | (0) | (0) | (0) | 1.5 | 65 | 59 | 247 | 84.9 | 10.8 | (7.8) | 0.8 | 0.2 | 0.13 | 0.07 | 0.21 | 33 | 2.0 | 450 | 260 | 48 | 74 | 170 | 2.0 |
| | エスカルゴ | | | | | | | | | | | | | | | | | | | | | | | | | | | |
| 10291 | 水煮缶詰 | 1缶 250g | 2.0 | 0.8 | - | (0) | (0) | (0) | 0.8 | 0 | 82 | 343 | 79.9 | 16.5 | (11.9) | 1.0 | 0.4 | 0.07 | 0.06 | 0.21 | 240 | 1.8 | 260 | 5 | 400 | 37 | 130 | 3.9 |
| | かき | | | | | | | | | | | | | | | | | | | | | | | | | | | |
| 10292 | 養殖、生 | 1個 20g | 0.9 | 4.7 | - | (0) | (0) | (0) | 4.7 | 75 | 60 | 251 | 85.0 | 6.6 | 4.6 | 1.4 | 0.8 | 0.23 | 0.18 | 0.32 | 51 | 2.3 | 520 | 190 | 88 | 74 | 100 | 1.9 |
| 10293 | 養殖、水煮 | 1個 15g | 1.1 | 7.4 | - | (0) | (0) | (0) | 7.4 | 0 | 91 | 381 | 78.7 | 9.5 | (6.6) | 2.2 | 1.2 | 0.35 | 0.27 | 0.50 | 80 | 2.2 | 420 | 170 | 58 | 33 | 140 | 2.6 |
| 10294 | くん製油漬缶詰 | 1個 45g | 5.0 | 11.2 | - | (0) | (0) | (0) | 11.2 | 0 | 298 | 1247 | 51.2 | 12.5 | - | 22.6 | 21.7 | 6.18 | 3.94 | 10.66 | 110 | 2.5 | 300 | 140 | 35 | 42 | 260 | 4.5 |
| | さざえ | | | | | | | | | | | | | | | | | | | | | | | | | | | |
| 10295 | 生 | 1個 40g | 0.3 | 0.8 | - | (0) | (0) | (0) | 0.8 | 85 | 89 | 372 | 78.0 | 19.4 | 13.9 | 0.4 | 0.1 | 0.05 | 0.02 | 0.05 | 140 | 1.4 | 240 | 250 | 22 | 54 | 140 | 0.8 |
| 10296 | 焼き | 1個 35g | 0.3 | 0.9 | - | (0) | (0) | (0) | 0.9 | 85 | 97 | 406 | 75.6 | 21.3 | (15.2) | 0.4 | 0.2 | 0.05 | 0.02 | 0.05 | 170 | 1.8 | 280 | 220 | 29 | 67 | 120 | 0.9 |
| | さるぼう | | | | | | | | | | | | | | | | | | | | | | | | | | | |
| 10318 | 味付け缶詰 | 1個 105g | 13.5 | 12.9 | - | (0) | (0) | (0) | 12.9 | 0 | 135 | 565 | 66.1 | 15.9 | - | 2.2 | 1.3 | 0.37 | 0.32 | 0.58 | 110 | 2.9 | 870 | 55 | 60 | 41 | 140 | 11.3 |
| | しじみ | | | | | | | | | | | | | | | | | | | | | | | | | | | |
| 10297 | 生 | 1食 5g | 0.2 | 4.5 | - | (0) | (0) | (0) | 4.5 | 75 | 64 | 267 | 86.0 | 7.5 | 5.7 | 1.4 | 0.6 | 0.24 | 0.14 | 0.19 | 62 | 1.2 | 180 | 83 | 240 | 10 | 120 | 8.3 |
| 10413 | 水煮 | 1食 5g | 0.3 | 5.5 | - | (0) | (0) | (0) | 5.5 | 80 | 113 | 471 | 76.0 | 15.4 | 12.0 | 2.7 | 1.2 | 0.45 | 0.27 | 0.46 | 130 | 1.8 | 100 | 66 | 250 | 11 | 200 | 14.8 |
| | たいらがい | | | | | | | | | | | | | | | | | | | | | | | | | | | |

| 無機質 | | | | | | | ビタミン | | | | | | | | | | | | | | | | | 食塩相当量 | 備考 |
|---|---|---|---|---|---|---|---|---|---|---|---|---|---|---|---|---|---|---|---|---|---|---|---|---|---|
| 亜鉛 | 銅 | マンガン | ヨウ素 | セレン | クロム | モリブデン | A | | | | | D | E | | | | K | B₁ | B₂ | ナイアシン | B₆ | B₁₂ | 葉酸 | パントテン酸 | ビオチン | C | | |
| | | | | | | | レチノール | カロテン | | β-クリプトキサンチン | β-カロテン当量 | レチノール活性当量 | | トコフェロール | | | | | | | | | | | | | | |
| | | | | | | | | α | β | | | | | α | β | γ | δ | | | | | | | | | | | |
| ←mg→ | | | ←μg→ | | | | ←μg→ | | | | | | ←mg→ | | | | μg | ←mg→ | | | | ←μg→ | | mg | μg | mg | g | | |
| 1.0 | 0.06 | 0.10 | 55 | 38 | 4 | 9 | 2 | 1 | 21 | 0 | 22 | 4 | 0 | 0.4 | 0 | 0 | 0 | Tr | 0.02 | 0.16 | 1.4 | 0.04 | 52.4 | 11 | 0.39 | 22.7 | 1 | 2.2 | 廃棄部位：貝殻 |
| 2.8 | 0.18 | 0.94 | - | - | - | - | 26 | 25 | 190 | 0 | 200 | 43 | (0) | 1.4 | 0 | 0 | 0 | 4 | 0.02 | 0.18 | 1.1 | 0.09 | 14.5 | 42 | 0.40 | - | 0 | 7.4 | |
| 3.4 | 0.29 | 1.24 | - | - | - | - | 3 | - | - | - | 35 | 6 | (0) | 2.7 | 0.1 | 0 | 0 | 3 | Tr | 0.09 | 0.8 | 0.01 | 63.8 | 10 | 0 | - | (0) | 1.0 | 液汁を除いたもの |
| 3.2 | 0.24 | 1.23 | - | - | - | - | 3 | - | - | - | 36 | 6 | (0) | 2.3 | 0 | 0 | 0 | 4 | Tr | 0.06 | 1.2 | 0.01 | 36.1 | 1 | 0 | - | (0) | 1.6 | 液汁を除いたもの |
| 0.7 | 0.36 | 0.02 | 180 | 7 | 5 | 13 | 0 | 0 | 17 | - | 17 | 1 | (0) | 0.5 | 0 | 0 | 0 | 23 | 0.10 | 0.09 | 1.0 | 0.02 | 0.4 | 22 | 1.90 | 1.1 | 1 | 0.8 | 試料：くろあわび、まだかあわび、めがいあわび 廃棄部位：貝殻及び内臓 |
| 1.6 | 0.74 | 0.05 | - | - | - | - | 0 | 0 | 45 | 2 | 47 | 4 | (0) | 1.2 | 0 | 0 | 0 | 3 | 0.36 | 0.11 | 3.3 | 0.05 | 2.4 | 87 | 0.71 | - | Tr | 7.4 | |
| 2.2 | 0.25 | 0.11 | - | - | - | - | Tr | - | - | - | 700 | 58 | (0) | 2.5 | 0 | 0 | 0 | 92 | 0.20 | 0.70 | 1.5 | 0.10 | 12.1 | 130 | 1.13 | - | (0) | 6.6 | |
| 0.6 | 0.42 | 0.02 | - | - | - | - | Tr | - | - | - | Tr | Tr | (0) | 1.5 | 0 | 0 | 0 | 0 | 0.04 | 0.04 | 1.0 | 0.02 | 0.7 | 3 | 0.23 | - | (0) | 1.4 | 液汁を除いたもの |
| | | | | | | | | | | | | | | | | | | | | | | | | | | | | | 別名：ムール貝 |
| 1.0 | 0.05 | 0.86 | - | - | - | - | 34 | - | - | - | Tr | 34 | (0) | 1.1 | 0 | 0 | 0 | Tr | 0.01 | 0.37 | 1.4 | 0.02 | 10.3 | 42 | 0.63 | - | 5 | 1.4 | 廃棄部位：貝殻、足糸等 |
| | | | | | | | | | | | | | | | | | | | | | | | | | | | | | 別名：しゃくしがい |
| 6.1 | 0.10 | 4.90 | - | - | - | - | 5 | 0 | 9 | - | 9 | 6 | (0) | 0.4 | 0 | 0 | 0 | (0) | 0.20 | 1.4 | 0.07 | 13.1 | 14 | 0.24 | - | Tr | 1.1 | 廃棄部位：貝殻 |
| 1.5 | 3.07 | 0.38 | - | - | - | - | 0 | - | - | - | (0) | 0 | 0.6 | 0 | 0 | 0 | 5 | 0.09 | 0 | 0 | 0.6 | 1 | 0 | - | 0 | 0.7 | 液汁を除いたもの |
| | | | | | | | | | | | | | | | | | | | | | | | | | | | | | 試料：まがき |
| 13.2 | 0.89 | 0.38 | 73 | 48 | 4 | 4 | 22 | 0 | 6 | 0 | 6 | 22 | (0) | 1.2 | 0 | 0 | 0 | 0 | 0.04 | 0.14 | 1.4 | 0.08 | 28.1 | 40 | 0.59 | 4.5 | 3 | 1.3 | 廃棄部位：貝殻 |
| 14.5 | 1.17 | 0.31 | 57 | 67 | 4 | 5 | 42 | 0 | 12 | 0 | 12 | 43 | (0) | 2.9 | 0 | 0 | 0 | 0 | 0.04 | 0.14 | 1.3 | 0.06 | 20.3 | 26 | 0.26 | 7.2 | 2 | 1.1 | むき身 |
| 25.4 | 2.81 | 1.03 | - | - | - | - | Tr | - | - | - | 18 | 2 | (0) | 9.5 | 0 | 6.7 | 0.9 | 0 | 0.05 | 0.09 | 1.6 | 0.02 | 32.2 | 25 | 0.56 | - | (0) | 0.8 | 液汁を含んだもの |
| 2.2 | 0.39 | 0.02 | 97 | 19 | 6 | 5 | Tr | 44 | 340 | 11 | 360 | 31 | (0) | 2.3 | 0 | 0 | 0 | 3 | 0.04 | 0.09 | 1.7 | 0.05 | 1.3 | 16 | 0.24 | 1.9 | 1 | 0.6 | 廃棄部位：貝殻及び内臓 |
| 2.5 | 0.73 | 0.03 | - | - | - | - | Tr | 64 | 490 | 16 | 530 | 44 | (0) | 2.8 | 0 | 0 | 0 | 2 | 0.04 | 0.14 | 1.6 | 0.06 | 1.1 | 22 | 0.30 | - | 1 | 0.7 | 廃棄部位：貝殻及び内臓 |
| | | | | | | | | | | | | | | | | | | | | | | | | | | | | | 別名：もがい、赤貝(さるぼう)味付け缶詰 |
| 4.1 | 0.13 | 1.39 | - | - | - | - | Tr | - | - | - | 90 | 8 | (0) | 2.5 | 0 | 0 | 0 | (0) | 0.01 | 0.07 | 1.6 | 0.04 | 24.9 | 11 | 0.19 | - | (0) | 2.2 | 液汁を除いたもの |
| 2.3 | 0.41 | 2.78 | - | - | - | - | 25 | 13 | 97 | 1 | 100 | 33 | 0.2 | 1.7 | 0 | 0 | 0 | 2 | 0.02 | 0.44 | 1.5 | 0.10 | 68.4 | 26 | 0.53 | - | 2 | 0.4 | 廃棄部位：貝殻 |
| 4.0 | 0.61 | 7.30 | - | - | - | - | 57 | 29 | 220 | 1 | 230 | 76 | 0.6 | 3.9 | 0 | 0 | 0 | 5 | 0.02 | 0.57 | 1.5 | 0.04 | 81.6 | 37 | 0.35 | - | 1 | 0.3 | 廃棄部位：貝殻 |
| | | | | | | | | | | | | | | | | | | | | | | | | | | | | | 別名：たいらぎ(標準和名) |

10 魚介類

## 10 魚介類

| 食品番号 | 食品名 | | 常用量 | 糖質量の目安(常用量あたり) | 炭水化物 | 利用可能炭水化物(単糖当量) | 食物繊維 水溶性 | 食物繊維 不溶性 | 食物繊維 総量 | 糖質量の目安(可食部100gあたり) | 廃棄率 | エネルギー | | 水分 | たんぱく質 | アミノ酸組成によるたんぱく質 | 脂質 | トリアシルグリセロール当量 | 脂肪酸 飽和 | 脂肪酸 一価不飽和 | 脂肪酸 多価不飽和 | コレステロール | 灰分 | ナトリウム | カリウム | カルシウム | マグネシウム | リン | 鉄 |
|---|---|---|---|---|---|---|---|---|---|---|---|---|---|---|---|---|---|---|---|---|---|---|---|---|---|---|---|---|---|
| | | (単位) | | (―――g―――) | | | | | | | % | kcal | kJ | (―――g―――) | | | | | | | | mg | g | (―――mg―――) | | | | | |
| 10298 | 貝柱、生 | | 1個 55g | 0.8 | 1.5 | - | (0) | (0) | (0) | 1.5 | 0 | 100 | 418 | 75.2 | 21.8 | (15.8) | 0.2 | 0.1 | 0.02 | 0.01 | 0.04 | 23 | 1.3 | 260 | 260 | 16 | 36 | 150 | 0.6 |
| | たにし | | | | | | | | | | | | | | | | | | | | | | | | | | | | |
| 10299 | 生 | | - | - | 3.6 | - | (0) | (0) | (0) | 3.6 | 30 | 80 | 335 | 78.8 | 13.0 | (9.4) | 1.1 | 0.3 | 0.08 | 0.10 | 0.14 | 72 | 3.5 | 23 | 70 | 1300 | 77 | 140 | 19.4 |
| | つぶ | | | | | | | | | | | | | | | | | | | | | | | | | | | | |
| 10300 | 生 | | 1個 20g | 4.6 | 2.3 | - | (0) | (0) | (0) | 2.3 | 0 | 86 | 360 | 78.2 | 17.8 | 13.3 | 0.2 | 0.1 | 0.02 | 0.01 | 0.05 | 110 | 1.5 | 380 | 160 | 60 | 92 | 120 | 1.3 |
| | とこぶし | | | | | | | | | | | | | | | | | | | | | | | | | | | | |
| 10301 | 生 | | - | - | 3.0 | - | (0) | (0) | (0) | 3.0 | 60 | 84 | 351 | 78.9 | 16.0 | (11.6) | 0.4 | 0.1 | 0.04 | 0.03 | 0.05 | 150 | 1.7 | 260 | 250 | 24 | 55 | 160 | 1.8 |
| | とりがい | | | | | | | | | | | | | | | | | | | | | | | | | | | | |
| 10303 | 斧足、生 | | 1個 5g | 0.3 | 6.9 | - | (0) | (0) | (0) | 6.9 | 0 | 86 | 360 | 78.6 | 12.9 | 9.9 | 0.3 | 0.1 | 0.04 | 0.02 | 0.02 | 22 | 1.3 | 100 | 150 | 19 | 43 | 120 | 2.9 |
| | ばい | | | | | | | | | | | | | | | | | | | | | | | | | | | | |
| 10304 | 生 | | - | - | 3.1 | - | (0) | (0) | (0) | 3.1 | 55 | 87 | 364 | 78.5 | 16.3 | (11.8) | 0.6 | 0.3 | 0.06 | 0.04 | 0.15 | 110 | 1.5 | 220 | 320 | 44 | 84 | 160 | 0.7 |
| | ばかがい | | | | | | | | | | | | | | | | | | | | | | | | | | | | |
| 10305 | 生 | | 1個 25g | 0.6 | 2.4 | - | (0) | (0) | (0) | 2.4 | 65 | 61 | 255 | 84.6 | 10.9 | 8.3 | 0.5 | 0.2 | 0.06 | 0.04 | 0.08 | 120 | 1.6 | 300 | 220 | 42 | 51 | 150 | 1.1 |
| | (はまぐり類) | | | | | | | | | | | | | | | | | | | | | | | | | | | | |
| 10306 | はまぐり 生 | | 1個 10g | 0.2 | 1.8 | - | (0) | (0) | (0) | 1.8 | 60 | 39 | 162 | 88.8 | 6.1 | 4.4 | 0.6 | 0.3 | 0.09 | 0.05 | 0.13 | 25 | 2.8 | 780 | 160 | 130 | 81 | 96 | 2.1 |
| 10307 | はまぐり 水煮 | | 1個 5g | 0.1 | 2.9 | - | (0) | (0) | (0) | 2.9 | 75 | 89 | 371 | 78.6 | 14.9 | (10.6) | 1.5 | 0.6 | 0.19 | 0.11 | 0.29 | 79 | 2.3 | 490 | 180 | 130 | 69 | 190 | 3.9 |
| 10308 | はまぐり 焼き | | 1個 5g | 0.1 | 2.8 | - | (0) | (0) | (0) | 2.8 | 70 | 77 | 322 | 79.8 | 13.3 | (9.5) | 1.0 | 0.4 | 0.13 | 0.07 | 0.19 | 65 | 3.1 | 770 | 230 | 140 | 87 | 140 | 3.3 |
| 10309 | はまぐり つくだ煮 | | 1個 10g | 2.1 | 21.4 | - | (0) | (0) | (0) | 21.4 | 0 | 219 | 916 | 40.1 | 27.0 | - | 2.8 | 1.2 | 0.41 | 0.28 | 0.51 | 100 | 8.7 | 2800 | 320 | 120 | 95 | 340 | 7.2 |
| 10310 | ちょうせんはまぐり 生 | | 1個 20g | 0.5 | 2.7 | - | (0) | (0) | (0) | 2.7 | 60 | 42 | 176 | 88.1 | 6.5 | (4.6) | 0.4 | 0.2 | 0.06 | 0.03 | 0.08 | 27 | 2.3 | 510 | 170 | 160 | 69 | 94 | 5.1 |
| | ほたてがい | | | | | | | | | | | | | | | | | | | | | | | | | | | | |
| 10311 | 生 | | 1個 20g | 0.3 | 1.5 | - | (0) | (0) | (0) | 1.5 | 50 | 72 | 301 | 82.3 | 13.5 | 9.8 | 0.9 | 0.4 | 0.18 | 0.05 | 0.15 | 33 | 1.8 | 320 | 310 | 22 | 59 | 210 | 2.2 |
| 10312 | 水煮 | | 1個 15g | 0.3 | 1.9 | - | (0) | (0) | (0) | 1.9 | 60 | 100 | 418 | 76.8 | 17.6 | (12.7) | 1.9 | 0.8 | 0.27 | 0.16 | 0.30 | 52 | 1.8 | 250 | 330 | 24 | 57 | 250 | 2.8 |
| 10313 | 貝柱 生 | | 1個 15g | 0.5 | 3.5 | - | (0) | (0) | (0) | 3.5 | 0 | 88 | 370 | 78.4 | 16.9 | 12.1 | 0.3 | 0.1 | 0.03 | 0.02 | 0.06 | 35 | 1.3 | 120 | 380 | 7 | 41 | 230 | 0.2 |
| 10414 | 貝柱 焼き | | 1個 15g | 0.7 | 4.6 | - | (0) | (0) | (0) | 4.6 | 0 | 122 | 510 | 67.8 | 23.8 | 17.7 | 0.3 | 0.1 | 0.02 | 0.01 | 0.05 | 52 | 1.7 | 150 | 480 | 13 | 56 | 320 | 0.3 |
| 10314 | 貝柱 煮干し | | 1個 25g | 1.9 | 7.6 | - | (0) | (0) | (0) | 7.6 | 0 | 322 | 1347 | 17.1 | 65.7 | (46.9) | 1.4 | 0.5 | 0.13 | 0.05 | 0.26 | 150 | 8.2 | 2500 | 810 | 34 | 120 | 610 | 1.2 |
| 10315 | 貝柱 水煮缶詰 | | 1缶 55g | 0.8 | 1.5 | - | (0) | (0) | (0) | 1.5 | 0 | 94 | 393 | 76.4 | 19.5 | (13.9) | 0.6 | 0.2 | 0.06 | 0.03 | 0.10 | 62 | 2.0 | 390 | 250 | 50 | 37 | 170 | 0.7 |
| | ほっきがい | | | | | | | | | | | | | | | | | | | | | | | | | | | | |

| 無機質 | | | | | | ビタミン | | | | | | | | | | | | | | | | 食塩相当量 | 備考 |
|---|---|---|---|---|---|---|---|---|---|---|---|---|---|---|---|---|---|---|---|---|---|---|---|
| 亜鉛 | 銅 | マンガン | ヨウ素 | セレン | クロム | モリブデン | レチノール | カロテン α | カロテン β | β-クリプトキサンチン | β-カロテン当量 | レチノール活性当量 | D | トコフェロール α | トコフェロール β | トコフェロール γ | トコフェロール δ | K | B$_1$ | B$_2$ | ナイアシン | B$_6$ | B$_{12}$ | 葉酸 | パントテン酸 | ビオチン | C | | |
| (mg) | | | (μg) | | | | (μg) | | | | | | (μg) | (mg) | | | | μg | (mg) | | | | (μg) | mg | μg | mg | g | | |
| 4.3 | 0.01 | 0.03 | - | - | - | - | Tr | - | - | Tr | Tr | (0) | 0.8 | 0 | 0 | 0 | (0) | 0.01 | 0.09 | 1.5 | 0.06 | - | 25 | 0.51 | - | 2 | 0.7 | |
| 6.2 | 1.90 | 2.10 | - | - | - | - | 15 | - | - | - | 960 | 95 | (0) | 0.5 | 0 | 0 | 0 | 1 | 0.11 | 0.32 | 2.0 | 0.05 | 17.8 | 28 | 0.52 | - | Tr | 0.1 | 試料：まるたにし、ひめたにし<br>廃棄部位：貝殻 |
| | | | | | | | | | | | | | | | | | | | | | | | | | | | | | 別名：ばい |
| 1.2 | 0.06 | 0.04 | - | - | - | - | 0 | - | - | - | 19 | 2 | (0) | 1.8 | 0 | 0 | 0 | (0) | Tr | 0.12 | 0.9 | 0.11 | 6.5 | 15 | 0.59 | - | Tr | 1.0 | 試料：えぞぼら、ひめえぞぼら、えぞばい<br>むき身（貝全体の場合、廃棄率：70%、廃棄部位：貝殻及び内臓） |
| 1.4 | 0.30 | 0.06 | - | - | - | - | 0 | 7 | 54 | 0 | 58 | 5 | (0) | 1.3 | 0 | 0 | 0 | (0) | 0.15 | 0.14 | 1.7 | 0.07 | 3.2 | 24 | 1.57 | - | 1 | 0.7 | 廃棄部位：貝殻及び内臓 |
| 1.6 | 0.05 | 0.11 | - | - | - | - | Tr | - | - | Tr | Tr | (0) | 1.2 | 0 | 0 | 0 | (0) | 0.16 | 0.06 | 1.7 | 0.04 | 10.1 | 18 | 1.10 | - | 1 | 0.3 | |
| | | | | | | | | | | | | | | | | | | | | | | | | | | | | | 別名：つぶ |
| 1.3 | 0.09 | 0.04 | - | - | - | - | 0 | - | - | - | 10 | 1 | (0) | 2.2 | 0 | 0 | 0 | (0) | 0.03 | 0.14 | 1.3 | 0.11 | 4.3 | 14 | 1.02 | - | 2 | 0.6 | 試料：ちぢみえぞぼら、おおえっちゅうばい等<br>廃棄部位：貝殻及び内臓 |
| | | | | | | | | | | | | | | | | | | | | | | | | | | | | | 別名：あおやぎ |
| 1.8 | 0.05 | 0.07 | - | - | - | - | 4 | - | 5 | 0 | 5 | 5 | (0) | 0.8 | 0 | 0 | 0 | (0) | 0.14 | 0.06 | 2.1 | 0.08 | 7.9 | 18 | 0.79 | - | 1 | 0.8 | 廃棄部位：貝殻及び内臓 |
| 1.7 | 0.10 | 0.14 | - | - | - | - | 7 | 0 | 25 | - | 25 | 9 | (0) | 0.6 | 0 | 0 | 0 | Tr | 0.08 | 0.16 | 1.1 | 0.08 | 28.4 | 20 | 0.37 | - | 1 | 2.0 | 廃棄部位：貝殻 |
| 2.5 | 0.23 | 0.30 | - | - | - | - | 12 | 0 | 50 | - | 50 | 16 | (0) | 2.8 | 0 | 0 | 0 | 1 | 0.15 | 0.27 | 1.6 | 0.05 | 20.3 | 23 | 0.45 | - | 1 | 1.2 | 廃棄部位：貝殻 |
| 2.4 | 0.20 | 0.30 | - | - | - | - | 12 | 0 | 48 | - | 48 | 16 | (0) | 2.3 | 0 | 0 | 0 | Tr | 0.13 | 0.29 | 1.9 | 0.12 | 33.4 | 27 | 0.57 | - | 2 | 2.0 | 液汁を含んだもの<br>廃棄部位：貝殻 |
| 4.2 | 0.20 | 1.03 | - | - | - | - | Tr | - | - | Tr | Tr | (0) | 1.9 | 0 | 0 | 0 | 2 | 0.02 | 0.10 | 1.6 | 0.11 | 45.4 | 49 | 0.34 | - | (0) | 7.1 | |
| 1.2 | 0.11 | 0.22 | - | - | - | - | 3 | 4 | 28 | 0 | 30 | 6 | (0) | 0.5 | 0 | 0 | 0 | 0 | 0.13 | 0.16 | 1.2 | 0.07 | 19.1 | 21 | 0.57 | - | 1 | 1.3 | 廃棄部位：貝殻 |
| 2.7 | 0.13 | 0.12 | - | - | - | - | 10 | 1 | 150 | 0 | 150 | 23 | (0) | 0.9 | 0 | 0 | 0 | 1 | 0.05 | 0.29 | 1.7 | 0.09 | 11.4 | 87 | 0.66 | - | 3 | 0.8 | 廃棄部位：貝殻 |
| 3.1 | 0.17 | 0.12 | - | - | - | - | 15 | 2 | 230 | 0 | 230 | 34 | (0) | 1.7 | 0 | 0 | 0 | 1 | 0.04 | 0.29 | 1.9 | 0.06 | 18.0 | 83 | 0.64 | - | 2 | 0.6 | 廃棄部位：貝殻 |
| 1.5 | 0.03 | 0.02 | 2 | 18 | 3 | 1 | 1 | 0 | 0 | 0 | 0 | 1 | 0 | 0.8 | 0 | 0 | 0 | 0 | 0.06 | 1.9 | 0.11 | 1.7 | 61 | 0.28 | 1.7 | 2 | 0.3 | |
| 2.2 | 0.04 | 0.03 | - | - | - | - | 1 | 0 | 0 | 0 | 0 | 1 | 0 | 1.1 | 0 | 0 | 0 | Tr | 0.01 | 0.08 | 2.7 | 0.14 | 2.1 | 41 | 0.34 | - | 1 | 0.4 | |
| 6.1 | 0.08 | 0.10 | - | - | - | - | Tr | - | - | Tr | Tr | (0) | 2.5 | 0 | 0 | 0 | (0) | 0.12 | 0.30 | 4.6 | 0.12 | 5.2 | 22 | 0.75 | - | (0) | 6.4 | |
| 2.7 | 0.03 | 0.07 | - | - | - | - | Tr | - | - | Tr | Tr | (0) | 1.1 | 0 | 0 | 0 | (0) | Tr | 0.05 | 1.0 | 0.09 | 2.6 | 7 | 0 | - | (0) | 1.0 | 液汁を除いたもの |
| | | | | | | | | | | | | | | | | | | | | | | | | | | | | | 別名：うばがい（標準和名） |

## 10 魚介類

| 食品番号 | 食品名 | 常用量 | 糖質量の目安(常用量あたり) | 炭水化物 | 利用可能炭水化物(単糖当量) | 食物繊維 水溶性 | 食物繊維 不溶性 | 食物繊維 総量 | 糖質量の目安(可食部100gあたり) | 廃棄率 | エネルギー kcal | エネルギー kJ | 水分 | たんぱく質 | アミノ酸組成によるたんぱく質 | 脂質 | トリアシルグリセロール当量 | 脂肪酸 飽和 | 脂肪酸 一価不飽和 | 脂肪酸 多価不飽和 | コレステロール mg | 灰分 g | ナトリウム | カリウム | カルシウム | マグネシウム | リン | 鉄 |
|---|---|---|---|---|---|---|---|---|---|---|---|---|---|---|---|---|---|---|---|---|---|---|---|---|---|---|---|---|
| (単位) | | | | g | | | | | g | % | kcal | kJ | | | | g | | | | | mg | g | | | mg | | | |
| 10316 | 生 | 1個 55g | 2.1 | 3.8 | - | (0) | (0) | (0) | 3.8 | 65 | 73 | 305 | 82.1 | 11.1 | (8.0) | 1.1 | 0.3 | 0.10 | 0.10 | 0.10 | 51 | 1.9 | 250 | 260 | 62 | 75 | 160 | 4.4 |
| | みるがい | | | | | | | | | | | | | | | | | | | | | | | | | | | |
| 10317 | 水管、生 | 1個 120g | 0.4 | 0.3 | - | (0) | (0) | (0) | 0.3 | 80 | 82 | 343 | 78.9 | 18.3 | (13.2) | 0.4 | 0.1 | 0.04 | 0.02 | 0.05 | 36 | 2.1 | 330 | 420 | 55 | 75 | 160 | 3.3 |
| (10318) | もがい→さるぼう 味付け缶詰 | | | | | | | | | | | | | | | | | | | | | | | | | | | |
| | 〈えび・かに類〉 | | | | | | | | | | | | | | | | | | | | | | | | | | | |
| | (えび類) | | | | | | | | | | | | | | | | | | | | | | | | | | | |
| 10319 | あまえび 生 | 1尾 5g | 0.0 | 0.1 | - | (0) | (0) | (0) | 0.1 | 65 | 87 | 364 | 78.2 | 19.8 | (16.3) | 0.3 | 0.1 | 0.03 | 0.05 | 0.06 | 130 | 1.6 | 300 | 310 | 50 | 42 | 240 | 0.1 |
| 10320 | いせえび 生 | 1尾 80g | 0.0 | Tr | - | (0) | (0) | (0) | 0.0 | 70 | 92 | 385 | 76.6 | 20.9 | 17.1 | 0.4 | 0.1 | 0.03 | 0.03 | 0.07 | 93 | 2.1 | 350 | 400 | 37 | 39 | 330 | 0.1 |
| 10321 | くるまえび 養殖、生 | 1尾 20g | 0.0 | Tr | - | (0) | (0) | (0) | 0.0 | 55 | 97 | 406 | 76.1 | 21.6 | 17.9 | 0.6 | 0.3 | 0.08 | 0.05 | 0.12 | 170 | 1.7 | 170 | 430 | 41 | 46 | 310 | 0.7 |
| 10322 | くるまえび 養殖、ゆで | 1尾 20g | 0.0 | Tr | - | (0) | (0) | (0) | 0.0 | 55 | 124 | 519 | 69.3 | 28.2 | (23.3) | 0.5 | 0.2 | 0.06 | 0.05 | 0.11 | 240 | 2.0 | 200 | 500 | 61 | 57 | 390 | 1.0 |
| 10323 | くるまえび 養殖、焼き | 1尾 15g | 0.0 | Tr | - | (0) | (0) | (0) | 0.0 | 55 | 103 | 431 | 74.4 | 23.5 | (19.5) | 0.4 | 0.2 | 0.06 | 0.04 | 0.09 | 200 | 1.7 | 180 | 400 | 55 | 49 | 330 | 1.4 |
| 10324 | さくらえび ゆで | 大さじ1 5g | 0.0 | Tr | - | (0) | (0) | (0) | 0.0 | 0 | 91 | 381 | 75.6 | 18.2 | - | 1.5 | 0.7 | 0.19 | 0.22 | 0.25 | 230 | 4.7 | 830 | 250 | 690 | 92 | 360 | 0.5 |
| 10325 | さくらえび 素干し | 1食分 5g | 0.0 | 0.1 | - | (0) | (0) | (0) | 0.1 | 0 | 312 | 1305 | 19.4 | 64.9 | - | 4.0 | 2.1 | 0.59 | 0.63 | 0.75 | 700 | 11.6 | 1200 | 1200 | 2000 | 310 | 1200 | 3.2 |
| 10326 | さくらえび 煮干し | - | - | 0.1 | - | (0) | (0) | (0) | 0.1 | 0 | 273 | 1142 | 23.2 | 59.1 | - | 2.5 | 1.1 | 0.35 | 0.33 | 0.38 | 700 | 15.1 | 3400 | 680 | 1500 | 260 | 860 | 3.0 |
| 10327 | 大正えび 生 | 1尾 10g | 0.0 | 0.1 | - | (0) | (0) | (0) | 0.1 | 55 | 95 | 397 | 76.3 | 21.7 | (17.9) | 0.3 | 0.1 | 0.04 | 0.04 | 0.06 | 160 | 1.6 | 200 | 360 | 34 | 45 | 300 | 0.1 |
| 10328 | しばえび 生 | 1尾 10g | 0.0 | 0.1 | - | (0) | (0) | (0) | 0.1 | 50 | 83 | 347 | 79.3 | 18.7 | 15.4 | 0.4 | 0.2 | 0.06 | 0.06 | 0.08 | 170 | 1.5 | 250 | 260 | 56 | 30 | 270 | 1.0 |
| 10415 | バナメイエビ 養殖、生 | - | - | 0.7 | - | (0) | (0) | (0) | 0.7 | 20 | 91 | 382 | 78.6 | 19.6 | 16.2 | 0.6 | 0.3 | 0.10 | 0.05 | 0.15 | 160 | 1.3 | 140 | 270 | 68 | 37 | 220 | 1.4 |
| 10416 | バナメイエビ 養殖、天ぷら | - | - | 6.5 | 7.1 | 0.1 | 0.7 | 0.9 | 5.6 | 10 | 199 | 832 | 62.0 | 20.0 | 16.8 | 10.3 | 9.6 | 0.79 | 5.87 | 2.52 | 160 | 1.2 | 140 | 250 | 96 | 36 | 200 | 0.5 |
| 10329 | ブラックタイガー 養殖、生 | 1尾 20g | 0.1 | 0.3 | - | (0) | (0) | (0) | 0.3 | 15 | 82 | 343 | 79.9 | 18.4 | (15.2) | 0.3 | 0.1 | 0.04 | 0.04 | 0.06 | 150 | 1.1 | 150 | 230 | 67 | 36 | 210 | 0.2 |
| 10330 | 加工品 干しえび | 1食 10g | 0.0 | 0.3 | - | - | - | - | 0.3 | 0 | 233 | 975 | 24.2 | 48.6 | - | 2.8 | 1.2 | 0.45 | 0.33 | 0.40 | 510 | 24.1 | 1500 | 740 | 7100 | 520 | 990 | 15.1 |
| 10331 | 加工品 つくだ煮 | 1食分 10g | 3.0 | 30.1 | - | - | - | - | 30.1 | 0 | 244 | 1021 | 31.8 | 25.9 | - | 2.2 | 1.3 | 0.36 | 0.35 | 0.49 | 230 | 10.0 | 1900 | 350 | 1800 | 110 | 440 | 3.9 |
| | (かに類) | | | | | | | | | | | | | | | | | | | | | | | | | | | |
| 10332 | がざみ 生 | 1杯 50g | 0.2 | 0.3 | - | (0) | (0) | (0) | 0.3 | 65 | 65 | 272 | 83.1 | 14.4 | (10.7) | 0.3 | 0.1 | 0.04 | 0.04 | 0.05 | 79 | 1.9 | 360 | 300 | 110 | 60 | 200 | 0.3 |
| 10333 | 毛がに 生 | 1杯 115g | 0.2 | 0.2 | - | (0) | (0) | (0) | 0.2 | 70 | 72 | 301 | 81.9 | 15.8 | 11.9 | 0.5 | 0.3 | 0.05 | 0.06 | 0.15 | 47 | 1.6 | 220 | 340 | 61 | 38 | 260 | 0.5 |
| 10334 | 毛がに ゆで | 1杯 125g | 0.3 | 0.2 | - | (0) | (0) | (0) | 0.2 | 60 | 83 | 347 | 79.2 | 18.4 | (13.7) | 0.5 | 0.3 | 0.06 | 0.06 | 0.14 | 53 | 1.7 | 240 | 280 | 66 | 39 | 200 | 0.6 |
| 10335 | ずわいがに 生 | 1杯 150g | 0.2 | 0.1 | - | (0) | (0) | (0) | 0.1 | 70 | 63 | 264 | 84.0 | 13.9 | 10.6 | 0.4 | 0.2 | 0.03 | 0.05 | 0.13 | 44 | 1.6 | 310 | 310 | 90 | 42 | 170 | 0.5 |
| 10336 | ずわいがに ゆで | 1杯 165g | 0.2 | 0.1 | - | (0) | (0) | (0) | 0.1 | 55 | 69 | 289 | 82.5 | 15.0 | (11.2) | 0.6 | 0.3 | 0.06 | 0.08 | 0.19 | 61 | 1.8 | 240 | 240 | 120 | 55 | 150 | 0.7 |
| 10337 | ずわいがに 水煮缶詰 | 1缶 55g | 0.1 | 0.2 | - | (0) | (0) | (0) | 0.2 | 0 | 73 | 305 | 81.1 | 16.3 | (12.1) | 0.4 | 0.2 | 0.04 | 0.05 | 0.09 | 70 | 2.0 | 670 | 21 | 68 | 29 | 120 | 0.5 |

| 無機質 | | | | | | | ビタミン | | | | | | | | | | | | | | | | | 食塩相当量 | 備考 |
|---|---|---|---|---|---|---|---|---|---|---|---|---|---|---|---|---|---|---|---|---|---|---|---|---|---|
| 亜鉛 | 銅 | マンガン | ヨウ素 | セレン | クロム | モリブデン | A レチノール | カロテン α | カロテン β | β-クリプトキサンチン | β-カロテン当量 | レチノール活性当量 | D | E トコフェロール α | β | γ | δ | K | B₁ | B₂ | ナイアシン | B₆ | B₁₂ | 葉酸 | パントテン酸 | ビオチン | C | | |
| mg | mg | mg | μg | μg | μg | μg | μg | μg | μg | μg | μg | μg | μg | mg | mg | mg | mg | μg | mg | mg | mg | mg | μg | μg | mg | μg | mg | g | |
| 1.8 | 0.15 | 0.11 | - | - | - | - | 6 | - | - | - | 10 | 7 | (0) | 1.4 | 0 | 0 | 0 | (0) | 0.01 | 0.16 | 1.9 | 0.12 | 47.5 | 45 | 0.20 | - | 2 | 0.6 | 廃棄部位：貝殻 |
| | | | | | | | | | | | | | | | | | | | | | | | | | | | | | 別名：みるくい（標準和名） |
| 1.0 | 0.04 | 0.16 | - | - | - | - | Tr | - | - | - | Tr | Tr | (0) | 0.6 | 0 | 0 | 0 | (0) | Tr | 0.14 | 2.0 | 0.05 | 9.1 | 13 | 0.64 | - | 1 | 0.8 | 廃棄部位：貝殻及び内臓 |
| 1.0 | 0.44 | 0.02 | - | - | - | - | 3 | 0 | 0 | 0 | 0 | 3 | (0) | 3.4 | 0 | 0 | 0 | (0) | 0.02 | 0.03 | 1.1 | 0.04 | 2.4 | 25 | 0.21 | - | Tr | 0.8 | 別名：ほっこくあかえび（標準和名）廃棄部位：頭部、殻、内臓、尾部等 |
| 1.8 | 0.65 | 0.02 | - | - | - | - | 0 | 0 | 0 | 0 | 0 | 0 | (0) | 3.8 | 0 | 0 | 0 | (0) | 0.01 | 0.03 | 2.1 | 0.14 | 0.3 | 15 | 0.41 | - | 1 | 0.9 | 廃棄部位：頭部、殻、内臓、尾部等 |
| 1.4 | 0.42 | 0.02 | 4 | 35 | 0 | 1 | 0 | 0 | 49 | 0 | 49 | 4 | (0) | 1.6 | 0 | 0 | 0 | (0) | 0.11 | 0.06 | 3.8 | 0.12 | 1.9 | 23 | 1.11 | 2.6 | Tr | 0.4 | 廃棄部位：頭部、殻、内臓、尾部等 |
| 1.8 | 0.62 | 0.03 | - | - | - | - | 0 | 0 | 56 | 0 | 56 | 5 | (0) | 2.3 | 0 | 0 | 0 | (0) | 0.09 | 0.05 | 4.5 | 0.08 | 2.0 | 17 | 1.07 | - | Tr | 0.5 | 廃棄部位：頭部、殻、内臓、尾部等 |
| 1.6 | 0.58 | 0.02 | - | - | - | - | 0 | 0 | 53 | 0 | 53 | 4 | (0) | 2.7 | 0 | 0 | 0 | (0) | 0.11 | 0.05 | 3.6 | 0.08 | 2.3 | 15 | 1.06 | - | 1 | 0.5 | 廃棄部位：頭部、殻、内臓、尾部等 |
| 1.4 | 2.05 | 0.09 | - | - | - | - | 6 | 0 | 3 | 0 | 3 | 7 | 0 | 2.8 | 0 | 0 | 0 | 0 | 0.10 | 0.08 | 1.1 | 0.09 | 4.3 | 41 | 0.37 | - | 0 | 2.1 | 殻つき |
| 4.9 | 3.34 | 0.23 | - | - | - | - | Tr | - | - | - | (0) | (Tr) | (0) | 7.2 | 0 | 0.1 | 0 | (0) | 0.17 | 0.15 | 5.5 | 0.21 | 11.0 | 230 | 1.16 | - | 0 | 3.0 | 殻つき |
| 4.1 | 2.61 | 0.20 | - | - | - | - | Tr | - | - | - | (0) | (Tr) | 0 | 3.4 | 0 | 0.1 | 0 | (0) | 0.16 | 0.11 | 3.5 | 0.05 | 3.5 | 82 | 0.51 | - | 0 | 8.6 | 殻つき |
| 1.4 | 0.61 | 0.02 | - | - | - | - | 6 | 0 | 4 | 0 | 4 | 6 | (0) | 1.7 | 0 | 0 | 0 | (0) | 0.03 | 0.04 | 2.4 | 0.07 | 2.1 | 45 | 0.61 | - | 1 | 0.5 | 別名：こうらいえび（標準和名）廃棄部位：頭部、殻、内臓、尾部等 |
| 1.0 | 0.35 | 0.11 | - | - | - | - | 3 | 0 | 20 | 0 | 20 | 4 | (0) | 1.7 | 0 | 0 | 0 | (0) | 0.02 | 0.06 | 2.2 | 0.10 | 1.1 | 57 | 0.38 | - | 2 | 0.6 | 廃棄部位：頭部、殻、内臓、尾部等 |
| 1.2 | 0.33 | 0.10 | 10 | 27 | 2 | - | 0 | (0) | (0) | (0) | (0) | 0 | 0 | 1.7 | 0 | 0.3 | 0 | - | 0.03 | 0.04 | 3.6 | 0.14 | 1.2 | 38 | 0.23 | 1.9 | 1 | 0.3 | 廃棄部位：頭部、殻、内臓、尾部等 |
| 1.3 | 0.29 | 0.11 | 9 | 28 | 1 | - | 0 | (0) | 16 | 0 | 16 | 1 | 0 | 3.6 | 0 | 4.7 | 0.1 | 13 | 0.04 | 0.06 | 3.3 | 0.10 | 1.1 | 34 | 0.23 | 1.8 | Tr | 0.3 | 頭部、殻、内臓等除いたもの 廃棄部位：殻及び尾部 |
| 1.4 | 0.39 | 0.02 | 4 | 26 | 2 | 1 | 1 | 0 | 0 | - | 0 | 1 | (0) | 1.4 | 0 | 0.1 | 0 | (0) | 0.07 | 0.03 | 2.6 | 0.07 | 0.9 | 15 | 0.59 | 1.9 | Tr | 0.4 | 別名：うしえび（標準和名）無頭、殻つき 廃棄部位：殻及び尾部 |
| 3.9 | 5.17 | 3.93 | - | - | - | - | 14 | 0 | 5 | 0 | 5 | 14 | (0) | 2.5 | 0 | 0 | 0 | (0) | 0.10 | 0.19 | 4.3 | 0.19 | 10.5 | 46 | 0.72 | - | 0 | 3.8 | 試料（原材料）：さるえび |
| 3.1 | 1.56 | 1.24 | - | - | - | - | Tr | - | - | - | (0) | (Tr) | (0) | 6.3 | 0 | 0.2 | 0 | (0) | 0.14 | 0.11 | 5.0 | 0.08 | 6.3 | 35 | 0.65 | - | (0) | 4.8 | |
| 3.7 | 1.10 | 0.06 | - | - | - | - | 0 | 0 | 7 | 0 | 7 | 1 | (0) | 1.8 | 0 | 0 | 0 | (0) | 0.02 | 0.15 | 4.2 | 0.18 | 4.7 | 22 | 0.78 | - | Tr | 0.9 | 別名：わたりがに 廃棄部位：殻、内臓等 |
| 3.3 | 0.47 | 0.03 | - | - | - | - | Tr | - | - | - | (0) | (Tr) | (0) | 2.2 | 0 | 0 | 0 | (0) | 0.07 | 0.23 | 2.3 | 0.16 | 1.9 | 13 | 0.41 | - | Tr | 0.6 | 廃棄部位：殻、内臓等 |
| 3.8 | 0.46 | 0.02 | - | - | - | - | Tr | - | - | - | (0) | (Tr) | (0) | 3.7 | 0 | 0 | 0 | (0) | 0.07 | 0.23 | 2.4 | 0.13 | 2.5 | 10 | 0.40 | - | Tr | 0.6 | 殻つきでゆでたもの 廃棄部位：殻、内臓等 |
| 2.6 | 0.35 | 0.02 | 58 | 97 | 1 | 2 | Tr | - | - | - | (0) | (Tr) | (0) | 2.1 | 0 | 0 | 0 | (0) | 0.24 | 0.60 | 8.0 | 0.13 | 4.3 | 15 | 0.48 | 3.0 | Tr | 0.8 | 別名：まつばがに 廃棄部位：殻、内臓等 |
| 3.1 | 0.56 | 0.02 | - | - | - | - | Tr | - | - | - | (0) | (Tr) | (0) | 2.6 | 0 | 0 | 0 | (0) | 0.21 | 0.57 | 6.1 | 0.11 | 7.2 | 9 | 0.54 | - | Tr | 0.6 | 別名：まつばがに 殻つきでゆでたもの 廃棄部位：殻、内臓等 |
| 4.7 | 0.35 | 0.10 | - | - | - | - | 0 | - | - | - | (0) | (0) | (0) | 2.0 | 0 | 0 | 0 | (0) | 0 | 0.03 | 0.1 | Tr | 0.2 | 1 | 0 | - | 0 | 1.7 | 別名：まつばがに 液汁を除いたもの |

10 魚介類

# 10 魚介類

| 食品番号 | 食品名 | 常用量 | 糖質量の目安(常用量あたり) | 炭水化物 利用可能炭水化物(単糖当量) | 食物繊維 水溶性 | 食物繊維 不溶性 | 食物繊維 総量 | 糖質量の目安(可食部100gあたり) | 廃棄率 % | エネルギー kcal | エネルギー kJ | 水分 | たんぱく質 | アミノ酸組成によるたんぱく質 | 脂質 | トリアシルグリセロール当量 | 脂肪酸 飽和 | 脂肪酸 一価不飽和 | 脂肪酸 多価不飽和 | コレステロール mg | 灰分 g | 無機質 ナトリウム | 無機質 カリウム | 無機質 カルシウム | 無機質 マグネシウム | 無機質 リン | 無機質 鉄 |
|---|---|---|---|---|---|---|---|---|---|---|---|---|---|---|---|---|---|---|---|---|---|---|---|---|---|---|---|
| | | | (g) | (g) | (g) | (g) | (g) | (g) | % | kcal | kJ | (g) | (g) | (g) | (g) | (g) | (g) | (g) | (g) | mg | g | (mg) | (mg) | (mg) | (mg) | (mg) | (mg) |
| 10338 | たらばがに 生 | 1杯 525g | 1.1 | 0.2 | - | (0) | (0) | (0) | 0.2 | 70 | 59 | 247 | 84.7 | 13.0 | (9.7) | 0.3 | 0.2 | 0.03 | 0.05 | 0.08 | 34 | 1.8 | 340 | 280 | 51 | 41 | 220 | 0.3 |
| 10339 | たらばがに ゆで | 1杯 520g | 1.6 | 0.3 | - | (0) | (0) | (0) | 0.3 | 60 | 80 | 335 | 80.0 | 17.5 | (13.0) | 0.5 | 0.3 | 0.05 | 0.08 | 0.13 | 53 | 1.7 | 310 | 230 | 48 | 51 | 190 | 0.2 |
| 10340 | たらばがに 水煮缶詰 | 1缶 55g | 0.1 | 0.1 | - | (0) | (0) | (0) | 0.1 | 0 | 90 | 377 | 77.0 | 20.6 | (15.3) | 0.3 | 0.1 | 0.03 | 0.04 | 0.07 | 60 | 2.0 | 580 | 90 | 52 | 34 | 220 | 0.2 |
| (10332) | わたりがに→がざみ | | | | | | | | | | | | | | | | | | | | | | | | | | | |
| 10341 | 加工品 がん漬 | | - | 5.4 | - | - | - | - | 5.4 | 0 | 59 | 247 | 54.7 | 8.4 | - | 0.4 | 0.2 | 0.07 | 0.05 | 0.09 | 36 | 31.1 | 7500 | 250 | 4000 | 530 | 200 | 1.7 |
| | 〈いか・たこ類〉 | | | | | | | | | | | | | | | | | | | | | | | | | | | |
| | (いか類) | | | | | | | | | | | | | | | | | | | | | | | | | | | |
| 10342 | あかいか 生 | 1杯 225g | 0.0 | Tr | - | (0) | (0) | (0) | 0.0 | 25 | 89 | 372 | 79.3 | 17.9 | (13.0) | 1.4 | 0.7 | 0.25 | 0.07 | 0.31 | 280 | 1.4 | 200 | 330 | 12 | 46 | 280 | 0.1 |
| 10343 | けんさきいか 生 | 1杯 110g | 0.1 | 0.1 | - | (0) | (0) | (0) | 0.1 | 20 | 84 | 351 | 80.0 | 17.5 | (12.7) | 1.0 | 0.4 | 0.16 | 0.04 | 0.22 | 350 | 1.4 | 210 | 330 | 12 | 46 | 260 | 0.1 |
| 10344 | こういか 生 | 1杯 165g | 0.2 | 0.1 | - | (0) | (0) | (0) | 0.1 | 35 | 66 | 276 | 83.4 | 14.9 | 10.4 | 0.3 | - | - | - | - | 210 | 1.3 | 280 | 220 | 17 | 48 | 170 | 0.1 |
| 10345 | するめいか 生 | 1杯 280g | 0.3 | 0.1 | - | (0) | (0) | (0) | 0.1 | 30 | 83 | 348 | 80.2 | 17.9 | 13.1 | 0.8 | 0.3 | 0.11 | 0.03 | 0.19 | 250 | 1.3 | 210 | 300 | 11 | 46 | 250 | 0.1 |
| 10346 | するめいか 水煮 | 1杯 215g | 0.2 | 0.1 | - | (0) | (0) | (0) | 0.1 | 0 | 101 | 424 | 74.6 | 21.9 | (16.1) | 0.9 | 0.4 | 0.11 | 0.04 | 0.21 | 310 | 1.4 | 230 | 310 | 14 | 52 | 280 | 0.1 |
| 10347 | するめいか 焼き | 1杯 195g | 0.2 | 0.1 | - | (0) | (0) | (0) | 0.1 | 0 | 109 | 458 | 71.8 | 23.6 | (17.3) | 1.0 | 0.4 | 0.12 | 0.04 | 0.22 | 350 | 1.6 | 330 | 360 | 14 | 57 | 300 | 0.2 |
| 10417 | するめいか 胴、皮つき、生 | | | 0.1 | - | (0) | (0) | (0) | 0.1 | 0 | 86 | 358 | 79.8 | 18.6 | 13.5 | 0.7 | 0.4 | 0.12 | 0.03 | 0.26 | 210 | 1.4 | 200 | 330 | 10 | 46 | 280 | 0.1 |
| 10418 | するめいか 胴、皮なし、刺身 | 1切れ 10g | 0.0 | 0.1 | - | (0) | (0) | (0) | 0.1 | 0 | 85 | 354 | 79.1 | 18.6 | 13.5 | 0.6 | 0.3 | 0.09 | 0.02 | 0.19 | 180 | 1.4 | 200 | 340 | 10 | 48 | 270 | 0.1 |
| 10419 | するめいか 胴、皮なし、天ぷら | | - | 6.3 | 9.0 | 0.1 | 0.7 | 0.8 | 5.5 | 0 | 189 | 792 | 64.9 | 16.7 | 12.8 | 10.8 | 9.8 | 0.82 | 5.84 | 2.69 | 150 | 1.2 | 180 | 280 | 26 | 40 | 230 | 0.1 |
| 10420 | するめいか 耳・足、生 | | | 0 | - | (0) | (0) | (0) | 0 | 0 | 80 | 336 | 80.8 | 16.9 | 12.7 | 0.6 | 0.3 | 0.16 | 0.04 | 0.35 | 290 | 1.3 | 230 | 270 | 13 | 45 | 210 | 0.1 |
| 10348 | ほたるいか 生 | 1杯 10g | 0.0 | 0.2 | - | (0) | (0) | (0) | 0 | 0 | 84 | 351 | 83.0 | 11.8 | 7.6 | 3.5 | 2.3 | 0.58 | 0.69 | 0.94 | 240 | 1.5 | 270 | 290 | 14 | 39 | 170 | 0.8 |
| 10349 | ほたるいか ゆで | 1杯 5g | 0.0 | 0.4 | - | (0) | (0) | (0) | 0.4 | 0 | 104 | 435 | 78.1 | 17.7 | (11.5) | 2.9 | 1.5 | 0.36 | 0.31 | 0.74 | 380 | 0.9 | 240 | 240 | 22 | 32 | 200 | 1.1 |
| 10350 | ほたるいか くん製 | | - | 21.3 | - | (0) | (0) | (0) | 21.3 | 0 | 325 | 1360 | 23.0 | 43.1 | - | 7.5 | 3.4 | 1.15 | 1.29 | 0.83 | 930 | 5.1 | 1500 | 240 | 55 | 56 | 650 | 10.0 |
| 10351 | ほたるいか つくだ煮 | 1食分 10g | 2.3 | 22.9 | - | (0) | (0) | (0) | 22.9 | 0 | 260 | 1088 | 39.8 | 27.0 | - | 6.7 | 3.8 | 1.02 | 1.29 | 1.29 | 390 | 3.6 | 1200 | 96 | 26 | 31 | 270 | 2.7 |
| 10352 | やりいか 生 | 1杯 110g | 0.1 | 0.4 | - | (0) | (0) | (0) | 0.4 | 25 | 85 | 356 | 79.7 | 17.6 | 12.8 | 1.0 | 0.5 | 0.18 | 0.05 | 0.26 | 320 | 1.4 | 170 | 300 | 10 | 42 | 280 | 0.1 |
| 10353 | 加工品 するめ | 45g | 0.2 | 0.4 | - | (0) | (0) | (0) | 0.4 | 0 | 334 | 1397 | 20.2 | 69.2 | (50.1) | 4.3 | 1.7 | 0.60 | 0.12 | 0.89 | 980 | 5.9 | 890 | 1100 | 43 | 170 | 1100 | 0.8 |
| 10354 | 加工品 さきいか | 15g | 2.6 | 17.3 | - | (0) | (0) | (0) | 17.3 | 0 | 279 | 1167 | 26.4 | 45.5 | - | 3.1 | 1.5 | 0.65 | 0.08 | 0.43 | 370 | 7.7 | 2700 | 230 | 23 | 82 | 430 | 1.6 |
| 10355 | 加工品 くん製 | 20g | 2.6 | 12.8 | - | (0) | (0) | (0) | 12.8 | 0 | 206 | 862 | 43.5 | 35.2 | - | 1.5 | 0.7 | 0.24 | 0.07 | 0.40 | 280 | 7.0 | 2400 | 240 | 9 | 34 | 330 | 0.7 |
| 10356 | 加工品 切りいかあめ煮 | | - | 46.1 | - | (0) | (0) | (0) | 46.1 | 0 | 318 | 1331 | 22.8 | 22.7 | (16.4) | 4.7 | 3.1 | 0.71 | 0.78 | 1.48 | 360 | 3.7 | 1100 | 210 | 65 | 81 | 300 | 0.8 |
| 10357 | 加工品 いかあられ | | - | 49.1 | - | (0) | (0) | (0) | 49.1 | 0 | 293 | 1226 | 26.7 | 20.0 | (14.5) | 1.8 | 1.0 | 0.28 | 0.12 | 0.57 | 190 | 2.4 | 700 | 230 | 18 | 41 | 260 | 0.4 |
| 10358 | 加工品 塩辛 | 15g | 1.0 | 6.5 | - | (0) | (0) | (0) | 6.5 | 0 | 117 | 490 | 67.3 | 15.2 | - | 3.4 | 2.7 | 0.74 | 0.57 | 1.24 | 230 | 7.6 | 2700 | 170 | 16 | 48 | 210 | 1.1 |

| 無機質 | | | | | | | ビタミン | | | | | | | | | | | | | | | | | 食塩相当量 | 備考 |
|---|---|---|---|---|---|---|---|---|---|---|---|---|---|---|---|---|---|---|---|---|---|---|---|---|---|
| 亜鉛 | 銅 | マンガン | ヨウ素 | セレン | クロム | モリブデン | A | | | | | D | E | | | | K | $B_1$ | $B_2$ | ナイアシン | $B_6$ | $B_{12}$ | 葉酸 | パントテン酸 | ビオチン | C | | |
| | | | | | | | レチノール | カロテン | | β-クリプトキサンチン | β-カロテン当量 | レチノール活性当量 | | トコフェロール | | | | | | | | | | | | | | |
| | | | | | | | | α | β | | | | | α | β | γ | δ | | | | | | | | | | | |
| mg | | | μg | | | | μg | | | | | | mg | | | | μg | mg | | | | μg | mg | μg | mg | g | |
| 3.2 | 0.43 | 0.03 | - | - | - | - | 0 | 0 | 7 | 0 | 7 | 1 | (0) | 1.9 | 0 | 0 | 0 | (0) | 0.05 | 0.07 | 2.1 | 0.14 | 5.8 | 21 | 0.65 | - | 1 | 0.9 | 廃棄部位：殻、内臓等 |
| 4.2 | 0.41 | 0.04 | - | - | - | - | 0 | 0 | 8 | 0 | 8 | 1 | (0) | 3.0 | 0 | 0 | 0 | (0) | 0.07 | 0.06 | 1.8 | 0.13 | 9.9 | 15 | 0.48 | - | Tr | 0.8 | 殻つきでゆでたもの 廃棄部位：殻、内臓等 |
| 6.3 | 0.58 | 0.06 | - | - | - | - | Tr | - | - | - | (0) | (Tr) | (0) | 2.9 | 0 | 0 | 0 | (0) | 0.02 | 0.10 | 0.2 | 0.04 | 6.1 | 4 | 0.26 | - | (0) | 1.5 | 液汁を除いたもの |
| 2.4 | 1.36 | 4.43 | - | - | - | - | Tr | - | - | - | Tr | Tr | (0) | 1.8 | 0 | 0.2 | 0 | 1 | 0.10 | 0.50 | 2.0 | 0.07 | 2.2 | 7 | 0.26 | - | (0) | 19.1 | しおまねきの塩辛 |
| | | | | | | | | | | | | | | | | | | | | | | | | | | | | | |
| 1.2 | 0.21 | 0.02 | 5 | 28 | 1 | 1 | 4 | 0 | 0 | 0 | 0 | 4 | (0) | 2.2 | 0 | 0 | 0 | (0) | 0.01 | 0.02 | 2.1 | 0.10 | 2.3 | 2 | 0.31 | 4.0 | 1 | 0.5 | 別名：ばかいか、むらさきいか 廃棄部位：内臓等 |
| 1.3 | 0.16 | 0.02 | - | - | - | - | 7 | 0 | 0 | 0 | 0 | 7 | (0) | 1.6 | 0 | 0 | 0 | (0) | 0.01 | 0.02 | 2.5 | 0.11 | 2.5 | 4 | 0.28 | - | 2 | 0.5 | 廃棄部位：内臓等 |
| 1.5 | 0.45 | 0.02 | 4 | 23 | 0 | 0 | 5 | Tr | Tr | - | Tr | 5 | (0) | 2.2 | Tr | Tr | Tr | (0) | 0.03 | 0.05 | 1.3 | 0.06 | 1.4 | 3 | 0.52 | 1.6 | 1 | 0.7 | 別名：すみいか 廃棄部位：内臓等 |
| 1.5 | 0.29 | Tr | 7 | 41 | Tr | 1 | 13 | 0 | 0 | 0 | 0 | 13 | 0.3 | 2.1 | 0 | Tr | 0 | - | 0.07 | 0.05 | 4.0 | 0.21 | 4.9 | 5 | 0.34 | 4.9 | 1 | 0.5 | 廃棄部位：内臓等 胴55.9%、足・耳44.1% |
| 1.8 | 0.40 | 0.01 | 10 | 42 | 0 | 0 | 16 | 0 | 0 | 0 | 0 | 16 | 0 | 2.5 | 0 | Tr | 0 | - | 0.05 | 0.06 | 4.9 | 0.23 | 5.3 | 5 | 0.42 | 5.4 | 1 | 0.6 | 内臓等を除き水煮したもの |
| 1.9 | 0.41 | Tr | 10 | 46 | 0 | Tr | 22 | 0 | 0 | 0 | 0 | 22 | 0 | 2.5 | 0 | Tr | 0 | - | 0.09 | 0.07 | 5.8 | 0.26 | 5.4 | 7 | 0.44 | 6.3 | 1 | 0.8 | 内臓等を除き焼いたもの |
| 1.4 | 0.27 | 0.01 | 6 | 40 | Tr | 1 | 12 | (0) | (0) | (0) | (0) | 12 | 0.3 | 1.9 | 0 | 0 | 0 | - | 0.06 | 0.04 | 5.1 | 0.27 | 4.4 | 4 | 0.36 | 5.3 | 2 | 0.5 | |
| 1.5 | 0.27 | 0.01 | 6 | 38 | 1 | 1 | 11 | (0) | (0) | (0) | (0) | 11 | 0.3 | 1.5 | 0 | 0 | 0 | - | 0.06 | 0.04 | 4.7 | 0.29 | 4.3 | 2 | 0.31 | 5.5 | 2 | 0.5 | |
| 1.3 | 0.16 | 0.06 | 5 | 31 | Tr | 1 | 10 | 0 | 13 | 0 | 13 | 11 | 0.2 | 3.0 | 0 | 4.0 | 0.1 | 6 | 0.07 | 0.07 | 4.1 | 0.24 | 3.8 | 3 | 0.31 | 4.4 | 1 | 0.4 | |
| 1.6 | 0.31 | 0 | 8 | 42 | Tr | 1 | 15 | (0) | (0) | (0) | (0) | 15 | 0.4 | 2.4 | 0 | Tr | 0 | - | 0.09 | 0.06 | 2.6 | 0.14 | 5.6 | 4 | 0.32 | 4.4 | 1 | 0.6 | |
| 1.3 | 3.42 | 0.05 | - | - | - | - | 1500 | - | - | - | Tr | 1500 | (0) | 4.3 | 0 | 0.1 | 0 | Tr | 0.19 | 0.27 | 2.6 | 0.15 | 14.0 | 34 | 1.09 | - | 5 | 0.7 | 内臓等を含んだもの |
| 1.9 | 2.97 | 0.08 | - | - | - | - | 1900 | - | - | - | Tr | 1900 | (0) | 4.5 | 0 | 0.1 | 0 | 1 | 0.20 | 0.30 | 2.3 | 0.09 | 14.0 | 29 | 0.64 | - | Tr | 0.6 | 内臓等を含んだもの |
| 5.2 | 12.00 | 0.34 | - | - | - | - | 150 | - | - | - | Tr | 150 | (0) | 2.3 | 0 | 0.1 | 0 | 1 | 0.40 | 0.50 | 4.5 | 0.04 | 27.2 | 25 | 1.28 | - | 0 | 3.8 | |
| 3.3 | 6.22 | 0.19 | - | - | - | - | 690 | - | - | - | Tr | 690 | (0) | 1.9 | 0 | 0.1 | 0 | 1 | 0.09 | 0.21 | 1.3 | 0.03 | 16.5 | 10 | 0.64 | - | 0 | 3.0 | |
| 1.2 | 0.25 | 0.02 | - | - | - | - | 8 | 0 | 0 | 0 | 0 | 8 | (0) | 1.4 | 0 | 0 | 0 | (0) | 0.04 | 0.03 | 3.5 | 0.10 | 1.1 | 5 | 0.27 | - | 2 | 0.4 | 廃棄部位：内臓等 |
| 5.4 | 0.99 | 0.06 | - | - | - | - | 22 | 0 | 0 | 0 | 0 | 22 | 0 | 4.4 | 0 | Tr | 0 | Tr | 0.10 | 0.10 | 14.1 | 0.34 | 12.3 | 11 | 1.57 | - | 0 | 2.3 | |
| 2.8 | 0.27 | 0.07 | - | - | - | - | 3 | - | - | - | (0) | 3 | (0) | 1.7 | 0 | 0 | 0 | (0) | 0.06 | 0.10 | 8.9 | 0.32 | 6.9 | 1 | 0.47 | - | 0 | 6.9 | |
| 2.1 | 0.26 | 0.02 | - | - | - | - | Tr | - | - | - | (0) | (Tr) | (0) | 1.8 | 0 | 0.1 | 0 | 1 | 0.10 | 0.15 | 9.0 | 0.10 | 5.3 | 2 | 0.17 | - | (0) | 6.1 | |
| 2.2 | 0.50 | 0.12 | - | - | - | - | Tr | - | - | - | (0) | (Tr) | (0) | 1.4 | 0 | 0.3 | 0 | Tr | 0.06 | 0.10 | 7.0 | 0.10 | 10.0 | 12 | 0.17 | - | (0) | 2.8 | |
| 1.3 | 0.02 | 0.12 | - | - | - | - | Tr | - | - | - | (0) | (Tr) | (0) | 1.1 | 0 | 0.1 | 0 | 1 | 0.07 | 0.10 | 7.0 | 0.14 | 3.3 | 6 | 0.31 | - | (0) | 1.8 | |
| 1.7 | 1.91 | 0.03 | - | - | - | - | 200 | Tr | Tr | 0 | 1 | 200 | (0) | 3.3 | 0 | 0.1 | 0 | Tr | Tr | 0.10 | 3.3 | 0.31 | 16.7 | 13 | 0.61 | - | Tr | 6.9 | 試料：赤作り |

10 魚介類

## 10 魚介類

| 食品番号 | 食品名 | | 常用量 | 糖質量の目安(常用量あたり) | 炭水化物 | 利用可能炭水化物(単糖当量) | 食物繊維 水溶性 | 食物繊維 不溶性 | 食物繊維 総量 | 糖質量の目安(可食部100gあたり) | 廃棄率 | エネルギー | | 水分 | たんぱく質 | アミノ酸組成によるたんぱく質 | 脂質 | トリアシルグリセロール当量 | 脂肪酸 飽和 | 脂肪酸 一価不飽和 | 脂肪酸 多価不飽和 | コレステロール | 灰分 | 無機質 ナトリウム | カリウム | カルシウム | マグネシウム | リン | 鉄 |
|---|---|---|---|---|---|---|---|---|---|---|---|---|---|---|---|---|---|---|---|---|---|---|---|---|---|---|---|---|---|
| | | (単位) | | ( | | | | | | ———g——— | | %  | kcal | kJ | ( | | | | | ———g——— | | | | ) | mg | g | ( | | ———mg——— | | | ) |
| 10359 | 加工品 味付け缶詰 | | 1缶 100g | 7.7 | 7.7 | - | (0) | (0) | (0) | 7.7 | 0 | 133 | 556 | 66.9 | 21.4 | - | 1.8 | 0.7 | 0.25 | 0.07 | 0.37 | 420 | 2.2 | 700 | 110 | 16 | 38 | 220 | 0.6 |
| | (たこ類) | | | | | | | | | | | | | | | | | | | | | | | | | | | | |
| 10360 | いいだこ 生 | | 1匹 50g | 0.1 | 0.1 | - | (0) | (0) | (0) | 0.1 | 0 | 70 | 293 | 83.2 | 14.6 | (10.6) | 0.8 | 0.4 | 0.11 | 0.06 | 0.20 | 150 | 1.3 | 250 | 200 | 20 | 43 | 190 | 2.2 |
| 10361 | まだこ 生 | | 1匹 680g | 0.7 | 0.1 | - | (0) | (0) | (0) | 0.1 | 15 | 76 | 318 | 81.1 | 16.4 | 11.4 | 0.7 | 0.2 | 0.07 | 0.03 | 0.14 | 150 | 1.7 | 280 | 290 | 16 | 55 | 160 | 0.6 |
| 10362 | まだこ ゆで | | 1匹 550g | 0.6 | 0.1 | - | (0) | (0) | (0) | 0.1 | 0 | 99 | 414 | 76.2 | 21.7 | (15.1) | 0.7 | 0.2 | 0.06 | 0.02 | 0.12 | 150 | 1.3 | 230 | 240 | 19 | 52 | 120 | 0.2 |
| | 〈その他〉 | | | | | | | | | | | | | | | | | | | | | | | | | | | | |
| | あみ | | | | | | | | | | | | | | | | | | | | | | | | | | | | |
| 10363 | つくだ煮 | | 1食分 10g | 3.5 | 35.1 | - | - | - | - | 35.1 | 0 | 233 | 975 | 35.0 | 19.1 | - | 1.8 | 1.1 | 0.30 | 0.24 | 0.55 | 120 | 9.0 | 2700 | 350 | 490 | 100 | 410 | 7.1 |
| 10364 | 塩辛 | | - | - | 0.8 | - | - | - | - | 0.8 | 0 | 65 | 272 | 63.7 | 12.9 | (8.6) | 1.1 | 0.6 | 0.18 | 0.15 | 0.25 | 140 | 21.5 | 7800 | 280 | 460 | 82 | 270 | 0.5 |
| | うに | | | | | | | | | | | | | | | | | | | | | | | | | | | | |
| 10365 | 生うに | | 20g | 0.7 | 3.3 | - | (0) | (0) | (0) | 3.3 | 0 | 120 | 502 | 73.8 | 16.0 | 11.5 | 4.8 | 2.5 | 0.63 | 0.77 | 1.02 | 290 | 2.1 | 220 | 340 | 12 | 27 | 390 | 0.9 |
| 10366 | 粒うに | | - | - | 15.6 | - | (0) | (0) | (0) | 15.6 | 0 | 183 | 766 | 51.8 | 17.2 | - | 5.8 | 3.5 | 1.40 | 1.04 | 0.89 | 280 | 9.6 | 3300 | 280 | 46 | 63 | 310 | 1.1 |
| 10367 | 練りうに | | - | - | 22.4 | - | (0) | (0) | (0) | 22.4 | 0 | 170 | 711 | 53.1 | 13.5 | - | 2.9 | 2.1 | 0.96 | 0.65 | 0.39 | 250 | 8.1 | 2800 | 230 | 38 | 41 | 220 | 1.8 |
| | おきあみ | | | | | | | | | | | | | | | | | | | | | | | | | | | | |
| 10368 | 生 | | 10g | 0.0 | 0.2 | - | - | - | - | 0.2 | 0 | 94 | 393 | 78.5 | 15.0 | 10.0 | 3.2 | 2.1 | 0.70 | 0.66 | 0.70 | 60 | 3.1 | 420 | 320 | 360 | 85 | 310 | 0.8 |
| 10369 | ゆで | | 10g | 0.0 | Tr | - | - | - | - | 0.0 | 0 | 86 | 360 | 79.8 | 13.8 | (9.2) | 3.0 | 2.1 | 0.69 | 0.50 | 0.80 | 62 | 3.4 | 620 | 200 | 350 | 110 | 310 | 0.6 |
| | くらげ | | | | | | | | | | | | | | | | | | | | | | | | | | | | |
| 10370 | 塩蔵、塩抜き | | 20g | 0.0 | Tr | - | (0) | (0) | (0) | Tr | 0 | 22 | 92 | 94.2 | 5.2 | - | 0.1 | Tr | 0.03 | 0.01 | 0 | 31 | 0.5 | 110 | 1 | 2 | 4 | 26 | 0.3 |
| (10373) | このわた→なまこ | | | | | | | | | | | | | | | | | | | | | | | | | | | | |
| | しゃこ | | | | | | | | | | | | | | | | | | | | | | | | | | | | |
| 10371 | ゆで | | 1匹 6g | 0.0 | 0.2 | - | (0) | (0) | (0) | 0.2 | 0 | 98 | 410 | 77.2 | 19.2 | 14.9 | 1.7 | 0.8 | 0.25 | 0.23 | 0.32 | 150 | 1.7 | 310 | 230 | 88 | 40 | 250 | 0.8 |
| | なまこ | | | | | | | | | | | | | | | | | | | | | | | | | | | | |
| 10372 | 生 | | 1匹 80g | 0.4 | 0.5 | - | (0) | (0) | (0) | 0.5 | 20 | 23 | 96 | 92.2 | 4.6 | 3.5 | 0.3 | 0.1 | 0.04 | 0.04 | 0.05 | 1 | 2.4 | 680 | 54 | 72 | 160 | 25 | 0.1 |
| 10373 | このわた | | 3g | 0.0 | 0.5 | - | - | - | - | 0.5 | 0 | 64 | 268 | 80.2 | 11.4 | - | 1.8 | 0.7 | 0.10 | 0.19 | 0.35 | 3 | 6.1 | 1800 | 330 | 41 | 95 | 170 | 4.0 |
| | ほや | | | | | | | | | | | | | | | | | | | | | | | | | | | | |
| 10374 | 生 | | 1匹 45g | 0.4 | 0.8 | - | (0) | (0) | (0) | 0.8 | 80 | 30 | 126 | 88.8 | 5.0 | - | 0.8 | 0.5 | 0.14 | 0.11 | 0.23 | 33 | 4.6 | 1300 | 570 | 32 | 41 | 55 | 5.7 |
| 10375 | 塩辛 | | 1瓶 90g | 3.4 | 3.8 | - | (0) | (0) | (0) | 3.8 | 0 | 72 | 301 | 79.7 | 11.6 | - | 1.1 | 0.6 | 0.16 | 0.14 | 0.29 | 34 | 3.8 | 1400 | 79 | 14 | 25 | 75 | 3.0 |
| | 〈水産練り製品〉 | | | | | | | | | | | | | | | | | | | | | | | | | | | | |

| 無機質 | | | | | | ビタミン | | | | | | | | | | | | | | | | | | 食塩相当量 | 備考 |
|---|---|---|---|---|---|---|---|---|---|---|---|---|---|---|---|---|---|---|---|---|---|---|---|---|---|
| 亜鉛 | 銅 | マンガン | ヨウ素 | セレン | クロム | モリブデン | レチノール | カロテン α | カロテン β | β-クリプトキサンチン | β-カロテン当量 | レチノール活性当量 | D | トコフェロール α | トコフェロール β | トコフェロール γ | トコフェロール δ | K | $B_1$ | $B_2$ | ナイアシン | $B_6$ | $B_{12}$ | 葉酸 | パントテン酸 | ビオチン | C | | |
| (―mg―) | | | (―――μg―――) | | | | (―――――――μg―――――――) | | | | | | μg | (―――mg―――) | | | | μg | (―――mg―――) | | | | (―μg―) | mg | μg | mg | g | | |
| 2.5 | 1.12 | 0.05 | - | - | - | - | 7 | - | - | - | (0) | 7 | (0) | 2.8 | 0 | 0 | 0 | (0) | 0.02 | 0.07 | 2.2 | 0.11 | 3.8 | 4 | 0.20 | - | 0 | 1.8 | 液汁を除いたもの |
| 3.1 | 2.96 | 0.06 | - | - | - | - | 35 | 0 | 9 | 0 | 9 | 36 | (0) | 2.7 | 0 | 0 | 0 | (0) | 0.01 | 0.08 | 3.2 | 0.11 | 2.0 | 37 | 0.70 | - | 1 | 0.6 | 内臓等を含んだもの |
| 1.6 | 0.30 | 0.03 | - | - | - | - | 5 | - | - | - | (0) | 5 | (0) | 1.9 | 0 | 0 | 0 | Tr | 0.03 | 0.09 | 2.2 | 0.07 | 1.3 | 4 | 0.24 | - | Tr | 0.7 | 廃棄部位：内臓等 |
| 1.8 | 0.43 | 0.04 | 8 | 28 | 1 | 1 | 5 | 0 | 0 | 0 | 0 | 5 | (0) | 1.9 | 0 | 0 | 0 | 0 | 0.03 | 0.05 | 1.9 | 0.07 | 1.2 | 2 | 0.17 | 5.6 | Tr | 0.6 | 内臓等を除きゆでたもの |
| | | | | | | | | | | | | | | | | | | | | | | | | | | | | | 別名：にほんいさざあみ（標準和名） |
| 1.7 | 0.97 | 0.63 | - | - | - | - | 170 | 0 | 16 | 0 | 16 | 170 | (0) | 4.7 | 0 | 0 | 0 | 7 | 0.13 | 0.21 | 1.8 | 0.08 | 7.0 | 35 | 0.78 | - | 0 | 6.9 | |
| 0.8 | 0.70 | 0.13 | - | - | - | - | 65 | 0 | 0 | 0 | 0 | 65 | (0) | 2.4 | 0 | 0 | 0 | 0 | 0.07 | 0.07 | 1.8 | 0.09 | 2.7 | 22 | 0.61 | - | 0 | 19.8 | |
| 2.0 | 0.05 | 0.05 | - | - | - | - | 0 | 63 | 650 | 23 | 700 | 58 | (0) | 3.6 | 0 | Tr | 0 | 27 | 0.10 | 0.44 | 1.1 | 0.15 | 1.3 | 360 | 0.72 | - | 3 | 0.6 | 試料：むらさきうに、ばふんうに 生殖巣のみ（うに全体の場合、廃棄率：95%、廃棄部位：殻等） |
| 1.9 | 0.10 | 0.05 | - | - | - | - | Tr | - | - | - | 1000 | 83 | (0) | 3.6 | 0.1 | 4.9 | 4.1 | 22 | 0.14 | 0.65 | 1.4 | 0.07 | 5.4 | 98 | 1.32 | - | 0 | 8.4 | |
| 1.3 | 0.06 | 0.05 | - | - | - | - | Tr | - | - | - | 300 | 25 | (0) | 4.4 | 0.3 | 7.7 | 3.8 | 15 | Tr | 0.30 | 0.7 | 0.06 | 4.8 | 87 | 1.22 | - | 0 | 7.1 | |
| 1.0 | 2.30 | 0.15 | - | - | - | - | 180 | - | - | - | 16 | 180 | (0) | 2.5 | 0 | 0 | 0 | (0) | 0.15 | 0.26 | 1.9 | 0.09 | 6.2 | 49 | 0.50 | - | 2 | 1.1 | 試料：なんきょくおきあみ、冷凍品（殻つき） |
| 0.9 | 1.83 | 0.11 | - | - | - | - | 150 | - | - | - | 13 | 150 | (0) | 2.2 | 0 | 0 | 0 | (0) | 0.21 | 0.25 | 1.4 | 0.07 | 4.0 | 36 | 0.30 | - | 1 | 1.6 | 試料：なんきょくおきあみ 海水でゆでた後冷凍したもの |
| Tr | 0.06 | Tr | - | - | - | - | 0 | 0 | 0 | 0 | 0 | 0 | (0) | 0 | 0 | 0 | 0 | (0) | Tr | 0.01 | 0 | 0 | 0.2 | 3 | 0 | - | 0 | 0.3 | |
| 3.3 | 3.46 | 0.13 | - | - | - | - | 180 | 0 | 15 | 0 | 15 | 180 | (0) | 2.8 | 0 | 0 | 0 | (0) | 0.26 | 0.13 | 1.2 | 0.06 | 12.9 | 15 | 0.30 | - | 0 | 0.8 | ゆでしゃこ（むきみ） |
| 0.2 | 0.04 | 0.03 | 78 | 37 | 2 | 3 | 0 | - | 0 | - | 5 | Tr | (0) | 0.6 | 0 | 0 | 0 | 0 | 0.05 | 0.02 | 0.1 | 0.04 | 2.3 | 4 | 0.71 | 2.6 | 0 | 1.7 | 廃棄部位：内臓等 |
| 1.4 | 0.10 | 0.44 | - | - | - | - | 60 | - | - | - | 75 | 66 | (0) | 0.4 | 0 | 0 | 0 | 23 | 0.20 | 0.50 | 4.6 | 0.13 | 11.4 | 78 | 2.13 | - | 0 | 4.6 | 内臓を塩辛にしたもの |
| 5.3 | 0.19 | - | - | - | - | - | Tr | - | - | - | 0 | Tr | (0) | 1.2 | 0 | 0 | 0 | (0) | 0.01 | 0.13 | 0.5 | 0.02 | 3.8 | 32 | 0.33 | - | 3 | 3.3 | 試料：まぼや、あかぼや 廃棄部位：外皮及び内臓 |
| 2.5 | 0.10 | 0.08 | - | - | - | - | Tr | - | - | - | (0) | (Tr) | (0) | 1.3 | 0 | 0 | 0 | (0) | 0.01 | 0.18 | 0.6 | 0.03 | 5.6 | 13 | 0.07 | - | (0) | 3.6 | |

10 魚介類

## 10 魚介類

| 食品番号 | 食品名 | 常用量 | 糖質量の目安（常用量あたり） | 炭水化物 | 利用可能炭水化物（単糖当量） | 食物繊維 水溶性 | 食物繊維 不溶性 | 食物繊維 総量 | 糖質量の目安（可食部100gあたり） | 廃棄率 | エネルギー | | 水分 | たんぱく質 | アミノ酸組成によるたんぱく質 | 脂質 | トリアシルグリセロール当量 | 脂肪酸 飽和 | 脂肪酸 一価不飽和 | 脂肪酸 多価不飽和 | コレステロール | 灰分 | 無機質 ナトリウム | カリウム | カルシウム | マグネシウム | リン | 鉄 |
|---|---|---|---|---|---|---|---|---|---|---|---|---|---|---|---|---|---|---|---|---|---|---|---|---|---|---|---|---|
| (単位) | | | (――g――) | | | | | | | % | kcal | kJ | (――――――――g――――――――) | | | | | | | | mg | g | (――――――mg――――――) | | | | | |
| 10376 | かに風味かまぼこ | 1本 10g | 0.9 | 9.2 | - | (0) | (0) | (0) | 9.2 | 0 | 90 | 377 | 75.6 | 12.1 | - | 0.5 | 0.4 | 0.11 | 0.10 | 0.16 | 17 | 2.6 | 850 | 76 | 120 | 19 | 77 | 0.2 |
| 10377 | 昆布巻きかまぼこ | 1切れ 20g | 2.2 | 11.0 | - | - | - | - | 11.0 | 0 | 84 | 351 | 76.4 | 8.9 | - | 0.5 | 0.3 | 0.20 | 0.04 | 0.06 | 17 | 3.2 | 950 | 430 | 70 | 39 | 55 | 0.3 |
| 10378 | す巻きかまぼこ | 1本 150g | 13.1 | 8.7 | - | (0) | (0) | (0) | 8.7 | 0 | 90 | 377 | 75.8 | 12.0 | - | 0.8 | 0.6 | 0.25 | 0.12 | 0.25 | 19 | 2.7 | 870 | 85 | 25 | 13 | 60 | 0.2 |
| 10379 | 蒸しかまぼこ | 1枚 10g | 1.0 | 9.7 | - | (0) | (0) | (0) | 9.7 | 0 | 95 | 397 | 74.4 | 12.0 | 10.9 | 0.9 | 0.8 | 0.13 | 0.09 | 0.23 | 15 | 3.0 | 1000 | 110 | 25 | 14 | 60 | 0.3 |
| 10380 | 焼き抜きかまぼこ | 1枚 15g | 1.1 | 7.4 | - | (0) | (0) | (0) | 7.4 | 0 | 103 | 431 | 72.8 | 16.2 | - | 1.0 | 0.8 | 0.38 | 0.16 | 0.20 | 27 | 2.6 | 930 | 100 | 25 | 16 | 60 | 0.2 |
| 10381 | 焼き竹輪 | 1本 20g | 2.7 | 13.5 | - | (0) | (0) | (0) | 13.5 | 0 | 121 | 506 | 69.9 | 12.2 | - | 2.0 | 1.7 | 0.48 | 0.46 | 0.72 | 25 | 2.4 | 830 | 95 | 15 | 15 | 110 | 1.0 |
| 10382 | だて巻 | 1切れ 40g | 7.0 | 17.6 | - | (0) | (0) | (0) | 17.6 | 0 | 196 | 820 | 58.8 | 14.6 | - | 7.5 | 6.3 | 1.78 | 2.95 | 1.26 | 180 | 1.5 | 350 | 110 | 25 | 11 | 120 | 0.5 |
| 10383 | つみれ | 1個 20g | 1.3 | 6.5 | - | (0) | (0) | (0) | 6.5 | 0 | 113 | 473 | 75.4 | 12.0 | - | 4.3 | 2.6 | 0.89 | 0.75 | 0.89 | 40 | 1.8 | 570 | 180 | 60 | 17 | 120 | 1.0 |
| 10384 | なると | 1枚 5g | 0.6 | 11.6 | - | (0) | (0) | (0) | 11.6 | 0 | 80 | 335 | 77.8 | 7.6 | - | 0.4 | 0.3 | 0.15 | 0.03 | 0.08 | 17 | 2.6 | 800 | 160 | 15 | 11 | 110 | 0.5 |
| 10385 | はんぺん | 1枚 125g | 14.3 | 11.4 | - | (0) | (0) | (0) | 11.4 | 0 | 94 | 393 | 75.7 | 9.9 | - | 1.0 | 0.9 | 0.18 | 0.19 | 0.44 | 15 | 2.0 | 590 | 160 | 15 | 13 | 110 | 0.5 |
| 10386 | さつま揚げ | 1枚 30g | 4.2 | 13.9 | - | (0) | (0) | (0) | 13.9 | 0 | 139 | 582 | 67.5 | 12.5 | - | 3.7 | 3.0 | 0.51 | 0.85 | 1.49 | 20 | 2.4 | 730 | 60 | 60 | 14 | 70 | 0.8 |
| 10387 | 魚肉ハム | 1枚 20g | 2.2 | 11.1 | - | (0) | (0) | (0) | 11.1 | 0 | 158 | 661 | 66.0 | 13.4 | - | 6.7 | 6.1 | 2.22 | 2.63 | 1.00 | 28 | 2.8 | 900 | 110 | 45 | 15 | 50 | 1.0 |
| 10388 | 魚肉ソーセージ | 1本 90g | 11.3 | 12.6 | - | (0) | (0) | (0) | 12.6 | 0 | 161 | 674 | 66.1 | 11.5 | 10.1 | 7.2 | 6.5 | 2.53 | 2.78 | 0.91 | 30 | 2.6 | 810 | 70 | 100 | 11 | 200 | 1.0 |

| 無機質 | | | | | | | ビタミン | | | | | | | | | | | | | | | | | | 食塩相当量 | 備考 |
|---|---|---|---|---|---|---|---|---|---|---|---|---|---|---|---|---|---|---|---|---|---|---|---|---|---|---|---|
| 亜鉛 | 銅 | マンガン | ヨウ素 | セレン | クロム | モリブデン | A | | | | | D | E | | | | K | B₁ | B₂ | ナイアシン | B₆ | B₁₂ | 葉酸 | パントテン酸 | ビオチン | C | | |
| | | | | | | | レチノール | カロテン | | β-クリプトキサンチン | β-カロテン当量 | レチノール活性当量 | | トコフェロール | | | | | | | | | | | | | | |
| | | | | | | | | α | β | | | | | α | β | γ | δ | | | | | | | | | | | |
| ──mg── | | | ──μg── | | | | ──────μg────── | | | | | | ──mg── | | | | μg | ──mg── | | | | ──μg── | | mg | μg | mg | g | |
| 0.2 | 0.04 | 0.02 | - | - | - | - | 21 | 0 | 0 | - | 0 | 21 | 1.0 | 0.9 | 0 | 0.4 | 0.3 | 0 | 0.01 | 0.04 | 0.2 | 0.01 | 0.7 | 3 | 0.08 | - | 1 | 2.2 | 別名：かにかま |
| 0.2 | 0.03 | 0.03 | - | - | - | - | Tr | - | - | 75 | 6 | Tr | 0.3 | 0 | 0 | 0 | (0) | 0.03 | 0.08 | 0.4 | 0.01 | 0 | 7 | 0.05 | - | Tr | 2.4 | 昆布10％を使用したもの |
| 0.2 | 0.03 | 0.03 | - | - | - | - | Tr | - | - | (0) | (Tr) | 1.0 | 0.3 | 0 | 0.3 | 0.1 | (0) | Tr | 0.01 | 0.5 | 0.01 | 0.5 | 2 | 0.06 | - | (0) | 2.2 | |
| 0.2 | 0.03 | 0.03 | - | - | - | - | Tr | - | - | (0) | (Tr) | 2.0 | 0 | 0 | 0 | 0 | (0) | Tr | 0.01 | 0.5 | 0.01 | 0.3 | 5 | 0 | - | 0 | 2.5 | 蒸し焼きかまぼこを含む |
| 0.2 | 0.02 | 0.05 | - | - | - | - | Tr | - | - | (0) | (Tr) | 2.0 | 0.3 | 0 | 0 | 0 | (0) | 0.05 | 0.08 | 0.7 | 0.01 | 0.1 | 2 | 0.04 | - | (0) | 2.4 | |
| 0.3 | 0.03 | 0.03 | - | - | - | - | Tr | - | - | (0) | (Tr) | 1.0 | 0.4 | 0 | 0.7 | 0.1 | (0) | 0.05 | 0.08 | 0.7 | 0.01 | 0.8 | 4 | 0.04 | - | (0) | 2.1 | |
| 0.6 | 0.04 | 0.03 | - | - | - | - | 60 | - | - | - | Tr | 60 | 1.0 | 1.8 | 0 | 0.8 | 0.1 | 0 | 0.04 | 0.20 | 0.2 | 0.03 | 0.3 | 16 | 0.52 | - | (0) | 0.9 | |
| 0.6 | 0.06 | 0.06 | - | - | - | - | Tr | - | - | (0) | (Tr) | 5.0 | 0.2 | 0 | 0 | 0.3 | (0) | 0.02 | 0.20 | 4.5 | 0.09 | 2.2 | 3 | 0.15 | - | (0) | 1.4 | |
| 0.2 | 0.01 | 0.02 | - | - | - | - | Tr | - | - | (0) | (Tr) | Tr | 0.1 | 0 | 0 | 0 | (0) | Tr | 0.01 | 0.7 | Tr | 0.4 | 1 | 0.04 | - | (0) | 2.0 | |
| 0.1 | 0.02 | 0.01 | - | - | - | - | Tr | - | - | (0) | (Tr) | Tr | 0.4 | 0 | 0.7 | 0.2 | (0) | Tr | 0.01 | 0.7 | 0.07 | 0.4 | 7 | 0.10 | - | (0) | 1.5 | |
| 0.3 | 0.08 | 0.04 | - | - | - | - | Tr | - | - | (0) | (Tr) | 1.0 | 0.4 | Tr | 0.6 | 0.3 | (0) | 0.05 | 0.10 | 0.5 | 0.02 | 1.2 | 5 | 0.04 | - | (0) | 1.9 | 別名：あげはん |
| 0.7 | 0.06 | 0.11 | - | - | - | - | Tr | - | - | (0) | (Tr) | 1.6 | 0.6 | 0.1 | 0.6 | 0.2 | (0) | 0.20 | 0.60 | 5.0 | 0.05 | 0.4 | 5 | 0.21 | - | (0) | 2.3 | 別名：フィッシュハム |
| 0.4 | 0.06 | 0.11 | - | - | - | - | Tr | - | - | (0) | (Tr) | 0.9 | 0.2 | 0 | 0.1 | 0 | (0) | 0.20 | 0.60 | 5.0 | 0.02 | 0.3 | 4 | 0.06 | - | (0) | 2.1 | 別名：フィッシュソーセージ |

10 魚介類

## 11 肉類

| 食品番号 | 食品名 | 常用量 | 糖質量の目安〈常用量あたり〉(g) | 炭水化物 利用可能炭水化物(単糖当量) (g) | 食物繊維 水溶性 (g) | 食物繊維 不溶性 (g) | 食物繊維 総量 (g) | 糖質量の目安(可食部100gあたり) (g) | 廃棄率 (%) | エネルギー (kcal) | エネルギー (kJ) | 水分 (g) | たんぱく質 (g) | アミノ酸組成によるたんぱく質 (g) | 脂質 (g) | トリアシルグリセロール当量 (g) | 脂肪酸 飽和 (g) | 脂肪酸 一価不飽和 (g) | 脂肪酸 多価不飽和 (g) | コレステロール (mg) | 灰分 (g) | ナトリウム (mg) | カリウム (mg) | カルシウム (mg) | マグネシウム (mg) | リン (mg) | 鉄 (mg) |
|---|---|---|---|---|---|---|---|---|---|---|---|---|---|---|---|---|---|---|---|---|---|---|---|---|---|---|---|
| | 〈畜肉類〉 | | | | | | | | | | | | | | | | | | | | | | | | | | |
| | いのしし | | | | | | | | | | | | | | | | | | | | | | | | | | |
| 11001 | 肉、脂身つき、生 | - | - | 0.5 | - | (0) | (0) | (0) | 0.5 | 0 | 268 | 1121 | 60.1 | 18.8 | - | 19.8 | 18.6 | 5.83 | 9.37 | 2.55 | 86 | 0.8 | 45 | 270 | 4 | 20 | 170 | 2.5 |
| | いのぶた | | | | | | | | | | | | | | | | | | | | | | | | | | |
| 11002 | 肉、脂身つき、生 | - | - | 0.3 | - | (0) | (0) | (0) | 0.3 | 0 | 304 | 1272 | 56.7 | 18.1 | - | 24.1 | 23.2 | 9.23 | 10.15 | 2.81 | 66 | 0.8 | 50 | 280 | 4 | 19 | 150 | 0.8 |
| | うさぎ | | | | | | | | | | | | | | | | | | | | | | | | | | |
| 11003 | 肉、赤肉、生 | - | - | Tr | - | (0) | (0) | (0) | 0.0 | 0 | 146 | 611 | 72.2 | 20.5 | 17.6 | 6.3 | 4.7 | 1.92 | 1.29 | 1.25 | 63 | 1.0 | 35 | 400 | 5 | 27 | 300 | 1.3 |
| | うし[和牛肉] | | | | | | | | | | | | | | | | | | | | | | | | | | |
| 11004 | かた 脂身つき、生 | - | - | 0.3 | - | (0) | (0) | (0) | 0.3 | 0 | 286 | 1197 | 58.8 | 17.7 | - | 22.3 | 20.6 | 7.12 | 11.93 | 0.66 | 72 | 0.9 | 47 | 280 | 4 | 19 | 150 | 0.9 |
| 11005 | かた 皮下脂肪なし、生 | - | - | 0.3 | - | (0) | (0) | (0) | 0.3 | 0 | 265 | 1109 | 60.7 | 18.3 | - | 19.8 | 18.3 | 6.35 | 10.51 | 0.61 | 71 | 0.9 | 48 | 290 | 4 | 19 | 160 | 0.8 |
| 11006 | かた 赤肉、生 | - | - | 0.3 | - | (0) | (0) | (0) | 0.3 | 0 | 201 | 841 | 66.3 | 20.2 | - | 12.2 | 11.2 | 4.01 | 6.22 | 0.44 | 66 | 1.0 | 52 | 320 | 4 | 21 | 170 | 2.7 |
| 11007 | かた 脂身、生 | 1個10g | 0.0 | 0 | - | (0) | (0) | (0) | 0.0 | 0 | 751 | 3142 | 17.8 | 4.0 | - | 78.0 | 72.8 | 24.27 | 43.38 | 1.89 | 110 | 0.2 | 19 | 81 | 2 | 4 | 35 | 0.6 |
| 11008 | かたロース 脂身つき、生 | - | - | 0.2 | - | (0) | (0) | (0) | 0.2 | 0 | 411 | 1720 | 47.9 | 13.8 | (11.8) | 37.4 | (35.0) | (12.19) | (20.16) | (1.06) | 89 | 0.7 | 42 | 210 | 3 | 14 | 120 | 0.7 |
| 11009 | かたロース 皮下脂肪なし、生 | - | - | 0.2 | - | (0) | (0) | (0) | 0.2 | 0 | 403 | 1686 | 48.6 | 14.0 | (11.9) | 36.5 | (34.1) | (11.88) | (19.68) | (1.04) | 88 | 0.7 | 42 | 210 | 3 | 14 | 120 | 0.7 |
| 11010 | かたロース 赤肉、生 | - | - | 0.2 | - | (0) | (0) | (0) | 0.2 | 0 | 316 | 1322 | 56.4 | 16.5 | (13.9) | 26.1 | 24.4 | 8.28 | 14.17 | 0.83 | 84 | 0.8 | 49 | 240 | 3 | 16 | 140 | 2.4 |
| 11011 | リブロース 脂身つき、生 | - | - | 0.1 | - | (0) | (0) | (0) | 0.1 | 0 | 573 | 2397 | 34.5 | 9.7 | 8.2 | 56.5 | 53.4 | 19.81 | 29.80 | 1.39 | 86 | 0.4 | 39 | 150 | 2 | 10 | 84 | 1.2 |
| 11248 | リブロース 脂身つき、焼き | - | - | 0.2 | - | (0) | (0) | (0) | 0.2 | 0 | 597 | 2498 | 27.7 | 14.6 | 12.6 | 56.8 | 54.3 | 20.33 | 30.24 | 1.33 | 95 | 0.6 | 50 | 200 | 3 | 13 | 110 | 1.6 |
| 11249 | リブロース 脂身つき、ゆで | - | - | 0.1 | - | (0) | (0) | (0) | 0.1 | 0 | 601 | 2516 | 29.2 | 12.6 | 11.1 | 58.2 | 54.8 | 20.33 | 30.66 | 1.40 | 92 | 0.3 | 20 | 75 | 2 | 8 | 62 | 1.4 |
| 11012 | リブロース 皮下脂肪なし、生 | - | - | 0.1 | - | (0) | (0) | (0) | 0.1 | 0 | 556 | 2326 | 36.1 | 10.3 | 9.2 | 54.4 | 51.5 | 19.18 | 28.71 | 1.33 | 85 | 0.5 | 41 | 160 | 3 | 10 | 88 | 1.3 |
| 11013 | リブロース 赤肉、生 | - | - | 0.2 | - | (0) | (0) | (0) | 0.2 | 0 | 436 | 1826 | 47.2 | 14.0 | 11.8 | 40.0 | 38.5 | 14.75 | 21.04 | 0.97 | 76 | 0.6 | 53 | 210 | 3 | 14 | 120 | 1.7 |
| 11014 | リブロース 脂身、生 | 1個10g | 0.0 | 0 | - | (0) | (0) | (0) | 0.0 | 0 | 752 | 3145 | 17.7 | 4.2 | 4.5 | 78.0 | 72.9 | 26.44 | 41.28 | 1.93 | 100 | 0.2 | 20 | 69 | 2 | 4 | 39 | 0.6 |
| 11015 | サーロイン 脂身つき、生 | - | - | 0.3 | - | (0) | (0) | (0) | 0.3 | 0 | 498 | 2084 | 40.0 | 11.7 | (10.2) | 47.5 | (44.4) | (16.29) | (25.05) | (1.12) | 86 | 0.5 | 32 | 180 | 3 | 12 | 100 | 0.9 |
| 11016 | サーロイン 皮下脂肪なし、生 | - | - | 0.3 | - | (0) | (0) | (0) | 0.3 | 0 | 456 | 1908 | 43.7 | 12.9 | 11.1 | 42.5 | (39.8) | (14.64) | (22.34) | (1.00) | 83 | 0.6 | 34 | 200 | 3 | 13 | 110 | 0.9 |
| 11017 | サーロイン 赤肉、生 | - | - | 0.4 | - | (0) | (0) | (0) | 0.4 | 0 | 317 | 1326 | 55.9 | 17.1 | (14.5) | 25.8 | 24.1 | 9.14 | 13.29 | 0.62 | 72 | 0.8 | 42 | 260 | 4 | 18 | 150 | 2.0 |
| 11018 | ばら 脂身つき、生 | - | - | 0.1 | - | (0) | (0) | (0) | 0.1 | 0 | 517 | 2163 | 38.4 | 11.0 | (9.6) | 50.0 | 45.6 | 15.54 | 26.89 | 1.12 | 98 | 0.5 | 44 | 160 | 4 | 10 | 87 | 1.4 |
| 11019 | もも 脂身つき、生 | - | - | 0.5 | - | (0) | (0) | (0) | 0.5 | 0 | 259 | 1084 | 61.2 | 19.2 | (16.2) | 18.7 | 16.8 | 6.01 | 9.51 | 0.54 | 75 | 1.0 | 45 | 320 | 4 | 22 | 160 | 2.5 |
| 11020 | もも 皮下脂肪なし、生 | - | - | 0.6 | - | (0) | (0) | (0) | 0.6 | 0 | 233 | 975 | 63.4 | 20.2 | 17.0 | 15.5 | 13.9 | 5.34 | 7.49 | 0.40 | 73 | 1.0 | 47 | 330 | 4 | 23 | 170 | 2.7 |
| 11250 | もも 皮下脂肪なし、焼き | - | - | 0.5 | - | (0) | (0) | (0) | 0.5 | 0 | 333 | 1392 | 49.5 | 27.7 | 23.4 | 22.7 | 20.5 | 7.64 | 11.28 | 0.67 | 100 | 1.1 | 50 | 350 | 5 | 25 | 190 | 3.8 |

| 無機質 | | | | | | | ビタミン | | | | | | | | | | | | | | | | | 食塩相当量 | 備考 |
|---|---|---|---|---|---|---|---|---|---|---|---|---|---|---|---|---|---|---|---|---|---|---|---|---|---|
| 亜鉛 | 銅 | マンガン | ヨウ素 | セレン | クロム | モリブデン | A | | | | | D | E | | | | K | B₁ | B₂ | ナイアシン | B₆ | B₁₂ | 葉酸 | パントテン酸 | ビオチン | C | | |
| | | | | | | | レチノール | カロテン | | β-クリプトキサンチン | β-カロテン当量 | レチノール活性当量 | | トコフェロール | | | | | | | | | | | | | | |
| | | | | | | | | α | β | | | | | α | β | γ | δ | | | | | | | | | | | | |
| ←mg→ | | | ←――μg――→ | | | | ←―――――μg―――――→ | | | | | | μg | ←―――mg―――→ | | | | μg | ←―mg―→ | | | | ←μg→ | mg | μg | mg | g | | |
| | | | | | | | | | | | | | | | | | | | | | | | | | | | | | 別名：ぼたん肉 |
| 3.2 | 0.12 | 0.01 | 0 | 11 | Tr | 1 | 4 | - | - | - | Tr | 4 | 0.4 | 0.5 | 0 | 0.1 | 0 | 1 | 0.24 | 0.29 | 5.2 | 0.35 | 1.7 | 1 | 1.02 | 5.0 | 1 | 0.1 | |
| 1.8 | 0.06 | 0.01 | - | - | - | - | 11 | - | - | - | (0) | 11 | 1.1 | 0.4 | 0 | Tr | 0 | 3 | 0.62 | 0.16 | 6.2 | 0.48 | 0.7 | Tr | 1.23 | - | 1 | 0.1 | |
| | | | | | | | | | | | | | | | | | | | | | | | | | | | | | 試料：家うさぎ |
| 1.0 | 0.05 | 0.01 | - | - | - | - | 3 | - | - | - | Tr | 3 | 0 | 0.5 | 0 | 0 | 0 | 1 | 0.10 | 0.19 | 8.5 | 0.53 | 5.6 | 7 | 0.74 | - | 1 | 0.1 | |
| | | | | | | | | | | | | | | | | | | | | | | | | | | | | | 試料：黒毛和種（去勢） |
| 4.9 | 0.07 | 0 | - | - | - | - | Tr | - | - | - | Tr | Tr | 0 | 0.4 | 0 | Tr | 0 | 7 | 0.08 | 0.21 | 4.3 | 0.32 | 1.5 | 6 | 1.00 | - | 1 | 0.1 | 皮下脂肪：4.3%、筋間脂肪：11.0% |
| 5.1 | 0.08 | 0 | - | - | - | - | Tr | - | - | - | Tr | Tr | 0 | 0.4 | 0 | Tr | 0 | 6 | 0.08 | 0.22 | 4.5 | 0.33 | 1.6 | 6 | 1.04 | - | 1 | 0.1 | 筋間脂肪：11.5% |
| 5.7 | 0.09 | 0 | - | - | - | - | 0 | - | - | - | Tr | 0 | 0 | 0.3 | 0 | 0 | 0 | 4 | 0.09 | 0.24 | 4.9 | 0.37 | 1.7 | 7 | 1.14 | - | 1 | 0.1 | 皮下脂肪及び筋間脂肪を除いたもの |
| 0.4 | 0.02 | 0 | - | - | - | - | 3 | - | - | - | (0) | 3 | 0 | 0.9 | Tr | 0.1 | 0 | 23 | 0.02 | 0.03 | 1.0 | 0.06 | 0.5 | 1 | 0.24 | - | 0 | 0 | 皮下脂肪及び筋間脂肪 |
| 4.6 | 0.06 | 0.01 | - | - | - | - | 3 | - | - | - | 1 | 3 | 0 | 0.5 | 0 | Tr | 0 | 8 | 0.06 | 0.17 | 3.2 | 0.18 | 1.1 | 6 | 0.90 | - | 1 | 0.1 | 試料：黒毛和種（去勢）<br>皮下脂肪：1.8%、筋間脂肪：17.0% |
| 4.6 | 0.06 | 0.01 | - | - | - | - | 3 | - | - | - | 1 | 3 | 0 | 0.5 | 0 | Tr | 0 | 8 | 0.06 | 0.18 | 3.3 | 0.18 | 1.1 | 6 | 0.91 | - | 1 | 0.1 | 筋間脂肪：17.4% |
| 5.6 | 0.07 | 0.01 | - | - | - | - | 3 | - | - | - | Tr | 3 | 0 | 0.4 | 0 | Tr | 0 | 7 | 0.07 | 0.21 | 3.8 | 0.21 | 1.2 | 7 | 1.07 | - | 1 | 0.1 | 皮下脂肪及び筋間脂肪を除いたもの |
| 2.6 | 0.03 | 0 | 1 | 8 | 0 | 1 | 10 | 0 | 3 | - | 3 | 11 | 0 | 0.6 | 0 | 0.1 | 0 | 8 | 0.04 | 0.09 | 2.4 | 0.15 | 1.1 | 3 | 0.35 | 1.1 | 1 | 0.1 | 皮下脂肪：8.8%、筋間脂肪：34.6% |
| 3.6 | 0.04 | 0 | 1 | 11 | Tr | 1 | 7 | 0 | 3 | - | 3 | 8 | 0 | 0.7 | 0 | 0.1 | 0 | 9 | 0.05 | 0.12 | 3.2 | 0.19 | 1.7 | 5 | 0.49 | 1.5 | 1 | 0.1 | |
| 3.2 | 0.03 | 0 | 1 | 9 | 0 | Tr | 8 | 0 | 3 | - | 3 | 8 | 0 | 0.7 | 0 | 0.1 | 0 | 8 | 0.03 | 0.08 | 1.6 | 0.13 | 1.2 | 3 | 0.20 | 1.2 | 0 | 0.1 | |
| 2.8 | 0.03 | 0 | 1 | 8 | 0 | 1 | 10 | 0 | 3 | - | 3 | 10 | 0 | 0.6 | 0 | 0.1 | 0 | 8 | 0.04 | 0.09 | 2.6 | 0.16 | 1.2 | 4 | 0.37 | 1.1 | 1 | 0.1 | 筋間脂肪：37.9% |
| 3.9 | 0.04 | 0 | 1 | 11 | 0 | 1 | 6 | 0 | 2 | - | 2 | 7 | 0 | 0.4 | 0 | Tr | 0 | 7 | 0.05 | 0.13 | 3.5 | 0.23 | 1.5 | 5 | 0.50 | 1.4 | 1 | 0.1 | 皮下脂肪及び筋間脂肪を除いたもの |
| 0.9 | 0.01 | 0 | Tr | 4 | 1 | Tr | 15 | 0 | 4 | - | 4 | 16 | 0 | 0.9 | 0 | 0.1 | 0 | 10 | 0.02 | 0.03 | 1.0 | 0.05 | 0.7 | 2 | 0.15 | 0.7 | Tr | 0.1 | 皮下脂肪及び筋間脂肪 |
| 2.8 | 0.05 | 0 | - | - | - | - | 3 | - | - | - | 1 | 3 | 0 | 0.6 | 0 | 0.1 | 0 | 10 | 0.05 | 0.12 | 3.6 | 0.23 | 1.1 | 5 | 0.66 | - | 1 | 0.1 | 皮下脂肪：11.5%、筋間脂肪：24.5% |
| 3.1 | 0.05 | 0 | - | - | - | - | 3 | - | - | - | 1 | 3 | 0 | 0.5 | 0 | 0.1 | 0 | 9 | 0.05 | 0.14 | 4.0 | 0.26 | 1.1 | 6 | 0.72 | - | 1 | 0.1 | 筋間脂肪：27.7% |
| 4.2 | 0.07 | 0 | - | - | - | - | 2 | - | - | - | Tr | 2 | 0 | 0.4 | 0 | 0.1 | 0 | 7 | 0.07 | 0.17 | 5.3 | 0.35 | 1.4 | 8 | 0.93 | - | 1 | 0.1 | 皮下脂肪及び筋間脂肪を除いたもの |
| 3.0 | 0.09 | 0 | - | - | - | - | 3 | - | - | - | Tr | 3 | 0 | 0.6 | 0 | 0.1 | 0 | 16 | 0.04 | 0.11 | 3.1 | 0.16 | 1.2 | 2 | 0.74 | - | 1 | 0.1 | 別名：カルビ |
| 4.0 | 0.07 | 0.01 | - | - | - | - | Tr | 0 | 0 | 0 | 0 | Tr | 0 | 0.3 | 0 | Tr | 0 | 6 | 0.09 | 0.20 | 5.6 | 0.34 | 1.2 | 8 | 1.09 | - | 1 | 0.1 | 皮下脂肪：5.6%、筋間脂肪：6.8% |
| 4.3 | 0.08 | 0.01 | 1 | 14 | Tr | Tr | Tr | 0 | 0 | 0 | 0 | Tr | 0 | 0.2 | 0 | 0 | 0 | 5 | 0.09 | 0.21 | 5.9 | 0.36 | 1.2 | 9 | 1.14 | 2.1 | 1 | 0.1 | 筋間脂肪：7.2% |
| 6.3 | 0.10 | 0 | Tr | 19 | 1 | 1 | Tr | 0 | 0 | 0 | 0 | Tr | 0 | 0.4 | 0 | 0 | 0 | 10 | 0.09 | 0.24 | 6.6 | 0.35 | 1.9 | 7 | 1.18 | 2.9 | 1 | 0.1 | |

11 肉類

## 11 肉類

| 食品番号 | 食品名 | 常用量 | 糖質量の目安（常用量あたり） | 炭水化物 利用可能炭水化物（単糖当量） | 食物繊維 水溶性 | 食物繊維 不溶性 | 食物繊維 総量 | 糖質量の目安（可食部100gあたり） | 廃棄率 % | エネルギー kcal | エネルギー kJ | 水分 g | たんぱく質 アミノ酸組成によるたんぱく質 | たんぱく質 g | 脂質 トリアシルグリセロール当量 | 脂肪酸 飽和 | 脂肪酸 一価不飽和 | 脂肪酸 多価不飽和 | コレステロール mg | 灰分 g | 無機質 ナトリウム | 無機質 カリウム | 無機質 カルシウム | 無機質 マグネシウム | 無機質 リン | 無機質 鉄 |
|---|---|---|---|---|---|---|---|---|---|---|---|---|---|---|---|---|---|---|---|---|---|---|---|---|---|---|
| 11251 | もも　皮下脂肪なし、ゆで | - | - | 0.2 | - | (0) | (0) | (0) | 0.2 | 0 | 328 | 1374 | 50.1 | 25.7 | 22.6 | 23.3 | 20.9 | 7.89 | 11.34 | 0.69 | 110 | 0.6 | 23 | 120 | 4 | 15 | 120 | 3.4 |
| 11021 | もも　赤肉、生 | - | - | 0.6 | - | (0) | (0) | (0) | 0.6 | 0 | 193 | 808 | 67.0 | 21.3 | (17.9) | 10.7 | 9.7 | 3.53 | 5.31 | 0.39 | 70 | 1.0 | 48 | 350 | 4 | 24 | 180 | 2.8 |
| 11022 | もも　脂身、生 | 1個 10g | 0.0 | 0 | - | (0) | (0) | (0) | 0 | 0 | 728 | 3046 | 20.3 | 4.4 | (4.1) | 75.4 | 69.2 | 24.22 | 40.31 | 1.58 | 110 | 0.3 | 24 | 99 | 2 | 5 | 44 | 0.8 |
| 11023 | そともも　脂身つき、生 | - | - | 0.5 | - | (0) | (0) | (0) | 0.5 | 0 | 265 | 1109 | 60.8 | 17.8 | (15.5) | 20.0 | (18.2) | (6.29) | (10.59) | (0.51) | 68 | 0.9 | 46 | 310 | 3 | 20 | 170 | 1.1 |
| 11024 | そともも　皮下脂肪なし、生 | - | - | 0.5 | - | (0) | (0) | (0) | 0.5 | 0 | 237 | 992 | 63.3 | 18.7 | (16.2) | 16.6 | (15.1) | (5.19) | (8.77) | (0.44) | 66 | 0.9 | 47 | 320 | 3 | 21 | 180 | 1.0 |
| 11025 | そともも　赤肉、生 | - | - | 0.6 | - | (0) | (0) | (0) | 0.6 | 0 | 172 | 720 | 69.0 | 20.7 | (17.9) | 8.7 | 7.8 | 2.63 | 4.53 | 0.29 | 59 | 1.0 | 50 | 360 | 3 | 23 | 200 | 2.4 |
| 11026 | ランプ　脂身つき、生 | - | - | 0.4 | - | (0) | (0) | (0) | 0.4 | 0 | 347 | 1452 | 53.8 | 15.1 | (13.2) | 29.9 | (27.5) | (9.71) | (15.78) | (0.76) | 81 | 0.8 | 40 | 260 | 3 | 17 | 150 | 1.4 |
| 11027 | ランプ　皮下脂肪なし、生 | - | - | 0.4 | - | (0) | (0) | (0) | 0.4 | 0 | 318 | 1331 | 56.3 | 16.0 | (14.0) | 26.4 | (24.3) | (8.59) | (13.89) | (0.70) | 78 | 0.9 | 42 | 270 | 3 | 18 | 150 | 1.3 |
| 11028 | ランプ　赤肉、生 | - | - | 0.5 | - | (0) | (0) | (0) | 0.5 | 0 | 211 | 883 | 65.7 | 19.2 | (16.6) | 13.6 | 12.5 | 4.51 | 6.98 | 0.47 | 69 | 1.0 | 47 | 320 | 3 | 22 | 180 | 2.9 |
| 11029 | ヒレ　赤肉、生 | - | - | 0.3 | - | (0) | (0) | (0) | 0.3 | 0 | 223 | 933 | 64.6 | 19.1 | (16.6) | 15.0 | 13.8 | 5.79 | 6.90 | 0.49 | 66 | 1.0 | 40 | 340 | 3 | 22 | 180 | 2.5 |
| | うし［乳用肥育牛肉］ | | | | | | | | | | | | | | | | | | | | | | | | | | |
| 11030 | かた　脂身つき、生 | - | - | 0.4 | - | (0) | (0) | (0) | 0.4 | 0 | 257 | 1075 | 62.3 | 16.8 | - | 19.6 | 17.8 | 7.17 | 9.02 | 0.82 | 64 | 0.9 | 56 | 290 | 4 | 19 | 160 | 1.1 |
| 11031 | かた　皮下脂肪なし、生 | - | - | 0.4 | - | (0) | (0) | (0) | 0.4 | 0 | 217 | 908 | 65.9 | 17.9 | - | 14.9 | 13.4 | 5.39 | 6.78 | 0.67 | 60 | 1.0 | 59 | 310 | 4 | 20 | 170 | 0.9 |
| 11032 | かた　赤肉、生 | - | - | 0.5 | - | (0) | (0) | (0) | 0.5 | 0 | 143 | 598 | 72.5 | 19.9 | - | 6.1 | 5.3 | 2.06 | 2.58 | 0.26 | 57 | 1.0 | 65 | 340 | 4 | 22 | 190 | 2.6 |
| 11033 | かた　脂身、生 | 1個 10g | 0.0 | 0 | - | (0) | (0) | (0) | 0 | 0 | 709 | 2966 | 21.9 | 4.5 | - | 73.3 | 67.7 | 27.48 | 34.60 | 2.59 | 110 | 0.3 | 21 | 84 | 2 | 5 | 44 | 0.7 |
| 11034 | かたロース 脂身つき、生 | - | - | 0.2 | - | (0) | (0) | (0) | 0.2 | 0 | 318 | 1331 | 56.4 | 16.2 | (13.7) | 26.4 | (24.7) | (10.28) | (12.31) | (1.00) | 71 | 0.8 | 50 | 260 | 4 | 16 | 140 | 0.9 |
| 11035 | かたロース 皮下脂肪なし、生 | - | - | 0.2 | - | (0) | (0) | (0) | 0.2 | 0 | 308 | 1289 | 57.3 | 16.5 | (13.9) | 25.2 | (23.5) | (9.78) | (11.75) | (0.96) | 70 | 0.8 | 51 | 270 | 4 | 17 | 140 | 0.9 |
| 11036 | かたロース 赤肉、生 | - | - | 0.2 | - | (0) | (0) | (0) | 0.2 | 0 | 212 | 887 | 65.9 | 19.1 | (16.1) | 13.9 | 12.7 | 5.10 | 6.42 | 0.59 | 67 | 0.9 | 57 | 310 | 4 | 19 | 160 | 2.4 |
| 11037 | リブロース 脂身つき、生 | - | - | 0.2 | - | (0) | (0) | (0) | 0.2 | 0 | 409 | 1711 | 47.9 | 14.1 | 12.2 | 37.1 | 35.0 | 15.10 | 16.99 | 1.32 | 81 | 0.7 | 40 | 230 | 4 | 14 | 120 | 1.0 |
| 11038 | リブロース 脂身つき、焼き | - | - | 0.3 | - | (0) | (0) | (0) | 0.3 | 0 | 511 | 2138 | 33.4 | 20.4 | 18.5 | 45.0 | 42.3 | 18.21 | 20.51 | 1.68 | 110 | 0.9 | 53 | 290 | 4 | 18 | 160 | 1.4 |
| 11039 | リブロース 脂身つき、ゆで | - | - | 0.3 | - | (0) | (0) | (0) | 0.3 | 0 | 478 | 2000 | 39.1 | 17.2 | 16.5 | 43.0 | 40.0 | 17.08 | 19.60 | 1.52 | 100 | 0.4 | 26 | 130 | 5 | 12 | 96 | 1.2 |
| 11040 | リブロース 皮下脂肪なし、生 | - | - | 0.2 | - | (0) | (0) | (0) | 0.2 | 0 | 378 | 1582 | 50.7 | 15.0 | 12.7 | 33.4 | 31.4 | 13.60 | 15.21 | 1.20 | 81 | 0.7 | 42 | 240 | 4 | 15 | 130 | 0.9 |
| 11041 | リブロース 赤肉、生 | - | - | 0.3 | - | (0) | (0) | (0) | 0.3 | 0 | 248 | 1038 | 62.2 | 18.8 | 15.9 | 17.8 | 16.7 | 7.27 | 7.72 | 0.67 | 78 | 0.9 | 51 | 300 | 4 | 19 | 160 | 2.1 |
| 11042 | リブロース 脂身、生 | 1個 10g | 0.0 | 0 | - | (0) | (0) | (0) | 0 | 0 | 773 | 3234 | 15.6 | 3.7 | 3.1 | 80.5 | 76.7 | 32.71 | 37.81 | 2.78 | 89 | 0.2 | 18 | 72 | 3 | 4 | 37 | 0.6 |
| 11043 | サーロイン 脂身つき、生 | - | - | 0.4 | - | (0) | (0) | (0) | 0.4 | 0 | 334 | 1397 | 54.4 | 16.5 | (14.0) | 27.9 | (26.7) | (11.36) | (13.10) | (1.01) | 69 | 0.8 | 48 | 270 | 4 | 16 | 150 | 1.0 |
| 11044 | サーロイン 皮下脂肪なし、生 | - | - | 0.5 | - | (0) | (0) | (0) | 0.5 | 0 | 270 | 1130 | 60.0 | 18.4 | 15.7 | 20.2 | (19.3) | (8.23) | (9.48) | (0.75) | 66 | 0.9 | 53 | 300 | 4 | 17 | 170 | 0.8 |
| 11045 | サーロイン 赤肉、生 | - | - | 0.6 | - | (0) | (0) | (0) | 0.6 | 0 | 177 | 741 | 68.2 | 21.1 | (18.0) | 9.1 | 8.8 | 3.73 | 4.27 | 0.38 | 62 | 1.0 | 60 | 340 | 4 | 20 | 190 | 2.1 |
| 11046 | ばら　脂身つき、生 | - | - | 0.3 | - | (0) | (0) | (0) | 0.3 | 0 | 426 | 1781 | 47.4 | 12.8 | 10.9 | 39.4 | 37.3 | 12.79 | 21.87 | 0.99 | 79 | 0.6 | 56 | 190 | 3 | 12 | 110 | 1.4 |

| 無機質 | | | | | | ビタミン | | | | | | | | | | | | | | | | | | 食塩相当量 | 備考 |
|---|---|---|---|---|---|---|---|---|---|---|---|---|---|---|---|---|---|---|---|---|---|---|---|---|---|
| 亜鉛 | 銅 | マンガン | ヨウ素 | セレン | クロム | モリブデン | レチノール | カロテン α | カロテン β | β-クリプトキサンチン | β-カロテン当量 | レチノール活性当量 | D | トコフェロール α | トコフェロール β | トコフェロール γ | トコフェロール δ | K | B₁ | B₂ | ナイアシン | B₆ | B₁₂ | 葉酸 | パントテン酸 | ビオチン | C | | |
| ←mg→ | | | ←μg→ | | | | ←μg→ | | | | | | | ←mg→ | | | | μg | ←mg→ | | | | ←μg→ | | mg | μg | mg | g | |
| 6.4 | 0.10 | 0 | Tr | 19 | 1 | 1 | 0 | 0 | 0 | 0 | 0 | 0 | 0 | 0.4 | 0 | 0 | 0 | 11 | 0.05 | 0.19 | 3.3 | 0.23 | 1.3 | 6 | 0.89 | 2.5 | Tr | 0.1 | |
| 4.5 | 0.08 | 0.01 | - | - | - | - | 0 | 0 | 0 | 0 | 0 | 0 | 0 | 0.2 | 0 | 0 | 0 | 4 | 0.10 | 0.22 | 6.2 | 0.38 | 1.3 | 9 | 1.19 | - | 1 | 0.1 | 皮下脂肪及び筋間脂肪を除いたもの |
| 0.6 | 0.02 | 0 | - | - | - | - | 3 | 0 | 0 | 0 | 0 | 3 | 0 | 0.7 | 0 | 0.1 | 0 | 24 | 0.02 | 0.02 | 1.3 | 0.07 | 0.4 | 1 | 0.35 | - | 1 | 0.1 | 皮下脂肪及び筋間脂肪 |
| 3.7 | 0.07 | 0 | - | - | - | - | 1 | - | - | 0 | 1 | 0 | 0.3 | 0 | Tr | 0 | 8 | 0.08 | 0.18 | 5.7 | 0.39 | 1.1 | 5 | 0.89 | - | 1 | 0.1 | 皮下脂肪:6.0%、筋間脂肪:11.4% | |
| 3.9 | 0.08 | 0 | - | - | - | - | Tr | - | - | 0 | Tr | 0 | 0.2 | 0 | Tr | 0 | 7 | 0.08 | 0.19 | 6.0 | 0.41 | 1.1 | 5 | 0.92 | - | 1 | 0.1 | 筋間脂肪:12.2% | |
| 4.3 | 0.09 | 0 | - | - | - | - | Tr | - | - | 0 | 0 | 0 | 0 | 0 | 0 | 0 | 5 | 0.09 | 0.22 | 6.6 | 0.46 | 1.2 | 6 | 1.00 | - | 1 | 0.1 | 皮下脂肪及び筋間脂肪を除いたもの |
| 3.8 | 0.08 | 0 | - | - | - | - | 2 | - | - | 0 | 2 | 0 | 0.5 | 0 | Tr | 0 | 10 | 0.08 | 0.19 | 4.3 | 0.33 | 1.2 | 7 | 1.22 | - | 1 | 0.1 | 皮下脂肪:7.4%、筋間脂肪:19.8% |
| 4.0 | 0.08 | 0 | - | - | - | - | 2 | - | - | 0 | 2 | 0 | 0.4 | 0 | Tr | 0 | 9 | 0.09 | 0.20 | 4.5 | 0.35 | 1.3 | 8 | 1.29 | - | 1 | 0.1 | 筋間脂肪:21.4% |
| 4.9 | 0.10 | 0 | - | - | - | - | 1 | - | - | - | Tr | 1 | 0 | 0.4 | 0 | 0 | 0 | 5 | 0.10 | 0.25 | 5.4 | 0.42 | 1.6 | 9 | 1.54 | - | 1 | 0.1 | 皮下脂肪及び筋間脂肪を除いたもの |
| 4.2 | 0.09 | 0.01 | - | - | - | - | 1 | - | - | - | Tr | 1 | 0 | 0.4 | 0 | 0 | 0 | 4 | 0.09 | 0.24 | 4.3 | 0.37 | 1.6 | 8 | 1.28 | - | 1 | 0.1 | |
| | | | | | | | | | | | | | | | | | | | | | | | | | | | | | 試料:ホルスタイン種(去勢、肥育牛) |
| 4.1 | 0.08 | Tr | - | - | - | - | 5 | - | - | 0 | 5 | 0 | 0.5 | 0 | Tr | 0 | 7 | 0.09 | 0.19 | 4.0 | 0.32 | 2.2 | 6 | 1.09 | - | 1 | 0.1 | 皮下脂肪:7.9%、筋間脂肪:12.2% |
| 4.5 | 0.09 | Tr | - | - | - | - | 4 | - | - | 0 | 4 | 0 | 0.4 | 0 | Tr | 0 | 6 | 0.09 | 0.21 | 4.3 | 0.34 | 2.3 | 7 | 1.15 | - | 1 | 0.1 | 筋間脂肪:13.1% |
| 5.1 | 0.10 | 0 | - | - | - | - | 3 | - | - | Tr | 3 | 0 | 0.4 | 0 | 0 | 0 | 4 | 0.10 | 0.24 | 4.8 | 0.38 | 2.6 | 7 | 1.26 | - | 2 | 0.2 | 皮下脂肪及び筋間脂肪を除いたもの |
| 0.5 | 0.02 | 0.01 | - | - | - | - | 17 | - | - | (0) | 17 | 0 | 0.8 | 0 | 0.2 | 0 | 23 | 0.02 | 0.03 | 1.3 | 0.08 | 0.5 | 1 | 0.42 | - | 1 | 0.1 | 皮下脂肪及び筋間脂肪 |
| 4.7 | 0.06 | 0.01 | - | - | - | - | 7 | - | - | 3 | 7 | 0.1 | 0.5 | 0 | Tr | 0 | 8 | 0.06 | 0.17 | 3.6 | 0.21 | 1.7 | 7 | 0.84 | - | 1 | 0.1 | 皮下脂肪:2.2%、筋間脂肪:16.6% |
| 4.8 | 0.07 | 0.01 | - | - | - | - | 7 | - | - | 3 | 7 | 0.1 | 0.5 | 0 | Tr | 0 | 8 | 0.06 | 0.17 | 3.7 | 0.22 | 1.7 | 7 | 0.85 | - | 1 | 0.1 | 筋間脂肪:16.9% |
| 5.7 | 0.08 | 0.01 | - | - | - | - | 5 | - | - | Tr | 5 | 0 | 0.5 | 0 | Tr | 0 | 6 | 0.07 | 0.20 | 4.1 | 0.25 | 2.0 | 8 | 0.97 | - | 1 | 0.1 | 皮下脂肪及び筋間脂肪を除いたもの |
| 3.7 | 0.05 | 0.01 | Tr | 10 | 2 | Tr | 12 | 0 | 8 | 0 | 8 | 13 | 0.1 | 0.5 | 0 | 0.1 | 0 | 10 | 0.05 | 0.12 | 4.0 | 0.22 | 1.0 | 6 | 0.64 | 1.1 | 1 | 0.1 | 皮下脂肪:7.7%、筋間脂肪:23.1% |
| 5.3 | 0.06 | 0.01 | 1 | 15 | 4 | Tr | 13 | 0 | 10 | 0 | 10 | 14 | 0.1 | 0.6 | 0 | 0 | 0 | 12 | 0.07 | 0.17 | 5.1 | 0.25 | 1.4 | 10 | 0.58 | 1.7 | 1 | 0.1 | |
| 4.9 | 0.04 | 0 | Tr | 13 | 2 | Tr | 13 | 0 | 9 | 0 | 9 | 14 | 0.1 | 0.4 | 0 | 0 | 0 | 12 | 0.04 | 0.11 | 3.2 | 0.17 | 1.0 | 7 | 0.38 | 1.3 | 0 | 0.1 | |
| 4.0 | 0.05 | 0.01 | Tr | 11 | 2 | Tr | 12 | 0 | 7 | 0 | 7 | 12 | 0.1 | 0.4 | 0 | 0 | 0 | 9 | 0.05 | 0.13 | 4.2 | 0.23 | 1.1 | 6 | 0.67 | 1.1 | 1 | 0.1 | 筋間脂肪:24.9% |
| 5.2 | 0.06 | 0.01 | Tr | 14 | 2 | Tr | 10 | 0 | 4 | 0 | 4 | 10 | 0.2 | 0.5 | 0 | 0 | 0 | 7 | 0.06 | 0.17 | 5.2 | 0.29 | 1.3 | 8 | 0.81 | 1.1 | 2 | 0.1 | 皮下脂肪及び筋間脂肪を除いたもの |
| 0.5 | 0.02 | 0.01 | 0 | 2 | 1 | 0 | 17 | 0 | 15 | 0 | 15 | 18 | 0 | 0.8 | Tr | 0.2 | 0 | 17 | 0.02 | 0.02 | 1.3 | 0.05 | 0.4 | 1 | 0.26 | 0.9 | 1 | 0 | 皮下脂肪及び筋間脂肪 |
| 2.9 | 0.06 | Tr | - | - | - | - | 8 | - | - | 4 | 8 | 0 | 0.4 | 0 | 0.1 | 0 | 7 | 0.06 | 0.10 | 5.3 | 0.38 | 0.8 | 6 | 0.66 | - | 1 | 0.1 | 皮下脂肪:12.7%、筋間脂肪:13.7% |
| 3.3 | 0.06 | Tr | - | - | - | - | 7 | - | - | 2 | 7 | 0 | 0.4 | 0 | Tr | 0 | 6 | 0.06 | 0.11 | 5.9 | 0.43 | 0.8 | 7 | 0.72 | - | 1 | 0.1 | 筋間脂肪:15.6% |
| 3.8 | 0.07 | 0 | - | - | - | - | 5 | - | - | Tr | 5 | 0 | 0.3 | 0 | 0 | 0 | 4 | 0.07 | 0.12 | 6.7 | 0.50 | 0.9 | 8 | 0.80 | - | 2 | 0.2 | 皮下脂肪及び筋間脂肪を除いたもの |
| 2.8 | 0.04 | 0 | Tr | 10 | 1 | Tr | 13 | Tr | 1 | 1 | 2 | 13 | 0 | 0.6 | 0 | 0.1 | 0 | 11 | 0.05 | 0.12 | 3.2 | 0.21 | 1.9 | 3 | 0.60 | 1.5 | 1 | 0.1 | 別名:カルビ |

11 肉類

# 11 肉類

| 食品番号 | 食品名 | 常用量 | 糖質量の目安(常用量あたり) | 炭水化物 | 利用可能炭水化物(単糖当量) | 食物繊維 水溶性 | 食物繊維 不溶性 | 食物繊維 総量 | 糖質量の目安(可食部100gあたり) | 廃棄率 % | エネルギー kcal | エネルギー kJ | 水分 | たんぱく質 | アミノ酸組成によるたんぱく質 | 脂質 | トリアシルグリセロール当量 | 脂肪酸 飽和 | 脂肪酸 一価不飽和 | 脂肪酸 多価不飽和 | コレステロール mg | 灰分 g | ナトリウム | カリウム | カルシウム | マグネシウム | リン | 鉄 |
|---|---|---|---|---|---|---|---|---|---|---|---|---|---|---|---|---|---|---|---|---|---|---|---|---|---|---|---|---|
| 11252 | ばら 脂身つき、焼き | - | - | 0.3 | - | (0) | (0) | (0) | 0.3 | 0 | 484 | 2026 | 38.7 | 15.9 | 13.5 | 44.2 | 41.7 | 14.56 | 24.16 | 1.17 | 88 | 0.7 | 60 | 220 | 3 | 14 | 120 | 1.8 |
| 11047 | もも 脂身つき、生 | - | - | 0.4 | - | (0) | (0) | (0) | 0.4 | 0 | 209 | 874 | 65.8 | 19.5 | (16.0) | 13.3 | 12.6 | 5.11 | 6.39 | 0.56 | 69 | 1.0 | 49 | 330 | 4 | 22 | 180 | 1.4 |
| 11048 | もも 皮下脂肪なし、生 | - | - | 0.4 | - | (0) | (0) | (0) | 0.4 | 0 | 181 | 757 | 68.2 | 20.5 | 16.8 | 9.9 | 9.2 | 3.68 | 4.67 | 0.45 | 67 | 1.0 | 50 | 340 | 4 | 23 | 190 | 1.3 |
| 11049 | もも 皮下脂肪なし、焼き | - | - | 0.6 | - | (0) | (0) | (0) | 0.6 | 0 | 245 | 1025 | 56.9 | 28.0 | 22.9 | 13.2 | 12.8 | 4.84 | 6.15 | 0.47 | 87 | 1.3 | 65 | 430 | 4 | 28 | 230 | 1.7 |
| 11050 | もも 皮下脂肪なし、ゆで | - | - | 0.6 | - | (0) | (0) | (0) | 0.6 | 0 | 252 | 1054 | 56.4 | 28.4 | 24.5 | 13.8 | 12.8 | 5.07 | 6.58 | 0.56 | 94 | 0.8 | 35 | 220 | 5 | 20 | 160 | 1.7 |
| 11051 | もも 赤肉、生 | - | - | 0.4 | - | (0) | (0) | (0) | 0.4 | 0 | 140 | 586 | 71.7 | 21.9 | (17.9) | 4.9 | 4.2 | 1.56 | 2.13 | 0.29 | 65 | 1.1 | 52 | 360 | 4 | 24 | 200 | 2.7 |
| 11052 | もも 脂身、生 | 1個 10g | 0.0 | 0.2 | - | (0) | (0) | (0) | 0.2 | 0 | 626 | 2619 | 30.2 | 5.1 | (4.8) | 64.1 | 63.8 | 26.54 | 32.16 | 2.25 | 92 | 0.4 | 30 | 140 | 2 | 7 | 56 | 1.1 |
| 11053 | そともも 脂身つき、生 | - | - | 0.6 | - | (0) | (0) | (0) | 0.6 | 0 | 233 | 975 | 64.0 | 18.2 | (15.0) | 16.3 | (15.9) | (6.46) | (8.09) | (0.66) | 68 | 0.9 | 55 | 310 | 4 | 20 | 150 | 1.4 |
| 11054 | そともも 皮下脂肪なし、生 | - | - | 0.6 | - | (0) | (0) | (0) | 0.6 | 0 | 190 | 795 | 67.8 | 19.6 | (16.0) | 11.1 | (10.7) | (4.28) | (5.47) | (0.49) | 66 | 0.9 | 57 | 330 | 4 | 21 | 160 | 1.3 |
| 11055 | そともも 赤肉、生 | - | - | 0.7 | - | (0) | (0) | (0) | 0.7 | 0 | 140 | 586 | 72.0 | 21.3 | (17.4) | 5.0 | 4.6 | 1.71 | 2.40 | 0.29 | 63 | 1.0 | 61 | 360 | 4 | 23 | 170 | 2.4 |
| 11056 | ランプ 脂身つき、生 | - | - | 0.6 | - | (0) | (0) | (0) | 0.6 | 0 | 248 | 1038 | 62.1 | 18.6 | (15.3) | 17.8 | (17.1) | (7.05) | (8.55) | (0.75) | 65 | 0.9 | 54 | 300 | 4 | 20 | 150 | 1.4 |
| 11057 | ランプ 皮下脂肪なし、生 | - | - | 0.6 | - | (0) | (0) | (0) | 0.6 | 0 | 216 | 904 | 64.9 | 19.7 | (16.1) | 13.9 | (13.2) | (5.41) | (6.57) | (0.62) | 63 | 0.9 | 56 | 310 | 4 | 21 | 160 | 1.3 |
| 11058 | ランプ 赤肉、生 | - | - | 0.7 | - | (0) | (0) | (0) | 0.7 | 0 | 153 | 640 | 70.2 | 22.0 | (17.9) | 6.1 | 5.3 | 2.13 | 2.59 | 0.37 | 59 | 1.0 | 60 | 340 | 4 | 23 | 180 | 2.7 |
| 11059 | ヒレ 赤肉、生 | - | - | 0.5 | - | (0) | (0) | (0) | 0.5 | 0 | 195 | 815 | 67.3 | 20.8 | 17.4 | 11.2 | 10.1 | 4.35 | 4.80 | 0.50 | 60 | 1.0 | 53 | 380 | 4 | 23 | 200 | 2.4 |
| 11253 | ヒレ 赤肉、焼き | - | - | 0.4 | - | (0) | (0) | (0) | 0.4 | 0 | 259 | 1086 | 56.3 | 27.2 | 24.3 | 15.2 | 13.6 | 5.74 | 6.70 | 0.54 | 74 | 1.3 | 74 | 440 | 5 | 28 | 230 | 3.5 |
| | うし［交雑牛肉］ | | | | | | | | | | | | | | | | | | | | | | | | | | | |
| 11254 | リブロース 脂身つき、生 | - | - | 0.3 | - | (0) | (0) | (0) | 0.3 | 0 | 539 | 2255 | 36.2 | 12.0 | 10.1 | 51.8 | 49.6 | 18.15 | 27.71 | 1.55 | 88 | 0.6 | 42 | 190 | 3 | 11 | 99 | 1.2 |
| 11255 | リブロース 脂身つき、焼き | - | - | 0.2 | - | (0) | (0) | (0) | 0.2 | 0 | 627 | 2625 | 26.4 | 14.5 | 12.3 | 60.1 | 58.2 | 21.12 | 32.78 | 1.71 | 100 | 0.6 | 47 | 190 | 3 | 12 | 100 | 1.5 |
| 11256 | リブロース 脂身つき、ゆで | - | - | 0.1 | - | (0) | (0) | (0) | 0.1 | 0 | 588 | 2460 | 29.1 | 13.2 | 12.1 | 56.5 | 54.5 | 19.84 | 30.65 | 1.58 | 100 | 0.2 | 16 | 58 | 2 | 7 | 56 | 1.3 |
| 11257 | リブロース 皮下脂肪なし、生 | - | - | 0.3 | - | (0) | (0) | (0) | 0.3 | 0 | 484 | 2026 | 41.0 | 13.6 | 11.5 | 45.2 | 43.3 | 15.98 | 24.06 | 1.35 | 84 | 0.6 | 48 | 220 | 3 | 13 | 110 | 1.3 |
| 11258 | リブロース 赤肉、生 | - | - | 0.4 | - | (0) | (0) | (0) | 0.4 | 0 | 376 | 1574 | 50.5 | 16.7 | 14.2 | 32.3 | 31.0 | 11.75 | 16.89 | 0.98 | 75 | 0.8 | 59 | 270 | 3 | 16 | 140 | 1.7 |
| 11259 | リブロース 脂身、生 | 1個 10g | 0.0 | 0 | - | (0) | (0) | (0) | 0 | 0 | 831 | 3475 | 10.6 | 3.6 | 2.9 | 86.7 | 83.0 | 29.61 | 47.13 | 2.56 | 110 | 0.2 | 13 | 39 | 2 | 4 | 25 | 0.3 |
| 11260 | ばら 脂身つき、生 | - | - | 0.3 | - | (0) | (0) | (0) | 0.3 | 0 | 470 | 1968 | 41.4 | 12.2 | 10.6 | 44.4 | 42.6 | 14.13 | 25.33 | 1.29 | 98 | 0.5 | 59 | 200 | 3 | 12 | 110 | 1.4 |
| 11261 | もも 脂身つき、生 | - | - | 0.4 | - | (0) | (0) | (0) | 0.4 | 0 | 343 | 1436 | 53.9 | 16.4 | 14.3 | 28.9 | 28.0 | 9.63 | 16.18 | 0.95 | 85 | 0.8 | 63 | 270 | 4 | 17 | 140 | 2.1 |
| 11262 | もも 皮下脂肪なし、生 | - | - | 0.4 | - | (0) | (0) | (0) | 0.4 | 0 | 282 | 1181 | 59.5 | 18.3 | 15.8 | 21.6 | 20.4 | 6.92 | 11.81 | 0.75 | 76 | 0.8 | 68 | 300 | 3 | 19 | 160 | 2.3 |
| 11263 | もも 皮下脂肪なし、焼き | - | - | 0.5 | - | (0) | (0) | (0) | 0.5 | 0 | 367 | 1535 | 49.7 | 25.0 | 21.0 | 27.6 | 25.0 | 8.77 | 14.46 | 0.68 | 93 | 1.0 | 63 | 320 | 4 | 21 | 190 | 2.9 |
| 11264 | もも 皮下脂肪なし、ゆで | - | - | 0.2 | - | (0) | (0) | (0) | 0.2 | 0 | 375 | 1568 | 49.8 | 25.7 | 22.2 | 28.2 | 26.6 | 8.99 | 15.68 | 0.74 | 98 | 0.4 | 29 | 130 | 3 | 15 | 120 | 2.8 |
| 11265 | もも 赤肉、生 | - | - | 0.5 | - | (0) | (0) | (0) | 0.5 | 0 | 248 | 1038 | 62.7 | 19.3 | 16.7 | 17.5 | 16.9 | 5.73 | 9.75 | 0.64 | 71 | 0.9 | 71 | 320 | 4 | 20 | 170 | 2.4 |

| 無機質 | | | | | | | ビタミン | | | | | | | | | | | | | | | | | 食塩相当量 | 備考 |
|---|---|---|---|---|---|---|---|---|---|---|---|---|---|---|---|---|---|---|---|---|---|---|---|---|---|
| 亜鉛 | 銅 | マンガン | ヨウ素 | セレン | クロム | モリブデン | A | | | | | D | E | | | | K | B₁ | B₂ | ナイアシン | B₆ | B₁₂ | 葉酸 | パントテン酸 | ビオチン | C | | |
| | | | | | | | レチノール | カロテン | | β-クリプトキサンチン | β-カロテン当量 | レチノール活性当量 | | トコフェロール | | | | | | | | | | | | | | |
| | | | | | | | | α | β | | | | | α | β | γ | δ | | | | | | | | | | | | |
| mg | | | μg | | | | μg | | | | | | | mg | | | | μg | mg | | | | | μg | mg | μg | mg | g | |
| 3.6 | 0.05 | 0 | 1 | 13 | 1 | 1 | 12 | 0 | 1 | 1 | 2 | 12 | 0 | 0.8 | 0 | 0.1 | 0 | 13 | 0.06 | 0.14 | 4.0 | 0.26 | 2.1 | 5 | 0.60 | 1.9 | Tr | 0.2 | 別名：カルビ |
| 4.5 | 0.08 | 0.01 | - | - | - | - | 3 | 0 | 0 | 0 | 0 | 3 | 0 | 0.6 | 0 | Tr | 0 | 5 | 0.08 | 0.20 | 4.9 | 0.32 | 1.2 | 9 | 1.02 | - | 1 | 0.1 | 皮下脂肪：6.2%、筋間脂肪：8.0% |
| 4.7 | 0.08 | 0.01 | Tr | 20 | 1 | Tr | 2 | 0 | 0 | 0 | 0 | 2 | 0 | 0.5 | 0 | Tr | 0 | 4 | 0.08 | 0.21 | 5.1 | 0.33 | 1.2 | 9 | 1.06 | 2.1 | 1 | 0.1 | 筋間脂肪：8.5% |
| 6.4 | 0.11 | 0.02 | 1 | 24 | Tr | 1 | 0 | 0 | 0 | 0 | 0 | 0 | 0 | 0.2 | 0 | 0 | 0 | 6 | 0.10 | 0.27 | 7.6 | 0.39 | 1.9 | 12 | 1.08 | 2.5 | 1 | 0.2 | |
| 6.6 | 0.11 | 0.01 | Tr | 25 | 0 | 0 | 0 | 0 | 0 | 0 | 0 | 0 | 0 | 0.1 | 0 | 0 | 0 | 7 | 0.07 | 0.23 | 4.1 | 0.40 | 1.5 | 11 | 0.78 | 2.5 | 0 | 0.1 | |
| 5.1 | 0.09 | 0.01 | - | - | - | - | 1 | 0 | 0 | 0 | 0 | 1 | 0 | 0.4 | 0 | 0 | 0 | 2 | 0.09 | 0.22 | 5.4 | 0.35 | 1.3 | 10 | 1.12 | - | 1 | 0.1 | 皮下脂肪及び筋間脂肪を除いたもの |
| 0.7 | 0.02 | 0.01 | - | - | - | - | 17 | 0 | 0 | 0 | 0 | 17 | 0 | 1.9 | Tr | 0.1 | 0 | 23 | 0.03 | 0.03 | 1.9 | 0.11 | 0.4 | 2 | 0.43 | - | 1 | 0.1 | 皮下脂肪及び筋間脂肪 |
| 3.2 | 0.06 | Tr | - | - | - | - | 5 | - | - | - | 0 | 5 | 0 | 0.5 | 0 | Tr | 0 | 8 | 0.08 | 0.17 | 4.4 | 0.34 | 1.6 | 6 | 0.91 | - | 1 | 0.1 | 皮下脂肪：9.9%、筋間脂肪：9.3% |
| 3.5 | 0.07 | Tr | - | - | - | - | 4 | - | - | - | 0 | 4 | 0 | 0.4 | 0 | Tr | 0 | 6 | 0.09 | 0.19 | 4.6 | 0.37 | 1.7 | 6 | 0.96 | - | 1 | 0.1 | 筋間脂肪：10.4% |
| 3.8 | 0.07 | 0 | - | - | - | - | 2 | - | - | - | Tr | 2 | 0 | 0.2 | 0 | 0 | 0 | 5 | 0.09 | 0.21 | 5.0 | 0.40 | 1.9 | 7 | 1.02 | - | 1 | 0.2 | 皮下脂肪及び筋間脂肪を除いたもの |
| 3.7 | 0.08 | Tr | - | - | - | - | 6 | - | - | - | 0 | 6 | 0 | 0.7 | 0 | 0.1 | 0 | 8 | 0.08 | 0.19 | 3.7 | 0.30 | 1.6 | 6 | 0.93 | - | 1 | 0.1 | 皮下脂肪：7.7%、筋間脂肪：12.4% |
| 3.9 | 0.09 | Tr | - | - | - | - | 5 | - | - | - | 0 | 5 | 0 | 0.6 | 0 | 0 | 0 | 6 | 0.09 | 0.20 | 3.9 | 0.31 | 1.7 | 6 | 0.98 | - | 1 | 0.1 | 筋間脂肪：13.4% |
| 4.4 | 0.10 | 0 | - | - | - | - | 3 | - | - | - | Tr | 3 | 0 | 0.4 | 0 | 0.1 | 0 | 4 | 0.10 | 0.23 | 4.2 | 0.34 | 1.9 | 6 | 1.06 | - | 2 | 0.2 | 皮下脂肪及び筋間脂肪を除いたもの |
| 3.4 | 0.08 | 0.01 | 1 | 15 | 0 | 1 | 4 | 0 | 1 | Tr | 2 | 4 | 0 | 0.5 | 0 | 0 | 0 | 4 | 0.12 | 0.26 | 4.7 | 0.43 | 3.0 | 11 | 0.90 | 2.1 | 1 | 0.1 | |
| 6.0 | 0.12 | 0.01 | 1 | 19 | 1 | 1 | 3 | 0 | 1 | 0 | 1 | 3 | 0 | 0.3 | 0 | 0 | 0 | 6 | 0.16 | 0.35 | 6.2 | 0.45 | 4.9 | 10 | 1.16 | 3.9 | Tr | 0.2 | |
| 3.0 | 0.03 | 0 | 1 | 10 | 1 | 1 | 3 | 0 | 2 | 0 | 2 | 3 | 0 | 0.6 | 0 | 0.1 | 0 | 7 | 0.05 | 0.10 | 3.2 | 0.21 | 1.1 | 6 | 0.45 | 1.4 | 1 | 0.1 | 皮下脂肪：15.8%、筋間脂肪：20.0% |
| 3.8 | 0.04 | 0 | 1 | 11 | 1 | 1 | 0 | 0 | 2 | 0 | 2 | Tr | 0 | 0.7 | 0 | 0.1 | 0 | 10 | 0.06 | 0.11 | 3.3 | 0.20 | 1.8 | 14 | 0.50 | 1.8 | Tr | 0.1 | |
| 3.7 | 0.03 | 0 | Tr | 11 | 1 | Tr | Tr | 0 | 2 | 1 | 2 | Tr | 0 | 0.7 | 0 | 0.1 | 0 | 9 | 0.03 | 0.08 | 1.4 | 0.14 | 1.3 | 3 | 0.25 | 1.6 | 0 | 0 | |
| 3.5 | 0.04 | 0 | 1 | 11 | 1 | 1 | 3 | 0 | 1 | 2 | 3 | 0 | 0.5 | 0 | 0.1 | 0 | 6 | 0.05 | 0.11 | 3.6 | 0.24 | 1.2 | 6 | 0.50 | 1.5 | 1 | 0.1 | 筋間脂肪：23.7% |
| 4.5 | 0.04 | 0 | 1 | 14 | 1 | 2 | 2 | 0 | 1 | Tr | 1 | 2 | 0 | 0.4 | 0 | 0 | 0 | 4 | 0.07 | 0.14 | 4.6 | 0.31 | 1.4 | 7 | 0.61 | 1.6 | 1 | 0.1 | 皮下脂肪及び筋間脂肪を除いたもの |
| 0.3 | 0.01 | 0 | - | - | - | - | 4 | Tr | 3 | 1 | 4 | 5 | 0 | 0.7 | 0 | 0 | 0 | 11 | 0.01 | 0.02 | 0.6 | 0.02 | 0.7 | 5 | 0.16 | - | Tr | 0 | 皮下脂肪及び筋間脂肪 |
| 3.0 | 0.03 | 0 | 1 | 10 | 0 | Tr | 2 | 0 | 1 | 0 | 1 | 2 | 0 | 0.5 | 0 | Tr | 0 | 10 | 0.05 | 0.10 | 3.4 | 0.23 | 1.7 | 6 | 0.40 | 1.5 | 1 | 0.2 | |
| 3.9 | 0.06 | 0 | 1 | 14 | 1 | 1 | 2 | 0 | 1 | Tr | 1 | 2 | 0 | 0.3 | 0 | Tr | 0 | 8 | 0.08 | 0.16 | 3.9 | 0.31 | 2.1 | 12 | 0.62 | 2.0 | 1 | 0.2 | 皮下脂肪：13.5%、筋間脂肪：6.0% |
| 4.5 | 0.07 | 0 | 1 | 16 | 1 | 1 | 1 | 0 | 1 | 0 | 1 | 1 | 0 | 0.2 | 0 | 0 | 0 | 6 | 0.09 | 0.18 | 4.3 | 0.35 | 2.3 | 14 | 0.69 | 2.2 | 1 | 0.2 | 筋間脂肪：7.0% |
| 5.6 | 0.08 | 0 | 1 | 23 | 1 | 1 | 1 | 0 | 1 | 0 | 1 | Tr | 1 | 0 | 0.5 | 0 | 0 | 0 | 6 | 0.09 | 0.18 | 5.1 | 0.40 | 2.1 | 15 | 0.77 | 2.7 | 1 | 0.2 | |
| 5.8 | 0.08 | 0 | 1 | 27 | 1 | Tr | 0 | 0 | 1 | 0 | 1 | 0 | 0 | 0.6 | 0 | 0 | 0 | 7 | 0.05 | 0.15 | 3.3 | 0.32 | 1.6 | 12 | 0.38 | 2.6 | Tr | 0.1 | |
| 4.8 | 0.07 | 0 | 1 | 17 | 1 | 1 | 1 | 0 | 1 | 0 | 1 | 0 | 0.2 | 0 | 0 | 0 | 5 | 0.10 | 0.19 | 4.5 | 0.38 | 2.4 | 15 | 0.73 | 2.3 | 1 | 0.2 | 皮下脂肪及び筋間脂肪を除いたもの |

11 肉類

## 11 肉類

| 食品番号 | 食品名 | 常用量 | 糖質量の目安(常用量あたり) | 炭水化物 | 利用可能炭水化物(単糖当量) | 食物繊維 水溶性 | 食物繊維 不溶性 | 食物繊維 総量 | 糖質量の目安(可食部100gあたり) | 廃棄率 % | エネルギー kcal | エネルギー kJ | 水分 | たんぱく質 | アミノ酸組成によるたんぱく質 | 脂質 | トリアシルグリセロール当量 | 脂肪酸 飽和 | 脂肪酸 一価不飽和 | 脂肪酸 多価不飽和 | コレステロール mg | 灰分 g | 無機質 ナトリウム | 無機質 カリウム | 無機質 カルシウム | 無機質 マグネシウム | 無機質 リン | 無機質 鉄 |
|---|---|---|---|---|---|---|---|---|---|---|---|---|---|---|---|---|---|---|---|---|---|---|---|---|---|---|---|---|
| 11266 | もも　脂身、生 | 1個 10g | 0.0 | 0.1 | - | (0) | (0) | (0) | 0.1 | 0 | 734 | 3069 | 17.6 | 4.8 | 4.5 | 75.8 | 73.7 | 25.62 | 42.57 | 2.25 | 140 | 0.2 | 29 | 81 | 2 | 4 | 37 | 0.5 |
| 11267 | ヒレ　赤肉、生 | - | - | 0.4 | - | (0) | (0) | (0) | 0.4 | 0 | 251 | 1052 | 62.3 | 19.0 | 16.5 | 18.0 | 16.4 | 6.59 | 8.46 | 0.63 | 60 | 0.9 | 56 | 330 | 4 | 21 | 180 | 2.7 |
| | うし［輸入牛肉］ | | | | | | | | | | | | | | | | | | | | | | | | | | | |
| 11060 | かた　脂身つき、生 | - | - | 0.1 | - | (0) | (0) | (0) | 0.1 | 0 | 180 | 753 | 69.4 | 19.0 | - | 10.6 | 9.3 | 4.35 | 4.20 | 0.30 | 59 | 0.9 | 54 | 320 | 4 | 20 | 170 | 1.1 |
| 11061 | かた　皮下脂肪なし、生 | - | - | 0.1 | - | (0) | (0) | (0) | 0.1 | 0 | 157 | 657 | 71.5 | 19.6 | - | 7.8 | 6.6 | 3.06 | 3.01 | 0.25 | 59 | 1.0 | 56 | 330 | 4 | 21 | 180 | 1.0 |
| 11062 | かた　赤肉、生 | - | - | 0.1 | - | (0) | (0) | (0) | 0.1 | 0 | 130 | 544 | 73.9 | 20.4 | - | 4.6 | 3.6 | 1.59 | 1.64 | 0.20 | 59 | 1.0 | 58 | 340 | 4 | 22 | 180 | 2.4 |
| 11063 | かた　脂身、生 | 1個 10g | 0.0 | 0 | - | (0) | (0) | (0) | 0.0 | 0 | 599 | 2506 | 32.0 | 7.1 | - | 60.5 | 56.5 | 27.32 | 25.53 | 1.10 | 65 | 0.4 | 24 | 140 | 6 | 7 | 65 | 0.9 |
| 11064 | かたロース　脂身つき、生 | - | - | 0.1 | - | (0) | (0) | (0) | 0.1 | 0 | 240 | 1004 | 63.8 | 17.9 | (15.1) | 17.4 | (15.8) | (7.54) | (7.10) | (0.48) | 69 | 0.8 | 49 | 300 | 4 | 18 | 150 | 1.2 |
| 11065 | かたロース　皮下脂肪なし、生 | - | - | 0.1 | - | (0) | (0) | (0) | 0.1 | 0 | 237 | 992 | 64.0 | 18.0 | (15.2) | 17.1 | (15.5) | (7.39) | (6.99) | (0.47) | 69 | 0.8 | 49 | 300 | 4 | 18 | 150 | 1.2 |
| 11066 | かたロース　赤肉、生 | - | - | 0.1 | - | (0) | (0) | (0) | 0.1 | 0 | 173 | 724 | 69.8 | 19.7 | (16.6) | 9.5 | 8.6 | 3.72 | 4.12 | 0.38 | 69 | 0.9 | 54 | 320 | 4 | 20 | 170 | 2.4 |
| 11067 | リブロース　脂身つき、生 | - | - | 0.4 | - | (0) | (0) | (0) | 0.4 | 0 | 231 | 968 | 63.8 | 20.1 | 16.9 | 15.4 | 14.2 | 7.15 | 6.00 | 0.39 | 66 | 0.9 | 44 | 330 | 4 | 20 | 170 | 2.2 |
| 11268 | リブロース　脂身つき、焼き | - | - | 0.3 | - | (0) | (0) | (0) | 0.3 | 0 | 332 | 1389 | 49.8 | 25.0 | 21.2 | 23.9 | 21.9 | 11.05 | 9.30 | 0.55 | 89 | 1.0 | 41 | 320 | 3 | 21 | 180 | 2.9 |
| 11269 | リブロース　脂身つき、ゆで | - | - | 0.1 | - | (0) | (0) | (0) | 0.1 | 0 | 335 | 1400 | 50.2 | 25.8 | 22.5 | 23.9 | 22.0 | 11.03 | 9.31 | 0.57 | 94 | 0.5 | 18 | 130 | 2 | 14 | 110 | 2.7 |
| 11068 | リブロース　皮下脂肪なし、生 | - | - | 0.4 | - | (0) | (0) | (0) | 0.4 | 0 | 223 | 933 | 64.5 | 20.3 | (17.1) | 14.4 | 13.1 | 6.38 | 5.73 | 0.38 | 66 | 0.9 | 45 | 330 | 4 | 20 | 170 | 2.3 |
| 11069 | リブロース　赤肉、生 | - | - | 0.4 | - | (0) | (0) | (0) | 0.4 | 0 | 179 | 747 | 68.6 | 21.7 | (18.3) | 9.1 | 8.2 | 3.80 | 3.70 | 0.32 | 65 | 0.9 | 47 | 350 | 4 | 21 | 180 | 2.3 |
| 11070 | リブロース　脂身、生 | 1個 10g | 0.0 | 0.1 | - | (0) | (0) | (0) | 0.1 | 0 | 712 | 2981 | 19.9 | 5.7 | (4.7) | 73.1 | 66.7 | 34.40 | 28.13 | 1.18 | 71 | 0.3 | 17 | 130 | 1 | 6 | 53 | 1.1 |
| 11071 | サーロイン　脂身つき、生 | - | - | 0.4 | - | (0) | (0) | (0) | 0.4 | 0 | 298 | 1247 | 57.7 | 17.4 | (14.7) | 23.7 | (21.5) | (10.85) | (9.24) | (0.43) | 59 | 0.8 | 39 | 290 | 3 | 18 | 150 | 1.4 |
| 11072 | サーロイン　皮下脂肪なし、生 | - | - | 0.4 | - | (0) | (0) | (0) | 0.4 | 0 | 238 | 996 | 63.1 | 19.1 | (16.1) | 16.5 | (14.9) | (7.42) | (6.49) | (0.32) | 57 | 0.9 | 42 | 320 | 4 | 20 | 170 | 1.3 |
| 11073 | サーロイン　赤肉、生 | - | - | 0.5 | - | (0) | (0) | (0) | 0.5 | 0 | 136 | 569 | 72.1 | 22.0 | (18.5) | 4.4 | 3.8 | 1.65 | 1.86 | 0.14 | 55 | 1.0 | 48 | 360 | 4 | 23 | 190 | 2.2 |
| 11074 | ばら　脂身つき、生 | - | - | 0.2 | - | (0) | (0) | (0) | 0.2 | 0 | 371 | 1552 | 51.8 | 14.4 | - | 32.9 | 31.0 | 13.05 | 16.05 | 0.54 | 67 | 0.7 | 52 | 230 | 4 | 14 | 130 | 1.5 |
| 11075 | もも　脂身つき、生 | - | - | 0.4 | - | (0) | (0) | (0) | 0.4 | 0 | 165 | 692 | 71.4 | 19.6 | (16.5) | 8.6 | 7.5 | 3.22 | 3.69 | 0.25 | 61 | 0.9 | 41 | 310 | 3 | 21 | 170 | 2.4 |
| 11076 | もも　皮下脂肪なし、生 | - | - | 0.4 | - | (0) | (0) | (0) | 0.4 | 0 | 149 | 623 | 73.0 | 20.0 | 16.9 | 6.7 | 5.7 | 2.44 | 2.68 | 0.35 | 61 | 1.0 | 42 | 320 | 4 | 22 | 170 | 2.5 |
| 11270 | もも　皮下脂肪なし、焼き | - | - | 0.4 | - | (0) | (0) | (0) | 0.4 | 0 | 253 | 1057 | 60.4 | 28.0 | 23.5 | 14.1 | 12.8 | 5.37 | 5.41 | 0.63 | 89 | 1.1 | 41 | 320 | 4 | 23 | 190 | 3.3 |
| 11271 | もも　皮下脂肪なし、ゆで | - | - | 0.2 | - | (0) | (0) | (0) | 0.2 | 0 | 231 | 968 | 60.0 | 30.0 | 26.5 | 11.0 | 9.2 | 3.93 | 4.31 | 0.55 | 96 | 0.6 | 19 | 130 | 3 | 16 | 130 | 3.5 |
| 11077 | もも　赤肉、生 | - | - | 0.4 | - | (0) | (0) | (0) | 0.4 | 0 | 132 | 552 | 74.2 | 21.2 | (17.8) | 4.3 | 3.6 | 1.48 | 1.72 | 0.19 | 62 | 1.0 | 44 | 340 | 4 | 23 | 180 | 2.6 |
| 11078 | もも　脂身、生 | 1個 10g | 0.0 | 0.2 | - | (0) | (0) | (0) | 0.2 | 0 | 633 | 2649 | 28.1 | 6.3 | (6.0) | 64.4 | 58.7 | 25.71 | 29.27 | 1.10 | 77 | 0.4 | 19 | 120 | 2 | 7 | 61 | 0.9 |
| 11079 | そともも　脂身つき、生 | - | - | 0.3 | - | (0) | (0) | (0) | 0.3 | 0 | 215 | 900 | 65.8 | 18.7 | (15.8) | 14.3 | (12.7) | (5.51) | (6.32) | (0.29) | 65 | 0.9 | 48 | 320 | 4 | 20 | 170 | 1.1 |
| 11080 | そともも　皮下脂肪なし、生 | - | - | 0.3 | - | (0) | (0) | (0) | 0.3 | 0 | 195 | 816 | 67.6 | 19.3 | (16.3) | 11.9 | (10.5) | (4.54) | (5.22) | (0.25) | 64 | 0.9 | 49 | 330 | 4 | 20 | 180 | 1.0 |

| 無機質 | | | | | | | ビタミン | | | | | | | | | | | | | | | | | 食塩相当量 | 備考 |
|---|---|---|---|---|---|---|---|---|---|---|---|---|---|---|---|---|---|---|---|---|---|---|---|---|---|
| 亜鉛 | 銅 | マンガン | ヨウ素 | セレン | クロム | モリブデン | A | | | | | D | E | | | | K | B₁ | B₂ | ナイアシン | B₆ | B₁₂ | 葉酸 | パントテン酸 | ビオチン | C | | |
| | | | | | | | レチノール | カロテン | | β-クリプトキサンチン | β-カロテン当量 | レチノール活性当量 | | トコフェロール | | | | | | | | | | | | | | |
| | | | | | | | | α | β | | | | | α | β | γ | δ | | | | | | | | | | | | |
| mg | | | μg | | | | μg | | | | | | μg | mg | | | | μg | mg | | | mg | | μg | mg | μg | mg | g | |
| 0.4 | 0.01 | 0 | 1 | 3 | 2 | 1 | 4 | 0 | 4 | 1 | 4 | 5 | 0 | 0.8 | 0 | 0.1 | 0 | 19 | 0.02 | 0.02 | 1.1 | 0.04 | 0.8 | 3 | 0.17 | 1.1 | Tr | 0.1 | 皮下脂肪及び筋間脂肪 |
| 3.8 | 0.07 | 0 | Tr | 15 | 0 | 1 | 2 | 0 | 1 | 0 | 1 | 2 | 0 | 0.1 | 0 | 0 | 0 | 2 | 0.11 | 0.23 | 4.4 | 0.39 | 2.0 | 9 | 0.85 | 1.8 | 1 | 0.1 | |
| 5.0 | 0.08 | Tr | - | - | - | - | 7 | - | - | 0 | 7 | 0.3 | 0.6 | 0 | 0 | 0 | 3 | 0.08 | 0.22 | 3.0 | 0.26 | 2.2 | 5 | 0.89 | - | 1 | 0.1 | 皮下脂肪：5.3％、筋間脂肪：5.4％ | |
| 5.3 | 0.09 | Tr | - | - | - | - | 5 | - | - | 0 | 5 | 0.3 | 0.6 | 0 | 0 | 0 | 2 | 0.08 | 0.23 | 3.1 | 0.27 | 2.3 | 6 | 0.92 | - | 1 | 0.1 | 筋間脂肪：5.7％ | |
| 5.5 | 0.09 | 0 | - | - | - | - | 4 | - | - | Tr | 4 | 0.2 | 0.6 | 0 | 0 | 0 | 1 | 0.09 | 0.25 | 3.2 | 0.27 | 2.4 | 6 | 0.95 | - | 1 | 0.1 | 皮下脂肪及び筋間脂肪を除いたもの | |
| 1.1 | 0.03 | 0.01 | - | - | - | - | 30 | - | - | (0) | 30 | 1.2 | 1.2 | 0 | 0 | 0 | 15 | 0.03 | 0.04 | 1.6 | 0.14 | 0.5 | 3 | 0.36 | - | 1 | 0.1 | 皮下脂肪及び筋間脂肪 | |
| 5.8 | 0.07 | 0.01 | - | - | - | - | 10 | - | - | 2 | 10 | 0.4 | 0.7 | 0 | 0 | 0 | 5 | 0.07 | 0.20 | 3.5 | 0.25 | 1.8 | 7 | 1.00 | - | 1 | 0.1 | 皮下脂肪：0.5％、筋間脂肪：12.1％ | |
| 5.8 | 0.07 | 0.01 | - | - | - | - | 10 | - | - | 2 | 10 | 0.4 | 0.7 | 0 | 0 | 0 | 5 | 0.07 | 0.20 | 3.5 | 0.25 | 1.8 | 8 | 1.00 | - | 1 | 0.1 | 筋間脂肪：12.1％ | |
| 6.4 | 0.08 | 0.01 | - | - | - | - | 7 | - | - | Tr | 7 | 0.2 | 0.5 | 0 | Tr | 0 | 3 | 0.07 | 0.23 | 3.8 | 0.27 | 2.1 | 8 | 1.11 | - | 2 | 0.1 | 皮下脂肪及び筋間脂肪を除いたもの | |
| 4.7 | 0.07 | 0.01 | 1 | 20 | 0 | 1 | 9 | 0 | 2 | 0 | 2 | 9 | 0.4 | 0.7 | 0 | 0 | 0 | 4 | 0.08 | 0.16 | 5.0 | 0.37 | 1.3 | 7 | 0.85 | 1.4 | 2 | 0.1 | 皮下脂肪：1.8％、筋間脂肪：8.2％ |
| 6.3 | 0.08 | Tr | 1 | 23 | Tr | 1 | 12 | Tr | 2 | 0 | 2 | 12 | 0.5 | 1.1 | 0 | 0 | 0 | 5 | 0.08 | 0.18 | 5.0 | 0.40 | 1.6 | 7 | 1.07 | 1.9 | 1 | 0.1 | |
| 6.5 | 0.08 | 0 | 1 | 24 | Tr | 1 | 14 | 0 | 2 | 0 | 2 | 14 | 0.5 | 1.0 | 0 | - | 0 | 5 | 0.04 | 0.14 | 2.7 | 0.26 | 1.3 | 6 | 0.50 | 1.7 | 0 | 0 | |
| 4.8 | 0.07 | 0.01 | 1 | 21 | 0 | 1 | 9 | 0 | 1 | 0 | 1 | 9 | 0.4 | 0.7 | 0 | 0 | 0 | 4 | 0.08 | 0.16 | 5.1 | 0.38 | 1.4 | 7 | 0.87 | 1.4 | 2 | 0.1 | 筋間脂肪：8.3％ |
| 5.2 | 0.07 | 0.01 | 1 | 22 | 0 | 1 | 7 | 0 | 0 | 0 | 0 | 7 | 0.2 | 0.7 | 0 | 0 | 0 | 3 | 0.09 | 0.17 | 5.4 | 0.40 | 1.5 | 7 | 0.93 | 1.5 | 2 | 0.1 | 皮下脂肪及び筋間脂肪を除いたもの |
| 1.1 | 0.02 | 0 | Tr | 4 | Tr | 0 | 28 | 0 | 17 | 0 | 17 | 29 | 2.2 | 1.6 | 0 | 0 | 0 | 16 | 0.01 | 0.02 | 1.6 | 0.11 | 0.3 | 2 | 0.21 | 0.5 | 0 | 0 | 皮下脂肪及び筋間脂肪 |
| 3.1 | 0.06 | 0 | - | - | - | - | 10 | - | - | 5 | 11 | 0.6 | 0.7 | 0 | 0 | 0 | 5 | 0.05 | 0.12 | 4.9 | 0.42 | 0.6 | 5 | 0.52 | - | 1 | 0.1 | 皮下脂肪：12.8％、筋間脂肪：15.5％ | |
| 3.4 | 0.07 | 0 | - | - | - | - | 8 | - | - | 3 | 8 | 0.4 | 0.6 | 0 | 0 | 0 | 4 | 0.06 | 0.13 | 5.4 | 0.46 | 0.7 | 5 | 0.57 | - | 1 | 0.1 | 筋間脂肪：17.8％ | |
| 3.9 | 0.08 | 0 | - | - | - | - | 4 | - | - | Tr | 4 | 0 | 0.4 | 0 | 0 | 0 | 1 | 0.06 | 0.16 | 6.2 | 0.54 | 0.8 | 6 | 0.65 | - | 2 | 0.1 | 皮下脂肪及び筋間脂肪を除いたもの | |
| 3.0 | 0.05 | 0 | - | - | - | - | 24 | - | - | Tr | 24 | 0.4 | 1.1 | 0 | 0 | 0 | 13 | 0.05 | 0.12 | 3.9 | 0.28 | 1.3 | 5 | 0.50 | - | 1 | 0.1 | 別名：カルビ | |
| 3.8 | 0.08 | 0.01 | - | - | - | - | 5 | 0 | 2 | 0 | 2 | 5 | 0.2 | 0.5 | 0 | 0 | 0 | 4 | 0.08 | 0.19 | 5.0 | 0.44 | 1.5 | 8 | 0.78 | - | 1 | 0.1 | 皮下脂肪：3.4％、筋間脂肪：4.0％ |
| 3.9 | 0.08 | 0.01 | 1 | 12 | 0 | 1 | 4 | 0 | 1 | 0 | 1 | 4 | 0.1 | 0.5 | 0 | 0 | 0 | 4 | 0.09 | 0.20 | 5.1 | 0.45 | 1.5 | 8 | 0.78 | 1.9 | 1 | 0.1 | 筋間脂肪：4.2％ |
| 6.6 | 0.09 | 0.02 | 1 | 17 | 0 | 1 | 7 | 0 | 1 | 0 | 1 | 8 | 0 | 0.6 | 0 | 0 | 0 | 8 | 0.08 | 0.22 | 5.6 | 0.53 | 1.7 | 10 | 0.88 | 2.6 | 1 | 0.1 | |
| 7.5 | 0.10 | 0.01 | 1 | 19 | 1 | Tr | 8 | 0 | 2 | 0 | 2 | 8 | 0 | 0.9 | 0 | 0 | 0 | 5 | 0.05 | 0.18 | 3.2 | 0.35 | 1.2 | 7 | 0.62 | 2.5 | Tr | 0 | |
| 4.1 | 0.08 | 0.01 | - | - | - | - | 3 | 0 | 0 | 0 | 0 | 3 | 0.1 | 0.4 | 0 | 0 | 0 | 3 | 0.09 | 0.21 | 5.4 | 0.48 | 1.6 | 8 | 0.82 | - | 1 | 0.1 | 皮下脂肪及び筋間脂肪を除いたもの | |
| 0.8 | 0.02 | 0.01 | - | - | - | - | 35 | 0 | 31 | 0 | 31 | 38 | 0.9 | 1.2 | 0 | 0 | 0 | 19 | 0.02 | 0.03 | 1.6 | 0.13 | 0.4 | 2 | 0.46 | - | 1 | 0 | 皮下脂肪及び筋間脂肪 | |
| 2.9 | 0.08 | Tr | - | - | - | - | 9 | - | - | 6 | 9 | 0.3 | 0.7 | 0 | 0 | 0 | 6 | 0.06 | 0.16 | 4.3 | 0.37 | 1.3 | 6 | 0.80 | - | 1 | 0.1 | 皮下脂肪：4.5％、筋間脂肪：12.2％ | |
| 3.0 | 0.08 | Tr | - | - | - | - | 7 | - | - | 4 | 8 | 0.3 | 0.7 | 0 | 0 | 0 | 5 | 0.06 | 0.17 | 4.4 | 0.38 | 1.4 | 6 | 0.82 | - | 1 | 0.1 | 筋間脂肪：12.8％ | |

11 肉類

## 11 肉類

| 食品番号 | 食品名 | 常用量 | 糖質量の目安（常用量あたり） | 炭水化物 | 利用可能炭水化物（単糖当量） | 食物繊維 水溶性 | 食物繊維 不溶性 | 食物繊維 総量 | 糖質量の目安（可食部100gあたり） | 廃棄率 % | エネルギー kcal | エネルギー kJ | 水分 | たんぱく質 | アミノ酸組成によるたんぱく質 | 脂質 | トリアシルグリセロール当量 | 脂肪酸 飽和 | 脂肪酸 一価不飽和 | 脂肪酸 多価不飽和 | コレステロール mg | 灰分 g | ナトリウム | カリウム | カルシウム | マグネシウム | リン | 鉄 |
|---|---|---|---|---|---|---|---|---|---|---|---|---|---|---|---|---|---|---|---|---|---|---|---|---|---|---|---|---|
| 11081 | そともも 赤肉、生 | - | - | 0.3 | - | (0) | (0) | (0) | 0.3 | 0 | 127 | 531 | 73.6 | 21.2 | (17.8) | 3.9 | 3.1 | 1.31 | 1.56 | 0.12 | 62 | 1.0 | 53 | 360 | 4 | 22 | 190 | 1.9 |
| 11082 | ランプ 脂身つき、生 | - | - | 0.4 | - | (0) | (0) | (0) | 0.4 | 0 | 234 | 979 | 63.8 | 18.4 | (15.6) | 16.4 | (14.7) | (6.47) | (7.20) | (0.37) | 64 | 1.0 | 45 | 310 | 3 | 20 | 170 | 1.3 |
| 11083 | ランプ 皮下脂肪なし、生 | - | - | 0.5 | - | (0) | (0) | (0) | 0.5 | 0 | 190 | 795 | 67.7 | 19.7 | (16.6) | 11.1 | (9.8) | (4.34) | (4.77) | (0.29) | 62 | 1.0 | 47 | 330 | 4 | 21 | 190 | 1.1 |
| 11084 | ランプ 赤肉、生 | - | - | 0.5 | - | (0) | (0) | (0) | 0.5 | 0 | 121 | 506 | 73.8 | 21.6 | (18.2) | 3.0 | 2.4 | 1.10 | 1.04 | 0.17 | 60 | 1.1 | 52 | 360 | 4 | 23 | 210 | 2.6 |
| 11085 | ヒレ 赤肉、生 | - | - | 0.3 | - | (0) | (0) | (0) | 0.3 | 0 | 133 | 556 | 73.3 | 20.5 | - | 4.8 | 4.2 | 1.99 | 1.79 | 0.22 | 62 | 1.1 | 45 | 370 | 4 | 24 | 180 | 2.8 |
| | うし［子牛肉］ | | | | | | | | | | | | | | | | | | | | | | | | | | | |
| 11086 | リブロース 皮下脂肪なし、生 | - | - | 0.3 | - | (0) | (0) | (0) | 0.3 | 0 | 101 | 423 | 76.0 | 21.7 | - | 0.9 | 0.5 | 0.19 | 0.17 | 0.13 | 64 | 1.1 | 67 | 360 | 5 | 23 | 190 | 1.6 |
| 11087 | ばら 皮下脂肪なし、生 | - | - | 0 | - | (0) | (0) | (0) | 0.0 | 0 | 122 | 510 | 74.5 | 20.9 | - | 3.6 | 2.9 | 1.31 | 1.25 | 0.25 | 71 | 1.0 | 100 | 320 | 6 | 19 | 160 | 1.7 |
| 11088 | もも 皮下脂肪なし、生 | - | - | 0.2 | - | (0) | (0) | (0) | 0.2 | 0 | 116 | 485 | 74.8 | 21.2 | - | 2.7 | 2.1 | 0.90 | 0.89 | 0.21 | 71 | 1.1 | 54 | 390 | 5 | 23 | 200 | 1.3 |
| | うし［ひき肉］ | | | | | | | | | | | | | | | | | | | | | | | | | | | |
| 11089 | 生 | - | - | 0.3 | - | (0) | (0) | (0) | 0.3 | 0 | 272 | 1137 | 61.4 | 17.1 | 14.1 | 21.1 | 19.8 | 7.25 | 11.06 | 0.63 | 64 | 0.8 | 64 | 260 | 6 | 17 | 100 | 2.4 |
| 11272 | 焼き | - | - | 0.4 | - | (0) | (0) | (0) | 0.4 | 0 | 311 | 1302 | 52.2 | 25.9 | 22.2 | 21.3 | 18.8 | 6.61 | 10.83 | 0.52 | 83 | 1.2 | 92 | 390 | 8 | 26 | 150 | 3.4 |
| | うし［副生物］ | | | | | | | | | | | | | | | | | | | | | | | | | | | |
| 11090 | 舌 生 | - | - | 0.2 | - | (0) | (0) | (0) | 0.2 | 0 | 356 | 1490 | 54.0 | 13.3 | 12.0 | 31.8 | 29.7 | 11.19 | 15.98 | 1.25 | 97 | 0.7 | 60 | 230 | 3 | 15 | 130 | 2.0 |
| 11273 | 舌 焼き | - | - | 0.2 | - | (0) | (0) | (0) | 0.2 | 0 | 435 | 1819 | 41.4 | 20.2 | 17.5 | 37.1 | 34.1 | 12.61 | 18.60 | 1.39 | 120 | 1.0 | 78 | 320 | 4 | 22 | 180 | 2.9 |
| 11091 | 心臓 生 | - | - | 0.1 | - | (0) | (0) | (0) | 0.1 | 0 | 142 | 594 | 74.8 | 16.5 | 13.4 | 7.6 | 6.2 | 3.11 | 2.49 | 0.33 | 110 | 1.0 | 70 | 260 | 5 | 23 | 170 | 3.3 |
| 11092 | 肝臓 生 | - | - | 3.7 | - | (0) | (0) | (0) | 3.7 | 0 | 132 | 552 | 71.5 | 19.6 | 17.0 | 3.7 | 2.1 | 0.93 | 0.48 | 0.64 | 240 | 1.5 | 55 | 300 | 5 | 17 | 330 | 4.0 |
| 11093 | じん臓 生 | - | - | 0.2 | - | (0) | (0) | (0) | 0.2 | 0 | 131 | 548 | 75.7 | 16.7 | 13.3 | 6.4 | 5.0 | 2.59 | 1.78 | 0.45 | 310 | 1.0 | 80 | 280 | 6 | 12 | 200 | 4.5 |
| 11094 | 第一胃 ゆで | - | - | 0 | - | (0) | (0) | (0) | 0 | 0 | 182 | 761 | 66.6 | 24.5 | (19.2) | 8.4 | 6.9 | 2.73 | 3.35 | 0.51 | 240 | 0.5 | 51 | 130 | 11 | 14 | 82 | 0.7 |
| 11095 | 第二胃 ゆで | - | - | 0 | - | (0) | (0) | (0) | 0 | 0 | 200 | 837 | 71.6 | 12.4 | (9.7) | 15.7 | 14.7 | 5.69 | 7.83 | 0.53 | 130 | 0.3 | 39 | 64 | 7 | 6 | 55 | 0.6 |
| 11096 | 第三胃 生 | - | - | 0 | - | (0) | (0) | (0) | 0 | 0 | 62 | 259 | 86.6 | 11.7 | (9.2) | 1.3 | 0.9 | 0.38 | 0.41 | 0.10 | 120 | 0.4 | 50 | 83 | 16 | 10 | 80 | 6.8 |
| 11097 | 第四胃 ゆで | - | - | 0 | - | (0) | (0) | (0) | 0 | 0 | 329 | 1377 | 58.5 | 11.1 | (8.7) | 30.0 | 28.7 | 12.78 | 13.73 | 0.89 | 190 | 0.4 | 38 | 51 | 8 | 8 | 86 | 1.8 |
| 11098 | 小腸 生 | - | - | 0 | - | (0) | (0) | (0) | 0 | 0 | 287 | 1201 | 63.3 | 9.9 | (7.8) | 26.1 | 24.7 | 11.82 | 11.23 | 0.56 | 210 | 0.7 | 77 | 180 | 7 | 10 | 140 | 1.2 |
| 11099 | 大腸 生 | - | - | 0 | - | (0) | (0) | (0) | 0 | 0 | 162 | 678 | 77.2 | 9.3 | (7.3) | 13.0 | 12.2 | 3.94 | 7.30 | 0.47 | 150 | 0.5 | 61 | 120 | 9 | 8 | 77 | 0.8 |
| 11100 | 直腸 生 | - | - | 0 | - | (0) | (0) | (0) | 0 | 0 | 115 | 481 | 80.7 | 11.6 | (9.1) | 7.0 | 6.4 | 2.13 | 3.71 | 0.25 | 160 | 0.7 | 87 | 190 | 9 | 10 | 100 | 0.6 |
| 11101 | 腱 ゆで | - | - | 0 | - | (0) | (0) | (0) | 0.0 | 0 | 155 | 649 | 66.5 | 28.3 | - | 4.9 | 4.1 | 0.94 | 3.06 | 0.10 | 67 | 0.3 | 93 | 19 | 15 | 4 | 23 | 0.7 |
| 11102 | 子宮 ゆで | - | - | 0 | - | (0) | (0) | (0) | 0 | 0 | 106 | 444 | 78.2 | 18.4 | - | 3.0 | 2.4 | 0.99 | 1.16 | 0.16 | 150 | 0.7 | 79 | 74 | 8 | 7 | 63 | 1.2 |
| 11103 | 尾 生 | - | - | Tr | - | (0) | (0) | (0) | 0.0 | 40 | 492 | 2059 | 40.7 | 11.6 | - | 47.1 | 43.7 | 13.20 | 27.24 | 1.30 | 76 | 0.6 | 50 | 110 | 7 | 13 | 85 | 2.0 |

| 亜鉛 | 銅 | 無機質 マンガン | ヨウ素 | セレン | クロム | モリブデン | A レチノール | A カロテン α | A カロテン β | A β-クリプトキサンチン | A β-カロテン当量 | A レチノール活性当量 | D | E トコフェロール α | E トコフェロール β | E トコフェロール γ | E トコフェロール δ | K | $B_1$ | $B_2$ | ナイアシン | $B_6$ | $B_{12}$ | 葉酸 | パントテン酸 | ビオチン | C | 食塩相当量 | 備考 |
|---|---|---|---|---|---|---|---|---|---|---|---|---|---|---|---|---|---|---|---|---|---|---|---|---|---|---|---|---|---|
| mg | mg | mg | μg | μg | μg | μg | μg | μg | μg | μg | μg | μg | μg | mg | mg | mg | mg | μg | mg | mg | mg | mg | μg | μg | mg | μg | mg | g | |
| 3.3 | 0.09 | 0 | - | - | - | - | 3 | - | - | - | Tr | 3 | 0.2 | 0.7 | 0 | 0 | 0 | 3 | 0.07 | 0.19 | 4.9 | 0.42 | 1.5 | 7 | 0.87 | - | 1 | 0.1 | 皮下脂肪及び筋間脂肪を除いたもの |
| 3.4 | 0.10 | Tr | - | - | - | - | 10 | - | - | - | 7 | 11 | 0.4 | 0.8 | 0 | 0 | 0 | 5 | 0.09 | 0.24 | 4.0 | 0.44 | 1.9 | 7 | 0.91 | - | 1 | 0.1 | 皮下脂肪：9.7%、筋間脂肪：11.5% |
| 3.7 | 0.11 | Tr | - | - | - | - | 8 | - | - | - | 4 | 8 | 0.3 | 0.8 | 0 | 0 | 0 | 4 | 0.10 | 0.26 | 4.2 | 0.47 | 2.0 | 7 | 0.96 | - | 1 | 0.1 | 筋間脂肪：12.8% |
| 4.1 | 0.12 | 0 | - | - | - | - | 4 | - | - | - | Tr | 4 | 0.2 | 0.7 | 0 | 0 | 0 | 1 | 0.11 | 0.29 | 4.6 | 0.52 | 2.3 | 8 | 1.03 | - | 1 | 0.1 | 皮下脂肪及び筋間脂肪を除いたもの |
| 2.8 | 0.11 | 0.02 | - | - | - | - | 4 | - | - | - | Tr | 4 | 0.4 | 0.7 | 0 | 0 | 0 | 2 | 0.10 | 0.25 | 4.7 | 0.39 | 2.0 | 5 | 1.26 | - | 1 | 0.1 | |
| 2.8 | 0.07 | 0 | - | - | - | - | 0 | - | - | - | Tr | 0 | 0 | 0.1 | 0 | 0 | 0 | Tr | 0.09 | 0.17 | 8.9 | 0.48 | 1.2 | 6 | 0.72 | - | 1 | 0.2 | |
| 3.6 | 0.07 | 0 | - | - | - | - | 3 | - | - | - | Tr | 3 | 0 | 0.2 | 0 | 0 | 0 | 3 | 0.10 | 0.18 | 6.2 | 0.26 | 1.6 | 3 | 0.84 | - | 1 | 0.3 | |
| 2.3 | 0.06 | 0 | - | - | - | - | 3 | - | - | - | Tr | 3 | 0 | 0.2 | 0 | 0 | 0 | 1 | 0.08 | 0.16 | 9.3 | 0.44 | 0.8 | 5 | 0.72 | - | 1 | 0.1 | |
| 5.2 | 0.06 | Tr | 1 | 11 | 2 | 1 | 12 | 0 | 11 | 0 | 11 | 13 | 0.1 | 0.5 | 0 | 0 | 0 | 9 | 0.08 | 0.19 | 4.2 | 0.25 | 1.6 | 5 | 0.72 | 1.8 | 1 | 0.2 | |
| 7.6 | 0.09 | 0.01 | 1 | 15 | 3 | 2 | 5 | 0 | 13 | 0 | 13 | 6 | 0.1 | 0.7 | 0 | 0 | 0 | 9 | 0.11 | 0.26 | 6.3 | 0.34 | 1.7 | 7 | 1.02 | 2.9 | Tr | 0.2 | |
| 2.8 | 0.09 | 0.01 | 1 | 10 | 0 | 2 | 3 | 0 | 4 | 1 | 5 | 3 | 0 | 0.9 | 0 | 0 | 0 | 9 | 0.10 | 0.23 | 3.8 | 0.14 | 3.8 | 14 | 0.68 | 1.9 | 1 | 0.2 | 別名：たん |
| 4.6 | 0.12 | 0.01 | 1 | 16 | 0 | 2 | 9 | 0 | 6 | 1 | 6 | 3 | 0 | 1.2 | 0 | 0.1 | 0 | 11 | 0.11 | 0.36 | 5.2 | 0.16 | 5.4 | 14 | 0.99 | 3.1 | 1 | 0.2 | |
| 2.1 | 0.42 | - | - | - | - | - | 9 | - | - | - | Tr | 9 | 0 | 0.6 | 0 | 0.1 | 0 | 5 | 0.42 | 0.90 | 5.8 | 0.29 | 12.1 | 16 | 2.16 | - | 4 | 0.2 | 別名：はつ |
| 3.8 | 5.30 | - | 4 | 50 | Tr | 94 | 1100 | - | - | - | 40 | 1100 | 0 | 0.3 | 0 | 0 | 0 | 1 | 0.22 | 3.00 | 13.5 | 0.89 | 52.8 | 1000 | 6.40 | 76.1 | 30 | 0.1 | 別名：レバー 試料：和牛 |
| 1.5 | 0.28 | - | 6 | 210 | 0 | 43 | 4 | - | - | - | 14 | 5 | 0 | 0 | 0 | 0 | 0 | 6 | 0.46 | 0.85 | 5.5 | 0.45 | 22.1 | 250 | 4.08 | 89.6 | 3 | 0.2 | 別名：まめ |
| 4.2 | 0.08 | 0.03 | - | - | - | - | 1 | - | - | - | (Tr) | 1 | Tr | 0.4 | 0 | 0 | 0 | 6 | 0.04 | 0.14 | 1.7 | 0.01 | 2.0 | 3 | 0.49 | - | 2 | 0.1 | 別名：みの、がつ |
| 1.5 | 0.04 | 0.07 | - | - | - | - | 3 | - | - | - | (Tr) | 3 | 0.1 | 0.3 | 0 | 0 | 0 | 16 | 0.02 | 0.10 | 1.0 | 0.01 | 2.0 | 12 | 0.44 | - | 0 | 0.1 | 別名：はちのす |
| 2.6 | 0.08 | 0.07 | - | - | - | - | 4 | - | - | - | (Tr) | 4 | 0 | 0.1 | 0 | 0 | 0 | 4 | 0.04 | 0.32 | 1.7 | 0.02 | 4.6 | 33 | 0.64 | - | 4 | 0.1 | 別名：せんまい |
| 1.4 | 0.11 | 0.07 | - | - | - | - | 5 | - | - | - | (Tr) | 5 | 0.2 | 0.5 | 0 | 0 | 0 | 35 | 0.05 | 0.14 | 0.6 | 0.01 | 3.6 | 10 | 0.34 | - | 0 | 0.1 | 別名：あかせんまい、ギアラ、あぼみ |
| 1.2 | 0.07 | 0.10 | - | - | - | - | 2 | - | - | - | (Tr) | 2 | 0 | 0.2 | 0 | 0 | 0 | 9 | 0.07 | 0.23 | 3.1 | 0.05 | 20.5 | 15 | 1.21 | - | 15 | 0.2 | 別名：ひも |
| 1.3 | 0.05 | 0.05 | - | - | - | - | 2 | - | - | - | (Tr) | 2 | 0 | 0.2 | 0 | 0 | 0 | 15 | 0.04 | 0.14 | 2.1 | 0.01 | 1.3 | 8 | 0.66 | - | 6 | 0.2 | 別名：しまちょう、てっちゃん |
| 1.7 | 0.05 | 0.04 | - | - | - | - | 2 | - | - | - | (Tr) | 2 | 0 | 0.2 | 0 | 0 | 0 | 12 | 0.05 | 0.15 | 2.3 | 0.01 | 1.7 | 24 | 0.85 | - | 6 | 0.2 | 別名：てっぽう |
| 0.1 | 0.02 | Tr | - | - | - | - | 0 | - | - | - | (Tr) | (0) | 0 | 0.1 | 0 | 0 | 0 | 8 | 0 | 0.04 | 0.2 | 0 | 0.4 | 3 | 0.11 | - | 0 | 0.2 | 別名：すじ |
| 1.7 | 0.06 | 0.02 | - | - | - | - | 0 | - | - | - | (Tr) | (0) | 0 | 0.2 | 0 | 0 | 0 | 5 | 0.01 | 0.10 | 0.5 | 0.01 | 1.7 | 10 | 0.35 | - | 0 | 0.2 | 別名：こぶくろ |
| 4.3 | 0.08 | - | - | - | - | - | 20 | - | - | - | Tr | 20 | 0 | 0.3 | 0 | 0.1 | 0 | Tr | 0.06 | 0.17 | 2.6 | 0.26 | 1.8 | 3 | 1.95 | - | 1 | 0.1 | 別名：テール 皮を除いたもの 廃棄部位：骨 |

11 肉類

## 11 肉類

| 食品番号 | 食品名 | 常用量 | 糖質量の目安（常用量あたり） | 炭水化物 | 利用可能炭水化物（単糖当量） | 食物繊維 水溶性 | 食物繊維 不溶性 | 食物繊維 総量 | 糖質量の目安（可食部100gあたり） | 廃棄率 | エネルギー kcal | エネルギー kJ | 水分 | たんぱく質 | アミノ酸組成によるたんぱく質 | 脂質 | トリアシルグリセロール当量 | 脂肪酸 飽和 | 脂肪酸 一価不飽和 | 脂肪酸 多価不飽和 | コレステロール mg | 灰分 g | 無機質 ナトリウム | 無機質 カリウム | 無機質 カルシウム | 無機質 マグネシウム | 無機質 リン | 無機質 鉄 |
|---|---|---|---|---|---|---|---|---|---|---|---|---|---|---|---|---|---|---|---|---|---|---|---|---|---|---|---|---|
| (単位) | | | g | | | | | | g | % | kcal | kJ | g | g | g | g | g | g | g | g | g | mg | g | mg | mg | mg | mg | mg | mg |
| 11274 | 横隔膜、生 | - | - | 0.3 | - | (0) | (0) | (0) | 0.3 | 0 | 301 | 1260 | 58.9 | 14.9 | 13.2 | 25.2 | 23.9 | 9.33 | 12.55 | 0.95 | 69 | 0.8 | 47 | 250 | 2 | 17 | 150 | 3.2 |
| | **うし[加工品]** | | | | | | | | | | | | | | | | | | | | | | | | | | | |
| 11104 | ローストビーフ | 1枚 5g | 0.0 | 0.9 | - | (0) | (0) | (0) | 0.9 | 0 | 196 | 820 | 64.0 | 21.7 | (18.3) | 11.7 | 10.7 | 4.28 | 5.51 | 0.40 | 70 | 1.7 | 310 | 260 | 6 | 24 | 200 | 2.3 |
| 11105 | コンビーフ缶詰 | 1缶 100g | 1.7 | 1.7 | - | (0) | (0) | (0) | 1.7 | 0 | 203 | 849 | 63.4 | 19.8 | (17.1) | 13.0 | 12.6 | 6.35 | 5.39 | 0.32 | 68 | 2.1 | 690 | 110 | 15 | 13 | 120 | 3.5 |
| 11106 | 味付け缶詰 | 1缶 60g | 5.9 | 9.9 | - | (0) | (0) | (0) | 9.9 | 0 | 156 | 653 | 64.3 | 19.2 | - | 4.4 | 4.1 | 1.83 | 1.95 | 0.16 | 48 | 2.2 | 720 | 180 | 8 | 16 | 110 | 3.4 |
| 11107 | ビーフジャーキー | 1枚 5g | 0.3 | 6.4 | - | (0) | (0) | (0) | 6.4 | 0 | 315 | 1318 | 24.4 | 54.8 | - | 7.8 | 5.8 | 2.11 | 2.70 | 0.69 | 150 | 6.6 | 1900 | 760 | 13 | 54 | 420 | 6.4 |
| 11108 | スモークタン | 1枚 5g | 0.0 | 0.9 | - | (0) | (0) | (0) | 0.9 | 0 | 283 | 1184 | 55.9 | 18.1 | - | 23.0 | 21.0 | 8.97 | 10.19 | 0.94 | 120 | 1.1 | 630 | 190 | 6 | 16 | 150 | 2.6 |
| | **うま** | | | | | | | | | | | | | | | | | | | | | | | | | | | |
| 11109 | 肉、赤肉、生 | - | - | 0.3 | - | (0) | (0) | (0) | 0.3 | 0 | 110 | 460 | 76.1 | 20.1 | 17.3 | 2.5 | 2.2 | 0.80 | 0.99 | 0.29 | 65 | 1.0 | 50 | 300 | 11 | 18 | 170 | 4.3 |
| | **くじら** | | | | | | | | | | | | | | | | | | | | | | | | | | | |
| 11110 | 肉、赤肉、生 | - | - | 0.2 | - | (0) | (0) | (0) | 0.2 | 0 | 106 | 444 | 74.3 | 24.1 | 19.5 | 0.4 | 0.3 | 0.08 | 0.10 | 0.06 | 38 | 1.0 | 62 | 260 | 3 | 29 | 210 | 2.5 |
| 11111 | うねす、生 | - | - | 0.2 | - | (0) | (0) | (0) | 0.2 | 0 | 376 | 1573 | 49.0 | 18.8 | - | 31.4 | 28.1 | 6.27 | 13.34 | 7.21 | 190 | 0.6 | 150 | 70 | 8 | 10 | 98 | 0.4 |
| 11112 | 本皮、生 | - | - | 0.2 | - | (0) | (0) | (0) | 0.2 | 0 | 689 | 2883 | 21.0 | 9.7 | - | 68.8 | 52.4 | 12.49 | 23.88 | 13.74 | 120 | 0.3 | 59 | 44 | 6 | 3 | 33 | 0.2 |
| 11113 | さらしくじら | - | - | 0 | - | (0) | (0) | (0) | 0.0 | 0 | 31 | 130 | 93.7 | 5.3 | - | 0.9 | 0.3 | 0.11 | 0.51 | 0.14 | 16 | 0.1 | 1 | Tr | 1 | Tr | 13 | 0 |
| | **しか** | | | | | | | | | | | | | | | | | | | | | | | | | | | |
| 11114 | あかしか 赤肉、生 | - | - | 0.5 | - | (0) | (0) | (0) | 0.5 | 0 | 110 | 460 | 74.6 | 22.3 | - | 1.5 | 0.9 | 0.44 | 0.26 | 0.20 | 69 | 1.1 | 58 | 350 | 4 | 26 | 200 | 3.1 |
| 11275 | にほんじか 赤肉、生 | - | - | 0.6 | - | (0) | (0) | (0) | 0.6 | 0 | 147 | 617 | 71.4 | 22.6 | 19.1 | 5.2 | 4.4 | 2.03 | 1.83 | 0.34 | 59 | 1.1 | 52 | 350 | 4 | 26 | 210 | 3.4 |
| | **ぶた[大型種肉]** | | | | | | | | | | | | | | | | | | | | | | | | | | | |
| 11115 | かた 脂身つき、生 | - | - | 0.2 | - | (0) | (0) | (0) | 0.2 | 0 | 216 | 904 | 65.7 | 18.5 | - | 14.6 | 14.0 | 5.25 | 6.50 | 1.65 | 65 | 1.0 | 53 | 320 | 4 | 21 | 180 | 0.5 |
| 11116 | かた 皮下脂肪なし、生 | - | - | 0.2 | - | (0) | (0) | (0) | 0.2 | 0 | 171 | 715 | 69.8 | 19.7 | - | 9.3 | 8.8 | 3.25 | 4.10 | 1.04 | 64 | 1.0 | 55 | 340 | 4 | 22 | 190 | 0.4 |
| 11117 | かた 赤肉、生 | - | - | 0.2 | - | (0) | (0) | (0) | 0.2 | 0 | 125 | 523 | 74.0 | 20.9 | - | 3.8 | 3.3 | 1.17 | 1.60 | 0.40 | 64 | 1.1 | 58 | 360 | 4 | 24 | 200 | 1.1 |
| 11118 | かた 脂身、生 | 1個 10g | 0.0 | 0 | - | (0) | (0) | (0) | 0 | 0 | 704 | 2946 | 22.0 | 5.3 | - | 72.4 | 71.3 | 27.09 | 32.73 | 8.31 | 68 | 0.3 | 23 | 98 | 2 | 5 | 54 | 0.4 |
| 11119 | かたロース 脂身つき、生 | - | - | 0.1 | - | (0) | (0) | (0) | 0.1 | 0 | 253 | 1059 | 62.6 | 17.1 | (14.7) | 19.2 | 18.4 | 7.26 | 8.17 | 2.10 | 69 | 1.0 | 54 | 300 | 4 | 18 | 160 | 0.6 |
| 11120 | かたロース 皮下脂肪なし、生 | - | - | 0.1 | - | (0) | (0) | (0) | 0.1 | 0 | 226 | 946 | 65.1 | 17.8 | (15.2) | 16.0 | 15.2 | 6.00 | 6.82 | 1.70 | 69 | 1.0 | 56 | 310 | 4 | 19 | 170 | 0.5 |
| 11121 | かたロース 赤肉、生 | - | - | 0.1 | - | (0) | (0) | (0) | 0.1 | 0 | 157 | 657 | 71.3 | 19.7 | (16.7) | 7.8 | 7.1 | 2.77 | 3.36 | 0.67 | 68 | 1.1 | 61 | 340 | 4 | 21 | 190 | 1.1 |
| 11122 | かたロース 脂身、生 | 1個 10g | 0.0 | 0 | - | (0) | (0) | (0) | 0.0 | 0 | 688 | 2879 | 23.6 | 5.4 | (5.4) | 70.7 | 69.1 | 27.57 | 29.89 | 8.60 | 73 | 0.3 | 21 | 110 | 2 | 5 | 56 | 0.4 |
| 11123 | ロース 脂身つき、生 | - | - | 0.2 | - | (0) | (0) | (0) | 0.2 | 0 | 263 | 1100 | 60.4 | 19.3 | 16.8 | 19.2 | 18.5 | 7.84 | 7.68 | 2.21 | 61 | 0.9 | 42 | 310 | 4 | 22 | 180 | 0.3 |
| 11124 | ロース 脂身つき、焼き | - | - | 0.3 | - | (0) | (0) | (0) | 0.3 | 0 | 328 | 1372 | 49.1 | 26.7 | 22.6 | 22.7 | 22.1 | 9.32 | 9.31 | 2.54 | 76 | 1.2 | 52 | 400 | 6 | 29 | 250 | 0.4 |

| 無機質 | | | | | | | ビタミン | | | | | | | | | | | | | | | | | | | | 食塩相当量 | 備考 |
|---|---|---|---|---|---|---|---|---|---|---|---|---|---|---|---|---|---|---|---|---|---|---|---|---|---|---|---|---|
| 亜鉛 | 銅 | マンガン | ヨウ素 | セレン | クロム | モリブデン | A レチノール | A カロテン α | A カロテン β | A β-クリプトキサンチン | A β-カロテン当量 | A レチノール活性当量 | D | E トコフェロール α | E β | E γ | E δ | K | B₁ | B₂ | ナイアシン | B₆ | B₁₂ | 葉酸 | パントテン酸 | ビオチン | C | | |
| (——mg——) | | | (————μg————) | | | | (————————μg————————) | | | | | | (————μg————) | | | | | μg | (————mg————) | | | | (——μg——) | | mg | μg | mg | g | |
| 3.8 | 0.13 | 0.01 | 2 | 15 | 0 | 1 | 4 | 0 | 2 | 1 | 3 | 4 | 0 | 0.7 | 0 | 0.1 | 0 | 6 | 0.15 | 0.34 | 4.2 | 0.19 | 4.7 | 7 | 0.95 | 3.1 | 1 | 0.1 | 別名：はらみ、さがり |
| 4.1 | 0.10 | 0.01 | - | - | - | - | Tr | - | - | - | Tr | Tr | 0.1 | 0.3 | 0 | 0 | 0 | 4 | 0.08 | 0.25 | 6.3 | 0.47 | 1.6 | 9 | 0.98 | - | 0 | 0.8 | ビタミンC：酸化防止用として添加品あり |
| 4.1 | 0.11 | 0.04 | - | - | - | - | Tr | - | - | - | Tr | Tr | 0 | 0.8 | 0 | 0.3 | 0.2 | 5 | 0.02 | 0.14 | 7.6 | 0.04 | 1.3 | 5 | 0.20 | - | 0 | 1.8 | |
| 4.0 | 0.09 | 0.09 | - | - | - | - | Tr | - | - | - | Tr | Tr | 0 | 0.6 | 0 | 0 | 0 | 3 | 0.33 | 0.19 | 2.4 | 0.06 | 1.4 | 8 | 0.22 | - | 0 | 1.8 | 試料：大和煮缶詰 液汁を含んだもの |
| 8.8 | 0.25 | 0.13 | - | - | - | - | 5 | - | - | - | (0) | 5 | 0.3 | 2.2 | 0 | 0.2 | 0.1 | 8 | 0.13 | 0.45 | 11.8 | 0.85 | 3.5 | 12 | 1.25 | - | 1 | 4.8 | ビタミンE及びビタミンC：酸化防止用として添加品あり |
| 4.2 | 0.12 | 0.02 | - | - | - | - | 18 | - | - | - | (0) | 18 | 0.3 | 0.6 | 0 | 0.1 | 0 | 16 | 0.08 | 0.27 | 3.4 | 0.13 | 4.7 | 4 | 1.12 | - | 1 | 1.6 | ビタミンE及びビタミンC：酸化防止用として添加品あり |
| | | | | | | | | | | | | | | | | | | | | | | | | | | | | | 別名：さくら肉 |
| 2.8 | 0.11 | - | 0 | 17 | 0 | 1 | 9 | - | - | - | Tr | 9 | - | 0.9 | 0 | 0 | 0 | 2 | 0.10 | 0.24 | 5.8 | 0.02 | 7.1 | 4 | 1.01 | 1.1 | 1 | 0.1 | 皮下脂肪及び筋間脂肪を除いたもの |
| | | | | | | | | | | | | | | | | | | | | | | | | | | | | | 試料：ミンクくじら |
| 1.1 | 0.06 | 0.01 | 2 | 32 | Tr | 0 | 7 | - | - | - | (0) | 7 | 0.1 | 0.6 | Tr | Tr | Tr | Tr | 0.06 | 0.23 | 11.9 | 0.46 | 2.0 | 4 | 0.31 | 1.6 | 1 | 0.2 | 皮下脂肪及び筋間脂肪を除いたもの |
| 3.3 | 0.03 | Tr | - | - | - | - | 130 | - | - | - | (0) | 130 | 0.8 | 3.1 | Tr | Tr | Tr | 2 | 0.11 | 0.20 | 2.4 | 0.06 | 0.7 | 3 | 0.29 | - | 6 | 0.4 | |
| 0.2 | 0.02 | Tr | - | - | - | - | 130 | - | - | - | (0) | 130 | 0.3 | 4.8 | Tr | Tr | Tr | 3 | 0.11 | 0.05 | 0.5 | 0.01 | 0.4 | 1 | 0.11 | - | 5 | 0.1 | |
| Tr | 0.01 | 0 | - | - | - | - | 8 | - | - | - | Tr | 8 | 0 | 0.1 | 0 | 0 | 0 | Tr | 0 | 0 | 0 | 0 | 0 | 0 | 0 | - | 0 | 0 | |
| 3.1 | 0.18 | 0.02 | - | - | - | - | 3 | - | - | - | (0) | 3 | Tr | 0.5 | 0 | 0 | 0 | 4 | 0.21 | 0.35 | 8.0 | 0.54 | 0.6 | 1 | 0.81 | - | 1 | 0.1 | 試料：冷凍品、ニュージーランド産 |
| 2.8 | 0.14 | 0.01 | 1 | 6 | 0 | 0 | 5 | 0 | 0 | 0 | 0 | 5 | 0 | 0.6 | 0 | 0 | 0 | 3 | 0.21 | 0.32 | 7.9 | 0.55 | 1.3 | 4 | 0.75 | 2.1 | 1 | 0.1 | 試料：えぞしか |
| 2.7 | 0.09 | 0.01 | - | - | - | - | 5 | - | - | - | 0 | 5 | 0.2 | 0.3 | 0 | Tr | 0 | 1 | 0.66 | 0.23 | 4.9 | 0.32 | 0.4 | 2 | 1.16 | - | 2 | 0.1 | 皮下脂肪：8.2%、筋間脂肪：7.5% |
| 2.9 | 0.09 | 0.01 | - | - | - | - | 4 | - | - | - | 0 | 4 | 0.2 | 0.3 | 0 | Tr | 0 | 1 | 0.71 | 0.25 | 5.3 | 0.34 | 0.4 | 2 | 1.23 | - | 2 | 0.1 | 筋間脂肪：8.0% |
| 3.1 | 0.10 | 0.01 | - | - | - | - | 3 | - | - | - | Tr | 3 | 0.1 | 0.3 | 0 | 0 | 0 | 1 | 0.75 | 0.27 | 5.6 | 0.37 | 0.4 | 2 | 1.29 | - | 2 | 0.1 | 皮下脂肪及び筋間脂肪を除いたもの |
| 0.4 | 0.03 | 0.01 | - | - | - | - | 16 | - | - | - | (0) | 16 | 0.7 | 0.5 | 0 | 0.1 | 0 | 4 | 0.20 | 0.05 | 1.4 | 0.06 | 0.5 | 2 | 0.48 | - | 1 | 0.1 | 皮下脂肪及び筋間脂肪 |
| 2.7 | 0.09 | 0.01 | - | - | - | - | 6 | - | - | - | 0 | 6 | 0.3 | 0.4 | 0 | Tr | 0 | 2 | 0.63 | 0.23 | 3.6 | 0.28 | 0.5 | 2 | 1.18 | - | 2 | 0.1 | 皮下脂肪：5.7%、筋間脂肪：12.4% |
| 2.9 | 0.09 | 0.01 | - | - | - | - | 6 | - | - | - | 0 | 6 | 0.4 | 0.4 | 0 | Tr | 0 | 2 | 0.66 | 0.25 | 3.7 | 0.30 | 0.4 | 2 | 1.23 | - | 2 | 0.1 | 筋間脂肪：13.1% |
| 3.2 | 0.10 | 0.01 | - | - | - | - | 4 | - | - | - | Tr | 4 | 0.2 | 0.3 | 0 | 0 | 0 | 1 | 0.72 | 0.28 | 4.0 | 0.33 | 0.4 | 2 | 1.34 | - | 2 | 0.2 | 皮下脂肪及び筋間脂肪を除いたもの |
| 0.6 | 0.03 | 0 | - | - | - | - | 16 | - | - | - | (0) | 16 | 0.7 | 0.5 | 0 | 0.1 | 0 | 4 | 0.23 | 0.05 | 1.5 | 0.07 | 0.5 | 2 | 0.48 | - | 1 | 0.1 | 皮下脂肪及び筋間脂肪 |
| 1.6 | 0.05 | 0.01 | 1 | 21 | 3 | Tr | 6 | - | - | - | 0 | 6 | 0.1 | 0.3 | 0 | Tr | 0 | 3 | 0.69 | 0.15 | 7.3 | 0.32 | 0.3 | 1 | 0.98 | 3.7 | 1 | 0.1 | 皮下脂肪：11.4%、筋間脂肪：7.9% |
| 2.2 | 0.07 | 0.01 | 2 | 29 | 2 | 1 | 2 | - | - | - | 0 | 2 | 0.1 | 0.3 | 0 | Tr | 0 | 3 | 0.90 | 0.21 | 9.2 | 0.33 | 0.5 | 1 | 1.19 | 5.2 | 1 | 0.1 | |

11 肉類

## 11 肉類

| 食品番号 | 食品名 | 常用量 | 糖質量の目安(常用量あたり) (g) | 炭水化物 利用可能炭水化物(単糖当量) | 食物繊維 水溶性 | 食物繊維 不溶性 | 食物繊維 総量 | 糖質量の目安(可食部100gあたり) (g) | 廃棄率 % | エネルギー kcal | エネルギー kJ | 水分 | たんぱく質 | アミノ酸組成によるたんぱく質 | 脂質 | トリアシルグリセロール当量 | 脂肪酸 飽和 | 脂肪酸 一価不飽和 | 脂肪酸 多価不飽和 | コレステロール mg | 灰分 g | ナトリウム | カリウム | カルシウム | マグネシウム | リン | 鉄 |
|---|---|---|---|---|---|---|---|---|---|---|---|---|---|---|---|---|---|---|---|---|---|---|---|---|---|---|---|
| 11125 | ロース 脂身つき、ゆで | - | - | 0.3 | - | (0) | (0) | (0) | 0.3 | 0 | 329 | 1377 | 51.0 | 23.9 | 21.2 | 24.1 | 23.4 | 9.90 | 9.73 | 2.78 | 77 | 0.7 | 25 | 180 | 5 | 19 | 140 | 0.4 |
| 11276 | ロース 脂身つき、とんかつ | - | - | 9.8 | 9.6 | 0.1 | 0.6 | 0.7 | 9.1 | 0 | 450 | 1883 | 31.2 | 22.0 | 18.6 | 35.9 | 35.1 | 8.90 | 18.60 | 6.03 | 60 | 1.1 | 110 | 340 | 14 | 27 | 200 | 0.6 |
| 11126 | ロース 皮下脂肪なし、生 | - | - | 0.3 | - | (0) | (0) | (0) | 0.3 | 0 | 202 | 845 | 65.7 | 21.1 | 18.0 | 11.9 | 11.3 | 4.74 | 4.82 | 1.28 | 61 | 1.0 | 45 | 340 | 5 | 24 | 200 | 0.3 |
| 11127 | ロース 赤肉、生 | - | - | 0.3 | - | (0) | (0) | (0) | 0.3 | 0 | 150 | 628 | 70.3 | 22.7 | 19.3 | 5.6 | 5.1 | 2.07 | 2.35 | 0.48 | 61 | 1.1 | 48 | 360 | 4 | 26 | 210 | 0.7 |
| 11128 | ロース 脂身、生 | 1個 10g | 0.0 | 0 | - | (0) | (0) | (0) | 0 | 0 | 740 | 3096 | 18.3 | 5.1 | 5.1 | 76.3 | 74.9 | 32.03 | 30.08 | 9.48 | 62 | 0.3 | 15 | 110 | 1 | 5 | 54 | 0.2 |
| 11129 | ばら 脂身つき、生 | - | - | 0.1 | - | (0) | (0) | (0) | 0.1 | 0 | 395 | 1651 | 49.4 | 14.4 | 12.5 | 35.4 | 34.9 | 14.60 | 15.26 | 3.50 | 70 | 0.7 | 50 | 240 | 3 | 15 | 130 | 0.6 |
| 11277 | ばら 脂身つき、焼き | - | - | 0.1 | - | (0) | (0) | (0) | 0.1 | 0 | 496 | 2077 | 37.1 | 19.6 | 16.2 | 43.9 | 41.9 | 17.59 | 18.57 | 3.87 | 81 | 0.7 | 56 | 270 | 4 | 17 | 140 | 0.6 |
| 11130 | もも 脂身つき、生 | - | - | 0.2 | - | (0) | (0) | (0) | 0.2 | 0 | 183 | 766 | 68.1 | 20.5 | (16.9) | 10.2 | 9.5 | 3.59 | 4.24 | 1.24 | 67 | 1.0 | 47 | 350 | 4 | 24 | 200 | 0.7 |
| 11131 | もも 皮下脂肪なし、生 | - | - | 0.2 | - | (0) | (0) | (0) | 0.2 | 0 | 148 | 619 | 71.2 | 21.5 | 17.6 | 6.0 | 5.4 | 2.01 | 2.48 | 0.69 | 66 | 1.1 | 49 | 360 | 4 | 25 | 210 | 0.7 |
| 11132 | もも 皮下脂肪なし、焼き | - | - | 0.3 | - | (0) | (0) | (0) | 0.3 | 0 | 200 | 837 | 60.4 | 30.2 | 26.2 | 7.6 | 6.7 | 2.52 | 3.08 | 0.78 | 88 | 1.5 | 58 | 450 | 5 | 33 | 270 | 1.0 |
| 11133 | もも 皮下脂肪なし、ゆで | - | - | 0.3 | - | (0) | (0) | (0) | 0.3 | 0 | 199 | 833 | 61.8 | 28.9 | 24.7 | 8.1 | 7.1 | 2.68 | 3.27 | 0.86 | 91 | 0.9 | 27 | 200 | 5 | 24 | 190 | 0.9 |
| 11134 | もも 赤肉、生 | - | - | 0.2 | - | (0) | (0) | (0) | 0.2 | 0 | 128 | 536 | 73.0 | 22.1 | (18.0) | 3.6 | 3.1 | 1.12 | 1.48 | 0.37 | 66 | 1.1 | 50 | 370 | 4 | 26 | 220 | 0.9 |
| 11135 | もも 脂身、生 | 1個 10g | 0.0 | 0 | - | (0) | (0) | (0) | 0 | 0 | 664 | 2778 | 25.5 | 6.5 | (6.5) | 67.6 | 65.0 | 25.07 | 28.25 | 8.84 | 79 | 0.4 | 22 | 140 | 1 | 8 | 73 | 0.7 |
| 11136 | そともも 脂身つき、生 | - | - | 0.2 | - | (0) | (0) | (0) | 0.2 | 0 | 235 | 983 | 63.5 | 18.8 | (15.6) | 16.5 | 15.9 | 5.80 | 7.40 | 2.00 | 69 | 1.0 | 51 | 320 | 4 | 22 | 190 | 0.5 |
| 11137 | そともも 皮下脂肪なし、生 | - | - | 0.2 | - | (0) | (0) | (0) | 0.2 | 0 | 187 | 782 | 67.9 | 20.2 | (16.6) | 10.7 | 10.1 | 3.69 | 4.79 | 1.20 | 67 | 1.0 | 54 | 340 | 4 | 23 | 200 | 0.5 |
| 11138 | そともも 赤肉、生 | - | - | 0.2 | - | (0) | (0) | (0) | 0.2 | 0 | 143 | 598 | 71.8 | 21.4 | (17.5) | 5.5 | 5.0 | 1.79 | 2.46 | 0.49 | 68 | 1.1 | 57 | 360 | 4 | 25 | 210 | 0.9 |
| 11139 | そともも 脂身、生 | 1個 10g | 0.0 | 0 | - | (0) | (0) | (0) | 0 | 0 | 669 | 2799 | 24.9 | 6.6 | (6.6) | 68.1 | 67.2 | 24.63 | 30.54 | 9.04 | 76 | 0.4 | 22 | 130 | 1 | 7 | 64 | 0.5 |
| 11140 | ヒレ 赤肉、生 | - | - | 0.3 | - | (0) | (0) | (0) | 0.3 | 0 | 130 | 543 | 73.4 | 22.2 | 18.1 | 3.7 | 3.3 | 1.29 | 1.38 | 0.45 | 59 | 1.2 | 56 | 430 | 3 | 27 | 230 | 0.9 |
| 11278 | ヒレ 赤肉、焼き | - | - | 0.4 | - | (0) | (0) | (0) | 0.4 | 0 | 223 | 934 | 53.8 | 39.3 | 32.5 | 5.9 | 4.9 | 2.04 | 2.14 | 0.53 | 100 | 2.0 | 92 | 690 | 6 | 45 | 380 | 1.6 |
| 11279 | ヒレ 赤肉、とんかつ | - | - | 14.9 | 15.6 | 0.2 | 0.7 | 0.9 | 14.0 | 0 | 388 | 1621 | 33.3 | 25.1 | 21.3 | 25.3 | 24.0 | 2.72 | 14.46 | 5.82 | 71 | 1.4 | 140 | 440 | 17 | 33 | 260 | 1.3 |
| | ぶた[中型種肉] | | | | | | | | | | | | | | | | | | | | | | | | | | | |
| 11141 | かた 脂身つき、生 | - | - | 0 | - | (0) | (0) | (0) | 0.0 | 0 | 239 | 1000 | 63.6 | 18.3 | - | 17.2 | 16.8 | 6.24 | 8.04 | 1.75 | 69 | 0.9 | 53 | 320 | 4 | 20 | 180 | 0.5 |
| 11142 | かた 皮下脂肪なし、生 | - | - | 0 | - | (0) | (0) | (0) | 0.0 | 0 | 185 | 774 | 68.5 | 19.7 | - | 10.8 | 10.4 | 3.82 | 4.98 | 1.11 | 67 | 1.0 | 57 | 350 | 5 | 22 | 190 | 0.5 |
| 11143 | かた 赤肉、生 | - | - | 0 | - | (0) | (0) | (0) | 0.0 | 0 | 123 | 515 | 74.0 | 21.4 | - | 3.5 | 3.1 | 1.06 | 1.48 | 0.39 | 66 | 1.1 | 61 | 380 | 5 | 24 | 210 | 1.2 |
| 11144 | かた 脂身、生 | 1個 10g | 0.0 | 0 | - | (0) | (0) | (0) | 0 | 0 | 733 | 3067 | 19.1 | 4.9 | - | 75.7 | 75.4 | 28.38 | 36.07 | 7.57 | 80 | 0.3 | 20 | 91 | 2 | 5 | 50 | 0.4 |
| 11145 | かたロース 脂身つき、生 | - | - | 0 | - | (0) | (0) | (0) | 0.0 | 0 | 256 | 1071 | 62.0 | 17.7 | (15.2) | 19.3 | 18.6 | 7.37 | 8.43 | 2.00 | 76 | 1.0 | 55 | 310 | 4 | 20 | 180 | 0.7 |
| 11146 | かたロース 皮下脂肪なし、生 | - | - | 0 | - | (0) | (0) | (0) | 0.0 | 0 | 226 | 946 | 64.8 | 18.5 | (15.8) | 15.7 | 15.0 | 5.91 | 6.84 | 1.60 | 75 | 1.0 | 57 | 330 | 4 | 21 | 180 | 0.6 |
| 11147 | かたロース 赤肉、生 | - | - | 0 | - | (0) | (0) | (0) | 0.0 | 0 | 151 | 632 | 71.5 | 20.6 | (17.4) | 6.8 | 6.1 | 2.32 | 2.90 | 0.62 | 73 | 1.1 | 63 | 360 | 4 | 23 | 200 | 1.3 |

| 無機質 | | | | | | ビタミン | | | | | | | | | | | | | | | | | | 食塩相当量 | 備考 |
|---|---|---|---|---|---|---|---|---|---|---|---|---|---|---|---|---|---|---|---|---|---|---|---|---|---|
| 亜鉛 | 銅 | マンガン | ヨウ素 | セレン | クロム | モリブデン | レチノール | カロテン α | カロテン β | β-クリプトキサンチン | β-カロテン当量 | レチノール活性当量 | D | トコフェロール α | トコフェロール β | トコフェロール γ | トコフェロール δ | K | B₁ | B₂ | ナイアシン | B₆ | B₁₂ | 葉酸 | パントテン酸 | ビオチン | C | | |
| mg | mg | mg | μg | μg | μg | μg | μg | μg | μg | μg | μg | μg | μg | mg | mg | mg | mg | μg | mg | mg | mg | mg | μg | μg | mg | μg | mg | g | |
| 2.2 | 0.06 | 0.01 | Tr | 26 | 3 | Tr | 3 | - | - | - | 0 | 3 | 0.1 | Tr | 0 | 0 | 0 | 3 | 0.54 | 0.16 | 4.9 | 0.32 | 0.6 | 1 | 0.67 | 4.3 | Tr | 0.1 | |
| 1.9 | 0.07 | 0.12 | Tr | 23 | Tr | 4 | 11 | (0) | 6 | 0 | 6 | 11 | 0.7 | 3.5 | 0 | 7.5 | 0.2 | 16 | 0.75 | 0.15 | 7.0 | 0.31 | 0.5 | 6 | 0.79 | 5.0 | 1 | 0.3 | |
| 1.8 | 0.06 | 0.01 | 1 | 23 | 3 | Tr | 5 | - | - | - | 0 | 5 | 0.1 | 0.3 | 0 | Tr | 0 | 2 | 0.75 | 0.16 | 8.0 | 0.35 | 0.3 | 1 | 1.05 | 3.3 | 1 | 0.1 | 筋間脂肪：8.9% |
| 1.9 | 0.06 | 0.01 | 1 | 25 | 3 | 1 | 4 | - | - | - | Tr | 4 | 0.1 | 0.2 | 0 | Tr | 0 | 2 | 0.80 | 0.18 | 8.6 | 0.38 | 0.3 | 1 | 1.11 | 3.0 | 1 | 0.1 | 皮下脂肪及び筋間脂肪を除いたもの |
| 0.3 | 0.03 | 0 | - | 4 | 1 | 0 | 15 | - | - | - | (0) | 15 | 0.2 | 0.4 | 0 | 0.1 | 0 | 4 | 0.22 | 0.05 | 1.8 | 0.07 | 0.6 | 1 | 0.44 | 6.9 | 1 | 0 | 皮下脂肪及び筋間脂肪 |
| 1.8 | 0.04 | 0.01 | 0 | 13 | 0 | Tr | 11 | 0 | 0 | 0 | 0 | 11 | 0.5 | 0.5 | 0 | 0.1 | 0 | 6 | 0.51 | 0.13 | 4.7 | 0.22 | 0.5 | 2 | 0.64 | 3.7 | 1 | 0.1 | |
| 2.2 | 0.05 | 0 | Tr | 18 | 1 | 1 | 11 | 0 | 0 | 0 | 0 | 11 | 0.6 | 0.6 | 0 | 0.1 | 0 | 8 | 0.57 | 0.14 | 6.5 | 0.27 | 0.7 | 1 | 0.68 | 4.7 | Tr | 0.1 | |
| 2.0 | 0.08 | 0.01 | - | - | - | - | 4 | - | - | - | 0 | 4 | 0.1 | 0.3 | 0 | Tr | 0 | 2 | 0.90 | 0.21 | 6.2 | 0.31 | 0.3 | 2 | 0.84 | - | 1 | 0.1 | 皮下脂肪：6.9%、筋間脂肪：3.4% |
| 2.1 | 0.08 | 0.01 | 0 | 23 | 0 | 1 | 3 | - | - | - | 0 | 3 | 0.1 | 0.3 | 0 | Tr | 0 | 2 | 0.94 | 0.22 | 6.5 | 0.32 | 0.3 | 2 | 0.87 | 2.7 | 1 | 0.1 | 筋間脂肪：3.7% |
| 3.1 | 0.11 | 0.02 | Tr | 31 | 1 | 1 | 1 | - | - | - | 0 | 1 | 0.1 | Tr | 0 | 0 | 0 | 3 | 1.19 | 0.28 | 9.4 | 0.43 | 0.5 | 1 | 1.07 | 3.8 | 1 | 0.1 | |
| 3.0 | 0.12 | 0.01 | 0 | 34 | Tr | 1 | 1 | - | - | - | 0 | 1 | 0.1 | Tr | 0 | 0 | 0 | 3 | 0.82 | 0.23 | 5.8 | 0.38 | 0.4 | 2 | 0.74 | 3.4 | 1 | 0.1 | |
| 2.2 | 0.08 | 0.01 | - | - | - | - | 3 | - | - | - | Tr | 3 | 0.1 | 0.3 | 0 | 0 | 0 | 2 | 0.96 | 0.23 | 6.6 | 0.33 | 0.3 | 1 | 0.88 | - | 1 | 0.1 | 皮下脂肪及び筋間脂肪を除いたもの |
| 0.5 | 0.04 | 0.01 | - | - | - | - | 13 | - | - | - | (0) | 13 | 0.5 | 0.7 | Tr | 0.1 | 0 | 6 | 0.34 | 0.05 | 2.5 | 0.13 | 0.5 | 1 | 0.49 | - | 1 | 0.1 | 皮下脂肪及び筋間脂肪 |
| 1.9 | 0.07 | 0.01 | - | - | - | - | 5 | - | - | - | 0 | 5 | 0.2 | 0.4 | 0 | Tr | 0 | 2 | 0.79 | 0.18 | 5.1 | 0.36 | 0.3 | 1 | 0.97 | - | 1 | 0.1 | 皮下脂肪：10.2%、筋間脂肪：7.4% |
| 2.1 | 0.07 | 0.01 | - | - | - | - | 4 | - | - | - | 0 | 4 | 0.2 | 0.4 | 0 | Tr | 0 | 2 | 0.85 | 0.20 | 5.4 | 0.39 | 0.3 | 1 | 1.04 | - | 2 | 0.1 | 筋間脂肪：8.3% |
| 2.3 | 0.08 | 0.01 | - | - | - | - | 3 | - | - | - | Tr | 3 | 0.2 | 0.4 | 0 | 0 | 0 | 2 | 0.90 | 0.21 | 5.7 | 0.41 | 0.3 | 1 | 1.10 | - | 2 | 0.1 | 皮下脂肪及び筋間脂肪を除いたもの |
| 0.4 | 0.03 | 0 | - | - | - | - | 16 | - | - | - | (0) | 16 | 0.4 | 0.5 | Tr | 0.1 | 0 | 5 | 0.27 | 0.05 | 2.2 | 0.11 | 0.4 | 2 | 0.38 | - | 1 | 0.1 | 皮下脂肪及び筋間脂肪 |
| 2.2 | 0.07 | 0.01 | 1 | 21 | 1 | 1 | 3 | (0) | 0 | (0) | (0) | 3 | 0.3 | 0.3 | 0 | 0 | 0 | 3 | 1.32 | 0.25 | 6.9 | 0.54 | 0.5 | 1 | 0.93 | 3.0 | 1 | 0.1 | |
| 3.6 | 0.12 | 0.01 | 1 | 40 | 0 | 1 | 2 | 0 | 0 | 0 | 0 | 2 | 0.3 | 0.3 | 0 | Tr | 0 | 6 | 2.09 | 0.44 | 12.9 | 0.76 | 0.9 | 1 | 1.55 | 6.4 | 1 | 0.2 | |
| 2.7 | 0.12 | 0.15 | Tr | 30 | Tr | 6 | 3 | (0) | 7 | 0 | 7 | 3 | 0.3 | 4.1 | 0 | 9.3 | 0.2 | 32 | 1.09 | 0.32 | 7.1 | 0.33 | 0.6 | 6 | 1.16 | 4.6 | 1 | 0.4 | |
| | | | | | | | | | | | | | | | | | | | | | | | | | | | | | 試料：バークシャー種 |
| 3.0 | 0.08 | 0.02 | - | - | - | - | 5 | - | - | - | 0 | 5 | Tr | 0.3 | 0 | Tr | 0 | Tr | 0.70 | 0.22 | 4.8 | 0.30 | 0.3 | 1 | 0.92 | - | 1 | 0.1 | 皮下脂肪：9.9%、筋間脂肪：9.1% |
| 3.3 | 0.08 | 0.02 | - | - | - | - | 3 | - | - | - | 0 | 3 | Tr | 0.3 | 0 | Tr | 0 | Tr | 0.75 | 0.24 | 5.2 | 0.33 | 0.3 | 1 | 0.99 | - | 1 | 0.1 | 筋間脂肪：10.1% |
| 3.6 | 0.09 | 0.02 | - | - | - | - | 2 | - | - | - | Tr | 2 | 0 | 0.3 | 0 | 0 | 0 | 0 | 0.82 | 0.27 | 5.6 | 0.36 | 0.3 | 1 | 1.07 | - | 2 | 0.2 | 皮下脂肪及び筋間脂肪を除いたもの |
| 0.4 | 0.04 | 0 | - | - | - | - | 15 | - | - | - | (0) | 15 | 0.2 | 0.4 | 0 | 0.1 | 0 | 1 | 0.19 | 0.04 | 1.4 | 0.07 | 0.3 | 1 | 0.28 | - | 1 | 0.1 | 皮下脂肪及び筋間脂肪 |
| 3.2 | 0.09 | 0.01 | - | - | - | - | 4 | - | - | - | 0 | 4 | Tr | 0.3 | 0 | Tr | 0 | Tr | 0.70 | 0.24 | 4.8 | 0.33 | 0.4 | 1 | 0.98 | - | 1 | 0.1 | 皮下脂肪：6.6%、筋間脂肪：12.6% |
| 3.4 | 0.09 | 0.01 | - | - | - | - | 4 | - | - | - | 0 | 4 | Tr | 0.3 | 0 | Tr | 0 | Tr | 0.74 | 0.25 | 5.0 | 0.35 | 0.4 | 1 | 1.01 | - | 1 | 0.1 | 筋間脂肪：13.6% |
| 3.8 | 0.10 | 0.01 | - | - | - | - | 3 | - | - | - | Tr | 3 | 0 | 0.3 | 0 | 0 | 0 | Tr | 0.82 | 0.29 | 5.4 | 0.39 | 0.4 | 1 | 1.10 | - | 2 | 0.2 | 皮下脂肪及び筋間脂肪を除いたもの |

11 肉類

# 11 肉類

| 食品番号 | 食品名 | 常用量 | 糖質量の目安(常用量あたり) | 炭水化物 利用可能炭水化物(単糖当量) | 食物繊維 水溶性 | 食物繊維 不溶性 | 食物繊維 総量 | 糖質量の目安(可食部100gあたり) | 廃棄率 | エネルギー kcal | エネルギー kJ | 水分 | たんぱく質 | アミノ酸組成によるたんぱく質 | 脂質 | トリアシルグリセロール当量 | 脂肪酸 飽和 | 脂肪酸 一価不飽和 | 脂肪酸 多価不飽和 | コレステロール mg | 灰分 g | 無機質 ナトリウム | 無機質 カリウム | 無機質 カルシウム | 無機質 マグネシウム | 無機質 リン | 無機質 鉄 |
|---|---|---|---|---|---|---|---|---|---|---|---|---|---|---|---|---|---|---|---|---|---|---|---|---|---|---|---|
| | | (単位) | (———g———) | | | | | % | kcal | kJ | (———————————g———————————) | | | | | | | | mg | g | (———————mg———————) | | | | | |
| 11148 | かたロース 脂身、生 | 1個 10g | 0.0 | 0 | - | (0) | (0) | (0) | 0.0 | 0 | 699 | 2925 | 22.3 | 5.4 | (5.4) | 71.9 | 71.3 | 28.60 | 31.69 | 7.84 | 88 | 0.4 | 22 | 110 | 2 | 6 | 59 | 0.5 |
| 11149 | ロース 脂身つき、生 | - | - | 0.2 | - | (0) | (0) | (0) | 0.2 | 0 | 291 | 1218 | 58.0 | 18.3 | (15.6) | 22.6 | 22.1 | 8.97 | 9.86 | 2.25 | 62 | 0.9 | 39 | 310 | 3 | 20 | 170 | 0.3 |
| 11150 | ロース 皮下脂肪なし、生 | - | - | 0.2 | - | (0) | (0) | (0) | 0.2 | 0 | 216 | 904 | 64.6 | 20.6 | 17.5 | 13.6 | 13.1 | 5.26 | 5.92 | 1.32 | 62 | 1.0 | 43 | 340 | 4 | 23 | 190 | 0.2 |
| 11151 | ロース 赤肉、生 | - | - | 0.2 | - | (0) | (0) | (0) | 0.2 | 0 | 141 | 590 | 71.2 | 22.9 | (19.3) | 4.6 | 4.1 | 1.55 | 1.97 | 0.39 | 61 | 1.1 | 47 | 380 | 4 | 26 | 210 | 0.6 |
| 11152 | ロース 脂身、生 | 1個 10g | 0.0 | 0 | - | (0) | (0) | (0) | 0.0 | 0 | 754 | 3155 | 17.3 | 4.1 | (4.1) | 78.3 | 77.7 | 31.96 | 34.25 | 8.02 | 66 | 0.3 | 15 | 82 | 1 | 5 | 45 | 0.2 |
| 11153 | ばら 脂身つき、生 | - | - | 0 | - | (0) | (0) | (0) | 0 | 0 | 434 | 1816 | 45.8 | 13.4 | (11.6) | 40.1 | 39.0 | 15.39 | 18.42 | 3.51 | 70 | 0.7 | 43 | 220 | 3 | 14 | 120 | 0.6 |
| 11154 | もも 脂身つき、生 | - | - | 0.2 | - | (0) | (0) | (0) | 0.2 | 0 | 225 | 941 | 64.2 | 19.5 | (16.1) | 15.1 | 14.3 | 5.47 | 6.71 | 1.52 | 71 | 1.0 | 48 | 330 | 4 | 22 | 190 | 0.5 |
| 11155 | もも 皮下脂肪なし、生 | - | - | 0.2 | - | (0) | (0) | (0) | 0.2 | 0 | 164 | 686 | 69.6 | 21.3 | (17.4) | 7.8 | 7.1 | 2.69 | 3.37 | 0.75 | 70 | 1.1 | 51 | 360 | 4 | 24 | 200 | 0.5 |
| 11156 | もも 赤肉、生 | - | - | 0.2 | - | (0) | (0) | (0) | 0.2 | 0 | 143 | 598 | 71.5 | 21.9 | (17.9) | 5.3 | 4.7 | 1.74 | 2.22 | 0.48 | 71 | 1.1 | 53 | 370 | 4 | 25 | 210 | 0.9 |
| 11157 | もも 脂身、生 | 1個 10g | 0.0 | 0 | - | (0) | (0) | (0) | 0.0 | 0 | 716 | 2996 | 20.7 | 5.2 | (5.2) | 73.8 | 72.3 | 27.78 | 33.60 | 7.73 | 81 | 0.3 | 18 | 110 | 1 | 6 | 58 | 0.5 |
| 11158 | そともも 脂身つき、生 | - | - | 0.2 | - | (0) | (0) | (0) | 0.2 | 0 | 268 | 1121 | 60.6 | 18.0 | (14.9) | 20.3 | 19.6 | 7.05 | 9.73 | 1.95 | 70 | 0.9 | 49 | 320 | 4 | 21 | 170 | 0.6 |
| 11159 | そともも 皮下脂肪なし、生 | - | - | 0.2 | - | (0) | (0) | (0) | 0.2 | 0 | 169 | 707 | 69.2 | 21.0 | (17.2) | 8.5 | 8.0 | 2.83 | 3.99 | 0.79 | 68 | 1.1 | 55 | 360 | 4 | 25 | 190 | 0.5 |
| 11160 | そともも 赤肉、生 | - | - | 0.2 | - | (0) | (0) | (0) | 0.2 | 0 | 138 | 577 | 72.0 | 21.9 | (17.9) | 4.8 | 4.2 | 1.50 | 2.18 | 0.43 | 68 | 1.1 | 57 | 380 | 4 | 26 | 200 | 1.1 |
| 11161 | そともも 脂身、生 | 1個 10g | 0.0 | 0 | - | (0) | (0) | (0) | 0.0 | 0 | 703 | 2941 | 22.2 | 4.9 | (4.9) | 72.5 | 71.1 | 25.75 | 35.15 | 7.05 | 79 | 0.4 | 21 | 120 | 1 | 6 | 63 | 0.5 |
| 11162 | ヒレ 赤肉、生 | - | - | 0.1 | - | (0) | (0) | (0) | 0.1 | 0 | 112 | 469 | 74.2 | 22.7 | (18.5) | 1.7 | 1.3 | 0.48 | 0.55 | 0.24 | 65 | 1.3 | 48 | 400 | 4 | 28 | 220 | 1.2 |
| | ぶた[ひき肉] | | | | | | | | | | | | | | | | | | | | | | | | | | | |
| 11163 | 生 | - | - | 0.1 | - | (0) | (0) | (0) | 0.1 | 0 | 236 | 989 | 64.8 | 17.7 | 15.6 | 17.2 | 16.1 | 6.24 | 7.55 | 1.62 | 74 | 0.9 | 57 | 290 | 6 | 20 | 120 | 1.0 |
| 11280 | 焼き | - | - | 0.1 | - | (0) | (0) | (0) | 0.1 | 0 | 311 | 1301 | 51.5 | 25.7 | 21.9 | 21.5 | 19.9 | 7.64 | 9.60 | 1.82 | 94 | 1.3 | 80 | 440 | 7 | 29 | 170 | 1.6 |
| | ぶた[副生物] | | | | | | | | | | | | | | | | | | | | | | | | | | | |
| 11164 | 舌 生 | - | - | 0.1 | - | (0) | (0) | (0) | 0.1 | 0 | 221 | 925 | 66.7 | 15.9 | 12.3 | 16.3 | 15.2 | 5.79 | 7.34 | 1.38 | 110 | 1.0 | 80 | 220 | 8 | 15 | 160 | 2.3 |
| 11165 | 心臓 生 | - | - | 0.1 | - | (0) | (0) | (0) | 0.1 | 0 | 135 | 565 | 75.7 | 16.2 | 13.1 | 7.0 | 5.0 | 2.10 | 1.74 | 0.98 | 110 | 1.0 | 80 | 270 | 5 | 17 | 170 | 3.5 |
| 11166 | 肝臓 生 | - | - | 2.5 | - | (0) | (0) | (0) | 2.5 | 0 | 128 | 536 | 72.0 | 20.4 | 16.9 | 3.4 | 1.9 | 0.78 | 0.24 | 0.76 | 250 | 1.7 | 55 | 290 | 5 | 20 | 340 | 13.0 |
| 11167 | じん臓 生 | - | - | Tr | - | (0) | (0) | (0) | 0.0 | 0 | 114 | 477 | 79.0 | 14.1 | 11.1 | 5.8 | 4.0 | 0.86 | 1.74 | 0.80 | 370 | 1.0 | 160 | 200 | 7 | 11 | 220 | 3.7 |
| 11168 | 胃 ゆで | - | - | 0 | - | (0) | (0) | (0) | 0 | 0 | 121 | 506 | 76.8 | 17.4 | (13.9) | 5.1 | 4.1 | 2.02 | 1.74 | 0.48 | 250 | 0.7 | 100 | 150 | 9 | 15 | 140 | 1.5 |
| 11169 | 小腸 ゆで | - | - | 0 | - | (0) | (0) | (0) | 0 | 0 | 171 | 715 | 73.7 | 14.0 | (11.2) | 11.9 | 11.1 | 5.93 | 3.88 | 0.85 | 240 | 1.1 | 13 | 14 | 21 | 13 | 130 | 1.4 |
| 11170 | 大腸 ゆで | - | - | 0 | - | (0) | (0) | (0) | 0 | 0 | 179 | 749 | 74.1 | 11.7 | (9.4) | 13.8 | 12.9 | 6.68 | 4.42 | 1.22 | 210 | 0.4 | 21 | 27 | 15 | 10 | 93 | 1.6 |
| 11171 | 子宮 生 | - | - | 0 | - | (0) | (0) | (0) | 0 | 0 | 70 | 293 | 83.8 | 14.6 | (11.7) | 0.9 | 0.5 | 0.18 | 0.15 | 0.11 | 170 | 0.7 | 130 | 150 | 7 | 8 | 100 | 1.9 |
| 11172 | 豚足 ゆで | 1個 125g | 0.0 | Tr | - | (0) | (0) | (0) | 0.0 | 40 | 230 | 962 | 62.7 | 20.1 | - | 16.8 | 16.3 | 4.99 | 9.21 | 1.35 | 110 | 0.4 | 110 | 50 | 12 | 5 | 32 | 1.4 |

| 無機質 | | | | | | | ビタミン | | | | | | | | | | | | | | | | | | 食塩相当量 | 備考 |
|---|---|---|---|---|---|---|---|---|---|---|---|---|---|---|---|---|---|---|---|---|---|---|---|---|---|---|---|
| 亜鉛 | 銅 | マンガン | ヨウ素 | セレン | クロム | モリブデン | A レチノール | A カロテン α | A カロテン β | A β-クリプトキサンチン | A β-カロテン当量 | A レチノール活性当量 | D | E トコフェロール α | E トコフェロール β | E トコフェロール γ | E トコフェロール δ | K | B₁ | B₂ | ナイアシン | B₆ | B₁₂ | 葉酸 | パントテン酸 | ビオチン | C | | |
| mg | mg | mg | μg | μg | μg | μg | μg | μg | μg | μg | μg | μg | μg | mg | mg | mg | mg | μg | mg | mg | mg | mg | μg | μg | mg | μg | mg | g | |
| 0.7 | 0.03 | 0 | - | - | - | - | 11 | - | - | - | (0) | 11 | 0.2 | 0.6 | 0 | 0.1 | 0 | 1 | 0.21 | 0.04 | 2.2 | 0.09 | 0.3 | 1 | 0.47 | - | 0 | 0.1 | 皮下脂肪及び筋間脂肪 |
| 1.6 | 0.05 | 0.01 | Tr | 22 | 0 | 1 | 6 | - | - | - | 0 | 6 | 0.1 | 0.3 | 0 | Tr | 0 | 2 | 0.77 | 0.13 | 7.1 | 0.35 | 0.3 | 1 | 0.66 | 4.4 | 1 | 0.1 | 皮下脂肪：13.8%、筋間脂肪：10.6% |
| 1.8 | 0.05 | 0.01 | Tr | 24 | 0 | 1 | 5 | - | - | - | 0 | 5 | 0.1 | 0.3 | 0 | Tr | 0 | 3 | 0.86 | 0.14 | 7.9 | 0.39 | 0.3 | 1 | 0.71 | 4.0 | 1 | 0.1 | 筋間脂肪：12.2% |
| 2.0 | 0.05 | 0.01 | Tr | 27 | 0 | 1 | 4 | - | - | - | Tr | 4 | 0.1 | 0.3 | 0 | Tr | 0 | 3 | 0.96 | 0.15 | 8.8 | 0.43 | 0.3 | 1 | 0.77 | 3.6 | 1 | 0.1 | 皮下脂肪及び筋間脂肪を除いたもの |
| 0.3 | 0.02 | 0 | 0 | 7 | 0 | 1 | 14 | - | - | - | (0) | 14 | 0.1 | 0.3 | 0 | 0.1 | 0 | 1 | 0.19 | 0.04 | 2.0 | 0.08 | 0.4 | 1 | 0.31 | 7.1 | 1 | 0 | 皮下脂肪及び筋間脂肪 |
| 1.6 | 0.04 | 0.01 | - | - | - | - | 9 | - | - | - | Tr | 9 | 0.1 | 0.4 | 0 | 0.1 | 0 | 1 | 0.45 | 0.11 | 4.2 | 0.23 | 0.3 | 2 | 0.62 | - | 1 | 0.1 | |
| 2.0 | 0.07 | 0.01 | - | - | - | - | 5 | - | - | - | 0 | 5 | 0.1 | 0.3 | 0 | Tr | 0 | 3 | 0.90 | 0.19 | 7.2 | 0.37 | 0.3 | 1 | 0.92 | - | 1 | 0.1 | 皮下脂肪：11.1%、筋間脂肪：3.2% |
| 2.2 | 0.07 | 0.01 | - | - | - | - | 4 | - | - | - | 0 | 4 | 0.1 | 0.3 | 0 | Tr | 0 | 4 | 0.98 | 0.20 | 7.8 | 0.40 | 0.3 | 1 | 0.99 | - | 1 | 0.1 | 筋間脂肪：3.6% |
| 2.3 | 0.07 | 0.01 | - | - | - | - | 4 | - | - | - | Tr | 4 | 0.1 | 0.3 | 0 | Tr | 0 | 4 | 1.01 | 0.21 | 8.1 | 0.42 | 0.3 | 1 | 1.02 | - | 1 | 0.1 | 皮下脂肪及び筋間脂肪を除いたもの |
| 0.4 | 0.03 | 0.01 | - | - | - | - | 13 | - | - | - | (0) | 13 | 0.1 | 0.3 | 0 | 0.1 | 0 | 1 | 0.23 | 0.04 | 2.0 | 0.08 | 0.3 | 1 | 0.30 | - | 0 | 0 | 皮下脂肪及び筋間脂肪 |
| 2.2 | 0.08 | 0.02 | - | - | - | - | 4 | - | - | - | 0 | 4 | Tr | 0.3 | 0 | Tr | 0 | Tr | 0.70 | 0.18 | 5.7 | 0.34 | 0.3 | 1 | 0.76 | - | 1 | 0.1 | 皮下脂肪：18.4%、筋間脂肪：4.5% |
| 2.6 | 0.09 | 0.02 | - | - | - | - | 3 | - | - | - | 0 | 3 | Tr | 0.3 | 0 | Tr | 0 | Tr | 0.81 | 0.21 | 6.5 | 0.41 | 0.3 | 1 | 0.86 | - | 1 | 0.1 | 筋間脂肪：5.5% |
| 2.7 | 0.09 | 0.02 | - | - | - | - | 3 | - | - | - | Tr | 3 | 0 | 0.3 | 0 | Tr | 0 | 0 | 0.84 | 0.22 | 6.7 | 0.43 | 0.3 | 1 | 0.89 | - | 1 | 0.1 | 皮下脂肪及び筋間脂肪を除いたもの |
| 0.5 | 0.03 | 0 | - | - | - | - | 10 | - | - | - | (0) | 10 | 0.1 | 0.3 | 0 | 0.1 | 0 | 1 | 0.24 | 0.05 | 2.5 | 0.01 | 0.3 | 1 | 0.31 | - | 0 | 0.1 | 皮下脂肪及び筋間脂肪 |
| 2.3 | 0.09 | 0.02 | - | - | - | - | 2 | - | - | - | Tr | 2 | 0 | 0 | 0 | 0 | 0 | 0 | 1.22 | 0.25 | 5.4 | 0.48 | 0.2 | 1 | 0.90 | - | 1 | 0.1 | |
| 2.8 | 0.07 | 0.01 | 1 | 19 | 2 | 1 | 9 | 0 | 0 | 0 | 0 | 9 | 0.4 | 0.5 | 0 | 0 | 0 | 5 | 0.69 | 0.22 | 5.5 | 0.36 | 0.6 | 2 | 1.22 | 3.3 | 1 | 0.1 | |
| 3.7 | 0.09 | 0.03 | 1 | 28 | 2 | 1 | 10 | 0 | 0 | 0 | 0 | 10 | 0.4 | 0.5 | 0 | Tr | 0 | 5 | 0.94 | 0.30 | 8.1 | 0.42 | 0.9 | 1 | 1.61 | 5.0 | 1 | 0.2 | |
| 2.0 | 0.20 | - | - | - | - | - | 7 | - | - | Tr | 7 | 2.0 | 0.3 | 0 | 0 | 0 | Tr | 0.37 | 0.43 | 4.5 | 0.21 | 2.2 | 4 | 1.49 | - | 3 | 0.2 | 別名：たん |
| 1.7 | 0.35 | - | - | - | - | - | 9 | - | - | - | Tr | 9 | 0.7 | 0.4 | 0 | 0 | 0 | 1 | 0.38 | 0.95 | 6.0 | 0.32 | 2.5 | 3 | 2.70 | - | 4 | 0.2 | 別名：はつ |
| 6.9 | 0.99 | - | 1 | 67 | 0 | 120 | 13000 | - | - | - | Tr | 13000 | 1.3 | 0.4 | 0 | 0 | 0 | Tr | 0.34 | 3.60 | 14.0 | 0.57 | 25.2 | 810 | 7.19 | 79.6 | 20 | 0.1 | 別名：レバー |
| 2.4 | 0.41 | - | 2 | 240 | 0 | 72 | 75 | - | - | - | Tr | 75 | 1.7 | 0 | 0 | 0 | 0 | 8 | 0.33 | 1.75 | 6.0 | 0.43 | 15.3 | 130 | 4.36 | 99.5 | 15 | 0.4 | 別名：まめ |
| 2.4 | 0.19 | 0.05 | - | - | - | - | 4 | - | - | - | (0) | 4 | 0.5 | 0.3 | 0 | 0 | 0 | 14 | 0.10 | 0.23 | 2.9 | 0.04 | 0.9 | 31 | 0.59 | - | 5 | 0.3 | 別名：がつ、ぶたみの |
| 2.0 | 0.08 | 0.04 | - | - | - | - | 15 | - | - | - | (0) | 15 | 0.3 | 0.3 | 0 | 0 | 0 | 5 | 0.01 | 0.03 | 0.1 | 0 | 0.4 | 17 | 0.24 | - | 0 | 0 | 別名：ひも |
| 1.8 | 0.12 | 0.03 | - | - | - | - | 8 | - | - | - | (0) | 8 | 0.5 | 0.2 | 0 | 0 | 0 | 26 | 0.03 | 0.07 | 0.1 | 0 | 1.0 | 25 | 0.27 | - | 0 | 0.1 | |
| 1.3 | 0.11 | 0.01 | - | - | - | - | 8 | - | - | - | (0) | 8 | 0.2 | 0.2 | 0 | 0 | 0 | 5 | 0.06 | 0.14 | 2.2 | 0.01 | 3.8 | 8 | 0.38 | - | 11 | 0.3 | 別名：こぶくろ |
| 1.0 | 0.07 | - | - | - | - | - | 6 | - | - | - | (0) | 6 | 1.0 | 0.4 | 0 | 0 | 0 | 1 | 0.05 | 0.12 | 0.7 | 0.02 | 0.4 | 1 | 0.16 | - | 0 | 0.3 | 皮付きのもの 廃棄部位：骨 |

11 肉類

# 11 肉類

| 食品番号 | 食品名 | 常用量 | 糖質量の目安（常用量あたり） | 炭水化物 | 利用可能炭水化物（単糖当量） | 食物繊維 水溶性 | 食物繊維 不溶性 | 食物繊維 総量 | 糖質量の目安（可食部100gあたり） | 廃棄率 | エネルギー kcal | エネルギー kJ | 水分 | たんぱく質 | アミノ酸組成によるたんぱく質 | 脂質 | トリアシルグリセロール当量 | 脂肪酸 飽和 | 脂肪酸 一価不飽和 | 脂肪酸 多価不飽和 | コレステロール mg | 灰分 g | 無機質 ナトリウム | 無機質 カリウム | 無機質 カルシウム | 無機質 マグネシウム | 無機質 リン | 無機質 鉄 |
|---|---|---|---|---|---|---|---|---|---|---|---|---|---|---|---|---|---|---|---|---|---|---|---|---|---|---|---|---|
| (単位) | | | | g | g | g | g | g | g | % | kcal | kJ | g | g | g | g | g | g | g | g | mg | g | mg | mg | mg | mg | mg | mg |
| 11173 | 軟骨　ゆで | - | - | 0 | - | (0) | (0) | (0) | 0.0 | 0 | 231 | 967 | 63.5 | 17.8 | (17.0) | 17.9 | 17.3 | 7.11 | 7.31 | 2.09 | 140 | 0.8 | 120 | 110 | 100 | 13 | 120 | 1.6 |
| | ぶた［ハム類］ | | | | | | | | | | | | | | | | | | | | | | | | | | | |
| 11174 | 骨付きハム | - | - | 0.8 | - | (0) | (0) | (0) | 0.8 | 10 | 219 | 916 | 62.9 | 16.7 | (13.7) | 16.6 | 14.4 | 5.15 | 6.89 | 1.70 | 64 | 3.0 | 970 | 200 | 6 | 19 | 210 | 0.7 |
| 11175 | ボンレスハム | 1枚 10g | 0.2 | 1.8 | - | (0) | (0) | (0) | 1.8 | 0 | 118 | 494 | 72.0 | 18.7 | (15.4) | 4.0 | 3.4 | 1.18 | 1.49 | 0.56 | 49 | 3.5 | 1100 | 260 | 8 | 20 | 340 | 0.7 |
| 11176 | ロースハム | 1枚 20g | 0.3 | 1.3 | - | (0) | (0) | (0) | 1.3 | 0 | 196 | 820 | 65.0 | 16.5 | (13.6) | 13.9 | 12.6 | 4.99 | 5.67 | 1.38 | 40 | 3.3 | 1000 | 260 | 10 | 19 | 340 | 0.5 |
| 11177 | ショルダーハム | - | - | 0.6 | - | (0) | (0) | (0) | 0.6 | 0 | 231 | 967 | 62.7 | 16.1 | (13.5) | 18.2 | 16.2 | 5.91 | 7.40 | 2.21 | 56 | 2.4 | 640 | 290 | 7 | 19 | 270 | 1.0 |
| (11178, ~11180) | プレスハム、チョップド→［プレスハム類］ | | | | | | | | | | | | | | | | | | | | | | | | | | | |
| (11179) | 混合プレス→めんよう | | | | | | | | | | | | | | | | | | | | | | | | | | | |
| 11181 | 生ハム　促成 | 1枚 5g | 0.0 | 0.5 | - | (0) | (0) | (0) | 0.5 | 0 | 247 | 1033 | 55.0 | 24.0 | - | 16.6 | 16.0 | 6.47 | 6.91 | 1.92 | 78 | 3.9 | 1100 | 470 | 6 | 27 | 200 | 0.7 |
| 11182 | 生ハム　長期熟成 | 1枚 5g | 0.0 | 0 | - | (0) | (0) | (0) | 0 | 0 | 268 | 1121 | 49.5 | 25.7 | - | 18.4 | 18.0 | 6.51 | 8.92 | 1.75 | 98 | 6.4 | 2200 | 480 | 11 | 25 | 200 | 1.2 |
| | ぶた［プレスハム類］ | | | | | | | | | | | | | | | | | | | | | | | | | | | |
| 11178 | プレスハム | - | - | 3.9 | - | (0) | (0) | (0) | 3.9 | 0 | 118 | 494 | 73.3 | 15.4 | (12.7) | 4.5 | 3.7 | 1.51 | 1.56 | 0.44 | 43 | 2.9 | 930 | 150 | 8 | 13 | 260 | 1.2 |
| 11180 | チョップドハム | - | - | 12.7 | - | (0) | (0) | (0) | 12.7 | 0 | 135 | 565 | 68.0 | 11.7 | - | 4.2 | 3.6 | 1.14 | 1.56 | 0.78 | 39 | 3.4 | 1000 | 290 | 15 | 17 | 260 | 0.8 |
| | ぶた［ベーコン類］ | | | | | | | | | | | | | | | | | | | | | | | | | | | |
| 11183 | ベーコン | 1枚 20g | 0.1 | 0.3 | - | (0) | (0) | (0) | 0.3 | 0 | 405 | 1695 | 45.0 | 12.9 | (10.3) | 39.1 | 38.1 | 14.81 | 18.00 | 3.57 | 50 | 2.7 | 800 | 210 | 6 | 18 | 230 | 0.6 |
| 11184 | ロースベーコン | - | - | 3.2 | - | (0) | (0) | (0) | 3.2 | 0 | 211 | 883 | 62.5 | 16.8 | - | 14.6 | 12.8 | 4.92 | 5.11 | 2.20 | 50 | 3.0 | 870 | 260 | 6 | 19 | 270 | 0.5 |
| 11185 | ショルダーベーコン | 1枚 10g | 0.3 | 2.5 | - | (0) | (0) | (0) | 2.5 | 0 | 186 | 778 | 65.4 | 17.2 | - | 11.9 | 10.4 | 3.85 | 4.87 | 1.21 | 51 | 3.0 | 940 | 240 | 12 | 17 | 290 | 0.7 |
| | ぶた［ソーセージ類］ | | | | | | | | | | | | | | | | | | | | | | | | | | | |
| 11186 | ウインナーソーセージ | 1本 20g | 0.6 | 3.0 | - | (0) | (0) | (0) | 3.0 | 0 | 321 | 1343 | 53.0 | 13.2 | (10.8) | 28.5 | 27.5 | 10.11 | 12.65 | 3.57 | 57 | 2.3 | 730 | 180 | 7 | 13 | 190 | 0.8 |
| 11187 | セミドライソーセージ | - | - | 2.6 | - | (0) | (0) | (0) | 2.6 | 0 | 339 | 1418 | 49.0 | 15.4 | (13.1) | 29.7 | 28.9 | 11.16 | 12.91 | 3.54 | 80 | 3.3 | 1100 | 250 | 10 | 17 | 220 | 1.9 |
| 11188 | ドライソーセージ | スライス5枚 15g | 0.3 | 2.1 | - | (0) | (0) | (0) | 2.1 | 0 | 497 | 2079 | 24.8 | 25.4 | (21.6) | 43.0 | 40.8 | 16.00 | 18.43 | 4.59 | 97 | 4.7 | 1400 | 370 | 14 | 22 | 240 | 2.5 |
| 11189 | フランクフルトソーセージ | 1本 50g | 3.1 | 6.2 | - | (0) | (0) | (0) | 6.2 | 0 | 298 | 1247 | 54.0 | 12.7 | (10.6) | 24.7 | 24.2 | 8.78 | 11.26 | 3.07 | 59 | 2.4 | 740 | 200 | 12 | 13 | 170 | 0.9 |
| 11190 | ボロニアソーセージ | 1枚 5g | 0.1 | 2.9 | - | (0) | (0) | (0) | 2.9 | 0 | 251 | 1050 | 60.9 | 12.5 | (10.4) | 21.0 | - | 7.70 | 9.51 | 2.39 | 64 | 2.7 | 830 | 180 | 9 | 13 | 210 | 1.0 |
| 11191 | リオナソーセージ | - | - | 3.7 | - | (0) | (0) | (0) | 3.7 | 0 | 192 | 803 | 65.2 | 14.9 | - | 13.1 | 12.4 | 4.55 | 5.43 | 1.83 | 49 | 3.1 | 910 | 200 | 13 | 16 | 240 | 1.0 |
| 11192 | レバーソーセージ | - | - | 1.9 | - | (0) | (0) | (0) | 1.9 | 0 | 368 | 1540 | 47.7 | 14.7 | (12.6) | 33.5 | 24.7 | 9.43 | 10.90 | 3.31 | 86 | 2.2 | 650 | 150 | 16 | 14 | 200 | 3.2 |
| 11193 | 混合ソーセージ | - | - | 4.7 | - | (0) | (0) | (0) | 4.7 | 0 | 270 | 1130 | 58.2 | 11.8 | - | 22.7 | 16.6 | 6.75 | 7.24 | 1.89 | 39 | 2.6 | 850 | 110 | 17 | 13 | 190 | 1.3 |
| 11194 | 生ソーセージ | 1本 25g | 0.2 | 0.8 | - | (0) | (0) | (0) | 0.8 | 0 | 279 | 1167 | 58.6 | 14.0 | (12.0) | 24.4 | 24.0 | 8.91 | 11.18 | 2.86 | 66 | 2.2 | 680 | 200 | 8 | 14 | 140 | 0.9 |
| | ぶた［その他］ | | | | | | | | | | | | | | | | | | | | | | | | | | | |

| 亜鉛 | 銅 | マンガン | ヨウ素 | セレン | クロム | モリブデン | レチノール | カロテン α | カロテン β | β-クリプトキサンチン | β-カロテン当量 | レチノール活性当量 | D | トコフェロール α | トコフェロール β | トコフェロール γ | トコフェロール δ | K | B₁ | B₂ | ナイアシン | B₆ | B₁₂ | 葉酸 | パントテン酸 | ビオチン | C | 食塩相当量 | 備考 |
|---|---|---|---|---|---|---|---|---|---|---|---|---|---|---|---|---|---|---|---|---|---|---|---|---|---|---|---|---|---|
| mg | mg | mg | μg | μg | μg | μg | μg | μg | μg | μg | μg | μg | μg | mg | mg | mg | mg | μg | mg | mg | mg | mg | μg | μg | mg | μg | mg | g | |
| 1.5 | 0.11 | 0.02 | - | - | - | - | 7 | - | - | - | (0) | 7 | 0.5 | 0.1 | 0 | 0 | 0 | 13 | 0.08 | 0.15 | 1.7 | 0.05 | 0.6 | 2 | 0.47 | - | 2 | 0.3 | 別名：ふえがらみ |
| 1.6 | 0.05 | 0.01 | - | - | - | - | 4 | - | - | - | (0) | 4 | 0.5 | 0.2 | Tr | Tr | Tr | 4 | 0.24 | 0.24 | 3.5 | 0.25 | 1.1 | Tr | 0.66 | - | 39 | 2.5 | 廃棄部位：皮及び骨<br>ビタミンC：添加品を含む |
| 1.6 | 0.07 | 0.01 | - | - | - | - | Tr | - | - | - | (0) | (Tr) | 0.6 | 0.2 | 0 | Tr | Tr | 2 | 0.90 | 0.28 | 6.5 | 0.24 | 1.3 | 1 | 0.70 | - | 49 | 2.8 | ビタミンC：添加品を含む |
| 1.1 | 0.07 | - | - | - | - | - | Tr | - | - | - | (0) | (Tr) | 0.6 | 0.3 | 0 | Tr | Tr | 3 | 0.60 | 0.12 | 6.6 | 0.23 | 0.4 | 2 | 0.57 | - | 50 | 2.5 | ビタミンC：添加品を含む |
| 2.0 | 0.09 | 0.02 | - | - | - | - | 4 | - | - | - | (0) | 4 | 0.2 | 0.3 | 0 | 0.1 | Tr | 2 | 0.70 | 0.35 | 5.7 | 0.27 | 1.9 | 2 | 0.92 | - | 55 | 1.6 | ビタミンC：添加品を含む |
| 2.2 | 0.08 | 0.02 | - | - | - | - | 5 | - | - | - | (0) | 5 | 0.3 | 0.3 | 0 | 0.1 | 0 | 7 | 0.92 | 0.18 | 9.9 | 0.43 | 0.4 | 3 | 1.36 | - | 18 | 2.8 | ラックスハムを含む<br>ビタミンC：添加品を含む |
| 3.0 | 0.11 | 0.03 | - | - | - | - | 5 | - | - | - | (0) | 5 | 0.8 | 0.3 | 0 | 0 | 0 | 12 | 0.90 | 0.27 | 7.6 | 0.52 | 0.6 | 2 | 1.81 | - | Tr | 5.6 | プロシュートを含む |
| 1.5 | 0.09 | 0.03 | - | - | - | - | Tr | - | - | - | (0) | (Tr) | 0.3 | 0.3 | 0 | 0.1 | 0.1 | 3 | 0.55 | 0.18 | 3.8 | 0.14 | 1.8 | 3 | 0.50 | - | 43 | 2.4 | ビタミンC：添加品を含む |
| 1.5 | 0.06 | 0.03 | - | - | - | - | Tr | - | - | - | (0) | (Tr) | 0.3 | 0.2 | Tr | 0.6 | 0.2 | 6 | 0.17 | 0.20 | 1.8 | 0.16 | 0.8 | 2 | 0.50 | - | 32 | 2.5 | ビタミンC：添加品を含む |
| 1.8 | 0.08 | - | - | - | - | - | 6 | - | - | - | (0) | 6 | 0.5 | 0.6 | Tr | 0 | 0 | 1 | 0.47 | 0.14 | 3.0 | 0.18 | 0.7 | 1 | 0.64 | - | 35 | 2.0 | ばらを原料とするもの<br>ビタミンC：添加品を含む |
| 1.2 | 0.04 | 0.01 | - | - | - | - | 4 | - | - | - | (0) | 4 | 0.6 | 0.3 | 0 | 0.1 | Tr | 6 | 0.59 | 0.19 | 5.6 | 0.22 | 0.9 | 1 | 0.62 | - | 50 | 2.2 | ビタミンC：添加品を含む |
| 1.6 | 0.07 | 0.02 | - | - | - | - | 4 | - | - | - | (0) | 4 | 0.4 | 0.2 | 0 | Tr | Tr | 2 | 0.58 | 0.34 | 4.0 | 0.18 | 1.0 | 4 | 0.74 | - | 39 | 2.4 | ビタミンC：添加品を含む |
| 1.4 | 0.07 | - | - | - | - | - | Tr | - | - | - | (0) | (Tr) | 0.5 | 0.3 | Tr | 0.1 | 0 | 1 | 0.26 | 0.13 | 3.6 | 0.10 | 1.1 | 1 | 0.72 | - | 10 | 1.9 | ビタミンC：添加品を含む |
| 2.6 | 0.12 | 0.08 | - | - | - | - | 10 | - | - | - | (0) | 10 | 0.6 | 0.8 | 0 | 0.1 | 0 | 11 | 0.24 | 0.18 | 17.4 | 0.20 | 1.3 | 4 | 0.62 | - | 20 | 2.8 | ソフトサラミを含む<br>ビタミンC：添加品を含む |
| 4.0 | 0.12 | 0.09 | - | - | - | - | 5 | - | - | - | (0) | 5 | 0.5 | 1.1 | Tr | Tr | Tr | 11 | 0.19 | 0.31 | 4.7 | 0.24 | 1.6 | 4 | 0.87 | - | 10 | 3.6 | サラミを含む<br>ビタミンC：添加品を含む |
| 1.8 | 0.08 | 0.05 | - | - | - | - | 5 | - | - | - | (0) | 5 | 0.4 | 0.4 | Tr | 0 | 0 | 6 | 0.21 | 0.13 | 2.1 | 0.15 | 0.4 | 2 | 0.61 | - | 10 | 1.9 | ビタミンC：添加品を含む |
| 1.5 | 0.10 | 0.05 | - | - | - | - | 5 | - | - | - | (0) | 5 | 0.3 | 0.4 | Tr | 0.1 | 0 | 5 | 0.20 | 0.13 | 2.4 | 0.15 | 0.4 | 4 | 0.88 | - | 10 | 2.1 | ビタミンC：添加品を含む |
| 1.7 | 0.11 | 0.06 | - | - | - | - | 4 | 0 | 0 | 0 | 0 | 4 | 0.6 | 0.4 | 0 | 0.1 | 0 | 4 | 0.33 | 0.14 | 3.1 | 0.20 | 0.4 | 5 | 0.68 | - | 43 | 2.3 | ビタミンC：添加品を含む |
| 2.2 | 0.14 | 0.16 | - | - | - | - | 2800 | - | - | - | (0) | 2800 | 0.5 | 0.4 | Tr | 0.1 | 0 | 4 | 0.23 | 1.42 | 6.5 | 0.16 | 4.7 | 15 | 1.36 | - | 5 | 1.7 | |
| 1.4 | 0.10 | 0.12 | - | - | - | - | 3 | - | - | - | (0) | 3 | 1.2 | 0.3 | Tr | 0.1 | Tr | 6 | 0.12 | 0.10 | 1.8 | 0.08 | 1.0 | 9 | 0.42 | - | 35 | 2.2 | ビタミンC：添加品を含む |
| 1.7 | 0.08 | 0.06 | - | - | - | - | 12 | - | - | - | (0) | 12 | 0.7 | 0.4 | Tr | 0 | 0 | 4 | 0.51 | 0.14 | 3.3 | 0.25 | 0.4 | 1 | 0.74 | - | 2 | 1.7 | 別名：フレッシュソーセージ |

## 11 肉類

| 食品番号 | 食品名 | 常用量 | 糖質量の目安(常用量あたり) | 炭水化物 | 利用可能炭水化物(単糖当量) | 食物繊維 水溶性 | 食物繊維 不溶性 | 食物繊維 総量 | 糖質量の目安(可食部100gあたり) | 廃棄率 % | エネルギー kcal | エネルギー kJ | 水分 | たんぱく質 | アミノ酸組成によるたんぱく質 | 脂質 | トリアシルグリセロール当量 | 脂肪酸 飽和 | 脂肪酸 一価不飽和 | 脂肪酸 多価不飽和 | コレステロール mg | 灰分 g | 無機質 ナトリウム | 無機質 カリウム | 無機質 カルシウム | 無機質 マグネシウム | リン | 鉄 |
|---|---|---|---|---|---|---|---|---|---|---|---|---|---|---|---|---|---|---|---|---|---|---|---|---|---|---|---|---|
| | | | (──g──) | | | | | | | % | kcal | kJ | (──────────────g──────────────) | | | | | | | | mg | g | (──────mg──────) | | | | | |
| 11195 | 焼き豚 | 1枚 10g | 0.5 | 5.1 | - | (0) | (0) | (0) | 5.1 | 0 | 172 | 720 | 64.3 | 19.4 | - | 8.2 | 7.2 | 2.51 | 3.31 | 1.02 | 46 | 3.0 | 930 | 290 | 9 | 20 | 260 | 0.7 |
| 11196 | レバーペースト | - | - | 3.6 | - | (0) | (0) | (0) | 3.6 | 0 | 378 | 1582 | 45.8 | 12.9 | (12.6) | 34.7 | 33.1 | 12.93 | 14.31 | 4.42 | 130 | 3.0 | 880 | 160 | 27 | 15 | 260 | 7.7 |
| 11197 | スモークレバー | - | - | 2.6 | - | (0) | (0) | (0) | 2.6 | 0 | 198 | 828 | 57.6 | 29.6 | - | 7.7 | 4.5 | 1.86 | 0.80 | 1.65 | 480 | 2.5 | 690 | 280 | 8 | 24 | 380 | 19.8 |
| 11198 | ゼラチン | 大さじ1 10g | 0.0 | 0 | - | (0) | (0) | (0) | 0.0 | 0 | 344 | 1439 | 11.3 | 87.6 | 84.0 | 0.3 | - | - | - | - | 2 | 0.8 | 260 | 8 | 16 | 3 | 7 | 0.7 |
| | めんよう[マトン] | | | | | | | | | | | | | | | | | | | | | | | | | | | |
| 11199 | ロース 脂身つき、生 | - | - | 0.2 | - | (0) | (0) | (0) | 0.2 | 0 | 225 | 942 | 68.2 | 19.8 | 17.6 | 15.0 | 13.4 | 6.80 | 5.52 | 0.50 | 65 | 0.8 | 62 | 330 | 3 | 17 | 180 | 2.7 |
| 11281 | ロース 脂身つき、焼き | - | - | 0.2 | - | (0) | (0) | (0) | 0.2 | 0 | 358 | 1496 | 52.3 | 28.9 | 26.1 | 24.9 | 23.3 | 11.79 | 9.48 | 1.01 | 97 | 0.8 | 69 | 370 | 4 | 20 | 220 | 3.6 |
| 11200 | もも 脂身つき、生 | - | - | 0.1 | - | (0) | (0) | (0) | 0.1 | 0 | 224 | 937 | 65.0 | 18.8 | - | 15.3 | 13.6 | 6.88 | 5.53 | 0.57 | 78 | 1.0 | 37 | 230 | 4 | 21 | 140 | 2.5 |
| | めんよう[ラム] | | | | | | | | | | | | | | | | | | | | | | | | | | | |
| 11201 | かた 脂身つき、生 | - | - | 0.1 | - | (0) | (0) | (0) | 0.1 | 0 | 233 | 975 | 64.8 | 17.1 | - | 17.1 | 15.3 | 7.62 | 6.36 | 0.61 | 80 | 0.9 | 70 | 310 | 4 | 23 | 120 | 2.2 |
| 11202 | ロース 脂身つき、生 | - | - | 0.2 | - | (0) | (0) | (0) | 0.2 | 0 | 310 | 1298 | 56.5 | 15.6 | 13.3 | 25.9 | 23.2 | 11.73 | 9.52 | 0.87 | 66 | 0.8 | 72 | 250 | 10 | 17 | 140 | 1.2 |
| 11282 | ロース 脂身つき、焼き | - | - | 0.2 | - | (0) | (0) | (0) | 0.2 | 0 | 388 | 1623 | 43.5 | 21.8 | 18.6 | 31.4 | 27.2 | 14.26 | 10.53 | 1.18 | 88 | 1.0 | 80 | 290 | 11 | 21 | 160 | 1.7 |
| 11203 | もも 脂身つき、生 | - | - | 0.3 | - | (0) | (0) | (0) | 0.3 | 0 | 198 | 830 | 69.7 | 20.0 | 17.2 | 12.0 | 10.3 | 4.91 | 4.39 | 0.52 | 64 | 1.0 | 59 | 340 | 3 | 22 | 200 | 2.0 |
| 11283 | もも 脂身つき、焼き | - | - | 0.3 | - | (0) | (0) | (0) | 0.3 | 0 | 312 | 1307 | 53.5 | 28.6 | 24.5 | 20.3 | 18.4 | 9.19 | 7.45 | 0.95 | 99 | 1.2 | 64 | 370 | 4 | 24 | 220 | 2.5 |
| 11179 | 混合プレスハム | - | - | 3.0 | - | (0) | (0) | (0) | 3.0 | 0 | 107 | 448 | 75.8 | 14.4 | - | 4.1 | 3.4 | 1.32 | 1.38 | 0.58 | 31 | 2.7 | 880 | 140 | 11 | 12 | 210 | 1.1 |
| | やぎ | | | | | | | | | | | | | | | | | | | | | | | | | | | |
| 11204 | 肉、赤肉、生 | - | - | 0.2 | - | (0) | (0) | (0) | 0.2 | 0 | 107 | 448 | 75.4 | 21.9 | 18.5 | 1.5 | 1.0 | 0.38 | 0.35 | 0.18 | 70 | 1.0 | 45 | 310 | 7 | 25 | 170 | 3.8 |
| | 〈鳥肉類〉 | | | | | | | | | | | | | | | | | | | | | | | | | | | |
| (11205) | あいがも→かも | | | | | | | | | | | | | | | | | | | | | | | | | | | |
| (11206, ~247, ~284) | あひる→かも | | | | | | | | | | | | | | | | | | | | | | | | | | | |
| | うずら | | | | | | | | | | | | | | | | | | | | | | | | | | | |
| 11207 | 肉、皮つき、生 | - | - | 0.1 | - | (0) | (0) | (0) | 0.1 | 0 | 208 | 870 | 65.4 | 20.5 | (17.8) | 12.9 | 11.9 | 2.93 | 3.85 | 4.60 | 120 | 1.1 | 35 | 280 | 15 | 27 | 100 | 2.9 |
| | がちょう | | | | | | | | | | | | | | | | | | | | | | | | | | | |
| 11239 | フォアグラ、ゆで | - | - | 1.5 | - | (0) | (0) | (0) | 1.5 | 0 | 510 | 2134 | 39.7 | 8.3 | (7.0) | 49.9 | 48.5 | 18.31 | 27.44 | 0.61 | 650 | 0.6 | 44 | 130 | 3 | 10 | 150 | 2.7 |
| | かも | | | | | | | | | | | | | | | | | | | | | | | | | | | |
| 11208 | まがも 肉、皮なし、生 | - | - | 0.1 | - | (0) | (0) | (0) | 0.1 | 0 | 128 | 536 | 72.1 | 23.6 | (19.8) | 3.0 | 2.2 | 0.70 | 0.86 | 0.55 | 86 | 1.2 | 72 | 400 | 5 | 27 | 260 | 4.3 |
| 11205 | あいがも 肉、皮つき、生 | - | - | 0.1 | - | (0) | (0) | (0) | 0.1 | 0 | 333 | 1393 | 56.0 | 14.2 | (12.4) | 29.0 | 28.2 | 8.02 | 13.32 | 5.66 | 86 | 0.7 | 62 | 220 | 5 | 16 | 130 | 1.9 |

| 無機質 | | | | | | ビタミン | | | | | | | | | | | | | | | | | 食塩相当量 | 備考 |
|---|---|---|---|---|---|---|---|---|---|---|---|---|---|---|---|---|---|---|---|---|---|---|---|---|---|
| 亜鉛 | 銅 | マンガン | ヨウ素 | セレン | クロム | モリブデン | A | | | | D | E | | | | K | B₁ | B₂ | ナイアシン | B₆ | B₁₂ | 葉酸 | パントテン酸 | ビオチン | C | | |
| | | | | | | | レチノール | カロテン | | β-クリプトキサンチン | βカロテン当量 | レチノール活性当量 | | トコフェロール | | | | | | | | | | | | | |
| | | | | | | | | α | β | | | | | α | β | γ | δ | | | | | | | | | | |
| mg | | | μg | | | | μg | | | | | | | mg | | | | μg | mg | | | mg | | μg | mg | μg | mg | g |
| 1.3 | 0.06 | 0.04 | - | - | - | - | Tr | - | - | - | Tr | Tr | 0.6 | 0.3 | 0 | 0.3 | 0.1 | 6 | 0.85 | 0.20 | 13.5 | 0.20 | 1.2 | 3 | 0.64 | - | 20 | 2.4 | 試料：蒸し焼きしたもの<br>ビタミンC：添加品を含む |
| 2.9 | 0.33 | 0.26 | - | - | - | - | 4300 | - | - | - | Tr | 4300 | 0.3 | 0.4 | Tr | 0.4 | 0.2 | 6 | 0.18 | 1.45 | 6.8 | 0.23 | 7.8 | 140 | 2.35 | - | 3 | 2.2 | |
| 8.7 | 0.92 | 0.30 | - | - | - | - | 17000 | - | - | - | (0) | 17000 | 0.9 | 0.6 | 0 | 0 | 0 | 1 | 0.29 | 5.17 | 17.8 | 0.66 | 24.4 | 310 | 7.28 | - | 10 | 1.8 | |
| 0.1 | 0.01 | 0.03 | - | - | - | - | (0) | - | - | - | (0) | (0) | 0 | 0 | 0 | 0 | 0 | 0 | (0) | (0) | (0) | 0 | 0.2 | 2 | 0.08 | - | (0) | 0.7 | 試料：家庭用 |
| | | | | | | | | | | | | | | | | | | | | | | | | | | | | | 別名：ひつじ<br>試料：ニュージーランド及びオーストラリア産 |
| 2.5 | 0.08 | 0.01 | 1 | 8 | 1 | 1 | 12 | 0 | 0 | 0 | 0 | 12 | 0.7 | 0.7 | 0 | 0 | 0 | 19 | 0.16 | 0.21 | 5.9 | 0.32 | 1.3 | 1 | 0.51 | 1.4 | 1 | 0.2 | |
| 3.9 | 0.11 | 0 | 1 | 7 | 1 | 1 | 14 | 0 | 0 | 0 | 0 | 14 | 0.7 | 1.0 | 0 | 0 | 0 | 22 | 0.16 | 0.26 | 6.2 | 0.37 | 1.5 | Tr | 0.66 | 1.9 | Tr | 0.2 | |
| 3.4 | 0.13 | 0.01 | - | - | - | - | 7 | - | - | - | (0) | 7 | 0.4 | 1.3 | 0 | 0 | 0 | 18 | 0.14 | 0.33 | 4.6 | 0.30 | 1.6 | 1 | 1.12 | - | 1 | 0.1 | |
| 5.0 | 0.13 | - | - | - | - | - | 8 | - | - | - | (0) | 8 | 0.9 | 0.5 | 0 | 0 | 0 | 23 | 0.13 | 0.26 | 4.2 | 0.12 | 2.0 | 2 | 0.94 | - | 1 | 0.2 | 別名：ひつじ<br>試料：ニュージーランド及びオーストラリア産 |
| 2.6 | 0.08 | 0.01 | 1 | 8 | 1 | Tr | 30 | 0 | 0 | 0 | 0 | 30 | 0 | 0.6 | 0 | 0 | 0 | 22 | 0.12 | 0.16 | 4.2 | 0.23 | 1.4 | 1 | 0.64 | 2.0 | 1 | 0.2 | 別名：ひつじ<br>試料：ニュージーランド及びオーストラリア産 |
| 3.3 | 0.11 | 0 | 1 | 5 | 1 | 1 | 37 | 0 | Tr | 0 | Tr | 37 | 0 | 0.6 | 0 | 0 | 0 | 29 | 0.13 | 0.21 | 5.4 | 0.27 | 2.1 | 1 | 0.69 | 2.7 | 1 | 0.2 | 別名：ひつじ<br>試料：ニュージーランド及びオーストラリア産 |
| 3.1 | 0.10 | 0.01 | 1 | 9 | Tr | 1 | 9 | 0 | 0 | 0 | 0 | 9 | 0.1 | 0.4 | 0 | 0 | 0 | 15 | 0.18 | 0.27 | 6.9 | 0.29 | 1.8 | 1 | 0.80 | 2.0 | 1 | 0.2 | 別名：ひつじ<br>試料：ニュージーランド及びオーストラリア産 |
| 4.5 | 0.15 | 0 | 1 | 13 | 1 | 1 | 14 | 0 | Tr | 0 | Tr | 14 | 0 | 0.5 | 0 | 0.1 | 0 | 23 | 0.19 | 0.32 | 7.4 | 0.29 | 2.1 | 4 | 0.84 | 2.5 | Tr | 0.2 | 別名：ひつじ<br>試料：ニュージーランド及びオーストラリア産 |
| 1.7 | 0.06 | 0.04 | - | - | - | - | Tr | - | - | - | (0) | (Tr) | 0.4 | 0 | 0.4 | 0.2 | 0 | 6 | 0.10 | 0.18 | 1.8 | 0.09 | 2.1 | 5 | 0.29 | - | 31 | 2.2 | マトンに、つなぎとして魚肉を混合したもの<br>ビタミンC：添加品を含む |
| 4.7 | 0.11 | 0.02 | - | - | - | - | 3 | - | - | - | 0 | 3 | 0 | 1.0 | 0 | 0 | 0 | 2 | 0.07 | 0.28 | 6.7 | 0.26 | 2.8 | 2 | 0.45 | - | 1 | 0.1 | |
| | | | | | | | | | | | | | | | | | | | | | | | | | | | | | |
| | | | | | | | | | | | | | | | | | | | | | | | | | | | | | |
| | | | | | | | | | | | | | | | | | | | | | | | | | | | | | |
| 0.8 | 0.11 | 0.02 | - | - | - | - | 45 | - | - | - | Tr | 45 | 0.1 | 0.8 | Tr | 0.2 | 0 | 53 | 0.12 | 0.50 | 5.8 | 0.53 | 0.7 | 11 | 1.85 | - | Tr | 0.1 | |
| 1.0 | 1.85 | 0.05 | - | - | - | - | 1000 | - | - | - | (0) | 1000 | 0.9 | 0.3 | 0 | Tr | 0 | 6 | 0.27 | 0.81 | 2.4 | 0.30 | 7.6 | 220 | 4.38 | - | 7 | 0.1 | 試料：調味料無添加品 |
| 1.4 | 0.36 | 0.03 | - | - | - | - | 15 | - | - | - | Tr | 15 | 3.1 | Tr | 0 | 0 | 0 | 14 | 0.40 | 0.69 | 9.3 | 0.61 | 3.5 | 3 | 2.17 | - | 1 | 0.2 | 試料：冷凍品<br>皮下脂肪を除いたもの |
| 1.4 | 0.26 | 0.02 | - | - | - | - | 46 | - | - | - | (0) | 46 | 1.0 | 0.2 | 0 | 0 | 0 | 21 | 0.24 | 0.35 | 3.8 | 0.32 | 1.1 | 2 | 1.67 | - | 1 | 0.2 | 試料：冷凍品 |

11 肉類

# 11 肉類

| 食品番号 | 食品名 | | 常用量 | 糖質量の目安（常用量あたり） | 炭水化物 利用可能炭水化物（単糖当量） | 食物繊維 水溶性 | 食物繊維 不溶性 | 食物繊維 総量 | 糖質量の目安（可食部100gあたり） | 廃棄率 % | エネルギー kcal | エネルギー kJ | 水分 | たんぱく質 | アミノ酸組成によるたんぱく質 | 脂質 | トリアシルグリセロール当量 | 脂肪酸 飽和 | 脂肪酸 一価不飽和 | 脂肪酸 多価不飽和 | コレステロール mg | 灰分 g | 無機質 ナトリウム | 無機質 カリウム | 無機質 カルシウム | 無機質 マグネシウム | 無機質 リン | 無機質 鉄 |
|---|---|---|---|---|---|---|---|---|---|---|---|---|---|---|---|---|---|---|---|---|---|---|---|---|---|---|---|---|
| | | | | (g) | | | | | | % | kcal | kJ | (g) | | | | | | | | mg | g | (mg) | | | | | |
| 11206 | あひる | 肉、皮つき、生 | - | - | 0.1 | - | (0) | (0) | (0) | 0.1 | 0 | 250 | 1044 | 62.7 | 14.9 | 13.0 | 19.8 | 18.2 | 4.94 | 7.81 | 4.67 | 85 | 0.8 | 67 | 250 | 5 | 17 | 160 | 1.6 |
| 11247 | あひる | 肉、皮なし、生 | - | - | 0.2 | - | (0) | (0) | (0) | 0.2 | 0 | 106 | 443 | 77.2 | 20.1 | 16.8 | 2.2 | 1.5 | 0.46 | 0.50 | 0.44 | 88 | 1.1 | 84 | 360 | 5 | 26 | 230 | 2.4 |
| 11284 | あひる | 皮、生 | - | - | 0 | - | (0) | (0) | (0) | 0 | 0 | 462 | 1931 | 41.3 | 7.3 | 7.5 | 45.8 | 42.9 | 11.55 | 18.58 | 10.90 | 79 | 0.3 | 42 | 84 | 5 | 5 | 59 | 0.4 |
| | きじ | | | | | | | | | | | | | | | | | | | | | | | | | | | |
| 11209 | 肉、皮なし、生 | | - | - | 0.1 | - | (0) | (0) | (0) | 0.1 | 0 | 108 | 452 | 75.0 | 23.0 | (19.7) | 1.1 | 0.8 | 0.28 | 0.26 | 0.22 | 73 | 0.8 | 38 | 220 | 8 | 27 | 190 | 1.0 |
| | しちめんちょう | | | | | | | | | | | | | | | | | | | | | | | | | | | |
| 11210 | 肉、皮なし、生 | | - | - | 0.1 | - | (0) | (0) | (0) | 0.1 | 0 | 106 | 444 | 74.6 | 23.5 | 19.4 | 0.7 | 0.4 | 0.15 | 0.13 | 0.15 | 62 | 1.1 | 37 | 190 | 8 | 29 | 140 | 1.1 |
| | すずめ | | | | | | | | | | | | | | | | | | | | | | | | | | | |
| 11211 | 肉、骨・皮つき、生 | | - | - | 0.1 | - | (0) | (0) | (0) | 0.1 | 0 | 132 | 552 | 72.2 | 18.1 | - | 5.9 | 4.6 | 1.84 | 1.53 | 1.01 | 230 | 3.7 | 80 | 160 | 1100 | 42 | 660 | 8.0 |
| | にわとり［成鶏肉］ | | | | | | | | | | | | | | | | | | | | | | | | | | | |
| 11212 | 手羽 | 皮つき、生 | 1本 30g | 0.0 | 0 | - | (0) | (0) | (0) | 0.0 | 40 | 195 | 816 | 66.0 | 23.0 | (20.8) | 10.4 | 9.6 | 2.06 | 4.80 | 2.34 | 140 | 0.6 | 44 | 120 | 16 | 14 | 100 | 1.2 |
| 11213 | むね | 皮つき、生 | 1枚 155g | 0.0 | 0 | - | (0) | (0) | (0) | 0.0 | 0 | 244 | 1021 | 62.6 | 19.5 | (15.5) | 17.2 | 16.5 | 5.19 | 8.20 | 2.37 | 86 | 0.9 | 31 | 190 | 4 | 20 | 120 | 0.3 |
| 11214 | むね | 皮なし、生 | 1枚 125g | 0.0 | 0 | - | (0) | (0) | (0) | 0.0 | 0 | 121 | 506 | 72.8 | 24.4 | (19.7) | 1.9 | 1.5 | 0.40 | 0.62 | 0.42 | 73 | 0.9 | 34 | 210 | 4 | 26 | 150 | 0.4 |
| 11215 | もも | 皮つき、生 | 1枚 250g | 0.0 | 0 | - | (0) | (0) | (0) | 0.0 | 0 | 253 | 1059 | 62.9 | 17.3 | (17.4) | 19.1 | 18.3 | 5.67 | 9.00 | 2.78 | 90 | 0.7 | 42 | 160 | 9 | 16 | 110 | 0.9 |
| 11216 | もも | 皮なし、生 | 1枚 210g | 0.0 | 0 | - | (0) | (0) | (0) | 0.0 | 0 | 138 | 577 | 72.3 | 22.0 | (18.5) | 4.8 | 4.2 | 0.99 | 1.86 | 1.13 | 77 | 0.9 | 50 | 220 | 9 | 21 | 150 | 2.1 |
| 11217 | ささ身 | 生 | 1枚 50g | 0.0 | 0 | - | (0) | (0) | (0) | 0.0 | 5 | 114 | 477 | 73.2 | 24.6 | - | 1.1 | 0.8 | 0.23 | 0.27 | 0.22 | 52 | 1.1 | 40 | 280 | 8 | 21 | 200 | 0.6 |
| | にわとり［若鶏肉］ | | | | | | | | | | | | | | | | | | | | | | | | | | | |
| 11218 | 手羽 | 皮つき、生 | 1本 35g | 0.0 | 0 | - | (0) | (0) | (0) | 0.0 | 35 | 210 | 878 | 68.1 | 17.8 | 16.1 | 14.3 | 13.7 | 3.98 | 7.13 | 1.99 | 110 | 0.8 | 79 | 220 | 14 | 17 | 150 | 0.5 |
| 11285 | 手羽先 | 皮つき、生 | 1本 30g | 0.0 | 0 | - | (0) | (0) | (0) | 0.0 | 40 | 226 | 946 | 67.1 | 17.4 | 15.9 | 16.2 | 15.7 | 4.40 | 8.32 | 2.33 | 120 | 0.8 | 78 | 210 | 20 | 16 | 140 | 0.6 |
| 11286 | 手羽元 | 皮つき、生 | 1本 35g | 0.0 | 0 | - | (0) | (0) | (0) | 0.0 | 30 | 197 | 823 | 68.9 | 18.2 | 16.3 | 12.8 | 12.1 | 3.64 | 6.18 | 1.73 | 100 | 0.8 | 80 | 230 | 10 | 19 | 150 | 0.5 |
| 11219 | むね | 皮つき、生 | 1枚 155g | 0.2 | 0.1 | - | (0) | (0) | (0) | 0.1 | 0 | 145 | 607 | 72.6 | 21.3 | 16.9 | 5.9 | 5.5 | 1.53 | 2.67 | 1.03 | 73 | 1.0 | 42 | 340 | 4 | 27 | 200 | 0.3 |
| 11287 | むね | 皮つき、焼き | 1枚 95g | 0.1 | 0.1 | - | (0) | (0) | (0) | 0.1 | 0 | 233 | 974 | 55.1 | 34.7 | 28.5 | 9.1 | 8.4 | 2.33 | 3.97 | 1.69 | 120 | 1.6 | 65 | 510 | 6 | 40 | 300 | 0.4 |
| 11220 | むね | 皮なし、生 | 1枚 125g | 0.1 | 0.1 | - | (0) | (0) | (0) | 0.1 | 0 | 116 | 487 | 74.6 | 23.3 | 19.2 | 1.9 | 1.6 | 0.45 | 0.74 | 0.37 | 72 | 1.1 | 45 | 370 | 4 | 29 | 220 | 0.3 |
| 11288 | むね | 皮なし、焼き | 1枚 75g | 0.1 | 0.1 | - | (0) | (0) | (0) | 0.1 | 0 | 195 | 815 | 57.6 | 38.8 | 32.5 | 3.3 | 2.8 | 0.78 | 1.22 | 0.65 | 120 | 1.7 | 73 | 570 | 7 | 47 | 340 | 0.5 |
| 11221 | もも | 皮つき、生 | 1枚 250g | 0.0 | 0 | - | (0) | (0) | (0) | 0.0 | 0 | 204 | 853 | 68.5 | 16.6 | 16.7 | 14.2 | 13.5 | 4.37 | 6.71 | 1.85 | 89 | 0.9 | 62 | 290 | 5 | 21 | 170 | 0.6 |
| 11222 | もも | 皮つき、焼き | 1枚 155g | 0.0 | 0 | - | (0) | (0) | (0) | 0.0 | 0 | 241 | 1010 | 58.4 | 26.3 | (26.4) | 13.9 | 12.7 | 4.02 | 6.41 | 1.73 | 130 | 1.2 | 92 | 390 | 6 | 29 | 230 | 0.9 |
| 11223 | もも | 皮つき、ゆで | 1枚 175g | 0.0 | 0 | - | (0) | (0) | (0) | 0.0 | 0 | 237 | 993 | 62.9 | 22.3 | (22.4) | 15.2 | 14.2 | 4.43 | 7.24 | 1.90 | 130 | 0.8 | 47 | 210 | 9 | 23 | 160 | 1.0 |
| 11289 | もも | 皮つき、から揚げ | 1個 30g | 3.8 | 13.3 | 14.3 | 0.2 | 0.6 | 0.8 | 12.5 | 0 | 313 | 1309 | 41.2 | 24.2 | 20.0 | 18.1 | 17.2 | 3.26 | 9.54 | 3.67 | 110 | 3.2 | 990 | 430 | 11 | 32 | 240 | 1.0 |

| 無機質 | | | | | | | ビタミン | | | | | | | | | | | | | | | | | | 食塩相当量 | 備考 |
|---|---|---|---|---|---|---|---|---|---|---|---|---|---|---|---|---|---|---|---|---|---|---|---|---|---|---|
| 亜鉛 | 銅 | マンガン | ヨウ素 | セレン | クロム | モリブデン | A レチノール | カロテン α | β | β-クリプトキサンチン | β-カロテン当量 | レチノール活性当量 | D | E トコフェロール α | β | γ | δ | K | B₁ | B₂ | ナイアシン | B₆ | B₁₂ | 葉酸 | パントテン酸 | ビオチン | C | | |
| (——mg——) | | | (——μg——) | | | | (——————μg——————) | | | | | | | (——————mg——————) | | | | μg | (——————mg——————) | | | | (—μg—) | | mg | μg | mg | g | |
| 1.6 | 0.20 | 0.01 | 7 | 16 | Tr | 2 | 62 | 0 | 0 | - | 0 | 62 | 0.8 | 0.5 | 0 | 0.1 | 0 | 41 | 0.30 | 0.26 | 5.3 | 0.34 | 2.1 | 10 | 1.20 | 4.0 | 2 | 0.2 | 皮及び皮下脂肪：40.4% |
| 2.3 | 0.31 | 0.02 | 11 | 21 | 0 | 2 | 9 | 0 | 0 | - | 0 | 9 | 0.4 | 0.4 | 0 | 0.1 | 0 | 22 | 0.46 | 0.41 | 7.9 | 0.54 | 3.0 | 14 | 1.83 | 5.6 | 3 | 0.2 | 皮下脂肪を除いたもの |
| 0.7 | 0.03 | 0 | 2 | 10 | 1 | 1 | 140 | 0 | 0 | - | 0 | 140 | 1.4 | 0.8 | 0 | 0.2 | 0 | 70 | 0.07 | 0.05 | 1.4 | 0.05 | 0.8 | 5 | 0.27 | 1.5 | 2 | 0.1 | 皮下脂肪を含んだもの |
| | | | | | | | | | | | | | | | | | | | | | | | | | | | | | 試料：冷凍品 |
| 1.0 | 0.10 | 0.03 | - | - | - | - | 7 | - | - | - | Tr | 7 | 0.5 | 0.3 | 0 | 0.2 | 0 | 19 | 0.08 | 0.24 | 8.4 | 0.65 | 1.7 | 12 | 1.07 | - | 1 | 0.1 | 皮下脂肪を除いたもの |
| 0.8 | 0.05 | 0.02 | - | - | - | - | Tr | - | - | - | Tr | Tr | 0.1 | Tr | 0 | 0 | 0 | 18 | 0.07 | 0.24 | 7.0 | 0.72 | 0.6 | 10 | 1.51 | - | 2 | 0.1 | 皮下脂肪を除いたもの |
| | | | | | | | | | | | | | | | | | | | | | | | | | | | | | 試料：冷凍品 |
| 2.7 | 0.41 | 0.12 | - | - | - | - | 15 | - | - | - | Tr | 15 | 0.2 | 0.2 | 0 | 0.1 | 0 | 4 | 0.28 | 0.80 | 2.8 | 0.59 | 5.0 | 16 | 4.56 | - | Tr | 0.2 | くちばし、内臓及び足先を除いたもの |
| 1.7 | 0.05 | 0.01 | - | - | - | - | 60 | - | - | - | Tr | 60 | 0.1 | 0.1 | 0 | 0 | 0 | 70 | 0.04 | 0.11 | 3.3 | 0.20 | 0.7 | 10 | 1.33 | - | 1 | 0.1 | 廃棄部位：骨 |
| 0.7 | 0.05 | 0.01 | - | - | - | - | 72 | - | - | - | Tr | 72 | 0.1 | 0.1 | 0 | 0.1 | 0 | 50 | 0.05 | 0.08 | 7.9 | 0.35 | 0.3 | 5 | 0.97 | - | 1 | 0.1 | 皮及び皮下脂肪：32.8% |
| 0.7 | 0.05 | 0.01 | - | - | - | - | 50 | - | - | - | Tr | 50 | 0 | 0.1 | 0 | 0 | 0 | 20 | 0.06 | 0.10 | 8.4 | 0.47 | 0.2 | 5 | 1.13 | - | 1 | 0.1 | 皮下脂肪を除いたもの |
| 1.7 | 0.07 | 0.01 | - | - | - | - | 47 | - | - | - | Tr | 47 | 0.1 | 0.1 | 0 | 0.1 | 0 | 62 | 0.07 | 0.23 | 3.8 | 0.17 | 0.5 | 6 | 1.57 | - | 1 | 0.1 | 皮及び皮下脂肪：30.6% |
| 2.3 | 0.09 | 0.01 | - | - | - | - | 17 | - | - | - | Tr | 17 | 0 | 0.1 | 0 | 0 | 0 | 38 | 0.10 | 0.31 | 4.1 | 0.22 | 0.6 | 7 | 2.15 | - | 1 | 0.1 | 皮下脂肪を除いたもの |
| 2.4 | 0.09 | - | - | - | - | - | 9 | - | - | - | Tr | 9 | 0 | 0.1 | 0 | 0 | 0 | 18 | 0.09 | 0.12 | 11.0 | 0.66 | 0.1 | 7 | 1.68 | - | Tr | 0.1 | 廃棄部位：すじ |
| 1.2 | 0.02 | 0 | 2 | 14 | 1 | 4 | 47 | 0 | 0 | 0 | 0 | 47 | 0.4 | 0.6 | 0 | 0.1 | 0 | 42 | 0.07 | 0.10 | 6.2 | 0.38 | 0.4 | 10 | 0.87 | 3.1 | 2 | 0.2 | 廃棄部位：骨 手羽先：44.5%、手羽元：55.5% |
| 1.5 | 0.02 | 0 | 1 | 14 | 2 | 4 | 51 | 0 | 0 | 0 | 0 | 51 | 0.6 | 0.6 | 0 | 0.1 | 0 | 45 | 0.07 | 0.09 | 5.4 | 0.30 | 0.5 | 8 | 0.84 | 3.0 | 2 | 0.2 | 廃棄部位：骨 |
| 1.0 | 0.02 | 0 | 2 | 14 | 1 | 4 | 44 | 0 | 0 | 0 | 0 | 44 | 0.3 | 0.5 | 0 | 0.1 | 0 | 39 | 0.08 | 0.10 | 6.9 | 0.45 | 0.3 | 12 | 0.89 | 3.1 | 2 | 0.2 | 廃棄部位：骨 |
| 0.6 | 0.03 | 0.01 | 0 | 17 | 0 | 2 | 18 | 0 | 0 | 0 | 0 | 18 | 0.1 | 0.3 | 0 | Tr | 0 | 23 | 0.09 | 0.10 | 11.2 | 0.57 | 0.2 | 12 | 1.74 | 2.9 | 3 | 0.1 | 皮及び皮下脂肪：9.0% |
| 1.0 | 0.05 | 0.01 | 0 | 28 | 0 | 3 | 27 | 0 | 0 | Tr | Tr | 27 | 0 | 0.1 | 0 | 0 | 0 | 44 | 0.12 | 0.17 | 16.5 | 0.60 | 0.4 | 17 | 2.51 | 5.4 | 2 | 0.1 | |
| 0.7 | 0.02 | 0.02 | 0 | 17 | Tr | 2 | 17 | 0 | 0 | 0 | 0 | 17 | 0 | 0.1 | 0 | Tr | 0 | 16 | 0.10 | 0.11 | 12.1 | 0.64 | 0.3 | 13 | 1.92 | 3.2 | 3 | 0.1 | 皮下脂肪を除いたもの |
| 1.1 | 0.04 | 0.01 | 0 | 29 | 1 | 4 | 14 | 0 | 0 | Tr | 0 | 14 | 0.5 | 0.4 | 0 | 0 | 0 | 29 | 0.14 | 0.18 | 18.4 | 0.66 | 0.3 | 18 | 2.58 | 5.3 | 4 | 0.2 | 皮下脂肪を除いたもの |
| 1.6 | 0.04 | 0.01 | Tr | 17 | 0 | 2 | 40 | - | - | - | 0 | 40 | 0.4 | 0.7 | 0 | 0.1 | 0 | 29 | 0.10 | 0.15 | 4.8 | 0.25 | 0.2 | 13 | 0.81 | 3.5 | 3 | 0.2 | 皮及び皮下脂肪：21.2% |
| 2.5 | 0.05 | 0.01 | Tr | 29 | 0 | 3 | 25 | - | - | - | 0 | 25 | 0.4 | 0.2 | 0 | 0.1 | 0 | 34 | 0.14 | 0.24 | 6.8 | 0.28 | 0.5 | 8 | 1.20 | 5.6 | 2 | 0.2 | |
| 2.0 | 0.07 | 0.02 | 0 | 3 | 0 | 0 | 47 | - | - | - | 0 | 47 | 0.2 | 0.2 | 0 | 0.1 | 0 | 47 | 0.07 | 0.21 | 4.6 | 0.22 | 0.3 | 7 | 1.06 | 0.2 | 2 | 0.1 | |
| 2.1 | 0.07 | 0.17 | Tr | 25 | 1 | 6 | 28 | - | 5 | 3 | 6 | 28 | 0.2 | 2.5 | Tr | 3.6 | 0.1 | 45 | 0.12 | 0.23 | 6.0 | 0.21 | 0.3 | 23 | 1.19 | 4.8 | 2 | 2.5 | |

11 肉類

## 11 肉類

| 食品番号 | 食品名 | 常用量 | 糖質量の目安(常用量あたり) | 炭水化物 | 利用可能炭水化物(単糖当量) | 食物繊維 水溶性 | 食物繊維 不溶性 | 食物繊維 総量 | 糖質量の目安(可食部100gあたり) | 廃棄率 | エネルギー kcal | エネルギー kJ | 水分 | たんぱく質 | アミノ酸組成によるたんぱく質 | 脂質 | トリアシルグリセロール当量 | 脂肪酸 飽和 | 脂肪酸 一価不飽和 | 脂肪酸 多価不飽和 | コレステロール | 灰分 | ナトリウム | カリウム | カルシウム | マグネシウム | リン | 鉄 |
|---|---|---|---|---|---|---|---|---|---|---|---|---|---|---|---|---|---|---|---|---|---|---|---|---|---|---|---|---|
| (単位) | | | g | g | g | g | g | g | g | % | kcal | kJ | g | g | g | g | g | g | g | g | mg | g | mg | mg | mg | mg | mg | mg |
| 11224 | もも 皮なし、生 | 1枚 210g | 0.0 | 0 | - | (0) | (0) | (0) | 0.0 | 0 | 127 | 532 | 76.1 | 19.0 | 16.0 | 5.0 | 4.3 | 1.38 | 2.06 | 0.71 | 87 | 1.0 | 69 | 320 | 5 | 24 | 190 | 0.6 |
| 11225 | もも 皮なし、焼き | 1枚 150g | 0.0 | 0 | - | (0) | (0) | (0) | 0.0 | 0 | 161 | 673 | 68.1 | 25.5 | (21.5) | 5.7 | 4.5 | 1.41 | 2.14 | 0.75 | 120 | 1.2 | 81 | 380 | 7 | 29 | 220 | 0.9 |
| 11226 | もも 皮なし、ゆで | 1枚 145g | 0.0 | 0 | - | (0) | (0) | (0) | 0.0 | 0 | 155 | 647 | 69.1 | 25.1 | (21.1) | 5.2 | 4.2 | 1.36 | 1.98 | 0.69 | 120 | 0.9 | 56 | 260 | 10 | 25 | 190 | 0.8 |
| 11290 | もも 皮なし、から揚げ | 1個 30g | 3.5 | 12.7 | 14.7 | 0.2 | 0.7 | 0.9 | 11.8 | 0 | 255 | 1068 | 47.1 | 25.4 | 20.4 | 11.4 | 10.5 | 1.62 | 5.89 | 2.58 | 100 | 3.4 | 1100 | 440 | 12 | 34 | 250 | 1.0 |
| 11227 | ささ身 生 | 1枚 50g | 0.0 | 0 | - | (0) | (0) | (0) | 0.0 | 5 | 105 | 439 | 75.0 | 23.0 | - | 0.8 | 0.5 | 0.17 | 0.20 | 0.13 | 67 | 1.2 | 33 | 420 | 3 | 31 | 220 | 0.2 |
| 11228 | ささ身 焼き | 1枚 40g | 0.0 | 0 | - | (0) | (0) | (0) | 0.0 | 0 | 127 | 531 | 70.1 | 27.3 | - | 1.3 | 0.8 | 0.26 | 0.31 | 0.16 | 76 | 1.3 | 38 | 480 | 4 | 36 | 260 | 0.3 |
| 11229 | ささ身 ゆで | 1枚 40g | 0.0 | 0 | - | (0) | (0) | (0) | 0.0 | 0 | 125 | 523 | 70.6 | 27.3 | - | 1.0 | 0.6 | 0.20 | 0.23 | 0.11 | 75 | 1.1 | 29 | 350 | 4 | 32 | 220 | 0.3 |
| | にわとり[ひき肉] | | | | | | | | | | | | | | | | | | | | | | | | | | | |
| 11230 | 生 | | - | - | 0 | - | (0) | (0) | 0.0 | 0 | 186 | 780 | 70.2 | 17.5 | 14.3 | 12.0 | 11.0 | 3.28 | 5.31 | 1.90 | 80 | 0.8 | 55 | 250 | 8 | 24 | 110 | 0.8 |
| 11291 | 焼き | | - | - | 0 | - | (0) | (0) | 0.0 | 0 | 255 | 1067 | 57.1 | 27.5 | 22.6 | 14.8 | 13.7 | 4.17 | 6.64 | 2.29 | 120 | 1.3 | 85 | 400 | 19 | 37 | 170 | 1.4 |
| | にわとり[副生物] | | | | | | | | | | | | | | | | | | | | | | | | | | | |
| 11231 | 心臓 生 | | - | - | Tr | - | (0) | (0) | 0.0 | 0 | 207 | 866 | 69.0 | 14.5 | 12.0 | 15.5 | 13.2 | 3.86 | 6.46 | 2.27 | 160 | 1.0 | 85 | 240 | 5 | 15 | 170 | 5.1 |
| 11232 | 肝臓 生 | | - | - | 0.6 | - | (0) | (0) | 0.6 | 0 | 111 | 464 | 75.7 | 18.9 | 15.7 | 3.1 | 1.9 | 0.72 | 0.44 | 0.63 | 370 | 1.7 | 85 | 330 | 5 | 19 | 300 | 9.0 |
| 11233 | 筋胃 生 | | - | - | Tr | - | (0) | (0) | 0.0 | 0 | 94 | 393 | 79.0 | 18.3 | 15.1 | 1.8 | 1.2 | 0.40 | 0.49 | 0.24 | 200 | 0.9 | 55 | 230 | 7 | 14 | 140 | 2.5 |
| 11234 | 皮 むね、生 | 1枚分 30g | 0.0 | 0 | - | (0) | (0) | (0) | 0.0 | 0 | 492 | 2058 | 41.5 | 9.4 | 6.6 | 48.1 | 46.7 | 14.85 | 23.50 | 6.31 | 110 | 0.4 | 23 | 140 | 3 | 8 | 63 | 0.3 |
| 11235 | 皮 もも、生 | 1枚分 40g | 0.0 | 0 | - | (0) | (0) | (0) | 0.0 | 0 | 513 | 2146 | 41.6 | 6.6 | 5.1 | 51.6 | 50.3 | 16.30 | 25.23 | 6.54 | 120 | 0.2 | 23 | 33 | 6 | 6 | 34 | 0.3 |
| 11236 | 軟骨 生 | | - | - | 0.4 | - | (0) | (0) | 0.4 | 0 | 54 | 226 | 85.0 | 12.5 | - | 0.4 | 0.1 | 0.09 | 0.12 | 0.03 | 29 | 1.7 | 390 | 170 | 47 | 15 | 78 | 0.3 |
| | にわとり[その他] | | | | | | | | | | | | | | | | | | | | | | | | | | | |
| 11237 | 焼き鳥缶詰 | 1缶 85g | 7.0 | 8.2 | - | (0) | (0) | (0) | 8.2 | 0 | 177 | 741 | 62.8 | 18.4 | - | 7.8 | 7.6 | 2.08 | 3.46 | 1.70 | 76 | 2.8 | 850 | 200 | 12 | 21 | 75 | 2.9 |
| 11292 | チキンナゲット | 1個 30g | 4.1 | 14.9 | 13.9 | 0.3 | 1.0 | 1.2 | 13.7 | 0 | 194 | 810 | 53.7 | 15.5 | 12.8 | 13.7 | 12.3 | 3.28 | 6.20 | 2.26 | 45 | 2.3 | 630 | 260 | 48 | 24 | 220 | 0.6 |
| 11293 | つくね | 1個 30g | 2.2 | 9.3 | 11.5 | 0.8 | 1.1 | 1.9 | 7.4 | 0 | 226 | 947 | 57.9 | 15.2 | 13.2 | 15.2 | 14.8 | 3.98 | 7.12 | 3.00 | 85 | 2.4 | 720 | 260 | 33 | 25 | 170 | 1.1 |
| | はと | | | | | | | | | | | | | | | | | | | | | | | | | | | |
| 11238 | 肉、皮なし、生 | | - | - | 0.3 | - | (0) | (0) | 0.3 | 0 | 141 | 590 | 71.5 | 21.8 | (19.0) | 5.1 | 4.4 | 1.23 | 1.90 | 1.09 | 160 | 1.3 | 88 | 380 | 3 | 28 | 260 | 4.4 |
| (11239) | フォアグラ→がちょう | | | | | | | | | | | | | | | | | | | | | | | | | | | |
| | ほろほろちょう | | | | | | | | | | | | | | | | | | | | | | | | | | | |
| 11240 | 肉、皮なし、生 | | - | - | 0.2 | - | (0) | (0) | 0.2 | 0 | 105 | 439 | 75.2 | 22.5 | 19.0 | 1.0 | 0.7 | 0.21 | 0.18 | 0.26 | 75 | 1.1 | 67 | 350 | 6 | 27 | 230 | 1.1 |
| | 〈その他〉 | | | | | | | | | | | | | | | | | | | | | | | | | | | |
| | いなご | | | | | | | | | | | | | | | | | | | | | | | | | | | |

| 無機質 | | | | | | ビタミン | | | | | | | | | | | | | | | | | | 食塩相当量 | 備考 |
|---|---|---|---|---|---|---|---|---|---|---|---|---|---|---|---|---|---|---|---|---|---|---|---|---|---|
| 亜鉛 | 銅 | マンガン | ヨウ素 | セレン | クロム | モリブデン | レチノール | カロテン α | カロテン β | β-クリプトキサンチン | β-カロテン当量 | レチノール活性当量 | D | トコフェロール α | トコフェロール β | トコフェロール γ | トコフェロール δ | K | B₁ | B₂ | ナイアシン | B₆ | B₁₂ | 葉酸 | パントテン酸 | ビオチン | C | | |
| mg | | | μg | | | | μg | | | | | | | mg | | | | μg | mg | | | | | μg | mg | μg | mg | g | |
| 1.8 | 0.04 | 0.01 | 0 | 19 | 0 | 2 | 16 | - | 0 | - | - | 16 | 0.2 | 0.6 | 0 | 0.1 | 0 | 23 | 0.12 | 0.19 | 5.5 | 0.31 | 0.3 | 10 | 1.06 | 3.6 | 3 | 0.2 | 皮下脂肪を除いたもの |
| 2.6 | 0.06 | 0.01 | - | - | - | - | 13 | - | - | - | - | 13 | 0 | 0.3 | 0 | Tr | 0 | 29 | 0.14 | 0.23 | 6.7 | 0.37 | 0.4 | 10 | 1.33 | - | 3 | 0.2 | 皮下脂肪を除いたもの |
| 2.2 | 0.05 | 0.01 | - | - | - | - | 14 | - | - | - | - | 14 | 0 | 0.3 | 0 | Tr | 0 | 25 | 0.12 | 0.18 | 5.3 | 0.36 | 0.3 | 8 | 0.99 | - | 2 | 0.1 | 皮下脂肪を除いたもの |
| 2.3 | 0.07 | 0.18 | Tr | 25 | 1 | 6 | 16 | - | 5 | 4 | 7 | 16 | 0.2 | 2.2 | Tr | 3.0 | 0.1 | 33 | 0.15 | 0.25 | 6.8 | 0.23 | 0.4 | 22 | 1.11 | 5.6 | 2 | 2.7 | 皮下脂肪を除いたもの |
| 0.6 | 0.03 | 0.01 | 0 | 22 | 0 | 6 | 5 | - | - | - | Tr | 5 | 0.2 | 0 | 0 | 0.1 | 0 | 14 | 0.09 | 0.11 | 11.8 | 0.60 | 0.1 | 10 | 3.08 | 3.0 | 2 | 0.1 | 廃棄部位：すじ |
| 0.7 | 0.03 | 0.02 | - | - | - | - | 4 | - | - | - | Tr | 4 | 0 | Tr | 0 | 0 | 0 | 11 | 0.10 | 0.14 | 15.5 | 0.52 | 0.2 | 8 | 3.16 | - | 2 | 0.1 | |
| 0.7 | 0.03 | 0.01 | - | - | - | - | 3 | - | - | - | Tr | 3 | 0 | Tr | 0 | 0 | 0 | 9 | 0.09 | 0.12 | 10.5 | 0.58 | 0.1 | 7 | 2.46 | - | 1 | 0.1 | |
| 1.1 | 0.04 | 0.01 | 2 | 17 | 1 | 2 | 37 | 0 | 0 | 0 | 0 | 37 | 0.1 | 0.9 | 0 | 0.1 | 0 | 26 | 0.09 | 0.17 | 5.9 | 0.52 | 0.3 | 10 | 1.40 | 3.3 | 1 | 0.1 | |
| 1.8 | 0.05 | 0.02 | 5 | 27 | 2 | 4 | 47 | 0 | 0 | 0 | 0 | 47 | 0.2 | 1.3 | 0 | 0.1 | 0 | 41 | 0.14 | 0.26 | 9.3 | 0.61 | 0.4 | 13 | 2.00 | 5.5 | 1 | 0.2 | |
| 2.3 | 0.32 | - | - | - | - | - | 700 | - | - | - | Tr | 700 | 0.4 | 1.0 | 0 | 0.3 | 0 | 51 | 0.22 | 1.10 | 6.0 | 0.21 | 1.7 | 43 | 4.41 | - | 5 | 0.2 | 別名：はつ |
| 3.3 | 0.32 | 0.33 | 1 | 60 | 1 | 82 | 14000 | - | - | - | 30 | 14000 | 0.2 | 0.4 | 0 | 0.1 | 0 | 14 | 0.38 | 1.80 | 4.5 | 0.65 | 44.4 | 1300 | 10.10 | 232.4 | 20 | 0.2 | 別名：レバー |
| 2.8 | 0.10 | - | - | - | - | - | 4 | - | - | - | Tr | 4 | 0 | 0.3 | 0 | 0 | 0 | 28 | 0.06 | 0.26 | 3.9 | 0.04 | 1.7 | 36 | 1.30 | - | 5 | 0.1 | 別名：砂ぎも |
| 0.5 | 0.05 | 0.01 | - | - | - | - | 120 | 0 | 0 | 0 | 0 | 120 | 0.3 | 0.2 | 0 | 0.2 | 0 | 110 | 0.02 | 0.05 | 6.7 | 0.11 | 0.4 | 3 | 0.64 | - | 1 | 0.1 | 皮下脂肪を含んだもの |
| 0.4 | 0.02 | 0.01 | 1 | 9 | 3 | 1 | 120 | - | - | - | Tr | 120 | 0.3 | 0.2 | 0 | 0.1 | 0 | 120 | 0.01 | 0.05 | 3.0 | 0.04 | 0.3 | 2 | 0.25 | 2.9 | 1 | 0.1 | 皮下脂肪を含んだもの |
| 0.3 | 0.03 | 0.02 | - | - | - | - | 1 | - | - | - | (0) | 1 | 0 | Tr | 0 | 0 | 0 | 5 | 0.03 | 0.03 | 3.6 | 0.03 | 0.1 | 5 | 0.64 | - | 3 | 1.0 | 別名：やげん |
| 1.6 | 0.08 | 0.07 | - | - | - | - | 60 | - | - | - | (0) | 60 | 0 | 0.3 | 0 | 0 | 0 | 21 | 0.01 | 0.18 | 3.1 | 0.08 | 0.4 | 7 | 0.65 | - | (0) | 2.2 | 汁を含んだもの |
| 0.6 | 0.04 | 0.13 | 4 | 13 | 3 | 7 | 16 | 1 | 98 | 8 | 100 | 24 | 0.2 | 2.9 | Tr | 1.6 | 0.2 | 27 | 0.08 | 0.09 | 6.6 | 0.28 | 0.1 | 13 | 0.87 | 2.8 | 1 | 1.6 | 有機酸：0.4g |
| 1.4 | 0.07 | 0.21 | 38 | 16 | 4 | 12 | 38 | 0 | 5 | 2 | 6 | 38 | 0.4 | 1.0 | 0 | 0.5 | 0.1 | 47 | 0.11 | 0.18 | 3.8 | 0.16 | 0.3 | 18 | 0.74 | 5.5 | 0 | 1.8 | |
| | | | | | | | | | | | | | | | | | | | | | | | | | | | | | 試料：冷凍品 |
| 0.6 | 0.17 | 0.04 | - | - | - | - | 16 | - | - | - | Tr | 16 | 0 | 0 | 0 | 0 | 0 | 5 | 0.32 | 1.89 | 9.9 | 0.53 | 2.0 | 2 | 4.48 | - | 3 | 0.2 | |
| | | | | | | | | | | | | | | | | | | | | | | | | | | | | | 試料：冷凍品 |
| 1.2 | 0.10 | 0.02 | - | - | - | - | 9 | - | - | - | 0 | 9 | 0.4 | 0 | 0 | 0.1 | 0 | 32 | 0.16 | 0.20 | 8.2 | 0.57 | 0.5 | 2 | 1.13 | - | 3 | 0.2 | 皮下脂肪を除いたもの |

11 肉類

## 11 肉類

| 食品番号 | 食品名 | 常用量 | 糖質量の目安（常用量あたり） | 炭水化物 | 利用可能炭水化物（単糖当量） | 食物繊維 水溶性 | 食物繊維 不溶性 | 食物繊維 総量 | 糖質量の目安（可食部100gあたり） | 廃棄率 | エネルギー kcal | エネルギー kJ | 水分 | たんぱく質 | アミノ酸組成によるたんぱく質 | 脂質 | トリアシルグリセロール当量 | 脂肪酸 飽和 | 脂肪酸 一価不飽和 | 脂肪酸 多価不飽和 | コレステロール mg | 灰分 g | ナトリウム | カリウム | カルシウム | マグネシウム | リン | 鉄 |
|---|---|---|---|---|---|---|---|---|---|---|---|---|---|---|---|---|---|---|---|---|---|---|---|---|---|---|---|---|
| | （単位） | | | g | | | | | | % | kcal | kJ | | | | g | | | | | mg | g | | | mg | | | |
| 11241 | つくだ煮 | - | - | 32.3 | - | (0) | (0) | (0) | 32.3 | 0 | 247 | 1033 | 33.7 | 26.3 | - | 1.4 | 0.6 | 0.11 | 0.12 | 0.32 | 77 | 6.3 | 1900 | 260 | 28 | 32 | 180 | 4.7 |
| | かえる | | | | | | | | | | | | | | | | | | | | | | | | | | | |
| 11242 | 肉、生 | - | - | 0.3 | - | (0) | (0) | (0) | 0.3 | 0 | 99 | 414 | 76.3 | 22.3 | - | 0.4 | 0.2 | 0.07 | 0.06 | 0.09 | 43 | 0.7 | 33 | 230 | 9 | 23 | 140 | 0.4 |
| | すっぽん | | | | | | | | | | | | | | | | | | | | | | | | | | | |
| 11243 | 肉、生 | - | - | 0.5 | - | (0) | (0) | (0) | 0.5 | 0 | 197 | 824 | 69.1 | 16.4 | - | 13.4 | 12.0 | 2.66 | 5.43 | 3.36 | 95 | 0.6 | 69 | 150 | 18 | 10 | 88 | 0.9 |
| | はち | | | | | | | | | | | | | | | | | | | | | | | | | | | |
| 11244 | はちの子缶詰 | - | - | 30.2 | - | (0) | (0) | (0) | 30.2 | 0 | 250 | 1046 | 44.3 | 16.2 | - | 7.2 | 6.8 | 2.45 | 2.61 | 1.39 | 55 | 2.1 | 680 | 110 | 11 | 24 | 110 | 3.0 |

| 無機質 | | | | | | | ビタミン | | | | | | | | | | | | | | | | | 食塩相当量 | 備考 |
|---|---|---|---|---|---|---|---|---|---|---|---|---|---|---|---|---|---|---|---|---|---|---|---|---|---|
| 亜鉛 | 銅 | マンガン | ヨウ素 | セレン | クロム | モリブデン | A | | | | | D | E | | | | K | B₁ | B₂ | ナイアシン | B₆ | B₁₂ | 葉酸 | パントテン酸 | ビオチン | C | | |
| | | | | | | | レチノール | カロテン | | β-クリプトキサンチン | β-カロテン当量 | レチノール活性当量 | | トコフェロール | | | | | | | | | | | | | | |
| | | | | | | | | α | β | | | | | α | β | γ | δ | | | | | | | | | | | | |
| (←mg→) | | | (←μg→) | | | | (←μg→) | | | | | | | (←mg→) | | | | μg | (←mg→) | | | | (←μg→) | mg | μg | mg | g | | |
| 3.2 | 0.77 | 1.21 | - | - | - | - | Tr | - | - | - | 900 | 75 | 0.3 | 2.8 | Tr | 0.2 | 0 | 7 | 0.06 | 1.00 | 1.7 | 0.12 | 0.1 | 54 | 0.43 | - | (0) | 4.8 | |
| | | | | | | | | | | | | | | | | | | | | | | | | | | | | | 試料：うしがえる、冷凍品 |
| 1.2 | 0.05 | 0.01 | - | - | - | - | 0 | - | - | (0) | (0) | 0.9 | 0.1 | 0 | 0 | 0 | 1 | 0.04 | 0.13 | 4.1 | 0.22 | 0.9 | 4 | 0.18 | - | 0 | 0.1 | | |
| 1.6 | 0.04 | 0.02 | - | - | - | - | 94 | - | - | Tr | 94 | 3.6 | 1.0 | 0 | 0.2 | - | 5 | 0.91 | 0.41 | 3.0 | 0.11 | 1.2 | 16 | 0.20 | - | 1 | 0.2 | 甲殻、頭部、脚、内臓、皮等を除いたもの | |
| 1.7 | 0.36 | 0.76 | - | - | - | - | 0 | - | - | - | 500 | 42 | 0 | 1.0 | 0 | 0.8 | 0.2 | 4 | 0.17 | 1.22 | 3.8 | 0.04 | 0.1 | 28 | 0.52 | - | (0) | 1.7 | 原材料：主として地ばち（くろすずめばち）の幼虫 |

11 肉類

## 12 卵類

| 食品番号 | 食品名 | 常用量 | 糖質量の目安(常用量あたり) | 炭水化物 | 利用可能炭水化物(単糖当量) | 食物繊維 水溶性 | 食物繊維 不溶性 | 食物繊維 総量 | 糖質量の目安(可食部100gあたり) | 廃棄率 % | エネルギー kcal | エネルギー kJ | 水分 | たんぱく質 | アミノ酸組成によるたんぱく質 | 脂質 | トリアシルグリセロール当量 | 脂肪酸 飽和 | 脂肪酸 一価不飽和 | 脂肪酸 多価不飽和 | コレステロール mg | 灰分 g | ナトリウム | カリウム | カルシウム | マグネシウム | リン | 鉄 |
|---|---|---|---|---|---|---|---|---|---|---|---|---|---|---|---|---|---|---|---|---|---|---|---|---|---|---|---|---|
| | **あひる卵** | | | | | | | | | | | | | | | | | | | | | | | | | | | |
| 12020 | ピータン | 1個 70g | 0.0 | 0 | - | (0) | (0) | (0) | 0.0 | 45 | 214 | 895 | 66.7 | 13.7 | - | 16.5 | 13.5 | 3.06 | 8.19 | 1.64 | 680 | 3.1 | 780 | 65 | 90 | 6 | 230 | 3.0 |
| | **うこっけい卵** | | | | | | | | | | | | | | | | | | | | | | | | | | | |
| 12001 | 全卵、生 | 1個 55g | 0.2 | 0.4 | (0.2) | (0) | (0) | (0) | 0.4 | 15 | 176 | 736 | 73.7 | 12.0 | (10.7) | 13.0 | 10.5 | 3.60 | 4.54 | 1.92 | 550 | 0.9 | 140 | 150 | 53 | 11 | 220 | 2.2 |
| | **うずら卵** | | | | | | | | | | | | | | | | | | | | | | | | | | | |
| 12002 | 全卵、生 | 1個 10g | 0.0 | 0.3 | (0.3) | (0) | (0) | (0) | 0.3 | 15 | 179 | 749 | 72.9 | 12.6 | 11.1 | 13.1 | 10.7 | 3.87 | 4.73 | 1.61 | 470 | 1.1 | 130 | 150 | 60 | 11 | 220 | 3.1 |
| 12003 | 水煮缶詰 | 1個 10g | 0.1 | 0.6 | (0.2) | (0) | (0) | (0) | 0.6 | 0 | 182 | 761 | 73.3 | 11.0 | (9.7) | 14.1 | 11.9 | 4.24 | 5.36 | 1.79 | 490 | 1.0 | 210 | 28 | 47 | 8 | 160 | 2.8 |
| | **鶏卵** | | | | | | | | | | | | | | | | | | | | | | | | | | | |
| 12004 | 全卵 生 | 1個 50g | 0.2 | 0.3 | 0.3 | (0) | (0) | (0) | 0.3 | 15 | 151 | 632 | 76.1 | 12.3 | 10.6 | 10.3 | (8.6) | (2.84) | (3.69) | (1.66) | 420 | 1.0 | 140 | 130 | 51 | 11 | 180 | 1.8 |
| 12005 | 全卵 ゆで | 1個 50g | 0.2 | 0.3 | (0.3) | (0) | (0) | (0) | 0.3 | 0 | 151 | 632 | 75.8 | 12.9 | (11.1) | 10.0 | (8.2) | (2.70) | (3.55) | (1.63) | 420 | 1.0 | 130 | 130 | 51 | 11 | 180 | 1.8 |
| 12006 | 全卵 ポーチドエッグ | 1個 45g | 0.1 | 0.2 | (0.3) | (0) | (0) | (0) | 0.2 | 0 | 164 | 686 | 74.9 | 12.3 | (10.6) | 11.7 | 9.7 | 3.21 | 4.17 | 1.86 | 420 | 0.9 | 110 | 100 | 55 | 11 | 200 | 2.2 |
| 12007 | 全卵 水煮缶詰 | - | - | Tr | (0.2) | (0) | (0) | (0) | 0.0 | 0 | 146 | 611 | 77.5 | 10.8 | (9.3) | 10.6 | 9.1 | 2.97 | 4.06 | 1.68 | 400 | 1.1 | 310 | 25 | 40 | 8 | 150 | 1.7 |
| 12008 | 全卵 加糖全卵 | - | - | 20.7 | (22.5) | (0) | (0) | (0) | 20.7 | 0 | 217 | 908 | 58.2 | 9.8 | (8.4) | 10.6 | 8.9 | 2.96 | 4.17 | 1.40 | 330 | 0.7 | 100 | 95 | 44 | 10 | 160 | 1.5 |
| 12009 | 全卵 乾燥全卵 | - | - | 0.2 | (0.3) | (0) | (0) | (0) | 0.2 | 0 | 608 | 2544 | 4.5 | 49.1 | (42.3) | 42.0 | (35.3) | (12.29) | (15.32) | (6.12) | 1500 | 4.2 | 490 | 560 | 210 | 35 | 700 | 3.0 |
| 12010 | 卵黄 生 | 1個分 15g | 0.0 | 0.1 | 0.1 | (0) | (0) | (0) | 0.1 | 0 | 387 | 1619 | 48.2 | 16.5 | 13.5 | 33.5 | 27.8 | 9.22 | 11.99 | 5.39 | 1400 | 1.7 | 48 | 87 | 150 | 12 | 570 | 6.0 |
| 12011 | 卵黄 ゆで | 1個分 15g | 0.0 | 0.2 | (0.1) | (0) | (0) | (0) | 0.2 | 0 | 386 | 1615 | 48.0 | 16.7 | (13.7) | 33.3 | 27.5 | 9.01 | 11.81 | 5.43 | 1400 | 1.8 | 46 | 90 | 150 | 13 | 570 | 5.9 |
| 12012 | 卵黄 加糖卵黄 | - | - | 20.7 | (19.7) | (0) | (0) | (0) | 20.7 | 0 | 346 | 1448 | 42.0 | 12.1 | (9.9) | 23.9 | 20.0 | 6.53 | 8.99 | 3.63 | 820 | 1.3 | 38 | 80 | 110 | 12 | 400 | 2.0 |
| 12013 | 卵黄 乾燥卵黄 | - | - | 0.2 | (0.1) | (0) | (0) | (0) | 0.2 | 0 | 724 | 3029 | 3.2 | 30.3 | (24.8) | 62.9 | 52.9 | 18.41 | 22.95 | 9.17 | 2300 | 3.4 | 80 | 190 | 280 | 29 | 1000 | 4.4 |
| 12014 | 卵白 生 | 1個分 15g | 0.1 | 0.4 | 0.4 | (0) | (0) | (0) | 0.4 | 0 | 47 | 197 | 88.4 | 10.5 | 9.3 | Tr | Tr | Tr | Tr | Tr | 1 | 0.7 | 180 | 140 | 6 | 11 | 11 | 0 |
| 12015 | 卵白 ゆで | 1個分 15g | 0.1 | 0.4 | (0.3) | (0) | (0) | (0) | 0.4 | 0 | 50 | 209 | 87.6 | 11.3 | (10.1) | Tr | Tr | 0.01 | 0.01 | Tr | 1 | 0.7 | 170 | 140 | 7 | 11 | 11 | 0 |
| 12016 | 卵白 乾燥卵白 | - | - | 0.2 | (2.5) | (0) | (0) | (0) | 0.2 | 0 | 378 | 1582 | 7.1 | 86.5 | (77.0) | 0.4 | 0.3 | 0.10 | 0.15 | 0.05 | 25 | 5.8 | 1300 | 1300 | 60 | 48 | 110 | 0.1 |
| 12017 | たまご豆腐 | 1個 120g | 2.4 | 2.0 | - | (0) | (0) | (0) | 2.0 | 0 | 79 | 331 | 85.2 | 6.4 | - | 5.0 | (4.1) | (1.35) | (1.77) | (0.81) | 220 | 1.4 | 370 | 92 | 27 | 8 | 95 | 0.9 |
| 12018 | たまご焼 厚焼きたまご | 60g | 3.8 | 6.4 | (6.6) | (0) | (0) | (0) | 6.4 | 0 | 151 | 632 | 71.9 | 10.8 | - | 9.1 | (7.6) | (2.36) | (3.26) | (1.64) | 350 | 1.8 | 440 | 130 | 44 | 11 | 160 | 1.5 |
| 12019 | たまご焼 だし巻きたまご | 60g | 0.3 | 0.5 | (0.3) | (0) | (0) | (0) | 0.5 | 0 | 128 | 536 | 77.5 | 11.2 | - | 9.0 | (7.5) | (2.34) | (3.23) | (1.61) | 370 | 1.8 | 460 | 130 | 46 | 12 | 160 | 1.6 |

(12020) ピータン→あひる卵

| 無機質 | | | | | | ビタミン | | | | | | | | | | | | | | | | 食塩相当量 | 備考 |
|---|---|---|---|---|---|---|---|---|---|---|---|---|---|---|---|---|---|---|---|---|---|---|---|
| 亜鉛 | 銅 | マンガン | ヨウ素 | セレン | クロム | モリブデン | A | | | | | D | E トコフェロール | | | | K | $B_1$ | $B_2$ | ナイアシン | $B_6$ | $B_{12}$ | 葉酸 | パントテン酸 | ビオチン | C | | |
| | | | | | | | レチノール | カロテン α | β | β-クリプトキサンチン | β-カロテン当量 | レチノール活性当量 | | α | β | γ | δ | | | | | | | | | | | | |
| ←mg→ | | | ←―μg―→ | | | | ←――――μg――――→ | | | | | | ←――mg――→ | | | | | μg | ←――mg――→ | | ←―μg―→ | | | | mg | μg | mg | g | |
| 1.3 | 0.11 | 0.03 | 34 | 29 | Tr | 5 | 220 | - | - | - | 22 | 220 | 6.2 | 1.9 | 0.1 | 0.5 | Tr | 26 | Tr | 0.27 | 0.1 | 0.01 | 1.1 | 63 | 0.94 | 15.5 | (0) | 2.0 | 廃棄部位：泥状物及び卵殻（卵殻：15%） |
| 1.6 | 0.08 | 0.04 | - | - | - | - | 160 | - | - | - | 26 | 160 | 1.0 | 1.3 | 0 | 0.5 | 0 | 4 | 0.10 | 0.32 | 0.1 | 0.10 | 1.1 | 6 | 1.78 | - | 0 | 0.4 | 廃棄部位：付着卵白を含む卵殻（卵殻：13%）<br>卵黄：卵白＝38：62 |
| 1.8 | 0.11 | 0.03 | 140 | 46 | 0 | 8 | 350 | 0 | 9 | 14 | 16 | 350 | 2.5 | 0.9 | 0 | 0.4 | 0 | 15 | 0.14 | 0.72 | 0.1 | 0.13 | 4.7 | 91 | 0.98 | 19.3 | (0) | 0.3 | 廃棄部位：付着卵白を含む卵殻（卵殻：12%）<br>卵黄：卵白＝38：62 |
| 1.8 | 0.13 | 0.02 | 73 | 42 | 0 | 9 | 480 | - | - | - | 7 | 480 | 2.6 | 1.6 | 0 | 0.4 | 0 | 21 | 0.03 | 0.33 | 0 | 0.05 | 3.3 | 47 | 0.53 | 8.4 | (0) | 0.5 | 液汁を除いたもの |
| 1.3 | 0.08 | 0.02 | 17 | 32 | 0 | 5 | 140 | 0 | 3 | 28 | 17 | 150 | 1.8 | 0.8 | 0 | 0.6 | 0 | 13 | 0.06 | 0.43 | 0.1 | 0.08 | 0.9 | 43 | 1.45 | 25.4 | 0 | 0.4 | 冷凍液全卵を含む<br>廃棄部位：付着卵白を含む卵殻（卵殻：13%）<br>卵黄：卵白＝31：69<br>ビタミンD：ビタミンD活性代謝物を含む（ビタミンD活性代謝物を含まない場合：0.9μg） |
| 1.3 | 0.08 | 0.02 | 15 | 35 | Tr | 5 | 130 | 0 | 3 | 26 | 16 | 140 | 1.8 | 0.8 | Tr | 0.6 | Tr | 12 | 0.06 | 0.40 | 0.1 | 0.07 | 0.9 | 35 | 1.35 | 25.0 | 0 | 0.3 | 卵黄：卵白（付着卵白を含む）＝30：70<br>ビタミンD：ビタミンD活性代謝物を含む（ビタミンD活性代謝物を含まない場合：0.9μg） |
| 1.5 | 0.09 | 0.03 | - | - | - | - | 160 | 0 | 3 | 35 | 21 | 160 | 0.9 | 1.0 | Tr | 0.6 | 0 | 13 | 0.06 | 0.40 | 0.1 | 0.08 | 1.1 | 46 | 1.45 | - | (0) | 0.3 | |
| 1.2 | 0.09 | 0.01 | - | - | - | - | 85 | 0 | 0 | 0 | 0 | 85 | 0.7 | 1.1 | 0 | 0.9 | 0 | 16 | 0.02 | 0.31 | Tr | 0.03 | 0.9 | 23 | 0.30 | - | (0) | 0.8 | 液汁を除いたもの |
| 1.0 | 0.04 | 0.02 | - | - | - | - | 130 | 0 | 3 | 27 | 17 | 130 | 0.6 | 0.4 | 0 | 0.5 | 0 | 8 | 0.06 | 0.38 | 0.1 | 0.06 | 0.6 | 61 | 1.33 | - | (0) | 0.3 | 試料：冷凍品<br>しょ糖：20g |
| 2.0 | 0.15 | 0.08 | - | - | - | - | 420 | 0 | 4 | 52 | 30 | 420 | 3.3 | 6.6 | 0 | 2.4 | Tr | 56 | 0.29 | 1.24 | 0.2 | 0.21 | 2.7 | 180 | 0.13 | - | 0 | 1.2 | |
| 4.2 | 0.20 | 0.07 | 50 | 56 | 0 | 14 | 470 | 0 | 8 | 93 | 55 | 480 | 5.9 | 3.4 | Tr | 2.0 | 0.1 | 40 | 0.21 | 0.52 | 0 | 0.26 | 3.0 | 140 | 4.33 | 65.0 | 0 | 0.1 | 液卵黄を含む<br>ビタミンD：ビタミンD活性代謝物を含む（ビタミンD活性代謝物を含まない場合：2.8μg） |
| 4.2 | 0.22 | 0.08 | 39 | 52 | 1 | 12 | 440 | 0 | 9 | 86 | 52 | 450 | 5.9 | 3.4 | 0.4 | 2.1 | 0.1 | 38 | 0.19 | 0.51 | 0 | 0.26 | 2.9 | 110 | 4.08 | 54.9 | 0 | 0.1 | 液卵黄を含む<br>ビタミンD：ビタミンD活性代謝物を含む（ビタミンD活性代謝物を含まない場合：2.8μg） |
| 1.2 | 0.05 | 0.05 | - | - | - | - | 390 | 0 | 3 | 55 | 31 | 400 | 2.0 | 3.3 | Tr | 1.6 | 0 | 16 | 0.42 | 0.82 | Tr | 0.15 | 1.6 | 99 | 1.85 | - | (0) | 0.1 | 試料：冷凍品<br>しょ糖：20g |
| 2.9 | 0.16 | 0.12 | - | - | - | - | 630 | 0 | 6 | 79 | 45 | 630 | 4.9 | 9.9 | 0 | 3.7 | 0.1 | 83 | 0.42 | 0.82 | Tr | 0.31 | 3.8 | 250 | 0.18 | - | (0) | 0.2 | |
| Tr | 0.02 | Tr | 2 | 21 | 0 | 1 | 0 | 0 | 0 | 0 | 0 | 0 | 0 | 0 | 0 | 0 | 0 | 1 | 0 | 0.39 | 0.1 | 0 | 0 | 0 | 0.18 | 7.8 | 0 | 0.5 | 液卵白を含む |
| Tr | 0.02 | Tr | 5 | 28 | 0 | 2 | 0 | 0 | 0 | 0 | 0 | 0 | 0 | 0 | 0 | 0 | 0 | 1 | 0.01 | 0.35 | 0.1 | 0 | 0 | 2 | 0.18 | 12.4 | 0 | 0.4 | |
| 0.2 | 0.14 | 0.01 | - | - | - | - | (0) | - | - | - | (0) | (0) | 0 | 0 | 0 | 0 | 0 | 2 | 0.03 | 2.09 | 0.7 | 0.02 | 0.3 | 43 | 0.04 | - | (0) | 3.3 | |
| 0.6 | 0.04 | 0.01 | - | - | - | - | 0 | 0 | 1 | 13 | 8 | 1 | 0 | 0.5 | Tr | 0.3 | Tr | 6 | 0.03 | 0.20 | 0.5 | 0.04 | 0.6 | 18 | 0.69 | - | 0 | 0.9 | |
| 1.1 | 0.07 | 0.02 | 540 | 31 | Tr | 5 | 110 | 0 | 2 | 22 | 13 | 110 | 0.6 | 0.9 | Tr | 0.1 | 0.1 | 11 | 0.05 | 0.33 | 0.4 | 0.07 | 0.8 | 31 | 1.15 | 20.9 | 0 | 1.1 | |
| 1.1 | 0.07 | 0.02 | 450 | 32 | Tr | 5 | 120 | 0 | 2 | 23 | 14 | 120 | 0.7 | 0.7 | Tr | 0.1 | 0.1 | 11 | 0.06 | 0.34 | 0.3 | 0.07 | 0.8 | 32 | 1.20 | 21.8 | 0 | 1.2 | |

12 卵類

## 13 乳類

| 食品番号 | 食品名 | 常用量 | 糖質量の目安(常用量あたり) | 炭水化物 利用可能炭水化物(単糖当量) | 食物繊維 水溶性 | 食物繊維 不溶性 | 食物繊維 総量 | 糖質量の目安(可食部100gあたり) | 廃棄率 % | エネルギー kcal | エネルギー kJ | 水分 | たんぱく質 | アミノ酸組成によるたんぱく質 | 脂質 | トリアシルグリセロール当量 | 脂肪酸 飽和 | 脂肪酸 一価不飽和 | 脂肪酸 多価不飽和 | コレステロール mg | 灰分 g | 無機質 ナトリウム | カリウム | カルシウム | マグネシウム | リン | 鉄 |
|---|---|---|---|---|---|---|---|---|---|---|---|---|---|---|---|---|---|---|---|---|---|---|---|---|---|---|---|
| | | | (g) | | | | | (g) | | | | | | | | | | | | | | (mg) | | | | | |

〈牛乳及び乳製品〉

(液状乳類)

| 13001 | 生乳 ジャージー種 | 1杯200ml | 9.4 | 4.7 | - | (0) | (0) | 4.7 | 0 | 80 | 335 | 85.9 | 3.6 | (3.2) | 5.1 | 4.9 | 3.37 | 1.09 | 0.18 | 17 | 0.7 | 55 | 140 | 130 | 13 | 110 | 0.1 |
| 13002 | 生乳 ホルスタイン種 | 1杯200ml | 9.4 | 4.7 | 4.7 | (0) | (0) | 4.7 | 0 | 66 | 276 | 87.7 | 3.2 | 2.7 | 3.7 | 3.8 | 2.36 | 1.06 | 0.15 | 12 | 0.7 | 40 | 140 | 110 | 10 | 91 | Tr |
| 13003 | 普通牛乳 | 1杯200ml | 9.6 | 4.8 | 4.7 | (0) | (0) | 4.8 | 0 | 67 | 280 | 87.4 | 3.3 | 2.9 | 3.8 | 3.5 | 2.33 | 0.87 | 0.12 | 12 | 0.7 | 41 | 150 | 110 | 10 | 93 | 0.02 |
| 13004 | 加工乳 濃厚 | 1杯200ml | 10.4 | 5.2 | (5.1) | (0) | (0) | 5.2 | 0 | 73 | 305 | 86.3 | 3.5 | (3.1) | 4.2 | 4.2 | 2.72 | 1.13 | 0.14 | 16 | 0.8 | 55 | 170 | 110 | 13 | 100 | 0.1 |
| 13005 | 加工乳 低脂肪 | 1杯200ml | 11.0 | 5.5 | 5.1 | (0) | (0) | 5.5 | 0 | 46 | 192 | 88.8 | 3.8 | 3.3 | 1.0 | 1.0 | 0.67 | 0.23 | 0.03 | 6 | 0.9 | 60 | 190 | 130 | 14 | 90 | 0.1 |
| 13006 | 脱脂乳 | 1杯200ml | 9.4 | 4.7 | (5.2) | (0) | (0) | 4.7 | 0 | 33 | 138 | 91.1 | 3.4 | | 0.1 | | 0.07 | 0.02 | Tr | 3 | 0.7 | 50 | 150 | 100 | 10 | 95 | 0.1 |
| 13007 | 乳飲料 コーヒー | 1杯200ml | 14.4 | 7.2 | 8.0 | (0) | (0) | 7.2 | 0 | 56 | 234 | 88.1 | 2.2 | | 2.0 | | 1.32 | 0.53 | 0.06 | 8 | 0.5 | 30 | 85 | 80 | 10 | 55 | 0.1 |
| 13008 | 乳飲料 フルーツ | 1杯200ml | 19.8 | 9.9 | - | (0) | (0) | 9.9 | 0 | 46 | 192 | 88.3 | 1.2 | - | 0.2 | | 0.13 | 0.04 | 0.01 | 2 | 0.4 | 20 | 65 | 40 | 6 | 36 | Tr |

(粉乳類)

| 13009 | 全粉乳 | 大さじ1 6g | 2.4 | 39.3 | (35.9) | (0) | (0) | 39.3 | 0 | 500 | 2092 | 3.0 | 25.5 | (22.3) | 26.2 | 25.5 | 16.28 | 7.17 | 0.72 | 93 | 6.0 | 430 | 1800 | 890 | 92 | 730 | 0.4 |
| 13010 | 脱脂粉乳 | 大さじ1 6g | 3.2 | 53.3 | 50.3 | (0) | (0) | 53.3 | 0 | 359 | 1502 | 3.8 | 34.0 | | 1.0 | | 0.44 | 0.18 | 0.03 | 25 | 7.9 | 570 | 1800 | 1100 | 110 | 1000 | 0.5 |
| 13011 | 乳児用調製粉乳 | 大さじ1 6g | 3.4 | 55.9 | 53.9 | (0) | (0) | 55.9 | 0 | 514 | 2151 | 2.6 | 12.4 | 10.5 | 26.8 | 26.0 | 11.27 | 8.44 | 5.07 | 63 | 2.3 | 140 | 500 | 370 | 40 | 220 | 6.5 |

(練乳類)

| 13012 | 無糖練乳 | 大さじ1 17g | 1.9 | 11.2 | (11.3) | (0) | (0) | 11.2 | 0 | 144 | 602 | 72.5 | 6.8 | (6.0) | 7.9 | 7.5 | 4.88 | 2.10 | 0.13 | 27 | 1.6 | 140 | 330 | 270 | 21 | 210 | 0.2 |
| 13013 | 加糖練乳 | 大さじ1 21g | 11.8 | 56.0 | 55.9 | (0) | (0) | 56.0 | 0 | 332 | 1388 | 26.1 | 7.7 | 6.8 | 8.5 | 8.4 | 5.59 | 2.16 | 0.26 | 19 | 1.6 | 96 | 400 | 260 | 25 | 220 | 0.1 |

(クリーム類)

| 13014 | クリーム 乳脂肪 | 1/4パック 50g | 1.6 | 3.1 | 2.7 | (0) | (0) | 3.1 | 0 | 433 | 1812 | 49.5 | 2.0 | 1.7 | 45.0 | (41.5) | (27.62) | (10.33) | (1.39) | 120 | 0.4 | 27 | 80 | 60 | 4 | 50 | 0.1 |
| 13015 | クリーム 乳脂肪・植物性脂肪 | 1/4パック 50g | 1.5 | 3.0 | (2.9) | (0) | (0) | 3.0 | 0 | 409 | 1709 | 49.8 | 4.4 | (3.9) | 42.1 | (40.2) | (18.32) | (18.74) | (1.17) | 63 | 0.8 | 140 | 76 | 47 | 4 | 130 | 0.2 |
| 13016 | クリーム 植物性脂肪 | 1/4パック 50g | 1.5 | 2.9 | 3.1 | (0) | (0) | 2.9 | 0 | 392 | 1640 | 50.0 | 6.8 | | 39.2 | (38.9) | (9.01) | (27.15) | (0.96) | 5 | 1.1 | 250 | 71 | 33 | 3 | 210 | 0.2 |
| 13017 | ホイップクリーム 乳脂肪 | 50g | 6.5 | 12.9 | (13.0) | (0) | (0) | 12.9 | 0 | 430 | 1801 | 44.3 | 1.8 | (1.5) | 40.7 | (37.5) | (24.98) | (9.34) | (1.25) | 110 | 0.4 | 24 | 72 | 54 | 4 | 45 | 0.1 |
| 13018 | ホイップクリーム 乳脂肪・植物性脂肪 | 50g | 6.5 | 12.9 | (13.3) | (0) | (0) | 12.9 | 0 | 416 | 1739 | 44.0 | 4.0 | (3.5) | 38.4 | (36.7) | (16.63) | (17.19) | (1.07) | 57 | 0.7 | 130 | 69 | 42 | 3 | 120 | 0.1 |
| 13019 | ホイップクリーム 植物性脂肪 | 50g | 6.5 | 12.9 | (13.6) | (0) | (0) | 12.9 | 0 | 401 | 1677 | 43.7 | 6.3 | (5.6) | 36.1 | (35.8) | (8.30) | (25.01) | (0.88) | 5 | 0.9 | 230 | 65 | 30 | 3 | 190 | 0.2 |
| 13020 | コーヒーホワイトナー 液状、乳脂肪 | 1個 5g | 0.3 | 5.5 | (1.6) | (0) | (0) | 5.5 | 0 | 211 | 883 | 70.3 | 5.2 | 4.7 | 18.3 | 17.8 | 11.57 | 4.73 | 0.58 | 50 | 0.7 | 150 | 55 | 30 | 3 | 150 | 0.1 |
| 13021 | コーヒーホワイトナー 液状、乳脂肪・植物性脂肪 | 1個 5g | 0.2 | 3.7 | (1.8) | (0) | (0) | 3.7 | 0 | 228 | 954 | 69.2 | 4.8 | (4.2) | 21.6 | (21.2) | (8.66) | (10.98) | (0.59) | 27 | 0.7 | 160 | 50 | 26 | 3 | 140 | 0.1 |
| 13022 | コーヒーホワイトナー 液状、植物性脂肪 | 1個 5g | 0.1 | 1.8 | (1.9) | (0) | (0) | 1.8 | 0 | 248 | 1038 | 68.4 | 4.3 | (3.8) | 24.8 | 24.6 | 5.70 | 17.18 | 0.61 | 3 | 0.7 | 160 | 45 | 21 | 2 | 130 | 0.1 |

| 無機質 (mg) | | | 無機質 (μg) | | | | ビタミン A (μg) | | | | | D (μg) | ビタミン E トコフェロール (mg) | | | | K (μg) | B₁ (mg) | B₂ (mg) | ナイアシン (mg) | B₆ (mg) | B₁₂ (μg) | 葉酸 (μg) | パントテン酸 (mg) | ビオチン (μg) | C (mg) | 食塩相当量 (g) | 備考 |
| 亜鉛 | 銅 | マンガン | ヨウ素 | セレン | クロム | モリブデン | レチノール | カロテン α | β | β-クリプトキサンチン | β-カロテン当量 | レチノール活性当量 | | α | β | γ | δ | | | | | | | | | | | | |
|---|---|---|---|---|---|---|---|---|---|---|---|---|---|---|---|---|---|---|---|---|---|---|---|---|---|---|---|---|---|
| 0.4 | 0.01 | Tr | 21 | 4 | 0 | 5 | 50 | - | - | - | 6 | 51 | 0.1 | 0.1 | 0 | Tr | 0 | 1 | 0.02 | 0.21 | 0.1 | 0.03 | 0.4 | 3 | 0.24 | 2.0 | 1 | 0.1 | 未殺菌のもの<br>(100g: 96.9mL、100mL: 103.2g) |
| 0.4 | Tr | Tr | 14 | 3 | 0 | 4 | 37 | - | - | - | 6 | 37 | Tr | 0.1 | 0 | 0 | 0 | 1 | 0.04 | 0.15 | 0.1 | 0.03 | 0.3 | 5 | 0.53 | 2.4 | 1 | 0.1 | 未殺菌のもの<br>(100g: 96.9mL、100mL: 103.2g) |
| 0.4 | 0.01 | Tr | 16 | 3 | 0 | 4 | 38 | 0 | 6 | 0 | 6 | 38 | 0.3 | 0.1 | 0 | 0 | 0 | 1 | 0.04 | 0.15 | 0.1 | 0.03 | 0.3 | 5 | 0.55 | 1.8 | 1 | 0.1 | (100g: 96.9mL、100mL: 103.2g)<br>鉄：Trであるが、利用上の便宜のため小数第2位まで記載<br>ビタミンD: ビタミンD活性代謝物を含む (ビタミンD活性代謝物を含まない場合：Tr) |
| 0.4 | Tr | Tr | - | - | - | - | 34 | - | - | - | 15 | 35 | Tr | 0.1 | Tr | Tr | Tr | 1 | 0.03 | 0.17 | 0.1 | 0.05 | 0.4 | Tr | 0.52 | - | Tr | 0.1 | (100g: 96.2mL、100mL: 104.0g) |
| 0.4 | 0.01 | 0.01 | - | - | - | - | 13 | - | - | - | Tr | 13 | Tr | 0.1 | Tr | Tr | Tr | 1 | 0.04 | 0.18 | 0.1 | 0.04 | 0.4 | Tr | 0.52 | - | Tr | 0.2 | (100g: 96.4mL、100mL: 103.7g) |
| 0.4 | 0.01 | - | - | - | - | - | Tr | - | - | - | Tr | Tr | Tr | Tr | Tr | Tr | Tr | 0 | 0.04 | 0.15 | 0.1 | 0.04 | 0.6 | Tr | 0.59 | - | 2 | 0.1 | (100g: 96.5mL、100mL: 103.6g) |
| 0.2 | Tr | 0.01 | 8 | 1 | 0 | 2 | 5 | - | - | - | Tr | 5 | 0.1 | Tr | Tr | Tr | 0 | 1 | 0.02 | 0.09 | 0.1 | Tr | 0.1 | Tr | 0.27 | 1.7 | Tr | 0.1 | (100g: 95.0mL、100mL: 105.3g)<br>有機酸：0.1g |
| 0.1 | Tr | 0.01 | - | - | - | - | (0) | - | - | - | (0) | (0) | Tr | Tr | Tr | Tr | 0 | Tr | 0.01 | 0.06 | 0.1 | Tr | 0.1 | Tr | 0.15 | - | Tr | 0.1 | (100g: 95.1mL、100mL: 105.1g) |
| 2.5 | 0.04 | 0.02 | - | - | - | - | 170 | - | - | - | 70 | 180 | 0.2 | 0.6 | 0 | 0 | 0 | 8 | 0.25 | 1.10 | 0.8 | 0.13 | 1.6 | 2 | 3.59 | - | 5 | 1.1 | |
| 3.9 | 0.10 | - | 120 | 27 | 1 | 35 | 6 | - | - | - | Tr | 6 | 0 | 0 | 0 | 0 | 0 | Tr | 0.30 | 1.60 | 1.1 | 0.27 | 1.8 | 1 | 4.17 | 18.7 | 5 | 1.4 | 別名：スキムミルク<br>有機酸：1.8g |
| 2.8 | 0.34 | 0.05 | 41 | 8 | 4 | 16 | 560 | - | - | - | 85 | 560 | 9.3 | 5.5 | 0 | 0 | 0 | 24 | 0.41 | 0.72 | 5.4 | 0.35 | 1.6 | 82 | 2.20 | 4.4 | 53 | 0.4 | 育児用栄養強化品<br>別名：育児用粉ミルク |
| 1.0 | 0.02 | - | - | - | - | - | 48 | - | - | - | 18 | 50 | Tr | 0.2 | 0 | 0 | 0 | 3 | 0.06 | 0.35 | 0.2 | 0.01 | 0.1 | 1 | 1.10 | - | Tr | 0.4 | 別名：エバミルク |
| 0.8 | 0.02 | 0.01 | 35 | 6 | 0 | 9 | 120 | 0 | 20 | 1 | 20 | 120 | 0.1 | 0.2 | 0 | Tr | 0 | 0 | 0.08 | 0.37 | 0.3 | 0.02 | 0.7 | 1 | 1.29 | 3.2 | 2 | 0.2 | 別名：コンデンスミルク<br>しょ糖：44g、有機酸：0.4g |
| 0.2 | 0.02 | - | 8 | 2 | 1 | 14 | 380 | 1 | 110 | 2 | 110 | 390 | 0.5 | 0.8 | 0 | 0.1 | Tr | 14 | 0.02 | 0.09 | Tr | 0.01 | 0.2 | Tr | 0.13 | 1.2 | Tr | 0.1 | 有機酸：0.1g |
| 0.3 | 0.02 | 0.01 | 8 | 2 | 2 | 8 | 190 | Tr | 100 | 1 | 110 | 200 | 0.3 | 0.4 | 0 | 0.1 | Tr | 8 | 0.01 | 0.07 | Tr | 0.01 | 0.1 | 2 | 0.09 | 1.0 | Tr | 0.4 | 脂質：乳脂肪由来22.5g、植物性脂肪由来19.6g |
| 0.4 | 0.02 | 0.01 | 7 | 1 | 2 | 1 | 1 | 0 | 100 | 0 | 100 | 9 | 0 | 0.05 | 0 | 0 | 0 | 0 | 0 | 0 | 0 | 0 | 0 | 3 | 0.05 | 0.8 | 0 | 0.6 | 有機酸：0.1g |
| 0.2 | 0.02 | - | 7 | 2 | 1 | 13 | 340 | 1 | 98 | 2 | 99 | 350 | 0.5 | 0.7 | 0 | 0.1 | Tr | 13 | 0.02 | 0.08 | Tr | 0.01 | 0.2 | Tr | 0.12 | 1.1 | Tr | 0.1 | クリームにグラニュー糖を加えて泡だてたもの |
| 0.3 | 0.02 | - | 7 | 1 | 1 | 7 | 170 | Tr | 96 | 1 | 96 | 180 | 0.3 | 0.4 | 0 | Tr | (Tr) | 7 | 0.01 | 0.06 | (Tr) | (Tr) | 0.1 | 3 | 0.08 | 0.9 | (Tr) | 0.3 | クリームにグラニュー糖を加えて泡だてたもの<br>脂質：乳脂肪由来19.1g、植物性脂肪由来17.1g |
| 0.4 | 0.02 | - | 6 | 1 | 2 | 1 | 1 | 0 | 94 | 0 | 94 | 9 | 0 | 0 | 0 | 0 | 0 | 2 | 0 | 0.05 | 0 | 0 | 0 | 3 | 0.05 | 0.7 | 0 | 0.6 | クリームにグラニュー糖を加えて泡だてたもの |
| 0.4 | 0.01 | 0.01 | - | - | - | - | 150 | - | - | - | 22 | 150 | 0.2 | 0.1 | 0 | 0 | 0 | 5 | 0.01 | 0.05 | 0.1 | 0.01 | 0.1 | 2 | 0.07 | - | Tr | 0.4 | 別名：コーヒー用ミルク、コーヒー用クリーム |
| 0.3 | 0.01 | 0.01 | - | - | - | - | 75 | - | - | - | 24 | 77 | 0.1 | 0.1 | 0 | Tr | 0 | 3 | 0.01 | 0.04 | 0.1 | 0.01 | 0.1 | 2 | 0.05 | - | Tr | 0.4 | 別名：コーヒー用ミルク、コーヒー用クリーム<br>脂質：乳脂肪由来9.2g、植物性脂肪由来12.4g |
| 0.3 | 0.01 | 0.01 | - | - | - | - | 1 | - | - | - | 25 | 3 | 0 | 0 | 0 | 0 | 0 | 1 | 0 | 0.03 | 0 | 0 | 0 | 2 | 0.03 | - | Tr | 0.4 | 別名：コーヒー用ミルク、コーヒー用クリーム |

13 乳類

## 13 乳類

| 食品番号 | 食品名 | 常用量 | 糖質量の目安(常用量あたり) | 炭水化物 | 利用可能炭水化物(単糖当量) | 食物繊維 水溶性 | 食物繊維 不溶性 | 食物繊維 総量 | 糖質量の目安(可食部100gあたり) | 廃棄率 % | エネルギー kcal | エネルギー kJ | 水分 | たんぱく質 | アミノ酸組成によるたんぱく質 | 脂質 | トリアシルグリセロール当量 | 脂肪酸 飽和 | 脂肪酸 一価不飽和 | 脂肪酸 多価不飽和 | コレステロール mg | 灰分 g | ナトリウム | カリウム | カルシウム | マグネシウム | リン | 鉄 |
|---|---|---|---|---|---|---|---|---|---|---|---|---|---|---|---|---|---|---|---|---|---|---|---|---|---|---|---|---|
| | | | | (g) | | | | | | | | | | | | | | | | | mg | g | (mg) | | | | | |
| 13023 | コーヒーホワイトナー 粉末状、乳脂肪 | 1袋 3g | 1.8 | 60.1 | (5.1) | (0) | (0) | (0) | 60.1 | 0 | 518 | 2167 | 2.8 | 7.7 | (6.4) | 27.6 | 24.7 | 16.61 | 6.12 | 0.63 | 86 | 1.8 | 360 | 360 | 87 | 9 | 240 | 0 |
| 13024 | コーヒーホワイトナー 粉末状、植物性脂肪 | 1袋 3g | 1.6 | 53.1 | (5.5) | (0) | (0) | (0) | 53.1 | 0 | 568 | 2377 | 3.0 | 2.8 | (2.5) | 38.3 | 34.7 | 32.79 | 0 | 0 | 1 | 2.8 | 710 | 220 | 120 | 1 | 600 | 0.1 |
| (発酵乳・乳酸菌飲料) | | | | | | | | | | | | | | | | | | | | | | | | | | | | | |
| 13025 | ヨーグルト 全脂無糖 | 1食分 100g | 4.9 | 4.9 | 3.9 | (0) | (0) | (0) | 4.9 | 0 | 62 | 259 | 87.7 | 3.6 | 3.3 | 3.0 | 2.8 | 1.83 | 0.71 | 0.10 | 12 | 0.8 | 48 | 170 | 120 | 12 | 100 | Tr |
| 13053 | ヨーグルト 低脂肪無糖 | 1食分 100g | 5.2 | 5.2 | 4.1 | (0) | (0) | (0) | 5.2 | 0 | 45 | 188 | 89.2 | 3.7 | 3.4 | 1.0 | 0.9 | 0.58 | 0.22 | 0.03 | 5 | 0.8 | 48 | 180 | 130 | 13 | 100 | Tr |
| 13054 | ヨーグルト 無脂肪無糖 | 1食分 100g | 5.7 | 5.7 | 4.3 | (0) | (0) | (0) | 5.7 | 0 | 42 | 175 | 89.1 | 4.0 | 3.7 | 0.3 | 0.2 | 0.16 | 0.06 | 0.01 | 4 | 0.8 | 54 | 180 | 140 | 13 | 110 | Tr |
| 13026 | ヨーグルト 脱脂加糖 | 1食分 100g | 11.9 | 11.9 | 11.7 | (0) | (0) | (0) | 11.9 | 0 | 67 | 280 | 82.6 | 4.3 | 3.9 | 0.2 | 0.2 | 0.13 | 0.06 | 0.01 | 4 | 1.0 | 60 | 150 | 120 | 22 | 100 | 0.1 |
| 13027 | ヨーグルト ドリンクタイプ、加糖 | 1杯 200ml | 24.4 | 12.2 | 10.5 | (0) | (0) | (0) | 12.2 | 0 | 65 | 272 | 83.8 | 2.9 | 2.6 | 0.5 | 0.5 | 0.33 | 0.11 | 0.02 | 3 | 0.8 | 50 | 130 | 110 | 11 | 80 | 0.1 |
| 13028 | 乳酸菌飲料 乳製品 | 1本 70ml | 11.5 | 16.4 | 15.4 | (0) | (0) | (0) | 16.4 | 0 | 71 | 297 | 82.1 | 1.1 | 0.9 | 0.1 | Tr | 0.03 | 0.01 | Tr | 1 | 0.3 | 18 | 48 | 43 | 5 | 30 | Tr |
| 13029 | 乳酸菌飲料 殺菌乳製品 | 1杯分 40ml | 21.0 | 52.6 | - | (0) | (0) | (0) | 52.6 | 0 | 217 | 908 | 45.5 | 1.5 | - | 0.1 | 0.1 | 0.06 | 0.02 | 0.01 | 2 | 0.3 | 19 | 60 | 55 | 7 | 40 | 0.1 |
| 13030 | 乳酸菌飲料 非乳製品 | 1杯 200ml | 28.0 | 14.0 | - | (0) | (0) | (0) | 14.0 | 0 | 58 | 243 | 85.4 | 0.4 | - | 0 | 0 | 0 | 0 | 0 | 1 | 0.2 | 19 | 32 | 17 | 2 | 12 | Tr |
| (チーズ類) | | | | | | | | | | | | | | | | | | | | | | | | | | | | | |
| 13031 | ナチュラルチーズ エダム | 1切れ 25g | 0.4 | 1.4 | (0) | (0) | (0) | (0) | 1.4 | 0 | 356 | 1490 | 41.0 | 28.9 | (29.4) | 25.0 | 22.6 | 15.96 | 4.94 | 0.53 | 65 | 3.7 | 780 | 65 | 660 | 40 | 470 | 0.3 |
| 13032 | ナチュラルチーズ エメンタール | 1切れ 25g | 0.4 | 1.6 | (0.1) | (0) | (0) | (0) | 1.6 | 0 | 429 | 1795 | 33.5 | 27.3 | (27.2) | 33.6 | 29.5 | 18.99 | 8.12 | 0.87 | 85 | 4.0 | 500 | 110 | 1200 | 32 | 720 | 0.3 |
| 13033 | ナチュラルチーズ カテージ | 50g | 1.0 | 1.9 | - | (0) | (0) | (0) | 1.9 | 0 | 105 | 438 | 79.0 | 13.3 | 12.9 | 4.5 | 4.1 | 2.73 | 1.00 | 0.13 | 20 | 1.3 | 400 | 50 | 55 | 4 | 130 | 0.1 |
| 13034 | ナチュラルチーズ カマンベール | 1/6箱 15g | 0.1 | 0.9 | 0 | (0) | (0) | (0) | 0.9 | 0 | 310 | 1297 | 51.8 | 19.1 | 17.3 | 24.7 | 22.5 | 14.87 | 5.71 | 0.70 | 87 | 3.5 | 800 | 120 | 460 | 20 | 330 | 0.2 |
| 13035 | ナチュラルチーズ クリーム | 1個 20g | 0.5 | 2.3 | 2.5 | (0) | (0) | (0) | 2.3 | 0 | 346 | 1448 | 55.5 | 8.2 | 7.4 | 33.0 | 30.1 | 20.26 | 7.40 | 0.89 | 99 | 1.0 | 260 | 70 | 70 | 8 | 85 | 0.1 |
| 13036 | ナチュラルチーズ ゴーダ | 1切れ 25g | 0.4 | 1.4 | (0) | (0) | (0) | (0) | 1.4 | 0 | 380 | 1590 | 40.0 | 25.8 | (26.3) | 29.0 | 26.2 | 17.75 | 6.39 | 0.67 | 83 | 3.8 | 800 | 75 | 680 | 31 | 490 | 0.3 |
| 13037 | ナチュラルチーズ チェダー | 1切れ 25g | 0.4 | 1.4 | (0.4) | (0) | (0) | (0) | 1.4 | 0 | 423 | 1770 | 35.3 | 25.7 | 23.4 | 33.8 | 32.1 | 20.52 | 9.09 | 0.81 | 100 | 3.8 | 800 | 85 | 740 | 24 | 500 | 0.3 |
| 13038 | ナチュラルチーズ パルメザン | 大さじ1 6g | 0.1 | 1.9 | (0) | (0) | (0) | (0) | 1.9 | 0 | 475 | 1987 | 15.4 | 44.0 | (41.1) | 30.8 | 27.6 | 18.15 | 7.11 | 0.94 | 96 | 7.9 | 1500 | 120 | 1300 | 55 | 850 | 0.4 |
| 13039 | ナチュラルチーズ ブルー | 1切れ 25g | 0.3 | 1.0 | (0) | (0) | (0) | (0) | 1.0 | 0 | 349 | 1460 | 45.6 | 18.8 | (17.5) | 29.0 | 26.1 | 17.17 | 6.76 | 0.80 | 90 | 5.6 | 1500 | 120 | 590 | 19 | 440 | 0.3 |
| 13055 | ナチュラルチーズ マスカルポーネ | - | - | 4.3 | 3.6 | (0) | (0) | (0) | 4.3 | 0 | 293 | 1225 | 62.4 | 4.4 | 4.0 | 28.2 | 25.3 | 16.77 | 6.40 | 0.81 | 83 | 0.8 | 35 | 140 | 150 | 10 | 99 | 0.1 |
| 13056 | ナチュラルチーズ モッツァレラ | 1/4個 25g | 1.1 | 4.2 | - | (0) | (0) | (0) | 4.2 | 0 | 276 | 1154 | 56.3 | 18.4 | - | 19.9 | - | - | - | - | 62 | 1.3 | 70 | 20 | 330 | 11 | 260 | 0.1 |
| 13057 | ナチュラルチーズ やぎ | 1切れ 25g | 0.7 | 2.7 | - | (0) | (0) | (0) | 2.7 | 0 | 296 | 1239 | 52.9 | 20.6 | 18.0 | 21.7 | 20.1 | 13.37 | 4.88 | 0.74 | 88 | 2.2 | 480 | 260 | 130 | 20 | 270 | 0.1 |
| 13058 | ナチュラルチーズ リコッタ | - | - | 6.7 | - | (0) | (0) | (0) | 6.7 | 0 | 162 | 676 | 72.9 | 7.1 | - | 11.5 | - | - | - | - | 57 | 1.7 | 160 | 210 | 340 | 20 | 200 | 0.1 |
| 13040 | プロセスチーズ | 1個 20g | 0.3 | 1.3 | 0.1 | (0) | (0) | (0) | 1.3 | 0 | 339 | 1418 | 45.0 | 22.7 | 21.1 | 26.0 | 24.7 | 16.00 | 6.83 | 0.56 | 78 | 5.0 | 1100 | 60 | 630 | 19 | 730 | 0.3 |
| 13041 | チーズスプレッド | 大さじ1 17g | 0.1 | 0.6 | - | (0) | (0) | (0) | 0.6 | 0 | 305 | 1276 | 53.8 | 15.9 | - | 25.7 | 23.1 | 15.75 | 5.51 | 0.63 | 87 | 4.0 | 1000 | 50 | 460 | 14 | 620 | 0.2 |

(アイスクリーム類)

| 無機質 | | | | | | | ビタミン | | | | | | | | | | | | | | | | | 食塩相当量 | 備考 |
|---|---|---|---|---|---|---|---|---|---|---|---|---|---|---|---|---|---|---|---|---|---|---|---|---|---|
| 亜鉛 | 銅 | マンガン | ヨウ素 | セレン | クロム | モリブデン | A レチノール | A カロテン α | A カロテン β | A β-クリプトキサンチン | A β-カロテン当量 | A レチノール活性当量 | D | E トコフェロール α | E トコフェロール β | E トコフェロール γ | E トコフェロール δ | K | B₁ | B₂ | ナイアシン | B₆ | B₁₂ | 葉酸 | パントテン酸 | ビオチン | C | | |
| mg | mg | mg | μg | μg | μg | μg | μg | μg | μg | μg | μg | μg | μg | mg | mg | mg | mg | μg | mg | mg | mg | mg | μg | μg | mg | μg | mg | g | |
| 0.4 | 0.02 | 0.01 | - | - | - | - | 310 | 0 | 110 | 0 | 110 | 320 | 0.2 | 0.8 | 0 | 0 | 0 | 6 | 0.02 | 0.65 | 0.1 | 0.03 | 0.2 | 10 | 0.25 | - | 0 | 0.9 | 別名：コーヒー用ミルク、コーヒー用クリーム |
| 0.2 | 0.02 | 0.01 | - | - | - | - | 0 | 0 | 0 | 0 | 0 | 0 | 1.0 | Tr | 0.2 | 0 | 0 | 0 | 0.01 | 0 | 0 | 0 | 2 | 0 | 0 | 0 | 0 | 1.8 | 別名：コーヒー用ミルク、コーヒー用クリーム |
| 0.4 | 0.01 | Tr | 17 | 3 | 0 | 4 | 33 | 0 | 3 | 0 | 3 | 33 | 0 | 0.1 | 0 | 0 | 0 | 1 | 0.04 | 0.14 | 0.1 | 0.04 | 0.1 | 11 | 0.49 | 2.5 | 1 | 0.1 | 別名：プレーンヨーグルト |
| 0.5 | 0.01 | 0 | 14 | 2 | 0 | 4 | 12 | 0 | 4 | - | 0 | 0 | 0 | 0 | 0 | 0 | 0 | 0 | 0.04 | 0.19 | 0.1 | 0.04 | 0.1 | 15 | 0.41 | 1.6 | 2 | 0.1 | 有機酸：0.8g |
| 0.4 | 0 | 0 | 16 | 3 | 0 | 4 | 3 | 0 | 2 | - | 2 | 3 | 0 | 0 | 0 | 0 | 0 | 0 | 0.04 | 0.17 | 0.1 | 0.04 | 0.2 | 16 | 0.35 | 2.1 | 1 | 0.1 | 有機酸：1.1g |
| 0.4 | 0.01 | 0.01 | 14 | 3 | 0 | 4 | (0) | - | - | - | (0) | (0) | Tr | Tr | 0 | 0 | 0 | Tr | 0.03 | 0.15 | 0.1 | 0.02 | 0.3 | 3 | 0.44 | 2.0 | Tr | 0.2 | 別名：普通ヨーグルト 有機酸：0.9g |
| Tr | Tr | 0.01 | 10 | 2 | 0 | 3 | 5 | - | - | - | 1 | 5 | Tr | Tr | 0 | 0 | 0 | Tr | 0.01 | 0.12 | 0.1 | 0.03 | 0.2 | 1 | 0.30 | 1.2 | Tr | 0.1 | 有機酸：0.1g |
| 0.4 | Tr | - | 6 | 1 | 0 | 1 | 0 | - | - | - | 0 | 0 | 0 | Tr | 0 | 0 | 0 | Tr | 0.01 | 0.05 | Tr | Tr | Tr | Tr | 0.11 | 0.6 | Tr | 0 | 無脂乳固形分3.0%以上 (100g: 92.9mL、100mL: 107.6g) 有機酸：0.6g |
| 0.2 | 0.01 | 0.01 | - | - | - | - | (0) | - | - | - | (0) | (0) | Tr | Tr | Tr | Tr | Tr | Tr | 0.02 | 0.08 | 0.1 | Tr | Tr | Tr | 0.09 | - | 0 | 0 | 無脂乳固形分3.0%以上 希釈後飲用 (100g: 81.0mL、100mL: 123.5g) |
| Tr | Tr | Tr | - | - | - | - | (0) | - | - | - | (0) | (0) | Tr | Tr | Tr | Tr | Tr | Tr | Tr | 0.01 | Tr | Tr | Tr | Tr | 0.04 | - | (0) | 0 | 無脂乳固形分3.0%未満 (100g: 93.8mL、100mL: 106.6g) |
| 4.6 | 0.03 | 0.01 | - | - | - | - | 240 | - | - | - | 150 | 250 | 0.2 | 0.8 | 0 | 0 | 0 | 14 | 0.04 | 0.42 | 0.1 | 0.06 | 2.8 | 39 | 0.17 | - | (0) | 2.0 | |
| 4.3 | 0.76 | 0.01 | - | - | - | - | 200 | - | - | - | 180 | 220 | 0.1 | 1.3 | 0 | 0 | 0 | 8 | 0.02 | 0.48 | 0.1 | 0.07 | 1.0 | 10 | 0.72 | - | (0) | 1.3 | |
| 0.5 | 0.03 | - | - | - | - | - | 35 | - | - | - | 20 | 37 | 0.1 | 0.1 | 0 | 0 | 0 | 2 | 0.02 | 0.15 | 0.1 | 0.03 | 0.1 | 21 | 0.48 | - | (0) | 1.0 | クリーム入り 酢酸：Tr、有機酸：0.2g |
| 2.8 | 0.02 | 0.01 | 17 | 14 | 1 | 8 | 230 | - | - | - | 140 | 240 | 0.9 | 0 | 0 | 0 | 0 | 1 | 0.03 | 0.48 | 0.7 | 0.08 | 1.3 | 47 | 0.49 | 6.3 | (0) | 2.0 | 有機酸：0.3g |
| 0.7 | 0.01 | 0.01 | - | - | - | - | 240 | - | - | - | 170 | 250 | 0.2 | 1.2 | 0 | 0 | 0 | 12 | 0.03 | 0.22 | 0.1 | 0.03 | 0 | 11 | 0.42 | - | (0) | 0.7 | 有機酸：0.4g |
| 3.6 | 0.02 | 0.01 | - | - | - | - | 260 | - | - | - | 170 | 270 | 0 | 0.8 | 0 | 0 | 0 | 12 | 0.03 | 0.33 | 0.1 | 0.05 | 1.9 | 29 | 0.32 | - | (0) | 2.0 | |
| 4.0 | 0.07 | - | 20 | 12 | 0 | 7 | 310 | - | - | - | 210 | 330 | 0 | 1.6 | 0 | 0 | 0 | 12 | 0.04 | 0.45 | 0.1 | 0.07 | 1.9 | 32 | 0.43 | 2.7 | (0) | 2.0 | |
| 7.3 | 0.15 | - | - | - | - | - | 230 | - | - | - | 120 | 240 | 0.2 | 0 | 0 | 0 | 0 | 15 | 0.05 | 0.68 | 0.1 | 0.05 | 2.5 | 10 | 0.50 | - | (0) | 3.8 | 粉末状 |
| 2.5 | 0.02 | 0.01 | - | - | - | - | 270 | - | - | - | 170 | 280 | 0.3 | 0.9 | 0 | 0 | 0 | 11 | 0.03 | 0.42 | 0.8 | 0.15 | 1.1 | 57 | 1.22 | - | (0) | 3.8 | |
| 0.5 | 0.01 | 0 | 16 | 3 | 1 | 8 | 390 | Tr | 76 | - | 77 | 390 | 0 | 0.8 | 0 | 0 | Tr | 10 | 0.03 | 0.17 | 0.1 | 0.03 | 0 | 2 | 0.31 | 2.0 | 0 | 0.1 | 有機酸：0.2g |
| 2.8 | 0.02 | 0.01 | - | - | - | - | 280 | - | - | - | - | - | 0.2 | 0.6 | 0 | 0 | 0 | 6 | 0.01 | 0.19 | Tr | 0.02 | 1.6 | 9 | 0.06 | - | - | 0.2 | |
| 0.5 | 0.07 | 0.03 | - | - | - | - | 290 | 0 | 0 | 0 | 0 | 290 | 0 | 0.6 | 0 | Tr | 0 | 10 | 0.09 | 0.88 | 1.4 | 0.23 | 0.3 | 100 | 1.16 | - | - | 1.2 | 別名：シェーブルチーズ 有機酸：0.5g |
| 0.3 | 0.02 | Tr | - | - | - | - | 160 | - | - | - | 0 | 0 | 0.2 | 0 | 0 | 0 | 0 | 3 | 0.04 | 0.21 | 0.1 | 0.06 | 0 | 4 | 0.52 | - | - | 0.4 | |
| 3.2 | 0.08 | - | - | - | - | - | 240 | - | - | - | 230 | 260 | Tr | 1.1 | 0 | 0 | 0 | 2 | 0.03 | 0.38 | 0.1 | 0.01 | 3.2 | 27 | 0.14 | - | 0 | 2.8 | 有機酸：1.3g |
| 1.6 | 0.05 | 0.01 | - | - | - | - | 180 | - | - | - | 150 | 190 | 0.3 | 1.1 | 0 | 0 | 0 | 6 | 0.02 | 0.35 | Tr | 0.03 | 0.5 | 16 | 0.16 | - | (0) | 2.5 | |

13 乳類

## 13 乳類

| 食品番号 | 食品名 | 常用量 | 糖質量の目安(常用量あたり) | 炭水化物 | 利用可能炭水化物(単糖当量) | 食物繊維 水溶性 | 食物繊維 不溶性 | 食物繊維 総量 | 糖質量の目安(可食部100gあたり) | 廃棄率 | エネルギー kcal | エネルギー kJ | 水分 | たんぱく質 | アミノ酸組成によるたんぱく質 | 脂質 | トリアシルグリセロール当量 | 脂肪酸 飽和 | 脂肪酸 一価不飽和 | 脂肪酸 多価不飽和 | コレステロール mg | 灰分 g | ナトリウム | カリウム | カルシウム | マグネシウム | リン | 鉄 |
|---|---|---|---|---|---|---|---|---|---|---|---|---|---|---|---|---|---|---|---|---|---|---|---|---|---|---|---|---|
| | | | (──────── g ────────) | | | | | | | % | kcal | kJ | (────────── g ──────────) | | | | | | | | mg | g | (────── mg ──────) | | | | | |
| 13042 | アイスクリーム 高脂肪 | 1個 100g | 22.4 | 22.4 | 18.1 | (0) | (0) | (0) | 22.4 | 0 | 212 | 887 | 61.3 | 3.5 | 3.1 | 12.0 | (11.6) | 6.96 | 3.47 | 0.54 | 32 | 0.8 | 80 | 160 | 130 | 14 | 110 | 0.1 |
| 13043 | アイスクリーム 普通脂肪 | 1個 100g | 23.2 | 23.2 | - | (0) | (0) | (0) | 23.2 | 0 | 180 | 753 | 63.9 | 3.9 | (3.4) | 8.0 | 7.7 | 4.64 | 2.32 | 0.36 | 53 | 1.0 | 110 | 190 | 140 | 13 | 120 | 0.1 |
| 13044 | アイスミルク | 1個 100g | 23.9 | 23.9 | - | (0) | (0) | (0) | 23.9 | 0 | 167 | 699 | 65.6 | 3.4 | (3.0) | 6.4 | 6.5 | 4.64 | 1.35 | 0.16 | 18 | 0.7 | 75 | 140 | 110 | 14 | 100 | 0.1 |
| 13045 | ラクトアイス 普通脂肪 | 1個 100g | 22.2 | 22.2 | 20.9 | (0) | (0) | (0) | 22.2 | 0 | 224 | 937 | 60.4 | 3.1 | 2.7 | 13.6 | 14.1 | 9.11 | 3.67 | 0.62 | 21 | 0.7 | 61 | 150 | 95 | 12 | 93 | 0.1 |
| 13046 | ラクトアイス 低脂肪 | 1個 100g | 20.6 | 20.6 | - | (0) | (0) | (0) | 20.6 | 0 | 108 | 452 | 75.2 | 1.8 | (1.6) | 2.0 | 2.0 | 1.41 | 0.47 | 0.05 | 4 | 0.4 | 45 | 80 | 60 | 9 | 45 | 0.1 |
| 13047 | ソフトクリーム | 1個 120g | 24.1 | 20.1 | - | (0) | (0) | (0) | 20.1 | 0 | 146 | 611 | 69.6 | 3.8 | (3.3) | 5.6 | 5.6 | 3.69 | 1.48 | 0.19 | 13 | 0.9 | 65 | 190 | 130 | 14 | 110 | 0.1 |
| | (その他) | | | | | | | | | | | | | | | | | | | | | | | | | | | |
| 13048 | カゼイン | - | - | 0 | - | (0) | (0) | (0) | 0.0 | 0 | 378 | 1582 | 10.6 | 86.2 | 81.5 | 1.5 | 1.4 | 1.02 | 0.30 | 0.05 | 26 | 1.7 | 10 | 2 | 26 | 3 | 120 | 0.8 |
| 13049 | シャーベット | 1個 60g | 17.2 | 28.7 | - | (0) | (0) | (0) | 28.7 | 0 | 127 | 531 | 69.1 | 0.9 | - | 1.0 | 1.0 | 0.77 | 0.18 | 0.04 | 1 | 0.3 | 13 | 95 | 22 | 9 | 22 | 0.1 |
| 13050 | チーズホエーパウダー | - | - | 77.0 | - | (0) | (0) | (0) | 77.0 | 0 | 362 | 1515 | 2.2 | 12.5 | (10.3) | 1.2 | 1.2 | 0.75 | 0.32 | 0.04 | 28 | 7.1 | 690 | 1800 | 620 | 130 | 690 | 0.4 |
| (14017〜019) | バター→油脂類・(バター類) | | | | | | | | | | | | | | | | | | | | | | | | | | | |
| | 〈その他〉 | | | | | | | | | | | | | | | | | | | | | | | | | | | |
| 13051 | 人乳 | 1杯 200ml | 14.4 | 7.2 | (6.7) | (0) | (0) | (0) | 7.2 | 0 | 65 | 272 | 88.0 | 1.1 | 0.8 | 3.5 | 3.6 | 1.32 | 1.52 | 0.61 | 15 | 0.2 | 15 | 48 | 27 | 3 | 14 | 0.04 |
| 13052 | やぎ乳 | 1杯 200ml | 9.0 | 4.5 | (4.8) | (0) | (0) | (0) | 4.5 | 0 | 63 | 264 | 88.0 | 3.1 | (2.6) | 3.6 | 3.2 | 2.19 | 0.77 | 0.09 | 13 | 0.8 | 35 | 220 | 120 | 12 | 90 | 0.1 |

| 無機質 | | | | | | | ビタミン | | | | | | | | | | | | | | | | | 食塩相当量 | 備考 |
|---|---|---|---|---|---|---|---|---|---|---|---|---|---|---|---|---|---|---|---|---|---|---|---|---|---|
| 亜鉛 | 銅 | マンガン | ヨウ素 | セレン | クロム | モリブデン | A レチノール | A カロテン α | A カロテン β | A β-クリプトキサンチン | A β-カロテン当量 | A レチノール活性当量 | D | E トコフェロール α | E トコフェロール β | E トコフェロール γ | E トコフェロール δ | K | B1 | B2 | ナイアシン | B6 | B12 | 葉酸 | パントテン酸 | ビオチン | C | | |
| mg | mg | mg | μg | μg | μg | μg | μg | μg | μg | μg | μg | μg | μg | mg | mg | mg | mg | μg | mg | mg | mg | mg | μg | μg | mg | μg | mg | g | |
| 0.5 | 0.01 | - | 13 | 4 | 0 | 7 | 100 | - | - | 45 | 100 | 0.1 | 0.2 | 0 | Tr | 0 | 5 | 0.06 | 0.18 | 0.1 | 0.03 | 0.4 | Tr | 0.72 | 2.6 | Tr | 0.2 | 乳固形分15.0%以上、乳脂肪分12.0%以上 試料：バニラアイスクリーム 有機酸：0.2g |
| 0.4 | 0.01 | 0.01 | - | - | - | - | 55 | - | - | 30 | 58 | 0.1 | 0.2 | Tr | 0.1 | Tr | 3 | 0.06 | 0.20 | 0.1 | 0.02 | 0.2 | Tr | 0.50 | - | Tr | 0.3 | 乳固形分15.0%以上、乳脂肪分8.0% 試料：バニラアイスクリーム |
| 0.3 | Tr | 0.01 | - | - | - | - | 21 | - | - | 9 | 22 | 0.1 | 0.1 | 0 | Tr | Tr | 1 | 0.03 | 0.14 | 0.1 | 0.02 | 0.3 | Tr | 0.43 | - | Tr | 0.2 | 乳固形分10.0%以上、乳脂肪分3.0%以上、植物性脂肪を含む |
| 0.4 | 0.01 | 0.01 | - | - | - | - | 10 | - | - | 0 | 10 | Tr | 0.6 | 0 | 0.3 | 0.4 | 1 | 0.03 | 0.15 | 0.4 | 0.01 | 0.2 | Tr | 0.51 | - | - | Tr | 0.2 | 乳固形分3.0%以上、主な脂質：植物性脂肪 |
| 0.1 | 0.01 | 0.04 | - | - | - | - | 0 | - | - | 0 | 0 | Tr | 0.2 | 0 | Tr | 0 | Tr | 0.02 | 0.12 | Tr | Tr | 0.1 | 1 | 0.15 | - | (0) | 0.1 | 乳固形分3.0%以上、主な脂質：植物性脂肪 有機酸：0.2g |
| 0.4 | Tr | 0.01 | - | - | - | - | 17 | - | - | 9 | 18 | Tr | 0.2 | Tr | Tr | Tr | 2 | 0.05 | 0.22 | 0.1 | 0.2 | Tr | 0.58 | - | (0) | 0.2 | 主な脂質：乳脂肪 コーンカップを除いたもの |
| 2.6 | 0.09 | 0.02 | - | - | - | - | Tr | - | - | (0) | (Tr) | Tr | Tr | 0 | Tr | 0 | Tr | Tr | Tr | Tr | Tr | 0.01 | 2.3 | 6 | 0.17 | - | (0) | 0 | 試料：酸カゼイン |
| 0.1 | 0.01 | 0.09 | - | - | - | - | (0) | - | - | (0) | (0) | Tr | Tr | 0 | Tr | 0 | 1 | 0.04 | 0.05 | 0.2 | Tr | Tr | Tr | 0.04 | - | 0 | 0 | 試料：乳成分入り氷菓 |
| 0.3 | 0.03 | 0.03 | - | - | - | - | 11 | - | - | 10 | 12 | Tr | 0 | 0 | 0 | 0 | Tr | 0.22 | 2.35 | 1.4 | 0.25 | 3.4 | 6 | 5.95 | - | 3 | 1.8 | |
| 0.3 | 0.03 | Tr | * | 2 | 0 | 0 | 45 | - | - | 12 | 46 | 0.3 | 0.4 | 0 | 0.1 | 0 | 1 | 0.01 | 0.03 | 0.2 | Tr | Tr | Tr | 0.50 | 0.5 | 5 | 0 | 試料：成熟乳 (100g:98.3mL、100mL:101.7g) 鉄：Trであるが、利用上の便宜のため小数第2位まで記載 ヨウ素：第3章参照 ビタミンD：ビタミンD活性代謝物を含む（ビタミンD活性代謝物を含まない場合：Tr） |
| 0.3 | Tr | Tr | - | - | - | - | 36 | - | - | (0) | 36 | 0 | 0.1 | 0 | 0 | 0 | 2 | 0.04 | 0.14 | 0.3 | 0.04 | 0 | 1 | 0.39 | - | 1 | 0.1 | |

13 乳類

## 14 油脂類

| 食品番号 | 食品名 | 常用量 | 糖質量の目安（常用量あたり） | 炭水化物 利用可能炭水化物（単糖当量） | 食物繊維 水溶性 | 食物繊維 不溶性 | 食物繊維 総量 | 糖質量の目安（可食部100gあたり） | 廃棄率 | エネルギー kcal | エネルギー kJ | 水分 | たんぱく質 | アミノ酸組成によるたんぱく質 | 脂質 | トリアシルグリセロール当量 | 脂肪酸 飽和 | 脂肪酸 一価不飽和 | 脂肪酸 多価不飽和 | コレステロール mg | 灰分 g | 無機質 ナトリウム | 無機質 カリウム | 無機質 カルシウム | 無機質 マグネシウム | リン | 鉄 |
|---|---|---|---|---|---|---|---|---|---|---|---|---|---|---|---|---|---|---|---|---|---|---|---|---|---|---|---|
| | (単位) | | g | g | g | g | g | g | % | kcal | kJ | g | g | g | g | g | g | g | g | mg | g | mg | mg | mg | mg | mg | mg |
| | （植物油脂類） | | | | | | | | | | | | | | | | | | | | | | | | | | |
| 14023 | あまに油 | 大さじ1 12g | 0.0 | 0 | - | 0 | 0 | 0.0 | 0 | 921 | 3852 | Tr | 0 | - | 100.0 | 99.5 | 8.09 | 15.91 | 71.13 | 2 | 0 | 0 | Tr | 0 | 0 | 0 | 0 |
| 14024 | えごま油 | 大さじ1 12g | 0.0 | 0 | - | 0 | 0 | 0.0 | 0 | 921 | 3852 | Tr | 0 | - | 100.0 | 99.5 | 7.64 | 16.94 | 70.60 | 0 | 0 | Tr | Tr | 1 | Tr | 1 | 0.1 |
| 14001 | オリーブ油 | 大さじ1 12g | 0.0 | 0 | - | 0 | 0 | 0.0 | 0 | 921 | 3853 | 0 | 0 | - | 100.0 | 98.9 | 13.29 | 74.04 | 7.24 | 0 | 0 | 0 | 0 | Tr | 0 | 0 | 0 |
| 14002 | ごま油 | 大さじ1 12g | 0.0 | 0 | - | 0 | 0 | 0.0 | 0 | 921 | 3853 | 0 | 0 | - | 100.0 | 98.1 | 15.04 | 37.59 | 41.19 | 0 | 0 | Tr | Tr | 1 | Tr | 1 | 0.1 |
| 14003 | 米ぬか油 | 大さじ1 12g | 0.0 | 0 | - | 0 | 0 | 0.0 | 0 | 921 | 3853 | 0 | 0 | - | 100.0 | 96.1 | 18.80 | 39.80 | 33.26 | 0 | 0 | 0 | Tr | 0 | 0 | Tr | 0 |
| 14004 | サフラワー油　ハイオレイック | 大さじ1 12g | 0.0 | 0 | - | 0 | 0 | 0.0 | 0 | 921 | 3853 | 0 | 0 | - | 100.0 | 98.5 | 7.36 | 73.24 | 13.62 | 0 | 0 | 0 | 0 | 0 | 0 | Tr | 0 |
| 14025 | サフラワー油　ハイリノール | 大さじ1 12g | 0.0 | 0 | - | 0 | 0 | 0.0 | 0 | 921 | 3853 | 0 | 0 | - | 100.0 | 96.6 | 9.26 | 12.94 | 70.19 | 0 | 0 | 0 | 0 | 0 | 0 | 0 | 0 |
| 14005 | 大豆油 | 大さじ1 12g | 0.0 | 0 | - | 0 | 0 | 0.0 | 0 | 921 | 3853 | 0 | 0 | - | 100.0 | 97.0 | 14.87 | 22.12 | 55.78 | 1 | 0 | 0 | Tr | 0 | 0 | 0 | 0 |
| 14006 | 調合油 | 大さじ1 12g | 0.0 | 0 | - | 0 | 0 | 0.0 | 0 | 921 | 3853 | 0 | 0 | - | 100.0 | 97.2 | 10.97 | 41.10 | 40.94 | 2 | 0 | 0 | Tr | 0 | 0 | Tr | 0 |
| 14007 | とうもろこし油 | 大さじ1 12g | 0.0 | 0 | - | 0 | 0 | 0.0 | 0 | 921 | 3853 | 0 | 0 | - | 100.0 | 96.8 | 13.04 | 27.96 | 51.58 | 0 | 0 | 0 | Tr | 0 | 0 | 0 | 0 |
| 14008 | なたね油 | 大さじ1 12g | 0.0 | 0 | - | 0 | 0 | 0.0 | 0 | 921 | 3853 | 0 | 0 | - | 100.0 | 97.5 | 7.06 | 60.09 | 26.10 | 0 | 0 | 0 | Tr | 0 | 0 | Tr | 0 |
| 14009 | パーム油 | 大さじ1 12g | 0.0 | 0 | - | 0 | 0 | 0.0 | 0 | 921 | 3853 | 0 | 0 | - | 100.0 | 97.3 | 47.08 | 36.70 | 9.16 | 1 | 0 | 0 | 0 | 0 | 0 | 0 | 0 |
| 14010 | パーム核油 | 大さじ1 12g | 0.0 | 0 | - | 0 | 0 | 0.0 | 0 | 921 | 3853 | 0 | 0 | - | 100.0 | 98.6 | 76.34 | 14.36 | 2.43 | 1 | 0 | 0 | Tr | 0 | 0 | 0 | 0 |
| 14011 | ひまわり油　ハイリノール | 大さじ1 12g | 0.0 | 0 | - | 0 | 0 | 0.0 | 0 | 921 | 3853 | 0 | 0 | - | 100.0 | 99.9 | 10.25 | 27.35 | 57.94 | 0 | 0 | 0 | 0 | 0 | 0 | 0 | 0 |
| 14026 | ひまわり油　ミッドオレイック | 大さじ1 12g | 0.0 | 0 | - | 0 | 0 | 0.0 | 0 | 921 | 3853 | 0 | 0 | - | 100.0 | 98.4 | 8.85 | 57.22 | 28.09 | 0 | 0 | 0 | 0 | 0 | 0 | 0 | 0 |
| 14027 | ひまわり油　ハイオレイック | 大さじ1 12g | 0.0 | 0 | - | 0 | 0 | 0.0 | 0 | 921 | 3853 | 0 | 0 | - | 100.0 | 99.7 | 8.74 | 79.90 | 6.79 | 0 | 0 | 0 | 0 | 0 | 0 | 0 | 0 |
| 14028 | ぶどう油 | 大さじ1 12g | 0.0 | 0 | - | 0 | 0 | 0.0 | 0 | 921 | 3853 | 0 | 0 | - | 100.0 | 96.5 | 10.93 | 17.80 | 63.55 | 0 | 0 | 0 | 0 | 0 | 0 | 0 | 0 |
| 14012 | 綿実油 | 大さじ1 12g | 0.0 | 0 | - | 0 | 0 | 0.0 | 0 | 921 | 3853 | 0 | 0 | - | 100.0 | 96.6 | 21.06 | 17.44 | 53.85 | 0 | 0 | 0 | 0 | 0 | 0 | 0 | 0 |
| 14013 | やし油 | 大さじ1 12g | 0.0 | 0 | - | 0 | 0 | 0.0 | 0 | 921 | 3853 | 0 | 0 | - | 100.0 | 97.7 | 83.96 | 6.59 | 1.53 | 1 | 0 | 0 | Tr | 0 | 0 | 0 | 0 |
| 14014 | 落花生油 | 大さじ1 12g | 0.0 | 0 | - | 0 | 0 | 0.0 | 0 | 921 | 3853 | 0 | 0 | - | 100.0 | 96.4 | 19.92 | 43.34 | 29.00 | 0 | 0 | 0 | Tr | 0 | Tr | 0 | 0 |
| | （動物脂類） | | | | | | | | | | | | | | | | | | | | | | | | | | |
| 14015 | 牛脂 | 大さじ1 12g | 0.0 | 0 | - | 0 | 0 | 0.0 | 0 | 940 | 3933 | Tr | 0.2 | - | 99.8 | 93.8 | 41.05 | 45.01 | 3.61 | 100 | 0 | 1 | 1 | Tr | 0 | 1 | 0.1 |
| 14016 | ラード | 大さじ1 12g | 0.0 | 0 | - | 0 | 0 | 0.0 | 0 | 941 | 3937 | 0 | 0 | - | 100.0 | 97.0 | 39.29 | 43.56 | 9.81 | 100 | 0 | 0 | 0 | 0 | 0 | 0 | 0 |
| | （バター類） | | | | | | | | | | | | | | | | | | | | | | | | | | |
| 14017 | 有塩バター | 大さじ1 12g | 0.0 | 0.2 | 0.6 | (0) | (0) | 0.2 | 0 | 745 | 3117 | 16.2 | 0.6 | 0.5 | 81.0 | 74.5 | 50.45 | 17.97 | 2.14 | 210 | 2.0 | 750 | 28 | 15 | 2 | 15 | 0.1 |
| 14018 | 食塩不使用バター | 大さじ1 12g | 0.0 | 0.2 | (0.6) | (0) | (0) | 0.2 | 0 | 763 | 3192 | 15.8 | 0.5 | (0.4) | 83.0 | 77.0 | 52.43 | 18.52 | 2.05 | 220 | 0.5 | 11 | 22 | 14 | 2 | 18 | 0.4 |
| 14019 | 発酵バター | 大さじ1 12g | 0.5 | 4.4 | - | (0) | (0) | 4.4 | 0 | 752 | 3146 | 13.6 | 0.6 | (0.5) | 80.0 | 74.6 | 50.56 | 17.99 | 2.15 | 230 | 1.4 | 510 | 25 | 12 | 2 | 16 | 0.4 |

| 無機質 | | | | | | | ビタミン | | | | | | | | | | | | | | | | | | | | | 食塩相当量 | 備考 |
|---|---|---|---|---|---|---|---|---|---|---|---|---|---|---|---|---|---|---|---|---|---|---|---|---|---|---|---|---|---|
| 亜鉛 | 銅 | マンガン | ヨウ素 | セレン | クロム | モリブデン | A | | | | | | D | E | | | | K | B₁ | B₂ | ナイアシン | B₆ | B₁₂ | 葉酸 | パントテン酸 | ビオチン | C | | |
| | | | | | | | レチノール | カロテン α | カロテン β | β-クリプトキサンチン | βカロテン当量 | レチノール活性当量 | | トコフェロール α | β | γ | δ | | | | | | | | | | | | |
| ←―mg―→ | | | ←―――μg―――→ | | | | ←―――――μg―――――→ | | | | | | μg | ←―――mg―――→ | | | | μg | ←―mg―→ | | mg | ←―mg―→ | ←―μg―→ | μg | mg | μg | mg | g | |
| 0 | 0 | 0 | - | - | - | - | 0 | 0 | 10 | 3 | 11 | 1 | (0) | 0.5 | 0 | 39.2 | 0.6 | 11 | 0 | 0 | 0 | - | - | - | - | - | (0) | 0 | 試料：食用油 |
| 0 | 0 | 0.01 | - | - | - | - | 0 | Tr | 22 | 2 | 23 | 2 | (0) | 2.4 | 0.6 | 58.6 | 4.6 | 5 | 0 | 0 | 0 | - | - | - | - | - | (0) | 0 | 試料：食用油 |
| 0 | 0 | 0 | 0 | 0 | Tr | 0 | 0 | 0 | 180 | 5 | 180 | 15 | (0) | 7.4 | 0.2 | 1.2 | 0.1 | 42 | 0 | 0 | 0 | (0) | (0) | (0) | (0) | 0 | (0) | 0 | 試料：エキストラバージンオイル<br>別名：オリーブオイル |
| Tr | 0.01 | 0 | 0 | 1 | 1 | 0 | 0 | 0 | Tr | 0 | Tr | (0) | (0) | 0.4 | Tr | 43.7 | 0.7 | 5 | 0 | 0 | 0.1 | 0 | - | - | - | - | (0) | 0 | 試料：精製油 |
| 0 | 0 | 0 | - | - | - | 1 | 0 | 0 | 0 | 0 | 0 | 0 | (0) | 25.5 | 1.5 | 3.4 | 0.3 | 36 | 0 | 0 | 0 | - | - | - | - | - | (0) | 0 | 試料：精製油<br>別名：米油 |
| 0 | 0 | 0 | - | - | - | - | 0 | 0 | 0 | 0 | 0 | 0 | (0) | 27.1 | 0.6 | 2.3 | 0.3 | 10 | 0 | 0 | 0 | - | - | - | - | - | (0) | 0 | 試料：精製油<br>別名：べにばな油、サフラワーオイル |
| 0 | 0 | 0 | - | - | - | - | 0 | 0 | 0 | 0 | 0 | 0 | (0) | 27.1 | 0.6 | 2.3 | 0.3 | 10 | 0 | 0 | 0 | - | - | - | - | - | (0) | 0 | 試料：精製油<br>別名：べにばな油、サフラワーオイル |
| 0 | 0 | 0 | 0 | 0 | 0 | 0 | 0 | 0 | 0 | 0 | 0 | 0 | (0) | 10.4 | 2.0 | 80.9 | 20.8 | 210 | 0 | 0 | 0 | - | - | - | - | - | (0) | 0 | 試料：精製油及びサラダ油 |
| Tr | 0 | 0 | - | - | - | - | 0 | 0 | 0 | 0 | 0 | 0 | (0) | 12.8 | 1.2 | 56.4 | 10.9 | 170 | 0 | 0 | 0 | - | - | - | - | - | (0) | 0 | 試料：精製油及びサラダ油<br>配合割合：なたね油1、大豆油1 |
| 0 | 0 | 0 | - | - | - | - | 0 | 0 | 0 | 0 | 0 | 0 | (0) | 17.1 | 0.3 | 70.3 | 3.4 | 5 | 0 | 0 | 0 | - | - | - | - | - | (0) | 0 | 試料：精製油<br>別名：コーンオイル、コーン油 |
| Tr | 0 | 0 | - | - | - | - | 0 | 0 | 0 | 0 | 0 | 0 | (0) | 15.2 | 0.3 | 31.8 | 1.0 | 120 | 0 | 0 | 0 | - | - | - | - | - | (0) | 0 | 試料：低エルカ酸の精製油及びサラダ油<br>別名：キャノーラ油、カノーラ油 |
| 0 | 0 | 0 | - | - | - | - | 0 | 0 | 0 | 0 | 0 | 0 | (0) | 8.6 | 0.4 | 1.3 | 0.2 | 4 | 0 | 0 | 0 | - | - | - | - | - | (0) | 0 | 試料：精製油 |
| 0 | 0 | 0 | - | - | - | - | 0 | 0 | 0 | 0 | 0 | 0 | (0) | 0.4 | Tr | 0.1 | Tr | 0 | 0 | 0 | 0 | - | - | - | - | - | (0) | 0 | 試料：精製油 |
| 0 | 0 | 0 | - | - | - | - | 0 | 0 | 0 | 0 | 0 | 0 | (0) | 38.7 | 0.8 | 2.0 | 0.4 | 11 | 0 | 0 | 0 | - | - | - | - | - | (0) | 0 | 試料：精製油 |
| 0 | 0 | 0 | - | - | - | - | 0 | 0 | 0 | 0 | 0 | 0 | (0) | 38.7 | 0.8 | 2.0 | 0.4 | 11 | 0 | 0 | 0 | - | - | - | - | - | (0) | 0 | 試料：精製油 |
| 0 | 0 | 0 | - | - | - | - | 0 | 0 | 0 | 0 | 0 | 0 | (0) | 38.7 | 0.8 | 2.0 | 0.4 | 11 | 0 | 0 | 0 | - | - | - | - | - | (0) | 0 | 試料：精製油 |
| 0 | 0.02 | 0 | - | - | - | - | - | 0 | 6 | 0 | 6 | Tr | 0 | 27.5 | 0.7 | 5.8 | 1.2 | 190 | 0 | 0 | 0 | (0) | (0) | (0) | (0) | - | (0) | 0 | 別名：グレープシードオイル、ぶどう種子油 |
| 0 | 0 | 0 | - | - | - | - | 0 | 0 | 0 | 0 | 0 | 0 | (0) | 28.3 | 0.3 | 27.1 | 0.4 | 29 | 0 | 0 | 0 | - | - | - | - | - | (0) | 0 | 試料：精製油 |
| Tr | 0 | 0 | - | - | - | - | 0 | 0 | 0 | 0 | 0 | 0 | (0) | 0.3 | 0 | 0.2 | Tr | Tr | 0 | 0 | 0 | - | - | - | - | - | (0) | 0 | 試料：精製油<br>別名：ココナッツオイル |
| 0 | 0 | 0 | - | - | - | - | 0 | 0 | 0 | 0 | 0 | 0 | (0) | 6.0 | 0.3 | 5.4 | 0.5 | 4 | 0 | 0 | 0 | - | - | - | - | - | (0) | 0 | 試料：精製油<br>別名：ピーナッツオイル、ピーナッツ油 |
| Tr | Tr | - | - | - | - | - | 85 | - | - | 0 | 85 | 0 | 0.6 | Tr | 0.1 | 0.6 | 26 | 0 | 0 | - | - | - | - | - | - | 0 | | 0 | 試料：いり取りしたもの<br>別名：ヘット |
| Tr | Tr | - | 0 | 0 | 0 | 0 | 0 | - | - | - | 0 | 0 | 0.2 | 0.3 | Tr | 0.1 | 0 | 7 | 0 | 0 | 0 | - | - | - | - | - | 0 | 0 | 別名：豚脂<br>試料：精製品 |
| 0.1 | Tr | 0 | 2 | Tr | 1 | 3 | 500 | 2 | 190 | 6 | 190 | 520 | 0.6 | 1.5 | 0 | 0.1 | 0 | 17 | 0.01 | 0.03 | 0 | Tr | 0.1 | Tr | 0.06 | 0.4 | 0 | 1.9 | |
| 0.1 | 0.01 | 0.01 | - | - | - | - | 780 | - | - | 140 | 790 | 0.7 | 1.4 | 0 | 0 | 0 | 24 | 0 | 0.03 | Tr | Tr | 0.1 | 1 | 0.08 | - | 0 | 0 | | 別名：無塩バター |
| 0.1 | 0.01 | 0.01 | - | - | - | - | 760 | - | - | 180 | 780 | 0.7 | 1.3 | 0 | 0 | 0 | 30 | 0 | 0.02 | 0 | 0 | 0.1 | 1 | 0 | - | 0 | 1.3 | | |

14 油脂類

## 14 油脂類

| 食品番号 | 食品名 | 常用量 | 糖質量の目安(常用量あたり) | 炭水化物 | 利用可能炭水化物(単糖当量) | 食物繊維 水溶性 | 食物繊維 不溶性 | 食物繊維 総量 | 糖質量の目安(可食部100gあたり) | 廃棄率 | エネルギー kcal | エネルギー kJ | 水分 | たんぱく質 | アミノ酸組成によるたんぱく質 | 脂質 | トリアシルグリセロール当量 | 脂肪酸 飽和 | 脂肪酸 一価不飽和 | 脂肪酸 多価不飽和 | コレステロール | 灰分 | 無機質 ナトリウム | 無機質 カリウム | 無機質 カルシウム | 無機質 マグネシウム | 無機質 リン | 無機質 鉄 |
|---|---|---|---|---|---|---|---|---|---|---|---|---|---|---|---|---|---|---|---|---|---|---|---|---|---|---|---|---|
| (単位) | | | (──g──) | | | | | | % | kcal | kJ | (────────g────────) | | | | | | | | mg | g | (──────mg──────) | | | | | |
| (マーガリン類) | | | | | | | | | | | | | | | | | | | | | | | | | | | | |
| 14020 | ソフトタイプマーガリン 家庭用 | 大さじ1 12g | 0.0 | 0.4 | - | (0) | (0) | (0) | 0.4 | 0 | 769 | 3217 | 14.7 | 0.4 | (0.3) | 83.1 | 78.9 | 23.04 | 39.32 | 12.98 | 5 | 1.3 | 500 | 27 | 14 | 2 | 17 | Tr |
| 14029 | ソフトタイプマーガリン 業務用 | 大さじ1 12g | 0.0 | 0.1 | - | (0) | (0) | (0) | 0.1 | 0 | 778 | 3256 | 14.8 | 0.3 | - | 84.3 | 80.3 | 39.00 | 28.86 | 8.78 | 5 | 0.5 | 490 | 27 | 14 | 2 | 17 | Tr |
| 14021 | ファットスプレッド | 大さじ1 12g | 0.0 | 0 | (0.6) | (0) | (0) | (0) | 0.0 | 0 | 635 | 2655 | 30.2 | 0.2 | (0.2) | 69.1 | 64.1 | 20.40 | 20.72 | 20.02 | 4 | 1.2 | 420 | 17 | 8 | 2 | 10 | Tr |
| (その他) | | | | | | | | | | | | | | | | | | | | | | | | | | | | |
| (13014〜024) | クリーム→乳類 | | | | | | | | | | | | | | | | | | | | | | | | | | | |
| 14022 | ショートニング 家庭用 | 大さじ1 12g | 0.0 | 0 | - | (0) | (0) | (0) | 0.0 | 0 | 920 | 3851 | 0.1 | 0 | - | 99.9 | 97.8 | 46.23 | 35.54 | 11.56 | 4 | 0 | 0 | 0 | 0 | 0 | 0 | 0 |
| 14030 | ショートニング 業務用、製菓 | 大さじ1 12g | 0.0 | 0 | - | (0) | (0) | (0) | 0.0 | 0 | 921 | 3852 | Tr | 0 | - | 99.9 | 96.3 | 51.13 | 32.58 | 8.13 | 4 | 0 | 0 | 0 | 0 | 0 | 0 | 0 |
| 14031 | ショートニング 業務用、フライ | 大さじ1 12g | 0.0 | 0 | - | (0) | (0) | (0) | 0.0 | 0 | 920 | 3851 | 0.1 | 0 | - | 99.9 | 97.3 | 41.37 | 38.39 | 13.19 | 4 | 0 | 0 | 0 | 0 | 0 | 0 | 0 |

| 無機質 | | | | | | ビタミン | | | | | | | | | | | | | | | | | 食塩相当量 | 備考 |
|---|---|---|---|---|---|---|---|---|---|---|---|---|---|---|---|---|---|---|---|---|---|---|---|---|
| 亜鉛 | 銅 | マンガン | ヨウ素 | セレン | クロム | モリブデン | レチノール | カロテン | | β-クリプトキサンチン | β-カロテン当量 | レチノール活性当量 | D | E トコフェロール | | | | K | B₁ | B₂ | ナイアシン | B₆ | B₁₂ | 葉酸 | パントテン酸 | ビオチン | C | | |
| | | | | | | | | α | β | | | | | α | β | γ | δ | | | | | | | | | | | | |
| mg | | | μg | | | | μg | | | | | | | mg | | | | μg | mg | | | μg | | μg | mg | μg | mg | g | |
| 0.1 | Tr | Tr | 2 | 1 | 0 | 2 | 0 | - | 290 | - | 290 | 24 | 11.2 | 15.3 | 0.7 | 36.5 | 6.2 | 53 | 0.01 | 0.03 | Tr | 0 | 0 | Tr | Tr | 0.2 | 0 | 1.3 | β-カロテン：着色料として添加品含む<br>ビタミンD：添加品含む |
| 0.1 | Tr | Tr | 2 | 1 | 0 | 2 | 0 | - | 290 | - | 290 | 24 | 11.2 | 15.2 | 0.7 | 36.5 | 6.2 | 53 | 0.01 | 0.03 | Tr | 0 | 0 | Tr | Tr | 0.2 | 0 | 1.3 | β-カロテン：着色料として添加品含む<br>ビタミンD：添加品含む |
| Tr | Tr | Tr | - | - | - | - | 0 | - | 380 | - | 380 | 31 | 1.1 | 15.6 | 0.7 | 21.0 | 5.7 | 71 | 0.02 | 0.02 | Tr | 0 | 0 | Tr | Tr | - | 0 | 1.1 | β-カロテン：着色料として添加品含む |
| 0 | 0 | 0 | 0 | 0 | Tr | 0 | 0 | - | - | - | 0 | 0 | 0.1 | 9.5 | 0.1 | 12.4 | 5.0 | 6 | 0 | 0 | 0 | 0 | 0 | 0 | 0 | 0 | 0 | 0 | |
| 0 | 0 | 0 | 0 | 0 | Tr | 0 | 0 | - | - | - | 0 | 0 | 0.1 | 9.5 | 0.1 | 12.4 | 5.0 | 6 | 0 | 0 | 0 | 0 | 0 | 0 | 0 | 0 | 0 | 0 | |
| 0 | 0 | 0 | 0 | 0 | Tr | 0 | 0 | - | - | - | 0 | 0 | 0.1 | 9.5 | 0.1 | 12.4 | 5.0 | 6 | 0 | 0 | 0 | 0 | 0 | 0 | 0 | 0 | 0 | 0 | |

14 油脂類

## 15 菓子類

| 食品番号 | 食品名 | 常用量 | 糖質量の目安(常用量あたり) | 炭水化物 | 利用可能炭水化物(単糖当量) | 食物繊維 水溶性 | 食物繊維 不溶性 | 食物繊維 総量 | 糖質量の目安(可食部100gあたり) | 廃棄率 | エネルギー kcal | エネルギー kJ | 水分 | たんぱく質 | アミノ酸組成によるたんぱく質 | 脂質 | トリアシルグリセロール当量 | 脂肪酸 飽和 | 脂肪酸 一価不飽和 | 脂肪酸 多価不飽和 | コレステロール mg | 灰分 g | ナトリウム | カリウム | カルシウム | マグネシウム | リン | 鉄 |
|---|---|---|---|---|---|---|---|---|---|---|---|---|---|---|---|---|---|---|---|---|---|---|---|---|---|---|---|---|
| | 〈和生菓子・和半生菓子類〉 | | | | | | | | | | | | | | | | | | | | | | | | | | | |
| | **甘納豆** | | | | | | | | | | | | | | | | | | | | | | | | | | | |
| 15001 | あずき | 1食分30g | 18.7 | 67.1 | (70.3) | 0.4 | 4.3 | 4.7 | 62.4 | 0 | 296 | 1238 | 26.2 | 5.6 | (4.7) | 0.6 | (0.3) | (0.07) | (0.02) | (0.15) | - | 0.5 | 45 | 100 | 16 | 25 | 79 | 2.1 |
| 15002 | いんげんまめ | 1食分30g | 18.6 | 67.6 | (69.8) | 1.0 | 4.6 | 5.6 | 62.0 | 0 | 302 | 1264 | 25.2 | 5.5 | (4.9) | 1.1 | (0.4) | (0.09) | (0.05) | (0.34) | - | 0.6 | 67 | 140 | 19 | 25 | 98 | 1.6 |
| 15003 | えんどう | 1食分30g | 19.6 | 70.1 | (72.4) | 0.6 | 4.3 | 4.9 | 65.2 | 0 | 310 | 1297 | 23.1 | 5.2 | (4.2) | 1.0 | (0.6) | (0.12) | (0.19) | (0.30) | - | 0.6 | 88 | 100 | 17 | 30 | 110 | 1.3 |
| (15004) | あん入り生八つ橋→生八つ橋 | | | | | | | | | | | | | | | | | | | | | | | | | | | |
| 15005 | 今川焼 | 1個75g | 35.0 | 48.5 | (50.5) | 0.3 | 1.5 | 1.9 | 46.6 | 0 | 221 | 926 | 45.5 | 4.5 | (3.9) | 1.0 | (0.8) | (0.25) | (0.24) | (0.30) | 24 | 0.5 | 59 | 58 | 21 | 9 | 53 | 0.8 |
| 15006 | ういろう | 1切れ120g | 52.8 | 44.1 | (46.7) | 0 | 0.1 | 0.1 | 44.0 | 0 | 183 | 766 | 54.5 | 1.1 | (0.9) | 0.2 | (0.2) | (0.06) | (0.05) | (0.07) | 0 | 0.1 | 1 | 17 | 2 | 4 | 18 | 0.2 |
| 15007 | うぐいすもち | 1個50g | 26.9 | 55.7 | (57.1) | 0.1 | 1.9 | 2.0 | 53.7 | 0 | 241 | 1008 | 40.0 | 3.6 | (3.1) | 0.4 | (0.3) | (0.09) | (0.06) | (0.14) | 0 | 0.3 | 36 | 38 | 9 | 12 | 43 | 0.8 |
| 15008 | かしわもち | 1個50g | 22.5 | 46.7 | (48.8) | 0.1 | 1.6 | 1.7 | 45.0 | 0 | 206 | 862 | 48.5 | 4.0 | (3.4) | 0.4 | (0.3) | (0.10) | (0.07) | (0.13) | 0 | 0.4 | 55 | 40 | 7 | 13 | 47 | 0.9 |
| 15009 | カステラ | 1切れ50g | 31.3 | 63.2 | (65.2) | 0.4 | 0.2 | 0.6 | 62.6 | 0 | 319 | 1335 | 25.6 | 6.2 | (5.3) | 4.6 | (4.0) | 1.39 | 1.61 | 0.84 | 160 | 0.4 | 54 | 79 | 29 | 7 | 96 | 0.9 |
| 15010 | かのこ | 1個50g | 28.3 | 60.4 | (62.3) | 0.3 | 3.5 | 3.8 | 56.6 | 0 | 264 | 1105 | 34.0 | 4.8 | (4.0) | 0.4 | (0.2) | (0.02) | (Tr) | (0.03) | 0 | 0.4 | 22 | 61 | 14 | 9 | 56 | 1.6 |
| 15011 | かるかん | 1個60g | 32.6 | 54.7 | (57.6) | 0.3 | 0.1 | 0.4 | 54.3 | 0 | 230 | 962 | 42.5 | 2.1 | (1.6) | 0.3 | (0.2) | (0.10) | (0.07) | (0.10) | 0 | 0.1 | 2 | 120 | 3 | 8 | 32 | 0.3 |
| 15012 | きび団子 | 1個15g | 11.0 | 73.5 | (77.3) | 0 | 0.3 | 0.3 | 73.2 | 0 | 304 | 1272 | 24.4 | 1.7 | (1.5) | 0.3 | (0.2) | (0.10) | (0.07) | (0.10) | 0 | 0.1 | 3 | 27 | 3 | 6 | 31 | 0.1 |
| 15013 | ぎゅうひ | 1枚45g | 28.1 | 62.5 | (65.4) | Tr | 0.1 | 0.1 | 62.4 | 0 | 257 | 1075 | 36.0 | 1.3 | (1.1) | 0.2 | (0.2) | (0.06) | (0.05) | (0.07) | 0 | Tr | 1 | 1 | 1 | 1 | 10 | 0.2 |
| 15014 | きりざんしょ | 1個25g | 14.8 | 59.3 | (62.5) | Tr | 0.2 | 0.2 | 59.1 | 0 | 248 | 1038 | 38.0 | 2.1 | (1.8) | 0.3 | | | | | 0 | 0.3 | 66 | 31 | 2 | 8 | 32 | 0.3 |
| 15015 | きんぎょく糖 | - | - | 72.0 | (74.5) | - | - | 0.8 | 71.2 | 0 | 288 | 1205 | 28.0 | Tr | - | Tr | | | | | 0 | Tr | 2 | 2 | 7 | 1 | Tr | 0.1 |
| 15016 | きんつば | 1個80g | 42.3 | 58.6 | (64.3) | 0.6 | 5.1 | 5.7 | 52.9 | 0 | 265 | 1107 | 34.0 | 6.0 | (5.2) | 0.7 | (0.4) | (0.10) | (0.03) | (0.21) | 0 | 0.7 | 130 | 160 | 20 | 23 | 75 | 1.5 |
| 15017 | 草もち | 1個130g | 65.1 | 52.1 | (54.1) | 0.1 | 1.9 | 2.0 | 50.1 | 0 | 229 | 958 | 43.0 | 4.2 | | 0.4 | (0.3) | (0.10) | (0.07) | (0.13) | 0 | 0.3 | 17 | 47 | 11 | 14 | 50 | 1.0 |
| | **くし団子** | | | | | | | | | | | | | | | | | | | | | | | | | | | |
| 15018 | あん | 1本70g | 31.0 | 45.5 | (47.7) | 0.1 | 1.1 | 1.2 | 44.3 | 0 | 201 | 841 | 50.0 | 3.8 | (3.2) | 0.4 | (0.3) | (0.11) | (0.07) | (0.13) | 0 | 0.4 | 21 | 44 | 6 | 13 | 50 | 0.7 |
| 15019 | みたらし | 1本60g | 26.9 | 45.2 | (47.4) | Tr | 0.3 | 0.3 | 44.9 | 0 | 197 | 824 | 50.5 | 3.1 | (2.6) | 0.4 | (0.2) | (0.09) | (0.07) | (0.14) | 0 | 0.8 | 250 | 59 | 4 | 13 | 52 | 0.4 |
| (02037) | くずきり ゆで→いも及びでん粉類 | | | | | | | | | | | | | | | | | | | | | | | | | | | |
| | **くずもち** | | | | | | | | | | | | | | | | | | | | | | | | | | | |
| 15121 | くずでん粉製品 | - | - | 22.5 | (24.7) | 0 | 0 | 0 | 22.5 | 0 | 91 | 382 | 77.4 | 0.1 | | 0.1 | | - | - | - | 0 | Tr | 1 | 1 | 5 | 1 | 3 | 0.5 |
| 15122 | 小麦でん粉製品 | - | - | 22.4 | (24.6) | 0 | 0 | 0 | 22.4 | 0 | 91 | 383 | 77.4 | 0.1 | | 0.1 | | | | | 0 | 0.1 | 1 | 2 | 4 | 1 | 9 | 0.2 |
| 15020 | げっぺい | 1個55g | 34.1 | 64.5 | (66.9) | 0.5 | 2.0 | 2.5 | 62.0 | 0 | 357 | 1494 | 20.9 | 5.2 | (4.6) | 8.7 | (5.4) | (1.90) | (2.52) | (0.78) | 1 | 0.7 | 50 | 68 | 32 | 19 | 74 | 0.9 |

| 無機質 | | | | | | ビタミン | | | | | | | | | | | | | | | | | 食塩相当量 | 備考 |
|---|---|---|---|---|---|---|---|---|---|---|---|---|---|---|---|---|---|---|---|---|---|---|---|---|
| 亜鉛 | 銅 | マンガン | ヨウ素 | セレン | クロム | モリブデン | A レチノール | カロテン α | β | β-クリプトキサンチン | β-カロテン当量 | レチノール活性当量 | D | E トコフェロール α | β | γ | δ | K | B₁ | B₂ | ナイアシン | B₆ | B₁₂ | 葉酸 | パントテン酸 | ビオチン | C | | |
| ←mg→ | | | ←μg→ | | | | ←μg→ | | | | | | ←mg→ | | | | μg | ←mg→ | | | ←μg→ | mg | μg | mg | g | | | | |
| 0.7 | 0.09 | - | 0 | 1 | 5 | 36 | 0 | - | - | 1 | Tr | - | 0 | 0 | 0.9 | 2.7 | 7 | 0.01 | 0.03 | 0.2 | 0.09 | - | - | - | 1.4 | 0 | 0.1 | | |
| 0.8 | 0.10 | - | - | - | - | - | 0 | - | - | 2 | Tr | - | 0 | 0 | 0.8 | 0 | 3 | Tr | 0.04 | 0.2 | 0.07 | - | - | - | - | 1 | 0.2 | | |
| 0.7 | 0.13 | - | - | - | - | - | 0 | - | - | 45 | 4 | - | 0 | 0 | 1.7 | 0.1 | 7 | 0.02 | 0.04 | 0.2 | 0.04 | - | - | - | - | Tr | 0.2 | | |
| 0.3 | 0.07 | 0.10 | - | - | - | - | 8 | 0 | Tr | 2 | 1 | 8 | 0.2 | 0.1 | Tr | 0.3 | 0.7 | 2 | 0.03 | 0.04 | 0.2 | 0.01 | 0.1 | 5 | 0.22 | - | 0 | 0.1 | 別名:大判焼、小判焼、回転焼、二重焼、太鼓まんじゅう、ともえ焼 たい焼を含む 小豆こしあん入り 部分割合:皮2、あん1 |
| 0.2 | 0.04 | 0.12 | 0 | 1 | Tr | 13 | 0 | 0 | 0 | 0 | 0 | 0 | Tr | 0 | 0 | 0 | 0 | 0.02 | Tr | 0.2 | 0.02 | 0 | 2 | 0.11 | 0.2 | 0 | 0 | 試料:白いろう 食塩添加品あり | |
| 0.6 | 0.12 | 0.20 | - | - | - | - | 0 | - | Tr | - | Tr | 0 | 0 | 0 | 0.4 | 1.0 | 2 | 0.02 | 0.02 | 0.2 | 0.01 | 0 | 3 | 0.16 | - | 0 | 0.1 | 小豆こしあん入り 部分割合:もち10、あん8、きな粉0.05 | |
| 0.5 | 0.11 | - | - | - | - | - | 0 | 0 | 0 | 0 | 0 | 0 | 0 | 0.1 | 0 | 0.3 | 0.8 | 2 | 0.03 | 0.02 | 0.4 | 0.03 | 0 | 4 | 0.21 | - | 0 | 0.1 | 小豆こしあん入り 部分割合:皮3、あん2 葉を除いたもの | |
| 0.6 | 0.10 | 0.08 | 8 | 14 | 2 | 5 | 47 | 0 | 0 | 9 | 5 | 47 | Tr | 0.7 | Tr | 0.3 | 0 | 4 | 0.03 | 0.42 | 0.2 | 0.03 | 0.3 | 5 | 0.66 | 7.2 | (0) | 0.1 | 試料:長崎カステラ |
| 0.6 | 0.10 | - | - | - | - | - | 0 | 0 | 1 | 0 | 1 | Tr | 0 | 0 | 0 | 0.7 | 2.1 | 5 | 0.01 | 0.03 | 0.1 | 0.01 | 0 | Tr | 0.02 | - | 0 | 0.1 | |
| 0.3 | 0.08 | - | Tr | 1 | 0 | 17 | 0 | 0 | 0 | 0 | 0 | 0 | 0 | 0 | 0 | 0 | 0 | 0 | 0.05 | 0.01 | 0.3 | 0.04 | 0 | 5 | 0.29 | 0.7 | 1 | 0 | |
| 0.5 | 0.09 | - | Tr | 1 | 0 | 18 | 0 | 0 | 0 | 0 | 0 | 0 | 0 | 0 | 0 | 0 | 0 | 0 | 0.02 | 0.01 | 0.2 | 0.02 | 0 | 3 | 0.22 | 0.3 | 0 | 0 | |
| 0.3 | 0.04 | - | 1 | 1 | 0 | 12 | 0 | 0 | 0 | 0 | 0 | 0 | 0 | 0 | 0 | 0 | 0 | 0 | 0.01 | Tr | Tr | 0 | 0 | 3 | 0 | 0.3 | 0 | 0 | |
| 0.3 | 0.07 | 0.25 | Tr | 1 | Tr | 26 | 0 | 0 | 0 | 0 | 0 | 0 | 0 | 0.1 | 0 | 0 | 0 | 0 | 0.03 | 0.01 | 0.4 | 0.04 | 0 | 4 | 0.22 | 0.4 | 0 | 0.2 | |
| Tr | 0.01 | - | - | - | - | - | 0 | 0 | 0 | 0 | 0 | 0 | 0 | 0 | 0 | 0 | 0 | 0 | 0 | 0 | 0 | 0 | 0 | 0 | 0 | - | 0 | 0 | |
| 0.7 | 0.20 | 0.42 | - | - | - | - | 0 | 0 | 0 | 0 | 0 | 0 | 0 | 0.1 | Tr | 0.9 | 1.8 | 6 | 0.03 | 0.03 | 0.1 | 0 | 0 | 8 | 0.21 | - | 0 | 0.3 | 小豆つぶしあん入り 部分割合:皮1、あん9 |
| 0.6 | 0.12 | - | - | - | - | - | 0 | 0 | 170 | 0 | 170 | 14 | 0 | 0.2 | Tr | 0.3 | 0.9 | 13 | 0.03 | 0.02 | 0.4 | 0.02 | 0 | 5 | 0.21 | - | Tr | 0 | 小豆こしあん入り 部分割合:皮6、あん4 |
| 0.6 | 0.11 | 0.30 | - | - | - | - | 0 | 0 | 0 | 0 | 0 | 0 | 0 | 0.2 | 0 | 0.2 | 0.5 | 1 | 0.04 | 0.01 | 0.5 | 0.05 | 0 | 5 | 0.27 | - | 0 | 0.1 | 小豆こしあん入り 部分割合:団子8、あん3 くしを除いたもの |
| 0.5 | 0.09 | 0.34 | Tr | 2 | Tr | 35 | 0 | 0 | 0 | 0 | 0 | 0 | 0 | 0 | 0 | 0 | 0 | 0 | 0.04 | 0.02 | 0.7 | 0.06 | Tr | 7 | 0.33 | 0.5 | 0 | 0.6 | 別名:しょうゆ団子 部分割合:団子9、たれ2 くしを除いたもの |
| 0 | 0.01 | 0.01 | - | - | - | - | 0 | 0 | 0 | 0 | 0 | 0 | 0 | 0 | 0 | 0 | 0 | 0 | 0 | 0 | 0 | 0 | 0 | 0 | 0 | - | 0 | 0 | |
| Tr | 0.01 | 0.02 | - | - | - | - | 0 | 0 | 0 | 0 | 0 | 0 | 0 | 0 | 0 | 0 | 0 | 0 | 0 | 0 | 0 | 0 | 0 | 0 | 0 | - | 0 | 0 | |
| 0.5 | 0.13 | 0.27 | - | - | - | - | 0 | 0 | 1 | 0 | 1 | 0 | 0 | 0.6 | 0.1 | 2.0 | 1.1 | 2 | 0.06 | 0.03 | 0.3 | 0.03 | 0 | 7 | 0.20 | - | 0 | 0.1 | あん(小豆あん、くるみ、水あめ、ごま等)入り 部分割合:皮5、あん4 |

15 菓子類

## 15 菓子類

| 食品番号 | 食品名 | 常用量 | 糖質量の目安（常用量あたり）(g) | 炭水化物 (g) | 利用可能炭水化物（単糖当量）(g) | 食物繊維 水溶性 (g) | 食物繊維 不溶性 (g) | 食物繊維 総量 (g) | 糖質量の目安（可食部100gあたり）(g) | 廃棄率 (%) | エネルギー (kcal) | エネルギー (kJ) | 水分 (g) | たんぱく質 (g) | アミノ酸組成によるたんぱく質 (g) | 脂質 (g) | トリアシルグリセロール当量 (g) | 脂肪酸 飽和 (g) | 脂肪酸 一価不飽和 (g) | 脂肪酸 多価不飽和 (g) | コレステロール (mg) | 灰分 (g) | ナトリウム (mg) | カリウム (mg) | カルシウム (mg) | マグネシウム (mg) | リン (mg) | 鉄 (mg) |
|---|---|---|---|---|---|---|---|---|---|---|---|---|---|---|---|---|---|---|---|---|---|---|---|---|---|---|---|---|
| 15123 | 五平もち | - | - | 41.0 | - | Tr | 0.8 | 0.8 | 40.2 | 0 | 181 | 756 | 54.7 | 3.0 | (2.5) | 0.5 | (0.5) | (0.13) | (0.11) | (0.26) | 0 | 0.7 | 230 | 57 | 10 | 9 | 41 | 0.4 |
|  | 桜もち |  |  |  |  |  |  |  |  |  |  |  |  |  |  |  |  |  |  |  |  |  |  |  |  |  |  |  |
| 15021 | 関東風 | 1個 50g | 25.9 | 54.3 | (56.1) | 0.3 | 2.3 | 2.6 | 51.7 | 2 | 239 | 999 | 40.5 | 4.5 | (3.9) | 0.4 | (0.3) | (0.07) | (0.02) | (0.15) | 0 | 0.3 | 45 | 37 | 11 | 11 | 37 | 1.0 |
| 15022 | 関西風 | 1個 50g | 22.2 | 46.1 | (47.8) | 0.1 | 1.6 | 1.7 | 44.4 | 2 | 200 | 837 | 50.0 | 3.4 | (2.9) | 0.2 | (0.1) | (0.04) | (0.02) | (0.05) | 0 | 0.3 | 33 | 22 | 7 | 8 | 27 | 0.7 |
| 15124 | 笹だんご | 1個 55g | 28.9 | 54.7 | (55.0) | 0.2 | 2.0 | 2.2 | 52.5 | 0 | 239 | 1000 | 40.5 | 3.9 | - | 0.5 | (0.4) | (0.12) | (0.08) | (0.16) | 0 | 0.4 | 26 | 100 | 15 | 15 | 48 | 0.5 |
| 15023 | 大福もち | 1個 70g | 35.2 | 52.8 | (53.3) | 0.1 | 2.4 | 2.5 | 50.3 | 0 | 235 | 983 | 41.5 | 4.8 | (4.2) | 0.5 | (0.4) | (0.10) | (0.07) | (0.11) | 0 | 0.4 | 46 | 46 | 11 | 16 | 58 | 1.0 |
| 15024 | タルト（和菓子） | 1個 40g | 23.7 | 60.8 | (63.5) | 0.2 | 1.3 | 1.5 | 59.3 | 0 | 293 | 1225 | 30.0 | 5.9 | (5.1) | 2.9 | (2.6) | (0.73) | (0.90) | (0.50) | 110 | 0.4 | 36 | 64 | 21 | 10 | 68 | 1.0 |
| 15025 | ちまき | 1本 60g | 21.8 | 36.4 | (38.4) | Tr | 0.1 | 0.1 | 36.3 | 0 | 153 | 640 | 62.0 | 1.1 | (1.1) | 0.2 | (0.1) | (0.06) | (0.05) | (0.07) | 0 | 0.1 | 1 | 19 | 1 | 5 | 20 | 0.2 |
| 15026 | ちゃつう | 1個 10g | 6.3 | 66.5 | (67.5) | 0.3 | 3.5 | 3.8 | 62.7 | 0 | 328 | 1373 | 22.5 | 6.2 | (5.4) | 4.1 | (3.8) | (0.60) | (1.41) | (1.75) | 0 | 0.7 | 5 | 63 | 100 | 41 | 79 | 1.9 |
| 15027 | どら焼 | 1個 60g | 33.4 | 58.7 | (63.3) | 0.5 | 2.7 | 3.1 | 55.6 | 0 | 284 | 1187 | 31.5 | 6.6 | (5.7) | 2.5 | (2.0) | (0.64) | (0.74) | (0.54) | 81 | 0.7 | 140 | 120 | 23 | 15 | 80 | 1.1 |
| 15004 | 生八つ橋、あん入り | 1個 50g | 30.7 | 64.3 | (68.0) | 0.2 | 2.8 | 3.0 | 61.3 | 0 | 279 | 1167 | 30.5 | 4.5 | (3.8) | 0.4 | (0.3) | (0.10) | (0.05) | (0.14) | 0 | 0.3 | 18 | 75 | 11 | 16 | 53 | 1.1 |
| 15028 | ねりきり | 1個 60g | 33.9 | 60.1 | (61.5) | 0.2 | 3.4 | 3.6 | 56.5 | 0 | 264 | 1105 | 34.0 | 5.3 | (4.5) | 0.3 | (0.1) | (0.04) | (0.01) | (0.08) | 0 | 0.3 | 2 | 33 | 14 | 16 | 46 | 1.5 |
|  | まんじゅう |  |  |  |  |  |  |  |  |  |  |  |  |  |  |  |  |  |  |  |  |  |  |  |  |  |  |  |
| 15029 | カステラまんじゅう | 1個 40g | 24.2 | 63.4 | (65.6) | 0.3 | 2.7 | 3.0 | 60.4 | 0 | 294 | 1231 | 27.9 | 6.6 | (5.7) | 1.6 | (1.2) | (0.39) | (0.40) | (0.39) | 43 | 0.5 | 44 | 74 | 28 | 15 | 77 | 1.3 |
| 15030 | くずまんじゅう | 1個 40g | 19.7 | 51.4 | (53.2) | 0.1 | 2.1 | 2.2 | 49.2 | 0 | 220 | 920 | 45.0 | 3.1 | (2.6) | 0.2 | (0.1) | (0.02) | (0.01) | (0.05) | 0 | 0.3 | 45 | 22 | 9 | 10 | 30 | 0.9 |
| 15031 | くりまんじゅう | 1個 30g | 19.6 | 68.2 | - | 0.3 | 2.7 | 3.0 | 65.2 | 0 | 309 | 1292 | 24.0 | 6.0 | (5.2) | 1.3 | (1.0) | (0.31) | (0.32) | (0.33) | 33 | 0.4 | 25 | 62 | 21 | 14 | 63 | 1.3 |
| 15032 | とうまんじゅう | - | - | 63.4 | (65.3) | 0.3 | 2.2 | 2.5 | 60.9 | 0 | 297 | 1242 | 28.0 | 6.2 | (5.4) | 2.1 | (1.6) | (0.53) | (0.61) | (0.43) | 68 | 0.4 | 24 | 56 | 19 | 13 | 64 | 1.3 |
| 15033 | 蒸しまんじゅう | - | - | 59.2 | (61.2) | 0.3 | 2.6 | 2.9 | 56.3 | 0 | 260 | 1089 | 35.0 | 4.9 | (4.2) | 0.4 | (0.3) | (0.08) | (0.03) | (0.17) | 0 | 0.5 | 63 | 47 | 17 | 13 | 47 | 1.1 |
| 15034 | 中華まんじゅう　あんまん | 1個 110g | 53.4 | 51.1 | - | 0.6 | 2.1 | 2.6 | 48.5 | 0 | 280 | 1174 | 36.6 | 6.1 | (5.4) | 5.7 | (5.5) | (1.70) | (2.11) | (1.41) | 3 | 0.4 | 11 | 64 | 52 | 24 | 58 | 1.1 |
| 15035 | 中華まんじゅう　肉まん | 1個 110g | 44.3 | 43.5 | - | 1.1 | 2.2 | 3.2 | 40.3 | 0 | 260 | 1086 | 39.5 | 10.0 | (8.5) | 5.1 | (4.6) | (1.46) | (1.42) | (1.53) | - | 1.9 | 460 | 310 | 28 | 20 | 87 | 0.8 |
| 15036 | もなか | 1個 40g | 25.0 | 65.6 | (67.1) | 0.1 | 3.0 | 3.1 | 62.5 | 0 | 285 | 1192 | 29.0 | 4.8 | (4.1) | 0.7 | (0.2) | (0.07) | (0.04) | (0.11) | 0 | 0.2 | 2 | 37 | 12 | 15 | 49 | 1.3 |
| 15037 | ゆべし | 1個 35g | 24.7 | 71.2 | (74.2) | 0.1 | 0.5 | 0.6 | 70.6 | 0 | 327 | 1366 | 22.0 | 2.4 | (2.1) | 3.5 | (3.2) | (0.39) | (0.54) | (2.48) | 0 | 0.7 | 230 | 63 | 7 | 15 | 40 | 0.4 |
|  | ようかん |  |  |  |  |  |  |  |  |  |  |  |  |  |  |  |  |  |  |  |  |  |  |  |  |  |  |  |
| 15038 | 練りようかん | 1切れ 60g | 40.1 | 70.0 | (71.6) | - | - | 3.1 | 66.9 | 0 | 296 | 1238 | 26.0 | 3.6 | (3.0) | 0.2 | (0.1) | (0.02) | (0.01) | (0.05) | 0 | 0.2 | 3 | 24 | 15 | 12 | 32 | 1.1 |
| 15039 | 水ようかん | 1個 50g | 18.9 | 40.0 | (40.8) | - | - | 2.2 | 37.8 | 0 | 171 | 715 | 57.0 | 2.6 | (2.2) | 0.1 | (Tr) | (0.01) | (Tr) | (0.03) | 0 | 0.3 | 57 | 17 | 10 | 8 | 23 | 0.8 |
| 15040 | 蒸しようかん | 1個 110g | 57.8 | 55.4 | (57.1) | 0.2 | 2.7 | 2.9 | 52.5 | 0 | 242 | 1012 | 39.5 | 4.4 | (3.7) | 0.3 | (0.2) | (0.05) | (0.01) | (0.10) | 0 | 0.4 | 83 | 32 | 11 | 12 | 37 | 1.1 |
|  | 〈和干菓子類〉 |  |  |  |  |  |  |  |  |  |  |  |  |  |  |  |  |  |  |  |  |  |  |  |  |  |  |  |

| 亜鉛 | 銅 | マンガン | ヨウ素 | セレン | クロム | モリブデン | レチノール | カロテン α | カロテン β | β-クリプトキサンチン | β-カロテン当量 | レチノール活性当量 | D | トコフェロール α | β | γ | δ | K | B1 | B2 | ナイアシン | B6 | B12 | 葉酸 | パントテン酸 | ビオチン | C | 食塩相当量 | 備考 |
|---|---|---|---|---|---|---|---|---|---|---|---|---|---|---|---|---|---|---|---|---|---|---|---|---|---|---|---|---|---|
| mg | mg | mg | μg | μg | μg | μg | μg | μg | μg | μg | μg | μg | μg | mg | mg | mg | mg | μg | mg | mg | mg | mg | μg | μg | mg | μg | mg | g | |
| 0.6 | 0.10 | - | - | - | - | - | 0 | - | - | - | 0 | 0 | 0 | Tr | 0 | 0.3 | 0.2 | 1 | 0.02 | 0.02 | 0.3 | 0.02 | 0 | 5 | 0.21 | - | 0 | 0.6 | みそだれ付き |
| 0.4 | 0.09 | 0.08 | - | - | - | - | 0 | 0 | 0 | 0 | 0 | 0 | 0 | Tr | Tr | 0.4 | 1.2 | 2 | 0.02 | 0.02 | 0.1 | Tr | 0 | 2 | 0.10 | - | 0 | 0.1 | 小豆こしあん入り 部分割合：小麦粉皮4、あん5 廃棄部位：桜葉 |
| 0.5 | 0.09 | - | - | - | - | - | 0 | 0 | 0 | 0 | 0 | 0 | 0 | Tr | 0 | 0.3 | 0.9 | 2 | 0.01 | 0.01 | 0.1 | 0.01 | 0 | 2 | 0.05 | - | 0 | 0.1 | 別名：道明寺 小豆こしあん入り 部分割合：道明寺種皮3、あん2 廃棄部位：桜葉 |
| 0.7 | 0.14 | - | - | - | - | - | 0 | - | - | - | 340 | 28 | - | - | - | - | - | 22 | 0.06 | 0.02 | 0.4 | 0.04 | 0 | 10 | 0.24 | - | Tr | 0.1 | 小豆こしあん入り |
| 0.9 | 0.16 | - | - | - | - | - | 0 | 0 | 0 | 0 | 0 | 0 | 0 | Tr | 0 | 0.4 | 1.2 | 2 | 0.03 | 0.04 | 0.2 | 0.02 | 0 | 2 | 0.25 | - | 0 | 0.1 | 小豆こしあん入り 部分割合：もち皮10、あん7 |
| 0.6 | 0.08 | 0.06 | - | - | - | - | 35 | 0 | 1 | 7 | 4 | 38 | 0.5 | 0.3 | Tr | 0.4 | 0.7 | 5 | 0.03 | 0.12 | 0.1 | 0.02 | 0.2 | 13 | 0.45 | - | 0 | 0.1 | あん入りロールカステラ 柚子風味小豆こしあん入り 部分割合：皮2、あん1 |
| 0.2 | 0.04 | 0.17 | 0 | 1 | 0 | 16 | 0 | - | - | - | 0 | 0 | 0 | Tr | 0 | 0 | 0 | 0 | 0.02 | Tr | 0.3 | 0.02 | 0 | 2 | 0.14 | 0.2 | 0 | 0 | 上新粉製品 |
| 0.9 | 0.23 | 0.19 | - | - | - | - | 0 | 0 | 1 | 0 | 1 | Tr | 0 | Tr | Tr | 2.2 | 1.6 | 4 | 0.08 | 0.05 | 0.4 | 0.05 | 0 | 8 | 0.10 | - | Tr | 0 | 小豆こしあん入り 部分割合：皮1、あん9 |
| 0.6 | 0.13 | 0.27 | - | - | - | - | 28 | 0 | Tr | 5 | 3 | 28 | 0.6 | 0.3 | Tr | 0.5 | 0.9 | 5 | 0.04 | 0.10 | 0.2 | 0.03 | 0.2 | 14 | 0.46 | - | 0 | 0.4 | 小豆つぶしあん入り 部分割合：皮5、あん4 |
| 0.7 | 0.14 | 0.26 | - | - | - | - | 0 | 0 | 0 | 0 | 0 | 0 | 0 | 0.1 | 0 | 0.5 | 1.2 | 3 | 0.02 | 0.02 | 0.3 | 0.03 | 0 | 5 | 0.18 | - | 0 | 0 | あん（小豆こしあん、小豆つぶしあん）入り 部分割合：皮4、あん6 |
| 0.6 | 0.13 | - | - | - | - | - | 0 | 0 | 0 | 0 | 0 | 0 | 0 | 0 | 0 | 0.7 | 2.0 | 4 | 0.01 | 0.03 | 0.1 | 0 | 0 | 1 | 0.04 | - | 0 | 0 | |
| 0.6 | 0.11 | 0.09 | - | - | - | - | 15 | 0 | Tr | 3 | 2 | 15 | 0.3 | 0.2 | Tr | 0.6 | 1.4 | 4 | 0.04 | 0.07 | 0.2 | 0.01 | 0.1 | 7 | 0.28 | - | 0 | 0.1 | 小豆こしあん入り 部分割合：皮5、あん7 |
| 0.4 | 0.08 | - | - | - | - | - | 0 | 0 | 0 | 0 | 0 | 0 | 0 | 0 | 0 | 0.4 | 1.2 | 2 | 0.01 | 0.02 | Tr | 0 | 0 | 1 | 0.02 | - | 0 | 0.1 | 別名：くずざくら 小豆こしあん入り 部分割合：皮2、あん3 |
| 0.5 | 0.11 | 0.10 | - | - | - | - | 11 | 0 | 1 | 2 | 2 | 12 | 0.2 | 0.1 | Tr | 0.6 | 1.4 | 4 | 0.03 | 0.06 | 0.2 | 0.01 | 0.1 | 6 | 0.24 | - | 0 | 0.1 | 栗入り小豆こしあん入り 部分割合：皮1、あん2 |
| 0.6 | 0.10 | 0.07 | - | - | - | - | 23 | 0 | Tr | 5 | 3 | 23 | 0.5 | 0.2 | Tr | 0.4 | 1.2 | 4 | 0.03 | 0.09 | 0.1 | 0.02 | 0.1 | 9 | 0.33 | - | 0 | 0.1 | 小豆こしあん入り 部分割合：皮4、あん5 |
| 0.4 | 0.10 | 0.07 | - | - | - | - | 0 | - | 0 | - | 0 | 0 | 0 | Tr | Tr | 0.5 | 1.4 | 3 | 0.03 | 0.02 | 0.1 | Tr | 0 | 2 | 0.11 | - | 0 | 0.2 | 薬まんじゅう等 小豆こしあん入り 部分割合：皮1、あん2 |
| 0.6 | 0.14 | 0.22 | - | - | - | - | 0 | 0 | 1 | 0 | 1 | 0 | 0 | 0.1 | 0.1 | 1.0 | 0.7 | 2 | 0.08 | 0.03 | 0.5 | 0 | 0 | 9 | 0.26 | - | Tr | 0 | 小豆こしあん入り 部分割合：皮10、あん7 |
| 1.2 | 0.12 | - | - | - | - | - | 2 | - | - | 20 | 3 | 0.1 | - | - | - | - | - | 9 | 0.23 | 0.10 | 2.0 | 0.16 | 0.1 | 38 | 0.80 | - | 7 | 1.2 | 部分割合：皮10、肉あん4.5 |
| 0.7 | 0.14 | - | - | - | - | - | 0 | 0 | 0 | 0 | 0 | 0 | 0 | Tr | Tr | 0.6 | 1.7 | 3 | 0.02 | 0.04 | 0.1 | 0.01 | 0 | 2 | 0.11 | - | 0 | 0 | 小豆こしあん入り 部分割合：皮1、あん9 |
| 0.4 | 0.11 | - | - | - | - | - | 0 | 0 | Tr | 4 | 4 | Tr | 0 | 0.1 | 0 | 1.2 | 0.1 | Tr | 0.03 | 0.02 | 0.4 | 0.06 | 0 | 9 | 0.20 | - | 2 | 0.6 | 試料：くるみ入り |
| 0.4 | 0.09 | - | - | - | - | - | 0 | 0 | 0 | 0 | 0 | 0 | 0 | 0 | 0 | 0.5 | 1.4 | 3 | 0.01 | 0.01 | Tr | 0 | 0 | 1 | 0.03 | - | 0 | 0 | |
| 0.3 | 0.06 | - | - | - | - | - | 0 | 0 | 0 | 0 | 0 | 0 | 0 | 0 | 0 | 0.4 | 1.0 | 2 | Tr | 0.01 | Tr | 0 | 0 | 1 | 0.02 | - | 0 | 0.1 | |
| 0.4 | 0.10 | 0.03 | - | - | - | - | 0 | 0 | 0 | 0 | 0 | 0 | 0 | Tr | Tr | 0.6 | 1.5 | 3 | 0.01 | 0.02 | 0.1 | Tr | 0 | 1 | 0.06 | - | 0 | 0.2 | |

15 菓子類

## 15 菓子類

| 食品番号 | 食品名 | | 常用量 | 糖質量の目安(常用量あたり) | 炭水化物 | 利用可能炭水化物(単糖当量) | 食物繊維 水溶性 | 食物繊維 不溶性 | 食物繊維 総量 | 糖質量の目安(可食部100gあたり) | 廃棄率 % | エネルギー kcal | エネルギー kJ | 水分 | たんぱく質 | アミノ酸組成によるたんぱく質 | 脂質 | トリアシルグリセロール当量 | 脂肪酸 飽和 | 脂肪酸 一価不飽和 | 脂肪酸 多価不飽和 | コレステロール mg | 灰分 g | 無機質 ナトリウム | 無機質 カリウム | 無機質 カルシウム | 無機質 マグネシウム | 無機質 リン | 無機質 鉄 |
|---|---|---|---|---|---|---|---|---|---|---|---|---|---|---|---|---|---|---|---|---|---|---|---|---|---|---|---|---|---|
| | | (単位) | | (―――g―――) | | | | | | | | | | | | | (―――g―――) | | | | | | | (―――mg―――) | | | | | |
| 15041 | あめ玉 | | 1個 5g | 4.9 | 97.5 | (102.2) | 0 | 0 | 0 | 97.5 | 0 | 390 | 1632 | 2.5 | 0 | - | 0 | - | - | - | - | 0 | Tr | 1 | 2 | 1 | Tr | Tr | Tr |
| 15042 | 芋かりんとう | | 10本 30g | 20.6 | 71.3 | (74.4) | 0.7 | 1.9 | 2.6 | 68.7 | 0 | 476 | 1991 | 5.5 | 1.4 | (1.2) | 20.5 | (19.6) | (2.29) | (8.17) | (8.33) | Tr | 1.2 | 13 | 550 | 42 | 28 | 54 | 0.7 |
| 15043 | おこし | | 1個 30g | 26.9 | 90.1 | (95.0) | 0 | 0.4 | 0.4 | 89.7 | 0 | 383 | 1602 | 5.0 | 3.8 | (3.3) | 0.8 | (0.7) | (0.17) | (0.23) | (0.25) | 0 | 0.3 | 95 | 25 | 4 | 5 | 22 | 0.2 |
| 15044 | おのろけ豆 | | 1食分 15g | 10.1 | 69.8 | (71.7) | 0.1 | 2.2 | 2.3 | 67.5 | 0 | 448 | 1874 | 3.0 | 11.7 | (10.4) | 13.5 | (13.7) | (2.49) | (5.78) | (4.87) | 0 | 2.0 | 390 | 270 | 17 | 70 | 180 | 1.1 |
| | かりんとう | | | | | | | | | | | | | | | | | | | | | | | | | | | | |
| 15045 | | 黒 | 6本 30g | 22.5 | 76.3 | - | 0.5 | 0.7 | 1.2 | 75.1 | 0 | 440 | 1839 | 3.5 | 7.6 | - | 11.6 | (11.1) | (1.41) | (4.39) | (4.85) | Tr | 1.1 | 7 | 300 | 66 | 27 | 57 | 1.6 |
| 15046 | | 白 | 8本 15g | 11.2 | 76.2 | - | 0.7 | 1.0 | 1.7 | 74.5 | 0 | 444 | 1859 | 2.5 | 9.7 | (8.9) | 11.2 | (10.7) | (1.41) | (4.09) | (4.72) | Tr | 0.4 | 1 | 71 | 17 | 27 | 68 | 0.8 |
| 15047 | ごかぼう | | 1個 10g | 6.7 | 71.6 | (70.6) | 0.6 | 3.9 | 4.6 | 67.0 | 0 | 387 | 1619 | 10.0 | 10.7 | (9.7) | 6.4 | (5.9) | (0.93) | (1.24) | (3.46) | Tr | 1.3 | 1 | 530 | 48 | 65 | 170 | 2.1 |
| | 小麦粉せんべい | | | | | | | | | | | | | | | | | | | | | | | | | | | | |
| 15048 | | 磯部せんべい | 1枚 5g | 4.4 | 89.3 | (93.9) | 0.6 | 0.7 | 1.3 | 88.0 | 0 | 381 | 1595 | 4.2 | 4.3 | (3.9) | 0.8 | (0.7) | (0.17) | (0.07) | (0.39) | 0 | 1.5 | 500 | 57 | 11 | 7 | 31 | 0.3 |
| 15049 | | かわらせんべい | 1枚 25g | 20.7 | 84.0 | (89.2) | 0.7 | 0.4 | 1.1 | 82.9 | 0 | 398 | 1665 | 4.3 | 7.5 | (6.3) | 3.5 | (2.9) | (0.92) | (1.02) | (0.86) | 110 | 0.7 | 130 | 110 | 25 | 14 | 93 | 0.9 |
| 15050 | | 巻きせんべい | 1枚 10g | 8.9 | 90.3 | (94.9) | 0.5 | 0.5 | 1.0 | 89.3 | 0 | 392 | 1638 | 3.5 | 4.3 | (3.8) | 1.4 | (1.2) | (0.36) | (0.34) | (0.45) | 34 | 0.4 | 39 | 71 | 22 | 6 | 53 | 0.4 |
| 15051 | | 南部せんべい ごま入り | 1枚 10g | 6.8 | 72.3 | (73.1) | 1.4 | 2.9 | 4.2 | 68.1 | 0 | 431 | 1804 | 3.3 | 11.2 | (10.3) | 10.8 | (10.5) | (1.69) | (3.52) | (4.78) | 0 | 2.4 | 430 | 170 | 240 | 78 | 150 | 2.2 |
| 15052 | | 南部せんべい 落花生入り | 1枚 30g | 21.1 | 73.8 | (76.6) | 1.1 | 2.4 | 3.5 | 70.3 | 0 | 428 | 1792 | 3.3 | 11.7 | (10.7) | 9.6 | (9.3) | (1.78) | (3.70) | (3.41) | 0 | 1.6 | 340 | 230 | 26 | 40 | 120 | 0.7 |
| 15053 | しおがま | | 1個 20g | 17.0 | 85.4 | - | Tr | 0.6 | 0.6 | 84.8 | 0 | 355 | 1485 | 10.0 | 2.7 | - | 0.3 | 0.2 | (0.09) | (0.05) | (0.06) | 0 | 1.6 | 580 | 42 | 14 | 7 | 17 | 0.2 |
| (15054) | 中華風クッキー→〈ビスケット類〉 | | | | | | | | | | | | | | | | | | | | | | | | | | | | |
| | ひなあられ | | | | | | | | | | | | | | | | | | | | | | | | | | | | |
| 15055 | | 関東風 | 1食分 15g | 12.6 | 85.3 | - | 0.1 | 1.2 | 1.3 | 84.0 | 0 | 400 | 1674 | 4.7 | 5.1 | - | 4.3 | (3.9) | (0.96) | (0.90) | (1.90) | 0 | 0.6 | 67 | 120 | 36 | 16 | 53 | 1.2 |
| 15056 | | 関西風 | 1食分 15g | 12.5 | 84.6 | - | 0 | 1.3 | 1.3 | 83.3 | 0 | 398 | 1663 | 2.6 | 7.7 | (6.8) | 3.1 | (2.9) | (0.99) | (0.72) | (1.08) | 0 | 1.9 | 580 | 46 | 33 | 34 | 48 | 2.8 |
| | 米菓 | | | | | | | | | | | | | | | | | | | | | | | | | | | | |
| 15057 | | 揚げせんべい | 1枚 20g | 14.1 | 71.2 | (75.9) | Tr | 0.5 | 0.5 | 70.7 | 0 | 465 | 1946 | 4.0 | 5.7 | (4.8) | 17.5 | (17.0) | (1.92) | (7.19) | (7.16) | Tr | 1.6 | 490 | 82 | 5 | 21 | 87 | 0.7 |
| 15058 | | 甘辛せんべい | 1枚 15g | 12.9 | 86.3 | (90.9) | Tr | 0.6 | 0.6 | 85.7 | 0 | 380 | 1590 | 4.5 | 6.7 | (5.6) | 0.9 | (0.8) | (0.29) | (0.21) | (0.31) | 0 | 1.6 | 460 | 120 | 8 | 28 | 110 | 0.9 |
| 15059 | | あられ | 1食分 10g | 8.3 | 84.2 | (82.9) | 0 | 1.3 | 1.3 | 82.9 | 0 | 381 | 1594 | 4.4 | 7.9 | (6.9) | 1.4 | (1.2) | (0.44) | (0.30) | (0.48) | 0 | 2.1 | 670 | 150 | 15 | 34 | 150 | 0.5 |
| 15060 | | しょうゆせんべい | 1枚 20g | 16.5 | 83.1 | (88.4) | 0 | 0.8 | 0.8 | 82.3 | 0 | 373 | 1561 | 5.9 | 7.8 | (6.6) | 1.0 | (0.8) | (0.32) | (0.23) | (0.34) | 0 | 2.2 | 770 | 130 | 13 | 24 | 100 | 0.8 |
| | ボーロ | | | | | | | | | | | | | | | | | | | | | | | | | | | | |
| 15061 | | 小粒 | 1袋 10g | 9.0 | 90.4 | (96.9) | 0 | 0 | 0 | 90.4 | 0 | 391 | 1636 | 4.5 | 2.5 | (2.2) | 2.2 | (1.8) | (0.61) | (0.79) | (0.35) | 84 | 0.4 | 30 | 43 | 16 | 5 | 56 | 0.7 |
| 15062 | | そばボーロ | 1個 5g | 4.2 | 86.1 | (90.) | 0.6 | 1.0 | 1.5 | 84.6 | 0 | 406 | 1697 | 2.0 | 7.7 | (6.8) | 3.4 | (2.9) | (0.87) | (1.03) | (0.84) | 99 | 0.8 | 130 | 120 | 23 | 30 | 110 | 1.0 |
| 15063 | **松風** | | 1袋 20g | 17.7 | 89.7 | (94.) | 0.6 | 0.6 | 1.2 | 88.5 | 0 | 381 | 1596 | 5.3 | 4.0 | (3.7) | 0.7 | (0.6) | (0.17) | (0.06) | (0.37) | 0 | 0.2 | 27 | 54 | 10 | 6 | 29 | 0.3 |

| 亜鉛 | 銅 | マンガン | ヨウ素 | セレン | クロム | モリブデン | レチノール | カロテンα | カロテンβ | β-クリプトキサンチン | βカロテン当量 | レチノール活性当量 | D | トコフェロールα | β | γ | δ | K | B1 | B2 | ナイアシン | B6 | B12 | 葉酸 | パントテン酸 | ビオチン | C | 食塩相当量 | 備考 |
|---|---|---|---|---|---|---|---|---|---|---|---|---|---|---|---|---|---|---|---|---|---|---|---|---|---|---|---|---|---|
| mg | mg | mg | μg | μg | μg | μg | μg | μg | μg | μg | μg | μg | μg | mg | mg | mg | mg | μg | mg | mg | mg | mg | μg | μg | mg | μg | mg | g | |
| 0 | 0.01 | - | 0 | 0 | 0 | 0 | 0 | - | - | - | 0 | 0 | 0 | 0 | 0 | 0 | 0 | 0 | 0 | 0 | 0 | 0 | 0 | 0 | 0 | 0.1 | 0 | 0 | 食塩添加品あり |
| 0.2 | 0.20 | 0.47 | 1 | 1 | Tr | 5 | 0 | 0 | 33 | 1 | 33 | 3 | 0 | 4.3 | 0.2 | 11.5 | 2.2 | 35 | 0.13 | 0.05 | 0.9 | 0.30 | 0 | 57 | 1.03 | 5.7 | 33 | 0 | 別名:芋けんぴ |
| 0.8 | 0.12 | 0.48 | - | - | - | - | 0 | 0 | 0 | 0 | 0 | 0 | 0 | 0.1 | Tr | 0.2 | Tr | 1 | 0.02 | 0.01 | 0.2 | 0.02 | 0 | 3 | 0.12 | - | 0 | 0.2 | 米おこし、あわおこしを含む |
| 1.9 | 0.35 | 0.63 | - | - | - | - | 0 | 0 | 2 | 0 | 2 | Tr | 0 | 2.9 | 0.1 | 1.8 | 0.1 | 0 | 0.13 | 0.04 | 5.4 | 0.21 | 0 | 24 | 1.09 | - | 0 | 1.0 | らっかせい製品 |
| 0.7 | 0.16 | 0.33 | - | - | - | - | 0 | 0 | 0 | 0 | 0 | 0 | Tr | 1.6 | 0.3 | 6.0 | 1.2 | 18 | 0.10 | 0.05 | 1.0 | 0.21 | 0 | 25 | 0.84 | - | 0 | 0 | |
| 0.8 | 0.15 | 0.44 | - | - | - | - | 0 | 0 | 0 | 0 | 0 | 0 | Tr | 1.6 | 0.3 | 5.6 | 1.1 | 17 | 0.12 | 0.05 | 1.1 | 0.07 | 0 | 31 | 0.72 | - | 0 | 0 | |
| 1.4 | 0.33 | 0.23 | - | - | - | - | 0 | 0 | 1 | Tr | 1 | 0 | 0 | 0.4 | 0.3 | 2.8 | 2.1 | 7 | 0.03 | 0.06 | 0.6 | 0.09 | 0 | 47 | 0.22 | - | Tr | 0 | |
| 0.1 | 0.05 | 0.22 | 0 | 2 | 1 | 6 | 0 | 0 | 0 | 0 | 0 | 0 | 0 | 0.1 | 0.1 | 0 | 0 | 0 | 0.06 | 0.02 | 0.3 | 0.02 | 0 | 4 | 0.27 | 0.7 | 0 | 1.3 | |
| 0.7 | 0.20 | 0.35 | 39 | 12 | 1 | 8 | 45 | 0 | 0 | 4 | 2 | 45 | - | 0.5 | 0.2 | 0.3 | 0 | - | 0.04 | 0.10 | 0.6 | 0.04 | - | 12 | 0.70 | 5.7 | (0) | 0.3 | |
| 0.2 | 0.04 | 0.17 | - | - | - | - | 12 | 0 | Tr | 2 | 1 | 12 | 0.2 | 0.2 | 0.1 | Tr | 0 | 1 | 0.05 | 0.05 | 0.2 | 0.02 | 0.1 | 7 | 0.33 | - | 0 | 0.1 | 別名:有平巻き |
| 1.3 | 0.38 | 0.80 | Tr | 6 | 2 | 28 | 0 | 0 | 3 | 0 | 3 | Tr | 0 | 0.3 | 0.2 | 4.0 | 0.1 | 1 | 0.27 | 0.08 | 1.5 | 0.14 | 0 | 25 | 0.59 | 3.2 | 0 | 1.1 | |
| 0.7 | 0.18 | 0.65 | 1 | 7 | 2 | 26 | 0 | 0 | 1 | 0 | 1 | 0 | 0 | 2.0 | 0.2 | 1.0 | Tr | Tr | 0.25 | 0.05 | 3.5 | 0.11 | 0 | 21 | 0.91 | 17.2 | 0 | 0.9 | |
| 0.6 | 0.09 | - | - | - | - | - | 0 | 0 | 510 | 0 | 510 | 43 | 0 | 0 | 0 | 0 | 0 | 33 | 0.02 | 0.02 | 0.2 | 0.02 | 0 | 7 | 0.12 | - | 1 | 1.5 | |
| 0.3 | 0.07 | - | - | - | - | - | 0 | 0 | Tr | 0 | Tr | 0 | 0 | 0.1 | Tr | 0.8 | 0.6 | 3 | 0.06 | 0.05 | 0.3 | 0.04 | 0 | 15 | 0.08 | - | 0 | 0.2 | 部分割合:あられ88、甘納豆6、いり大豆6 |
| 2.4 | 0.38 | 1.37 | 9 | 7 | 5 | 120 | 0 | - | 0 | - | (0) | (0) | (0) | 0.1 | 0 | 0 | 0 | (0) | 0.04 | 0.08 | 0.3 | 0.09 | Tr | 16 | 1.02 | 2.4 | 0 | 1.5 | 部分割合:あられ100 |
| 0.9 | 0.17 | 0.68 | 1 | 3 | 2 | 30 | 0 | 0 | 0 | 0 | 0 | 0 | 0 | 2.3 | 0.2 | 9.4 | 1.8 | 28 | 0.08 | 0.02 | 1.2 | 0.11 | 0 | 11 | 0.61 | 0.4 | 0 | 1.2 | |
| 1.0 | 0.18 | 0.73 | 1 | 5 | 1 | 79 | 0 | 0 | 0 | 0 | 0 | 0 | 0 | 0.2 | 0 | 0 | 0 | 0 | 0.09 | 0.03 | 1.4 | 0.13 | 0 | 14 | 0.69 | 2.1 | 0 | 1.2 | 別名:ざらめせんべい |
| 2.4 | 0.37 | 1.34 | 10 | 7 | 5 | 130 | 0 | 0 | 0 | 0 | 0 | 0 | 0 | 0.1 | Tr | 0 | 0 | 0 | 0.09 | 0.05 | 1.0 | 0.09 | Tr | 15 | 1.00 | 2.5 | 0 | 1.7 | |
| 1.4 | 0.19 | 1.06 | 110 | 4 | 4 | 69 | (0) | 0 | 0 | 0 | (0) | - | Tr | Tr | 0 | 0 | 0 | 0 | 0.02 | 0.03 | 0.6 | 0.05 | 0 | 15 | 0.26 | 3.0 | (0) | 2.0 | |
| 0.3 | 0.03 | - | 3 | 6 | 3 | 1 | 29 | 0 | 1 | 6 | 3 | 29 | 0.6 | 0.2 | 0 | Tr | 0 | Tr | 0.01 | 0.09 | Tr | 0.02 | 0.2 | 9 | 0.29 | 5.1 | 0 | 0.1 | 別名:たまごボーロ、乳ボーロ、栄養ボーロ、衛生ボーロ<br>乳児用としてカルシウム、ビタミン等の添加品あり |
| 0.7 | 0.12 | 0.31 | 4 | 10 | 1 | 12 | 34 | 0 | 1 | 7 | 4 | 34 | 0.7 | 0.4 | 0.1 | 0.9 | Tr | 3 | 0.12 | 0.13 | 0.8 | 0.07 | 0.2 | 20 | 0.74 | 8.5 | 0 | 0.3 | |
| 0.1 | 0.05 | 0.21 | 0 | 2 | 1 | 6 | 0 | 0 | 0 | 0 | 0 | 0 | 0 | 0.1 | 0 | 0 | 0 | 0 | 0.05 | 0.02 | 0.3 | 0.01 | 0 | 4 | 0.26 | 0.6 | 0 | 0.1 | |

## 15 菓子類

| 食品番号 | 食品名 | 常用量 | 糖質量の目安(常用量あたり) | 炭水化物 | 利用可能炭水化物(単糖当量) | 食物繊維 水溶性 | 食物繊維 不溶性 | 食物繊維 総量 | 糖質量の目安(可食部100gあたり) | 廃棄率 % | エネルギー kcal | エネルギー kJ | 水分 | たんぱく質 | アミノ酸組成によるたんぱく質 | 脂質 | トリアシルグリセロール当量 | 脂肪酸 飽和 | 脂肪酸 一価不飽和 | 脂肪酸 多価不飽和 | コレステロール mg | 灰分 g | 無機質 ナトリウム | 無機質 カリウム | 無機質 カルシウム | 無機質 マグネシウム | 無機質 リン | 無機質 鉄 |
|---|---|---|---|---|---|---|---|---|---|---|---|---|---|---|---|---|---|---|---|---|---|---|---|---|---|---|---|---|
| | | (単位) | ←―――――――――――g―――――――――――→ | | | | | | | % | kcal | kJ | ←――――――――――g――――――――――→ | | | | | | | | | mg | g | ←――――――――mg―――――――――→ | | | | | |
| 15064 | みしま豆 | 20粒 10g | 7.0 | 75.6 | (71.9) | 0.9 | 5.2 | 6.1 | 69.5 | 0 | 430 | 1800 | 1.6 | 12.4 | (11.3) | 8.7 | (8.1) | (1.13) | (2.08) | (4.58) | 0 | 1.7 | 1 | 720 | 66 | 87 | 220 | 2.7 |
| 15065 | 八つ橋 | 1枚 25g | 23.5 | 94.2 | (99.5) | 0 | 0.3 | 0.3 | 93.9 | 0 | 394 | 1650 | 1.8 | 3.3 | (2.8) | 0.5 | (0.5) | (0.16) | (0.11) | (0.17) | 0 | 0.2 | 1 | 49 | 3 | 13 | 51 | 0.4 |
| | らくがん | | | | | | | | | | | | | | | | | | | | | | | | | | | |
| 15066 | らくがん | 1個 5g | 4.7 | 94.3 | (99.3) | 0 | 0.2 | 0.2 | 94.1 | 0 | 389 | 1628 | 3.0 | 2.4 | | 0.2 | (0.1) | (0.06) | (0.03) | (0.04) | 0 | 0.1 | 2 | 19 | 3 | 3 | 17 | 0.2 |
| 15067 | 麦らくがん | 1個 5g | 4.3 | 90.4 | (94.3) | 1.8 | 3.6 | 5.4 | 85.0 | 0 | 397 | 1661 | 2.4 | 4.7 | (4.1) | 1.8 | (1.5) | (0.50) | (0.17) | (0.77) | 0 | 0.7 | 2 | 170 | 16 | 46 | 120 | 1.1 |
| 15068 | もろこしらくがん | 1個 10g | 8.2 | 89.3 | (88.9) | 0.3 | 7.0 | 7.3 | 82.0 | 0 | 389 | 1628 | 2.5 | 7.3 | (6.1) | 0.3 | (0.2) | (0.05) | (0.02) | (0.08) | 0 | 0.6 | 130 | 56 | 17 | 24 | 66 | 2.0 |
| | 〈菓子パン類〉 | | | | | | | | | | | | | | | | | | | | | | | | | | | |
| 15125 | 揚げパン | 1個 100g | 41.7 | 43.5 | - | 0.8 | 1.1 | 1.8 | 41.7 | 0 | 377 | 1577 | 27.7 | 8.7 | 7.4 | 18.7 | 17.8 | 3.34 | 9.03 | 4.62 | 3 | 1.4 | 450 | 110 | 42 | 19 | 86 | 0.6 |
| 15069 | あんパン | 1個 100g | 47.5 | 50.2 | (53.5) | 0.7 | 2.0 | 2.7 | 47.5 | 0 | 280 | 1172 | 35.5 | 7.9 | (6.6) | 5.3 | (4.9) | (2.29) | (1.62) | (0.77) | 0 | 1.1 | 280 | 77 | 31 | 19 | 74 | 1.0 |
| 15126 | あんパン、薄皮タイプ | 小1個 50g | 24.0 | 52.8 | (53.6) | 0.6 | 4.3 | 4.9 | 47.9 | 0 | 260 | 1086 | 37.4 | 6.6 | (5.5) | 2.4 | (0.95) | (0.64) | (0.41) | | 0 | 0.7 | 150 | 150 | 25 | 23 | 78 | 1.3 |
| | カレーパン | | | | | | | | | | | | | | | | | | | | | | | | | | | |
| 15127 | 皮及び具 | 1個 100g | 30.7 | 32.3 | 32.0 | 0.6 | 1.0 | 1.6 | 30.7 | 0 | 321 | 1342 | 41.3 | 6.6 | 5.5 | 18.3 | 17.3 | 7.04 | 7.11 | 2.41 | 13 | 1.5 | 490 | 130 | 24 | 17 | 91 | 0.7 |
| 15128 | 皮のみ | 1個分 50g | 18.6 | 38.4 | 38.5 | 0.6 | 0.7 | 1.3 | 37.1 | 0 | 384 | 1606 | 30.8 | 7.2 | 6.0 | 22.4 | 21.2 | 8.55 | 8.61 | 3.13 | 14 | 1.2 | 390 | 100 | 23 | 16 | 100 | 0.7 |
| 15129 | 具のみ | 1個分 50g | 8.2 | 18.8 | 17.7 | 0.6 | 1.7 | 2.4 | 16.4 | 0 | 180 | 752 | 64.5 | 5.3 | 4.5 | 9.3 | 8.7 | 3.69 | 3.80 | 0.79 | 11 | 2.1 | 710 | 200 | 28 | 19 | 69 | 0.7 |
| 15070 | クリームパン | 1個 100g | 40.2 | 41.4 | (47.7) | 0.6 | 0.6 | 1.2 | 40.2 | 0 | 305 | 1276 | 36.0 | 10.3 | (8.6) | 10.9 | (10.0) | (4.65) | (3.44) | (1.47) | 130 | 1.4 | 350 | 120 | 52 | 18 | 120 | 1.0 |
| 15130 | クリームパン、薄皮タイプ | 小1個 50g | 15.8 | 32.3 | (33.3) | 0.4 | 0.4 | 0.7 | 31.6 | 0 | 227 | 951 | 52.1 | 6.6 | (5.6) | 8.0 | (7.1) | (3.24) | (2.50) | (1.03) | 150 | 1.0 | 180 | 110 | 79 | 13 | 130 | 0.9 |
| 15071 | ジャムパン | 1個 80g | 42.2 | 54.5 | (60.3) | 0.9 | 0.9 | 1.8 | 52.7 | 0 | 297 | 1243 | 32.0 | 6.6 | (5.6) | 5.8 | (5.5) | (2.58) | (1.84) | (0.83) | 0 | 1.1 | 310 | 95 | 31 | 17 | 66 | 0.5 |
| 15072 | チョココロネ | 1個 85g | 35.3 | 42.8 | (43.2) | 0.6 | 0.7 | 1.3 | 41.5 | 0 | 337 | 1410 | 33.5 | 7.1 | (6.6) | 15.3 | (14.7) | (5.36) | (5.43) | (3.21) | 5 | 1.4 | 340 | 160 | 79 | 20 | 100 | 0.6 |
| 15131 | チョコパン、薄皮タイプ | 小1個 50g | 19.3 | 39.5 | (39.8) | 0.4 | 0.5 | 0.9 | 38.6 | 0 | 348 | 1457 | 35.0 | 5.5 | (4.6) | 18.7 | (17.8) | (7.14) | (7.58) | (2.31) | 2 | 1.3 | 260 | 180 | 98 | 20 | 100 | 0.5 |
| 15132 | メロンパン | 1個 100g | 58.2 | 59.9 | 60.6 | 0.9 | 0.8 | 1.7 | 58.2 | 0 | 366 | 1530 | 20.9 | 8.0 | 6.5 | 10.5 | 10.2 | 4.93 | 3.44 | 1.31 | 37 | 0.9 | 210 | 110 | 26 | 16 | 84 | 0.6 |
| | 〈ケーキ・ペストリー類〉 | | | | | | | | | | | | | | | | | | | | | | | | | | | |
| 15073 | シュークリーム | 1個 100g | 25.3 | 25.6 | (26.8) | 0.1 | 0.2 | 0.3 | 25.3 | 0 | 228 | 953 | 56.3 | 6.0 | (5.5) | 11.3 | (9.9) | (5.26) | (3.14) | (1.04) | 230 | 0.9 | 95 | 120 | 85 | 9 | 150 | 1.0 |
| 15074 | スポンジケーキ | 1個 230g | 121.9 | 53.8 | (54.6) | 0.4 | 0.4 | 0.8 | 53.0 | 0 | 298 | 1247 | 32.0 | 8.1 | (7.3) | 5.6 | 4.5 | 1.48 | 1.95 | 0.89 | 170 | 0.6 | 63 | 98 | 28 | 8 | 110 | 0.9 |
| 15075 | ショートケーキ、果実なし | 1個 110g | 47.3 | 43.6 | (44.0) | 0.3 | 0.3 | 0.6 | 43.0 | 0 | 327 | 1367 | 35.0 | 7.1 | (6.3) | 13.8 | (12.5) | (5.26) | (5.72) | (0.96) | 140 | 0.5 | 79 | 91 | 32 | 7 | 110 | 0.7 |
| 15133 | タルト(洋菓子) | 1個 130g | 39.5 | 31.4 | (30.9) | 0.5 | 0.5 | 1.0 | 30.4 | 0 | 262 | 1095 | 50.3 | 4.2 | | 13.2 | (12.1) | (6.81) | (3.89) | (0.75) | 87 | 0.8 | 80 | 120 | 84 | 11 | 77 | 0.6 |
| | チーズケーキ | | | | | | | | | | | | | | | | | | | | | | | | | | | |
| 15134 | ベイクドチーズケーキ | 1個 100g | 23.1 | 23.3 | (24.2) | 0.1 | 0.1 | 0.2 | 23.1 | 0 | 318 | 1330 | 46.1 | 8.5 | (7.6) | 21.2 | (19.1) | (11.99) | (5.11) | (1.00) | 170 | 0.9 | 180 | 86 | 54 | 9 | 100 | 0.6 |

| 無機質 | | | | | | | ビタミン | | | | | | | | | | | | | | | | | | | 食塩相当量 | 備考 |
|---|---|---|---|---|---|---|---|---|---|---|---|---|---|---|---|---|---|---|---|---|---|---|---|---|---|---|---|
| 亜鉛 | 銅 | マンガン | ヨウ素 | セレン | クロム | モリブデン | レチノール | カロテン α | カロテン β | β-クリプトキサンチン | β-カロテン当量 | レチノール活性当量 | D | トコフェロール α | トコフェロール β | トコフェロール γ | トコフェロール δ | K | B₁ | B₂ | ナイアシン | B₆ | B₁₂ | 葉酸 | パントテン酸 | ビオチン | C | | |
| ——mg—— | | | ( ——μg—— | | | ) | ( ——————μg—————— | | | | | ) | ( ——mg—— | | | ) | μg | ( ——mg—— | | | ) | ( ——μg—— | ) | mg | μg | mg | g | | |
| 1.4 | 0.39 | 0.93 | 0 | 2 | 4 | 130 | 0 | 0 | 1 | Tr | 1 | Tr | 0 | 0.6 | 0.4 | 3.9 | 2.9 | 9 | 0.02 | 0.08 | 0.7 | 0.11 | 0 | 64 | 0.23 | 10.5 | Tr | 0 | 糖衣のいり大豆 |
| 0.8 | 0.13 | 0.44 | 0 | 1 | 0 | 38 | 0 | 0 | 0 | 0 | 0 | 0 | 0 | 0.1 | Tr | 0 | 0 | 0 | 0.04 | 0.01 | 0.7 | 0.07 | 0 | 7 | 0.36 | 0.8 | 0 | 0 | |
| 0.5 | 0.08 | - | - | - | - | - | 0 | 0 | 0 | 0 | 0 | 0 | 0 | Tr | 0 | 0 | 0 | 0 | 0.01 | Tr | 0.1 | 0.01 | 0 | 2 | 0.07 | - | 0 | 0 | みじん粉製品 |
| 1.4 | 0.16 | - | - | - | - | - | 0 | 0 | 0 | 0 | 0 | 0 | 0 | 0.2 | Tr | 0 | 0 | 0 | 0.03 | 0.04 | 2.7 | 0.03 | 0 | 9 | 0.11 | - | 0 | 0 | 麦こがし製品 |
| 0.8 | 0.14 | - | 1 | Tr | 4 | 44 | 0 | 0 | 0 | 0 | 0 | 0 | 0 | Tr | 0 | 0.9 | 1.0 | 1 | 0.01 | 0.01 | 0.3 | 0.01 | 0 | 1 | 0.09 | 2.1 | 0 | 0.3 | さらしあん製品 |
| 0.7 | 0.09 | 0.29 | 22 | 13 | 1 | 11 | 1 | 0 | 3 | 0 | 3 | 2 | 0 | 4.3 | 0.2 | 4.5 | 0.2 | (0) | 0.18 | 0.13 | 1.2 | 0.05 | 0.1 | 33 | 0.32 | 4.0 | 0 | 1.1 | 揚げパン部分のみ |
| 0.7 | 0.10 | - | - | - | - | - | 0 | 0 | 9 | 0 | 9 | 1 | 0 | 0.3 | 0.1 | 0.7 | 0.9 | 2 | 0.06 | 0.05 | 0.8 | 0.02 | 0 | 22 | 0.35 | - | 0 | 0.7 | 小豆こしあん入り<br>部分割合：パン10、あん7 |
| 0.7 | 0.18 | 0.38 | - | - | - | - | 0 | 0 | 3 | 0 | 3 | Tr | Tr | 0.2 | Tr | 0.9 | 1.5 | 5 | 0.04 | 0.04 | 0.4 | 0.03 | 0 | 15 | 0.27 | - | 0 | 0.4 | 小豆つぶしあん入り<br>部分割合：パン22、あん78 |
| 0.6 | 0.07 | 0.28 | 4 | 14 | 3 | 11 | 7 | 110 | 270 | 2 | 320 | 34 | 0 | 2.1 | 0.1 | 1.6 | 0.5 | 8 | 0.11 | 0.15 | 1.1 | 0.05 | 0.1 | 17 | 0.26 | 3.3 | 0 | 1.2 | 製品全体<br>部分割合：パン69、具31<br>有機酸：(0.1)g |
| 0.6 | 0.08 | 0.28 | 3 | 18 | 2 | 13 | 9 | 2 | 10 | 1 | 11 | 10 | 0 | 2.7 | 0.2 | 2.0 | 0.5 | 9 | 0.11 | 0.18 | 1.1 | 0.04 | 0.1 | 21 | 0.26 | 3.7 | 0 | 1.0 | |
| 0.7 | 0.07 | 0.28 | 4 | 6 | 5 | 8 | 2 | 340 | 850 | 5 | 1000 | 87 | 0 | 0.7 | Tr | 0.8 | 0.3 | 5 | 0.11 | 0.07 | 1.1 | 0.07 | 0.1 | 9 | 0.24 | 2.3 | 0 | 1.8 | 有機酸：0.3g |
| 0.9 | 0.10 | 0.19 | - | - | - | - | 46 | 1 | 10 | 9 | 15 | 48 | 0.9 | 0.8 | 0.1 | 0.9 | 0.2 | 4 | 0.09 | 0.18 | 0.8 | 0.04 | 0.3 | 37 | 0.87 | - | 0 | 0.9 | 部分割合：パン5、カスタードクリーム3 |
| 0.9 | 0.07 | 0.12 | - | - | - | - | 65 | 0 | 8 | 9 | 13 | 66 | 0.8 | 0.6 | 0.1 | 0.4 | 0.1 | 5 | 0.08 | 0.14 | 0.5 | 0.05 | 0.4 | 29 | 0.90 | - | Tr | 0.4 | ミニクリームパン<br>部分割合：パン31、カスタードクリーム69 |
| 0.5 | 0.08 | 0.24 | - | - | - | - | 0 | 0 | 9 | 0 | 9 | 1 | 0 | 0.4 | 0.1 | 0.5 | 0.1 | 0 | 0.07 | 0.04 | 0.9 | 0.03 | 0 | 33 | 0.42 | - | 3 | 0.8 | 部分割合：パン5、いちごジャム3 |
| 0.7 | 0.10 | - | - | - | - | - | 11 | - | - | - | 39 | 14 | 1.1 | - | - | - | - | 5 | 0.08 | 0.11 | 0.8 | 0.03 | - | 22 | 0.59 | - | Tr | 0.9 | 部分割合：パン5、チョコクリーム4<br>テオブロミン：Tr、ポリフェノール：Tr |
| 0.6 | 0.09 | - | - | - | - | - | 17 | - | - | - | 52 | 21 | 1.7 | - | - | - | - | 8 | 0.06 | 0.14 | 0.5 | 0.03 | - | 13 | 0.57 | - | Tr | 0.6 | ミニチョコパン<br>部分割合：パン31、チョコクリーム69<br>テオブロミン：Tr、ポリフェノール：0.1 |
| 0.6 | 0.09 | 0.28 | 4 | 15 | 1 | 12 | 37 | 10 | 24 | 2 | 31 | 40 | 0.2 | 1.2 | 0.1 | 0.9 | 0.1 | 3 | 0.09 | 0.10 | 0.5 | 0.05 | 0.1 | 29 | 0.38 | 3.2 | 0 | 0.5 | |
| 0.9 | 0.05 | - | 17 | 12 | 0 | 6 | 120 | - | - | - | 18 | 120 | 1.1 | - | - | - | - | 8 | 0.07 | 0.19 | 0.1 | 0.06 | 0.6 | 25 | 1.03 | 11.6 | 1 | 0.2 | エクレアを含む<br>部分割合：皮1、カスタードクリーム5 |
| 0.6 | 0.08 | 0.10 | 7 | 14 | 5 | 4 | 50 | 0 | 0 | 7 | 3 | 50 | 0.2 | 0.3 | 0 | 0.3 | 0 | 0 | 0.03 | 0.12 | 0.2 | 0.02 | 0.1 | 9 | 0.81 | 11.1 | (0) | 0.2 | |
| 0.5 | 0.06 | - | 7 | 11 | 4 | 5 | 81 | - | - | - | 25 | 82 | 0.3 | 0.6 | 0.2 | 0.4 | 0.2 | 2 | 0.02 | 0.11 | 0.2 | 0.02 | 0.1 | 7 | 0.63 | 8.6 | 0 | 0.2 | デコレーションケーキを含む（果実などの具材は含まない。）<br>スポンジとクリーム部分のみ<br>部分割合：スポンジケーキ3、ホイップクリーム1 |
| 0.4 | 0.06 | 0.19 | - | - | - | - | 100 | - | - | - | 27 | 110 | 0.3 | 0.6 | 0.1 | 0.3 | 0.1 | 4 | 0.05 | 0.10 | 0.4 | 0.04 | 0.1 | 37 | 0.53 | - | 20 | 0.2 | |
| 0.8 | 0.04 | - | - | - | - | - | 170 | - | - | - | 99 | 180 | 0.6 | 1.0 | Tr | 0.2 | 0 | 10 | 0.04 | 0.24 | 0.1 | 0.04 | 0.3 | 19 | 0.68 | - | 2 | 0.5 | |

## 15 菓子類

| 食品番号 | 食品名 | 常用量 | 糖質量の目安(常用量あたり) | 炭水化物 | 利用可能炭水化物(単糖当量) | 食物繊維 水溶性 | 食物繊維 不溶性 | 食物繊維 総量 | 糖質量の目安(可食部100gあたり) | 廃棄率 | エネルギー kcal | エネルギー kJ | 水分 | たんぱく質 | アミノ酸組成によるたんぱく質 | 脂質 | トリアシルグリセロール当量 | 脂肪酸 飽和 | 脂肪酸 一価不飽和 | 脂肪酸 多価不飽和 | コレステロール mg | 灰分 g | 無機質 ナトリウム | 無機質 カリウム | 無機質 カルシウム | 無機質 マグネシウム | 無機質 リン | 無機質 鉄 |
|---|---|---|---|---|---|---|---|---|---|---|---|---|---|---|---|---|---|---|---|---|---|---|---|---|---|---|---|---|
| | | | (単位) | g | g | g | g | g | g | % | kcal | kJ | g | g | g | g | g | g | g | g | mg | g | mg | mg | mg | mg | mg | mg |
| 15135 | レアチーズケーキ | 1個 60g | 13.3 | 22.1 | (21.7) | - | - | - | 22.1 | 0 | 364 | 1522 | 43.1 | 5.8 | (5.2) | 28.0 | (25.7) | (16.93) | (6.48) | (0.91) | - | 1.0 | 200 | 94 | 100 | 9 | 69 | 0.2 |
| 15076 | デニッシュペストリー | 1個 105g | 42.1 | 41.7 | - | 0.6 | 1.0 | 1.6 | 40.1 | 0 | 417 | 1746 | 25.5 | 7.0 | (6.3) | 24.7 | (24.1) | (6.58) | (9.12) | (7.31) | 41 | 1.1 | 370 | 83 | 17 | 13 | 62 | 0.6 |
| | ドーナッツ | | | | | | | | | | | | | | | | | | | | | | | | | | | |
| 15077 | イーストドーナッツ | 1個 50g | 21.2 | 43.9 | - | 0.6 | 0.9 | 1.5 | 42.4 | 0 | 386 | 1616 | 27.5 | 7.2 | (6.4) | 20.2 | (19.4) | (3.52) | (8.30) | (6.73) | 22 | 1.2 | 310 | 110 | 44 | 14 | 74 | 0.5 |
| 15078 | ケーキドーナッツ | 1個 50g | 29.5 | 60.2 | (63.3) | 0.6 | 0.6 | 1.2 | 59.0 | 0 | 375 | 1568 | 20.0 | 7.2 | (6.4) | 11.7 | (10.8) | (3.04) | (4.64) | (2.68) | 100 | 0.9 | 160 | 120 | 44 | 9 | 98 | 0.7 |
| | パイ | | | | | | | | | | | | | | | | | | | | | | | | | | | |
| 15079 | パイ皮 | 1枚 100g | 23.5 | 25.2 | (38.0) | 0.7 | 1.0 | 1.7 | 23.5 | 0 | 435 | 1820 | 32.0 | 7.7 | (7.0) | 33.7 | 30.9 | 6.98 | 13.22 | 9.37 | 1 | 1.4 | 510 | 74 | 10 | 11 | 56 | 0.4 |
| 15080 | アップルパイ | 1個 110g | 34.5 | 32.7 | (39.5) | 0.5 | 0.8 | 1.3 | 31.4 | 0 | 304 | 1272 | 45.0 | 4.0 | (3.6) | 17.5 | (16.0) | (3.62) | (6.85) | (4.86) | 1 | 0.8 | 260 | 62 | 6 | 6 | 31 | 0.2 |
| 15081 | ミートパイ | 1個 90g | 18.2 | 22.0 | (31.8) | 0.7 | 1.1 | 1.8 | 20.2 | 0 | 397 | 1661 | 36.2 | 9.9 | (8.9) | 29.9 | (27.5) | (6.43) | (11.79) | (8.08) | 14 | 2.0 | 630 | 170 | 14 | 15 | 75 | 0.6 |
| 15082 | バターケーキ | 1個 80g | 37.8 | 47.9 | (50.5) | 0.3 | 0.4 | 0.7 | 47.2 | 0 | 443 | 1854 | 20.0 | 5.8 | (5.1) | 25.4 | (23.0) | (14.64) | (5.94) | (1.27) | 170 | 0.9 | 240 | 73 | 24 | 7 | 70 | 0.7 |
| 15083 | ホットケーキ | 1枚 110g | 48.5 | 45.2 | (47.3) | 0.5 | 0.6 | 1.1 | 44.1 | 0 | 261 | 1090 | 40.0 | 7.7 | (6.8) | 5.4 | (4.8) | (2.07) | (1.67) | (0.84) | 84 | 1.6 | 260 | 210 | 110 | 13 | 160 | 0.5 |
| | ワッフル | | | | | | | | | | | | | | | | | | | | | | | | | | | |
| 15084 | カスタードクリーム入り | 1個 35g | 13.3 | 38.1 | (39.9) | - | - | - | 38.1 | 0 | 252 | 1055 | 45.9 | 7.3 | (6.4) | 7.9 | (7.0) | (2.63) | (2.92) | (1.09) | 170 | 0.9 | 65 | 160 | 95 | 12 | 150 | 0.8 |
| 15085 | ジャム入り | 1個 35g | 19.6 | 57.3 | (59.5) | 0.7 | 0.7 | 1.3 | 56.0 | 0 | 287 | 1199 | 33.0 | 4.8 | (4.3) | 4.2 | (3.8) | (1.55) | (1.39) | (0.65) | 59 | 0.7 | 51 | 130 | 53 | 11 | 84 | 0.5 |
| | 〈デザート菓子類〉 | | | | | | | | | | | | | | | | | | | | | | | | | | | |
| 15086 | カスタードプリン | 1個 110g | 16.2 | 14.7 | (14.3) | - | - | - | 14.7 | 0 | 126 | 527 | 74.1 | 5.5 | (4.8) | 5.0 | 4.1 | 1.92 | 1.47 | 0.52 | 140 | 0.7 | 67 | 140 | 81 | 10 | 110 | 0.6 |
| 15136 | 牛乳寒天 | 1個 100g | 11.7 | 12.2 | (12.1) | - | - | 0.5 | 11.7 | 0 | 65 | 271 | 85.2 | 1.1 | - | 1.3 | (1.2) | (0.79) | (0.29) | (0.04) | 4 | 0.2 | 15 | 51 | 38 | 4 | 32 | Tr |
| | ゼリー | | | | | | | | | | | | | | | | | | | | | | | | | | | |
| 15087 | オレンジ | 1個 80g | 15.7 | 19.8 | (17.6) | 0.2 | 0 | 0.2 | 19.6 | 0 | 89 | 370 | 77.6 | 2.1 | (1.6) | 0.1 | (0.1) | (0.02) | (0.02) | (0.03) | - | 0.4 | 5 | 180 | 9 | 10 | 17 | 0.1 |
| 15088 | コーヒー | 1個 80g | 8.3 | 10.4 | - | - | - | - | 10.4 | 0 | 48 | 202 | 87.8 | 1.6 | (1.5) | 0 | - | - | - | - | 0 | 0.1 | 5 | 47 | 2 | 5 | 5 | 0.1 |
| 15089 | ミルク | 1個 80g | 11.5 | 14.4 | (14.7) | 0 | 0 | 0 | 14.4 | 0 | 109 | 454 | 76.8 | 4.3 | (3.9) | 3.7 | (3.4) | (2.29) | (0.85) | (0.11) | 12 | 0.7 | 43 | 150 | 110 | 10 | 91 | 0 |
| 15090 | ワイン | 1個 80g | 10.6 | 13.3 | (13.7) | 0 | 0 | 0 | 13.3 | 0 | 66 | 276 | 84.1 | 1.7 | (1.6) | 0 | - | - | - | - | 0 | Tr | 5 | 11 | 1 | 1 | 1 | 0 |
| 15091 | ババロア | 1個 80g | 16.0 | 20.0 | (20.5) | 0 | 0 | 0 | 20.0 | 0 | 218 | 912 | 60.9 | 5.6 | (4.2) | 12.8 | (11.6) | (5.22) | (4.94) | (0.92) | 170 | 0.7 | 52 | 88 | 75 | 6 | 130 | 0.7 |
| | 〈ビスケット類〉 | | | | | | | | | | | | | | | | | | | | | | | | | | | |
| 15092 | ウエハース | 1枚 5g | 3.7 | 75.3 | (80.0) | 0.7 | 0.5 | 1.2 | 74.1 | 0 | 454 | 1900 | 2.1 | 7.6 | (6.4) | 13.6 | 12.0 | 5.95 | 4.59 | 0.89 | 18 | 1.4 | 480 | 76 | 21 | 9 | 63 | 0.6 |
| 15141 | ウエハース、クリーム入り | 1枚 5g | 3.4 | 69.4 | (73.5) | 0.6 | 0.4 | 0.9 | 68.5 | 0 | 499 | 2087 | 1.7 | 5.9 | (4.9) | 22.0 | (20.9) | (10.95) | (7.22) | (1.73) | 15 | 1.1 | 370 | 58 | 16 | 7 | 48 | 0.4 |
| | クラッカー | | | | | | | | | | | | | | | | | | | | | | | | | | | |
| 15093 | オイルスプレークラッカー | 1枚 3g | 1.9 | 63.9 | (65.2) | 1.5 | 0.6 | 2.1 | 61.8 | 0 | 492 | 2059 | 2.7 | 8.5 | (6.8) | 22.5 | 21.1 | 9.03 | 8.34 | 2.76 | - | 2.4 | 610 | 110 | 180 | 18 | 190 | 0.8 |

| 無機質 | | | | | | | ビタミン | | | | | | | | | | | | | | | | | | | | 食塩相当量 | 備考 |
|---|---|---|---|---|---|---|---|---|---|---|---|---|---|---|---|---|---|---|---|---|---|---|---|---|---|---|---|---|
| 亜鉛 | 銅 | マンガン | ヨウ素 | セレン | クロム | モリブデン | A レチノール | カロテン α | カロテン β | β-クリプトキサンチン | β-カロテン当量 | レチノール活性当量 | D | E α | E β | E γ | E δ | K | $B_1$ | $B_2$ | ナイアシン | $B_6$ | $B_{12}$ | 葉酸 | パントテン酸 | ビオチン | C | | |
| (← mg →) | | | (← μg →) | | | | (← μg →) | | | | | | (← mg →) | | | | | μg | (← mg →) | | | | (← μg →) | | mg | μg | mg | g | |
| 0.4 | 0.03 | - | - | - | - | - | 200 | - | - | - | 100 | 210 | - | - | - | - | - | - | 0.04 | 0.15 | 0.2 | 0.03 | - | 8 | 0.34 | - | 2 | 0.5 | |
| 0.7 | 0.08 | - | - | - | - | - | 13 | - | - | 57 | 19 | 2.3 | - | - | - | - | - | 12 | 0.12 | 0.12 | 1.1 | 0.05 | 0.1 | 73 | 0.55 | - | 0 | 0.9 | デニッシュ部分のみ |
| 0.6 | 0.08 | 0.17 | - | - | - | - | 7 | 0 | Tr | 1 | 1 | 7 | 0.2 | 2.4 | 0.3 | 8.6 | 1.8 | 25 | 0.09 | 0.11 | 0.7 | 0.05 | 0.1 | 36 | 0.57 | - | Tr | 0.8 | |
| 0.5 | 0.06 | 0.21 | 6 | 10 | 3 | 7 | 38 | 0 | 1 | 3 | 2 | 38 | 0.7 | 1.3 | 0.1 | 2.7 | 0.6 | 9 | 0.07 | 0.13 | 0.3 | 0.06 | 0.2 | 15 | 0.65 | 6.8 | 0 | 0.4 | |
| 0.3 | 0.08 | 0.24 | 0 | 12 | 1 | 10 | 0 | 0 | 0 | 0 | 0 | 0 | 0.4 | 4.2 | 0.2 | 10.1 | 0.9 | 17 | 0.04 | 0.01 | 0.5 | 0.03 | (0) | 6 | 0.08 | 0.7 | 0 | 1.3 | |
| 0.2 | 0.05 | 0.13 | 0 | 6 | 1 | 5 | 0 | 0 | 4 | 1 | 4 | Tr | 0.4 | 1.2 | 0.1 | 5.2 | 1.2 | 9 | 0.02 | 0.01 | 0.3 | 0.02 | - | 4 | 0.06 | 0.5 | 1 | 0.7 | 部分割合：パイ皮1、甘煮りんご1 |
| 0.8 | 0.09 | - | - | - | - | - | 1 | - | - | 780 | 66 | 0.4 | - | - | - | - | - | 16 | 0.17 | 0.06 | 1.6 | 0.11 | 0.1 | 8 | 0.33 | - | 1 | 1.6 | |
| 0.4 | 0.05 | 0.12 | 5 | 10 | 1 | 5 | 180 | 0 | 39 | 8 | 43 | 180 | 1.0 | 0.8 | 0.1 | 0.2 | 0 | 8 | 0.05 | 0.13 | 0.2 | 0.03 | 0.3 | 14 | 0.56 | 7.4 | 0 | 0.6 | パウンドケーキ、マドレーヌを含む |
| 0.5 | 0.06 | - | 9 | 8 | 3 | 9 | 41 | - | - | - | 7 | 43 | 0.4 | 0.5 | 0.1 | 0.3 | 0.1 | 3 | 0.08 | 0.17 | 0.3 | 0.04 | 0.3 | 14 | 0.72 | 5.3 | Tr | 0.7 | |
| 0.8 | 0.06 | - | - | - | - | - | 76 | - | - | 10 | 78 | 0.9 | - | - | - | - | - | 6 | 0.08 | 0.19 | 0.3 | 0.06 | 0.5 | 22 | 1.00 | - | 1 | 0.2 | 部分割合：皮1、カスタードクリーム1 |
| 0.4 | 0.05 | 0.21 | - | - | - | - | 29 | 0 | 2 | 4 | 4 | 30 | 0.5 | 0.4 | Tr | 0.2 | 0 | 1 | 0.05 | 0.14 | 0.4 | 0.04 | 0.2 | 21 | 0.52 | - | 5 | 0.1 | 部分割合：皮1、いちごジャム1 |
| 0.6 | 0.03 | 0.01 | 17 | 12 | 1 | 4 | 78 | 0 | 0 | 9 | 5 | 78 | Tr | 0.3 | 0 | 0.2 | 0 | 4 | 0.05 | 0.26 | Tr | 0.04 | 0.4 | 15 | 0.67 | 9.7 | (0) | 0.2 | 別名：プリン、カスタードプディング プリン部分のみ |
| 0.1 | Tr | - | 6 | 1 | 0 | 1 | 13 | - | - | 2 | 13 | 0.1 | Tr | 0 | 0 | 0 | 0 | 1 | 0.01 | 0.05 | Tr | 0.01 | 0.1 | 2 | 0.19 | 0.6 | Tr | 0 | 杏仁豆腐を含む |
| 0.1 | 0.03 | - | - | - | - | - | 0 | - | - | 45 | 4 | 0 | 0.3 | 0 | 0 | 0 | 0 | 0 | 0.07 | 0.02 | 0.3 | 0.06 | 0 | 26 | 0.22 | - | 40 | 0 | ゼラチンゼリー ゼリー部分のみ |
| 0 | Tr | - | - | - | - | - | 0 | - | - | 0 | 0 | 0 | 0 | 0 | 0 | 0 | 0 | 0 | Tr | 0.6 | 0 | 0 | Tr | Tr | - | 0 | 0 | ゼラチンゼリー ゼリー部分のみ カフェイン：0.1g |
| 0.4 | 0.01 | - | - | - | - | - | 37 | - | - | 6 | 37 | 0.3 | 0.1 | 0 | 0 | 0 | 0 | 2 | 0.04 | 0.15 | 0.1 | 0.03 | 0.3 | 5 | 0.54 | - | 1 | 0.1 | ゼラチンゼリー ゼリー部分のみ |
| 0 | Tr | 0.02 | - | - | - | - | 0 | - | - | 0 | 0 | 0 | 0 | 0 | 0 | 0 | 0 | 0 | Tr | 0 | Tr | 0 | 0 | 0.01 | 0 | - | 0 | 0 | ゼラチンゼリー ゼリー部分のみ アルコール：0.9g |
| 0.7 | 0.03 | 0.01 | 100 | 14 | 7 | 1 | 19 | 110 | 0.8 | Tr | 0.2 | Tr | 7 | 0.04 | 0.14 | 0.1 | 0.04 | 0.5 | 19 | 0.76 | - | Tr | 0.1 | ババロア部分のみ | | | | | |
| 0.4 | 0.14 | 0.23 | - | - | - | - | 16 | 0 | 9 | 0 | 9 | 17 | 0.1 | 1.0 | 0.1 | 1.0 | 0 | 4 | 0.03 | 0.08 | 0.5 | 0.02 | Tr | 6 | 0.24 | - | 0 | 1.2 | 乳幼児用としてカルシウム、ビタミン等添加品あり |
| 0.3 | 0.11 | 0.18 | 7 | 6 | 2 | 3 | 13 | 0 | 7 | 0 | 7 | Tr | 1.9 | 0.1 | 2.2 | 0.6 | 4 | 0.06 | 0.06 | 0.4 | 0.02 | Tr | 5 | 0.18 | 2.3 | 0 | 0.9 | 乳幼児用としてカルシウム、ビタミン等添加品あり | |
| 0.5 | 0.12 | 0.49 | 0 | 3 | 2 | 10 | (0) | - | - | - | (0) | (0) | - | 12.2 | 0.4 | 1.9 | 0.8 | 4 | 0.08 | 0.04 | 0.8 | 0.04 | - | 12 | 0.45 | 1.7 | (0) | 1.5 | 別名：スナッククラッカー |

15 菓子類

## 15 菓子類

| 食品番号 | 食品名 | 常用量 | 糖質量の目安(常用量あたり) | 炭水化物 | 利用可能炭水化物(単糖当量) | 食物繊維 水溶性 | 食物繊維 不溶性 | 食物繊維 総量 | 糖質量の目安(可食部100gあたり) | 廃棄率 % | エネルギー kcal | エネルギー kJ | 水分 | たんぱく質 | アミノ酸組成によるたんぱく質 | 脂質 | トリアシルグリセロール当量 | 脂肪酸 飽和 | 脂肪酸 一価不飽和 | 脂肪酸 多価不飽和 | コレステロール mg | 灰分 g | ナトリウム | カリウム | カルシウム | マグネシウム | リン | 鉄 |
|---|---|---|---|---|---|---|---|---|---|---|---|---|---|---|---|---|---|---|---|---|---|---|---|---|---|---|---|---|
| 15094 | ソーダクラッカー | 1枚 3g | 2.2 | 74.4 | (77.5) | 1.3 | 0.8 | 2.1 | 72.3 | 0 | 427 | 1787 | 3.1 | 10.4 | (8.5) | 9.8 | 9.3 | 3.66 | 4.26 | 0.95 | - | 2.3 | 730 | 140 | 55 | 21 | 85 | 0.7 |
| 15095 | サブレ | 1枚 10g | 7.2 | 73.0 | (76.7) | 0.6 | 0.7 | 1.3 | 71.7 | 0 | 465 | 1946 | 3.7 | 6.1 | (5.5) | 16.5 | (15.4) | (5.40) | (7.25) | (2.09) | 62 | 0.7 | 73 | 110 | 36 | 8 | 85 | 0.5 |
| 15054 | 中華風クッキー | - | - | 61.9 | (65.0) | 0.5 | 0.6 | 1.1 | 60.8 | 0 | 533 | 2231 | 3.0 | 5.1 | (4.5) | 29.5 | (27.6) | (11.20) | (11.96) | (3.21) | 81 | 0.6 | 97 | 80 | 25 | 6 | 64 | 0.5 |
| (15096) | パフパイ→リーフパイ | | | | | | | | | | | | | | | | | | | | | | | | | | | |
| | ビスケット | | | | | | | | | | | | | | | | | | | | | | | | | | | |
| 15097 | ハードビスケット | 1枚 5g | 3.8 | 77.8 | 78.0 | 1.6 | 0.8 | 2.3 | 75.5 | 0 | 432 | 1807 | 2.6 | 7.6 | 6.2 | 10.0 | 8.9 | 3.98 | 3.42 | 1.12 | 10 | 2.0 | 320 | 140 | 330 | 22 | 96 | 0.9 |
| 15098 | ソフトビスケット | 1枚 10g | 6.1 | 62.6 | (72.7) | 0.9 | 0.5 | 1.4 | 61.2 | 0 | 522 | 2184 | 3.2 | 5.7 | (4.8) | 27.6 | 23.9 | 12.42 | 8.81 | 1.56 | 58 | 0.9 | 220 | 110 | 20 | 12 | 66 | 0.5 |
| 15099 | プレッツェル | 10本 10g | 6.6 | 68.2 | - | 1.6 | 1.0 | 2.6 | 65.6 | 0 | 480 | 2008 | 1.0 | 9.9 | (8.6) | 18.6 | 16.8 | 5.05 | 9.61 | 1.35 | - | 2.3 | 750 | 160 | 36 | 22 | 140 | 0.9 |
| 15096 | リーフパイ | 1枚 10g | 5.4 | 55.8 | (59.1) | 0.8 | 0.9 | 1.7 | 54.1 | 0 | 566 | 2369 | 2.5 | 5.8 | (5.2) | 35.6 | (33.7) | (11.91) | (16.27) | (4.01) | 4 | 0.4 | 54 | 77 | 14 | 8 | 42 | 0.4 |
| 15100 | ロシアケーキ | - | - | 65.7 | (67.7) | 0.5 | 1.3 | 1.8 | 63.9 | 0 | 498 | 2083 | 4.0 | 5.7 | (5.2) | 23.6 | (22.6) | (6.89) | (11.54) | (3.13) | 3 | 1.0 | 200 | 140 | 39 | 33 | 78 | 0.6 |
| | 〈スナック類〉 | | | | | | | | | | | | | | | | | | | | | | | | | | | |
| 15101 | 小麦粉あられ | - | - | 68.8 | - | 1.1 | 1.2 | 2.3 | 66.5 | 0 | 481 | 2012 | 2.0 | 7.6 | - | 19.5 | (18.4) | (6.44) | (8.58) | (2.56) | 2 | 2.2 | 710 | 100 | 18 | 11 | 55 | 0.5 |
| 15102 | コーンスナック | 片手1杯 20g | 12.9 | 65.3 | (61.0) | 0.2 | 0.8 | 1.0 | 64.3 | 0 | 526 | 2201 | 0.9 | 5.2 | (4.7) | 27.1 | 25.4 | 9.97 | 9.68 | 4.65 | (0) | 1.5 | 470 | 89 | 50 | 13 | 70 | 0.4 |
| | ポテトチップス | | | | | | | | | | | | | | | | | | | | | | | | | | | |
| 15103 | ポテトチップス | 片手1杯 15g | 7.6 | 54.7 | - | 1.1 | 3.1 | 4.2 | 50.5 | 0 | 554 | 2318 | 2.0 | 4.7 | (4.4) | 35.2 | (34.2) | (3.86) | (14.47) | (14.41) | Tr | 3.4 | 400 | 1200 | 17 | 70 | 100 | 1.7 |
| 15104 | 成形ポテトチップス | 10枚 15g | 7.9 | 57.3 | (57.4) | 1.9 | 2.9 | 4.8 | 52.5 | 0 | 540 | 2259 | 2.2 | 5.8 | (6.3) | 32.0 | 28.8 | 12.96 | 12.29 | 2.25 | - | 2.7 | 360 | 900 | 49 | 53 | 140 | 1.2 |
| | 〈キャンデー類〉 | | | | | | | | | | | | | | | | | | | | | | | | | | | |
| 15109 | かわり玉 | 10個 30g | 29.9 | 99.5 | (103.9) | 0 | 0 | 0 | 99.5 | 0 | 385 | 1611 | 0.5 | 0 | - | 0 | - | - | - | - | 0 | Tr | 1 | 2 | Tr | Tr | Tr | Tr |
| 15105 | キャラメル | 1個 5g | 3.9 | 77.9 | (79.9) | 0 | 0 | 0 | 77.9 | 0 | 433 | 1812 | 5.4 | 4.0 | (3.4) | 11.7 | 10.4 | 7.45 | 2.06 | 0.35 | 14 | 1.0 | 110 | 180 | 190 | 13 | 100 | 0.3 |
| (15106) | 錠菓→ラムネ | | | | | | | | | | | | | | | | | | | | | | | | | | | |
| 15107 | ゼリーキャンデー | 1個 15g | 12.5 | 84.0 | (88.5) | - | - | 0.9 | 83.1 | 0 | 336 | 1406 | 16.0 | 0 | - | 0 | - | - | - | - | 0 | Tr | 2 | 1 | 8 | 1 | 1 | 0.1 |
| 15108 | ゼリービーンズ | 10個 30g | 26.8 | 90.3 | (94.7) | - | - | 0.9 | 89.4 | 0 | 362 | 1515 | 9.5 | 0.1 | - | 0 | - | - | - | - | 0 | 0.1 | 2 | 6 | 10 | 2 | 6 | 0.2 |
| (15109) | チャイナマーブル→かわり玉 | | | | | | | | | | | | | | | | | | | | | | | | | | | |
| 15110 | ドロップ | 1個 3g | 2.9 | 98.0 | (103.6) | 0 | 0 | 0 | 98.0 | 0 | 392 | 1640 | 2.0 | - | - | 0 | - | - | - | - | 0 | Tr | 1 | 1 | Tr | Tr | Tr | Tr |
| 15111 | バタースコッチ | 1個 5g | 4.6 | 91.1 | (95.5) | 0 | 0 | 0 | 91.1 | 0 | 423 | 1770 | 2.0 | Tr | - | 6.5 | (6.0) | (4.11) | (1.45) | (0.16) | 17 | 0.4 | 160 | 4 | 2 | Tr | 2 | Tr |
| 15112 | ブリットル | - | - | 57.3 | (55.5) | 0.2 | 3.5 | 3.7 | 53.6 | 0 | 521 | 2180 | 1.5 | 13.3 | (12.3) | 26.5 | (26.9) | (5.15) | (11.42) | (9.12) | Tr | 1.4 | 72 | 390 | 25 | 100 | 200 | 0.9 |
| 15113 | マシュマロ | 5個 15g | 11.9 | 79.3 | (83.9) | 0 | 0 | 0 | 79.3 | 0 | 326 | 1364 | 18.5 | 2.2 | (2.1) | 0 | - | - | - | - | 0 | Tr | 7 | 1 | 1 | 0 | 1 | 0.1 |
| 15106 | ラムネ | 大1粒 2g | 1.8 | 92.2 | - | (0) | (0) | (0) | 92.2 | 0 | 373 | 1562 | 7.0 | - | - | 0.5 | - | - | - | - | (0) | 0.3 | 67 | 5 | 110 | 2 | 5 | 0.1 |

| 無機質 | | | | | | | ビタミン | | | | | | | | | | | | | | | | | 食塩相当量 | 備考 |
|---|---|---|---|---|---|---|---|---|---|---|---|---|---|---|---|---|---|---|---|---|---|---|---|---|---|
| 亜鉛 | 銅 | マンガン | ヨウ素 | セレン | クロム | モリブデン | A | | | | | D | E | | | | K | B₁ | B₂ | ナイアシン | B₆ | B₁₂ | 葉酸 | パントテン酸 | ビオチン | C | | |
| | | | | | | | レチノール | カロテン | | β-クリプトキサンチン | β-カロテン当量 | レチノール活性当量 | | トコフェロール | | | | | | | | | | | | | | |
| | | | | | | | | α | β | | | | | α | β | γ | δ | | | | | | | | | | | | |
| ←―mg―→ | | | ←――μg――→ | | | | ←――――μg――――→ | | | | | | ←―――mg―――→ | | | | μg | ←―mg―→ | | | | μg | ←―mg―→ | μg | mg | g | | |
| 0.4 | 0.14 | 0.55 | - | - | - | - | (0) | - | - | (0) | (0) | - | 1.5 | 0.3 | 0.6 | 0.2 | 1 | 0.05 | 0.04 | 0.8 | 0.04 | - | 22 | 0.54 | - | (0) | 1.9 | |
| 0.3 | 0.06 | 0.23 | 3 | 7 | 1 | 7 | 0 | 0 | Tr | 4 | 2 | Tr | 0.4 | 1.6 | 0.1 | 1.9 | 0.7 | 3 | 0.07 | 0.08 | 0.3 | 0.03 | 0.1 | 11 | 0.48 | 4.3 | 0 | 0.2 | |
| 0.3 | 0.05 | 0.18 | 2 | 6 | 1 | 6 | 18 | 0 | Tr | 4 | 2 | 19 | 0.4 | 0.3 | 0.1 | 0.1 | 0 | 4 | 0.06 | 0.07 | 0.3 | 0.02 | 0.1 | 9 | 0.41 | 3.8 | 0 | 0.2 | ラードを用いたもの |
| 0.5 | 0.12 | 0.58 | 4 | 4 | 2 | 9 | 18 | 0 | 6 | 0 | 6 | 18 | Tr | 0.9 | 0.3 | 0.8 | 0.4 | 2 | 0.13 | 0.22 | 1.0 | 0.06 | - | 16 | 0.63 | 2.2 | (0) | 0.8 | 乳幼児用としてカルシウム、ビタミン等添加品あり |
| 0.4 | 0.08 | 0.33 | 3 | 4 | 1 | 9 | 130 | 0 | 180 | 0 | 180 | 150 | Tr | 2.2 | 0.2 | 1.7 | 0.6 | 6 | 0.06 | 0.05 | 0.6 | 0.04 | - | 7 | 0.45 | 2.3 | (0) | 0.6 | クッキーを含む |
| 0.5 | 0.12 | 0.43 | - | - | - | - | (0) | 3 | 53 | 10 | 59 | 5 | - | 2.6 | 0.3 | 3.8 | 0.9 | 7 | 0.13 | 0.11 | 1.1 | 0.06 | - | 27 | 0.51 | - | - | 1.9 | |
| 0.2 | 0.06 | 0.30 | Tr | 3 | 1 | 8 | 0 | 0 | 0 | 0 | 0 | 0 | Tr | 3.5 | 0.2 | 4.3 | 1.7 | 2 | 0.08 | 0.02 | 0.4 | 0.02 | - | 6 | 0.37 | 0.8 | 0 | 0.1 | パルミエを含む 別名：パフ |
| 0.5 | 0.15 | 0.39 | - | - | - | - | 1 | 0 | 1 | 0 | 1 | 1 | Tr | 4.5 | 0.1 | 2.3 | 0.9 | 1 | 0.06 | 0.14 | 0.5 | 0.02 | Tr | 9 | 0.29 | - | 0 | 0.5 | 部分割合：ビスケット4、マカロン2、クリーム1 |
| 0.3 | 0.08 | 0.39 | Tr | 4 | 2 | 11 | 0 | 0 | 0 | 0 | 0 | 0 | Tr | 2.0 | 0.2 | 2.3 | 0.9 | 1 | 0.10 | 0.03 | 0.5 | 0.03 | 0 | 8 | 0.48 | 1.1 | 0 | 1.8 | 別名：小麦粉系スナック |
| 0.3 | 0.05 | 0.08 | - | - | - | - | (0) | 12 | 84 | 79 | 130 | 11 | - | 3.7 | 0.1 | 3.8 | 1.8 | - | 0.02 | 0.05 | 0.7 | 0.06 | - | 8 | 0.30 | - | (0) | 1.2 | |
| 0.5 | 0.21 | 0.40 | 260 | 0 | 3 | 10 | (0) | 0 | 0 | (0) | (0) | 0 | - | 6.2 | 0.3 | 0.8 | 0.1 | - | 0.26 | 0.06 | 4.3 | - | - | 70 | 0.94 | 1.6 | 15 | 1.0 | |
| 0.7 | 0.20 | 0.30 | - | - | - | - | 0 | 0 | 0 | 0 | 0 | 0 | - | 2.6 | 0.1 | 0.7 | 0.3 | 4 | 0.25 | 0.05 | 4.2 | 0.54 | - | 36 | 1.08 | - | 9 | 0.9 | |
| 0 | 0.01 | - | 0 | 0 | 0 | 0 | 0 | 0 | 0 | 0 | 0 | 0 | 0 | 0 | 0 | 0 | 0 | 0 | 0 | 0 | 0 | 0 | 0 | 0 | 0.1 | 0 | 0 | 別名：チャイナマーブル |
| 0.4 | 0.03 | 0.06 | 14 | 3 | 1 | 6 | 110 | 0 | 15 | 0 | 15 | 110 | 3.0 | 0.5 | Tr | 0.9 | 0.5 | 3 | 0.09 | 0.18 | 1.1 | 0.02 | - | 5 | 0.58 | 2.7 | (0) | 0.3 | 試料：ハードタイプ |
| Tr | Tr | 0.04 | - | - | - | - | 0 | 0 | 0 | 0 | 0 | 0 | 0 | 0 | 0 | 0 | 0 | 0 | 0 | 0 | 0 | 0 | 0 | 0 | 0.01 | - | 0 | 0 | 寒天ゼリー |
| Tr | 0.01 | - | - | - | - | - | 0 | 0 | 0 | 0 | 0 | 0 | 0 | 0 | 0 | 0 | 0 | 0 | Tr | 0 | 0 | 0 | 0 | 0 | 0.01 | - | 0 | 0 | 部分割合：糖衣5、ゼリー6 |
| 0 | 0.01 | - | 0 | 0 | 0 | 0 | 0 | 0 | 0 | 0 | 0 | 0 | 0 | 0 | 0 | 0 | 0 | 0 | 0 | 0 | 0 | 0 | 0 | 0 | 0 | 0.1 | 0 | 0 | |
| Tr | 0.01 | - | - | - | - | - | 61 | 0 | 11 | 0 | 11 | 62 | 0.1 | 0.1 | 0 | Tr | 0 | 2 | 0 | 0 | 0 | 0 | 0 | 0 | 0.01 | - | 0 | 0.4 | |
| 1.5 | 0.35 | - | - | - | - | - | 0 | 0 | 4 | 0 | 4 | Tr | Tr | 5.5 | 0.2 | 3.8 | 0.2 | Tr | 0.12 | 0.05 | 8.5 | 0.23 | - | 29 | 1.10 | - | 0 | 0.2 | いり落花生入り |
| 0 | Tr | - | - | - | - | - | 0 | 0 | 0 | 0 | 0 | 0 | 0 | 0 | 0 | 0 | 0 | 0 | 0 | 0 | 0 | 0 | 0 | 0 | Tr | - | 0 | 0 | |
| 0 | 0.05 | 0 | 1 | 0 | 1 | Tr | (0) | (0) | (0) | (0) | (0) | (0) | (0) | (0) | (0) | (0) | (0) | 0 | 0 | 0 | 0 | 0 | 0 | 0 | Tr | 0 | 2 | 0.2 | |

15 菓子類

## 15 菓子類

| 食品番号 | 食品名 | 常用量 | 糖質量の目安（常用量あたり） | 炭水化物 | 利用可能炭水化物(単糖当量) | 食物繊維 水溶性 | 食物繊維 不溶性 | 食物繊維 総量 | 糖質量の目安（可食部100gあたり） | 廃棄率 | エネルギー | | 水分 | たんぱく質 | アミノ酸組成によるたんぱく質 | 脂質 | トリアシルグリセロール当量 | 脂肪酸 飽和 | 脂肪酸 一価不飽和 | 脂肪酸 多価不飽和 | コレステロール | 灰分 | 無機質 ナトリウム | カリウム | カルシウム | マグネシウム | リン | 鉄 |
|---|---|---|---|---|---|---|---|---|---|---|---|---|---|---|---|---|---|---|---|---|---|---|---|---|---|---|---|---|
| (単位) | | | (←――g――→) | | | | | | | % | kcal | kJ | (←――――g――――→) | | | | | | | | mg | g | (←――――mg――――→) | | | | | |
| | 〈チョコレート類〉 | | | | | | | | | | | | | | | | | | | | | | | | | | | |
| 15137 | アーモンドチョコレート | 1個 5g | 1.9 | 43.3 | (40.1) | 0.9 | 5.2 | 6.1 | 37.2 | 0 | 583 | 2439 | 2.0 | 11.4 | (10.3) | 40.4 | (39.6) | (14.19) | (18.68) | (5.02) | - | 2.2 | 41 | 550 | 240 | 150 | 320 | 2.8 |
| 15114 | カバーリングチョコレート | 1枚 5g | 3.0 | 63.4 | (64.8) | 1.0 | 2.1 | 3.1 | 60.3 | 0 | 511 | 2136 | 2.0 | 7.0 | (6.1) | 25.4 | (24.2) | (14.05) | (7.90) | (1.14) | 13 | 1.6 | 140 | 320 | 160 | 48 | 180 | 1.6 |
| 15115 | ホワイトチョコレート | 1枚 60g | 30.2 | 50.9 | (58.2) | 0.6 | 0 | 0.6 | 50.3 | 0 | 588 | 2460 | 0.8 | 7.2 | - | 39.5 | 37.8 | 22.87 | 11.92 | 1.32 | 22 | 1.6 | 92 | 340 | 250 | 24 | 210 | 0.1 |
| 15116 | ミルクチョコレート | 1枚 60g | 31.1 | 55.8 | (59.3) | 1.0 | 2.9 | 3.9 | 51.9 | 0 | 558 | 2335 | 0.5 | 6.9 | (5.8) | 34.1 | 32.8 | 19.88 | 10.38 | 1.08 | 19 | 1.8 | 64 | 440 | 240 | 74 | 240 | 2.4 |
| | 〈果実菓子類〉 | | | | | | | | | | | | | | | | | | | | | | | | | | | |
| (07127) | ざぼん漬け→果実類・(かんきつ類)ぶんたん | | | | | | | | | | | | | | | | | | | | | | | | | | | |
| 15117 | マロングラッセ | 1個 20g | 15.5 | 77.4 | (78.8) | - | - | - | 77.4 | 0 | 317 | 1326 | 21.0 | 1.1 | (0.9) | 0.3 | (0.2) | (0.05) | (0.03) | (0.15) | (0) | 0.2 | 28 | 60 | 8 | - | 20 | 0.6 |
| (07170) | ナタデココ→果実類、ココナッツ | | | | | | | | | | | | | | | | | | | | | | | | | | | |
| (07103) | パインアップル　砂糖漬→果実類・パインアップル | | | | | | | | | | | | | | | | | | | | | | | | | | | |
| | 〈チューインガム類〉 | | | | | | | | | | | | | | | | | | | | | | | | | | | |
| 15118 | 板ガム | 1枚 2g | 1.9 | 96.9 | - | 0 | 0 | 0 | 96.9 | 20 | 388 | 1623 | 3.1 | 0 | | 0 | | | | | 0 | Tr | 3 | 3 | 3 | - | Tr | 0.1 |
| 15119 | 糖衣ガム | 1個 1g | 1.0 | 97.6 | - | 0 | 0 | 0 | 97.6 | 20 | 390 | 1632 | 2.4 | 0 | | 0 | | | | | 0 | Tr | 2 | 4 | 1 | - | Tr | 0.1 |
| 15120 | 風船ガム | 1個 1g | 1.0 | 96.7 | - | 0 | 0 | 0 | 96.7 | 25 | 387 | 1619 | 3.3 | 0 | | 0 | | | | | 0 | Tr | 3 | 4 | 3 | - | Tr | 0.1 |
| | 〈その他〉 | | | | | | | | | | | | | | | | | | | | | | | | | | | |
| 15138 | カスタードクリーム | - | - | 24.9 | (26.0) | 0.1 | 0.1 | 0.2 | 24.7 | 0 | 187 | 784 | 61.8 | 5.1 | (4.3) | 7.5 | (6.4) | (2.88) | (2.33) | (0.92) | 210 | 0.7 | 33 | 120 | 94 | 9 | 150 | 0.9 |
| (03029) | 黒蜜→砂糖及び甘味類 | | | | | | | | | | | | | | | | | | | | | | | | | | | |
| | ホイップクリーム | | | | | | | | | | | | | | | | | | | | | | | | | | | |
| (13017) | 乳脂肪→乳類、乳脂肪 | | | | | | | | | | | | | | | | | | | | | | | | | | | |
| (13018) | 乳脂肪→乳類、乳脂肪・植物性脂肪 | | | | | | | | | | | | | | | | | | | | | | | | | | | |
| (13019) | 植物性脂肪→乳類、植物性脂肪 | | | | | | | | | | | | | | | | | | | | | | | | | | | |
| | しるこ | | | | | | | | | | | | | | | | | | | | | | | | | | | |
| 15139 | こしあん | - | - | 48.7 | (49.9) | 0.1 | 3.1 | 3.2 | 45.5 | 0 | 216 | 904 | 46.1 | 4.7 | (3.9) | 0.3 | (0.1) | (0.03) | (0.01) | (0.07) | 0 | 0.2 | 2 | 29 | 12 | 14 | 40 | 1.3 |
| 15140 | つぶしあん | - | - | 40.5 | (41.0) | 0.4 | 3.9 | 4.3 | 36.2 | 0 | 183 | 765 | 54.5 | 4.2 | (3.6) | 0.5 | (0.2) | (0.06) | (0.01) | (0.12) | 0 | 0.4 | 42 | 120 | 14 | 17 | 55 | 1.1 |

| 無機質 | | | | | | ビタミン | | | | | | | | | | | | | | | | | | 食塩相当量 | 備考 |
|---|---|---|---|---|---|---|---|---|---|---|---|---|---|---|---|---|---|---|---|---|---|---|---|---|---|
| 亜鉛 | 銅 | マンガン | ヨウ素 | セレン | クロム | モリブデン | レチノール | カロテン α | カロテン β | β-クリプトキサンチン | β-カロテン当量 | レチノール活性当量 | D | トコフェロール α | トコフェロール β | トコフェロール γ | トコフェロール δ | K | B₁ | B₂ | ナイアシン | B₆ | B₁₂ | 葉酸 | パントテン酸 | ビオチン | C | | |
| (――mg――) | | | (――――μg――――) | | | | (―――――――μg―――――――) | | | | | | | (―――――mg―――――) | | | | μg | (―――mg―――) | | | | (―μg―) | | mg | μg | mg | g | |
| 2.3 | 0.77 | 1.14 | - | - | - | - | 41 | 3 | 26 | 1 | 28 | 43 | 0.6 | 11.3 | 0.1 | 4.5 | 0.3 | 4 | 0.19 | 0.64 | 2.1 | 0.10 | - | 35 | 1.18 | - | 0 | 0.1 | 部分割合:チョコレート27、アーモンド15 テオブロミン:0.1g、カフェイン:0g、ポリフェノール:0.5g |
| 1.1 | 0.36 | 0.40 | - | - | - | - | 39 | 3 | 21 | 0 | 23 | 41 | 0.6 | 0.9 | Tr | 4.4 | 0.4 | 0 | 0.15 | 0.27 | 0.9 | 0.08 | Tr | 13 | 1.12 | - | 0 | 0.4 | ビスケット等をチョコレートで被覆したもの 別名:エンローバーチョコレート 部分割合:チョコレート3、ビスケット2 テオブロミン:0.1g、カフェイン:Tr、ポリフェノール:0.4g |
| 0.8 | 0.02 | 0.02 | 20 | 5 | 1 | 8 | 47 | 4 | 38 | 0 | 39 | 50 | Tr | 0.8 | Tr | 5.8 | 0.5 | 9 | 0.08 | 0.39 | 0.2 | 0.05 | - | 8 | 1.05 | 4.4 | - | 0.2 | ポリフェノール:Tr |
| 1.6 | 0.55 | 0.41 | 19 | 6 | 24 | 11 | 63 | 4 | 35 | 0 | 37 | 66 | 1.0 | 0.7 | Tr | 6.5 | 0.4 | 6 | 0.19 | 0.41 | 1.2 | 0.11 | - | 18 | 1.56 | 7.6 | (0) | 0.2 | テオブロミン:0.2g、カフェイン:Tr、ポリフェノール:0.7g |
| - | - | - | - | - | - | - | 0 | - | - | - | 10 | 1 | (0) | - | - | - | - | - | 0.03 | 0.1 | - | - | - | - | - | - | 0 | 0.1 | |
| - | - | - | - | - | - | - | 0 | - | - | - | 0 | 0 | (0) | - | - | - | - | - | 0 | 0 | - | - | - | - | - | - | 0 | | 廃棄部位:ガムベース |
| - | - | - | - | - | - | - | 0 | - | - | - | 0 | (0) | - | - | - | - | - | - | 0 | 0 | - | - | - | - | - | - | 0 | | 別名:粒ガム 廃棄部位:ガムベース |
| - | - | - | - | - | - | - | 0 | - | - | - | 0 | (0) | - | - | - | - | - | - | 0 | 0 | - | - | - | - | - | - | 0 | | 廃棄部位:ガムベース |
| 0.9 | 0.04 | - | 18 | 10 | 0 | 5 | 94 | - | - | - | 12 | 95 | 1.1 | 0.6 | Tr | 0.3 | Tr | 7 | 0.06 | 0.18 | 0.1 | 0.06 | 0.6 | 24 | 1.03 | 10.8 | 1 | 0.1 | 業務用 |
| 0.5 | 0.11 | - | - | - | - | - | 0 | - | - | - | 0 | 0 | 0 | 0 | 0.7 | 1.8 | 3 | 0.01 | 0.02 | Tr | 0 | 0 | 1 | 0.03 | - | 0 | 0 | | 別名:御膳しるこ 具材は含まない |
| 0.5 | 0.15 | 0.30 | - | - | - | - | 0 | 0 | 0 | 0 | 0 | 0 | 0 | 0.1 | 0 | 0.7 | 1.4 | 5 | 0.02 | 0.02 | 0.1 | 0.02 | 0 | 6 | 0.14 | - | 0 | 0.1 | 別名:田舎しるこ、ぜんざい 具材は含まない |

15 菓子類

## 16 し好飲料類

| 食品番号 | 食品名 | 常用量 | 糖質量の目安(常用量あたり) | 炭水化物 | 利用可能炭水化物(単糖当量) | 食物繊維 水溶性 | 食物繊維 不溶性 | 食物繊維 総量 | 糖質量の目安(可食部100gあたり) | 廃棄率 | エネルギー kcal | エネルギー kJ | 水分 | たんぱく質 | アミノ酸組成によるたんぱく質 | 脂質 | トリアシルグリセロール当量 | 脂肪酸 飽和 | 脂肪酸 一価不飽和 | 脂肪酸 多価不飽和 | コレステロール mg | 灰分 g | ナトリウム | カリウム | カルシウム | マグネシウム | リン | 鉄 |
|---|---|---|---|---|---|---|---|---|---|---|---|---|---|---|---|---|---|---|---|---|---|---|---|---|---|---|---|---|
| | | | (g) | | | | | | | % | kcal | kJ | (g) | | | | | | | | mg | g | (mg) | | | | | |
| | 〈アルコール飲料類〉 | | | | | | | | | | | | | | | | | | | | | | | | | | | |
| | (醸造酒類) | | | | | | | | | | | | | | | | | | | | | | | | | | | |
| 16001 | 清酒 普通酒 | 1合 180ml | 8.8 | 4.9 | 2.5 | 0 | 0 | 0 | 4.9 | 0 | 109 | 456 | 82.4 | 0.4 | 0.3 | Tr | 0 | 0 | 0 | 0 | 0 | Tr | 2 | 5 | 3 | 1 | 7 | Tr |
| 16002 | 清酒 純米酒 | 1合 180ml | 6.5 | 3.6 | - | 0 | 0 | 0 | 3.6 | 0 | 103 | 431 | 83.7 | 0.4 | - | Tr | 0 | 0 | 0 | 0 | 0 | Tr | 4 | 5 | 3 | 1 | 9 | 0.1 |
| 16003 | 清酒 本醸造酒 | 1合 180ml | 8.1 | 4.5 | - | 0 | 0 | 0 | 4.5 | 0 | 107 | 448 | 82.8 | 0.4 | - | 0 | 0 | 0 | 0 | 0 | 0 | Tr | 2 | 5 | 3 | 1 | 8 | Tr |
| 16004 | 清酒 吟醸酒 | 1合 180ml | 6.5 | 3.6 | - | 0 | 0 | 0 | 3.6 | 0 | 104 | 435 | 83.6 | 0.3 | - | 0 | 0 | 0 | 0 | 0 | 0 | Tr | 2 | 7 | 2 | 1 | 7 | Tr |
| 16005 | 清酒 純米吟醸酒 | 1合 180ml | 7.4 | 4.1 | - | 0 | 0 | 0 | 4.1 | 0 | 103 | 431 | 83.5 | 0.4 | - | 0 | 0 | 0 | 0 | 0 | 0 | Tr | 3 | 5 | 2 | 1 | 8 | Tr |
| 16006 | ビール 淡色 | 1缶 350ml | 10.9 | 3.1 | Tr | 0 | 0 | 0 | 3.1 | 0 | 40 | 167 | 92.8 | 0.3 | 0.2 | Tr | 0 | 0 | 0 | 0 | 0 | 0.1 | 3 | 34 | 3 | 7 | 15 | Tr |
| 16007 | ビール 黒 | 1缶 350ml | 11.9 | 3.6 | - | 0.2 | 0 | 0.2 | 3.4 | 0 | 46 | 192 | 91.6 | 0.4 | - | Tr | 0 | 0 | 0 | 0 | 0 | 0.2 | 3 | 55 | 3 | 10 | 33 | 0.1 |
| 16008 | ビール スタウト | 1缶 350ml | 16.1 | 4.9 | (0.1) | 0.3 | 0 | 0.3 | 4.6 | 0 | 63 | 264 | 88.4 | 0.5 | - | Tr | 0 | 0 | 0 | 0 | 0 | 0.3 | 4 | 65 | 3 | 14 | 43 | 0.1 |
| 16009 | 発泡酒 | 1缶 350ml | 12.6 | 3.6 | 0 | 0 | 0 | 0 | 3.6 | 0 | 45 | 188 | 92.0 | 0.1 | - | 0 | 0 | 0 | 0 | 0 | 0 | 0.1 | 1 | 13 | 4 | 4 | 8 | 0 |
| 16010 | ぶどう酒 白 | 1杯 100ml | 2.0 | 2.0 | (1.1) | - | - | - | 2.0 | 0 | 73 | 305 | 88.6 | 0.1 | - | Tr | 0 | 0 | 0 | 0 | (0) | 0.2 | 3 | 60 | 8 | 7 | 12 | 0.3 |
| 16011 | ぶどう酒 赤 | 1杯 100ml | 1.5 | 1.5 | (0.2) | - | - | - | 1.5 | 0 | 73 | 305 | 88.7 | 0.2 | - | Tr | 0 | 0 | 0 | 0 | (0) | 0.3 | 2 | 110 | 7 | 9 | 13 | 0.4 |
| 16012 | ぶどう酒 ロゼ | 1杯 100ml | 4.0 | 4.0 | (2.5) | 0 | 0 | 0 | 4.0 | 0 | 77 | 322 | 87.4 | 0.1 | - | Tr | 0 | 0 | 0 | 0 | 0 | Tr | 4 | 60 | 10 | 7 | 10 | 0.4 |
| 16013 | 紹興酒 | 1杯 30ml | 1.5 | 5.1 | - | Tr | 0 | Tr | 5.1 | 0 | 127 | 531 | 78.8 | 1.7 | - | Tr | - | - | - | - | (0) | 0.3 | 15 | 55 | 25 | 19 | 37 | 0.3 |
| | (蒸留酒類) | | | | | | | | | | | | | | | | | | | | | | | | | | | |
| 16014 | しょうちゅう 連続式蒸留しょうちゅう | 1杯 200ml | 0.0 | 0 | - | (0) | (0) | (0) | 0.0 | 0 | 206 | 862 | 71.0 | 0 | - | 0 | - | - | - | - | (0) | 0 | - | - | - | - | - | - |
| 16015 | しょうちゅう 単式蒸留しょうちゅう | 1杯 200ml | 0.0 | 0 | - | (0) | (0) | (0) | 0.0 | 0 | 146 | 611 | 79.5 | 0 | - | 0 | - | - | - | - | (0) | 0 | - | - | - | - | - | - |
| 16016 | ウイスキー | 1杯 30ml | 0.0 | 0 | - | (0) | (0) | (0) | 0.0 | 0 | 237 | 992 | 66.6 | 0 | - | 0 | - | - | - | - | (0) | 0 | 2 | 1 | 0 | 0 | Tr | Tr |
| 16017 | ブランデー | 1杯 30ml | 0.0 | 0 | - | (0) | (0) | (0) | 0.0 | 0 | 237 | 992 | 66.6 | 0 | - | 0 | - | - | - | - | (0) | 0 | 4 | 1 | 0 | 0 | Tr | 0 |
| 16018 | ウオッカ | 1杯 30ml | 0.0 | Tr | - | - | - | - | Tr | 0 | 240 | 1004 | 66.2 | 0 | - | 0 | - | - | - | - | - | 0 | Tr | Tr | (0) | - | (0) | (0) |
| 16019 | ジン | 1杯 30ml | 0.0 | 0.1 | - | - | - | - | 0.1 | 0 | 284 | 1188 | 59.9 | 0 | - | Tr | - | - | - | - | - | 0 | Tr | Tr | (0) | - | (0) | (0) |
| 16020 | ラム | 1杯 30ml | 0.0 | 0.1 | - | - | - | - | 0.1 | 0 | 240 | 1004 | 66.1 | 0 | - | Tr | - | - | - | - | - | 0 | Tr | Tr | 0 | 0 | Tr | 0 |
| 16021 | マオタイ酒 | 1杯 30ml | 0.0 | 0 | - | - | - | - | 0.0 | 0 | 322 | 1347 | 54.7 | 0 | - | 0 | - | - | - | - | (0) | 0 | Tr | Tr | 2 | Tr | Tr | 0.3 |
| | (混成酒類) | | | | | | | | | | | | | | | | | | | | | | | | | | | |
| 16022 | 梅酒 | 1杯 45ml | 9.3 | 20.7 | - | - | - | - | 20.7 | 0 | 156 | 653 | 68.9 | 0.1 | - | Tr | - | - | - | - | - | 0.1 | 4 | 39 | 1 | 2 | 3 | Tr |
| 16023 | 合成清酒 | 1合 180ml | 9.5 | 5.3 | - | - | - | - | 5.3 | 0 | 109 | 456 | 82.2 | 0.1 | - | 0 | - | - | - | - | - | 0.1 | 11 | 3 | 2 | Tr | 5 | 0 |
| 16024 | 白酒 | 1杯 30ml | 14.4 | 48.1 | - | - | - | - | 48.1 | 0 | 238 | 996 | 44.7 | 1.9 | - | Tr | - | - | - | - | - | Tr | 5 | 14 | 3 | 4 | 14 | 0.1 |

| 無機質 | | | | | | | ビタミン | | | | | | | | | | | | | | | | | 食塩相当量 | 備考 |
|---|---|---|---|---|---|---|---|---|---|---|---|---|---|---|---|---|---|---|---|---|---|---|---|---|---|---|
| 亜鉛 | 銅 | マンガン | ヨウ素 | セレン | クロム | モリブデン | レチノール | A カロテン | | β-クリプトキサンチン | β-カロテン当量 | レチノール活性当量 | D | E トコフェロール | | | | K | B₁ | B₂ | ナイアシン | B₆ | B₁₂ | 葉酸 | パントテン酸 | ビオチン | C | | |
| | | | | | | | | α | β | | | | | α | β | γ | δ | | | | | | | | | | | | |
| (mg) | | | (μg) | | | | (μg) | | | | | | (μg) | (mg) | | | | μg | (mg) | | | | (μg) | mg | μg | mg | g | | |
| 0.1 | Tr | 0.16 | 1 | 0 | 0 | 1 | 0 | 0 | 0 | 0 | 0 | 0 | 0 | 0 | 0 | 0 | 0 | 0 | Tr | 0 | 0 | 0.07 | 0 | 0 | 0 | 0 | 0 | 0 | 別名：日本酒 (100g: 100.1mL、100mL: 99.9g) アルコール: 15.4容量% |
| 0.1 | Tr | 0.18 | - | - | - | - | 0 | 0 | 0 | 0 | 0 | 0 | 0 | 0 | 0 | 0 | 0 | 0 | Tr | 0 | 0 | 0.12 | 0 | 0.02 | - | 0 | 別名：日本酒 (100g: 100.2mL、100mL: 99.8g) アルコール: 15.4容量% |
| 0.1 | Tr | 0.19 | - | - | - | - | 0 | 0 | 0 | 0 | 0 | 0 | 0 | 0 | 0 | 0 | 0 | 0 | Tr | 0 | 0 | 0.09 | 0 | 0 | - | 0 | 別名：日本酒 (100g: 100.2mL、100mL: 99.8g) アルコール: 15.4容量% |
| 0.1 | 0.01 | 0.16 | - | - | - | - | 0 | 0 | 0 | 0 | 0 | 0 | 0 | 0 | 0 | 0 | 0 | 0 | 0 | 0 | 0 | 0.12 | 0 | 0.06 | - | 0 | 別名：日本酒 (100g: 100.3mL、100mL: 99.7g) アルコール: 15.7容量% |
| 0.1 | 0.01 | 0.20 | - | - | - | - | 0 | 0 | 0 | 0 | 0 | 0 | 0 | 0 | 0 | 0 | 0 | 0 | 0 | 0 | 0 | 0.14 | 0 | 0.06 | - | 0 | 別名：日本酒 (100g: 100.2mL、100mL: 99.8g) アルコール: 15.1容量% |
| Tr | Tr | 0.01 | 1 | Tr | 0 | 0 | 0 | 0 | 0 | 0 | 0 | 0 | 0 | 0 | 0 | 0 | 0 | 0 | 0 | 0.02 | 0.8 | 0.05 | 0.1 | 7 | 0.08 | 0.9 | 0 | 生ビールを含む (100g: 99.2mL、100mL: 100.8g) アルコール: 4.6容量% |
| Tr | Tr | 0.02 | - | - | - | - | 0 | 0 | 0 | 0 | 0 | 0 | 0 | 0 | 0 | 0 | 0 | 0 | 0 | 0.04 | 1.0 | 0.07 | Tr | 9 | 0.04 | - | 0 | 生ビールを含む (100g: 99.0mL、100mL: 101.0g) アルコール: 5.3容量% |
| Tr | Tr | 0.06 | - | - | - | - | 0 | 0 | 0 | 0 | 0 | 0 | 0 | 0 | 0 | 0 | 0 | 0 | 0 | 0.05 | 1.0 | 0.06 | Tr | 10 | 0.12 | - | 0 | (100g: 98.1mL、100mL: 101.9g) アルコール: 7.6容量% |
| Tr | Tr | 0.01 | - | - | - | - | 0 | 0 | 0 | 0 | 0 | 0 | 0 | 0 | 0 | 0 | 0 | 0 | 0 | 0.01 | 0.3 | 0.01 | 0 | 4 | 0.10 | - | 0 | (100g: 99.1mL、100mL: 100.9g) アルコール: 5.3容量% |
| Tr | 0.01 | 0.09 | - | - | - | - | (0) | - | - | (0) | (0) | (0) | - | - | - | - | - | (0) | 0 | 0 | 0.1 | 0.02 | 0 | 0 | 0.07 | - | 0 | 別名：ワイン (100g: 100.2mL、100mL: 99.8g) アルコール: 11.4容量% |
| Tr | 0.02 | 0.15 | Tr | 0 | 2 | 1 | (0) | - | - | (0) | (0) | (0) | - | - | - | - | - | (0) | 0 | 0 | 0.1 | 0.03 | 0 | 0 | 0.07 | 1.9 | 0 | 別名：ワイン (100g: 100.4mL、100mL: 99.6g) アルコール: 11.6容量% |
| Tr | 0.02 | 0.10 | - | - | - | - | 0 | 0 | 0 | 0 | 0 | 0 | 0 | 0 | 0 | 0 | 0 | 0 | 0 | 0 | 0.1 | 0.02 | 0 | 0 | 0 | - | 0 | 別名：ワイン (100g: 99.8mL、100mL: 100.2g) アルコール: 10.7容量% |
| 0.4 | 0.02 | 0.49 | - | - | - | - | (0) | - | - | (0) | (0) | (0) | - | - | - | - | - | (0) | Tr | 0.03 | 0.6 | 0.03 | Tr | 1 | 0.19 | - | 0 | (100g: 99.4mL、100mL: 100.6g) アルコール: 17.8容量% |
| - | - | - | - | - | - | - | (0) | - | - | (0) | (0) | (0) | - | - | - | - | - | (0) | (0) | (0) | (0) | (0) | (0) | (0) | (0) | - | (0) | (0) | (100g: 104.4mL、100mL: 95.8g) アルコール: 35.0容量% |
| - | - | - | - | - | - | - | (0) | - | - | (0) | (0) | (0) | - | - | - | - | - | (0) | (0) | (0) | (0) | (0) | (0) | (0) | (0) | - | (0) | - | (100g: 103.1mL、100mL: 97.0g) アルコール: 25.0容量% |
| Tr | 0.01 | 0 | - | - | - | - | (0) | - | - | (0) | (0) | (0) | - | - | - | - | - | (0) | (0) | (0) | (0) | (0) | (0) | (0) | (0) | - | (0) | 0 | (100g: 105.0mL、100mL: 95.2g) アルコール: 40.0容量% |
| Tr | 0.03 | 0 | - | - | - | - | (0) | - | - | (0) | (0) | (0) | - | - | - | - | - | (0) | (0) | (0) | (0) | (0) | (0) | (0) | (0) | - | (0) | 0 | (100g: 105.0mL、100mL: 95.2g) アルコール: 40.0容量% |
| - | - | - | - | - | - | - | (0) | - | - | (0) | (0) | (0) | - | - | - | - | - | (0) | (0) | (0) | (0) | (0) | (0) | (0) | (0) | - | (0) | 0 | (100g: 105.3mL、100mL: 95.0g) アルコール: 40.4容量% |
| - | - | - | - | - | - | - | (0) | - | - | (0) | (0) | (0) | - | - | - | - | - | (0) | (0) | (0) | (0) | (0) | (0) | (0) | (0) | - | (0) | 0 | (100g: 106.4mL、100mL: 94.0g) アルコール: 47.4容量% |
| Tr | Tr | - | - | - | - | - | (0) | - | - | (0) | (0) | (0) | - | - | - | - | - | (0) | (0) | (0) | (0) | (0) | (0) | (0) | (0) | - | (0) | 0 | (100g: 105.2mL、100mL: 95.1g) アルコール: 40.5容量% |
| Tr | 0.02 | 0.01 | - | - | - | - | (0) | - | - | (0) | (0) | (0) | - | - | - | - | - | (0) | (0) | (0) | (0) | (0) | (0) | (0) | (0) | - | (0) | 0 | (100g: 107.5mL、100mL: 93.0g) アルコール: 53.0容量% |
| Tr | 0.01 | 0.01 | 0 | 0 | 1 | Tr | (0) | - | - | (0) | (0) | (0) | - | - | - | - | - | - | 0 | 0.01 | Tr | 0.01 | 0 | 0 | 0 | 0.1 | 0 | 0 | (100g: 96.2mL、100mL: 103.9g) アルコール: 13.0容量% |
| Tr | Tr | 0 | - | - | - | - | (0) | - | - | (0) | (0) | (0) | - | - | - | - | - | - | 0 | 0 | 0 | 0.01 | 0 | 0 | 0 | - | 0 | 0 | (100g: 99.7mL、100mL: 100.3g) アルコール: 15.5容量% |
| 0.3 | 0.08 | 0.27 | - | - | - | - | (0) | - | - | (0) | (0) | (0) | - | - | - | - | - | - | 0.02 | 0.01 | 0.1 | 0.02 | 0 | 1 | 0.10 | - | 1 | 0 | (100g: 82.6mL、100mL: 121.0g) アルコール: 7.4容量% |

16 し好飲料類

## 16 し好飲料類

| 食品番号 | 食品名 | 常用量 | 糖質量の目安(常用量あたり) | 炭水化物 | 利用可能炭水化物(単糖当量) | 食物繊維 水溶性 | 食物繊維 不溶性 | 食物繊維 総量 | 糖質量の目安(可食部100gあたり) | 廃棄率 | エネルギー kcal | エネルギー kJ | 水分 | たんぱく質 | アミノ酸組成によるたんぱく質 | 脂質 | トリアシルグリセロール当量 | 脂肪酸 飽和 | 脂肪酸 一価不飽和 | 脂肪酸 多価不飽和 | コレステロール | 灰分 | ナトリウム | カリウム | カルシウム | マグネシウム | リン | 鉄 |
|---|---|---|---|---|---|---|---|---|---|---|---|---|---|---|---|---|---|---|---|---|---|---|---|---|---|---|---|---|
| | | | (g) | (g) | (g) | (g) | (g) | (g) | (g) | % | kcal | kJ | (g) | (g) | (g) | (g) | (g) | (g) | (g) | (g) | mg | g | (mg) | (mg) | (mg) | (mg) | (mg) | (mg) |
| 16025 | みりん 本みりん | 大さじ1 18g | 7.8 | 43.2 | 26.8 | - | - | - | 43.2 | 0 | 241 | 1008 | 47.0 | 0.3 | - | 0.2 | Tr | - | - | - | - | Tr | 3 | 7 | 2 | 2 | 7 | 0 |
| 16026 | みりん 本直し | 大さじ1 18g | 2.6 | 14.4 | - | - | - | - | 14.4 | 0 | 181 | 757 | 68.2 | 0.1 | - | Tr | - | - | - | - | - | Tr | 3 | 2 | 2 | 2 | 3 | 0 |
| 16027 | 薬味酒 | 1杯 20ml | 5.4 | 26.8 | - | - | - | - | 26.8 | 0 | 182 | 761 | 62.6 | Tr | - | Tr | - | - | - | - | - | Tr | 1 | 14 | 1 | 1 | 2 | Tr |
| 16028 | キュラソー | 15ml | 4.0 | 26.4 | - | - | - | - | 26.4 | 0 | 322 | 1347 | 43.1 | Tr | - | Tr | - | - | - | - | - | Tr | Tr | Tr | 0 | 0 | 0 | 0 |
| 16029 | スイートワイン | 1杯 100ml | 13.4 | 13.4 | (10.3) | - | - | - | 13.4 | 0 | 133 | 556 | 75.2 | 0.1 | - | 0 | - | - | - | - | - | 0.2 | 4 | 70 | 5 | 5 | 7 | 0.3 |
| 16030 | ペパーミント | 15ml | 5.6 | 37.6 | - | - | - | - | 37.6 | 0 | 302 | 1264 | 41.0 | 0 | - | 0 | - | - | - | - | - | Tr | 4 | 1 | Tr | 0 | 0 | 0 |
| 16031 | ベルモット 甘口タイプ | 15ml | 2.5 | 16.4 | (15.5) | - | - | - | 16.4 | 0 | 152 | 636 | 71.3 | 0.1 | - | 0 | - | - | - | - | - | 0.1 | 4 | 29 | 6 | 5 | 7 | 0.3 |
| 16032 | ベルモット 辛口タイプ | 15ml | 0.6 | 3.7 | (3.1) | - | - | - | 3.7 | 0 | 117 | 490 | 81.7 | 0.1 | - | 0 | - | - | - | - | - | 0.1 | 4 | 26 | 8 | 6 | 8 | 0.3 |
| | 〈茶類〉 | | | | | | | | | | | | | | | | | | | | | | | | | | | |
| | (緑茶類) | | | | | | | | | | | | | | | | | | | | | | | | | | | |
| 16033 | 玉露 茶 | 小さじ1 2g | 0.0 | 43.9 | - | 5.0 | 38.9 | 43.9 | 0.0 | 0 | 329 | 1377 | 3.1 | 29.1 | - | 4.1 | - | - | - | - | (0) | 6.3 | 11 | 2800 | 390 | 210 | 410 | 10.0 |
| 16034 | 玉露 浸出液 | 1杯 100ml | 0.0 | Tr | - | - | - | - | 0.0 | 0 | 5 | 21 | 97.8 | 1.3 | - | (0) | - | - | - | - | (0) | 0.5 | 2 | 340 | 4 | 15 | 30 | 0.2 |
| 16035 | 抹茶 | 小さじ1 2g | 0.0 | 39.5 | 1.6 | 6.6 | 31.9 | 38.5 | 1.0 | 0 | 324 | 1356 | 5.0 | 29.6 | 22.6 | 5.3 | 3.3 | 0.68 | 0.34 | 2.16 | (0) | 7.4 | 6 | 2700 | 420 | 230 | 350 | 17.0 |
| 16036 | せん茶 茶 | 小さじ1 2g | 0.0 | 47.7 | - | 3.0 | 43.5 | 46.5 | 1.2 | 0 | 331 | 1385 | 2.8 | 24.5 | - | 4.7 | 2.9 | 0.62 | 0.25 | 1.94 | (0) | 5.0 | 3 | 2200 | 450 | 200 | 290 | 20.0 |
| 16037 | せん茶 浸出液 | 1杯 100ml | 0.2 | 0.2 | - | - | - | - | 0.2 | 0 | 2 | 8 | 99.4 | 0.2 | - | (0) | - | - | - | - | (0) | 0.1 | 3 | 27 | 3 | 2 | 2 | 0.2 |
| 16038 | かまいり茶 浸出液 | 1杯 100ml | 0.0 | Tr | - | - | - | - | 0.0 | 0 | 0 | 0 | 99.7 | 0.1 | - | (0) | - | - | - | - | (0) | 0.1 | 1 | 29 | 4 | 1 | 1 | Tr |
| 16039 | 番茶 浸出液 | 1杯 100ml | 0.1 | 0.1 | - | - | - | - | 0.1 | 0 | 0 | 0 | 99.8 | Tr | - | (0) | - | - | - | - | (0) | 0.1 | 2 | 32 | 5 | 1 | 2 | 0.2 |
| 16040 | ほうじ茶 浸出液 | 1杯 100ml | 0.1 | 0.1 | - | - | - | - | 0.1 | 0 | 0 | 0 | 99.8 | Tr | - | (0) | - | - | - | - | (0) | 0.1 | 1 | 24 | 2 | Tr | 1 | Tr |
| 16041 | 玄米茶 浸出液 | 1杯 100ml | 0.0 | 0 | - | 0 | 0 | 0 | 0.0 | 0 | 0 | 0 | 99.9 | 0 | - | (0) | - | - | - | - | (0) | 0.1 | 2 | 7 | 2 | 1 | 1 | Tr |
| | (発酵茶類) | | | | | | | | | | | | | | | | | | | | | | | | | | | |
| 16042 | ウーロン茶 浸出液 | 1杯 150ml | 0.2 | 0.1 | - | - | - | - | 0.1 | 0 | 0 | 0 | 99.8 | Tr | - | (0) | - | - | - | - | (0) | 0.1 | 1 | 13 | 2 | 1 | 1 | Tr |
| 16043 | 紅茶 茶 | 小さじ1 2g | 0.3 | 51.7 | - | 4.4 | 33.7 | 38.1 | 13.6 | 0 | 311 | 1301 | 6.2 | 20.3 | - | 2.5 | - | - | - | - | (0) | 5.4 | 3 | 2000 | 470 | 220 | 320 | 17.0 |
| 16044 | 紅茶 浸出液 | 1杯 150ml | 0.2 | 0.1 | - | - | - | - | 0.1 | 0 | 1 | 4 | 99.7 | 0.1 | - | (0) | - | - | - | - | (0) | Tr | 1 | 8 | 1 | 1 | 2 | 0 |
| | 〈コーヒー・ココア類〉 | | | | | | | | | | | | | | | | | | | | | | | | | | | |
| | コーヒー | | | | | | | | | | | | | | | | | | | | | | | | | | | |
| 16045 | 浸出液 | 1杯 150ml | 1.1 | 0.7 | (0) | - | - | - | 0.7 | 0 | 4 | 17 | 98.6 | 0.2 | (0.1) | Tr | (Tr) | (0.01) | (Tr) | (0.01) | 0 | 0.2 | 1 | 65 | 2 | 6 | 7 | Tr |
| 16046 | インスタントコーヒー | 小さじ1 2g | 1.1 | 56.5 | - | - | - | - | 56.5 | 0 | 288 | 1205 | 3.8 | 14.7 | (6.0) | 0.3 | 0.2 | 0.09 | 0.02 | 0.10 | 0 | 8.7 | 32 | 3600 | 140 | 410 | 350 | 3.0 |
| 16047 | コーヒー飲料、乳成分入り、加糖 | 1杯 150ml | 12.3 | 8.2 | - | - | - | - | 8.2 | 0 | 38 | 159 | 90.5 | 0.7 | - | 0.3 | 0.2 | 0.16 | 0.06 | 0.01 | - | 0.3 | 30 | 60 | 22 | 6 | 19 | 0.1 |

| | 無機質 | | | | | | ビタミン | | | | | | | | | | | | | | | | | 食塩相当量 | 備考 |
|---|---|---|---|---|---|---|---|---|---|---|---|---|---|---|---|---|---|---|---|---|---|---|---|---|---|---|
| 亜鉛 | 銅 | マンガン | ヨウ素 | セレン | クロム | モリブデン | レチノール | カロテン α | カロテン β | β-クリプトキサンチン | β-カロテン当量 | レチノール活性当量 | D | トコフェロール α | トコフェロール β | トコフェロール γ | トコフェロール δ | K | B₁ | B₂ | ナイアシン | B₆ | B₁₂ | 葉酸 | パントテン酸 | ビオチン | C | | |
| (──mg──) | | | (──── μg ────) | | | | (──────── μg ────────) | | | | | | μg | (────── mg ──────) | | | | μg | (────── mg ──────) | | | | (── μg ──) | | mg | μg | mg | g | |
| 0 | 0.05 | 0.04 | - | - | - | - | (0) | - | - | - | (0) | (0) | - | - | - | - | - | - | Tr | 0 | Tr | 0.01 | 0 | 0 | 0 | - | 0 | 0 | (100g: 85.5mL、100mL: 117.0g) アルコール: 14.0容量% |
| Tr | Tr | 0.06 | - | - | - | - | (0) | - | - | - | (0) | (0) | - | - | - | - | - | - | 0 | 0 | 0 | 0 | 0 | 0 | 0 | - | 0 | 0 | 別名: やなぎかげ (100g: 97.0mL、100mL: 103.1g) アルコール: 22.4容量% |
| Tr | Tr | 0.08 | - | - | - | - | (0) | - | - | - | (0) | (0) | - | - | - | - | - | - | 0 | 0 | 0.1 | 0.01 | 0 | 0 | 0 | - | 0 | 0 | (100g: 91.5mL、100mL: 109.3g) アルコール: 14.6容量% |
| Tr | 0.01 | 0 | - | - | - | - | (0) | - | - | - | (0) | (0) | - | - | - | - | - | - | 0 | 0 | 0 | 0 | 0 | 0 | 0 | - | 0 | 0 | 試料: オレンジキュラソー (100g: 95.0mL、100mL: 105.3g) アルコール: 40.4容量% |
| Tr | Tr | 0.01 | - | - | - | - | (0) | - | - | - | (0) | (0) | - | - | - | - | - | - | 0 | Tr | 0.01 | 0 | 0 | 0 | 0 | - | 0 | 0 | (100g: 96.4mL、100mL: 103.7g) アルコール: 14.5容量% |
| Tr | Tr | 0 | - | - | - | - | (0) | - | - | - | (0) | (0) | - | - | - | - | - | - | 0 | 0 | 0 | 0 | 0 | 0 | 0 | - | 0 | 0 | (100g: 89.3mL、100mL: 112.0g) アルコール: 30.2容量% |
| Tr | 0.01 | 0.01 | - | - | - | - | - | - | - | - | - | - | - | - | - | - | - | - | 0 | 0 | 0.1 | Tr | 0 | 0 | 0.06 | - | 0 | 0 | (100g: 95.5mL、100mL: 104.7g) アルコール: 16.0容量% |
| Tr | 0.01 | 0.01 | - | - | - | - | - | - | - | - | - | - | - | - | - | - | - | - | 0 | 0 | 0.1 | Tr | 0 | 0 | 0 | - | 0 | 0 | (100g: 100.5mL、100mL: 99.5g) アルコール: 18.0容量% |
| 4.3 | 0.84 | 71.00 | - | - | - | - | (0) | - | - | - | 21000 | 1800 | (0) | 16.4 | 0.1 | 1.5 | 0 | 4000 | 0.30 | 1.16 | 6.0 | 0.69 | (0) | 1000 | 4.10 | - | 110 | 0 | カフェイン: 3.5g、タンニン: 10.0g |
| 0.3 | 0.02 | 4.60 | - | - | - | - | (0) | - | - | - | (0) | (0) | - | - | - | - | - | - | Tr | 0.02 | 0.11 | 0.6 | 0.07 | (0) | 150 | 0.24 | - | 19 | 0 | 浸出法: 茶10g/60℃60mL、2.5分 カフェイン: 0.16g、タンニン: 0.23g |
| 6.3 | 0.60 | - | - | - | - | - | (0) | - | - | - | 29000 | 2400 | (0) | 28.1 | 0 | 0 | 0 | 2900 | 0.60 | 1.35 | 4.0 | 0.96 | (0) | 1200 | 3.70 | - | 60 | 0 | 粉末製品 カフェイン: 3.2g、タンニン: 10.0g、硝酸イオン: Tr |
| 3.2 | 1.30 | 55.00 | 4 | 3 | 8 | 1 | - | - | - | - | 13000 | 1100 | - | 64.9 | 6.2 | 7.5 | 0 | 1400 | 0.36 | 1.43 | 4.1 | 0.46 | (0) | 1300 | 3.10 | 51.6 | 260 | 0 | |
| Tr | 0.01 | 0.31 | 0 | 0 | 0 | 0 | - | - | - | - | (0) | (0) | - | - | - | - | - | Tr | 0 | 0.05 | 0.2 | 0.01 | (0) | 16 | 0.04 | 0.8 | 6 | 0 | 浸出法: 茶10g/90℃430mL、1分 カフェイン: 0.02g、タンニン: 0.07g |
| Tr | Tr | 0.37 | - | - | - | - | (0) | - | - | - | (0) | (0) | - | - | - | - | - | - | 0 | 0 | 0.04 | 0.1 | 0.01 | (0) | 18 | 0 | - | 4 | 0 | 浸出法: 茶10g/90℃430mL、1分 カフェイン: 0.01g、タンニン: 0.05g |
| Tr | 0.01 | 0.19 | - | - | - | - | (0) | - | - | - | (0) | (0) | - | - | - | - | - | - | Tr | 0 | 0.03 | 0.2 | 0.01 | (0) | 7 | 0 | - | 3 | 0 | 浸出法: 茶15g/90℃650mL、0.5分 カフェイン: 0.01g、タンニン: 0.03g |
| Tr | 0.01 | 0.26 | - | - | - | - | (0) | - | - | - | (0) | (0) | - | - | - | - | - | - | 0 | 0 | 0.02 | 0.1 | Tr | (0) | 13 | 0 | - | Tr | 0 | 浸出法: 茶15g/90℃650mL、0.5分 カフェイン: 0.02g、タンニン: 0.04g |
| Tr | 0.01 | 0.15 | - | - | - | - | (0) | (0) | - | (0) | (0) | (0) | - | (0) | - | - | - | - | 0 | 0 | 0.01 | 0.1 | 0 | (0) | 3 | 0 | - | 1 | 0 | 浸出法: 茶15g/90℃650mL、0.5分 カフェイン: 0.01g、タンニン: 0.01g |
| Tr | Tr | 0.24 | 0 | 0 | 0 | 0 | - | - | - | - | - | - | - | - | - | - | - | - | 0 | 0.03 | 0.1 | Tr | 0 | 2 | 0 | 0.2 | 0 | 0 | 浸出法: 茶15g/90℃650mL、0.5分 カフェイン: 0.02g、タンニン: 0.03g |
| 4.0 | 2.10 | 21.00 | 6 | 8 | 18 | 2 | (0) | - | - | - | 900 | 75 | (0) | 9.8 | 0 | 1.6 | 0 | 1500 | 0.10 | 0.80 | 10.0 | 0.28 | (0) | 210 | 2.00 | 31.9 | 0 | 0 | カフェイン: 2.9g、タンニン: 11.0g |
| Tr | 0.01 | 0.22 | 0 | 0 | 0 | 0 | - | - | - | - | - | - | - | - | - | - | - | 6 | 0 | 0 | 0 | 0 | 0 | 3 | 0 | - | 0 | 0 | 浸出法: 茶5g/熱湯360mL、1.5分~4分 カフェイン: 0.03g、タンニン: 0.10g |
| Tr | 0 | 0.03 | 0 | 0 | 0 | 0 | 0 | 0 | 0 | 0 | 0 | 0 | - | 0 | 0 | 0 | 0 | - | 0 | 0.01 | 0.8 | 0 | 0 | 0 | 0 | 1.7 | 0 | 0 | 浸出法: コーヒー粉末10g/熱湯150mL カフェイン: 0.06g、タンニン: 0.25g |
| 0.4 | 0.03 | 1.90 | 8 | 5 | 2 | 7 | (0) | - | - | - | 0 | (0) | - | 0.1 | 0.2 | 0 | 0 | Tr | 0.02 | 0.14 | 47.0 | 0.01 | 0.1 | 8 | 0 | 88.4 | (0) | 0.1 | 顆粒製品 カフェイン: 4.0g、タンニン: 12.0g |
| 0.1 | 0.01 | 0.02 | 2 | Tr | 0 | Tr | 0 | - | - | - | (0) | 0 | - | 0 | 0 | 0 | 0 | - | 0 | 0.01 | 0.04 | 0.3 | Tr | - | 0 | 0.11 | 2.5 | (0) | 0.1 | 別名: 缶コーヒー 試料: 缶製品 |

16 し好飲料類

## 16 し好飲料類

| 食品番号 | 食品名 | 常用量 | 糖質量の目安(常用量あたり) | 炭水化物 | 利用可能炭水化物(単糖当量) | 食物繊維 水溶性 | 食物繊維 不溶性 | 食物繊維 総量 | 糖質量の目安(可食部100gあたり) | 廃棄率 | エネルギー kcal | エネルギー kJ | 水分 | たんぱく質 | アミノ酸組成によるたんぱく質 | 脂質 | トリアシルグリセロール当量 | 脂肪酸 飽和 | 脂肪酸 一価不飽和 | 脂肪酸 多価不飽和 | コレステロール mg | 灰分 g | ナトリウム | カリウム | カルシウム | マグネシウム | リン | 鉄 |
|---|---|---|---|---|---|---|---|---|---|---|---|---|---|---|---|---|---|---|---|---|---|---|---|---|---|---|---|---|
| | (単位) | | (──g──) | | | | | | % | kcal | kJ | (─────────g─────────) | | | | | | | | mg | g | (──────mg──────) | | | | | |
| **ココア** | | | | | | | | | | | | | | | | | | | | | | | | | | | | |
| 16048 | ピュアココア | 小さじ1 2g | 0.4 | 42.4 | 10.6 | 5.6 | 18.3 | 23.9 | 18.5 | 0 | 271 | 1134 | 4.0 | 18.5 | 13.2 | 21.6 | 20.9 | 12.40 | 6.88 | 0.70 | 1 | 7.5 | 16 | 2800 | 140 | 440 | 660 | 14.0 |
| 16049 | ミルクココア | 小さじ1 2g | 1.5 | 80.4 | - | 1.3 | 4.2 | 5.5 | 74.9 | 0 | 412 | 1724 | 1.6 | 7.4 | - | 6.8 | 6.6 | 3.98 | 2.05 | 0.24 | - | 2.6 | 270 | 730 | 180 | 130 | 240 | 2.9 |
| **〈その他〉** | | | | | | | | | | | | | | | | | | | | | | | | | | | | |
| **青汁** | | | | | | | | | | | | | | | | | | | | | | | | | | | | |
| 16056 | ケール | 1杯 100ml | 42.2 | 70.2 | - | 12.8 | 15.2 | 28.0 | 42.2 | 0 | 375 | 1571 | 2.3 | 13.8 | 10.6 | 4.4 | 2.8 | 0.55 | 0.10 | 2.08 | 0 | 8.6 | 230 | 2300 | 1200 | 210 | 270 | 2.9 |
| 16050 | 甘酒 | 1杯 150ml | 26.9 | 18.3 | - | 0.1 | 0.3 | 0.4 | 17.9 | 0 | 81 | 339 | 79.7 | 1.7 | - | 0.1 | - | - | - | - | (0) | 0.2 | 60 | 14 | 3 | 5 | 21 | 0.1 |
| 16051 | 昆布茶 | 1杯分 4g | 1.6 | 42.3 | - | - | 2.7 | 39.6 | 0 | 98 | 410 | 1.4 | 5.7 | - | 0.4 | - | - | - | - | (0) | 50.2 | 19000 | 770 | 80 | 70 | 35 | 1.9 |
| 16057 | スポーツドリンク | 1杯 200ml | 10.2 | 5.1 | - | Tr | 0 | Tr | 5.1 | 0 | 21 | 86 | 94.7 | 0 | - | Tr | - | - | - | - | 0 | 0.1 | 31 | 26 | 8 | 3 | 0 | Tr |
| **〈炭酸飲料類〉** | | | | | | | | | | | | | | | | | | | | | | | | | | | | |
| 16052 | 果実色飲料 | 1杯 200ml | 25.6 | 12.8 | - | - | - | - | 12.8 | 0 | 51 | 213 | 87.2 | Tr | - | Tr | - | - | - | - | (0) | Tr | 2 | 1 | 3 | 0 | Tr | Tr |
| 16053 | コーラ | 1杯 200ml | 22.8 | 11.4 | (12.2) | - | - | - | 11.4 | 0 | 46 | 192 | 88.5 | 0.1 | - | Tr | - | - | - | - | (0) | Tr | 2 | Tr | 2 | 1 | 11 | Tr |
| 16054 | サイダー | 1杯 200ml | 20.4 | 10.2 | (9.0) | - | - | - | 10.2 | 0 | 41 | 172 | 89.8 | Tr | - | Tr | - | - | - | - | (0) | 0 | 4 | Tr | 1 | Tr | 0 | Tr |
| 16058 | ビール風味炭酸飲料 | 1缶 350ml | 4.2 | 1.2 | - | - | - | - | 1.2 | 0 | 5 | 23 | 98.6 | 0.1 | - | Tr | - | - | - | - | (0) | Tr | 3 | 9 | 2 | 1 | 8 | 0 |
| **麦茶** | | | | | | | | | | | | | | | | | | | | | | | | | | | | |
| 16055 | 浸出液 | 1杯 150ml | 0.5 | 0.3 | - | - | - | - | 0.3 | 0 | 1 | 4 | 99.7 | Tr | - | (0) | - | - | - | - | (0) | Tr | 1 | 6 | 2 | Tr | 1 | Tr |

| | 無機質 | | | | | | | ビタミン | | | | | | | | | | | | | | | | | | | | | 食塩相当量 | 備考 |
|---|---|---|---|---|---|---|---|---|---|---|---|---|---|---|---|---|---|---|---|---|---|---|---|---|---|---|---|---|---|---|---|
| | 亜鉛 | 銅 | マンガン | ヨウ素 | セレン | クロム | モリブデン | A レチノール | A カロテン α | A カロテン β | A β-クリプトキサンチン | A β-カロテン当量 | A レチノール活性当量 | D | E トコフェロール α | E トコフェロール β | E トコフェロール γ | E トコフェロール δ | K | B1 | B2 | ナイアシン | B6 | B12 | 葉酸 | パントテン酸 | ビオチン | C | | |
| | (mg) | | | (μg) | | | | (μg) | | | | | | (μg) | (mg) | | | | (μg) | (mg) | | | | (μg) | | (mg) | (μg) | (mg) | (g) | |
| | 7.0 | 3.80 | - | - | - | - | - | 0 | - | - | - | 30 | 3 | (0) | 0.3 | 0 | 4.3 | 0.1 | 2 | 0.16 | 0.22 | 2.3 | 0.08 | 0 | 31 | 0.85 | - | 0 | 0 | 別名:純ココア<br>粉末製品<br>テオブロミン:1.7g、カフェイン:0.2g、ポリフェノール:4.1g、有機酸:0.7g |
| | 2.1 | 0.93 | 0.74 | - | - | - | - | 8 | - | - | Tr | 8 | - | 0.4 | 0 | 1.2 | 0.1 | 0 | 0 | 0.07 | 0.42 | 0.3 | 0.07 | - | 12 | 0.90 | - | (0) | 0.7 | 別名:インスタントココア、調整ココア<br>粉末製品<br>テオブロミン:0.3g、カフェイン:Tr、ポリフェノール:0.9g |
| | 1.8 | 0.17 | 2.75 | 5 | 9 | 12 | 130 | 0 | 24 | 10000 | 110 | 10000 | 860 | 0 | 9.4 | 0.1 | 1.0 | 0 | 1500 | 0.31 | 0.80 | 6.0 | 0.75 | 0 | 820 | 1.31 | 19.8 | 1100 | 0.6 | 粉末製品<br>硝酸イオン:0.7g |
| | 0.3 | 0.05 | 0.17 | - | - | - | - | (0) | - | - | - | (0) | (0) | 0 | Tr | 0 | 0 | 0 | 0 | 0.01 | 0.03 | 0.2 | 0.02 | - | 8 | 0 | - | (0) | 0.2 | |
| | 0.2 | 0.13 | - | - | - | - | - | (0) | - | - | - | 9 | 1 | (0) | 0 | 0 | 0 | 0 | 15 | 0.02 | 0.06 | 0.1 | Tr | - | 10 | 0 | - | 0 | 48.3 | 粉末製品<br>エネルギー:暫定値 |
| | 0 | 0 | 0 | - | - | - | - | 0 | - | - | - | 0 | 0 | 0 | 0 | 0 | 0 | 0 | 0 | 0 | 0.8 | 0.12 | 0 | 0 | Tr | - | Tr | 0.1 | | |
| | 0 | Tr | 0 | 1 | 0 | 0 | 0 | (0) | - | - | - | 0 | 0 | - | - | - | - | - | 0 | 0 | 0 | 0 | - | - | - | 0 | - | 0 | 0 | 試料:無果汁のもの<br>ビタミンC:添加品あり |
| | Tr | Tr | 0 | - | - | - | - | (0) | - | - | - | 0 | 0 | - | 0 | 0 | 0 | - | 0 | 0 | 0 | 0 | - | - | - | 0 | - | 0 | 0 | |
| | 0.1 | 0.02 | 0 | - | - | - | - | (0) | - | - | - | 0 | 0 | - | 0 | 0 | 0 | - | 0 | 0 | 0 | 0 | - | - | - | 0 | - | 0 | 0 | |
| | 0 | Tr | 0 | - | - | - | - | (0) | (0) | (0) | (0) | (0) | (0) | 0 | (0) | (0) | (0) | (0) | 0 | 0 | 0 | 0 | 0 | 0.1 | Tr | 0 | 1 | 0.02 | - | 8 | 0 | 別名:ノンアルコールビール<br>(100g: 99.5mL、100mL: 100.5g) |
| | 0.1 | Tr | Tr | 0 | 0 | 0 | 0 | (0) | - | - | - | (0) | (0) | 0 | 0 | 0 | 0 | 0 | 0 | 0 | 0 | 0 | 0 | - | 0 | 0 | 0.1 | (0) | 0 | 浸出法:麦茶50g/湯1500mL、沸騰後5分放置 |

## 17 調味料及び香辛料類

| 食品番号 | 食品名 | 常用量 | 糖質量の目安(常用量あたり) | 炭水化物 | 利用可能炭水化物(単糖当量) | 食物繊維 水溶性 | 食物繊維 不溶性 | 食物繊維 総量 | 糖質量の目安(可食部100gあたり) | 廃棄率 | エネルギー kcal | エネルギー kJ | 水分 | たんぱく質 | アミノ酸組成によるたんぱく質 | 脂質 | トリアシルグリセロール当量 | 脂肪酸 飽和 | 脂肪酸 一価不飽和 | 脂肪酸 多価不飽和 | コレステロール mg | 灰分 g | ナトリウム | カリウム | カルシウム | マグネシウム | リン | 鉄 |
|---|---|---|---|---|---|---|---|---|---|---|---|---|---|---|---|---|---|---|---|---|---|---|---|---|---|---|---|---|
| | | | (g) | | | | | | (g) | % | kcal | kJ | (g) | | | | | | | | mg | g | (mg) | | | | | |
| **〈調味料類〉** | | | | | | | | | | | | | | | | | | | | | | | | | | | | |
| **(ウスターソース類)** | | | | | | | | | | | | | | | | | | | | | | | | | | | | |
| 17001 | ウスターソース | 大さじ1 18g | 4.7 | 26.8 | - | 0.3 | 0.2 | 0.5 | 26.3 | 0 | 117 | 490 | 61.7 | 1.0 | - | 0.1 | - | - | - | - | - | 8.9 | 3300 | 190 | 58 | 24 | 11 | 1.6 |
| 17002 | 中濃ソース | 大さじ1 18g | 5.4 | 30.8 | - | 0.5 | 0.5 | 1.0 | 29.8 | 0 | 132 | 552 | 60.7 | 0.8 | - | 0.1 | - | - | - | - | - | 6.3 | 2300 | 210 | 61 | 23 | 16 | 1.7 |
| 17003 | 濃厚ソース | 大さじ1 18g | 5.4 | 30.9 | - | 0.5 | 0.5 | 1.0 | 29.9 | 0 | 132 | 552 | 60.7 | 0.9 | - | 0.1 | - | - | - | - | - | 6.2 | 2200 | 210 | 61 | 26 | 17 | 1.5 |
| 17085 | お好み焼きソース | 大さじ1 21g | 7.0 | 34.3 | - | 0.4 | 0.6 | 1.0 | 33.3 | 0 | 148 | 620 | 57.2 | 1.6 | - | 0.1 | - | - | - | - | - | 5.7 | 2000 | 270 | 32 | 21 | 29 | 1.0 |
| **(辛味調味料類)** | | | | | | | | | | | | | | | | | | | | | | | | | | | | |
| 17004 | トウバンジャン | 小さじ1/2 4g | 0.1 | 7.9 | - | 0.6 | 3.7 | 4.3 | 3.6 | 0 | 60 | 251 | 69.7 | 2.0 | - | 2.3 | 1.8 | 0.34 | 0.29 | 1.12 | 3 | 18.1 | 7000 | 200 | 32 | 42 | 49 | 2.3 |
| 17005 | チリペッパーソース | 小さじ1/2 4g | 0.2 | 5.2 | - | - | - | - | 5.2 | 0 | 55 | 230 | 84.1 | 0.7 | (0.5) | 0.5 | (0.4) | (0.07) | (0.04) | (0.26) | - | 1.9 | 630 | 130 | 15 | 13 | 24 | 1.5 |
| 17006 | ラー油 | 小さじ1/2 2g | 0.0 | Tr | - | - | - | - | 0.0 | 0 | 919 | 3845 | 0.1 | 0.1 | - | 99.8 | (97.5) | (14.58) | (35.51) | (43.15) | (0) | Tr | Tr | Tr | Tr | Tr | Tr | 0.1 |
| **(しょうゆ類)** | | | | | | | | | | | | | | | | | | | | | | | | | | | | |
| 17007 | こいくちしょうゆ | 大さじ1 18g | 1.8 | 10.1 | 1.6 | (0) | (0) | (0) | 10.1 | 0 | 71 | 297 | 67.1 | 7.7 | 6.0 | 0 | - | - | - | - | (0) | 15.1 | 5700 | 390 | 29 | 65 | 160 | 1.7 |
| 17008 | うすくちしょうゆ | 大さじ1 18g | 1.4 | 7.8 | - | (0) | (0) | (0) | 7.8 | 0 | 54 | 226 | 69.7 | 5.7 | 4.8 | 0 | - | - | - | - | (0) | 16.8 | 6300 | 320 | 24 | 50 | 130 | 1.1 |
| 17009 | たまりしょうゆ | 大さじ1 18g | 2.9 | 15.9 | - | (0) | (0) | (0) | 15.9 | 0 | 111 | 464 | 57.3 | 11.8 | 9.0 | 0 | - | - | - | - | (0) | 15.0 | 5100 | 810 | 40 | 100 | 260 | 2.7 |
| 17010 | さいしこみしょうゆ | 大さじ1 18g | 2.9 | 15.9 | - | (0) | (0) | (0) | 15.9 | 0 | 102 | 427 | 60.7 | 9.6 | - | 0 | - | - | - | - | (0) | 13.8 | 4900 | 530 | 23 | 89 | 220 | 2.1 |
| 17011 | しろしょうゆ | 大さじ1 18g | 3.5 | 19.2 | - | (0) | (0) | (0) | 19.2 | 0 | 87 | 364 | 63.0 | 2.5 | - | 0 | - | - | - | - | (0) | 15.3 | 5600 | 95 | 13 | 34 | 76 | 0.7 |
| 17086 | 減塩しょうゆ、こいくち | 大さじ1 18g | 1.6 | 9.0 | - | (0) | (0) | (0) | 9.0 | 0 | 69 | 287 | 74.4 | 8.1 | - | Tr | - | - | - | - | (0) | 8.5 | 3300 | 260 | 31 | 74 | 170 | 2.1 |
| 17087 | だししょうゆ | 大さじ1 18g | 0.9 | 5.2 | - | - | - | - | 5.2 | 0 | 37 | 154 | 83.2 | 4.0 | - | 0 | - | - | - | - | - | 7.7 | 2900 | 230 | 16 | 35 | 87 | 0.9 |
| 17088 | 照りしょうゆ | 大さじ1 18g | 6.5 | 36.3 | (18.9) | - | - | - | 36.3 | 0 | 170 | 712 | 55.0 | 2.4 | (1.8) | 0 | - | - | - | - | - | 4.2 | 1600 | 110 | 10 | 20 | 50 | 0.5 |
| **(食塩類)** | | | | | | | | | | | | | | | | | | | | | | | | | | | | |
| 17012 | 食塩 | 小さじ1/2 3g | 0.0 | 0 | - | (0) | (0) | (0) | 0.0 | 0 | 0 | 0 | 0.1 | 0 | - | 0 | - | - | - | - | (0) | 99.9 | 39000 | 100 | 22 | 18 | (0) | Tr |
| 17013 | 並塩 | 小さじ1/2 3g | 0.0 | 0 | - | - | - | - | 0 | 0 | 0 | 0 | 1.8 | 0 | - | 0 | - | - | - | - | - | 98.2 | 38000 | 160 | 55 | 73 | (0) | 0 |
| 17014 | 精製塩、家庭用 | 小さじ1/2 3g | 0.0 | 0 | - | - | - | - | 0 | 0 | 0 | 0 | Tr | 0 | - | 0 | - | - | - | - | - | 100.0 | 39000 | 2 | 0 | 87 | (0) | 0 |
| 17089 | 精製塩、業務用 | 小さじ1/2 3g | 0.0 | 0 | - | - | - | - | 0 | 0 | 0 | 0 | Tr | 0 | - | 0 | - | - | - | - | - | 100.0 | 39000 | 2 | 0 | 0 | 0 | 0 |
| **(食酢類)** | | | | | | | | | | | | | | | | | | | | | | | | | | | | |
| 17090 | 黒酢 | 大さじ1 15g | 1.4 | 9.0 | - | (0) | (0) | (0) | 9.0 | 0 | 54 | 227 | 85.7 | 1.0 | - | 0 | - | - | - | - | (0) | 0.2 | 10 | 47 | 5 | 21 | 52 | 0.2 |
| 17015 | 穀物酢 | 大さじ1 15g | 0.4 | 2.4 | - | (0) | (0) | (0) | 2.4 | 0 | 25 | 105 | 93.3 | 0.1 | - | 0 | - | - | - | - | (0) | Tr | 6 | 4 | 2 | 1 | 2 | Tr |
| 17016 | 米酢 | 大さじ1 15g | 1.1 | 7.4 | - | (0) | (0) | (0) | 7.4 | 0 | 46 | 192 | 87.9 | 0.2 | - | 0 | - | - | - | - | (0) | 0.1 | 12 | 16 | 2 | 6 | 15 | 0.1 |

| 亜鉛 | 銅 | マンガン | ヨウ素 | セレン | クロム | モリブデン | レチノール | カロテンα | β | β-クリプトキサンチン | β-カロテン当量 | レチノール活性当量 | D | α | β | γ | δ | K | B₁ | B₂ | ナイアシン | B₆ | B₁₂ | 葉酸 | パントテン酸 | ビオチン | C | 食塩相当量 | 備考 |
|---|---|---|---|---|---|---|---|---|---|---|---|---|---|---|---|---|---|---|---|---|---|---|---|---|---|---|---|---|---|
| ──mg── | | | ──μg── | | | | ──μg── | | | | | | ──mg── | | | | | μg | ──mg── | | | | ──μg── | | mg | μg | mg | g | |
| 0.1 | 0.10 | - | 3 | 1 | 9 | 4 | (0) | 10 | 41 | 0 | 46 | 4 | (0) | 0.2 | 0.1 | 0 | 0 | 1 | 0.01 | 0.02 | 0.3 | 0.03 | Tr | 1 | 0.15 | 6.4 | 0 | 8.4 | 酢酸：1.5g |
| 0.1 | 0.18 | 0.23 | 3 | 1 | 7 | 3 | (0) | 5 | 85 | 0 | 87 | 7 | (0) | 0.5 | 0.1 | Tr | 0 | 2 | 0.02 | 0.04 | 0.4 | 0.04 | Tr | 1 | 0.18 | 5.8 | (0) | 5.8 | 酢酸：1.3g |
| 0.1 | 0.23 | 0.23 | - | - | - | - | (0) | 14 | 100 | 0 | 110 | 9 | (0) | 0.5 | 0.1 | 0.1 | 0 | 2 | 0.03 | 0.04 | 0.6 | 0.06 | Tr | 1 | 0.21 | - | - | 5.6 | 酢酸：1.2g |
| 0.2 | 0.12 | - | - | - | - | - | - | - | - | - | 260 | - | - | - | - | - | - | 2 | 0.04 | 0.04 | 0.7 | 0.05 | 0.1 | 3 | 0.20 | - | 3 | 5.1 | 酢酸：1.1g |
| 0.3 | 0.13 | 0.28 | - | - | - | - | (0) | 21 | 1400 | - | 1400 | 120 | (0) | 3.0 | 0.1 | 1.1 | 0.4 | 12 | 0.04 | 0.17 | 1.0 | 0.20 | 0 | 8 | 0.24 | - | 3 | 17.8 | |
| 0.1 | 0.08 | 0.10 | - | - | - | - | (0) | 62 | 1400 | 250 | 1600 | 130 | - | - | - | - | - | - | 0.03 | 0.08 | 0.3 | - | - | - | - | - | 0 | 1.6 | タバスコソース等を含む 酢酸：7.6g |
| Tr | 0.01 | 使用油配合割合：ごま油8、とうもろこし油2 | | | | | (0) | 0 | 570 | 270 | 710 | 59 | (0) | 3.7 | 0.1 | 48.3 | 1.2 | 5 | 0 | 0 | 0.1 | - | - | - | - | - | (0) | 0 | 使用油配合割合：ごま油8、とうもろこし油2 |
| 0.9 | 0.01 | - | 1 | 11 | 3 | 48 | 0 | - | - | 0 | 0 | (0) | - | - | - | - | - | 0 | 0.05 | 0.17 | 1.3 | 0.17 | 0.1 | 33 | 0.48 | 12.3 | 0 | 14.5 | (100g：84.7mL、100mL：118.1g) |
| 0.6 | 0.01 | - | 1 | 6 | 2 | 40 | 0 | - | - | 0 | 0 | 0 | - | - | - | - | - | 0 | 0.05 | 0.11 | 1.0 | 0.13 | 0.1 | 31 | 0.37 | 8.4 | 0 | 16.0 | (100g：84.7mL、100mL：118.1g) |
| 1.0 | 0.02 | - | - | - | - | - | 0 | - | - | - | 0 | 0 | - | - | - | - | - | 0 | 0.07 | 0.17 | 1.6 | 0.22 | 0.1 | 37 | 0.59 | - | 0 | 13.0 | (100g：82.6mL、100mL：121.1g) |
| 1.1 | 0.01 | - | - | - | - | - | 0 | - | - | - | 0 | 0 | - | - | - | - | - | 0 | 0.17 | 0.15 | 1.3 | 0.18 | 0.2 | 29 | 0.57 | - | 0 | 12.4 | (100g：82.6mL、100mL：121.1g) |
| 0.3 | 0.01 | - | - | - | - | - | 0 | - | - | - | 0 | 0 | - | - | - | - | - | 0 | 0.14 | 0.06 | 0.9 | 0.08 | 0.2 | 14 | 0.28 | - | 0 | 14.2 | (100g：82.6mL、100mL：121.1g) |
| 0.9 | Tr | 1.17 | 1 | 10 | 3 | 84 | 0 | - | - | 0 | 0 | (0) | - | - | - | - | - | (0) | 0.07 | 0.17 | 1.5 | 0.17 | 0 | 57 | 0.46 | 11.1 | (0) | 8.3 | (100g：89.3mL、100mL：112.0g) |
| 0.5 | 0.01 | - | 750 | 8 | 2 | 24 | - | - | - | - | 0 | 0 | - | - | - | - | - | 0 | 0.03 | 0.09 | 1.1 | 0.09 | 0.2 | 17 | 0.26 | 6.2 | 0 | 7.3 | |
| 0.2 | 0.04 | - | - | - | - | - | 0 | - | - | 0 | 0 | - | - | - | - | - | - | - | 0.01 | 0.05 | 0.4 | 0.05 | Tr | 9 | 0.13 | - | 0 | 4.0 | |
| Tr | 0.01 | Tr | 1 | 1 | 0 | 0 | (0) | - | - | - | (0) | (0) | - | - | - | - | - | - | (0) | (0) | (0) | (0) | (0) | (0) | (0) | 0 | (0) | 99.1 | 塩分（NaCl）99%以上 |
| Tr | 0.02 | Tr | - | - | - | - | (0) | - | - | - | - | - | - | - | - | - | - | - | - | - | - | - | - | - | - | - | - | 96.5 | 別名：あら塩 塩分（NaCl）95%以上 |
| 0 | Tr | 0 | - | - | - | - | (0) | - | - | - | - | - | - | - | - | - | - | - | - | - | - | - | - | - | - | - | (0) | 99.1 | 塩分（NaCl）99.5%以上 |
| 0 | Tr | 0 | - | - | - | - | (0) | - | - | - | - | - | - | - | - | - | - | - | - | - | - | - | - | - | - | - | (0) | 99.1 | 塩分（NaCl）99.5%以上 |
| 0.3 | 0.01 | 0.55 | 0 | 0 | 2 | 9 | (0) | (0) | (0) | (0) | (0) | (0) | (0) | (0) | (0) | (0) | (0) | (0) | 0.02 | (0) | 0.6 | 0.06 | 0.1 | 1 | 0.07 | 1.0 | 0 | 酢酸：4.0g | |
| 0.1 | Tr | - | 0 | 0 | 1 | 1 | - | - | - | - | 0 | 0 | - | - | - | - | - | (0) | 0.01 | 0.01 | 0.1 | 0.01 | 0 | 0 | 0.1 | 0 | 0 | 酢酸：4.2g | |
| 0.2 | Tr | - | 0 | Tr | 1 | 4 | 0 | - | - | - | 0 | 0 | - | - | - | - | - | (0) | 0.01 | 0.01 | 0.3 | 0.02 | 0.1 | 0 | 0.08 | 0.4 | 0 | 0 | 酢酸：4.4g |

17 調味料及び香辛料類

## 17 調味料及び香辛料類

| 食品番号 | 食品名 | 常用量 | 糖質量の目安(常用量あたり) | 炭水化物 | 利用可能炭水化物(単糖当量) | 食物繊維 水溶性 | 食物繊維 不溶性 | 食物繊維 総量 | 糖質量の目安(可食部100gあたり) | 廃棄率 | エネルギー kcal | エネルギー kJ | 水分 | たんぱく質 | アミノ酸組成によるたんぱく質 | 脂質 | トリアシルグリセロール当量 | 脂肪酸 飽和 | 脂肪酸 一価不飽和 | 脂肪酸 多価不飽和 | コレステロール mg | 灰分 g | ナトリウム | カリウム | カルシウム | マグネシウム | リン | 鉄 |
|---|---|---|---|---|---|---|---|---|---|---|---|---|---|---|---|---|---|---|---|---|---|---|---|---|---|---|---|---|
| (単位) | | | (――――――――g――――――――) | | | | | | (g) | % | kcal | kJ | (――――――――――――――――g――――――――――――――――) | | | | | | | | mg | g | (―――――mg―――――) | | | | | |
| 17091 | 果実酢 バルサミコ酢 | 大さじ1 15g | 2.9 | 19.4 | (16.4) | (0) | (0) | (0) | 19.4 | 0 | 99 | 414 | 74.2 | 0.5 | - | 0 | - | - | - | - | (0) | 0.4 | 29 | 140 | 17 | 11 | 22 | 0.7 |
| 17017 | 果実酢 ぶどう酢 | 大さじ1 15g | 0.2 | 1.2 | - | 0 | 0 | 0 | 1.2 | 0 | 22 | 92 | 93.7 | 0.1 | - | Tr | - | - | - | - | 0 | 0.2 | 4 | 22 | 3 | 2 | 8 | 0.2 |
| 17018 | 果実酢 りんご酢 | 大さじ1 15g | 0.4 | 2.4 | (0.5) | (0) | (0) | (0) | 2.4 | 0 | 26 | 109 | 92.6 | 0.1 | - | 0 | - | - | - | - | (0) | 0.2 | 18 | 59 | 4 | 4 | 6 | 0.2 |
| | (だし類) | | | | | | | | | | | | | | | | | | | | | | | | | | | |
| 17019 | かつおだし | 1カップ 200g | 0.0 | Tr | - | (0) | (0) | (0) | 0.0 | 0 | 3 | 13 | 99.3 | 0.5 | - | 0.1 | - | - | - | - | - | 0.1 | 20 | 26 | 2 | 3 | 17 | Tr |
| 17020 | 昆布だし | 1カップ 200g | 1.8 | 0.9 | - | - | - | - | 0.9 | 0 | 4 | 17 | 98.5 | 0.1 | - | Tr | - | - | - | - | - | 0.5 | 61 | 140 | 3 | 4 | 6 | Tr |
| 17021 | かつお・昆布だし | 1カップ 200g | 0.6 | 0.3 | - | - | - | - | 0.3 | 0 | 2 | 8 | 99.2 | 0.3 | - | Tr | - | - | - | - | - | 0.2 | 34 | 63 | 3 | 4 | 13 | Tr |
| 17022 | しいたけだし | 1カップ 200g | 1.8 | 0.9 | - | - | - | - | 0.9 | 0 | 4 | 17 | 98.8 | 0.1 | - | 0 | - | - | - | - | - | 0.2 | 3 | 29 | 1 | 3 | 8 | 0.1 |
| 17023 | 煮干しだし | 1カップ 200g | 0.0 | Tr | - | (0) | (0) | (0) | 0.0 | 0 | 1 | 4 | 99.7 | 0.1 | - | 0.1 | - | - | - | - | - | 0.1 | 38 | 25 | 2 | 7 | 7 | Tr |
| 17024 | 鳥がらだし | 1カップ 200g | 0.0 | Tr | - | (0) | (0) | (0) | 0.0 | 0 | 7 | 29 | 98.4 | 1.1 | - | 0.2 | 0.2 | 0.06 | 0.10 | 0.03 | Tr | 0.3 | 30 | 65 | 2 | 2 | 21 | 0.5 |
| 17025 | 中華だし | 1カップ 200g | 0.0 | Tr | - | - | - | - | 0.0 | 0 | 3 | 13 | 99.0 | 0.8 | - | 0 | - | - | - | - | - | 0.2 | 20 | 90 | 3 | 5 | 40 | Tr |
| 17026 | 洋風だし | 1カップ 200g | 0.6 | 0.3 | - | - | - | - | 0.3 | 0 | 6 | 25 | 97.8 | 1.3 | - | 0 | - | - | - | - | - | 0.6 | 180 | 110 | 5 | 6 | 37 | 0.1 |
| 17027 | 固形ブイヨン | 1個 5g | 2.1 | 42.1 | - | 0.3 | 0 | 0.3 | 41.8 | 0 | 235 | 983 | 0.8 | 7.0 | (8.2) | 4.3 | 4.1 | 2.12 | 1.73 | 0.03 | Tr | 45.8 | 17000 | 200 | 26 | 19 | 76 | 0.4 |
| 17092 | 顆粒おでん用 | 小さじ1 3g | 1.0 | 32.2 | - | 0 | 0 | 0 | 32.2 | 0 | 168 | 702 | 0.9 | 9.6 | (9.9) | 0.1 | (0.1) | (0.02) | (0.01) | (0.03) | 7 | 57.3 | 22000 | 210 | 30 | 33 | 130 | 0.6 |
| 17093 | 顆粒中華だし | 小さじ1 3g | 1.1 | 36.6 | - | (0) | (0) | (0) | 36.6 | 0 | 211 | 882 | 1.2 | 12.6 | 10.4 | 1.6 | 1.5 | 0.55 | 0.67 | 0.17 | 7 | 48.1 | 19000 | 910 | 84 | 33 | 240 | 0.6 |
| 17028 | 顆粒和風だし | 小さじ1 3g | 0.9 | 31.1 | - | 0 | 0 | 0 | 31.1 | 0 | 224 | 937 | 1.6 | 24.2 | (27.0) | 0.3 | 0.2 | 0.08 | 0.04 | 0.06 | 23 | 42.8 | 16000 | 180 | 42 | 20 | 260 | 1.0 |
| 17029 | めんつゆ ストレート | 1/2カップ 100g | 8.7 | 8.7 | - | - | - | - | 8.7 | 0 | 44 | 184 | 85.4 | 2.2 | (2.0) | 0 | - | - | - | - | - | 3.7 | 1300 | 100 | 8 | 15 | 48 | 0.4 |
| 17030 | めんつゆ 三倍濃厚 | 1/4カップ 55g | 11.0 | 20.0 | - | - | - | - | 20.0 | 0 | 98 | 410 | 64.9 | 4.5 | (4.1) | 0 | - | - | - | - | - | 10.6 | 3900 | 220 | 16 | 35 | 85 | 0.8 |
| | (調味ソース類) | | | | | | | | | | | | | | | | | | | | | | | | | | | |
| 17094 | 甘酢 | 大さじ1 18g | 5.1 | 28.4 | - | 0 | 0 | 0 | 28.4 | 0 | 125 | 522 | 67.2 | 0.1 | - | 0 | - | - | - | - | 0 | 1.2 | 470 | 5 | 2 | 1 | 1 | 0 |
| 17095 | エビチリの素 | 1人分 | 2.9 | 9.5 | - | - | - | - | 9.5 | 0 | 55 | 232 | 85.8 | 1.2 | - | 1.4 | (1.3) | (0.15) | (0.53) | (0.58) | - | 2.0 | 690 | 160 | 8 | 11 | 45 | 0.3 |
| 17031 | オイスターソース | 大さじ1 18g | 3.3 | 18.3 | - | 0.2 | 0 | 0.2 | 18.1 | 0 | 107 | 448 | 61.6 | 7.7 | (6.1) | 0.3 | 0.1 | 0.03 | 0.02 | 0.06 | 2 | 12.1 | 4500 | 260 | 25 | 63 | 120 | 1.2 |
| 17096 | 黄身酢 | 大さじ1 18g | 3.7 | 20.3 | - | 0 | 0 | 0 | 20.3 | 0 | 230 | 961 | 52.1 | 6.5 | (5.0) | 13.0 | (10.8) | (3.59) | (4.66) | (2.09) | 540 | 6.5 | 2300 | 42 | 61 | 6 | 220 | 2.3 |
| 17097 | ごま酢 | 大さじ1 18g | 5.4 | 30.2 | - | - | - | - | 30.2 | 0 | 217 | 907 | 53.2 | 4.0 | (3.6) | 8.0 | (7.9) | (1.16) | (2.92) | (3.46) | - | 2.6 | 680 | 110 | 180 | 61 | 100 | 1.7 |
| 17098 | ごまだれ | 大さじ1 18g | 5.4 | 30.1 | - | - | - | - | 30.1 | 0 | 285 | 1194 | 40.7 | 7.4 | (6.8) | 14.1 | (12.4) | (1.80) | (4.57) | (5.53) | - | 6.0 | 1700 | 200 | 320 | 110 | 190 | 3.0 |
| 17099 | 三杯酢 | 大さじ1 18g | 3.3 | 18.1 | - | - | - | - | 18.1 | 0 | 86 | 360 | 76.0 | 0.9 | - | 0 | - | - | - | - | - | 2.1 | 780 | 56 | 5 | 11 | 27 | 0.2 |
| 17100 | 二杯酢 | 大さじ1 18g | 1.5 | 8.6 | - | 0 | 0 | 0 | 8.6 | 0 | 57 | 239 | 78.7 | 3.5 | - | 0 | - | - | - | - | - | 6.8 | 2500 | 180 | 14 | 32 | 79 | 0.8 |
| 17101 | すし酢 ちらし・稲荷用 | 大さじ1 18g | 6.3 | 34.9 | - | 0 | 0 | 0 | 34.9 | 0 | 150 | 628 | 55.6 | 0.1 | - | 0 | - | - | - | - | 0 | 6.6 | 2500 | 18 | 3 | 5 | 10 | 0.1 |

| 無機質 | | | | | | ビタミン | | | | | | | | | | | | | | | | 食塩相当量 | 備考 |
|---|---|---|---|---|---|---|---|---|---|---|---|---|---|---|---|---|---|---|---|---|---|---|---|
| 亜鉛 | 銅 | マンガン | ヨウ素 | セレン | クロム | モリブデン | A レチノール | A カロテン α | A カロテン β | A β-クリプトキサンチン | A β-カロテン当量 | A レチノール活性当量 | D | E トコフェロール α | E トコフェロール β | E トコフェロール γ | E トコフェロール δ | K | B₁ | B₂ | ナイアシン | B₆ | B₁₂ | 葉酸 | パントテン酸 | ビオチン | C | | |
| mg | mg | mg | μg | μg | μg | μg | μg | μg | μg | μg | μg | μg | μg | mg | mg | mg | mg | μg | mg | mg | mg | mg | μg | μg | mg | μg | mg | g | |
| 0.1 | 0.01 | 0.13 | 2 | 0 | 5 | 2 | (0) | (0) | (0) | (0) | (0) | (0) | (0) | 0 | 0 | 0 | 0 | 0 | 0.01 | 0.01 | 0.2 | 0.05 | Tr | Tr | 0.03 | 1.4 | (0) | 0.1 | 酢酸：5.6g |
| Tr | 0.01 | 0.03 | Tr | 0 | 1 | 1 | (0) | Tr | Tr | - | Tr | (0) | Tr | Tr | Tr | Tr | Tr | (Tr) | Tr | Tr | Tr | Tr | 0 | 0.1 | 0.08 | 0.1 | Tr | 0 | 別名：ワインビネガー、ワイン酢 酢酸：4.8g |
| 0.1 | Tr | - | - | - | - | - | 0 | (0) | 0 | (0) | (0) | (0) | (Tr) | - | - | - | - | Tr | 0 | 0.01 | 0.1 | 0.01 | 0.3 | 0 | 0.06 | - | 0 | 0 | 別名：サイダービネガー 酢酸：4.7g |
| Tr | Tr | Tr | 1 | 7 | 0 | 0 | (Tr) | 0 | 0 | 0 | (Tr) | 0 | 0 | 0 | 0 | 0 | 0 | 0 | 0.01 | 0.01 | 1.4 | 0.02 | 0.4 | 0 | 0.06 | 0.1 | 0 | 0.1 | 液状だし |
| Tr | Tr | 0.01 | 5400 | 0 | 0 | 0 | (0) | 0 | 0 | 0 | 0 | 0 | 0 | 0 | 0 | 0 | 0 | 0 | Tr | Tr | Tr | 0 | 2 | 0 | 0.1 | Tr | 0.2 | 液状だし |
| Tr | Tr | Tr | 1500 | 4 | 0 | 0 | (Tr) | 0 | 0 | 0 | (Tr) | 0 | 0 | 0 | 0 | 0 | 0 | 0 | 0.01 | 0.01 | 0.9 | 0.01 | 0.3 | 1 | 0.04 | 0.1 | 0 | 0.1 | 液状だし |
| Tr | 0.01 | - | - | - | - | - | 0 | 0 | 0 | 0 | 0 | 0 | 0 | 0 | 0 | 0 | 0 | 0 | Tr | 0.02 | 0.6 | 0.02 | 0 | 2 | 0.57 | - | 0 | 0 | 液状だし |
| Tr | Tr | Tr | - | - | - | - | - | 0 | 0 | 0 | 0 | 0 | - | 0 | 0 | 0 | 0 | 0 | 0.01 | Tr | 0.3 | Tr | 0.2 | 1 | 0 | - | 0 | 0.1 | 液状だし |
| Tr | 0.01 | 0 | - | - | (0) | - | 0 | (0) | 0 | 0 | (0) | 0 | 0 | 0 | 0 | 0 | 0 | Tr | 0.02 | 0.09 | 1.2 | 0.03 | 0.5 | 6 | 0.77 | - | (0) | 0.1 | 液状だし |
| Tr | Tr | 0.01 | - | - | - | - | 0 | 0 | 0 | 0 | 0 | 0 | 0 | 0 | 0 | 0 | 0 | 0 | 0.15 | 0.03 | 1.3 | 0.05 | 0 | 1 | 0.26 | - | 0 | 0.1 | 液状だし |
| 0.1 | 0.01 | 0.01 | - | - | - | - | 0 | 0 | 0 | 0 | 0 | 0 | 0 | 0 | 0 | 0 | 0 | 0 | 0.02 | 0.05 | 1.1 | 0.06 | 0.2 | 3 | 0.25 | - | 0 | 0.5 | 別名：スープストック 液状だし |
| 0.1 | 0.10 | 0.10 | 1 | 2 | 2 | 2 | 0 | 0 | 0 | 0 | 0 | 0 | Tr | 0.7 | Tr | 0.3 | 0 | 2 | 0.03 | 0.08 | 1.1 | 0.40 | 0.1 | 16 | 0.28 | 0.5 | 43.2 | 別名：固形コンソメ 顆粒状の製品を含む 固形だし |
| 0.4 | 0.04 | - | 2 | 26 | 3 | 15 | 0 | 0 | 0 | 0 | 0 | 0 | 0 | 0.2 | - | - | - | 0 | 0.02 | 0.11 | 2.0 | 0.07 | 0.4 | 14 | 0.20 | 4.8 | 0 | 56.1 | 顆粒だし |
| 0.5 | 0.05 | 0.16 | 31 | 8 | 8 | 6 | 2 | 2 | 7 | 0 | 8 | 3 | 0 | 0.9 | 0.1 | 5.0 | 1.4 | - | 0.06 | 0.56 | 8.0 | 0.29 | 0.3 | 170 | 1.48 | 5.1 | 0 | 47.5 | 粉末製品を含む 顆粒だし |
| 0.5 | 0.12 | 0.09 | 5 | 74 | 8 | 1 | 0 | 0 | 0 | 0 | 0 | 0 | 0 | 0.8 | 0 | 0 | 0 | 0 | 0.03 | 0.20 | 5.5 | 0.06 | 1.4 | 14 | 0.18 | 3.8 | 0 | 40.6 | 別名：顆粒風味調味料 粉末製品を含む 顆粒だし |
| 0.2 | 0.01 | - | - | - | - | - | 0 | 0 | 0 | 0 | 0 | 0 | (0) | - | - | - | - | 0 | 0.01 | 0.04 | 1.2 | 0.04 | 0.3 | 17 | 0.18 | - | 0 | 3.3 | 液状だし |
| 0.4 | 0.01 | - | - | - | - | - | 0 | 0 | 0 | 0 | 0 | 0 | (0) | - | - | - | - | 0 | 0.04 | 0.07 | 1.4 | 0.07 | 0.2 | 9 | 0.19 | - | 0 | 9.9 | 液状だし |
| 0.1 | Tr | - | 0 | 0 | 1 | 1 | 0 | - | - | - | 0 | 0 | 0 | 0 | 0 | 0 | 0 | 0 | 0.01 | 0.01 | 0.1 | 0.01 | 0.1 | 0 | 0 | 0.1 | 0 | 1.2 | 酢酸：3.1g |
| 0.1 | 0.03 | - | - | - | - | - | - | - | - | - | 170 | - | - | - | - | - | - | - | 0.14 | 0.04 | 1.3 | - | 0 | 4 | - | - | 2 | 1.7 | 酢酸：0.1g |
| 1.6 | 0.17 | 0.40 | - | - | - | - | - | Tr | Tr | (0) | (Tr) | - | 0.1 | Tr | Tr | Tr | 1 | 0.01 | 0.07 | 0.8 | 0.04 | 2.0 | 9 | 0.14 | - | Tr | 11.4 | 別名：かき油 |
| 1.7 | 0.08 | - | 19 | 22 | Tr | 6 | 180 | - | - | - | 21 | 190 | 2.3 | - | - | - | 16 | 0.09 | 0.21 | Tr | 0.10 | 1.2 | 54 | 1.68 | 25.3 | 0 | 5.8 | 酢酸：1.6g |
| 1.0 | 0.26 | - | - | - | - | - | 0 | - | - | - | 3 | Tr | - | - | - | - | - | 0.08 | 0.06 | 1.0 | 0.12 | 0.1 | 26 | 0.13 | - | 0 | 1.7 | 酢酸：1.9g |
| 1.8 | 0.45 | - | - | - | - | - | 0 | - | - | - | 4 | Tr | - | - | - | - | - | 0.14 | 0.10 | 1.8 | 0.21 | 0.1 | 46 | 0.24 | - | 0 | 4.4 | 酢酸：0.9g |
| 0.2 | Tr | - | 150 | 1 | 1 | 8 | 0 | - | - | - | 0 | 0 | - | - | - | - | - | 0 | 0.01 | 0.02 | 0.4 | 0.03 | 0.1 | 4 | 0.10 | 1.3 | 0 | 2.0 | 酢酸：3.0g |
| 0.5 | Tr | - | Tr | 5 | 2 | 24 | 0 | - | - | - | 0 | 0 | - | - | - | - | - | 0 | 0.03 | 0.08 | 0.7 | 0.09 | 0.1 | 15 | 0.26 | 5.7 | 0 | 6.5 | 酢酸：2.4g |
| 0.1 | Tr | - | 0 | 0 | 1 | 3 | 0 | - | - | - | 0 | 0 | - | - | - | - | - | 0 | 0.01 | 0.01 | 0.2 | 0.01 | 0.1 | 0 | 0.05 | 0.3 | 0 | 6.5 | 酢酸：2.9g |

17 調味料及び香辛料類

## 17 調味料及び香辛料類

| 食品番号 | 食品名 | 常用量 | 糖質量の目安（常用量あたり） | 炭水化物 利用可能炭水化物（単糖当量） | 食物繊維 水溶性 | 食物繊維 不溶性 | 食物繊維 総量 | 糖質量の目安（可食部100gあたり） | 廃棄率 | エネルギー kcal | エネルギー kJ | 水分 | たんぱく質 | アミノ酸組成によるたんぱく質 | 脂質 | トリアシルグリセロール当量 | 脂肪酸 飽和 | 脂肪酸 一価不飽和 | 脂肪酸 多価不飽和 | コレステロール | 灰分 | 無機質 ナトリウム | 無機質 カリウム | 無機質 カルシウム | 無機質 マグネシウム | 無機質 リン | 無機質 鉄 |
|---|---|---|---|---|---|---|---|---|---|---|---|---|---|---|---|---|---|---|---|---|---|---|---|---|---|---|---|
| | | | (単位) | ──g── | | | | | % | kcal | kJ | ──────g────── | | | | | | | | mg | g | ──────mg────── | | | | | |
| 17102 | すし酢　にぎり用 | 大さじ1 18g | 2.6 | 14.3 | 0 | 0 | 0 | 14.3 | 0 | 70 | 295 | 72.0 | 0.2 | - | 0 | - | - | - | - | 0 | 10.0 | 3900 | 23 | 4 | 7 | 12 | 0.1 |
| 17103 | すし酢　巻き寿司・箱寿司用 | 大さじ1 18g | 4.3 | 23.8 | 0 | 0 | 0 | 23.8 | 0 | 107 | 448 | 64.1 | 0.1 | - | 0 | - | - | - | - | 0 | 8.7 | 3400 | 21 | 4 | 6 | 11 | 0.1 |
| 17104 | 中華風合わせ酢 | 大さじ1 18g | 4.6 | 25.6 | 0 | Tr | Tr | 25.6 | 0 | 151 | 631 | 60.6 | 3.0 | - | 3.4 | (3.3) | (0.51) | (1.27) | (1.39) | 0 | 5.8 | 2200 | 160 | 12 | 27 | 67 | 0.7 |
| 17105 | デミグラスソース | 1/3缶分 95g | 10.5 | 11.0 | - | - | - | 11.0 | 0 | 82 | 345 | 81.5 | 2.9 | - | 3.0 | - | - | - | - | - | 1.6 | 520 | 180 | 11 | 11 | 53 | 0.3 |
| 17106 | テンメンジャン | 小さじ1 7g | 2.5 | 38.1 | 1.2 | 1.9 | 3.1 | 35.0 | 0 | 256 | 1070 | 37.5 | 8.5 | - | 7.7 | - | - | - | - | 0 | 8.2 | 2900 | 350 | 45 | 61 | 140 | 1.6 |
| 17107 | ナンプラー | 大さじ1 18g | 0.5 | 2.7 | (0) | (0) | (0) | 2.7 | 0 | 48 | 199 | 65.5 | 9.1 | 6.2 | 0.1 | 0 | Tr | Tr | 0 | 0 | 22.7 | 9000 | 230 | 20 | 90 | 57 | 1.2 |
| 17108 | 冷やし中華のたれ | 大さじ1 18g | 1.4 | 7.5 | - | - | - | 7.5 | 0 | 57 | 238 | 83.3 | 2.6 | - | 1.5 | (1.5) | (0.23) | (0.58) | (0.64) | - | 4.3 | 1600 | 160 | 10 | 22 | 68 | 0.1 |
| 17109 | ホワイトソース | 1/3缶分 95g | 8.4 | 9.2 | (5.6) | 0.2 | 0.2 | 0.4 | 8.8 | 0 | 99 | 416 | 81.7 | 1.8 | (1.4) | 6.2 | (6.2) | (1.97) | (2.45) | (1.46) | 6 | 1.1 | 380 | 62 | 34 | 5 | 42 | 0.1 |
| 17110 | ぽん酢しょうゆ | 大さじ1 18g | 1.4 | 8.2 | - | 0.2 | 0.1 | 0.2 | 8.0 | 0 | 47 | 197 | 82.0 | 3.4 | - | 0.1 | - | - | - | - | 0 | 6.3 | 2300 | 280 | 24 | 33 | 71 | 0.3 |
| 17032 | マーボー豆腐の素 | 1人分 30g | 3.1 | 10.4 | - | - | - | 10.4 | 0 | 115 | 481 | 75.0 | 4.2 | - | 6.3 | - | - | - | - | - | 4.1 | 1400 | 55 | 12 | - | 35 | 0.8 |
| 17111 | マリネ液 | - | - | 10.9 | - | - | - | 10.9 | 0 | 68 | 284 | 83.9 | 0.1 | - | 0 | - | - | - | - | 0 | 1.1 | 370 | 26 | 4 | 3 | 6 | 0.2 |
| 17033 | ミートソース | 1人分 140g | 14.1 | 10.1 | (9.6) | - | - | 10.1 | 0 | 101 | 423 | 78.8 | 3.8 | - | 5.0 | - | - | - | - | - | 2.3 | 610 | 250 | 17 | - | 47 | 0.8 |
| 17112 | 焼き鳥のたれ | 大さじ1 17g | 5.0 | 29.6 | (19.0) | - | - | 29.6 | 0 | 131 | 549 | 61.2 | 3.2 | (2.5) | 0 | - | - | - | - | - | 6.0 | 2300 | 160 | 13 | 7 | 68 | 0.7 |
| 17113 | 焼き肉のたれ | 大さじ1 17g | 5.6 | 33.1 | (28.8) | 0.1 | 0.4 | 0.4 | 32.7 | 0 | 169 | 709 | 51.6 | 4.3 | (3.6) | 2.2 | (2.1) | (0.32) | (0.80) | (0.90) | Tr | 8.8 | 3300 | 220 | 23 | 35 | 88 | 0.9 |
| 17114 | みたらしのたれ | - | - | 31.0 | - | - | - | 31.0 | 0 | 128 | 535 | 66.1 | 0.9 | - | 0 | - | - | - | - | - | 1.9 | 660 | 120 | 6 | 10 | 24 | 0.2 |
| 17115 | ゆずこしょう | - | - | 9.3 | - | 2.3 | 3.9 | 6.2 | 3.1 | 0 | 49 | 206 | 64.5 | 1.3 | - | 0.8 | - | - | - | - | (0) | 24.1 | 9900 | 280 | 61 | 44 | 24 | 0.6 |

（トマト加工品類）

| 食品番号 | 食品名 | 常用量 | 糖質量の目安 | 炭水化物 | 水溶性 | 不溶性 | 総量 | 糖質100g | 廃棄率 | kcal | kJ | 水分 | たんぱく質 | アミノ酸 | 脂質 | トリアシル | 飽和 | 一価 | 多価 | コレステロール | 灰分 | Na | K | Ca | Mg | P | Fe |
|---|---|---|---|---|---|---|---|---|---|---|---|---|---|---|---|---|---|---|---|---|---|---|---|---|---|---|---|
| 17034 | トマトピューレー | 大さじ1 15g | 1.2 | 9.9 | (5.2) | 1.0 | 0.8 | 1.8 | 8.1 | 0 | 41 | 172 | 86.9 | 1.9 | (1.4) | 0.1 | (0.1) | (0.02) | (0.01) | (0.03) | (0) | 1.2 | 19 | 490 | 19 | 27 | 37 | 0.8 |
| 17035 | トマトペースト | 大さじ1 15g | 2.6 | 22.0 | (13.5) | 2.4 | 2.3 | 4.7 | 17.3 | 0 | 89 | 372 | 71.3 | 3.8 | (3.2) | 0.1 | (0.1) | (0.02) | (0.01) | (0.03) | (0) | 2.8 | 55 | 1100 | 46 | 64 | 93 | 1.6 |
| 17036 | トマトケチャップ | 大さじ1 15g | 3.8 | 27.4 | (24.3) | 0.6 | 1.2 | 1.8 | 25.6 | 0 | 119 | 498 | 66.0 | 1.7 | (1.0) | Tr | Tr | 0.01 | Tr | 0.01 | (0) | 4.2 | 1300 | 470 | 17 | 20 | 36 | 0.7 |
| 17037 | トマトソース | 大さじ1 15g | 1.1 | 8.5 | (5.3) | 0.3 | 1.1 | 1.1 | 7.4 | 0 | 44 | 184 | 87.1 | 2.0 | (1.9) | 0.2 | (0.1) | (0.03) | (0.02) | (0.06) | (0) | 2.2 | 240 | 340 | 18 | 20 | 42 | 0.9 |
| 17038 | チリソース | 大さじ1 15g | 3.7 | 26.3 | - | 0.8 | 1.1 | 1.9 | 24.4 | 0 | 115 | 481 | 67.3 | 1.8 | - | 0.1 | (0.1) | (0.02) | (0.01) | (0.03) | (0) | 3.9 | 1200 | 500 | 27 | 32 | 32 | 0.9 |

（ドレッシング類）

| 食品番号 | 食品名 | 常用量 | 糖質量の目安 | 炭水化物 | 水溶性 | 不溶性 | 総量 | 糖質100g | 廃棄率 | kcal | kJ | 水分 | たんぱく質 | アミノ酸 | 脂質 | トリアシル | 飽和 | 一価 | 多価 | コレステロール | 灰分 | Na | K | Ca | Mg | P | Fe |
|---|---|---|---|---|---|---|---|---|---|---|---|---|---|---|---|---|---|---|---|---|---|---|---|---|---|---|---|
| 17039 | 和風ドレッシングタイプ調味料 | 大さじ1 15g | 2.4 | 16.1 | - | 0.2 | 0 | 0.2 | 15.9 | 0 | 82 | 343 | 71.8 | 3.1 | - | 0.1 | - | - | - | - | - | 7.6 | 2900 | 130 | 10 | 34 | 54 | 0.3 |
| 17040 | フレンチドレッシング | 大さじ1 15g | 0.9 | 5.9 | - | 0 | 0 | 0 | 5.9 | 0 | 406 | 1699 | 47.8 | 0.1 | - | 41.9 | (40.8) | (3.61) | (21.99) | (13.42) | 1 | 3.0 | 1200 | 7 | 2 | 1 | 1 | Tr |
| 17116 | 和風ドレッシング | 大さじ1 15g | 0.8 | 5.1 | - | - | - | - | 5.1 | 0 | 198 | 827 | 69.4 | 2.2 | - | 18.4 | (17.8) | (2.02) | (7.53) | (7.50) | - | 4.0 | 1500 | 150 | 10 | 22 | 50 | 0.5 |
| 17117 | ごまドレッシング | 大さじ1 15g | 2.6 | 21.2 | - | 0.8 | 3.4 | 4.2 | 17.0 | 0 | 360 | 1505 | 38.1 | 8.5 | - | 26.3 | (22.6) | (2.89) | (9.48) | (9.24) | 17 | 4.6 | 1100 | 210 | 410 | 140 | 230 | 3.7 |
| 17041 | サウザンアイランドドレッシング | 大さじ1 15g | 1.3 | 9.2 | - | 0.1 | 0.2 | 0.3 | 8.9 | 0 | 416 | 1741 | 44.1 | 1.0 | (0.8) | 41.4 | (39.9) | (3.82) | (21.34) | (12.99) | 56 | 3.7 | 1400 | 74 | 13 | 5 | 30 | 0.4 |

| | 無機質 | | | | | | ビタミン | | | | | | | | | | | | | | | | | 食塩相当量 | 備考 |
| | | | | | | | A | | | | | D | E | | | | K | B₁ | B₂ | ナイアシン | B₆ | B₁₂ | 葉酸 | パントテン酸 | ビオチン | C | | |
| 亜鉛 | 銅 | マンガン | ヨウ素 | セレン | クロム | モリブデン | レチノール | カロテン α | β | β-クリプトキサンチン | β-カロテン当量 | レチノール活性当量 | | トコフェロール α | β | γ | δ | | | | | | | | | | | |
| ←mg→ | | | ←μg→ | | | | ←μg→ | | | | | | | ←mg→ | | | | μg | ←mg→ | | | | ←μg→ | mg | μg | mg | g | |
|---|---|---|---|---|---|---|---|---|---|---|---|---|---|---|---|---|---|---|---|---|---|---|---|---|---|---|---|---|
| 0.2 | Tr | - | 0 | 0 | 1 | 3 | 0 | - | - | - | 0 | 0 | 0 | - | - | - | - | 0 | 0.01 | 0.01 | 0.2 | 0.02 | 0.1 | 0 | 0.07 | 0.3 | 0 | 9.8 | 酢酸：3.6g |
| 0.1 | Tr | - | 0 | 0 | 1 | 3 | 0 | - | - | - | 0 | 0 | 0 | - | - | - | - | 0 | 0.01 | 0.01 | 0.2 | 0.01 | 0.1 | 0 | 0.06 | 0.3 | 0 | 8.6 | 酢酸：3.2g |
| 0.4 | 0.01 | - | Tr | 4 | 2 | 20 | 0 | - | - | - | 0 | 0 | 0 | - | - | - | - | Tr | 0.02 | 0.07 | 0.6 | 0.07 | 0.1 | 13 | 0.22 | 4.8 | 0 | 5.5 | 酢酸：1.7g |
| 0.3 | 0.03 | 0.09 | 2 | 1 | 7 | 3 | - | - | - | - | - | - | - | - | - | - | - | - | 0.04 | 0.07 | 1.7 | 0.05 | 0.2 | 25 | 0.18 | 1.8 | - | 1.3 | 別名：ドミグラスソース |
| 1.0 | 0.27 | 0.54 | 4 | 5 | 7 | 58 | (0) | 0 | 3 | Tr | 3 | (0) | 0.8 | 0.1 | 6.7 | 2.1 | 14 | 0.04 | 0.11 | 1.0 | 0.11 | 0 | 20 | 0.07 | 7.7 | 0 | 7.3 | |
| 0.7 | 0.03 | 0.03 | 27 | 46 | 5 | 1 | 0 | - | - | - | 0 | 0 | 0 | - | - | - | - | - | 0.10 | 0.10 | 3.3 | 0.10 | 1.6 | 26 | 0.56 | 7.9 | 0 | 22.9 | 別名：魚醤<br>(100g:81.9mL、100mL:122.1g) |
| 0.3 | Tr | - | - | - | - | - | 0 | - | - | - | 0 | 0 | - | - | - | - | - | 0 | 0.09 | 0.06 | 1.1 | 0.08 | Tr | 10 | 0.28 | - | 0 | 4.0 | 酢酸：0.8g |
| 0.2 | 0.01 | 0.03 | 5 | 1 | 1 | 2 | - | - | - | - | - | - | - | 0.6 | Tr | 0.9 | 0.2 | 2 | 0.01 | 0.05 | 0.2 | 0.02 | 0 | 3 | 0.17 | 0.9 | 0 | 1.0 | 別名：ベシャメルソース |
| 0.4 | 0.02 | - | - | - | - | - | 0 | - | - | - | 4 | 1 | 0 | - | - | - | - | 0 | 0.05 | 0.04 | 0.6 | 0.08 | Tr | 20 | 0.37 | - | 24 | 5.8 | 別名：ポン酢 |
| - | - | - | - | - | - | - | 4 | - | - | - | 63 | 9 | - | - | - | - | - | - | 0.05 | 0.03 | 1.0 | - | - | - | - | - | 2 | 3.6 | 試料：レトルトパウチのストレート製品 |
| 0 | 0.01 | - | - | - | - | - | 0 | - | - | - | 0 | 0 | 0 | - | - | - | - | - | 0 | 0 | Tr | - | Tr | 0 | - | - | 0 | 0.9 | 酢酸：1.3g |
| - | - | - | - | - | - | - | 5 | - | - | - | 530 | 49 | - | - | - | - | - | - | 0.14 | 0.05 | 1.4 | - | - | - | - | - | 6 | 1.5 | 試料：缶詰及びレトルトパウチ製品 |
| 0.4 | 0.02 | - | - | - | - | - | 0 | - | - | - | 0 | 0 | - | - | - | - | - | - | 0.02 | 0.07 | 0.5 | 0.10 | Tr | 13 | 0.20 | - | 0 | 5.8 | |
| 0.5 | 0.03 | - | - | - | - | - | 0 | - | - | - | 5 | Tr | Tr | - | - | - | - | Tr | 0.03 | 0.09 | 0.8 | 0.09 | 0.1 | 18 | 0.26 | - | 1 | 8.3 | |
| 0.1 | 0.01 | - | - | - | - | - | 0 | - | - | - | 0 | 0 | - | - | - | - | - | 0 | 0.01 | 0.02 | 0.1 | 0.03 | Tr | 5 | 0.05 | - | 0 | 1.7 | |
| 0.1 | 0.06 | 0.10 | 24 | 2 | 5 | 4 | (0) | 36 | 230 | 47 | 270 | 22 | (0) | 2.0 | 0 | 0.4 | 0 | (0) | 0.04 | 0.05 | 0.9 | 0.17 | - | 13 | 0.22 | 3.6 | 2 | 25.2 | |
| 0.3 | 0.19 | 0.19 | 0 | 1 | 2 | 9 | 0 | 0 | 630 | 0 | 630 | 52 | (0) | 2.7 | 0.1 | 0.3 | 0 | 10 | 0.09 | 0.07 | 1.5 | 0.20 | - | 29 | 0.47 | 8.9 | 10 | 0 | 別名：トマトピューレ<br>食塩無添加品 |
| 0.6 | 0.31 | 0.38 | - | - | - | - | 0 | 0 | 1000 | 0 | 1000 | 85 | (0) | 6.2 | 0.2 | 0.6 | 0 | 18 | 0.21 | 0.14 | 3.7 | 0.38 | - | 42 | 0.95 | - | 15 | 0.1 | 食塩無添加品 |
| 0.2 | 0.16 | - | 1 | 7 | 6 | 10 | 0 | 0 | 670 | 0 | 670 | 56 | (0) | 2.2 | 0.1 | 0.2 | 0 | 5 | 0.08 | 0.04 | 1.3 | 0.09 | 0 | 5 | 0.32 | 5.9 | 9 | 3.3 | 酢酸：0.7g |
| 0.2 | 0.16 | - | - | - | - | - | (0) | 0 | 480 | 0 | 480 | 40 | (0) | 2.1 | 0.1 | 1.0 | 0.3 | 8 | 0.09 | 0.08 | 1.3 | 0.12 | Tr | 3 | 0.24 | - | (Tr) | 0.6 | |
| 0.2 | 0.15 | 0.15 | - | - | - | - | 0 | 0 | 500 | 0 | 500 | 42 | (0) | 2.1 | 0.1 | 0.4 | 0 | 5 | 0.07 | 0.07 | 1.5 | 0.15 | 0 | 4 | 0.32 | - | (Tr) | 3.0 | 酢酸：0.6g |
| 0.2 | 0.01 | - | - | - | - | - | (0) | 0 | 3 | 0 | 3 | Tr | (0) | 0 | 0 | 0 | 0 | 1 | 0.02 | 0.03 | 0.3 | 0.04 | 0 | 6 | 0.11 | - | Tr | 7.4 | 別名：和風ノンオイルドレッシング |
| Tr | Tr | 0 | - | - | - | - | 0 | 0 | Tr | Tr | Tr | 0 | 6.0 | 0.3 | 17.5 | 2.1 | 58 | Tr | Tr | Tr | Tr | 0 | Tr | Tr | - | 1 | 3.0 | 酢酸：1.3g | |
| 0.3 | 0.01 | - | 320 | 4 | 1 | 14 | 0 | - | - | - | 1 | 0 | - | - | - | - | - | 31 | 0.02 | 0.05 | 0.7 | 0.07 | 0.1 | 10 | 0.18 | 3.3 | Tr | 3.7 | オイル入り<br>酢酸：0.9g |
| 2.2 | 0.57 | - | - | - | - | - | 6 | - | - | - | 6 | 0.6 | 0.1 | - | - | - | - | 20 | 0.18 | 0.12 | 2.1 | 0.25 | 0.1 | 56 | 0.34 | - | 0 | 2.7 | クリームタイプ<br>酢酸：1.3g |
| 0.2 | 0.04 | Tr | - | - | - | - | 19 | 0 | 83 | 4 | 85 | 26 | 0.2 | 6.1 | 0.3 | 16.8 | 2.0 | 59 | 0.02 | 0.18 | Tr | 0.03 | 0.1 | 7 | 0.22 | - | 3 | 3.6 | 酢酸：0.6g |

17 調味料及び香辛料類

## 17 調味料及び香辛料類

| 食品番号 | 食品名 | 常用量 | 糖質量の目安(常用量あたり) | 炭水化物 | 利用可能炭水化物(単糖当量) | 食物繊維 水溶性 | 食物繊維 不溶性 | 食物繊維 総量 | 糖質量の目安(可食部100gあたり) | 廃棄率 | エネルギー kcal | エネルギー kJ | 水分 | たんぱく質 | アミノ酸組成によるたんぱく質 | 脂質 | トリアシルグリセロール当量 | 脂肪酸 飽和 | 脂肪酸 一価不飽和 | 脂肪酸 多価不飽和 | コレステロール mg | 灰分 g | ナトリウム | カリウム | カルシウム | マグネシウム | リン | 鉄 |
|---|---|---|---|---|---|---|---|---|---|---|---|---|---|---|---|---|---|---|---|---|---|---|---|---|---|---|---|---|
| (単位) | | | (――g――) | | | | | | % | kcal | kJ | (――――――――g――――――――) | | | | | | | | mg | g | (――――mg――――) | | | | | |
| 17042 | マヨネーズ 全卵型 | 大さじ1 15g | 0.7 | 4.5 | - | 0 | 0 | 0 | 4.5 | 0 | 703 | 2941 | 16.2 | 1.5 | - | 75.3 | 72.8 | 6.69 | 35.68 | 27.25 | 60 | 2.0 | 690 | 18 | 9 | 2 | 33 | 0.3 |
| 17043 | マヨネーズ 卵黄型 | 大さじ1 15g | 0.3 | 1.7 | - | (0) | (0) | (0) | 1.7 | 0 | 670 | 2803 | 20.2 | 2.8 | - | 72.3 | 69.3 | 6.85 | 36.50 | 22.99 | 150 | 2.5 | 900 | 25 | 23 | 23 | 80 | 0.9 |
| 17118 | マヨネーズタイプ調味料 低カロリータイプ | 大さじ1 15g | 0.4 | 3.3 | 2.7 | 0.7 | Tr | 0.8 | 2.5 | 0 | 282 | 1179 | 60.9 | 2.9 | 2.5 | 28.3 | 26.4 | 3.04 | 12.49 | 9.77 | 58 | 3.9 | 1500 | 36 | 10 | 3 | 35 | 0.3 |
| | **(みそ類)** | | | | | | | | | | | | | | | | | | | | | | | | | | | |
| 17044 | 米みそ 甘みそ | 大さじ1 18g | 5.8 | 37.9 | - | 0.3 | 5.3 | 5.6 | 32.3 | 0 | 217 | 908 | 42.6 | 9.7 | 8.5 | 3.0 | 3.0 | 0.49 | 0.52 | 1.84 | (0) | 6.8 | 2400 | 340 | 80 | 32 | 130 | 3.4 |
| 17045 | 米みそ 淡色辛みそ | 大さじ1 18g | 3.1 | 21.9 | 11.9 | 0.6 | 4.3 | 4.9 | 17.0 | 0 | 192 | 803 | 45.4 | 12.5 | 10.8 | 6.0 | 5.9 | 0.97 | 1.11 | 3.61 | (0) | 14.2 | 4900 | 380 | 100 | 75 | 170 | 4.0 |
| 17046 | 米みそ 赤色辛みそ | 大さじ1 18g | 3.1 | 21.1 | - | 0.6 | 3.5 | 4.1 | 17.0 | 0 | 186 | 778 | 45.7 | 13.1 | 11.1 | 5.5 | 5.4 | 0.88 | 1.07 | 3.21 | (0) | 14.6 | 5100 | 440 | 130 | 80 | 200 | 4.3 |
| 17047 | 麦みそ | 大さじ1 18g | 4.3 | 30.0 | - | 0.7 | 5.6 | 6.3 | 23.7 | 0 | 198 | 828 | 44.0 | 9.7 | 7.9 | 4.3 | 4.2 | 0.74 | 0.73 | 2.51 | (0) | 12.0 | 4200 | 340 | 80 | 55 | 120 | 3.0 |
| 17048 | 豆みそ | 大さじ1 18g | 1.4 | 14.5 | - | 2.2 | 4.3 | 6.5 | 8.0 | 0 | 217 | 908 | 44.9 | 17.2 | 14.5 | 10.5 | 10.2 | 1.62 | 1.86 | 6.29 | (0) | 12.9 | 4300 | 930 | 150 | 130 | 250 | 6.8 |
| 17119 | 減塩みそ | 大さじ1 18g | 3.6 | 24.5 | 11.9 | 0.9 | 3.5 | 4.3 | 20.2 | 0 | 192 | 804 | 48.2 | 10.8 | 8.7 | 5.7 | 5.4 | 0.92 | 1.17 | 3.10 | (0) | 10.9 | 4100 | 460 | 63 | 66 | 160 | 1.6 |
| 17120 | だし入りみそ | 大さじ1 18g | 3.2 | 22.4 | - | 0.6 | 4.0 | 4.6 | 17.8 | 0 | 194 | 810 | 42.8 | 13.2 | (11.8) | 5.7 | (5.6) | (0.91) | (1.05) | (3.40) | 1 | 15.9 | 5600 | 370 | 97 | 72 | 180 | 3.8 |
| 17049 | 即席みそ 粉末タイプ | 1人分 9g | 3.3 | 43.0 | - | 1.1 | 5.5 | 6.6 | 36.4 | 0 | 343 | 1435 | 2.4 | 21.9 | - | 9.3 | 7.4 | 1.23 | 1.37 | 4.52 | (0) | 23.5 | 8100 | 600 | 85 | 140 | 300 | 2.8 |
| 17050 | 即席みそ ペーストタイプ | 1人分 18g | 2.3 | 15.4 | - | 0.5 | 2.2 | 2.8 | 12.6 | 0 | 131 | 546 | 61.5 | 8.9 | - | 3.7 | 3.1 | 0.50 | 0.68 | 1.74 | (0) | 10.4 | 3800 | 310 | 47 | 54 | 130 | 1.2 |
| 17121 | 辛子酢みそ | 大さじ1 18g | 8.0 | 44.6 | - | - | - | - | 44.6 | 0 | 221 | 925 | 43.6 | 5.0 | - | 2.1 | (2.1) | (0.27) | (0.68) | (1.08) | 0 | 3.6 | 1300 | 170 | 42 | 20 | 69 | 1.7 |
| 17122 | ごまみそ | 大さじ1 18g | 4.9 | 32.9 | - | 0.6 | 4.9 | 5.5 | 27.4 | 0 | 258 | 1079 | 42.7 | 9.4 | (8.4) | 9.9 | (9.8) | (1.47) | (3.23) | (4.63) | 0 | 5.2 | 1600 | 280 | 230 | 74 | 170 | 3.7 |
| 17123 | 酢みそ | 大さじ1 18g | 7.6 | 44.8 | - | 0.2 | 2.7 | 2.8 | 42.0 | 0 | 216 | 905 | 44.3 | 4.9 | (4.3) | 1.5 | (1.5) | (0.25) | (0.26) | (0.93) | 0 | 3.0 | 1200 | 170 | 41 | 16 | 66 | 1.7 |
| 17124 | 練りみそ | 大さじ1 18g | 10.0 | 59.0 | - | 0.2 | 3.0 | 3.2 | 55.8 | 0 | 273 | 1144 | 29.9 | 5.5 | (4.8) | 1.7 | (1.7) | (0.27) | (0.29) | (1.04) | 0 | 3.8 | 1400 | 190 | 46 | 18 | 74 | 1.5 |
| | **(ルウ類)** | | | | | | | | | | | | | | | | | | | | | | | | | | | |
| 17051 | カレールウ | 1人分 20g | 8.2 | 44.7 | - | 1.2 | 2.5 | 3.7 | 41.0 | 0 | 512 | 2142 | 3.0 | 6.5 | (6.0) | 34.1 | 32.8 | 14.86 | 14.87 | 1.66 | 20 | 11.7 | 4200 | 320 | 90 | 31 | 110 | 3.5 |
| 17052 | ハヤシルウ | 1人分 20g | 9.0 | 47.5 | - | 1.4 | 1.1 | 2.5 | 45.0 | 0 | 512 | 2142 | 2.2 | 5.8 | - | 33.2 | 31.9 | 15.62 | 14.00 | 0.88 | 20 | 11.3 | 4200 | 150 | 30 | 25 | 55 | 1.0 |
| | **(その他)** | | | | | | | | | | | | | | | | | | | | | | | | | | | |
| 17125 | お茶漬けの素、さけ | 1人分 5g | 1.7 | 37.4 | - | - | - | 3.5 | 33.9 | 0 | 264 | 1106 | 2.9 | 20.3 | (17.5) | 3.7 | (2.7) | (0.67) | (0.98) | (0.90) | 64 | 35.7 | 13000 | 560 | 70 | 54 | 230 | 2.2 |
| 17053 | 酒かす | 10cm角 50g | 9.3 | 23.8 | - | 0 | 5.2 | 5.2 | 18.6 | 0 | 227 | 950 | 51.1 | 14.9 | (14.2) | 1.5 | - | - | - | - | (0) | 0.5 | 5 | 28 | 8 | 9 | 8 | 0.8 |
| 17126 | 即席すまし汁 | 1人分 3g | 0.8 | 30.9 | - | - | - | 3.3 | 27.6 | 0 | 203 | 851 | 2.8 | 18.1 | (16.7) | 0.3 | (0.15) | (0.06) | (0.30) | - | 16 | 47.3 | 18000 | 480 | 75 | 61 | 220 | 2.3 |
| 17127 | ふりかけ、たまご | 1人分 2g | 0.7 | 39.9 | - | - | - | 5.1 | 34.8 | 0 | 450 | 1883 | 2.5 | 23.4 | (20.6) | 21.9 | (19.7) | (4.75) | (7.72) | (6.33) | 420 | 12.3 | 3600 | 490 | 390 | 120 | 490 | 4.5 |
| 17054 | みりん風調味料 | 大さじ1 18g | 9.9 | 54.9 | - | (0) | (0) | (0) | 54.9 | 0 | 226 | 946 | 44.0 | 0.1 | - | 0 | - | - | - | - | (0) | 0.2 | 68 | 3 | Tr | 1 | 15 | 0.1 |
| (16025) | 本みりん→し好飲料類・(混成酒類)・みりん | | | | | | | | | | | | | | | | | | | | | | | | | | | |
| | **〈香辛料類〉** | | | | | | | | | | | | | | | | | | | | | | | | | | | |

| 亜鉛 | 銅 | マンガン | ヨウ素 | セレン | クロム | モリブデン | レチノール | カロテン α | カロテン β | β-クリプトキサンチン | β-カロテン当量 | レチノール活性当量 | D | トコフェロール α | β | γ | δ | K | B₁ | B₂ | ナイアシン | B₆ | B₁₂ | 葉酸 | パントテン酸 | ビオチン | C | 食塩相当量 | 備考 |
|---|---|---|---|---|---|---|---|---|---|---|---|---|---|---|---|---|---|---|---|---|---|---|---|---|---|---|---|---|---|
| mg | mg | mg | μg | μg | μg | μg | μg | μg | μg | μg | μg | μg | μg | mg | mg | mg | mg | μg | mg | mg | mg | mg | μg | μg | mg | μg | mg | g | |
| 0.2 | 0.02 | 0.02 | 3 | 4 | Tr | 1 | 16 | 0 | 5 | 4 | 7 | 17 | 0.3 | 14.7 | 0.5 | 27.7 | 1.1 | 110 | 0.01 | 0.05 | 0 | 0.02 | 0.1 | 1 | 0.28 | 3.8 | 0 | 1.8 | 使用油配合割合：なたね油8、とうもろこし油2　酢酸：0.5g |
| 0.5 | 0.01 | - | 8 | 9 | 1 | 2 | 55 | - | - | - | Tr | 55 | 1.0 | 9.5 | 0.7 | 35.3 | 6.0 | 140 | 0.04 | 0.10 | 0.1 | 0.04 | 0.3 | 2 | 0.55 | 7.3 | 0 | 2.3 | 使用油配合割合：なたね油8、大豆油2、油2　酢酸：0.5g |
| 0.2 | 0.01 | 0.01 | 4 | 5 | Tr | 2 | 20 | 130 | 250 | 4 | 310 | 46 | 0.3 | 4.8 | 0.1 | 12.4 | 1.6 | 53 | 0.02 | 0.05 | Tr | 0.02 | 0.1 | 3 | 0.19 | 3.1 | 0 | 3.9 | 使用油：なたね油、大豆油、とうもろこし油　カロテン：色素として添加品あり　酢酸：0.6g、有機酸：0.7g |
| 0.9 | 0.22 | - | Tr | 2 | 2 | 33 | (0) | - | - | - | (0) | (0) | - | 0.3 | 0.1 | 3.0 | 1.6 | 8 | 0.05 | 0.10 | 1.5 | 0.04 | 0.1 | 21 | Tr | 5.4 | (0) | 6.1 | 別名：西京みそ、関西白みそ等 |
| 1.1 | 0.39 | - | 1 | 9 | 2 | 57 | (0) | - | - | - | (0) | (0) | - | 0.6 | 0.1 | 5.7 | 3.1 | 11 | 0.03 | 0.10 | 1.5 | 0.11 | 0.1 | 68 | Tr | 11.9 | (0) | 12.4 | 別名：信州みそ等 |
| 1.2 | 0.35 | - | 1 | 8 | 1 | 72 | (0) | - | - | - | (0) | (0) | - | 0.5 | 0.2 | 5.2 | 3.2 | 11 | 0.03 | 0.10 | 1.5 | 0.12 | Tr | 42 | 0.23 | 13.7 | (0) | 13.0 | |
| 0.9 | 0.31 | - | 16 | 2 | 2 | 15 | (0) | - | - | - | (0) | (0) | - | 0.4 | 0.1 | 3.5 | 2.0 | 9 | 0.04 | 0.10 | 1.5 | 0.10 | Tr | 35 | 0.26 | 8.4 | (0) | 10.7 | 別名：田舎みそ |
| 2.0 | 0.66 | - | 31 | 19 | 2 | 64 | (0) | - | - | - | (0) | (0) | - | 1.1 | 0.3 | 10.9 | 5.0 | 19 | 0.04 | 0.12 | 1.2 | 0.13 | Tr | 54 | 0.36 | 16.8 | (0) | 10.9 | 別名：東海豆みそ |
| 1.2 | 0.30 | 0.70 | 11 | 6 | 4 | 120 | 0 | 0 | 3 | Tr | 3 | Tr | 0 | 0.6 | 0.1 | 5.1 | 2.1 | - | 0.10 | 0.10 | 1.0 | 0.15 | 0.1 | 64 | 0.27 | 10.6 | 0 | 10.3 | |
| 1.1 | 0.37 | - | 1 | 13 | 2 | 54 | 0 | - | - | - | 0 | 0 | Tr | 0.6 | 0.2 | 5.4 | 2.9 | 10 | 0.03 | 0.11 | 1.7 | 0.11 | 0.2 | 65 | 0.01 | 11.4 | 0 | 14.1 | |
| 1.8 | 0.44 | 1.19 | - | - | - | - | (0) | 0 | 6 | 0 | 6 | Tr | (0) | 0.7 | 0.2 | 7.1 | 3.8 | 15 | 0.11 | 2.58 | 0.8 | 0.12 | - | 65 | 0.75 | - | (0) | 20.6 | 別名：インスタントみそ汁 |
| 0.9 | 0.25 | 0.47 | - | - | - | - | (0) | 0 | 1 | 0 | Tr | (0) | - | 0.5 | 0.1 | 3.9 | 0.7 | 6 | 0.04 | 0.27 | 0.4 | 0.07 | - | 29 | 0.42 | - | (0) | 9.6 | 別名：インスタントみそ汁 |
| 0.5 | 0.12 | - | - | - | - | - | 0 | - | - | - | 1 | 0 | 0 | - | - | - | - | - | 0.04 | 0.05 | 0.8 | - | 0.1 | 10 | - | - | 0 | 3.3 | 酢酸：1.0g |
| 1.5 | 0.39 | - | - | - | - | - | 0 | - | - | - | 2 | Tr | 0 | 0.2 | 0.1 | 5.4 | 1.1 | 7 | 0.10 | 0.10 | 1.8 | 0.14 | 0.1 | 36 | 0.08 | - | 0 | 4.0 | |
| 0.5 | 0.11 | - | 0 | 1 | 1 | 17 | 0 | - | - | - | 0 | 0 | - | - | - | - | - | 4 | 0.03 | 0.05 | 0.8 | 0.02 | 0 | 11 | 0 | 2.8 | 0 | 3.1 | 酢酸：1.1g |
| 0.5 | 0.13 | - | - | - | - | - | 0 | - | - | - | 0 | 0 | - | 1.7 | 0.1 | - | - | 5 | 0.03 | 0.06 | 0.8 | 0.03 | 0.1 | 12 | Tr | - | 0 | 3.4 | |
| 0.5 | 0.13 | 0.58 | - | - | - | - | (0) | 0 | 60 | 19 | 69 | 6 | (0) | 2.0 | 0.2 | 3.2 | 1.1 | 0 | 0.09 | 0.06 | 0.1 | 0.07 | Tr | 9 | 0.38 | - | 0 | 10.7 | |
| 0.3 | 0.12 | 0.32 | - | - | - | - | (0) | 0 | 990 | 310 | 1100 | 95 | (0) | 2.5 | 0.1 | 1.6 | 1.1 | 0 | 0.14 | 0.06 | 1.0 | 0.08 | 0 | 9 | 0.29 | - | 0 | 10.7 | |
| 0.9 | 0.14 | - | - | - | - | - | 10 | - | - | - | 2100 | 180 | - | - | - | - | - | - | 0.16 | 0.29 | 5.7 | 0.25 | - | 140 | 0.93 | - | 12 | 33.8 | |
| 2.3 | 0.39 | - | - | - | - | - | (0) | - | - | - | (0) | (0) | 0 | 0 | 0 | 0 | 0 | 0 | 0.03 | 0.26 | 2.0 | 0.94 | 0 | 170 | 0.48 | - | (0) | 0 | |
| 1.0 | 0.13 | - | - | - | - | - | 0 | - | - | - | 2300 | 190 | 0.5 | - | - | - | - | 57 | 0.13 | 0.31 | 5.1 | 0.17 | 4.7 | 170 | 0.41 | - | 25 | 45.4 | |
| 2.9 | 0.47 | - | - | - | - | - | 100 | - | - | - | 3100 | 360 | 2.2 | - | - | - | - | 220 | 0.29 | 0.48 | 4.1 | 0.31 | 6.2 | 170 | 0.47 | - | 11 | 9.2 | |
| Tr | Tr | 0 | - | - | - | - | (0) | - | - | - | (0) | (0) | (0) | - | - | - | - | (0) | Tr | 0.02 | 0 | 0 | 0 | 0 | 0 | - | 0 | 0.2 | (100g：79.4mL、100mL：125.9g) |

17 調味料及び香辛料類

## 17 調味料及び香辛料類

| 食品番号 | 食品名 | | 常用量 | 糖質量の目安(常用量あたり) | 炭水化物 | 利用可能炭水化物(単糖当量) | 食物繊維 水溶性 | 食物繊維 不溶性 | 食物繊維 総量 | 糖質量の目安(可食部100gあたり) | 廃棄率 | エネルギー kcal | エネルギー kJ | 水分 | たんぱく質 | アミノ酸組成によるたんぱく質 | 脂質 | トリアシルグリセロール当量 | 脂肪酸 飽和 | 脂肪酸 一価不飽和 | 脂肪酸 多価不飽和 | コレステロール mg | 灰分 g | ナトリウム | カリウム | カルシウム | マグネシウム | リン | 鉄 |
|---|---|---|---|---|---|---|---|---|---|---|---|---|---|---|---|---|---|---|---|---|---|---|---|---|---|---|---|---|---|
| | | (単位) | | | g | | | | | | % | kcal | kJ | | | | g | | | | | mg | g | | | mg | | | |
| | オールスパイス | | | | | | | | | | | | | | | | | | | | | | | | | | | | |
| 17055 | 粉 | | 小さじ1/2 1g | 0.8 | 75.2 | - | - | - | - | 75.2 | 0 | 374 | 1565 | 9.2 | 5.6 | - | 5.6 | (3.7) | (1.61) | (0.43) | (1.52) | (0) | 4.4 | 53 | 1300 | 710 | 130 | 110 | 4.7 |
| 17056 | オニオンパウダー | | 小さじ1/2 1g | 0.8 | 79.8 | | | | | 79.8 | 0 | 364 | 1523 | 5.0 | 8.8 | (5.8) | 1.1 | (0.8) | (0.23) | (0.21) | (0.28) | (0) | 5.3 | 52 | 1300 | 140 | 160 | 290 | 3.1 |
| | からし | | | | | | | | | | | | | | | | | | | | | | | | | | | | |
| 17057 | 粉 | | 小さじ1/2 1g | 0.4 | 43.7 | | | | | 43.7 | 0 | 436 | 1824 | 4.9 | 33.0 | - | 14.3 | (14.2) | (0.79) | (8.89) | (3.93) | (0) | 4.1 | 34 | 890 | 250 | 380 | 1000 | 11.1 |
| 17058 | 練り | | 小さじ1/2 3g | 1.2 | 40.1 | | | | | 40.1 | 0 | 315 | 1318 | 31.7 | 5.9 | | 14.5 | (14.4) | (0.80) | (9.01) | (3.99) | (0) | 7.8 | 2900 | 190 | 60 | 83 | 120 | 2.1 |
| 17059 | 練りマスタード | | 小さじ1/2 3g | 0.4 | 13.1 | (9.2) | | | | 13.1 | 0 | 174 | 728 | 65.7 | 4.8 | (4.3) | 10.6 | (10.5) | (0.58) | (6.59) | (2.91) | (Tr) | 3.8 | 1200 | 170 | 71 | 60 | 140 | 1.8 |
| 17060 | 粒入りマスタード | | 小さじ1/2 3g | 0.4 | 12.7 | (5.1) | | | | 12.7 | 0 | 229 | 958 | 57.2 | 7.6 | (6.9) | 16.0 | (15.9) | (0.88) | (9.94) | (4.40) | (Tr) | 5.3 | 1600 | 190 | 130 | 110 | 260 | 2.4 |
| 17061 | カレー粉 | | 小さじ1/2 1g | 0.3 | 63.3 | - | 6.5 | 30.4 | 36.9 | 26.4 | 0 | 415 | 1736 | 5.7 | 13.0 | (10.2) | 12.2 | 11.6 | 1.28 | 6.44 | 3.40 | 8 | 5.8 | 40 | 1700 | 540 | 220 | 400 | 28.5 |
| | クローブ | | | | | | | | | | | | | | | | | | | | | | | | | | | | |
| 17062 | 粉 | | 小さじ1/2 1g | 0.7 | 66.4 | - | - | - | - | 66.4 | 0 | 417 | 1745 | 7.5 | 7.2 | (5.1) | 13.6 | (9.7) | (4.11) | (1.46) | (3.68) | (0) | 5.3 | 280 | 1400 | 640 | 250 | 95 | 9.9 |
| | こしょう | | | | | | | | | | | | | | | | | | | | | | | | | | | | |
| 17063 | 黒、粉 | | 小さじ1/2 1g | 0.7 | 66.6 | (45.3) | - | - | - | 66.6 | 0 | 364 | 1523 | 12.7 | 11.0 | (8.9) | 6.0 | (5.5) | (2.09) | (1.36) | (1.84) | (0) | 3.7 | 65 | 1300 | 410 | 150 | 160 | 20.0 |
| 17064 | 白、粉 | | 小さじ1/2 1g | 0.7 | 70.1 | (45.5) | - | - | - | 70.1 | 0 | 378 | 1582 | 12.3 | 10.1 | (7.0) | 6.4 | (5.9) | (2.22) | (1.45) | (1.96) | (0) | 1.1 | 4 | 60 | 240 | 80 | 140 | 7.3 |
| 17065 | 混合、粉 | | 小さじ1/2 1g | 0.7 | 68.3 | (45.4) | - | - | - | 68.3 | 0 | 371 | 1552 | 12.5 | 10.6 | (7.4) | 6.2 | (5.7) | (2.15) | (1.41) | (1.90) | (0) | 2.4 | 35 | 680 | 330 | 120 | 150 | 13.7 |
| | さんしょう | | | | | | | | | | | | | | | | | | | | | | | | | | | | |
| 17066 | 粉 | | 小さじ1/2 2g | 1.4 | 69.6 | - | - | - | - | 69.6 | 0 | 375 | 1569 | 8.3 | 10.3 | | 6.2 | | | | | (0) | 5.6 | 10 | 1700 | 750 | 100 | 210 | 10.1 |
| | シナモン | | | | | | | | | | | | | | | | | | | | | | | | | | | | |
| 17067 | 粉 | | 小さじ1/2 1g | 0.8 | 79.6 | - | - | - | - | 79.6 | 0 | 364 | 1523 | 9.4 | 3.6 | (2.7) | 3.5 | (1.9) | (0.96) | (0.70) | (0.16) | (0) | 3.9 | 23 | 550 | 1200 | 87 | 50 | 7.1 |
| | しょうが | | | | | | | | | | | | | | | | | | | | | | | | | | | | |
| 17068 | 粉 | | 小さじ1/2 1g | 0.7 | 72.5 | (59.2) | - | - | - | 72.5 | 0 | 365 | 1527 | 10.6 | 7.8 | (5.3) | 4.9 | | | | | (0) | 4.2 | 31 | 1400 | 110 | 300 | 150 | 14.1 |
| 17069 | おろし | | 小さじ1/2 3g | 0.3 | 8.6 | (5.1) | - | - | - | 8.6 | 0 | 43 | 180 | 88.2 | 0.7 | (0.3) | 0.6 | (0.4) | (0.16) | (0.12) | (0.12) | (0) | 1.9 | 580 | 140 | 16 | 17 | 14 | 0.3 |
| (06103) | 根茎、生→ 野菜類・(しょうが類) | | | | | | | | | | | | | | | | | | | | | | | | | | | | |
| | セージ | | | | | | | | | | | | | | | | | | | | | | | | | | | | |
| 17070 | 粉 | | 小さじ1/2 1g | 0.7 | 66.9 | - | - | - | - | 66.9 | 0 | 384 | 1607 | 9.2 | 6.4 | - | 10.1 | (8.8) | (5.46) | (1.48) | (1.39) | (0) | 7.4 | 120 | 1600 | 1500 | 270 | 100 | 50.0 |
| | タイム | | | | | | | | | | | | | | | | | | | | | | | | | | | | |
| 17071 | 粉 | | 小さじ1/2 1g | 0.7 | 69.8 | - | - | - | - | 69.8 | 0 | 352 | 1473 | 9.8 | 6.5 | - | 5.2 | (3.2) | (1.92) | (0.33) | (0.83) | (0) | 8.7 | 13 | 980 | 1700 | 300 | 85 | 110.0 |
| 17072 | チリパウダー | | 小さじ1/2 1g | 0.6 | 60.1 | - | - | - | - | 60.1 | 0 | 374 | 1565 | 3.8 | 15.0 | (9.5) | 8.2 | (8.2) | (1.41) | (1.84) | (4.60) | (0) | 12.9 | 2500 | 3000 | 280 | 210 | 260 | 29.3 |

| 無機質 | | | | | | | ビタミン | | | | | | | | | | | | | | | | | | | | | 食塩相当量 | 備考 |
|---|---|---|---|---|---|---|---|---|---|---|---|---|---|---|---|---|---|---|---|---|---|---|---|---|---|---|---|---|---|
| 亜鉛 | 銅 | マンガン | ヨウ素 | セレン | クロム | モリブデン | A | | | | | | D | E | | | | K | B$_1$ | B$_2$ | ナイアシン | B$_6$ | B$_{12}$ | 葉酸 | パントテン酸 | ビオチン | C | | |
| | | | | | | | レチノール | カロテン α | カロテン β | β-クリプトキサンチン | β-カロテン当量 | レチノール活性当量 | | トコフェロール α | β | γ | δ | | | | | | | | | | | | |
| ←mg→ | | | ←μg→ | | | | ←μg→ | | | | | | | ←mg→ | | | | μg | ←mg→ | | | ←μg→ | | | mg | μg | mg | g | |
| 1.2 | 0.53 | 0.72 | - | - | - | - | 0 | 6 | 31 | 0 | 34 | 3 | (0) | - | - | - | - | 0 | 0.05 | 2.9 | - | (0) | (0) | - | - | 0 | 0.1 | |
| 3.2 | 0.55 | 1.90 | - | - | - | - | (0) | - | - | - | Tr | (0) | (0) | - | - | - | - | - | 0.30 | 0.10 | 0.6 | - | (0) | - | - | - | 10 | 0.1 | 食塩添加品あり |
| 6.6 | 0.60 | 1.76 | 0 | 290 | 3 | 79 | - | - | - | - | 38 | 3 | - | - | - | - | - | - | 0.73 | 0.26 | 8.5 | - | (0) | - | - | 158.1 | 0 | 0.1 | 和がらし及び洋がらしを含む |
| 1.0 | 0.15 | 0.36 | - | - | - | - | (0) | - | - | - | 16 | 1 | (0) | - | - | - | - | - | 0.22 | 0.07 | 1.5 | - | (0) | - | - | - | 0 | 7.4 | 和風及び洋風を含む |
| 0.8 | 0.10 | 0.41 | 0 | 70 | 4 | 15 | 0 | 0 | 54 | 0 | 54 | 4 | (Tr) | 1.2 | 0 | 4.9 | 0.5 | 6 | 0.14 | 0.04 | 1.1 | 0.10 | 0 | 14 | 0.27 | 24.7 | Tr | 3.0 | 別名：フレンチマスタード 酢酸2.5g |
| 1.4 | 0.16 | 0.62 | 1 | 87 | 3 | 17 | (0) | 0 | 32 | 2 | 32 | 3 | (Tr) | 1.0 | 0 | 4.5 | 0.4 | 5 | 0.32 | 0.05 | 1.8 | 0.14 | 0.1 | 16 | 0.28 | 22.5 | Tr | 4.1 | 別名：あらびきマスタード 酢酸1.2g |
| 2.9 | 0.80 | 4.84 | 5 | 18 | 21 | 42 | 0 | 20 | 380 | 0 | 390 | 32 | (0) | 4.4 | 0.6 | 2.6 | 0.1 | 86 | 0.41 | 0.25 | 7.0 | 0.59 | 0.1 | 60 | 2.06 | 27.8 | 2 | 0.1 | |
| 1.1 | 0.39 | 93.00 | - | - | - | - | (0) | 0 | 120 | 3 | 120 | 10 | (0) | - | - | - | - | - | 0.04 | 0.27 | 0.9 | - | (0) | - | - | - | (0) | 0.7 | 別名：ちょうじ |
| 1.1 | 1.20 | 6.34 | 5 | 5 | 30 | 14 | (0) | 18 | 170 | 4 | 180 | 15 | (0) | - | - | - | - | - | 0.10 | 0.24 | 1.2 | - | (0) | - | - | 19.5 | (0) | 0.2 | 別名：ブラックペッパー |
| 0.9 | 1.00 | 4.45 | 2 | 2 | 5 | 24 | (0) | - | - | - | Tr | (0) | (0) | - | - | - | - | - | 0.02 | 0.12 | 0.2 | - | (0) | - | - | 4.7 | (0) | 0 | 別名：ホワイトペッパー |
| 1.0 | 1.10 | - | 3 | 2 | 12 | 17 | 0 | 9 | 84 | 2 | 89 | 7 | (0) | - | - | - | - | - | 0.06 | 0.18 | 0.7 | - | 0 | - | - | 15.0 | 1 | 0.1 | |
| 0.9 | 0.33 | - | 32 | 6 | 21 | 19 | (0) | - | - | - | 200 | 17 | (0) | - | - | - | - | - | 0.10 | 0.45 | 2.8 | - | - | - | - | 27.1 | 0 | 0 | |
| 0.9 | 0.49 | 41.00 | 6 | 3 | 14 | 3 | (0) | - | - | - | 6 | 1 | (0) | - | - | - | - | - | 0.08 | 0.14 | 1.3 | - | (0) | - | - | 1.4 | Tr | 0.1 | 別名：にっけい、にっき |
| 1.7 | 0.57 | 28.00 | 1 | 3 | 6 | 11 | (0) | - | - | - | 16 | 1 | (0) | - | - | - | - | - | 0.04 | 0.17 | 4.2 | 1.03 | (0) | (0) | 1.29 | 9.6 | 0 | 0.1 | 別名：ジンジャー |
| 0.1 | 0.04 | 3.58 | 0 | 1 | 1 | 1 | (0) | 2 | 6 | 0 | 7 | 1 | (0) | - | - | - | - | - | 0.02 | 0.03 | 0.8 | - | - | - | - | 0.3 | 120 | 1.5 | 試料：チューブ入り ビタミンC：添加品を含む |
| 3.3 | 0.53 | 2.85 | - | - | - | - | (0) | 0 | 1400 | 0 | 1400 | 120 | (0) | - | - | - | - | - | 0.09 | 0.55 | 2.7 | - | (0) | - | - | - | (0) | 0.3 | |
| 2.0 | 0.57 | 6.67 | - | - | - | - | (0) | 0 | 980 | 0 | 980 | 82 | (0) | - | - | - | - | - | 0.09 | 0.69 | 3.4 | - | 0 | - | - | 0 | 0 | 0 | |
| 2.2 | 1.00 | 1.62 | - | - | - | - | (0) | 300 | 7600 | 3100 | 9300 | 770 | (0) | - | - | - | - | - | 0.25 | 0.84 | 7.2 | - | (0) | (0) | - | - | (0) | 6.4 | |

17 調味料及び香辛料類

## 17 調味料及び香辛料類

| 食品番号 | 食品名 | 常用量 | 糖質量の目安（常用量あたり） | 炭水化物 | 利用可能炭水化物（単糖当量） | 食物繊維 水溶性 | 食物繊維 不溶性 | 食物繊維 総量 | 糖質量の目安（可食部100gあたり） | 廃棄率 % | エネルギー kcal | エネルギー kJ | 水分 | たんぱく質 | アミノ酸組成によるたんぱく質 | 脂質 | トリアシルグリセロール当量 | 脂肪酸 飽和 | 脂肪酸 一価不飽和 | 脂肪酸 多価不飽和 | コレステロール mg | 灰分 g | ナトリウム | カリウム | カルシウム | マグネシウム | リン | 鉄 |
|---|---|---|---|---|---|---|---|---|---|---|---|---|---|---|---|---|---|---|---|---|---|---|---|---|---|---|---|---|
| | とうがらし | | | | | | | | | | | | | | | | | | | | | | | | | | | |
| 17073 | 粉 | 小さじ1/2 1g | 0.7 | 66.8 | - | - | - | - | 66.8 | 0 | 419 | 1753 | 1.7 | 16.2 | (10.3) | 9.7 | (8.3) | (1.69) | (1.54) | (4.70) | (0) | 5.6 | 4 | 2700 | 110 | 170 | 340 | 12.1 |
| (06172) | 果実、乾→野菜類・とうがらし | | | | | | | | | | | | | | | | | | | | | | | | | | | |
| | ナツメグ | | | | | | | | | | | | | | | | | | | | | | | | | | | |
| 17074 | 粉 | 小さじ1/2 1g | 0.5 | 47.5 | - | - | - | - | 47.5 | 0 | 559 | 2339 | 6.3 | 5.7 | - | 38.5 | (30.6) | (10.76) | (13.28) | (5.22) | (0) | 2.0 | 15 | 430 | 160 | 180 | 210 | 2.5 |
| | にんにく | | | | | | | | | | | | | | | | | | | | | | | | | | | |
| 17075 | ガーリックパウダー 食塩無添加 | 小さじ1/2 1g | 0.7 | 73.8 | 20.2 | - | - | - | 73.8 | 0 | 382 | 1598 | 3.5 | 19.9 | (17.2) | 0.8 | 0.4 | 0.10 | 0.04 | 0.22 | 2 | 2.0 | 18 | 390 | 100 | 90 | 300 | 6.6 |
| 17128 | ガーリックパウダー 食塩添加 | 小さじ1/2 1g | 0.7 | 73.8 | - | - | - | - | 73.8 | 0 | 382 | 1598 | 3.5 | 19.9 | - | 0.8 | - | - | - | - | 2 | 2.0 | 3300 | 390 | 100 | 90 | 300 | 6.6 |
| 17076 | おろし | 小さじ1/2 3g | 1.1 | 37.0 | (1.3) | - | - | - | 37.0 | 0 | 171 | 715 | 52.1 | 4.7 | (2.9) | 0.5 | (0.3) | (0.07) | (0.02) | (0.16) | (Tr) | 5.7 | 1800 | 440 | 22 | 22 | 100 | 0.7 |
| (06223) | りん茎、生→野菜類・(にんにく類) | | | | | | | | | | | | | | | | | | | | | | | | | | | |
| | バジル | | | | | | | | | | | | | | | | | | | | | | | | | | | |
| 17077 | 粉 | 小さじ1/2 1g | 0.5 | 50.6 | - | - | - | - | 50.6 | 0 | 307 | 1284 | 10.9 | 21.1 | (17.3) | 2.2 | (2.2) | (1.17) | (0.67) | (0.27) | (0) | 15.2 | 59 | 3100 | 2800 | 760 | 330 | 120.0 |
| (06238) | 葉、生→野菜類・バジル | | | | | | | | | | | | | | | | | | | | | | | | | | | |
| | パセリ | | | | | | | | | | | | | | | | | | | | | | | | | | | |
| 17078 | 乾 | 小さじ1/2 1g | 0.5 | 51.6 | (5.5) | - | - | - | 51.6 | 0 | 341 | 1427 | 5.0 | 28.7 | (27.7) | 2.2 | (2.2) | (0.55) | (0.31) | (1.25) | (0) | 12.5 | 880 | 3600 | 1300 | 380 | 460 | 17.5 |
| (06239) | 葉、生→野菜類・パセリ | | | | | | | | | | | | | | | | | | | | | | | | | | | |
| | パプリカ | | | | | | | | | | | | | | | | | | | | | | | | | | | |
| 17079 | 粉 | 小さじ1/2 1g | 0.6 | 55.6 | - | - | - | - | 55.6 | 0 | 389 | 1628 | 10.0 | 15.5 | (14.6) | 11.6 | (10.9) | (1.92) | (1.53) | (6.99) | (0) | 7.3 | 60 | 2700 | 170 | 220 | 320 | 21.1 |
| | わさび | | | | | | | | | | | | | | | | | | | | | | | | | | | |
| 17080 | 粉、からし粉入り | 小さじ1/2 1g | 0.7 | 69.7 | - | - | - | - | 69.7 | 0 | 384 | 1607 | 4.9 | 16.5 | (9.7) | 4.4 | - | - | - | - | (0) | 4.5 | 30 | 1200 | 320 | 210 | 340 | 9.3 |
| 17081 | 練り | 小さじ1/2 3g | 1.2 | 39.8 | - | - | - | - | 39.8 | 0 | 265 | 1109 | 39.8 | 3.3 | (1.9) | 10.3 | - | - | - | - | (0) | 6.8 | 2400 | 280 | 62 | 39 | 85 | 2.0 |
| (06322) | 根茎、生→野菜類・わさび | | | | | | | | | | | | | | | | | | | | | | | | | | | |
| | 〈その他〉 | | | | | | | | | | | | | | | | | | | | | | | | | | | |
| | 酵母 | | | | | | | | | | | | | | | | | | | | | | | | | | | |
| 17082 | パン酵母、圧搾 | | - | 12.1 | (1.2) | 0.8 | 9.5 | 10.3 | 1.8 | 0 | 103 | 431 | 68.1 | 16.5 | (14.2) | 1.5 | 1.1 | 0.19 | 0.84 | 0.01 | 0 | 1.8 | 39 | 620 | 16 | 37 | 360 | 2.2 |
| 17083 | パン酵母、乾燥 | 小さじ1/2 2g | 0.2 | 43.1 | 1.5 | 2.5 | 30.1 | 32.6 | 10.5 | 0 | 313 | 1310 | 8.7 | 37.1 | (30.2) | 6.8 | 4.7 | 0.79 | 3.71 | 0.04 | 0 | 4.3 | 120 | 1600 | 19 | 91 | 840 | 13.0 |
| 17129 | 天ぷら用バッター | | - | 29.7 | (30.1) | 0.6 | 0.4 | 1.0 | 28.7 | 0 | 137 | 574 | 65.8 | 3.4 | (3.1) | 0.5 | (0.4) | (0.13) | (0.05) | (0.23) | 1 | 0.5 | 81 | 64 | 53 | 7 | 45 | 0.2 |
| 17084 | ベーキングパウダー | 小さじ1/2 2g | 0.6 | 29.0 | (38.5) | - | - | - | 29.0 | 0 | 127 | 531 | 4.5 | Tr | - | 1.2 | (0.6) | (0.20) | (0.02) | (0.36) | (0) | 41.8 | 6800 | 3900 | 2400 | 1 | 3700 | 0.1 |

| 無機質 | | | | | | ビタミン | | | | | | | | | | | | | | | | | 食塩相当量 | 備考 |
|---|---|---|---|---|---|---|---|---|---|---|---|---|---|---|---|---|---|---|---|---|---|---|---|---|
| 亜鉛 | 銅 | マンガン | ヨウ素 | セレン | クロム | モリブデン | レチノール | カロテン α | カロテン β | β-クリプトキサンチン | β-カロテン当量 | レチノール活性当量 | D | トコフェロール α | トコフェロール β | トコフェロール γ | トコフェロール δ | K | B₁ | B₂ | ナイアシン | B₆ | B₁₂ | 葉酸 | パントテン酸 | ビオチン | C | | |
| mg | mg | mg | μg | μg | μg | μg | μg | μg | μg | μg | μg | μg | μg | mg | mg | mg | mg | μg | mg | mg | mg | mg | μg | μg | mg | μg | mg | g | |
| 2.0 | 1.20 | - | 3 | 5 | 17 | 41 | (0) | 140 | 7200 | 2600 | 8600 | 720 | (0) | - | - | - | - | - | 0.43 | 1.15 | 11.3 | - | - | - | - | - | 49.1 | Tr | 0 | 別名：一味唐辛子 |
| 1.3 | 1.20 | 2.68 | - | - | - | - | (0) | - | - | - | 12 | 1 | (0) | - | - | - | - | - | 0.05 | 0.10 | 0.5 | - | (0) | (0) | - | (0) | - | - | 0 | 別名：にくずく |
| 2.5 | 0.57 | 1.17 | 1 | 10 | 2 | 7 | (0) | 0 | 0 | 0 | 0 | (0) | (0) | 0.4 | 0.1 | Tr | 0 | 1 | 0.54 | 0.15 | 1.0 | 2.32 | 0 | 30 | 1.33 | 3.5 | (0) | | 0 | |
| 2.5 | 0.57 | 1.17 | 1 | 10 | 2 | 7 | (0) | 0 | 0 | 0 | 0 | (0) | (0) | 0.4 | 0.1 | Tr | 0 | 1 | 0.54 | 0.15 | 1.0 | 2.32 | 0 | 30 | 1.33 | 3.5 | (0) | | 8.4 | |
| 0.5 | 0.09 | 0.16 | 3 | 4 | 1 | 6 | (0) | - | - | - | 3 | Tr | (0) | - | - | - | - | - | 0.11 | 0.04 | 0.2 | - | - | - | - | - | 1.0 | | 0 | 4.6 | 試料：チューブ入り |
| 3.9 | 1.99 | 10.00 | 42 | 18 | 47 | 200 | (0) | 0 | 2400 | 61 | 2500 | 210 | (0) | 4.7 | 0.2 | 0.7 | 0 | 820 | 0.26 | 1.09 | 7.9 | 1.75 | 0 | 290 | 2.39 | 61.5 | 1 | | 0.1 | 別名：めぼうき、バジリコ |
| 3.6 | 0.97 | 6.63 | 22 | 7 | 38 | 110 | (0) | 0 | 28000 | 0 | 28000 | 2300 | (0) | 7.2 | 0 | 1.6 | 0 | 1300 | 0.89 | 2.02 | 11.7 | 1.47 | 0 | 1400 | 1.68 | 23.5 | 820 | | 2.2 | |
| 10.3 | 1.08 | 1.00 | 17 | 10 | 33 | 13 | 0 | 5000 | 2100 | 6100 | 500 | (0) | - | - | - | - | (0) | 0.52 | 1.78 | 12.5 | - | (0) | (0) | - | 38.7 | (0) | | 0.2 | | |
| 4.4 | 0.45 | 1.11 | 3 | 4 | 8 | 4 | (0) | 0 | 20 | 0 | 20 | 2 | - | - | - | - | - | - | 0.55 | 0.30 | 2.5 | - | - | - | - | - | 23.6 | (0) | 0.1 | 試料：ホースラディシュ製品 |
| 0.8 | 0.11 | 0.23 | - | - | - | - | (0) | - | - | - | 15 | 1 | (0) | - | - | - | - | - | 0.11 | 0.07 | 0.7 | - | - | - | - | - | - | | 0 | 6.1 | 試料：わさび及びホースラディシュ混合製品、チューブ入り |
| 7.8 | 0.36 | 0.19 | - | - | - | - | 0 | 0 | 4 | 0 | 4 | Tr | 1.6 | Tr | 0 | 0 | 0 | 0 | 2.21 | 1.78 | 23.1 | 0.59 | 0 | 1900 | 2.29 | - | 0 | | 0.1 | 別名：イースト |
| 3.4 | 0.20 | 0.40 | 1 | 2 | 2 | 1 | 0 | 0 | 0 | 0 | 0 | 0 | 2.8 | Tr | 0 | 0 | 0 | 0 | 8.81 | 3.72 | 22.0 | 1.28 | 0 | 3800 | 5.73 | 309.7 | 1 | | 0.3 | 別名：ドライイースト |
| 0.2 | 0.05 | 0.24 | 0 | 1 | 1 | 4 | Tr | Tr | 1 | 1 | 2 | Tr | 0 | 0.1 | 0.1 | 0 | 0 | 0.05 | 0.25 | 0.4 | 0.02 | 0 | 5 | 0.14 | 0.5 | 0 | | 0.2 | 水61、天ぷら粉39 加熱によりベーキングパウダーから発生する二酸化炭素等：0.1g |
| Tr | 0.01 | - | - | - | - | - | 0 | - | - | - | 0 | 0 | 0 | - | - | - | - | - | 0 | 0 | 0 | (0) | (0) | (0) | (0) | - | 0 | | 17.3 | 加熱により発生する二酸化炭素等：23.5g |

17 調味料及び香辛料類

# 18 調理加工食品類

| 食品番号 | 食品名 | 常用量 | 糖質量の目安(常用量あたり) | 炭水化物 | 利用可能炭水化物(単糖当量) | 食物繊維 水溶性 | 食物繊維 不溶性 | 食物繊維 総量 | 糖質量の目安(可食部100gあたり) | 廃棄率 | エネルギー kcal | エネルギー kJ | 水分 | たんぱく質 | アミノ酸組成によるたんぱく質 | 脂質 | トリアシルグリセロール当量 | 脂肪酸 飽和 | 脂肪酸 一価不飽和 | 脂肪酸 多価不飽和 | コレステロール | 灰分 | ナトリウム | カリウム | カルシウム | マグネシウム | リン | 鉄 |
|---|---|---|---|---|---|---|---|---|---|---|---|---|---|---|---|---|---|---|---|---|---|---|---|---|---|---|---|---|
| (単位) | | | (――g――) | | | | | | | % | kcal | kJ | (――g――) | | | | | | | | mg | g | (――mg――) | | | | | |
| | **カレー** | | | | | | | | | | | | | | | | | | | | | | | | | | | |
| 18001 | ビーフ、レトルトパウチ | 1人分 200g | 19.6 | 9.8 | - | - | - | - | 9.8 | 0 | 118 | 494 | 77.9 | 3.3 | - | 7.3 | - | - | - | - | - | 1.7 | 510 | 160 | 20 | - | 43 | 1.1 |
| | **ぎょうざ** | | | | | | | | | | | | | | | | | | | | | | | | | | | |
| 18002 | 冷凍 | 1個 25g | 6.0 | 23.8 | - | - | - | - | 23.8 | 0 | 197 | 824 | 59.3 | 7.1 | 5.8 | 8.1 | 7.2 | 2.22 | 3.18 | 1.44 | 17 | 1.7 | 490 | 200 | 30 | - | 70 | 1.0 |
| | **グラタン** | | | | | | | | | | | | | | | | | | | | | | | | | | | |
| 18003 | えび、冷凍 | 1人分 200g | 26.6 | 13.3 | - | - | - | - | 13.3 | 0 | 133 | 556 | 73.9 | 4.8 | - | 6.7 | - | - | - | - | - | 1.3 | 350 | 95 | 66 | - | 73 | 0.4 |
| | **コーンクリームスープ** | | | | | | | | | | | | | | | | | | | | | | | | | | | |
| 18004 | 粉末タイプ | 1袋 20g | 13.5 | 67.4 | - | - | - | - | 67.4 | 0 | 425 | 1778 | 2.1 | 8.1 | - | 13.7 | - | - | - | - | - | 8.7 | 2800 | 470 | 120 | - | 190 | 1.2 |
| 18005 | レトルトパウチ | 1人分 150g | 12.9 | 8.6 | - | - | - | - | 8.6 | 0 | 86 | 360 | 83.6 | 2.0 | - | 4.8 | - | - | - | - | - | 1.0 | 280 | 120 | 30 | - | 43 | 0.2 |
| | **コロッケ** | | | | | | | | | | | | | | | | | | | | | | | | | | | |
| 18006 | クリームタイプ、フライ用、冷凍 | 1個 60g | 12.5 | 20.9 | - | - | - | - | 20.9 | 0 | 159 | 665 | 67.0 | 4.7 | - | 6.3 | - | - | - | - | - | 1.1 | 270 | 160 | 43 | - | 63 | 0.5 |
| 18017 | クリームタイプ、フライ済み、冷凍 | 1個 60g | 13.5 | 22.5 | - | - | - | - | 22.5 | 0 | 256 | 1071 | 55.0 | 5.1 | - | 16.2 | - | - | - | - | - | 1.1 | 270 | 160 | 43 | - | 63 | 0.5 |
| 18007 | ポテトタイプ、フライ用、冷凍 | 1個 60g | 15.2 | 25.3 | - | - | - | - | 25.3 | 0 | 164 | 686 | 63.5 | 4.6 | 3.8 | 4.9 | 3.5 | 0.94 | 1.22 | 1.19 | 2 | 1.7 | 290 | 300 | 20 | - | 62 | 0.7 |
| 18018 | ポテトタイプ、フライ済み、冷凍 | 1個 60g | 15.4 | 25.6 | - | - | - | - | 25.6 | 0 | 279 | 1167 | 50.5 | 4.6 | - | 17.6 | - | - | - | - | 2 | 1.7 | 290 | 300 | 20 | - | 62 | 0.7 |
| | **(魚フライ類)** | | | | | | | | | | | | | | | | | | | | | | | | | | | |
| 18008 | いかフライ　フライ用、冷凍 | 1個 15g | 3.2 | 21.4 | - | - | - | - | 21.4 | 0 | 146 | 611 | 64.5 | 10.6 | - | 2.0 | - | - | - | - | - | 1.5 | 300 | 180 | 16 | - | 110 | 0.4 |
| 18019 | いかフライ　フライ済み、冷凍 | 1個 15g | 3.7 | 24.5 | - | - | - | - | 24.5 | 0 | 329 | 1377 | 41.4 | 12.1 | - | 20.3 | - | - | - | - | - | 1.5 | 300 | 180 | 16 | - | 110 | 0.4 |
| 18009 | えびフライ　フライ用、冷凍 | 1尾 20g | 4.1 | 20.3 | - | - | - | - | 20.3 | 0 | 139 | 582 | 66.3 | 10.2 | - | 1.9 | - | - | - | - | - | 1.3 | 340 | 95 | 42 | - | 90 | 1.5 |
| 18020 | えびフライ　フライ済み、冷凍 | 1尾 20g | 3.6 | 18.1 | - | - | - | - | 18.1 | 0 | 292 | 1222 | 51.3 | 9.1 | - | 20.3 | - | - | - | - | - | 1.3 | 340 | 95 | 42 | - | 90 | 1.5 |
| 18010 | 白身フライ　フライ用、冷凍 | 1個 50g | 9.7 | 19.3 | - | - | - | - | 19.3 | 0 | 148 | 619 | 64.5 | 11.6 | - | 2.7 | - | - | - | - | - | 1.9 | 340 | 240 | 47 | - | 100 | 0.5 |
| 18021 | 白身フライ　フライ済み、冷凍 | 1個 50g | 8.1 | 16.2 | - | - | - | - | 16.2 | 0 | 300 | 1255 | 50.7 | 9.7 | - | 21.8 | - | - | - | - | - | 1.9 | 340 | 240 | 47 | - | 100 | 0.5 |
| | **シチュー** | | | | | | | | | | | | | | | | | | | | | | | | | | | |
| 18011 | ビーフ、レトルトパウチ | 1人分 200g | 14.8 | 7.4 | - | - | - | - | 7.4 | 0 | 118 | 494 | 78.1 | 6.0 | - | 7.2 | - | - | - | - | - | 1.3 | 290 | 210 | 15 | - | 54 | 0.9 |
| | **しゅうまい** | | | | | | | | | | | | | | | | | | | | | | | | | | | |
| 18012 | 冷凍 | 1個 15g | 2.9 | 19.3 | - | - | - | - | 19.3 | 0 | 215 | 900 | 58.4 | 9.3 | 7.6 | 11.2 | 10.6 | 3.49 | 4.94 | 1.69 | 37 | 1.8 | 520 | 190 | 30 | - | 95 | 1.2 |
| | **ハンバーグ** | | | | | | | | | | | | | | | | | | | | | | | | | | | |
| 18013 | 冷凍 | 1個 25g | 3.1 | 12.3 | - | - | - | - | 12.3 | 0 | 223 | 933 | 59.2 | 13.3 | 10.8 | 13.4 | - | - | - | - | - | 1.8 | 490 | 240 | 38 | - | 120 | 1.8 |
| | **ピラフ** | | | | | | | | | | | | | | | | | | | | | | | | | | | |

| 亜鉛 | 銅 | マンガン | ヨウ素 | セレン | クロム | モリブデン | レチノール | カロテン α | カロテン β | β-クリプトキサンチン | β-カロテン当量 | レチノール活性当量 | D | トコフェロール α | トコフェロール β | トコフェロール γ | トコフェロール δ | K | B₁ | B₂ | ナイアシン | B₆ | B₁₂ | 葉酸 | パントテン酸 | ビオチン | C | 食塩相当量 | 備考 |
|---|---|---|---|---|---|---|---|---|---|---|---|---|---|---|---|---|---|---|---|---|---|---|---|---|---|---|---|---|---|
| (mg) | | | (μg) | | | | (μg) | | | | | | | (mg) | | | | (μg) | (mg) | | | | (μg) | | mg | μg | mg | g | |
| - | - | - | 370 | 4 | 4 | 4 | 8 | - | - | 180 | 23 | - | - | - | - | - | 0.11 | 0.05 | 0.4 | - | - | - | - | 2.2 | 1 | 1.3 | 缶詰製品を含む |
| - | - | - | - | - | - | - | 5 | - | - | 100 | 13 | - | 0.2 | Tr | 0.8 | Tr | - | 0.09 | 0.10 | 0.8 | - | - | - | - | - | 6 | 1.2 | |
| - | - | - | - | - | - | - | 69 | - | - | 19 | 71 | - | - | - | - | - | - | 0.04 | 0.08 | 0.4 | - | - | - | - | - | 1 | 0.9 | |
| - | - | - | 4 | 13 | 3 | 13 | 0 | - | - | 90 | 8 | - | - | - | - | - | - | 0.15 | 0.41 | 3.5 | - | - | - | - | 7.5 | 2 | 7.1 | カルシウム：添加品あり |
| - | - | - | - | - | - | - | 0 | - | - | 24 | 2 | - | - | - | - | - | - | 0.03 | 0.07 | 0.5 | - | - | - | - | - | 2 | 0.7 | 缶詰製品を含む 試料：ストレートタイプ |
| - | - | - | - | - | - | - | 240 | - | - | 8 | 240 | - | - | - | - | - | - | 0.06 | 0.10 | 0.6 | - | - | - | - | - | 2 | 0.7 | フライ前の食品を冷凍したもの |
| - | - | - | - | - | - | - | 240 | - | - | 8 | 240 | - | - | - | - | - | - | 0.06 | 0.10 | 0.6 | - | - | - | - | - | 2 | 0.7 | フライ済みの食品を冷凍したもの |
| - | - | - | - | - | - | - | 69 | - | - | 27 | 71 | - | 0.2 | Tr | 0.3 | 0.1 | - | 0.09 | 0.06 | 1.1 | - | - | - | - | - | 7 | 0.7 | フライ前の食品を冷凍したもの |
| - | - | - | - | - | - | - | 69 | - | - | 27 | 71 | - | 0.2 | Tr | 0.3 | 0.1 | - | 0.09 | 0.06 | 1.1 | - | - | - | - | - | 7 | 0.7 | フライ済みの食品を冷凍したもの |
| - | - | - | 4 | 25 | 3 | 6 | 3 | - | - | Tr | 3 | - | - | - | - | - | - | 0.10 | 0 | 1.9 | - | - | - | - | 2.7 | Tr | 0.8 | フライ前の食品を冷凍したもの |
| - | - | - | 4 | 25 | 3 | 6 | 3 | - | - | Tr | 3 | - | - | - | - | - | - | 0.10 | 0 | 1.9 | - | - | - | - | 2.7 | Tr | 0.8 | フライ済みの食品を冷凍したもの |
| - | - | - | 8 | 27 | 1 | 8 | Tr | - | - | Tr | Tr | - | - | - | - | - | - | 0.04 | 0.07 | 0.7 | - | - | - | - | 3.1 | 1 | 0.9 | フライ前の食品を冷凍したもの |
| - | - | - | 8 | 27 | 1 | 8 | Tr | - | - | Tr | Tr | - | - | - | - | - | - | 0.04 | 0.07 | 0.7 | - | - | - | - | 3.1 | 1 | 0.9 | フライ済みの食品を冷凍したもの |
| - | - | - | - | - | - | - | 57 | - | - | 0 | 57 | - | - | - | - | - | - | 0.10 | 0.10 | 1.2 | - | - | - | - | - | 1 | 0.9 | フライ前の食品を冷凍したもの |
| - | - | - | - | - | - | - | 57 | - | - | 0 | 57 | - | - | - | - | - | - | 0.10 | 0.10 | 1.2 | - | - | - | - | - | 1 | 0.9 | フライ済みの食品を冷凍したもの |
| - | - | - | - | - | - | - | 6 | - | - | 730 | 67 | - | - | - | - | - | - | 0.11 | 0.08 | 1.1 | - | - | - | - | - | 5 | 0.7 | 缶詰製品を含む |
| - | - | - | - | - | - | - | 8 | - | - | Tr | 8 | - | 0.3 | Tr | 0.5 | 0.1 | - | 0.12 | 0.13 | 1.2 | - | - | - | - | - | 1 | 1.3 | |
| - | - | - | 3 | 21 | 3 | 6 | 13 | - | - | 9 | 14 | - | - | - | - | - | - | 0.16 | 0.23 | 1.9 | - | - | - | - | 3.6 | 1 | 1.2 | |

18 調理加工食品類

## 18 調理加工食品類

| 食品番号 | 食品名 | 常用量 | 糖質量の目安(常用量あたり) | 炭水化物 | 利用可能炭水化物(単糖当量) | 食物繊維 水溶性 | 食物繊維 不溶性 | 食物繊維 総量 | 糖質量の目安(可食部100gあたり) | 廃棄率 | エネルギー | | 水分 | たんぱく質 | アミノ酸組成によるたんぱく質 | 脂質 | トリアシルグリセロール当量 | 脂肪酸 飽和 | 脂肪酸 一価不飽和 | 脂肪酸 多価不飽和 | コレステロール | 灰分 | 無機質 ナトリウム | カリウム | カルシウム | マグネシウム | リン | 鉄 |
|---|---|---|---|---|---|---|---|---|---|---|---|---|---|---|---|---|---|---|---|---|---|---|---|---|---|---|---|---|
| (単位) | | | (――g――) | | | | | | | % | kcal | kJ | (―――――――g―――――――) | | | | | | | | mg | g | (―――――mg―――――) | | | | | |
| 18014 | 冷凍 | 1人分 200g | 60.2 | 30.1 | - | - | - | - | 30.1 | 0 | 161 | 674 | 62.1 | 3.8 | - | 2.8 | - | - | - | - | - | 1.2 | 370 | 75 | 12 | - | 59 | 0.4 |
| | **ミートボール** | | | | | | | | | | | | | | | | | | | | | | | | | | | |
| 18015 | 冷凍 | 1個 10g | 1.3 | 12.5 | - | - | - | - | 12.5 | 0 | 244 | 1021 | 57.6 | 11.7 | - | 16.4 | 15.0 | 4.25 | 7.01 | 3.09 | 43 | 1.8 | 520 | 190 | 18 | - | 110 | 1.3 |
| | **メンチカツ** | | | | | | | | | | | | | | | | | | | | | | | | | | | |
| 18016 | フライ用、冷凍 | 1個 60g | 13.8 | 23.0 | - | - | - | - | 23.0 | 0 | 196 | 820 | 58.3 | 9.9 | - | 7.2 | - | - | - | - | - | 1.6 | 420 | 220 | 31 | - | 95 | 1.6 |
| 18022 | フライ済み、冷凍 | 1個 60g | 13.1 | 21.8 | - | - | - | - | 21.8 | 0 | 308 | 1289 | 47.0 | 9.4 | - | 20.3 | - | - | - | - | - | 1.6 | 420 | 220 | 31 | - | 95 | 1.6 |

| 無機質 | | | | | | | ビタミン | | | | | | | | | | | | | | | | 食塩相当量 | 備考 |
|---|---|---|---|---|---|---|---|---|---|---|---|---|---|---|---|---|---|---|---|---|---|---|---|---|
| 亜鉛 | 銅 | マンガン | ヨウ素 | セレン | クロム | モリブデン | A | | | | | D | E | | | | K | B₁ | B₂ | ナイアシン | B₆ | B₁₂ | 葉酸 | パントテン酸 | ビオチン | C | | |
| | | | | | | | レチノール | カロテン | | β-クリプトキサンチン | β-カロテン当量 | レチノール活性当量 | | トコフェロール | | | | | | | | | | | | | | |
| | | | | | | | | α | β | | | | | α | β | γ | δ | | | | | | | | | | | | |
| (──mg──) | | | (──μg──) | | | | (────────μg────────) | | | | | | | (────mg────) | | | | μg | (────mg────) | | | (──μg──) | | mg | μg | mg | g | | |
| - | - | - | - | - | - | - | 17 | - | - | - | 120 | 27 | - | - | - | - | - | - | 0.05 | 0.02 | 0.7 | - | - | - | - | - | - | 2 | 0.9 | |
| - | - | - | - | - | - | - | 36 | - | - | - | 0 | 36 | - | 0.6 | Tr | 1.2 | 0.2 | - | 0.10 | 0.17 | 2.3 | - | - | - | - | - | - | 1 | 1.3 | |
| - | - | - | - | - | - | - | 36 | - | - | - | Tr | 36 | - | - | - | - | - | - | 0.13 | 0.14 | 1.5 | - | - | - | - | - | - | 1 | 1.1 | フライ前の食品を冷凍したもの |
| - | - | - | - | - | - | - | 36 | - | - | - | Tr | 36 | - | - | - | - | - | - | 0.13 | 0.14 | 1.5 | - | - | - | - | - | - | 1 | 1.1 | フライ済みの食品を冷凍したもの |

18 調理加工食品類

# 索引

## あ

| 項目 | ページ |
|---|---|
| アーティチョーク | 58 |
| アーモンド | 52 |
| アーモンドチョコレート | 220 |
| あいがも | 188 |
| アイスクリーム | 202 |
| アイスミルク | 202 |
| あいなめ | 128 |
| 青えんどう | 42 |
| あおさ | 122 |
| 青汁 | 226 |
| 青とさか | 124 |
| 青ねぎ | 83 |
| あおのり | 122 |
| 青ピーマン | 84 |
| あおやぎ | 161 |
| 赤（ぶどう酒） | 222 |
| あかいか | 164 |
| 赤えんどう | 42 |
| あかがい | 156 |
| 赤キャベツ | 65 |
| あかしか | 180 |
| あかせんまい | 179 |
| 赤たまねぎ | 74 |
| 赤とうがらし | 77 |
| 赤とさか | 124 |
| 赤ピーマン | 84 |
| あくまき | 28 |
| 揚げせんべい | 212 |
| 揚げパン | 214 |
| あけび | 96 |
| あげまき | 156 |
| あこうだい | 128 |
| あさ | 52 |
| あさつき | 58 |
| あさり | 156 |
| あじ | 129 |
| あしたば | 58 |
| 味付けのり | 122 |
| あじまめ | 87 |
| あじ類 | 128 |
| あずき（豆類） | 42 |
| あずき（甘納豆） | 208 |
| アスパラガス | 58 |
| アセロラ | 96 |
| 厚揚げ | 47 |
| アップルパイ | 216 |
| 厚焼きたまご | 196 |
| アテモヤ | 96 |
| あなご | 128 |
| あひる | 190 |
| あひる卵 | 196 |
| 油揚げ | 46 |
| あぶらつのざめ | 144 |
| アプリコット | 97 |
| アボカド | 96 |
| あぼみ | 179 |
| あまえび | 162 |
| 甘がき | 98 |
| 甘辛せんべい | 212 |
| 甘ぐり | 52 |
| あまご | 128 |
| 甘酒 | 226 |
| 甘酢 | 230 |
| あまだい | 130 |
| 甘納豆 | 208 |
| あまに | 52 |
| あまに油 | 204 |
| あまのり | 122 |
| アマランサス | 18 |
| あみ | 166 |
| あめ玉 | 212 |
| あゆ | 130 |
| あらげきくらげ | 116 |
| あら塩 | 229 |
| アラスカめぬけ | 130 |
| あらめ | 122 |
| あられ | 212 |
| アルコール飲料類 | 222 |
| アルファルファもやし | 90 |
| アロエ | 58 |
| あわ | 18 |
| あわび | 158 |
| あわもち | 18 |
| あん（あずき） | 42 |
| あん（くし団子） | 208 |
| あんこう | 130 |
| あんず | 96 |
| アンチョビ | 134 |
| あんパン | 214 |
| あんまん | 210 |

## い

| 項目 | ページ |
|---|---|
| イースト | 239 |
| イーストドーナッツ | 216 |
| いいだこ | 166 |
| イエローベル | 85 |
| いかあられ | 164 |
| いがい | 158 |
| いかなご | 130 |
| いかフライ | 240 |
| いかり豆 | 45 |
| いか類 | 164 |
| いさき | 130 |
| いしだい | 132 |
| 石焼き芋 | 33 |
| 異性化液糖 | 38 |
| いせえび | 162 |
| 磯部せんべい | 212 |
| 板ガム | 220 |
| いたやがい | 158 |
| いちご | 96 |
| いちじく | 96 |
| 一味唐辛子 | 239 |
| いとかぼちゃ | 63 |
| 糸こんにゃく | 33 |
| 糸引き納豆 | 46 |
| 糸みつば | 88 |
| 糸もやし | 91 |
| いとよりだい | 132 |
| いなご | 192 |
| いのしし | 170 |
| いのぶた | 170 |
| 今川焼 | 208 |
| 芋かりんとう | 212 |
| いも類 | 32 |
| いよかん | 98 |
| いりこ | 133 |
| いり大豆 | 44 |
| いわし類 | 132 |
| いわな | 134 |
| いわのり | 122 |
| イングリッシュマフィン | 20 |
| いんげんまめ（豆類） | 42 |
| いんげんまめ（野菜類） | 58 |
| いんげんまめ（甘納豆） | 208 |
| インスタントコーヒー | 224 |
| インスタントココア | 227 |
| インスタントみそ汁 | 235 |
| インスタントラーメン | 23 |

## う

| | |
|---|---|
| ウイスキー | 222 |
| ういろう | 208 |
| ウインナーソーセージ | 186 |
| ウーロン茶 | 224 |
| ウエハース | 216 |
| ウオッカ | 222 |
| うぐい | 134 |
| うぐいす豆 | 42 |
| うぐいすもち | 208 |
| うこっけい卵 | 196 |
| うさぎ | 170 |
| うし | 170 |
| うすくちしょうゆ | 228 |
| ウスターソース | 228 |
| うすひらたけ | 118 |
| うずら | 188 |
| うずら卵 | 196 |
| うずら豆 | 42 |
| うど | 58 |
| うどん | 20 |
| うなぎ | 134 |
| うに | 166 |
| うねす | 180 |
| うま | 180 |
| うまづらはぎ | 134 |
| うみぶどう | 122 |
| うめ | 98 |
| 梅酒 | 222 |
| 梅漬 | 98 |
| 梅びしお | 98 |
| 梅干し | 98 |
| うるか | 130 |
| うるめいわし | 132 |
| うんしゅうみかん | 98 |

## え

| | |
|---|---|
| えい | 134 |
| 液糖 | 38 |
| えごのり | 122 |
| えごま | 52 |
| えごま油 | 204 |
| エシャレット | 92 |
| エスカルゴ | 158 |
| えそ | 134 |
| えだまめ | 58 |
| エダム | 200 |
| えながおにこんぶ | 122 |
| えのきたけ | 116 |
| エバミルク | 199 |
| エビチリの素 | 230 |
| えびフライ | 240 |
| えび類 | 162 |
| エメンタール | 200 |
| エリンギ | 118 |
| エンダイブ | 60 |
| えんどう(甘納豆) | 208 |
| えんどう(豆類) | 42 |
| えんどう類 | 60 |
| えんばく | 18 |

## お

| | |
|---|---|
| おいかわ | 134 |
| オイスターソース | 230 |
| オイルスプレークラッカー | 216 |
| おおさが | 134 |
| おおさかしろな | 60 |
| オートミール | 18 |
| 大判焼 | 209 |
| おおむぎ | 18 |
| オールスパイス | 236 |
| おかひじき | 60 |
| おから | 46 |
| おきあみ | 166 |
| おきうと | 122 |
| 沖縄そば | 22 |
| 沖縄豆腐 | 46 |
| おきなわもずく | 126 |
| おきゅうと | 123 |
| オクラ | 60 |
| おこし | 212 |
| おこぜ | 134 |
| お好み焼きソース | 228 |
| お好み焼き用(プレミックス粉) | 20 |
| おごのり | 122 |
| おこわ | 29 |
| おたふく豆 | 44 |
| お茶漬けの素 | 234 |
| オニオンパウダー | 236 |
| かまぼこ | 168 |
| おにぎり | 28 |
| おのろけ豆 | 212 |
| おはぎ | 91 |
| おひょう | 136 |
| おぼろ | 149 |
| おぼろこんぶ | 125 |
| オランダイチゴ | 97 |
| オランダがらし | 65 |
| オランダぜり | 85 |
| オランダみずがらし | 65 |
| オランダみつば | 71 |
| オリーブ | 98 |
| オリーブ油 | 204 |
| オレンジ(果実類) | 100 |
| オレンジ(ゼリー) | 216 |
| おろし(しょうが) | 236 |
| おろし(にんにく) | 238 |
| オロブランコ | 100 |

## か

| | |
|---|---|
| ガーリックパウダー | 238 |
| 回転焼 | 209 |
| かいわれだいこん | 72 |
| かえで糖 | 41 |
| かえる | 194 |
| かえんさい | 85 |
| かき(果実類) | 98 |
| かき(魚介類) | 158 |
| 角寒天 | 124 |
| 角砂糖 | 38 |
| 加工糖 | 38 |
| 加工乳 | 198 |
| がごめこんぶ | 122 |
| かさご | 136 |
| がざみ | 162 |
| かじか | 136 |
| かじき類 | 136 |
| 果実菓子類 | 220 |
| 果実色飲料 | 226 |
| 果実酢 | 230 |
| 菓子パン類 | 214 |
| カシューナッツ | 52 |
| かしわもち | 208 |
| カスタードクリーム | 220 |
| カスタードプリン | 216 |
| カステラ | 208 |
| カステラまんじゅう | 210 |
| かずのこ | 150 |
| カゼイン | 202 |
| かた(うし・乳用肥育牛肉) | 172 |
| かた(うし・輸入牛肉) | 176 |
| かた(うし・和牛肉) | 170 |
| かた(ぶた・大型種肉) | 180 |
| かた(ぶた・中型種肉) | 182 |
| かた(めんよう・ラム) | 188 |
| かたくちいわし | 132 |
| かたくり粉 | 37 |
| かたロース(うし・和牛肉) | 170 |
| かたロース(うし・乳用肥育牛肉) | 172 |
| かたロース(うし・輸入牛肉) | 176 |
| かたロース(ぶた・中型種肉) | 182 |
| かたロース(ぶた・大型種肉) | 180 |

| 見出し | ページ |
|---|---|
| がちょう | 188 |
| がつ（うし） | 179 |
| がつ（ぶた） | 185 |
| かつお | 136 |
| かつお・昆布だし | 230 |
| かつおだし | 230 |
| かつお節 | 136 |
| カットわかめ | 126 |
| カップうどん | 23 |
| カップラーメン | 23 |
| カテージ | 200 |
| 果糖 | 38 |
| 金山寺みそ | 48 |
| かにかま | 169 |
| かに風味かまぼこ | 168 |
| かに類 | 162 |
| かのこ | 208 |
| カバーリングチョコレート | 220 |
| かば焼き（いわし類・缶詰） | 134 |
| かば焼き（うなぎ） | 134 |
| かぶ | 60 |
| かぶら | 61 |
| かぼす | 100 |
| かぼちゃ（種実類） | 52 |
| かぼちゃ類 | 62 |
| かまいり茶 | 224 |
| かます | 138 |
| カマンベール | 200 |
| かも | 188 |
| かや | 52 |
| から揚げ用（プレミックス粉） | 20 |
| 辛味調味料類 | 228 |
| からし | 236 |
| 辛子酢みそ | 234 |
| からしな | 62 |
| からしめんたいこ | 148 |
| からすみ | 154 |
| からふとししゃも | 146 |
| からふとます | 140 |
| ガリ | 69 |
| カリフラワー | 62 |
| 顆粒おでん用 | 230 |
| 顆粒中華だし | 230 |
| 顆粒和風だし | 230 |
| かりん | 98 |
| かりんとう | 212 |
| かるかん | 208 |
| カルビ（うし・乳用肥育牛肉） | 173 |
| カルビ（うし・輸入牛肉） | 177 |
| カルビ（うし・和牛肉） | 171 |
| かれい類 | 138 |
| カレー | 240 |
| カレー粉 | 236 |
| カレーパン | 214 |
| カレールウ | 234 |
| かわちばんかん | 100 |
| かわのり | 122 |
| かわはぎ | 138 |
| かわらせんべい | 212 |
| かわり玉 | 218 |
| 缶コーヒー | 225 |
| 乾燥マッシュポテト | 34 |
| 乾燥わかめ | 126 |
| がん漬 | 164 |
| 寒天 | 124 |
| かんぱち | 138 |
| 乾パン | 20 |
| かんぴょう | 62 |
| がんもどき | 46 |

## き

| 見出し | ページ |
|---|---|
| ギアラ | 179 |
| キウイフルーツ | 104 |
| きく | 64 |
| きくいも | 32 |
| 菊のり | 64 |
| きくらげ | 116 |
| 刻み昆布 | 124 |
| 黄ざら糖 | 39 |
| きじ | 190 |
| きす | 138 |
| きだい | 146 |
| きちじ | 138 |
| きな粉 | 44 |
| 黄にら | 80 |
| 絹ごし豆腐 | 44 |
| きぬさやえんどう | 61 |
| きはだ | 154 |
| きはだまぐろ | 155 |
| きび | 18 |
| 黄ピーマン | 84 |
| きび団子 | 208 |
| きびなご | 138 |
| 黄身酢 | 230 |
| キムチ | 82 |
| キャッサバでん粉 | 34 |
| キャノーラ油 | 205 |
| キャビア | 138 |
| キャベツ | 64 |
| キャラメル | 218 |
| キャンデー類 | 218 |
| 牛脂 | 204 |
| 牛乳及び乳製品 | 198 |
| 牛乳寒天 | 216 |
| ぎゅうひ | 208 |
| きゅうり | 64 |
| キュラソー | 224 |
| ぎょうざ | 240 |
| ぎょうざの皮 | 24 |
| ぎょうじゃにんにく | 64 |
| 強力粉 | 18 |
| 玉露 | 224 |
| 魚肉ソーセージ | 168 |
| 魚肉ハム | 168 |
| きよみ | 100 |
| 切りいかあめ煮 | 164 |
| きりざんしょ | 208 |
| きりたんぽ | 28 |
| 切り干しだいこん | 72 |
| 切りみつば | 88 |
| キワノ | 104 |
| きんかん | 100 |
| きんき | 139 |
| きんぎょく糖 | 208 |
| キングクリップ | 140 |
| キングサーモン | 143 |
| キングベル | 85 |
| キンサイ | 64 |
| ぎんざけ | 140 |
| きんしうり | 63 |
| 吟醸酒 | 222 |
| ぎんだら | 140 |
| きんつば | 208 |
| きんとき | 80 |
| ぎんなん | 52 |
| きんめだい | 140 |

## く

| 見出し | ページ |
|---|---|
| グァバ | 104 |
| クィーンベル | 85 |
| くうしんさい | 91 |
| グーズベリー | 104 |
| 茎にんにく | 82 |
| くきわかめ | 126 |
| 草もち | 208 |
| くさや | 128 |
| くし団子 | 208 |
| くじら | 180 |
| くずきり | 36 |
| くずでん粉 | 36 |
| くずまんじゅう | 210 |
| くずもち | 208 |
| ぐち | 140 |
| くびれづた | 123 |

| | |
|---|---|
| ぐみ | 104 |
| くらげ | 166 |
| グラタン | 240 |
| クラッカー | 216 |
| グラッセ | 80 |
| グラニュー糖 | 38 |
| クリーム（クリーム類） | 198 |
| クリーム（ナチュラルチーズ） | 200 |
| クリームパン | 214 |
| グリーンオリーブ | 98 |
| グリーンボール | 64 |
| くりかぼちゃ | 63 |
| くりまんじゅう | 210 |
| くり類 | 52 |
| グリンピース（揚げ豆） | 42 |
| グリンピース（えんどう類） | 60 |
| くるまえび | 162 |
| 車糖 | 38 |
| くるみ | 52 |
| グレープシードオイル | 205 |
| グレープフルーツ | 100 |
| クレソン | 64 |
| 黒（こしょう） | 236 |
| 黒（ビール） | 222 |
| くろあわびたけ | 116 |
| クローブ | 236 |
| くろかじき | 136 |
| 黒砂糖 | 38 |
| 黒酢 | 228 |
| くろだい | 146 |
| くろまぐろ | 154 |
| 黒蜜 | 38 |
| クロワッサン | 20 |
| くわい | 66 |

## け

| | |
|---|---|
| ケーキ・ペストリー類 | 214 |
| ケーキドーナッツ | 216 |
| ケール（青汁） | 226 |
| ケール（野菜類） | 66 |
| 毛がに | 162 |
| けし | 52 |
| 削り昆布 | 124 |
| 削り節 | 136 |
| 削り節つくだ煮 | 136 |
| げっぺい | 208 |
| 減塩しょうゆ | 228 |
| 減塩みそ | 234 |
| 玄穀（こむぎ） | 18 |
| けんさきいか | 164 |
| 玄米粉 | 28 |
| 玄米茶 | 224 |

## こ

| | |
|---|---|
| こい | 140 |
| こいくちしょうゆ | 228 |
| こういか | 164 |
| 合成清酒 | 222 |
| 紅茶 | 224 |
| 酵母 | 238 |
| 高野豆腐 | 47 |
| ゴーダ | 200 |
| コーヒー（コーヒー・ココア類） | 224 |
| コーヒー（ゼリー） | 216 |
| コーヒー飲料 | 224 |
| コーヒーシュガー | 38 |
| コーヒーホワイトナー | 198 |
| ゴーヤ | 81 |
| コーラ | 226 |
| 氷砂糖 | 38 |
| 凍り豆腐 | 46 |
| 氷糖みつ | 38 |
| ゴールデンキウイ | 105 |
| コールラビ | 66 |
| コーンオイル | 205 |
| コーンクリームスープ | 240 |
| コーングリッツ | 30 |
| コーンスターチ | 37 |
| コーンスナック | 218 |
| コーンフラワー | 30 |
| コーンフレーク | 30 |
| コーンミール | 30 |
| ごかぼう | 212 |
| 穀物酢 | 228 |
| 固形ブイヨン | 230 |
| ココア | 226 |
| 五穀 | 30 |
| ココナッツ（果実類） | 104 |
| ココナッツ（種実類） | 54 |
| ココナッツウォーター | 104 |
| ココナッツオイル | 205 |
| ココナッツパウダー | 54 |
| ココナッツミルク | 104 |
| こごみ | 66 |
| こしあん（あずき） | 42 |
| こしあん（いんげんまめ） | 42 |
| こしあん（しるこ） | 220 |
| こしょう | 236 |
| コスレタス | 92 |
| こち類 | 140 |
| コッペパン | 20 |
| 五斗納豆 | 46 |

| | |
|---|---|
| 粉あめ | 38 |
| 粉寒天 | 124 |
| 粉砂糖 | 39 |
| こねぎ | 82 |
| このしろ | 140 |
| このわた | 166 |
| こはだ | 141 |
| こぶくろ（うし） | 179 |
| こぶくろ（ぶた） | 185 |
| 昆布茶 | 226 |
| 昆布巻きかまぼこ | 168 |
| 五平もち | 210 |
| ごぼう | 66 |
| ごま油 | 204 |
| ごまさば | 144 |
| ごま酢 | 230 |
| ごまだれ | 230 |
| こまつな | 66 |
| ごま豆腐 | 36 |
| ごまドレッシング | 232 |
| ごまみそ | 234 |
| 小麦粉 | 18 |
| 小麦粉あられ | 218 |
| 小麦粉せんべい | 212 |
| 小麦たんぱく | 24 |
| 小麦でん粉 | 36 |
| 小麦はいが | 24 |
| こめ | 24 |
| 米こうじ | 28 |
| 米粉 | 28 |
| 米粉パン | 28 |
| 米粉めん | 28 |
| 米酢 | 228 |
| 米でん粉 | 36 |
| 米ぬか | 28 |
| 米ぬか油 | 204 |
| 米みそ | 234 |
| 子持ちがれい | 138 |
| ごれんし | 107 |
| コロッケ | 240 |
| 混合ソーセージ | 186 |
| 混合プレスハム | 188 |
| 混成酒類 | 222 |
| コンデンスミルク | 199 |
| こんにゃく | 32 |
| コンビーフ缶詰 | 180 |
| 昆布だし | 230 |
| こんぶ類 | 122 |

## さ

| | |
|---|---|
| ザーサイ | 66 |

| 項目 | ページ |
|---|---|
| サーモントラウト | 143 |
| サーロイン（うし・和牛肉） | 170 |
| サーロイン（うし・乳用肥育牛肉） | 172 |
| サーロイン（うし・輸入牛肉） | 176 |
| さいしこみしょうゆ | 228 |
| サイダー | 226 |
| サイダービネガー | 231 |
| サウザンアイランドドレッシング | 232 |
| 魚フライ類 | 240 |
| さがり | 181 |
| さきいか | 164 |
| さくらえび | 162 |
| さくら肉 | 181 |
| さくらます | 142 |
| 桜もち | 210 |
| さくらんぼ | 104 |
| ざくろ | 106 |
| さけ・ます類 | 140 |
| 酒かす | 234 |
| サゴでん粉 | 36 |
| さざえ | 158 |
| ささげ | 42 |
| 笹だんご | 210 |
| ささ身（成鶏肉） | 190 |
| ささ身（若鶏肉） | 192 |
| 雑穀 | 30 |
| さつま揚げ | 168 |
| さつまいも | 32 |
| さつまいもでん粉 | 36 |
| さといも | 32 |
| 砂糖類 | 38 |
| サニーレタス | 92 |
| さば類 | 142 |
| サフラワー油 | 204 |
| サブレ | 218 |
| ざぼん | 103 |
| ざぼん漬 | 102 |
| さめ類 | 144 |
| 冷めん | 24 |
| さやいんげん | 58 |
| さやえんどう | 60 |
| さより | 144 |
| さらしあん | 42 |
| さらしくじら | 180 |
| サラダな | 92 |
| ざらめせんべい | 213 |
| ざらめ糖 | 38 |
| さるぼう | 158 |
| さわら | 144 |
| 三温糖 | 38 |
| さんしょう | 236 |
| サンチュ | 92 |
| さんとうさい | 66 |
| 三杯酢 | 230 |
| さんぼうかん | 102 |
| さんま | 144 |

## し

| 項目 | ページ |
|---|---|
| しい | 54 |
| シークヮーサー | 102 |
| しいたけ | 116 |
| しいたけだし | 230 |
| しいら | 146 |
| しおがま | 212 |
| 塩昆布 | 124 |
| 塩さば | 144 |
| 塩豆 | 42 |
| しか | 180 |
| しかくまめ | 68 |
| しきくらげ | 116 |
| ししとう | 68 |
| しじみ | 158 |
| ししゃも | 146 |
| しそ | 68 |
| したびらめ | 146 |
| しちめんちょう | 190 |
| シチュー | 240 |
| しなちく | 75 |
| シナモン | 236 |
| じねんじょ | 34 |
| しばえび | 162 |
| 渋抜きがき | 98 |
| しぼだい | 132 |
| しまあじ | 146 |
| しまちょう | 179 |
| しめさば | 144 |
| しめじ類 | 118 |
| シャーベット | 202 |
| ジャイアントコーン | 30 |
| じゃがいも | 34 |
| じゃがいもでん粉 | 36 |
| しゃこ | 166 |
| ジャムパン | 214 |
| シュークリーム | 214 |
| 充てん豆腐 | 46 |
| しゅうまい | 240 |
| しゅうまいの皮 | 24 |
| じゅうろくささげ | 68 |
| 酒盗 | 137 |
| しゅんぎく | 68 |
| じゅんさい | 68 |
| 純米吟醸酒 | 222 |
| 純米酒 | 222 |
| しょうが | 236 |
| 錠菓→ラムネ | 218 |
| しょうが類 | 68 |
| 紹興酒 | 222 |
| 上ざら糖 | 39 |
| 上新粉 | 28 |
| 醸造酒類 | 222 |
| しょうちゅう | 222 |
| 上白糖 | 38 |
| しょうゆせんべい | 212 |
| しょうゆ豆 | 44 |
| しょうゆ類 | 228 |
| 蒸留酒類 | 222 |
| ショートケーキ | 214 |
| ショートニング | 206 |
| 食塩 | 228 |
| 食塩不使用バター | 204 |
| 食酢類 | 228 |
| 食パン | 20 |
| 植物油脂類 | 204 |
| ショルダーハム | 186 |
| ショルダーベーコン | 186 |
| しらうお | 146 |
| しらこ | 148 |
| しらす | 132 |
| しらす干し | 132 |
| しらたき | 32 |
| 白玉粉 | 28 |
| しらぬひ | 102 |
| 白焼き | 134 |
| しるこ | 220 |
| シルバー | 146 |
| 白（こしょう） | 236 |
| 白（ぶどう酒） | 222 |
| しろうり | 68 |
| しろさけ | 142 |
| 白酒 | 222 |
| 白ざら糖 | 38 |
| しろしょうゆ | 228 |
| 白身フライ | 240 |
| ジン | 222 |
| ジンジャー | 237 |
| 人乳 | 202 |

## す

| 項目 | ページ |
|---|---|
| スイーティー | 101 |
| スイートコーン | 76 |
| スイートチェリー | 105 |
| スイートバジル | 85 |
| スイートワイン | 224 |
| すいか（果実類） | 106 |

| | | |
|---|---|---|
| すいか（種実類）……54 | ゼリーキャンデー……218 | タイム……236 |
| ずいき……68 | ゼリービーンズ……218 | たいらがい……158 |
| すいぜんじのり……124 | セレベス……32 | たい類……146 |
| スキムミルク……199 | セロリ……70 | たかさご……148 |
| すぐき漬……70 | ぜんざい……221 | たかな……72 |
| すぐきな……70 | せん茶……224 | たかな漬……72 |
| すけとうだら……148 | ぜんまい……70 | たかのつめ……77 |
| すじ……179 | せんまい……179 | たかべ……148 |
| すし酢……230 | 全卵……196 | たくわん漬……72 |
| すずき……146 | | たけのこ……72 |
| すずめ……190 | ## そ | たけのこいも……34 |
| スターフルーツ……106 | そうだがつお……136 | たこ類……166 |
| スタウト（ビール）……222 | そうめん……20 | だし入りみそ……234 |
| すだち……102 | そうめんかぼちゃ……62 | だししょうゆ……228 |
| スタッフドオリーブ……98 | ソーセージ類……186 | だし巻きたまご……196 |
| ズッキーニ……70 | ソーダクラッカー……218 | だし類……230 |
| すっぽん……194 | 即席すまし汁……234 | たたみいわし……132 |
| 砂ぎも……193 | 即席中華めん……22 | たちうお……148 |
| スナック類……218 | 即席みそ……234 | 脱脂乳……198 |
| スナップえんどう……60 | そともも（うし・乳用肥育牛肉）……174 | だて巻……168 |
| スパゲッティ……22 | そともも（うし・輸入牛肉）……176 | たにし……160 |
| スポーツドリンク……226 | そともも（うし・和牛肉）……172 | タピオカ……35 |
| スポンジケーキ……214 | そともも（ぶた・大型種肉）……182 | タピオカパール……36 |
| す巻きかまぼこ……168 | そともも（ぶた・中型種肉）……184 | たまご豆腐……196 |
| 酢みそ……234 | そば……28 | たまご焼……196 |
| スモークタン……180 | そば粉……28 | たまねぎ……74 |
| スモークレバー……188 | そば米……28 | たまりしょうゆ……228 |
| すもも……107 | そばボーロ……212 | たもぎたけ……118 |
| すもも類……106 | ソフトクリーム……202 | たらこ……148 |
| するめいか……164 | ソフトタイプマーガリン……206 | たらのめ……74 |
| するめいか……164 | ソフト豆腐……46 | たらばがに……164 |
| ずわいがに……162 | ソフトビスケット……218 | たら類……148 |
| | そらまめ（豆類）……42 | タルト（洋菓子）……214 |
| ## せ | そらまめ（野菜類）……70 | タルト（和菓子）……210 |
| 清酒……222 | | たん（うし）……179 |
| 精製塩……228 | ## た | たん（ぶた）……185 |
| 西洋かぼちゃ……62 | タアサイ……70 | 炭酸飲料類……226 |
| 西洋いちご……113 | だいこん……72 | タンゼロ……106 |
| 西洋すぐり……105 | たいさい……72 | |
| 西洋なし……108 | だいじょ……34 | ## ち |
| 西洋ねぎ……93 | 大正えび……162 | チーズケーキ……214 |
| 西洋はしばみ……55 | だいず……44 | チーズスプレッド……200 |
| せいようわさび……89 | 大豆油……204 | チーズホエーパウダー……202 |
| セージ……236 | 大豆たんぱく……48 | チーズ類……200 |
| 赤飯……28 | 大豆はいが……44 | チェダー……200 |
| せとか……102 | だいずもやし……90 | チェリートマト……77 |
| セミドライソーセージ……186 | たいせいようさけ……142 | チェリモヤ……106 |
| セミノール……102 | たいせいようさば……144 | ちか……148 |
| ゼラチン……188 | だいだい……102 | チキンナゲット……192 |
| せり……70 | 大福もち……210 | ちくわぶ……24 |
| ゼリー……216 | | チコリ……74 |

| | | |
|---|---|---|
| ちだい……………………146 | テール……………………179 | とさかのり………………124 |
| ちまき……………………210 | デコポン…………………103 | どじょう…………………148 |
| チャイナマーブル………219 | デザート菓子類…………216 | とち………………………54 |
| ちゃつう…………………210 | てっちゃん………………179 | とびうお…………………148 |
| 茶類………………………224 | てっぽう…………………179 | トマト……………………76 |
| チューインガム類………220 | デニッシュペストリー…216 | トマト加工品類…………232 |
| 中華スタイル即席カップめん…22 | 手延そうめん……………20 | トマトケチャップ………232 |
| 中華だし…………………230 | 手延ひやむぎ……………20 | トマトジュース…………78 |
| 中華風合わせ酢…………232 | 手羽（成鶏肉）…………190 | トマトソース……………232 |
| 中華風クッキー…………218 | 手羽（若鶏肉）…………190 | トマトピューレー………232 |
| 中華まんじゅう…………210 | 手羽先（若鶏肉）………190 | トマトペースト…………232 |
| 中華めん…………………22 | 手羽元（若鶏肉）………190 | トマピー…………………84 |
| 中国ぐり…………………52 | デミグラスソース………232 | ドライイースト…………239 |
| 中国セロリ………………65 | 寺納豆……………………46 | ドライソーセージ………186 |
| 中国なし…………………106 | テラピア…………………151 | ドラゴンフルーツ………106 |
| 中濃ソース………………228 | 照りしょうゆ……………228 | とらふぐ…………………152 |
| 中力粉……………………18 | てんぐさ…………………124 | どら焼……………………210 |
| 調合油……………………204 | でん粉類…………………34 | ドリアン…………………106 |
| ちょうせんあざみ………59 | でんぶ……………………148 | とりがい…………………160 |
| ちょうせんはまぐり……160 | 天ぷら用（プレミックス粉）…20 | 鳥がらだし………………230 |
| 調味ソース類……………230 | 天ぷら用バッター………238 | ドレッシング類…………232 |
| 調味料類…………………228 | でん粉製品………………36 | トレビス…………………78 |
| チョココロネ……………214 | でん粉めん………………36 | とろ………………………155 |
| チョコパン………………214 | テンペ……………………48 | ドロップ…………………218 |
| チョコレート類…………220 | テンメンジャン…………232 | とろろこんぶ……………125 |
| チョップドハム…………186 | | とんぶり…………………78 |
| チリソース………………232 | | |
| チリパウダー……………236 | **と** | |
| チリペッパーソース……228 | | **な** |
| ちりめん…………………133 | 糖衣ガム…………………220 | |
| ちりめんはくさい………79 | とうがらし（調味料及び香辛料類）…238 | ナーベラー………………87 |
| チンゲンサイ……………74 | とうがらし（野菜類）…76 | ナイルティラピア………150 |
| | とうがん…………………76 | ながいも…………………34 |
| **つ** | とうきび…………………31 | ながこんぶ………………122 |
| | とうな（唐菜）…………79 | ながさきはくさい………78 |
| つくし……………………74 | とうな（薹菜）…………89 | 中ざら糖…………………38 |
| つくね……………………192 | 豆乳………………………46 | 長ねぎ……………………83 |
| つぶ………………………160 | トウバンジャン…………228 | なし類……………………106 |
| 粒入りマスタード………236 | 豆腐ちくわ………………46 | なす………………………78 |
| 粒うに……………………166 | 動物脂類…………………204 | なずな……………………78 |
| つぶしあん（あずき）…42 | 豆腐よう…………………46 | ナタデココ………………104 |
| つぶしあん（しるこ）…220 | 豆腐類……………………44 | なたね油…………………204 |
| つまみな…………………72 | とうまんじゅう…………210 | ナチュラルチーズ………200 |
| つみれ……………………168 | トウミョウ………………60 | 納豆類……………………46 |
| つるあずき………………48 | 道明寺……………………211 | なつみかん………………102 |
| つるな……………………74 | 道明寺粉…………………28 | なつめ……………………108 |
| つるむらさき……………74 | とうもろこし……………30 | ナツメグ…………………238 |
| つわぶき…………………74 | とうもろこし油…………204 | なつめやし………………108 |
| | とうもろこしでん粉……36 | なのはな…………………81 |
| **て** | とうもろこし類…………76 | なばな類…………………80 |
| | ドーナッツ………………216 | 生揚げ……………………46 |
| デーツ……………………109 | とこぶし…………………160 | 生うに……………………166 |
| | ところてん………………124 | なまこ……………………166 |

| | |
|---|---|
| 生しいたけ | 116 |
| なまず | 150 |
| 生ぜんまい | 70 |
| 生ソーセージ | 186 |
| 生乳 | 198 |
| 生パスタ | 22 |
| 生ハム | 186 |
| 生八つ橋 | 210 |
| なまり | 136 |
| なまり節 | 136 |
| 生わかめ | 127 |
| 生わらび | 94 |
| 並塩 | 228 |
| なめこ | 118 |
| なめたけ（えのきたけ） | 117 |
| なめたけ（なめこ） | 119 |
| なると | 168 |
| ナン | 20 |
| 南部せんべい | 212 |
| ナンプラー | 232 |

## に

| | |
|---|---|
| にがうり | 80 |
| にぎす | 150 |
| 肉まん | 210 |
| にしまあじ | 128 |
| にじます | 142 |
| にしん | 150 |
| にっき | 237 |
| 二杯酢 | 230 |
| 煮干しだし | 230 |
| 日本かぼちゃ | 62 |
| 日本ぐり | 52 |
| にほんじか | 180 |
| 日本酒 | 223 |
| にほんすもも | 106 |
| 日本なし | 106 |
| 乳飲料 | 198 |
| 乳酸菌飲料 | 200 |
| にら | 80 |
| にわとり | 190 |
| 鶏卵 | 196 |
| にんじん | 80 |
| にんにく（調味料及び香辛料類） | 238 |
| にんにく（にんにく類） | 82 |
| にんにくの芽 | 83 |

## ぬ

| | |
|---|---|
| ぬめりすぎたけ | 118 |

## ね

| | |
|---|---|
| ネーブル | 100 |
| ねぎ類 | 82 |
| ネクタリン | 112 |
| 根深ねぎ | 82 |
| 根みつば | 88 |
| ねりきり | 210 |
| 練りマスタード | 236 |
| 練ようかん | 210 |
| 練りうに | 166 |
| 練りみそ | 234 |

## の

| | |
|---|---|
| 濃厚ソース | 228 |
| のざわな | 82 |
| のびる | 82 |
| のり | 123 |
| のりのつくだ煮 | 127 |
| ノンアルコールビール | 227 |

## は

| | |
|---|---|
| ハードビスケット | 218 |
| パーム油 | 204 |
| パーム核油 | 204 |
| ばい | 160 |
| パイ | 216 |
| パインアップル | 108 |
| ばかがい | 160 |
| はくさい | 82 |
| パクチョイ | 82 |
| 薄力粉 | 18 |
| 葉しょうが | 68 |
| バジル（調味料及び香辛料類） | 238 |
| バジル（野菜類） | 84 |
| はす | 54 |
| ハスカップ | 108 |
| はぜ | 150 |
| パセリ（調味料及び香辛料類） | 238 |
| パセリ（野菜類） | 84 |
| バターケーキ | 216 |
| バタースコッチ | 218 |
| バターピーナッツ | 56 |
| バター類 | 204 |
| 葉だいこん | 72 |
| はたけしめじ | 118 |
| はたはた | 150 |
| 葉たまねぎ | 74 |
| はち | 194 |
| はちの子缶詰 | 194 |
| はちのす | 179 |
| はちみつ | 40 |
| はつ（うし） | 179 |
| はつ（にわとり） | 193 |
| はつ（ぶた） | 185 |
| はつかだいこん | 84 |
| 初がつお | 137 |
| 発酵茶類 | 224 |
| 発酵バター | 204 |
| はっさく | 102 |
| パッションフルーツ | 108 |
| 発泡酒 | 222 |
| はと | 192 |
| はとむぎ | 30 |
| バナナ | 108 |
| 花にら | 80 |
| バナメイエビ | 162 |
| 葉にんじん | 80 |
| 葉ねぎ | 82 |
| パパイア | 108 |
| ババロア | 216 |
| パフパイ | 219 |
| パプリカ（調味料及び香辛料類） | 238 |
| パプリカ（野菜類） | 85 |
| はまぐり | 160 |
| はまち | 152 |
| はまふえふき | 150 |
| ハム類 | 186 |
| はも | 150 |
| ハヤシルウ | 234 |
| はやとうり | 84 |
| ばら（うし・交雑牛肉） | 174 |
| ばら（うし・子牛肉） | 178 |
| ばら（うし・乳用肥育牛肉） | 172 |
| ばら（うし・輸入牛肉） | 176 |
| ばら（うし・和牛肉） | 170 |
| ばら（ぶた・大型種肉） | 182 |
| ばら（ぶた・中型種肉） | 184 |
| バラクータ | 155 |
| はらみ | 181 |
| バルサミコ酢 | 230 |
| はるさめ | 36 |
| はるみ | 102 |
| パルメザン | 200 |
| バレンシア | 100 |
| パン粉 | 24 |
| パン酵母 | 238 |
| 番茶 | 224 |
| ハンバーグ | 240 |
| はんぺん | 168 |
| パン類 | 20 |

## ひ

- ピータン……196
- ビーツ……84
- ピーナッツ（種実類）……57
- ピーナッツ（野菜類）……93
- ピーナッツオイル……205
- ピーナッツバター……56
- ビーフジャーキー……180
- ビーフン……28
- ピーマン類……84
- ビール……222
- ビール風味炭酸飲料……226
- ひえ……30
- ひき肉（うし）……178
- ひき肉（にわとり）……192
- ひき肉（ぶた）……184
- 挽きわり納豆……46
- ピクルス……64
- ピザ生地……24
- ひし……54
- ひしおみそ……48
- ひじき……124
- ビスケット……218
- ピスタチオ……54
- 日高こんぶ……125
- ピタヤ……107
- ひつじ……189
- ひとえぐさ……126
- ひなあられ……212
- ひのな……84
- ひまわり……54
- ひまわり油……204
- 姫キャベツ……89
- ひも（うし）……179
- ひも（ぶた）……185
- 冷やし中華のたれ……232
- ひやむぎ……20
- ピュアココア……226
- ひゅうがなつ……102
- ひよこまめ……48
- ひらたけ……118
- ピラフ……240
- ひらまさ……152
- ひらめ……152
- ヒレ（うし・交雑牛肉）……176
- ヒレ（うし・輸入牛肉）……178
- ヒレ（うし・和牛肉）……172
- ヒレ（うし・乳用肥育牛肉）……174
- ヒレ（ぶた・大型種肉）……182
- ヒレ（ぶた・中型種肉）……184
- ひろしまな……84
- びわ……110
- びんちょう……155
- びんなが……154

## ふ

- ファットスプレッド……206
- フィッシュソーセージ……169
- フィッシュハム……169
- 風船ガム……220
- フォアグラ……188
- ふかひれ……144
- ふき……86
- ふきのとう……86
- ふき豆……44
- 福神漬……72
- 副生物（うし）……178
- 副生物（にわとり）……192
- 副生物（ぶた）……184
- ふぐ類……152
- ふじまめ……86
- ぶた……180
- ぶたみの……185
- ふだんそう……86
- プチトマト……77
- 普通牛乳……198
- 普通酒……222
- ぶどう……110
- ぶどう油……204
- ぶどう酢……230
- ぶどう糖……38
- ぶどうパン……20
- ぶどう豆……44
- ぶどう酒……222
- ふな……152
- ぶなしめじ……118
- ふのり……126
- フライドキャロット……81
- フライドポテト……34
- フライビーンズ……44
- ブラジルナッツ……54
- ブラックオリーブ……98
- ブラックタイガー……162
- ブラックペッパー……237
- ブラックマッペもやし……90
- プラム……107
- フランクフルトソーセージ……186
- フランスパン……20
- ブランデー……222
- ぶり……152
- ふりかけ……234
- ブリットル……218
- プリン……217
- ふ類……22
- ブルー（ナチュラルチーズ）……200
- ブルーベリー……110
- プルーン……106
- プレーンヨーグルト……201
- プレスハム……186
- フレッシュソーセージ……187
- プレッツェル……218
- フレンチドレッシング……232
- プロセスチーズ……200
- ブロッコリー……86
- ブロッコリースプラウト……87
- ぶんたん……102
- 粉糖……38
- 粉乳類……198

## へ

- 米菓……212
- ベイクドチーズケーキ……214
- べいなす……78
- ベーキングパウダー……238
- ベーグル……20
- ベーコン……186
- ヘーゼルナッツ……54
- ペカン……56
- へちま……86
- べったら漬……72
- べにざけ……142
- 紅しょうが……69
- べにばな油……205
- べにばないんげん……48
- ペパーミント……224
- ベビーコーン……77
- ベルモット……224

## ほ

- ホイップクリーム……198
- ほうじ茶……224
- ほうぼう……152
- ほうれんそう……86
- ホースラディシュ……88
- ポーチドエッグ……196
- ボーロ……212
- ホキ……152
- 干しいも……33
- 干しうどん……20
- 干しえび……162
- 干し沖縄そば……22
- 干しがき……98

| | | |
|---|---|---|
| 干しかれい | 138 | |
| 干しぜんまい | 70 | |
| 乾しいたけ | 116 | |
| 干しそば | 28 | |
| 干しだら | 148 | |
| 干し中華めん | 22 | |
| ほしのり | 122 | |
| ほしひじき | 124 | |
| 干しぶどう | 110 | |
| 干しやつめ | 156 | |
| 干しわらび | 94 | |
| ほそめこんぶ | 124 | |
| ほたてがい | 160 | |
| ほたるいか | 164 | |
| ぼたん肉 | 171 | |
| ほっきがい | 160 | |
| ほっけ | 152 | |
| ホットケーキ | 216 | |
| ホットケーキ用（プレミックス粉） | 20 | |
| ポップコーン | 30 | |
| ポテトチップス | 218 | |
| 骨付きハム | 186 | |
| ほや | 166 | |
| ぼら | 154 | |
| ボロニアソーセージ | 186 | |
| ホワイトサボテ | 110 | |
| ホワイトソース | 232 | |
| ホワイトチョコレート | 220 | |
| ホワイトペッパー | 237 | |
| ぽんかん | 102 | |
| ほんしめじ | 118 | |
| 本醸造酒 | 222 | |
| ぽん酢しょうゆ | 232 | |
| 本直し | 224 | |
| 本みりん | 224 | |
| ほんもろこ | 154 | |
| ボンレスハム | 186 | |
| マーガリン類 | 206 | |

## ま

| | |
|---|---|
| まあじ | 128 |
| マーボー豆腐の素 | 232 |
| マーマレード | 100 |
| まいたけ | 120 |
| まいわし | 132 |
| マオタイ酒 | 222 |
| まかじき | 136 |
| マカダミアナッツ | 56 |
| まがも | 188 |
| まがれい | 138 |
| マカロニ | 22 |
| 巻きせんべい | 212 |
| まぐろ類 | 154 |
| まくわうり | 110 |
| まこがれい | 138 |
| まごち | 140 |
| まこも | 88 |
| まこんぶ | 124 |
| まさば | 142 |
| マジェランあいなめ | 154 |
| マシュマロ | 218 |
| マスカルポーネ | 200 |
| ますのすけ | 142 |
| ます類 | 140 |
| まだい | 146 |
| まだこ | 166 |
| まだら | 148 |
| まつ | 56 |
| 松風 | 212 |
| マッシュルーム | 120 |
| まつたけ | 120 |
| 抹茶 | 224 |
| まつばがに | 163 |
| まつも | 126 |
| マトン | 188 |
| まながつお | 154 |
| まふぐ | 152 |
| まめ（うし） | 179 |
| まめ（ぶた） | 185 |
| 豆きんとん | 42 |
| 豆みそ | 234 |
| マヨネーズ | 234 |
| マヨネーズタイプ調味料 | 234 |
| マリネ液 | 232 |
| まるあじ | 128 |
| マルメロ | 110 |
| マロングラッセ | 220 |
| マンゴー | 112 |
| マンゴスチン | 112 |
| まんじゅう | 210 |

## み

| | |
|---|---|
| ミートソース | 232 |
| ミートパイ | 216 |
| ミートボール | 242 |
| みかん→うんしゅうみかん | 112 |
| みしま豆 | 214 |
| 未熟豆 | 70 |
| 水あめ | 38 |
| みずいも | 34 |
| みずかけな | 88 |
| みずな | 88 |
| 水ようかん | 210 |
| みそ類 | 234 |
| みたらし | 208 |
| みたらしのたれ | 232 |
| みついしこんぶ | 124 |
| ミックスジュース | 78 |
| みつば類 | 88 |
| みなみくろたち | 154 |
| みなみだら | 154 |
| みなみまぐろ | 154 |
| ミニキャロット | 82 |
| ミニコーン | 77 |
| ミニトマト | 76 |
| ミニパプリカ | 85 |
| みの | 179 |
| みぶな | 88 |
| みょうが | 88 |
| みょうがたけ | 88 |
| みりん | 224 |
| みりん風調味料 | 234 |
| みるがい | 162 |
| ミルク（ゼリー） | 216 |
| ミルクココア | 226 |
| ミルクチョコレート | 220 |
| 無塩バター | 205 |

## む

| | |
|---|---|
| むかご | 88 |
| むかでのり | 126 |
| 麦茶 | 226 |
| 麦みそ | 234 |
| 麦らくがん | 214 |
| 蒸しかまぼこ | 168 |
| 蒸し中華めん | 22 |
| 蒸しまんじゅう | 210 |
| 蒸しようかん | 210 |
| むつ | 156 |
| むね（成鶏肉） | 190 |
| むね（若鶏肉） | 190 |
| むらさきいも | 32 |
| 紫キャベツ | 65 |
| 紫たまねぎ | 75 |
| むろあじ | 128 |

## め

| | |
|---|---|
| メープルシロップ | 40 |
| めかじき | 136 |
| めかぶわかめ | 126 |
| めキャベツ | 88 |
| めごち | 140 |

| | | |
|---|---|---|
| めざし……132 | やぎ乳……202 | ライむぎ……30 |
| めじな……156 | 焼き抜きかまぼこ……168 | ライ麦粉……30 |
| めじまぐろ……154 | 焼きのり……122 | ライ麦パン……20 |
| めたで……90 | 焼き豚……188 | らくがん……214 |
| めばち……154 | 薬味酒……224 | ラクトアイス……202 |
| めばる……156 | やし油……204 | ラズベリー……112 |
| メルルーサ……156 | やつがしら……34 | らっかせい(種実類)……56 |
| メロ……155 | 八つ橋……214 | らっかせい(野菜類)……92 |
| メロン……112 | やつめうなぎ……156 | 落花生油……204 |
| メロンパン……214 | やなぎまつたけ……120 | らっきょう……92 |
| 綿実油……204 | やまいも……35 | ラディッシュ……85 |
| メンチカツ……242 | やまうど……58 | ラム(蒸留酒類)……222 |
| めんつゆ……230 | やまごぼう……90 | ラム(めんよう)……188 |
| めんま……74 | やまのいも類……34 | ラムネ……218 |
| めんよう……188 | やまめ……156 | 卵黄……196 |
| | やまもも……112 | 卵白……196 |
| | やりいか……164 | ランプ(うし・輸入牛肉)……178 |
| | ヤングコーン……76 | ランプ(うし・乳用肥育牛肉)……174 |
| | | ランプ(うし・和牛肉)……172 |

## も

| | | |
|---|---|---|
| もがい……159 | | |
| もずく……126 | | |
| もち……28 | | |

## ゆ

| | | |
|---|---|---|
| モッツァレラ……200 | 有塩バター……204 | |
| 戻りがつお……137 | 有平巻き……213 | |
| もなか……210 | ゆきな……71 | |
| 木綿豆腐……44 | ゆし豆腐……46 | |
| もも(うし・交雑牛肉)……174 | ゆず……102 | |
| もも(うし・成鶏肉)……190 | ゆずこしょう……232 | |
| もも(うし・子牛肉)……178 | 湯葉……48 | |
| もも(うし・若鶏肉)……190 | ゆべし……210 | |
| もも(うし・乳用肥育牛肉)……174 | ゆりね……90 | |
| もも(うし・輸入牛肉)……176 | | |
| もも(うし・和牛肉)……170 | | |
| もも(果実類)……112 | | |
| もも(ぶた・大型種肉)……182 | | |
| もも(ぶた・中型種肉)……184 | | |
| もも(めんよう・マトン)……188 | | |
| もも(めんよう・ラム)……188 | | |
| もやし類……90 | | |
| もろこし……30 | | |
| もろこしらくがん……214 | | |
| モロヘイヤ……90 | | |

## り

| |
|---|
| リーキ……92 |
| リーフパイ……218 |
| リーフレタス……92 |
| リオナソーセージ……186 |
| リコッタ(ナチュラルチーズ)……200 |
| りしりこんぶ……124 |
| リブロース(うし・交雑牛肉)……174 |
| リブロース(うし・子牛肉)……178 |
| リブロース(うし・和牛肉)……170 |
| リブロース(うし・乳用肥育牛肉)……172 |
| リブロース(うし・輸入牛肉)……176 |
| りゅうがん……112 |
| 緑茶類……224 |
| りょくとう……50 |
| りょくとうもやし……90 |
| りんご……114 |
| りんご酢……230 |
| ルーム貝……159 |

## や

| | | |
|---|---|---|
| ヤーコン……34 | ようかん……210 | |
| やぎ(ナチュラルチーズ)……200 | ようさい……90 | |
| やぎ(肉類)……188 | 洋種なばな……80 | |
| 焼きおにぎり……28 | 洋なし……109 | |
| 焼き竹輪……168 | 洋なす……79 | |
| 焼き豆腐……46 | 洋風だし……230 | |
| 焼き鳥缶詰……192 | ヨーグルト……200 | |
| 焼き鳥のたれ……232 | ヨーロッパすもも……107 | |
| | よしきりざめ……144 | |
| | よめな……90 | |
| | よもぎ……90 | |

## よ

## ら

| |
|---|
| ラード……204 |
| ラー油……228 |
| ライチー……112 |
| らいまめ……48 |
| ライム……102 |

## る

| |
|---|
| ルウ類……234 |
| ルッコラ……92 |
| ルバーブ……92 |

## れ

| |
|---|
| レアチーズケーキ……216 |
| レーズン……111 |
| レタス……92 |

| | | |
|---|---|---|
| レッドオニオン ... 75 | ロース(ぶた・中型種肉) ... 184 | わかさぎ ... 156 |
| レッドキャベツ ... 64 | ロース(めんよう・マトン) ... 188 | わかめ ... 126 |
| レッドチコリ ... 79 | ロース(めんよう・ラム) ... 188 | わけぎ ... 94 |
| レッドビート ... 85 | ローストビーフ ... 180 | わさび(調味料及び香辛料類) ... 238 |
| レッドラズベリー ... 113 | ロースハム ... 186 | わさび(野菜類) ... 94 |
| レバー(うし) ... 179 | ロースベーコン ... 186 | わさびだいこん ... 89 |
| レバー(にわとり) ... 193 | ロールパン ... 20 | わさび漬 ... 94 |
| レバー(ぶた) ... 185 | ろくじょう豆腐 ... 46 | 和三盆糖 ... 38 |
| レバーソーセージ ... 186 | ロケットサラダ ... 93 | 和種なばな ... 80 |
| レバーペースト ... 188 | ロシアケーキ ... 218 | わたりがに ... 163 |
| レモン ... 102 | ロゼ(ぶどう酒) ... 222 | ワッフル ... 216 |
| れんこん ... 92 | ロメインレタス ... 93 | 和生菓子・和半生菓子類 ... 208 |
| レンズまめ ... 50 | | 和風スタイル即席カップめん ... 22 |
| 練乳類 ... 198 | **わ** | 和風ドレッシング ... 232 |
| | ワイン(醸造酒類) ... 223 | 和風ドレッシングタイプ調味料 ... 232 |
| **ろ** | ワイン(ゼリー) ... 216 | 和干菓子類 ... 210 |
| ロース(ぶた・大型種肉) ... 180 | ワインビネガー ... 231 | わらび ... 94 |

**監修者**

# 坂根直樹（さかね なおき）

(独)京都医療センター臨床研究センター予防医学研究室長
1989年自治医科大学卒
京都府立医科大学付属病院第1内科
1991～1998年地域医療に従事
2001年神戸大学大学院医学研究科分子疫学分野
2003年より現職。1型糖尿病と高脂血症専門外来を担当

**監修書**

『すぐわかる！すぐできる！糖尿病の食事療法　カロリーつきカーボカウントナビ』
『すぐわかる！すぐできる！糖尿病の食事療法　カロリーつきカーボカウントナビ2　おうちごはん編』
（ともに坂根直樹監修・佐野喜子著、エクスナレッジ）

# 糖質コントロール
# やせる食品成分表

2016年11月2日　初版第1刷発行

| | | |
|---|---|---|
|監修者|坂根直樹||
|発行者|澤井聖一||
|発行所|株式会社エクスナレッジ||
||〒106-0032||
||東京都港区六本木7-2-26||
||http://www.xknowledge.co.jp/||
|問合せ先|編集|TEL：03-3403-1381|
|||FAX：03-3403-1345|
|||info@xknowledge.co.jp|
||販売|TEL：03-3403-1321|
|||FAX：03-3403-1829|

**無断転載の禁止**
本書掲載記事（本文、図表、イラスト等）を当社および著作権者の許諾なしに無断で転載（翻訳、複写、データベースへの入力、インターネットでの掲載等）することを禁じます。